普通高等教育案例版系列教材

案例版

供医学影像学、医学影像技术、生物医学工程等专业使用

MR医学影像诊断学

主　　编　徐海波（武汉大学中南医院）

杨　健（西安交通大学第一附属医院）

赵心明（中国医学科学院肿瘤医院）

副 主 编　赵世华（中国医学科学院阜外医院）

彭　芸（首都医科大学附属北京儿童医院）

刘爱连（大连医科大学附属第一医院）

曾献军（南昌大学第一附属医院）

梁　波（华中科技大学同济医学院附属协和医院）

编　　委（按姓氏笔画排序）

于　荭（河北医科大学第三医院）

王怡宁（北京协和医院）

尹训涛（广州医科大学附属广州市妇女儿童医疗中心）

任　莹（中国医科大学附属盛京医院）

刘　军（中南大学湘雅二医院）

李若坤（上海交通大学医学院附属瑞金医院）

李咏梅（重庆医科大学附属第一医院）

李思睿（武汉大学中南医院）

沈　文（天津市中心医院）

陈　峰（海南医学院附属海南医院）

陈旺生（海南省人民医院）

武明辉（河南省人民医院）

胡良波（重庆医科大学附属永川医院）

徐　凯（徐州医科大学附属医院）

郭大静（重庆医科大学附属第二医院）

黄劲柏（长江大学第一临床医学院）

蔡金华（重庆医科大学附属儿童医院）

谭　艳（山西医科大学第一医院）

编写秘书：李思睿（武汉大学中南医院）

科学出版社

北　京

内 容 简 介

《MR 医学影像诊断学》是高等院校医学影像学、医学影像技术专业案例版系列教材。共十章，第一章绪论，简要介绍 MR 医学影像诊断学的发展史和应用概况；第二章到第十章分别为中枢神经系统、头颈五官、呼吸系统和纵隔、循环系统、消化系统和腹膜腔、泌尿系统和腹膜后间隙、生殖系统、运动系统及儿科疾病，主要介绍以上各系统常见病、多发病、部分少见疾病的临床与病理、MR 影像学检查方法、影像学表现、诊断要点和鉴别诊断及典型案例分析。

本教材可供医学影像学和医学影像技术专业本科生以及影像学专业住院医师规范化培训学员使用，还适用于生物医学工程、医学技术、医学信息工程等本科专业，也可作为医学影像学、医学影像技术等相关专业硕士研究生的参考书。

图书在版编目（CIP）数据

MR 医学影像诊断学 / 徐海波，杨健，赵心明主编. —北京：科学出版社，2024. 3

普通高等教育案例版系列教材

ISBN 978-7-03-074538-5

Ⅰ. ①M… Ⅱ. ①徐… ②杨… ③赵… Ⅲ. ①影像诊断–高等学校–教材 Ⅳ. ①R445

中国国家版本馆 CIP 数据核字（2023）第 007397 号

责任编辑：朱　华 / 责任校对：宁辉彩

责任印制：张　伟 / 封面设计：陈　敬

科学出版社 出版

北京东黄城根北街16号

邮政编码：100717

http://www.sciencep.com

北京汇瑞嘉合文化发展有限公司印刷

科学出版社发行　各地新华书店经销

*

2024 年 3 月第　一　版　开本：787×1092　1/16

2024 年 3 月第一次印刷　印张：35

字数：1 015 000

定价：150. 00 元

（如有印装质量问题，我社负责调换）

高等院校医学影像学、医学影像技术案例版系列教材

编审委员会

作者简介

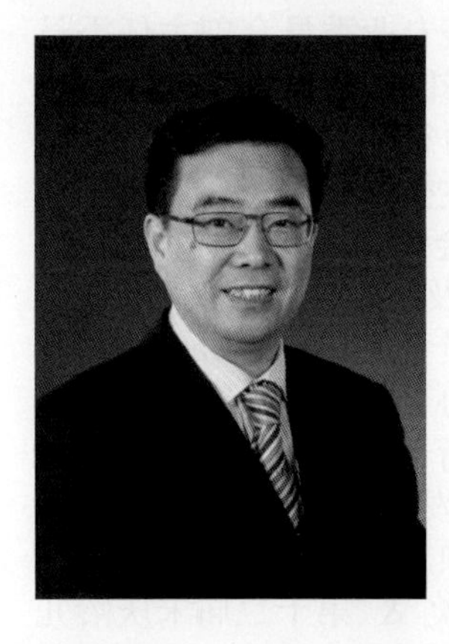

徐海波，医学博士、教授（武汉大学二级教授）、一级主任医师、博士生导师，现任武汉大学中南医院影像科主任；中华放射学会神经学专业委员会副主任委员，中华放射学会医学影像人工智能工作组组长，中国研究型医院学会感染和炎症专业委员会副主任委员，中国医学装备协会磁共振成像装备与技术专业委员会第二届副主任委员，中国电子商会智慧医疗专业委员会常务委员，中国医疗保健国际交流促进会放射学分会常务委员，中国医学装备协会 CT 工程技术专业委员会常务委员，中国医师协会放射医师分会第四届委员会委员，中国卒中学会医学影像学分会第一届委员会委员，高等院校医学影像学、医学影像技术案例版系列教材编审委员会副主任委员，湖北省医师协会放射医师分会主任委员，湖北省放射学会副主任委员，湖北省抗癌协会肿瘤影像专业委员会副主任委员，国家自然科学基金同行专业委员会评审专家，全国住院医师规范化培训优秀专业基地主任。担任《临床放射学杂志》副主编，《放射学实践》《中国 CT 和 MRI 杂志》等杂志的常务编委。曾在美国路易斯安那州大学新奥尔良医疗中心和哈佛大学医学院麻省总医院磁共振研究中心深造学习。获湖北省第二届医学领军人才，全国抗击新冠肺炎疫情先进个人，第二届全国创新争先奖武汉雷神山医院抗疫团队骨干成员。

主要研究方向为中枢神经系统放射学、生物医学工程、分子影像学等。培养博士后 3 名，博士、硕士研究生 100 余名。承担国家自然科学基金 6 项，国家重点研发计划项目子课题 1 项，参与国家“十一五”支撑子课题、国家“973”计划的子课题各 1 项和“863”计划项目 2 项，荣获湖北省科技进步奖二等奖 2 项，发明专利 3 项，实用新型专利 5 项，在国家级期刊发表论文 180 余篇；其中在 *Small*, *Biomaterials*, *Journal of Thoracic Oncology*, *JAMA*, *Nat Genet*, *Cell Metabolism* 等 SCI 收录杂志发表 100 余篇。参编 John R. Haaga 主编的第五版 *CT and MR Imaging of the Whole Body* 和 Wilfrido R. Castaneda-Zuniga 主编的第三版 *Interventional Radiology*。担任高等学校医学影像学专业第四轮系列教材《人体断面与影像解剖学》副主编，高等学校医学影像技术专业第一轮系列教材《人体影像解剖学》主编，高等学校放射诊断与治疗学专业国家卫生和计划生育委员会研究生规划教材《分子影像学》主编，高等院校医学影像学、医学影像技术专业研究生系列教材《医学影像解剖学》第一主编，《中华医学影像丛书》（第三版）之《分子影像学卷》副主编。主持的武汉大学中南医院“5G+AI 助力抗疫”获 2020 年中国数字化转型十佳案例。

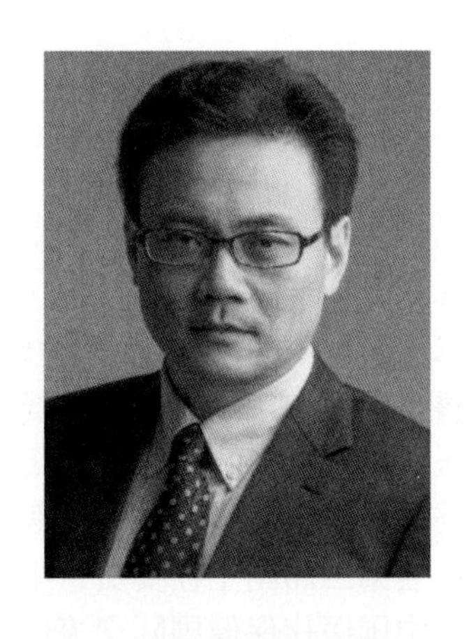

杨健，教授，博士生导师。1993年、1998年毕业于西安医科大学，分获临床医学学士和影像医学硕士学位；2004年毕业于西安交通大学生命科学与技术学院，获生物医学工程博士学位；2005～2007年于香港大学电子电气工程学院BISP-7T MRI中心从事博士后研究。现任西安交通大学第一附属医院医学影像科研究员、主任医师、教授，医学影像科（系）主任，医学影像和生物医学工程专业博士生导师。

曾任中华医学会放射医学分会磁共振专业委员会副主任委员和青年委员兼磁共振学组组长。现任中华医学会西安交通大学第一附属医院医学影像科主任/系主任、陕西省放射专业优秀规培基地主任、陕西省抗癌协会影像诊断分会主委、中国医学影像技术研究会放射分会副主委、中国优生优育协会婴幼儿发育专业委员会副主委、中国阿尔茨海默病防治协会理事及影像分会副主委、中国康复医学会影像康复专委会常委、中华医学会放射学分会儿科学组委员、中国医师协会放射医师分会委员、中国抗癌协会肿瘤影像专业委员会常委、中国妇幼保健协会高危儿健康管理专业委员会常委，荣获西安交通大学医学部教学名师称号、2011年入选教育部“新世纪优秀人才计划”；第一及通讯作者在*Radiology*和*NeuroImage*等医学影像国际刊物发表SCI收录论文70余篇。出任国家十三五科技部重点研发项目和国家自然科学基金重点专项首席负责人、陕西省创新团队带头人，主持国家自然科学基金7项、获西安市科学技术奖一等奖 & 第十二届宋庆龄儿科医学奖。任《实用放射学杂志》副主编，《中国临床医学影像杂志》和《中国CT和MRI杂志》常务编委，*PLoS One*、*Frontiers in Neurology*、《中华放射学杂志》、《中国医学影像技术》、《磁共振成像》与《西安交通大学学报》（医学版）等期刊编委。

主要研究方向为脑发育与脑损伤的影像研究、磁共振功能与分子成像研究、脑肿瘤的影像学研究、心脑血管疾病影像诊断评估与预测分析。在国内外重要刊物上共发表论文二百余篇。其中，以第一作者及通信作者在*NeuroImage*和*Radiology*等国际著名刊物发表SCI收录论文70余篇。收录国际会议论文百余篇。副主编及参编专著（译著等）10余部。主持国家“十三五”科技部重点项目1项，主持国家自然科学基金6项，主持陕西省创新团队等省部级课题4项。获发明专利3项，实用新型专利2项。获2017年西安市科技进步一等奖（第一完成人）。获全军医疗成果二等奖和陕西省教委科技进步二等奖各1项。2011年入选教育部新世纪优秀人才计划；2018年任陕西省放射专业优秀规范化培训基地主任；2019年被评为西安交通大学医学部教学名师。

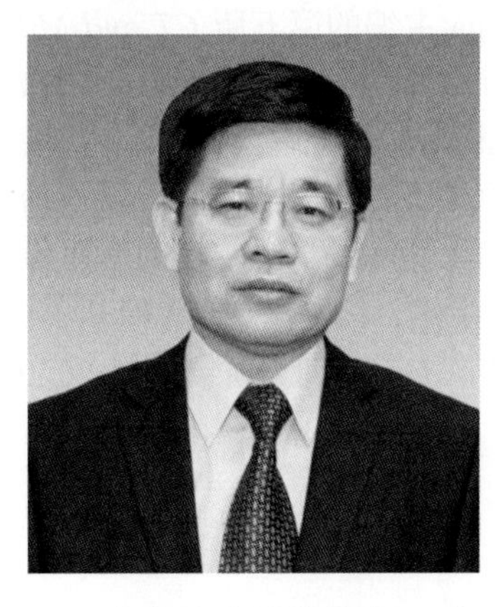

赵心明，中国医学科学院肿瘤医院影像诊断科主任，主任医师，博士生导师。现任中华医学会放射学分会常委兼腹部学组组长，中国医师协会放射医师分会常委兼消化影像专业组组长，中国研究型医院学会肿瘤影像诊断学专业委员会主任委员，中国抗癌协会肿瘤影像专业委员会候任主任委员，中国医学装备协会放射影像装备分会副会长，中国医疗保健国际交流促进会放射学分会常委，中国老年医学学会放射学分会常委。中国医学装备人工智能联盟影像委员会委员。

《磁共振成像》杂志副主编，《中华放射学杂志》、《临床放射学杂志》、《中国医学影像技术》、《中国癌症防治杂志》、《肿瘤影像》杂志编委国家及教育部、北京市科技奖励评审专家，以及多项科研课题的评审专家。

从事肿瘤影像诊断工作30余年，擅长肿瘤影像诊断的综合分析能力和诊断疑难病例的能力。在肝胆胰肿瘤的影像诊断方面，有较深造诣。主要致力于腹部肿瘤综合影像、分子影像、人工智能及影像组学等方面的研究，在研国家级及省部级等多项课题，科研经费500多万元。发表学术论文200余篇，其中通信作者SCI论文52篇，主编专著3部，参编专著数十万字。获省部级以上科研成果奖7项。

前　言

《MR 医学影像诊断学》是普通高等教育案例版系列教材。本教材适用于高等院校医学影像学和医学影像技术专业本科生以及影像学专业住院医师规范化培训学员使用，目标是培养具有 MR 医学影像诊断学基本理论知识，并能够在临床应用中解决实际问题的影像学专业人才。

本教材内容紧跟 MR 医学影像诊断学的发展前沿，以医学影像学、医学影像技术学专业培养目标为指导，以阐明基础理论、基本知识为原则，充分体现教材的思想性、科学性、先进性、启发性和适用性，尤其注重体现案例的实用性，以达到理论与实践相结合的目的。

本教材的特点在于每个章节包含大量临床案例，摆脱固有的知识点罗列模式，将理论知识与临床应用紧密联系起来。这些案例都来自工作实践，由具有丰富教学及临床经验的专家按教学内容需求进行选择、提出问题，并进行案例分析解答，丰富了教学内容，有助于提高学生学习的主动性和积极性，启发学生创新思维，使学生能够通过案例实践提高专业知识的综合应用能力。希望学生们在具备 MR 影像诊断理论知识储备的同时，能够将理论知识应用到实际工作中。

限于编者能力和经验，书中不足之处恳请广大师生和学界同仁批评指正，使本教材在实践中得以逐步完善。

徐海波　杨　健　赵心明

2023 年 8 月

目　录

第一章 绪　论

第一节 MRI 发展简史

MRI（magnetic resonance imaging）即磁共振成像，其源头可追溯到 20 世纪 20 年代，但到 80 年代初才真正应用于医学影像诊断，特别是 1986 年 Hasse 等开始应用快速 MRI 技术后得到飞速发展。如果说 1901 年获得诺贝尔物理学奖的 X 射线和 1979 年获得诺贝尔医学奖的 CT 成像技术是 20 世纪医学影像诊断设备的巨大成就，那么磁共振成像技术的发展则代表着 21 世纪医学影像诊断设备和技术的发展。

1924 年奥地利物理学家 Wolgfong Pauli 首次提出核子有角动量（自旋）现象，以解释原子光谱。1930 年，物理学家 Isidor Isaac Rabi 发现在磁场中的原子核会沿磁场方向呈正向或反向有序平行排列，而施加无线电波之后，原子核的自旋方向发生翻转。这是人类关于原子核与磁场以及外加射频场相互作用的最早认识。由于这项研究，拉比（Rabi）于 1944 年获得了诺贝尔物理学奖。1946 年美国哈佛大学的 Edward Purcell 和斯坦福大学的 Felix Block 发现，将具有奇数个核子（包括质子和中子）的原子核置于磁场中，再施加以特定频率的射频场，就会发生原子核吸收射频场能量的现象，这就是人们最初对核磁共振（NMR）现象的认识，为此他们两人获得了 1952 年度诺贝尔物理学奖。

从此，NMR 作为一项研究物质分子结构的现代化学分析技术，首先在理化领域内获得迅速发展，1967 年 Jasper Jackgon 第一次从活的动物身上测得了 NMR 信号，开展了对生物组织的化学分析研究工作。1971 年美国纽约州立大学 R. Damadian 指出鼠的正常组织与恶性组织样品的 NMR 特性不同，认为对诊断癌肿有用，从而为 NMR 成像技术在医学中的应用奠定了理论基础。1972 年纽约州立大学化学家 P.C.lauterbur 第一个做了以水为实验标本的二维 NMR 图像，提出应用 NMR 信号可重建图像，命名为“共轭摄影法”（zeugmatograohy），1973 年他在《自然》杂志上又发表了《运用 NMR 产生感应性的局部相互作用而构成影像的例子》，为 NMR 成像技术的出现和发展揭开序幕。

1976 年，英格兰诺丁汉大学的 Peter Mansfield 首次成功地对活体进行了手指的核磁共振成像，并提出了平面回波成像方法，该方法成为之后 20 世纪 90 年代蓬勃兴起的功能磁共振成像研究的重要手段。鉴于 lauterbur 和 Mansfield 对 NMR 技术做出的基础贡献，二人共同获得了 2003 年诺贝尔生理学或医学奖。

1983 年，在美苏核危机愈演愈烈的历史背景下，美国放射学会推荐将核磁共振（NMR）改为磁共振（MR）以缓解公众特别是患者对于核医学的担心，磁共振成像的术语也沿用至今。

20 世纪 90 年代以来，尤其是 90 年代中期后，由于基础科学研究的进步，计算机、新材料和制造工业的发展、商业竞争不断加剧，MRI 可以说是长上了翅膀，在磁体技术、梯度技术、射频及线圈技术和成像技术方面得到了飞速发展。MRI 技术至今已经发展了 30 多年，成为人类生活中不可或缺的重要的医疗仪器设备，在血管造影、脑功能成像、灌注成像、波谱技术等方面，成为反映人体从形态学到分子代谢水平越来越丰富的结构和功能信息的影像学设备。随着软件、电子和磁体技术的飞速发展，磁共振的应用范围势必会越来越广。

纵观 MRI 发展史，我们可以清晰地认识到 MRI 技术发展迅速，日臻完善，这项物理学原理应用于现代医学领域是物理学、计算机科学、图像处理、生物化学和临床医学相结合的典范。

第二节　MRI 诊断优势及临床应用

一、MRI 诊断优势

与普通 X 线计算机体层成像（computed tomography，CT）相比，磁共振成像的最大优势在于，它是对人体没有任何伤害且安全、快速、准确的临床诊断方法。

1. 极高的图像分辨率　在所有医学影像学手段中，MRI 的软组织分辨率最高。不同于依靠 X 线吸收率的不同来区分组织之间差异的 X 线、CT，MRI 的信号来源于氢原子核，人体主要由水、脂肪、蛋白质 3 种成分构成，它们均含有丰富的氢原子核作为信号源，且 3 种成分的 MRI 信号强度明显不同，使得 MRI 图像的对比度非常高，因此它可以清楚地分辨肌肉、肌腱、筋膜、脂肪等软组织，区分膝关节的半月板、交叉韧带、关节软骨等，子宫的肌层、子宫内膜层，前列腺的肌肉层与腺体层，心脏的心内膜、心肌和在高信号脂肪衬托下的心外膜以及最外层的心包等。

2. 无辐射损害　MRI 通过对静磁场中的人体施加某种特定频率的射频脉冲，使人体中的氢质子受到激励而发生磁共振现象，停止脉冲后，质子在弛豫过程中产生 MR 信号。通过对 MR 信号的接收、空间编码和图像重建等处理过程，即产生 MR 信号。因此 MRI 属于无创伤、无射线检查，离子化放射对脑组织无放射性损害，也无生物学损害。避免了 X 线或放射性核素显像等影像学检查由射线所致的损伤。

3. 任意方位成像　MRI 具有任意方向直接切层的能力，通过调节磁场可自由选择所需剖面，能得到其他成像技术所不能接近或难以接近部位的图像，而不必变动被检查者的体位，结合不同方向的切层，可全面显示被检查器官或组织的结构，无观察死角，可以直接做出横断面、矢状面、冠状面和各种斜面的体层图像，方便地进行解剖结构或病变的立体追踪。

4. 强大的成像功能　MRI 成像形式丰富，包含信息量大，可以在不适用任何对比剂的情况下直接行 MR 水成像（MR hydrography）、MR 血管成像（MR angiography，MRA）以及许多特殊功能成像技术的应用。例如磁共振波谱（magnetic resonance spectroscopy，MRS）是测定活体内某一特定组织区域化学成分的唯一无创伤检查技术；弥散加权成像（diffusion weighted imaging，DWI）反应组织和病变内水分子扩散运动及其受限程度；灌注加权成像（perfusion weighted imaging，PWI）通过灌注参数值反映组织和病变的血流灌注状态；脑功能定位成像，是利用血氧水平依赖（blood oxygenation level dependent，BOLD）原理，进行脑功能活动区定位和定量诊断。利用 MRI 强大的成像功能可以为病灶性质提供更加全面、更加客观的参数，且 MRI 的成像潜力巨大，为临床应用提供了广阔的研究领域。

二、MRI 临床应用

1. 头、颈及脊髓病变的应用　中枢神经系统位置固定，不受呼吸运动、胃肠蠕动的影响，故 MRI 以中枢神经系统效果最佳。MRI 的多方位、多参数、多轴倾斜切层对中枢神经系统病变的定位、定性诊断优势明显。颅脑 MRI 检查无颅骨伪影，脑灰白质信号对比度高，使得颅脑 MRI 检查优于检查手段。尤其在早期脑梗死的诊断方面是目前世界上最好的方法，MRI 对脑肿瘤、脑炎性病变、脑白质病变、脑先天性异常等的诊断比 CT 更为敏感，可发现早期病变，定位也更加准确，对颅底及脑干的病变显示得更清楚。MRI 无需对比剂即可显示脑血管，诊断动脉瘤、动静脉畸形等疾病。

MRI 没有骨骼伪影，显示脊髓、椎管效果明显。MRI 的直接矢状位和冠状位成像，对于脊髓和椎管的整体显示有优势；因 MRI 具有极高的软组织分辨率，可以准确地对椎管内病变进行定位，为定性诊断提供有力依据；MRI 可以多种成像方法同时使用，对于脊髓变性、肿瘤等病变的显示敏感。

2. 心、胸、乳腺病变的应用　由于 MRI 对软组织的高分辨力，对乳腺的腺体、腺管、韧带、脂肪结构能清晰显示，乳腺 MRI 目前是热门科研方向，对良、恶性病变的鉴别有独特的优势。

心脏大血管是 MRI 的热门研究方向，由于血液的流空效应，心内血液和心脏结构形成良好对比；MRI 能清晰地分辨心肌、心内膜、心包和心包外脂肪；无须对比剂；可以任意方位断层；对主动脉瘤、主动脉夹层、心腔内占位病变、心包占位病变、心肌病变的诊断具有重要价值。

MRI 在肺部的应用越来越多，作为 CT 的一个重要补充及肺部功能成像的主要研究方法，目前已经成为对呼吸系统疾病进行诊断的十分重要的辅助手段。

由于纵隔内血管的流空效应及纵隔内脂肪的高信号特点，形成了纵隔 MRI 图像的优良对比。MRI 对纵隔及肺门淋巴结肿大、占位病变具有特别的价值。MRI 对胸壁占位、炎症亦能很好地显示，如 MR 弥散和灌注技术对良、恶性器质病变的鉴别有独特的优势。MRI 可采取多平面成像对肺部肿瘤进行显示，且肿瘤对胸壁软组织的侵犯进行判断也更为容易，较清晰地判断淋巴结及血管是否受侵。MRI 对胸膜病变具有优势，能够对肿瘤向胸壁、纵隔、胸膜腔以及腹部侵犯的范围进行显示。

3. 腹部、盆腔病变的应用　多参数技术在肝脏病变的鉴别诊断中具有重要价值，不需用对比剂即可通过 T_1W_1 和 T_2W_1、DWI 等技术直接鉴别肝囊肿、海绵状血管瘤、肝癌及转移癌，对胆管内病变的显示优于 CT。磁共振胆胰管成像（magnetic resonance cholangiopancreatography，MRCP）结合其技术对胰、胆管系统疾病有不可取代的优势。

肾及其周围脂肪囊可在 MR 图像上形成鲜明的对比，肾实质与肾盂内尿液亦可形成良好对比。MRI 对肾脏疾病的诊断具有重要价值，MRI 泌尿系水成像（MRU）对肾盂输尿管膀胱可直接成像，对尿路病变诊断具有重要价值。

MRI 不用增强对胰腺病变仍有很好的显示，如急慢性胰腺炎、胰腺癌及周围侵犯及转移情况均有良好的显示。

MRI 对女性盆腔疾病具有重要诊断价值，对盆腔内血管及淋巴结的鉴别较容易，是盆腔肿瘤、炎症、子宫内膜异位症、转移癌等病变的最佳影像学检查手段。对于子宫肌瘤、子宫颈癌、盆腔淋巴结转移、卵巢囊肿、子宫内膜异位症等的诊断，MRI 优于 CT 和彩超。MRI 是早期无创诊断前列腺癌的最优方法，观察前列腺癌、膀胱癌向外侵犯情况优于 CT。

由于没有放射性损伤，MRI 在产科影像学检查中有独特的优势。MRI 对滋养细胞肿瘤、胎儿发育情况、脐带胎盘情况等都能很好地显示。虽然到目前为止还没观察到 MRI 的副作用，但仍应避免妊娠前 3 个月进行此项检查。

4. 四肢、关节病变的应用　MRI 对四肢骨骨髓炎、四肢软组织内肿瘤及血管畸形有良好的显示效果，对股骨头无菌坏死是最为敏感的检查技术，是目前诊断早期股骨头坏死的最优方法。MRI 可清晰地显示神经、肌腱、血管、骨、软骨、关节囊、关节液及关节韧带，MRI 对关节软骨损伤、关节积液、关节韧带损伤、半月板损伤、股骨头缺血性坏死等病变的诊断具有其他影像学检查无法比拟的价值。

第三节　MRI 诊断原则与报告书写

一、MRI 诊断原则

MRI 影像诊断是医学影像诊断的重要组成部分，同样也是临床诊断的重要组成部分，具有举足轻重的地位。MRI 诊断的正确与否，直接关系到患者是否能够获得及时、合理、有效的治疗，在 MRI 诊断中，为了达到正确诊断这一目的，必须遵循一定的诊断原则。

（一）熟悉、辨认正常与异常改变

MRI 检查中，绝大多数诊断都是以图像改变作为依据的，因此熟悉图像的正确表现、发现和辨认异常表现是做出诊断的前提条件。熟悉不同成像技术和检查方法的正常影像学表现非常重要，这是辨认异常表现的先决条件。个体之间差异往往存在解剖上的变异，在不同性别和年龄之间亦存在差异。此外，在 MRI 不同成像方法中，图像上还可以出现不同程度和不同形式的伪影。如果对这些情况不熟悉、不认识或认识不足，就有可能将图像上的正常表现误认为异常，从而导致诊断失误。例如，在腹部 MRI 检查中，腹主动脉产生的波动性伪影可在肝左叶形成类圆形异常信号影，初学者极易将其误诊。因此，作为一名影像诊断医师，不但要熟悉 MRI 各种成像技术和方法的典型正常表现，而且还应学习和掌握所谓不典型正常表现，避免误诊。

发现受检器官和结构形态、信号强度有异常改变时，应进一步运用所掌握的知识确定是由病理改变所致。为了不遗漏图像上的异常表现，应当有序、全面、系统地对 MRI 图像进行观察，并形成良好的阅片习惯，为提高阅读速度奠定基础，行多平面重组或三维重建时，也要结合图像进行观察。此外，还应注意对比观察，包括 MRI 不同成像方法之间的对比观察、对不同检查时间的图像以及对同一图像对称部位的对比观察，以利于发现和确定异常改变。

（二）具体分析、结合临床

对于所见异常 MRI 影像，要按照影像学表现的特点进行分类和概括，进一步结合不同 MRI 序列分析异常表现所代表的病理意义。要注意从病变的位置及分布、边缘及形态、数目及大小、信号和结构、周围情况、功能改变、动态发展等一系列方面进行分析。根据异常影像的特征，概括推断异常影像所反映的病理改变，并结合临床进一步推断是何种疾病所致。

由于异常影像只是疾病发生发展过程中某一阶段某一方面的反映，存在“同影异病、同病异影”的问题，因此在具体分析弄清异常影像代表的病理性质后，必须结合临床症状、体征、实验室检查和其他辅助检查综合分析，明确该病理性质的影像代表何种疾病，除应了解现病史、既往史、临床体征和治疗经过外，分析时还应注意患者的年龄、性别、生长和居住环境、职业史、接触史以及其他重要检查，以尽量充分的依据做出正确的诊断。

（三）综合做出诊断

经过观察、分析和结合临床后，还需结合除 MRI 外的各种影像学检查结果，做出综合诊断。现代影像学检查技术多种多样、相互之间具有互补性，在很多情况下，需将 MRI 诊断结果与其他不同检查方法提供的信息互相补充、互相参考。

MRI 检查诊断结果基本有以下三种情况。①肯定性诊断：通过 MRI 检查不但能发现病变，并且能做出准确的定位、定量和定性诊断。②否定性诊断：经过 MRI 检查，排除了临床所怀疑的病变，应当注意，在这方面影像学检查有一定的限度，因为疾病自发生至 MRI 检查发现异常表现需要一定时间，而且某些疾病可能 MRI 检查难以发现异常。因此，对于否定性诊断，应正确评价它的意义。③可能性诊断：通过 MRI 检查，发现了一些异常表现，甚至能够确切显示病变的位置、范围和数目，但难以明确病变的性质，此时可以提出几种可能性。在这种情况下，可以根据需要，建议结合其他检查、相关临床或实验室检查，乃至诊断性治疗或影像导向下活检病理，以进一步明确病变的性质。

二、MRI 报告书写

MRI 诊断报告书包括五个项目，内容各不相同，但却有一定的联系，它们与报告形式是统一的。现将每个项目的书写内容建议如下。

1. 一般资料 此部分内容由 PACS 系统自动生成，与登记信息相一致。检查序列号由系统自动生成，避免同名同姓的患者相混淆。

2. 检查部位与检查方法 一般由系统自动生成，与登记信息相一致。个别需要补充的内容由报告医师手动添加。

3. 影像学表现 多主张对其表现做较全面的描述与讨论，MR 增强前、后扫描的序列及检查层面往往甚多，书写报告医师不可能也无须对所观察过的全部内容做所有阳性或阴性的叙述。根据当前的情况建议在“影像学表现”项目中应包括以下两个方面的内容，而书写繁简程度可由各医师自行决定。

（1）临床对医学影像学诊断所要求的内容：阐明有无临床所疑疾病的种种表现或征象，如有则应对所出现的病变大小、形态与部位等一一加以描述，并对该疾病应该或可能出现而未出现的表现说明“未见”。此外还应对疾病定位与定性有关表现或征象说明“见到”或“未见到”。“见到”者再加以必要的描述。

（2）临床要求（即临床所疑疾病）以外的阳性发现：①意外或偶然发现“临床所疑疾病”以外疾病的征象；②种种正常变异的表现；③成像伪影的表现；④难以解释的不能据之做出医学影像学诊断的一些表现。对于后一种情况应在“医学影像学诊断”项下建议临床做进一步检查，以明确这些表现的意义。

4. 影像学诊断 为整个医学影像学检查的结论。不少阅读报告的临床医师只阅读这一项。报告书写者必须根据医学影像学表现恰如其分地做出这一检查结论，一般分为以下 5 种情况。

（1）正常或未见异常。

（2）病变肯定，性质肯定。

（3）病变肯定，性质不肯定。这种结论又可分以下 2 种情况：①以某一疾病为主但不典型，应说明不典型的理由。②病变表现无特征性，可有多种可能性，依次说明每种可能性，即符合诊断的一面与不符合诊断的另一面。

（4）可疑病变，所见表现不能肯定为病变，可能为正常变异或各种原因造成的假象。要说明不能肯定的原因。

（5）建议补充检查，如增强扫描或加做 MRI 其他序列检查等。

5. 医师签名 签名医师即是此份医学影像诊断报告书的责任人，报告书写医师在“报告医师”项下签名，职称为主治医师以上医师审核后在“审核医师”项下签名。

（徐海波 孙荣庆）

第二章　中枢神经系统

【本章学习要求】

记忆：颅脑和脊髓的正常 MRI 表现，基本病变的 MRI 表现，常见病尤其是脑血管病、脑肿瘤、颅脑感染性疾病的 MRI 表现。

理解：颅脑和脊髓的常用 MRI 检查技术，颅脑损伤、先天性畸形、脱髓鞘疾病、脊髓及椎管内常见病变等的 MRI 诊断。

运用：结合颅脑和脊髓常见疾病的临床特点和 MRI 诊断要点，运用于临床诊断和鉴别诊断。

第一节　颅脑和脊髓 MRI 诊断基础

一、常规 MRI 技术要点

【案例 2-1-1-1】 患者女，55 岁，有高血压病史。3 天前突发头痛，头晕，恶心，呕吐，伴意识模糊，答非所问，病情逐渐加重；急诊初步考虑高血压脑出血。

思考题

1. 该患者首选影像学检查为

A. X 线；B. CT；C. MRI；D. DSA；E. CTA

2. 若该患者影像学检查提示右侧额叶脑出血，其内见稍低密度影，判断是否为肿瘤卒中，下一步应行的检查是

A. MRI 平扫；B. MRI 平扫+增强；C. CTA；D. CT 增强扫描；E. MRA

3. 该患者的影像学检查结果如图 2-1-1-1 所示，请简述其影像学表现。

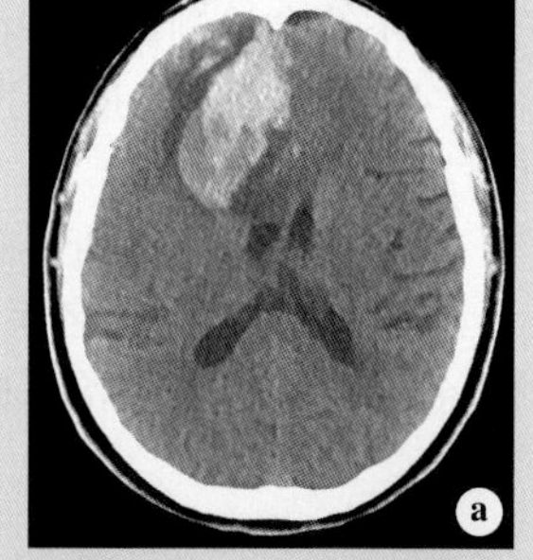

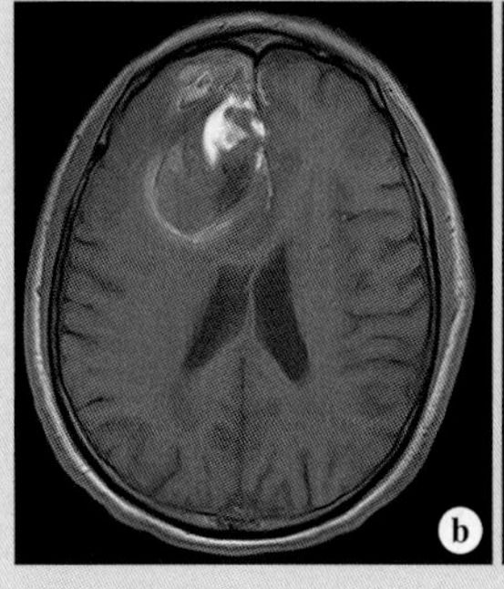

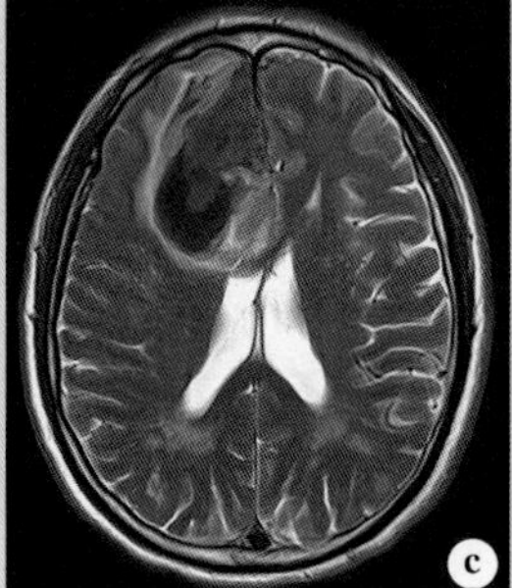

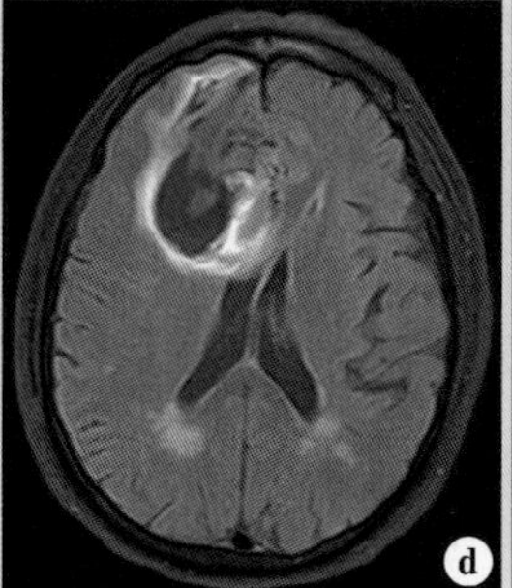

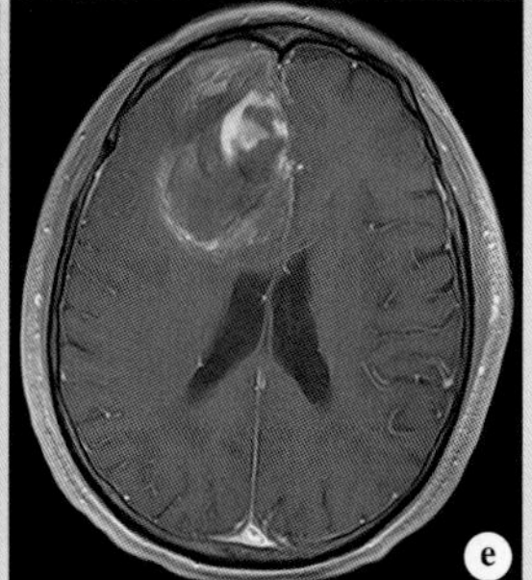

图 2-1-1-1　患者影像学检查结果

a～e. 头颅 CT、T_1WI、T_2WI、T_2FLAIR、增强扫描的轴面图像

MRI 在中枢神经系统应用较为成熟，多方位和三维成像的应用使病变定位诊断更为准确，借助流空效应还可观察病变与邻近血管的关系。对脑干、幕下区、枕骨大孔区与脊髓病变的显示，MRI 要优于 CT。对脑脱髓鞘疾病、脑梗死、脑与脊髓的肿瘤及血肿、脊髓先天异常与脊髓空洞症的诊断，MRI 也有很高价值。磁共振血管成像（magnetic resonance angiography，MRA）对脑血管、椎血管疾病具有重要的筛选作用，MR 功能提供的成像信息对疾病的诊断也有较大帮助。

1. 颅脑扫描　使用头线圈或头颈联合线圈。仰卧位，头先进。定位中心对准眉间及线圈中心。以轴面为主，矢状面或冠状面为辅。平扫序列包括：①轴面 T_2WI、T_1WI、T_2FLAIR 序列，T_1WI

有异常高信号时，加扫脂肪抑制（fat suppression，fs）-T_1WI 序列。扫描基线平行于前-后联合（anterior commissure-posterior commissure，AC-PC）连线。扫描范围覆盖枕骨大孔至颅顶。②矢状面和冠状面 T_2WI、T_1WI 序列，矢状面扫描基线平行于大脑矢状裂，冠状面垂直于大脑矢状裂并平行于脑干。③增强扫描序列：采用轴面、冠状面和矢状面 T_1WI 序列，当病变紧邻颅底或颅盖骨时，增强后应加扫脂肪抑制-T_1WI。④功能磁共振成像（functional magnetic resonance imaging，fMRI）：可反映病变导致的功能变化，包括弥散加权成像（diffusion weighted imaging，DWI）、灌注加权成像（perfusion weighted imaging，PWI）、磁敏感加权成像（susceptibility weighted imaging，SWI）、磁共振波谱（magnetic resonance spectroscopy，MRS）成像和血氧水平依赖的功能磁共振成像（blood oxygenation level dependent fMRI，BOLD fMRI）等。其中，DWI 可显示组织中水分子（主要是细胞外水分子）的扩散运动，急性脑卒中患者必须扫描该序列；PWI 能够通过计算灌注参数反映组织血流灌注功能；SWI 可显示组织之间内在的磁敏感特性的差别，如显示静脉血、出血（红细胞不同时期的降解成分）、铁离子等的沉积等；MRS 则主要利用不同化学环境下原子核的化学位移作用来检测活体组织内代谢物的含量；BOLD fMRI 利用脑活动时局部血流中含氧和去氧血红蛋白的比例改变所引起的 T_2 值变化，在临床上可用于术前脑激活区的定位。

2. 脊髓扫描　一般与脊柱扫描相同。选仰卧位，头先进。常规序列包含矢状面 T_2WI、T_1WI，以及轴面 T_2WI，观察椎骨及周围软组织则必须加脂肪抑制 T_2WI。增强扫描时轴面、矢状面、冠状面脂肪抑制 T_1WI 均需扫描。矢状面扫描基线平行于椎管矢状面。轴面上，脊髓病变扫描基线垂直于脊髓纵轴。采用全脊柱阵列线圈（颈胸腰椎联合线圈）和后处理软件，还可以实现全脊髓成像。MR 脊髓成像（MR myelography，MRM）近年来在临床上应用逐渐增多，其原理是利用脑脊液的长 T_2 特性，选择很长的 TE（如 500 毫秒以上），使得所采集的图像上信号主要来自于水样结构。MRM 成像效果与脊髓碘造影相仿，与 MRI 结合现已经基本取代了脊髓碘造影，主要适应证包括椎管内占位、椎管畸形等。

二、正常 MRI 表现

1. 颅脑

（1）脑实质：脑髓质与脑皮质相比，含水量少而含脂量多，在 T_1WI 上脑髓质信号高于脑皮质（白质中的髓磷脂使质子运动受限，缩短 T_1 值），在 T_2WI 上则低于脑皮质。脑实质内有一些铁质沉积较多的核团，如苍白球、红核、黑质及齿状核等，在高场 T_2WI 上呈低信号（顺磁性物质造成局部磁场不均匀，加快质子失相位，能显著缩短 T_2 值）。基底节区内靠侧脑室，外邻外囊，在豆状核与尾状核、丘脑之间有内囊走行，MRI 显得非常清晰。

（2）脑室、脑池、脑沟：其内均含脑脊液，在 T_1WI 上为低信号，在 T_2WI 上为高信号。

（3）脑神经：高分辨率 MRI 多能清晰地显示出各对脑神经。以 T_1WI 显示为佳，呈等信号强度。

（4）脑血管：动脉因其血流迅速造成流空效应（flow void effect），为无信号区，静脉血流速度慢而在 T_1WI 上呈高信号。利用这种现象，MRA 可以直接显示颅内血管的位置、分布与形态。SWI 显示脑内微小静脉效果好（图 2-1-2-1）。

2. 脊髓

（1）矢状面：可以充分显示脊髓及椎管内外的病变。在 T_1WI 和 T_2WI 上，脊髓位于椎管中心呈等信号的带状影，周围有低信号或高信号的蛛网膜下腔环绕。

（2）轴面：在 T_1WI 上脊髓呈较高信号，位于低信号的蛛网膜下腔内。蛛网膜下腔周围的静脉丛、纤维组织和骨皮质均为低信号。在 T_2WI 上脊髓与脑脊液形成良好的对比，脑脊液呈高信号，而脊髓呈较低信号。轴面还可清楚地显示硬膜囊及脊神经根（图 2-1-2-2）。

（3）冠状面：可区别病变的部位是在髓内还是在髓外，以及病变的浸润范围。

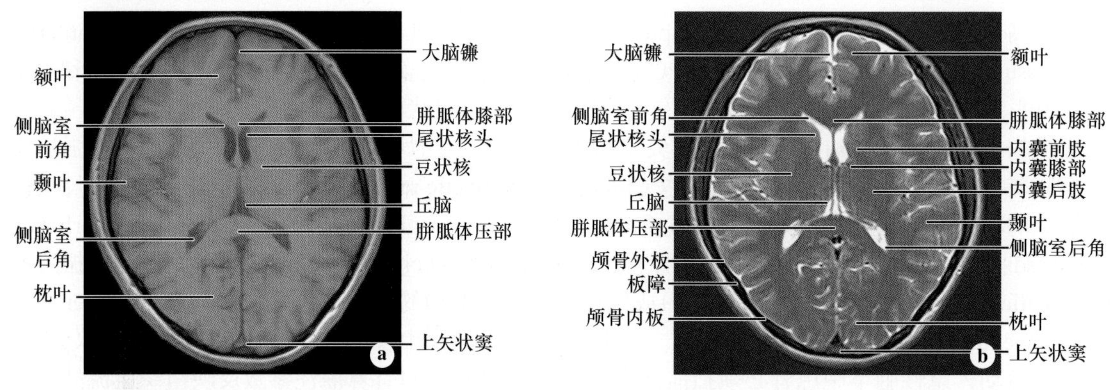

图 2-1-2-1　正常颅脑轴面表现

a. T_1WI；b. T_2WI

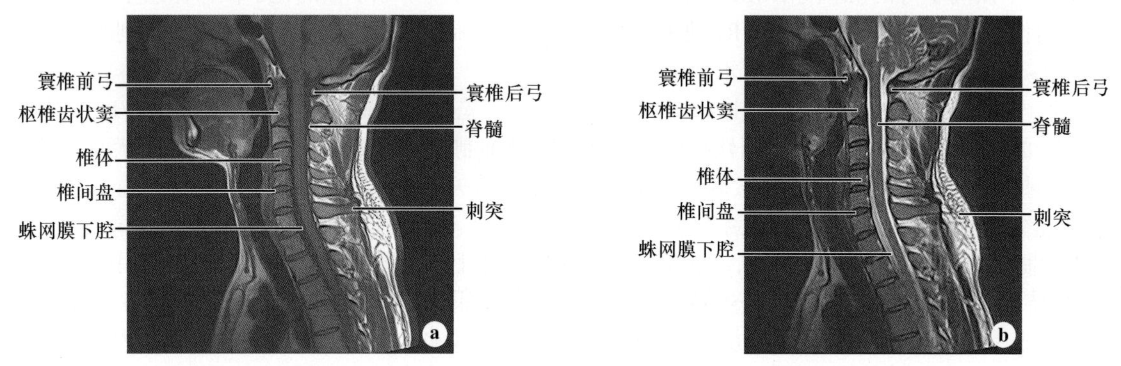

图 2-1-2-2　正常脊髓颈段矢状面表现

a. T_1WI；b. T_2WI

三、异常 MRI 表现

1. 颅脑

（1）形态、结构异常：在分析观察病灶的形态、结构时，MRI 和 CT 相同，但 MRI 的软组织分辨力更高，且可以进行多方位成像和功能成像，利于对颅内各种病变进行定位和定性诊断，以及显示病变与邻近解剖结构的关系。

（2）脑实质信号异常（表 2-1-3-1）。

表 2-1-3-1　脑实质异常 MR 信号与常见疾病

T_1WI	T_2WI	常见疾病
低	高	脑肿瘤、梗死灶、脱髓鞘病变、脑脓肿及其他颅内炎性病变
低	低	动脉瘤、动静脉血管畸形、钙化、纤维组织增生
高	高	脑出血亚急性期、脂肪类肿瘤
高	低	急性出血、黑色素瘤及肿瘤卒中
混杂	混杂	动脉流出现湍流现象，动静脉血管畸形伴有血栓形成，肿瘤合并坏死、囊变、钙化和肿瘤血管等

（3）脑血管改变：MRI 在分析观察脑血管的异常变化时有其独特的优越性，一方面利用 MRI 的流空效应能显示正常血管及脑血管畸形中的异常血管结构，同时又能显示血管周围脑实质的病理性改变。

（4）对比增强改变：当 MRI 显示异常信号或其与周围正常组织和结构无大差别时，通常需行 MRI 增强检查。静脉注入的顺磁性对比剂[如钆喷替酸葡甲胺（gadolinium-diethylenetetramine pentaacetic acid，Gd-DTPA）]可通过受损的血脑屏障进入脑内病变组织，或滞留于病灶内缓慢的血流中。病灶是否强化以及强化的程度，与病变组织血供是否丰富以及血脑屏障被破坏的程度有关，可分为明显强化、中度强化、轻度强化和无强化。强化形式又分为均匀强化和不均匀强化，前者常见于脑膜瘤、髓母细胞瘤，后者常见于高级别胶质瘤、脑血管畸形、炎症等。一些中枢系统病变常呈现典型的强化特征，如淋巴瘤、转移瘤、毛细胞型星形细胞瘤常呈“结节状”强化，瘤样炎性脱髓鞘病变呈“开环样”强化（即周边不连续的半环形强化），而脑脓肿一般为厚度较均匀的“环状”强化，脑梗死、脑炎、脑挫裂伤多表现为“脑回样”强化（即注射对比剂后病变局部呈近似脑回的信号增高影）。

2. 脊髓

（1）形态异常

1）脊髓增粗：脊髓空洞症、肿瘤、外伤后血肿及水肿、脊髓血管畸形等均可引起脊髓增粗。脊髓增粗时，邻近的蛛网膜下腔发生对称性狭窄乃至闭塞。

2）脊髓变细：脊髓空洞症亦可导致脊髓变细。在各种原因引起的脊髓萎缩，于矢状面 T_1WI 上均可直接观察脊髓萎缩的程度与范围。

3）脊髓移位：髓外硬脊膜内占位，脊髓局部移位较为明显，常伴有病灶一侧上下方蛛网膜下腔的显著增宽。硬脊膜外占位，脊髓轻度移位但移位范围常较长，常伴有病灶上下方蛛网膜下腔的变窄。椎间盘向后脱出或纤维性椎管狭窄，均可对硬膜囊形成局限性压迫，脊髓局部受压移位。

（2）信号改变

1）肿块及占位效应：椎管内肿块主要见于不同类型的椎管内肿瘤，其位置和信号强度各异。除淋巴瘤为 T_1WI 和 T_2WI 等信号、中度强化外，其余肿块实质一般为 T_1WI 低信号、T_2WI 高信号，多明显强化。

2）出血：主要见于椎管内血管畸形、肿瘤内出血和外伤等。急性出血 T_2WI 上血肿为低信号及混杂信号，亚急性出血呈 T_1 高 T_2 低信号，而慢性血肿 T_1WI、T_2WI 均为高信号，周围有低信号环围绕。信号的变化反映了血肿内含氧血红蛋白向去氧血红蛋白、正铁血红蛋白和含铁血黄素三个产物方向的逐步转变。

3）水肿：主要为脊髓创伤及各种原因的压迫所致，为 T_1 低 T_2 高信号改变。

4）钙化：见于肿瘤内钙化等，在 T_1WI、T_2WI 多为低信号或无信号。

5）囊性变：主要见于脊髓囊性病变，如脊髓空洞症等。病灶边缘光滑，信号强度因囊内容物的不同而有所差别。

6）脂类物及蛋白含量的影响：脂肪瘤、畸胎瘤等富含脂类物质，可有不同的信号强度变化。蛛网膜下腔梗阻后，脑脊液的蛋白含量增高，在 T_1WI、T_2WI 可表现为高信号。

7）病灶强化：静脉注入对比剂 Gd-DTPA 后，肿瘤可为均匀或不均匀的强化；非肿瘤占位性病变多无强化；而炎性病变多发生不规则强化。

8）流空效应：血管畸形由于流空效应在 T_1WI、T_2WI 上均为低或无信号；在椎管狭窄、占位引起的蛛网膜下腔明显狭窄时，脑脊液亦出现流空效应，呈不规则的环状极低信号。

3. 颅脑和脊髓 MRI 影像“危急值”及处理　“危急值”（critical values）是指当这种检查结果出现时，表明患者可能正处于有生命危险的边缘状态，临床医师需要及时得到检查信息，迅速给予患者有效的干预措施或治疗。中枢神经系统 MRI 影像“危急值”主要包括：①严重的颅内血肿、挫裂伤、蛛网膜下腔出血的急性期；②硬膜下/外血肿急性期；③脑疝、急性脑积水；④颅脑 MRI 扫描诊断为颅内急性大面积脑梗死（范围达到一个脑叶或全脑干范围或以上）；⑤脑出血或脑梗死复查 MRI，出血或梗死程度加重，与近期片对比超过 15%；⑥锥体粉碎性骨折压迫硬膜囊，或脊髓重度损伤。

【案例 2-1-1-1 点评】

1. 选 B。头颅 CT 检查诊断急性脑出血的准确率近乎 100%，是目前临床怀疑急性脑出血的首选影像学检查方法。通过 CT 检查能够快速、清晰显示脑出血的特征性高密度病灶。

2. 选 B。MRI 平扫可以明确脑出血的分期，结合本病例可判断瘤周水肿、占位效应，增强扫描有助于肿瘤类型的鉴别。

3. CT：右侧额叶见以高密度为主的团块影，形态不规则，边界不清，周围见斑片状水肿带，双侧侧脑室前角受压，中线向左侧偏移。MRI 平扫+增强：右侧额叶见团块状混杂信号，T_1WI 呈等、高信号，T_2WI 及 T_2FLAIR 呈中心低信号，边缘见环状稍高信号，增强可见轻度强化，双侧脑室前角受压变窄，中线结构轻度左偏。

（尹训涛　李思睿　徐海波）

第二节　脑血管病

一、脑　梗　死

【案例 2-2-1-1】　患者男性，55 岁，发现高血压病、高脂血症 2 年，用药不规律。晚 8 时突然出现右侧偏瘫，1.5 小时后送至急诊科，行脑平扫 CT 未见明显异常（图 2-2-1-1）。

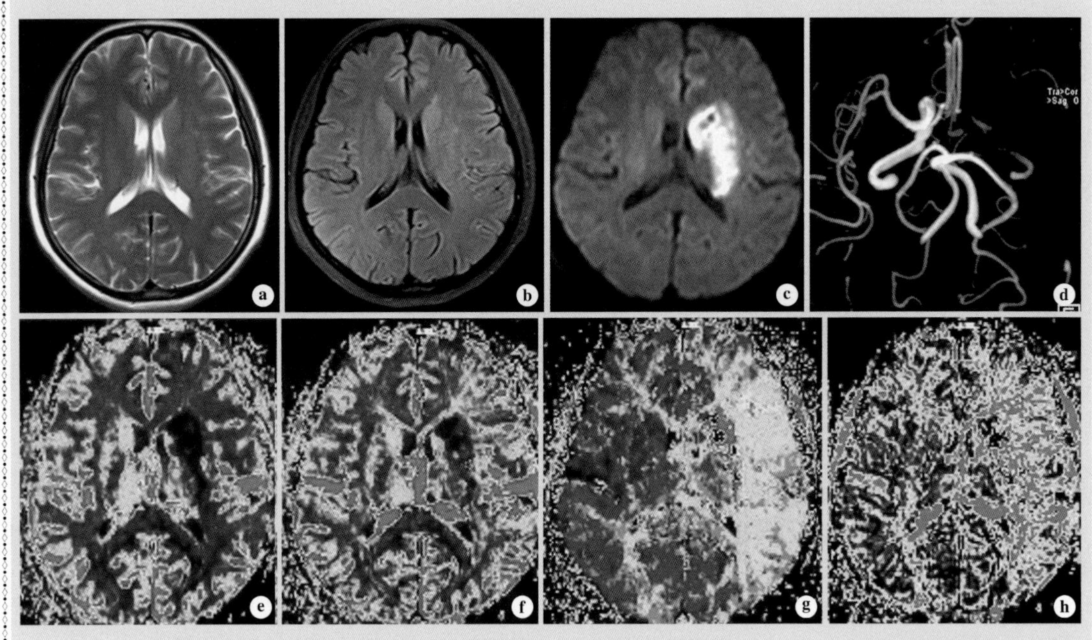

图 2-2-1-1　案例 2-2-1-1 影像学检查结果

a～d. T_2WI、T_2FLAIR、DWI、TOF-MRA；e～h. PWI 的参数图，分别为脑血流量（cerebral blood flow，CBF）、脑血容量（cerebral blood volume，CBV）、平均通过时间（mean transit time，MTT）、达峰时间（time to peak，TTP）

思考题

1. 该患者首选 CT 检查，其目的最有可能

A. 了解是否有外伤；B. 了解是否有肿瘤；C. 了解是否有出血；D. 了解是否有梗死；E. 了解是否有感染

2. 若下一步行 MRI 扫描以明确诊断，应该首先选择的序列是

A. 常规 SE T_1WI；B. 常规 SE T_2WI；C. PWI；D. DWI；E. TOF-MRA

3. 该患者立即进行 MRI 检查，结果如图 2-2-1-1 a～c 所示，请指出下列描述不正确的是

A. 病变解剖位于基底节区；B. DWI 显示病灶呈高信号提示病变有细胞内水肿；C. 还需进一步 MRA 检查；D. 还需进一步 PWI 检查；E. DWI 提示急性梗死立即采用 r-tPA 治疗

4. 若需要介入取栓建议进一步行 SWI 检查，其主要目的是

A. 了解是否有微出血灶；B. 了解血栓的性质；C. 预测是否会发生出血性转化；D.了解是否有静脉炎；E. 了解是否有静脉窦血栓

（一）概述

脑梗死（cerebral infarction）是指因脑部血液循环障碍，缺血、缺氧所致的局限性脑组织的缺血性坏死或软化，而出现相应的神经系统功能缺损。发病后 2 周内的脑梗死也称急性缺血性脑卒中，占全部脑卒中的 60%～80%。MRI 在脑梗死的早期诊断方面发挥了重要作用，可指导诊疗决策。

1. 病因及分型　脑梗死的病因和分型较为复杂，目前国际上应用最广泛的脑梗死分型是 TOAST 分型，该分型主要依据病因机制将脑梗死分为以下 5 种类型。①动脉粥样硬化性卒中：通过相关检查显示颈动脉、大脑前中后动脉、椎-基底动脉闭塞或狭窄程度＞50%，影像学病灶直径＞15mm，病变基础为动脉粥样硬化。②心源性脑栓塞：是由心源性栓子脱落造成的脑栓塞，常见高危因素为机械性心脏瓣膜、心房颤动、病态窦房结综合征、感染性心内膜炎、扩张型心肌病或左心房黏液瘤等。③腔隙性卒中或小动脉闭塞性卒中。④因其他原因导致的缺血性卒中：如非免疫血管病、感染性病变、血液高凝状态、遗传性血管病、吸毒等所致的急性脑梗死。⑤不明原因的缺血性卒中。

2. 临床表现

（1）一般特点：脑梗死可发生于任何年龄，多见于中老年人。本病多在活动中急性发病，无前驱症状，局灶性神经体征在数秒至数分钟达到高峰，多表现为完全性卒中，意识清醒或轻度意识模糊；严重者可出现脑水肿、颅内压增高，甚至脑疝和昏迷。个别病例局灶性体征稳定或一度好转后又出现加重，提示栓塞再发或继发出血。

（2）临床类型：约 4/5 的脑栓塞发生于前循环，特别是大脑中动脉，临床表现为偏瘫、偏身感觉障碍、失语或局灶性癫痫发作等，偏瘫以面部和上肢较重。栓子进入一侧或两侧大脑后动脉可导致同向性偏盲或皮质盲，基底动脉主干栓塞可导致突然昏迷、四肢瘫痪或基底动脉尖综合征。

3. 时间分期及病理生理特点

（1）超急性期梗死（0～6 小时）：急性缺血时，神经细胞能量衰竭致钠钾泵及其他细胞内能量相关活动停止，水分由细胞外向细胞内净转移，细胞体积增大，细胞外间隙变小，形成细胞毒性水肿。梗死的核心区域通常是已经死亡的脑组织。在邻近梗死核心区域的周围存在低灌注区域，该区域在没有干预的情况下可能发展为梗死灶，但如果及时治疗可能恢复为正常脑组织，这部分区域称为缺血半暗带。

（2）急性期梗死（6～72 小时）：血管内皮细胞损害，血管源性水肿逐渐形成，脑组织肿胀变软，脑回扁平，脑沟变窄，灰白质分界不清。

（3）亚急性早期梗死（1.5～5 天）：脑组织通过侧支循环建立新生血管，血管源性水肿和占位效应持续加重并在 3～4 天达到顶峰。

（4）亚急性晚期梗死（5 天～2 周）：血管源性水肿和占位效应逐渐缓解。

（5）慢性期梗死（2 周以后）：坏死的脑组织逐渐被囊性脑软化灶和胶质增生替代，可以伴随脑萎缩，Wallerian 变性，有时可能出现脑皮质层状坏死。

（二）常用 MRI 成像序列

MRI 成像序列的选择，取决于本病的时间分期（表 2-2-1-1）。除了常规的 T_1WI、T_2WI 以外，脑梗死的诊断更多依赖于一些特殊序列。选择恰当的成像序列，可有效指导下一步的诊疗决策。

表 2-2-1-1　MRI 不同序列诊断早期脑梗死的时间及其机制

序列	时间（起病后）	表现	机制
DWI	数分钟	高信号	水分子弥散受限
PWI	数分钟	灌注下降	脑血流减少
T_1WI	2～4 小时	脑组织肿胀	细胞毒性水肿
T_1 增强	2～4 小时	病变区强化	不完全梗死+内皮细胞破坏
T_2WI	8 小时	高信号	细胞毒性+血管源性水肿
T_1WI	16～24 小时	低信号	细胞毒性+血管源性水肿

1. 弥散加权成像　弥散加权成像（DWI）是诊断超急性期脑梗死最重要、最基础的序列。DWI 高信号可界定梗死范围，通过与不同序列进行参照对比，根据梗死中心区与梗死周边的表观弥散系数值差异，可分辨出不可逆性及可逆性缺血组织，进而指导临床进行有效治疗。

2. 灌注加权成像　灌注加权成像（PWI）常采用动态磁敏感对比增强成像技术，通过对对比剂团注追踪技术进行动态增强扫描，依靠对比剂磁化率改变引起信号变化的原理成像，是最早应用于评估缺血半暗带的磁共振序列。经处理后可得出相应灌注成像的参数，如脑血流量、脑血容量、平均通过时间、达峰时间等。其中，脑血流量下降和平均通过时间延长是组织缺血的相对敏感指标，但存在过分估计最终梗死面积的可能性；达峰时间图上脑灰、白质之间无明显区别，可以清楚显示病变的范围和边界。目前，灌注-扩散不匹配（PWI-DWI mismatch）视为临床判断缺血半暗带的“金标准”，可以对缺血范围、程度、类型做出评价。

3. 磁敏感成像　磁敏感成像（SWI）是对含铁血黄素和去氧血红蛋白等顺磁性物质极为敏感的技术，所以可以检出脑缺血发生后局部脑组织的血流速度、代谢率及去氧血红蛋白含量的变化，从而间接反映缺血脑组织的血流灌注状态。SWI-DWI 不匹配可用来确定缺血半暗带以预测早期再灌注。在 SWI 图像上，急性血栓栓子形成时含有大量顺磁性的去氧血红蛋白，使局部磁场发生改变而引起质子自旋的快速去相位，从而引起 SWI 上信号的丢失；同时，在血栓形成、回缩和纤维蛋白聚集过程中，闭塞动脉以远的血管内血流速度减慢，局部区域血流低灌注导致血管内去氧血红蛋白浓度的增加，表现为直径超过栓塞血管本身直径的低信号影，即磁敏感血管征（susceptibility vessel sign，SVS）。一般认为，磁敏感血管征阳性提示血栓为含有大量去氧血红蛋白的红细胞，质地较松软，与阻塞血管壁的结合不紧密，有利于进行溶栓或机械取栓术。

4. 动脉自旋标记　动脉自旋标记法（ASL）利用动脉血内水分子作为内在自由弥散标志物，利用脉冲序列将感兴趣区上游的质子标记，经过一定反转恢复时间，对感兴趣区进行成像（标记像），将此图像与未标记图像进行剪影，获得局部脑血流图像。相对灌注加权成像而言，动脉自旋标记法具有无创、非侵袭性、无须外源性对比剂的优点，虽然参数单一，却可精确显示病变部位的血流灌注情况。

5. 磁共振波谱成像　磁共振波谱（MRS）是利用核磁共振现象和化学位移作用进行特定原子核及其化合物定量分析的方法，主要检测组织内的一些化合物的含量和代谢物的浓度，从而反映组织细胞的代谢状况。急性脑梗死发现乳酸峰，*N*-乙酰天门冬氨酸峰正常或略低，而 T_2WI 无异常时提示存在缺血半暗带，患者仍能从溶栓治疗中获益。

（三）MRI 影像学诊断

脑梗死病灶的范围往往与闭塞血管的供血区域相一致，灰白质同时受累，典型的病灶呈扇形。不同时期的脑梗死 MRI 图像各有特点（表 2-2-1-2）。

表 2-2-1-2　脑梗死 MRI 信号演变的特点

序列	超急性期	急性期	亚急性期早期	亚急性期晚期	慢性期
T_1 增强	无明显改变	占位效应	占位效应	脑回强化	囊性软化灶
T_2FLAIR	正常或稍高	灰质高信号	广泛高信号	部分高信号	部分高信号
DWI	高信号	高信号	高信号	轻度高信号	等信号
ADC	低信号	低信号	稍低信号	等信号	高信号

1. 超急性期梗死 DWI是检测超急性期脑梗死最为敏感的影像学方法，可以在发病数分钟检测出细胞毒性水肿，表现为病变区域的扩散受限高信号，相应的表观弥散系数（apparent diffusion coefficient，ADC）图低信号反映弥散减低；因组织总含水量未变，T_2WI无变化，呈等信号，或仅可能有较隐匿的稍高信号（图2-2-1-2）。PWI显示梗死核心区域脑血容量降低，周围区域可以伴有脑血流量降低、平均灌注时间延长，后者代表缺血半暗带的存在。例如，本节案例2-2-1-1，患者左半球DWI高信号代表不可逆的坏死，PWI却有大片低灌注区（MTT和TTP延长），二者的差异区代表半暗带。

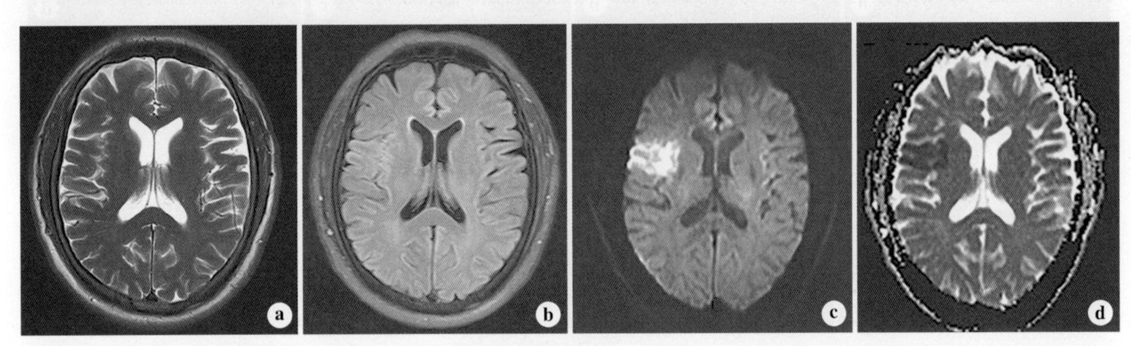

图2-2-1-2 超急性期脑梗死 T_2WI和DWI表现

患者39岁，发病2小时。a、b. T_2WI及T_2FLAIR未见明显异常；c. DWI显示右大脑基底节区域高信号；d. 表观弥散系数明显减低

2. 急性期梗死和亚急性期早期梗死 常规序列上这几期的病变信号特点类似，T_1WI呈低信号，T_2WI及T_2FLAIR呈高信号，可见到脑回肿胀、灰白质分界不清、脑沟变窄（图2-2-1-3）。不同的是在亚急性期早期ADC低信号逐渐减轻。

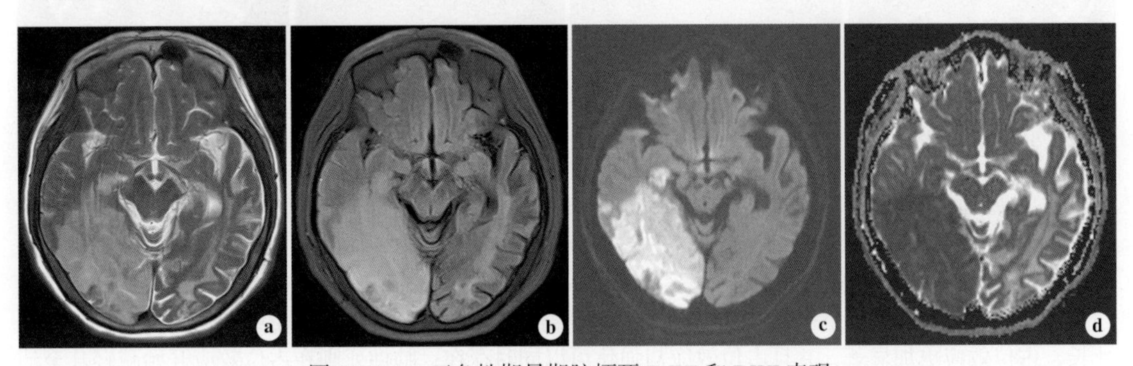

图2-2-1-3 亚急性期早期脑梗死 T_2WI和DWI表现

患者56岁，头痛伴视力下降5天。a、b. T_2WI及T_2FLAIR见右侧颞枕叶呈高信号，脑回肿胀；c. DWI显示病灶范围更明显；d. 表观弥散系数明显减低

3. 亚急性期晚期梗死 从这一期开始，脑回肿胀、占位效应开始减少；DWI信号可以由于T_2穿透效应而保持高亮信号，ADC信号进一步逐渐回升直至正常。这一期的关键特点在于6天左右出现脑回样强化（图2-2-1-4）。

4. 慢性期梗死 囊性脑软化灶表现为T_1WI低信号，T_2WI高信号，T_2FLAIR呈低信号，近似于脑脊液信号；DWI通常已经恢复正常，ADC呈高信号（图2-2-1-5）。病灶边缘胶质增生表现为T_2FLAIR呈高信号；层状坏死可以表现为T_1WI和T_2WI分层状的高信号。脑回样强化则可以最晚持续到2个月，之后开始消失。

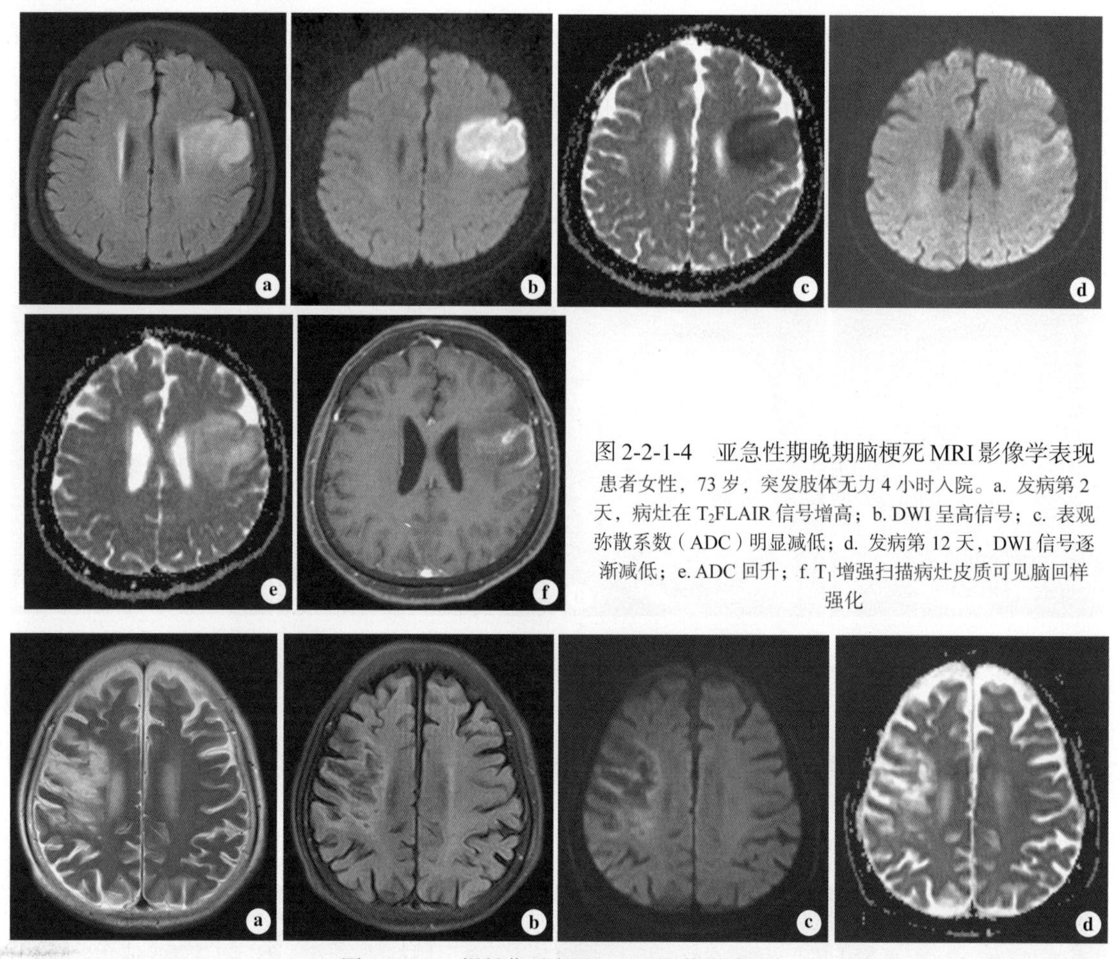

图 2-2-1-4 亚急性期晚期脑梗死 MRI 影像学表现

患者女性，73 岁，突发肢体无力 4 小时入院。a. 发病第 2 天，病灶在 T_2FLAIR 信号增高；b. DWI 呈高信号；c. 表观弥散系数（ADC）明显减低；d. 发病第 12 天，DWI 信号逐渐减低；e. ADC 回升；f. T_1 增强扫描病灶皮质可见脑回样强化

图 2-2-1-5 慢性期脑梗死 MRI 影像学表现

患者男性，54 岁，发病 3 个月。此时细胞基本坏死完全，形成的囊腔信号接近于脑脊液。a. T_2WI 呈高信号；b. T_2FLAIR 囊腔内呈低信号，囊腔周围胶质细胞增生呈高信号；c. DWI 呈低信号；d. ADC 呈高/等信号

（四）鉴别诊断

典型的脑梗死 MRI 表现特点显著，结合病史诊断多可明确。不典型的脑梗死，或者急性期、亚急性早期脑梗死有时需要与星形细胞瘤、病毒性脑炎等相鉴别（表 2-2-1-3）：星形细胞瘤病史一般较脑梗死长，占位效应更加显著，并且占位效应与强化可以同时存在；脑梗死则在占位效应开始减轻甚至消失后的慢性期仍可见到脑回样强化。病毒性脑炎常伴有发热等临床特征。对于亚急性期患者，有些病例可能需要和其他疾病（如肿瘤或脱髓鞘疾病）相鉴别，需要行增强 MRI 检查，甚至 MRS 等检查。

表 2-2-1-3 脑梗死、脑炎及脑肿瘤的鉴别诊断

特征	脑梗死	脑炎	脑肿瘤
发病部位	脑血管分布区	脑实质	脑内任何部位
病灶形态	斑片状、三角形、扇形	多呈片状	形态多不规则
出血、坏死、囊变	脑梗死基础上可发生脑出血，晚期病灶囊变	可有点状、小片状出血	均可发生
信号特征	T_1WI 呈低信号，T_2WI 呈高信号，DWI 呈明显高信号	T_1WI 呈略低信号，T_2WI 呈高信号，边界模糊	信号变化较大，一般 T_1WI 呈稍低信号，T_2WI 呈稍高信号
灶周水肿	无或轻	无或轻	有，恶性者多较严重
占位效应	早期可有轻微占位效应	可有轻度占位效应	明显
强化特点	片状或脑回样强化	斑片状、线状或脑回状强化	多为环形、不规则明显强化
其他	—	临床上有突然高热症状	—

目前急性脑梗死的治疗方法很多，包括静脉溶栓治疗、动脉取栓治疗、非手术治疗等方法。溶栓前需要先明确适应证和禁忌证，静脉溶栓对超急性期脑梗死的疗效较显著，可预防早期血栓形成、降低脑血流的高凝状态；目前的数据表明血管内治疗的血管再通率要明显高于静脉 r-tPA 溶栓治疗，尤其是对于颈内动脉末端（T 形病变）、大脑中动脉近端和基底动脉等大、中血管闭塞。对于超过静脉溶栓时间窗，且无大血管闭塞的急性脑梗死患者，通常采用抗血小板、调脂、活血化瘀、改善脑代谢等非手术治疗的方法。

【案例 2-2-1-1 点评】

1. 选 C。平扫 CT 可识别绝大多数颅内出血，排除出血性卒中，是疑似脑卒中首选的影像学检查方法。

2. 选 D。超急性期脑梗死，DWI 在症状出现数分钟内就可发现缺血灶，较其他序列更敏感。

3. 选 E。不能仅仅靠 DWI 诊断脑梗死就立刻决定溶栓治疗的方式。PWI 可用于评估缺血半暗带，脑 MRA 或 DSA 可用于判断梗死血管、血栓性质、评估侧支循环，由此才能决定采用何种治疗方法。本例 DSA 提示大脑中动脉近端闭塞，选择血管内治疗的血管再通率要高于静脉溶栓治疗。

4. 选 B。磁敏感血管征阳性可提示血栓为含有大量去氧血红蛋白的红细胞，质地较松软，与阻塞血管壁的结合不紧密，利于行机械取栓术。

5. T_2FLAIR 上病灶呈高信号，原因是患者处于亚急性期早期梗死阶段，闭塞血管再通及侧支循环建立，致血管源性水肿和占位效应持续加重。

二、脑　出　血

【案例 2-2-2-1】 患者男性，58 岁，高血压病 10 余年，用药不规律。晚 9 时突然出现左侧偏瘫，头晕、头痛伴呕吐两次，1 小时后送至急诊科（图 2-2-2-1）。

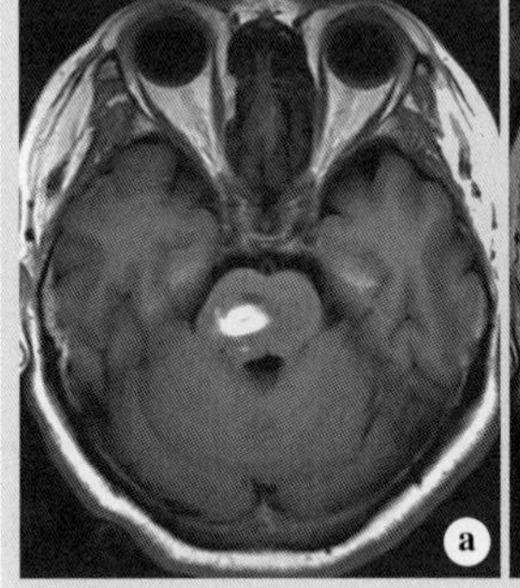

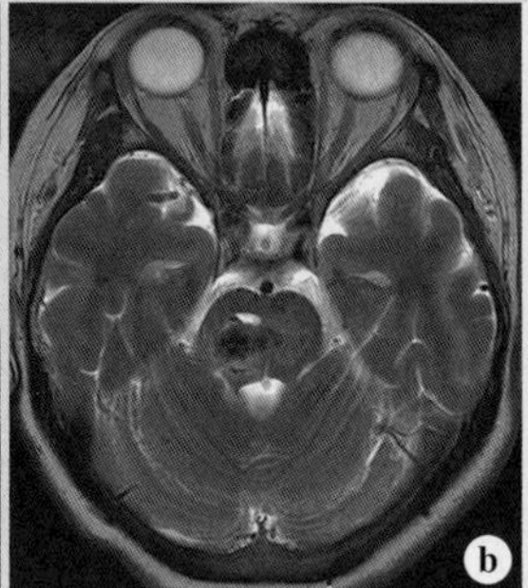

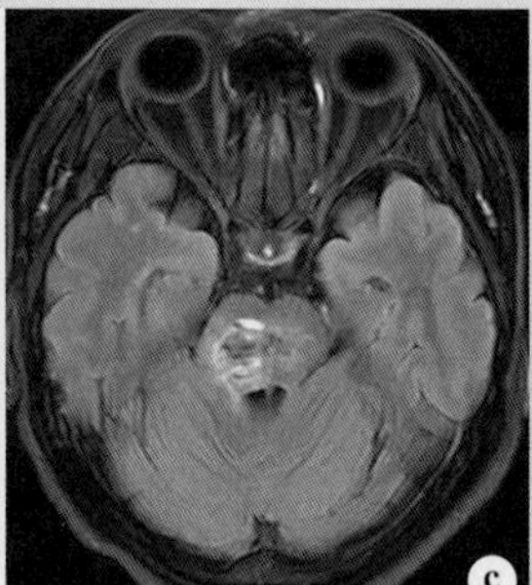

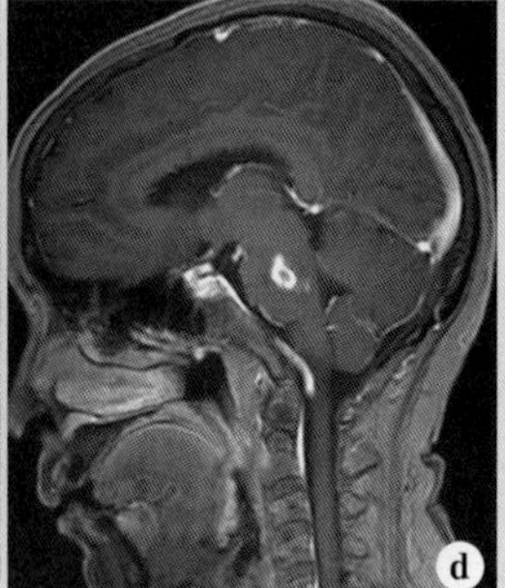

图 2-2-2-1　案例 2-2-2-1 影像学检查结果

思考题（可多选）

1. 该患者首选何种影像学检查，其目的是

A. CT 平扫，了解是否有外伤；B. CT 平扫，了解是否有梗死；C. CT 平扫，了解是否有出血；D. MRI 平扫，了解是否有梗死；E. MRI 平扫，了解是否有感染

2. 若下一步行 MRI 扫描以明确诊断，选择最为重要的序列是

A. T_1WI/T_2WI；B. FLAIR；C. SWI；D. DWI；E. TOF-MRA

3. 该患者立即进行 MRI 检查，图像符合典型高血压脑出血表现，请指出下列描述不正确的是

A. 病变解剖位于基底节区；B. DWI 显示病灶呈弥散受限高信号提示病变有细胞内水肿；C. 还需进一步 MRA 检查；D. 还需进一步 PWI 检查；E. GRE 上产生明显晕状伪影

4. 若需要进一步 SWI 检查，其意义在于

A. 了解是否有微出血灶；B. 了解血栓的性质；C. 预测是否会发生出血性转化；D. 了解是否有静脉炎；E. 了解是否有静脉窦血栓

（一）疾病概述

1. 病因及分型 脑出血在急性脑血管疾病中占20%～30%，全球每年发病人数约为20万。脑出血患者常有慢性高血压史，或是抗凝、溶栓和抗血小板药物的用药史。流行病学研究显示，脑出血在亚洲及美洲人群中更常见。根据出血的原因不同可将脑出血分为原发性脑出血和继发性脑出血。原发性脑出血是指自发性小动脉破裂或慢性高血压、脑淀粉样血管病导致的小动脉损害引起的出血。继发性脑出血是指由外伤、动脉瘤破裂、血管畸形、肿瘤或其他原因引起的出血。原发性脑出血和继发性脑出血有着相似的病理改变。

2. 临床表现 脑出血的临床表现及预后取决于以下因素：①出血的部位和出血量，如脑干出血、深部脑出血和大量出血预后不好；②意识障碍程度；③出血后的继发性脑改变（脑室扩大、脑积水、颅内感染）；④基础健康状态，如有无糖尿病等；⑤有无压疮、肺炎、泌尿系感染等并发症；⑥有无活动性脑出血，脑水肿的程度和影响范围；⑦有无水电解质紊乱。

（二）常用 MRI 成像序列

脑出血 MRI 信号特征主要取决于铁离子的磁化状态、血红蛋白的氧合状态、红细胞膜的完整性及血肿外周水肿带等方面。氧合血红蛋白里的铁呈逆磁性，而去氧血红蛋白里的铁呈顺磁性。当红细胞膜完整、铁原子分散，导致磁场不均，相位一致性损失；当红细胞膜降解时，磁化效应丢失（表2-2-2-1）。

表 2-2-2-1 脑出血不同期相与 MRI 常规检查信号的对照

血肿精细分期		T_1WI		T_2WI		T_2FLAIR	
		中央区	边缘区	中央区	边缘区	中央区	边缘区
超急性期 ≤24小时	早期（0～3小时）	低	低	等/稍高	高	高	低
	中期（4～12小时）	低/等	低	高	稍高	稍高	高
	晚期（13～24小时）	等/稍高	低	等/稍高	高	混杂	高
急性期 2～7天	早期（24～72小时）	高	低	低	稍低	稍高	低
	中期（3～4天）	高	高	低	低	高	高
	晚期（5～7天）	高	高	稍低	等	高	高
亚急性期 8～30天	早期（8～15天）	低	高信号厚环	低	混杂厚环	高	高
	晚期（16～30天）	稍高	高	等/稍高	高/稍高	高	高
慢性期 1～2个月		高	等	高	低	高	低
残腔期 3个月～数年	早期（3～12个月）	索条稍高	索条低	索条高	索条低环	索条高	索条低环
	晚期>12个月	低	低	低	低	低	低

除了常规的 T_1WI、T_2WI 以外，脑出血的诊断更多依赖于一些特殊序列。选择恰当的成像序列，可有效指导下一步的诊疗决策。

1. DWI 是诊断超急性期脑梗死、出血最重要的序列之一，其在脑出血的不同时期、不同成分的信号表现不同，有助于出血的早期诊断和与脑梗死的鉴别。

2. SWI 是对含铁血黄素和去氧血红蛋白等顺磁性物质极为敏感的技术，能够准确反映局部脑组织的血流速度、代谢率及去氧血红蛋白含量的变化，从而间接反映脑组织的血流灌注状态及是否存在出血。

3. 梯度回波序列（GRE） 梯度回波序列获得的是 T_2*信号（注：T_2*为梯度回波的一种简写），由于不能使用180°复相脉冲，其图像容易在非均匀性磁场产生信号缺失。目前使用较少，多被SWI所取代。

（三）MRI 影像学诊断

1. 高血压 高血压是脑出血最主要的病因及危险因素。最常见部位包括基底节区、丘脑、脑桥等。CT 常作为首选影像学检查，MRI 可进一步发掘 CT 无法识别的微出血灶，并能通过信号变化来评估出血的阶段和治疗效果。常见的高血压脑出血 MRI 信号特点为 T_1 呈等/低信号，T_2 呈低信号，

FLAIR 呈稍高信号，反映出血为急性期（1～3 天），此时 DWI 多为低信号，未见明显弥散受限。

2. 动脉瘤　动脉瘤形成的病因有先天性因素、动脉硬化、感染、创伤，此外还有少见的原因，如肿瘤等也能引起动脉瘤，动脉瘤也可以在颅内血管发育异常及脑动脉闭塞等情况中伴发。动脉瘤破裂出血后 MRI 检查多半用于评估疗效和预后，往往此时血肿信号多半处于亚急性期，MRI 信号特点表现为血肿中心 T_1 呈等/稍低信号、边缘呈稍高信号“薄环”；中心 T_2 呈低信号、边缘呈高信号“厚环”；中心 FLAIR 呈低/高信号，边缘呈高信号“厚环”；由于此刻血肿内部成分复杂，DWI 往往呈弥散受限高信号；SWI 同样呈混杂稍高信号影（图 2-2-2-2）。

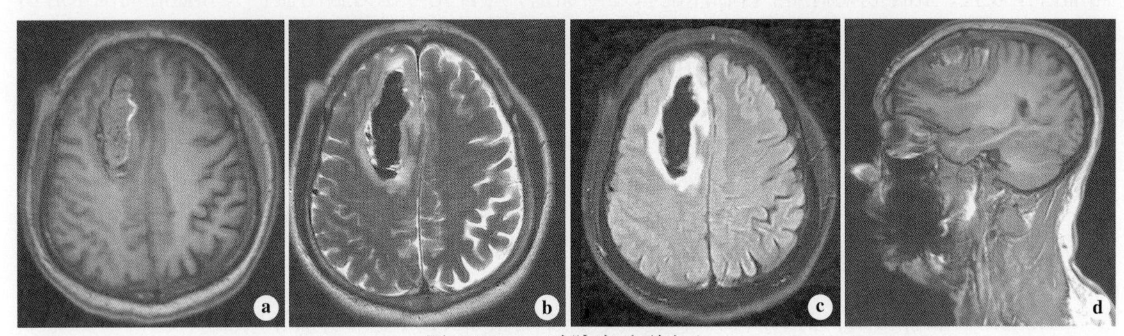

图 2-2-2-2　动脉瘤破裂出血

患者男性，48 岁，左侧偏瘫合并头痛数周，急诊头颅 CTA 提示右侧大脑前动脉动脉瘤破裂，治疗一周后复查 MRI 提示右侧额叶血肿亚急性早期表现

3. 脑血管畸形　最常见的脑血管畸形——动静脉畸形（AVM）和海绵状血管畸形（CM）也是引起脑出血的重要因素，MRI 检查较 CT 更有优势。典型 AVM 信号特点是在 T_1WI 和 T_2WI 上呈紧密的“蜂窝状”流空信号，MRA/MRV 有助于寻找畸形血管团及其供血动脉和引流静脉；典型 CM 信号特点为 T_2WI 上病灶中央呈网格状混杂信号，病灶内无流空血管影，呈“爆米花”样改变，周围伴环形低信号带（多为含铁血黄素沉积形成），且无明显水肿区（图 2-2-2-3）。

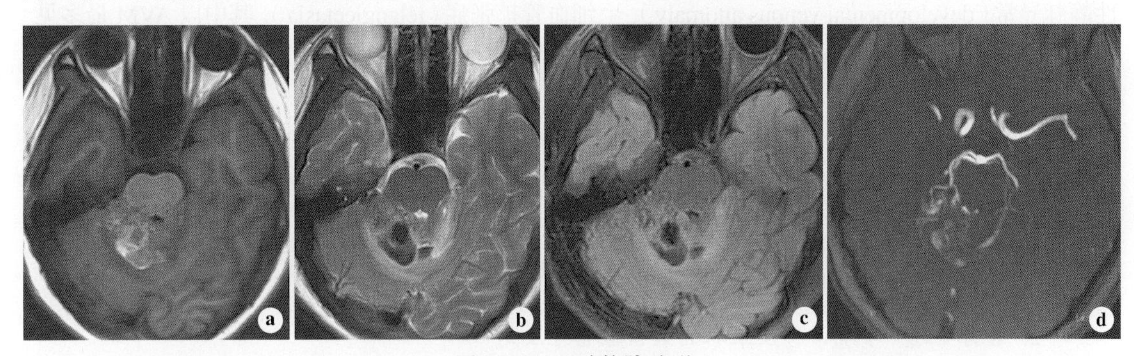

图 2-2-2-3　动静脉畸形

患者女性，14 岁，右侧小脑蚓部出血，MRI 考虑动静脉畸形合并出血。a. T_1WI 序列，小脑蚓部可见高信号出血灶；b. T_2WI 序列，小脑蚓部可见明显留空的血管影；c. T_2FLAIR 序列；d. MRA 脑动脉成像可见异常沟通的小血管

4. 脑静脉血栓　是一种特殊类型的脑血管疾病，多见于儿童、青壮年及孕产妇，可细分为静脉窦血栓、深静脉血栓和孤立性皮质静脉血栓。闭塞的脑静脉窦内流空信号消失，呈 T_1 等/稍高信号；深静脉血栓最易引起脑出血，常表现为基底节区及丘脑血肿，信号特点可因病程时间不同而改变，这需要通过 MRA/MRV 等与动脉来源出血及肿瘤出血相鉴别；皮质静脉血栓引起的出血则通过 SWI 能更加敏感地检出。

5. 肿瘤　肿瘤相关性脑出血的发生与肿瘤的类型有关，胶质母细胞瘤、少突胶质细胞瘤、血管母细胞瘤、垂体瘤及转移性肿瘤容易发生出血，俗称“瘤卒中”；然而良性脑瘤（如脑膜瘤）发生脑出血的概率很小。

（四）鉴别诊断

典型的脑梗死 MRI 表现特点显著（DWI 明显弥散受限高信号、灌注减低等），结合病史诊断多可明确。发病部位常符合脑血管分布区，病灶形态多为斑片状、三角形、扇形，在脑梗死的基础上发生脑出血，称为出血转化，晚期病灶易囊变。

脑出血最主要的处理措施是防止继续出血，降低颅内压。大量脑内血肿或小脑血肿常需外科治疗，如果脑脊液循环梗阻导致昏迷，应及时置入脑室引流管。大多数脑出血患者死于颅内压增高或局部占位效应，重者形成脑疝。若临床症状逐渐加重，应首先考虑为脑出血扩大和血肿周围水肿所致，需要紧急用药治疗，必要时进行血肿开颅清除术和微创清除术。颅内动脉瘤可以手术或栓塞治疗，动静脉畸形、海绵状血管瘤还可用放射外科治疗。

【案例 2-2-2-1 点评】

1. ABC。首选 CT 急诊检查，初步排除外伤、梗死及出血等。

2. C。SWI 是对含铁血黄素和去氧血红蛋白等顺磁性物质极为敏感的技术，能够准确反映局部脑组织的血流速度、代谢率及去氧血红蛋白含量的变化，从而间接反映脑组织的血流灌注状态及是否存在出血。

3. AD。脑桥出血；高血压脑出血患者，并不需要 PWI 检查来明确诊断。

4. ACE。当机体出血时，去氧血红蛋白转变为高铁血红蛋白，最终被吞噬引起组织内含铁血黄素沉积，因为含铁血黄素表现为高顺磁性，因此机体出现磁敏感的改变，磁敏感度不同的组织在 SWI 相位图上能够被区别出来。

三、脑血管畸形

脑血管畸形（cerebral vascular malformation）为先天性脑血管发育异常。一般分为四种基本类型：动静脉畸形（arteriovenous malformation，AVM）、海绵状血管畸形（cavernous malformation）和发育性静脉异常（developmental venous anomaly）、毛细血管扩张症（telangiectasia），其中以 AVM 最多见。

脑血管畸形合并出血是脑内非外伤性出血的常见原因，仅次于高血压脑出血。

动静脉畸形

【案例 2-2-3-1】 患者女性，52 岁，因语言功能障碍，双上肢麻木 1 个月余入院。

思考题

1. 该患者行脑 MRI 平扫+增强扫描，结果如图 2-2-3-1 所示，诊断考虑为

A. 海绵状血管畸形；B. 动静脉畸形；C. 动脉瘤；D. 发育性静脉异常；E. 毛细血管扩张症

2. 若需要进一步确诊，应采取的最佳检查方法是

A. MRA；B. CTA；C. SWI；D. DWI；E. DSA

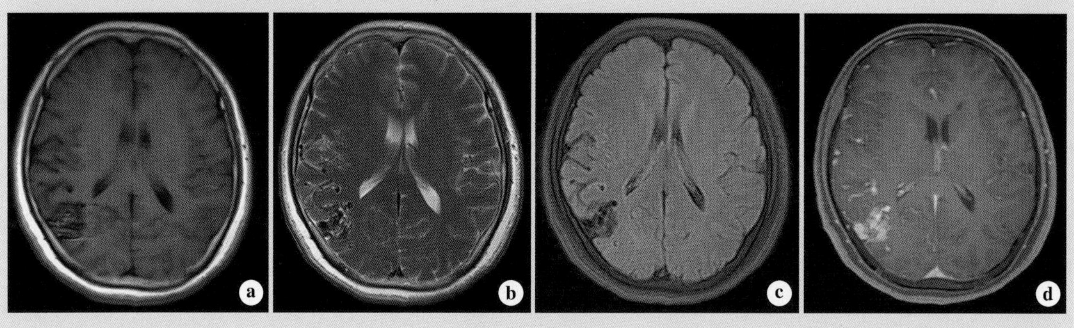

图 2-2-3-1 案例 2-2-3-1 影像学检查结果

a. T_1WI；b. T_2WI；c. T_2FLAIR；d. T_1WI 增强

（一）疾病基础

AVM是颅内最常见的血管畸形之一，为先天性疾病，但一般在20～40岁出现症状。男性略多于女性。AVM可发生于脑内任何部位，约85%发生于幕上，15%发生于颅后窝。98%为单发、散发，多发者见于Rendau-Osier-Weber综合征和Wyburn-Mason综合征。

1. 病理及分型 AVM根据分流的发生部位可分为软脑膜型和硬脑膜型，最常见的为软脑膜型，以下AVM主要指软脑膜型AVM。AVM病变大小差别较大，多数有症状的AVM大小为3～6cm。AVM主要有3个组成部分：增粗的供血动脉；紧密填充的血管巢，血管通道增粗；扩张的引流静脉。病变中畸形血管粗细不等呈团块状，部分血管极度扩张、扭曲，管壁极薄，部分血管较细小；有时可见动脉与静脉直接相通（瘘型）。血管团内有些血管壁仅一层内皮细胞，容易破裂出血。因局部静脉充血和动静脉瘘可引起附近脑实质慢性缺血，造成AVM附近的皮质萎缩和胶质增生。有些部位还可以有脑水肿、梗死、钙化和出血。

2. 临床表现 AVM的主要临床表现有出血、头痛、癫痫、局灶神经系统损害，尚可见颅压增高征象、颅内血管杂音、突眼、精神症状和脑神经症状等。

（二）MRI影像学诊断

T_1WI、T_2WI表现为低信号为主的具有流空信号特征的不均匀信号，无占位效应，血管巢内少量或无脑组织，可伴或不伴T_2WI高信号的胶质增生；伴出血呈不同时期的血肿或蛛网膜下腔出血（SAH）表现。增强扫描能更清楚地显示AVM。MRA可直接显示AVM的供血动脉增粗、异常血管巢、引流静脉扩张。

动静脉畸形可选用的治疗手段包括显微手术切除、介入治疗、立体定向放射治疗和多种方法的联合，显微手术切除是大多数AVM首选的治疗方法。Spetzler-Martin AVM分级系统根据AVM的大小、与功能区关系和是否存在深静脉引流将AVM分为6级，以评估手术治疗风险。

【案例2-2-3-1点评】

1. 选B。MRI上可见血管巢及周围血管流空信号影，增强扫描可见增粗供血动脉及扩张引流静脉。

2. 选E。DSA是诊断AVM的金标准，可明确AVM的供血动脉及引流静脉。

海绵状血管畸形

（一）疾病概述

海绵状血管畸形约占所有脑血管畸形的5%～10%。可发生于任何年龄，但以20～50岁多见。通常较小，少数也可很大，幕上多见，以颞叶最常见，常位于皮质下。幕下海绵状血管畸形多位于小脑或脑干，脑干常见于脑桥。海绵状血管畸形存在两种形式：散发型和家族型。散发型是孤立个体发病，常为单个病灶；家族型则以多发病灶为特征，属常染色体显性遗传病。多发病灶和癫痫家族史是家族型海绵状血管畸形的特征；80%患者有三个或更多病灶。

1. 病理 海绵状血管畸形由扩张、衬有内皮的窦样间隙构成，窦样间隙排列紧密，无正常脑组织间隔；病变呈圆形或分叶状，由于病灶血管壁很薄，发育不良，缺乏弹性，所以很容易出血，且常为少量、多次、反复出血。病灶内常见钙质沉积。

2. 临床表现 一般无明显临床症状。多因破裂出血或癫痫发作就诊。

（二）MRI影像学诊断

海绵状血管畸形的Zabramski分类法如下。1型：亚急性出血，T_1WI病灶呈高信号，T_2WI呈等或低信号，周围有低信号环；2型：病灶反复出血和机化程度不同的血栓，T_1WI和T_2WI上为混杂信号（“爆米花样”病灶）；3型：慢性出血，T_1WI呈低或等信号，T_2WI呈明显低信号；4型：灶状微出血灶，T_1WI 和 T_2WI 均难以显示，GRE/SWI 上表现为点状低信号。海绵状血管瘤境界清楚，一般无占位效应，病灶内无流空血管影，由于反复出血，病灶周围有含铁血黄素沉积，T_2WI 上 90%病灶的周围可见低信号环。增强扫描病灶可不同程度强化（图 2-2-3-2），有时可见病灶周围有细小的血管影。病变在 SWI 中显示尤为清楚，表现为低信号灶。

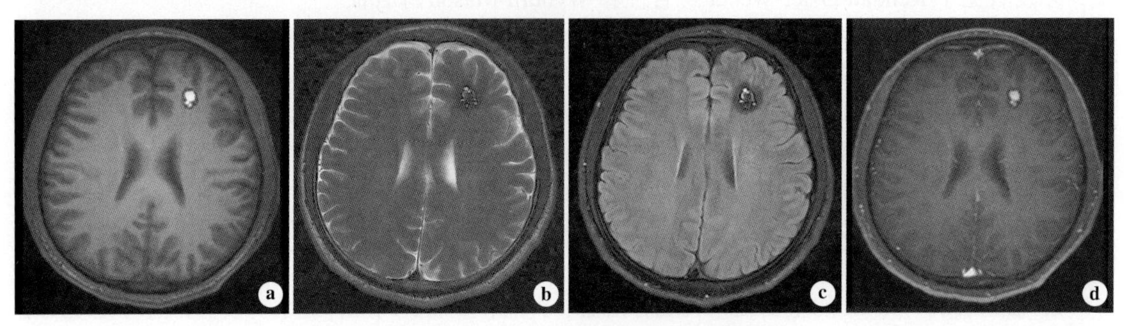

图 2-2-3-2　左侧额叶海绵状血管畸形

左侧额叶见不规则形短 T_1、T_2 高低混杂信号结节。a. T_1WI；b. T_2WI；c. T_2FLAIR 病灶周围均可见低信号环；d. T_1WI 增强扫描病灶仍表现为不规则结节状高信号伴周围低信号环

海绵状血管畸形病灶一次较大量出血时，表现为病灶短期内明显增大，可表现有占位效应，大的海绵状血管畸形出血较多时占位效应很明显。

发育性静脉异常

（一）疾病基础

发育性静脉异常又称静脉性血管瘤，发生率尚不清楚，以往认为是一种少见的静脉发育异常，但随着 CT、MRI 的普遍应用，在日常检查中并不少见。发育性静脉异常是静脉引流方式的一种变异。正常情况下，表面和深部静脉回流系统保持在一种平衡状态，但随着血液循环的发育，两种静脉回流系统中的一种可能占主导地位，可以向另一个系统扩展，产生侧支，将血流引流到大的静脉通道中，这些静脉侧支通常垂直于大脑皮质或脑室壁。发育性静脉异常可发生于各年龄段，以额叶及小脑近室管膜处多见，多单发。

1. 病理　发育性静脉异常病理上表现为大脑或小脑深部髓质内多支扩张并呈放射状排列的髓质静脉，汇入一支增粗的中央静脉，向皮质表面和静脉窦或向室管膜下引流，其间夹有少量脑组织。胶质增生和钙化少见，约 30%患者同时伴有海绵状血管畸形。临床常无症状，偶因伴发的海绵状血管畸形出血引起癫痫等症状。

2. 临床表现　发育性静脉异常通常无症状或出现癫痫、局灶性神经定位体征。如并发出血，可出现头痛、脑膜刺激征等。病灶大小一般不变化。病灶出血者，吸收后症状缓解。

（二）MRI 影像学诊断

发育性静脉异常可见扩张的髓质静脉及引流静脉因血管流空或流入相关增强而显影，髓质静脉呈放射状或星芒状排列（“水母头征”/“海蛇头征”），增强扫描显著强化，病变显示更清楚（图 2-2-3-3）。病变血管周围可有出血信号灶。髓质静脉及引流静脉 SWI 均表现为低信号。

（三）鉴别诊断

1. 海绵状血管畸形　常有钙化，强化不均匀，MRI 显示“爆米花征”、“铁环征”。

2. 动静脉畸形　有供血动脉增粗、异常血管巢和引流静脉扩张。

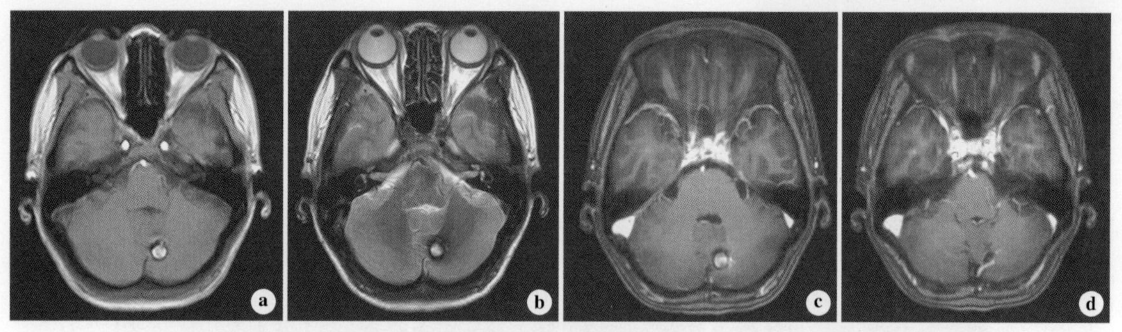

图 2-2-3-3　左侧小脑半球发育性静脉异常伴海绵状血管畸形

左侧小脑半球见类圆形结节状短 T_1 长 T_2 信号灶。a. T_1WI；b. T_2WI 病灶周围均可见低信号环；c. T_1WI 增强扫描病灶旁见放射状明显强化影；d. 其下方见粗大引流静脉显影

四、脑小血管病

【案例 2-2-4-1】　患者男性，57 岁，既往高血压史，现因吐词不清，右侧肢体麻木入急诊科来诊。

思考题

1. 首选什么检查？首先鉴别的疾病是什么？
2. 若下一步行 MRI 扫描诊断，应首选哪个序列？
3. 若患者行 CT、MRI 检查（图 2-2-4-1），问是否需用 r-tPA 治疗，为什么？
4. 患者下一步的处理应该是什么？

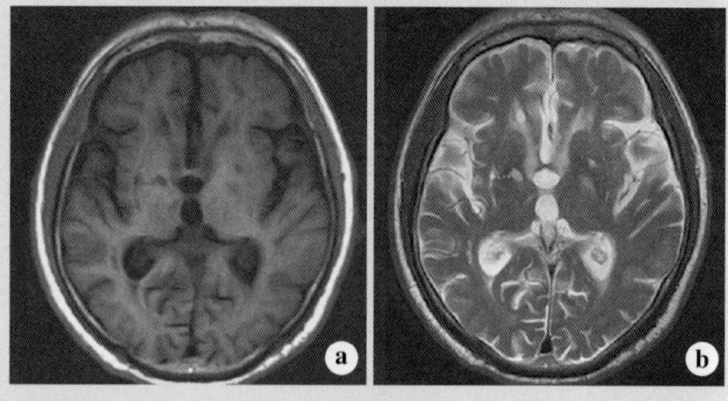

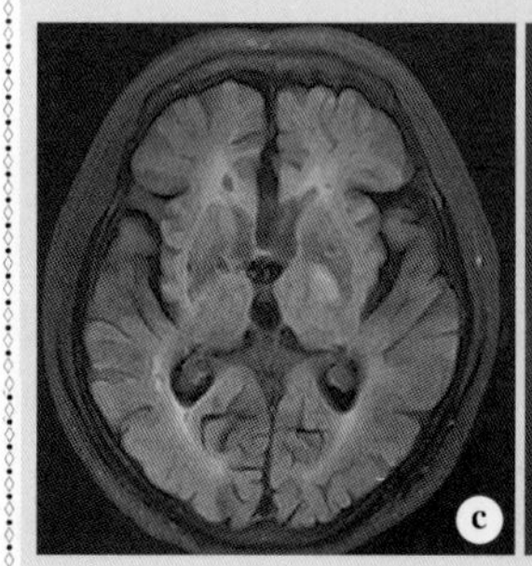

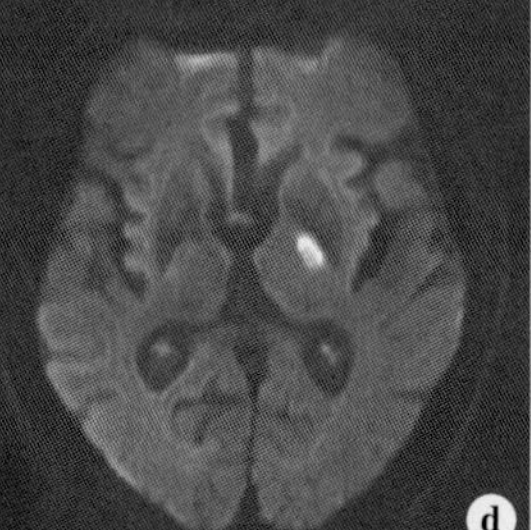

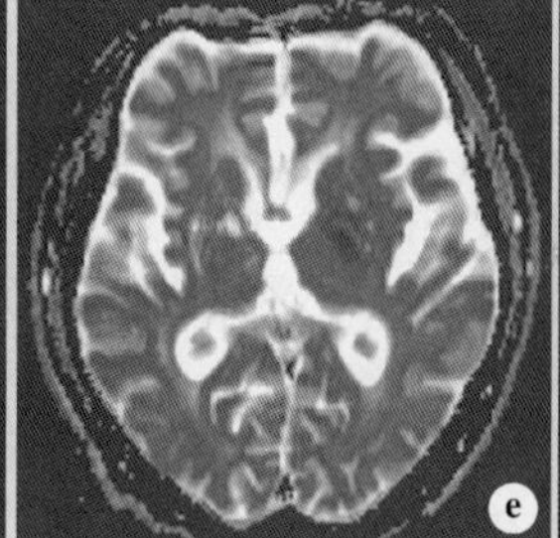

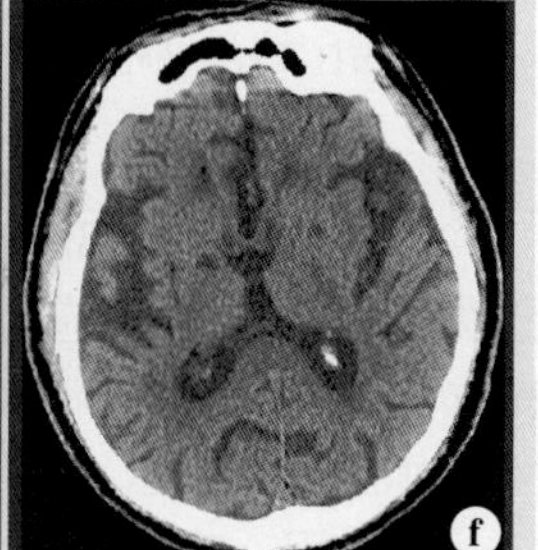

图 2-2-4-1　案例 2-2-4-1 影像学检查结果

a～c. T_1WI、T_2WI、T_2FLAIR，左侧基底节区见小片状 T_1 低 T_2 和 T_2FLAIR 高信号影，另双侧基底节区、右侧侧脑室旁见多发结节状 T_1 低 T_2 和 $T_2FLAIRT_2$ 高信号影，双侧侧脑室周围见小片状 T_2FLAIR 高信号影；d、e. DWI、ADC 值示，左侧基底节区病灶呈弥散受限高信号，相应 ADC 值明显减低，病灶长径＜15mm；f. CT 平扫见左侧基底节区见小片状低密度影，边界模糊，双侧基底节区多发脑脊液样低密度灶影，侧脑室周围脑白质区见片状低密度影

（一）疾病概述

我国 2014 年的脑小血管病（cerebral small vessel disease，CVSD）诊治专家共识中指出，CVSD 指脑内小血管（包括发生小动脉、微动脉、毛细血管和小静脉，累及的血管直径 40～200μm）由于血管内皮细胞损害、血脑屏障的损害等原因造成局部微循环改变而导致的临床和影像学表现。通常情况下，脑小血管病多指脑小动脉病，包括皮质下的穿支小动脉以及深部的穿支小动脉。

脑小血管病在影像上有多种表现形式，如皮质下的新发小梗死（也称“腔隙性脑梗死”），脑白质高信号、腔隙、微出血、血管周围间隙扩大、脑萎缩（图 2-2-4-2）。患者可出现或不出现临床症状，症状的严重程度也因人而异，可以出现急性卒中症状、短暂性脑缺血发作（transient ischemic attack，TIA）等，部分患者可完全无明显特异症状，也被称为无症状脑梗死。但目前研究发现，脑小血管病常与神经退行性疾病并存，可加剧认知障碍、运动障碍和卒中、抑郁症风险等其他症状，是血管性痴呆的最重要的因素。据国外文献统计，脑小血管病占缺血性卒中病因的20%～25%，而且随着年龄的增长，人群发病率持续增长，因而不容忽视。

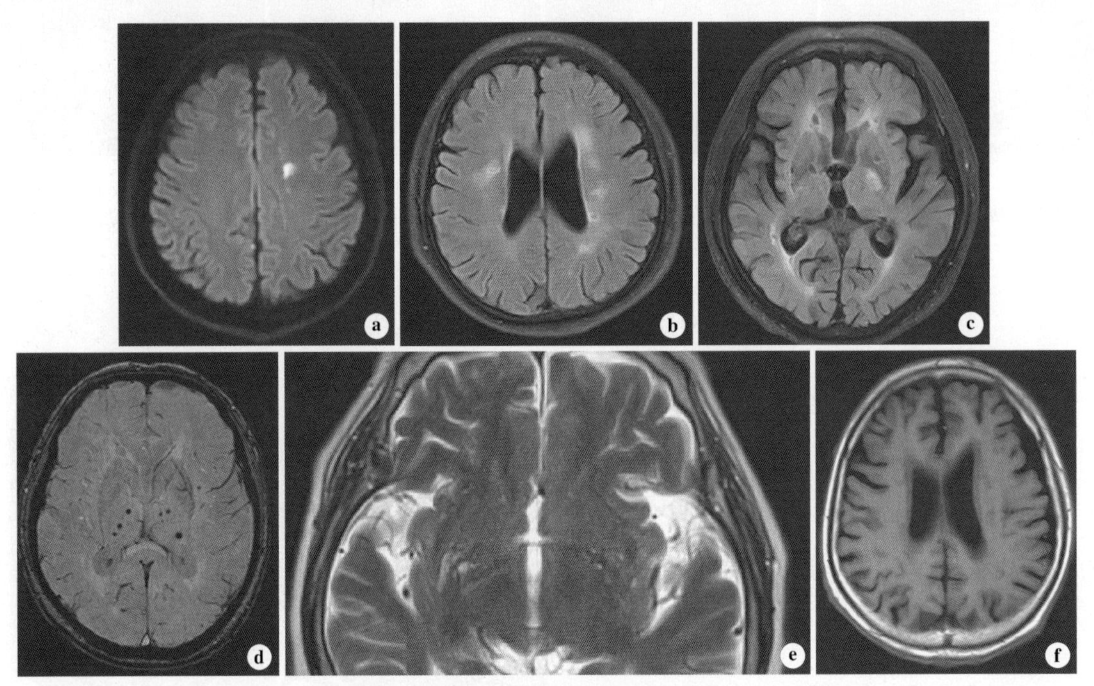

图 2-2-4-2　脑小血管病影像学表现

a. DWI 序列下左侧半卵圆中心急性脑梗死灶；b. 双侧脑室周围脑白质区高信号；c. 双侧基底节区及侧脑室旁多发腔隙；d. 双侧基底节区及右侧颞叶微出血灶；e. 双侧基底节区血管周围间隙扩大；f. 双侧额叶皮质萎缩，脑沟增宽，脑室系统扩大，脑萎缩

1. 脑小血管局部解剖及微循环　脑小血管有两个来源：①由脑表面的皮质动脉分支构成的软脑膜血管网，主要供应脑皮质；②由深部的髓质动脉发出的穿支小动脉，主要供应脑白质。两者于皮质下的深部白质区汇合。一般来说，深部的白质区侧支循环较差，一旦发生局部血管闭塞或系统性脑血流减少（慢性低灌注），则易发生失代偿进而产生相应临床症状。

2. 病因、病理以及特殊分型　关于脑小血管病的病因说法不一，目前认为最常见的原因是动脉粥样硬化，由于血管管壁的脂质沉积、纤维素坏死、微动脉瘤、节段性动脉纡曲等导致局部血液循环的改变。小动脉和小静脉位于脑血液循环的末梢，急性病变（如微血栓、血管内皮损伤等）易发生腔隙性脑梗死或微出血，慢性病变（如慢性高血压）易导致局部低灌注进而发生血管源性的缺血性的脑白质高信号。一部分动物实验的研究也发现，慢性高血压动物模型的颅内 MRI 影像学表现与脑小血管病的影像学表现比较吻合。我们通常提及的脑小血管病，主要指血管源性的病变。

不常见的原因，如脑淀粉样血管病、遗传性或基因缺陷性小血管病、累及小血管疾病的炎性或免疫性疾病、静脉胶原性疾病、放射性损伤等，需要结合临床病史及化验室检查来鉴别。例如，脑淀粉样血管病（cerebral amyloid angiopathy，CAA），是一种老年性独立性脑血管病，临床表现为进行性痴呆、精神症状、反复性和或多发性脑叶出血，其病理特点是大脑皮质及软脑膜的小血管壁内的中层和弹力层有淀粉样物质沉着导致的血管壁坏死、出血。普遍认为是由嗜刚果红的β淀粉样蛋白在血管壁的积聚造成的，也是 Alzheimer 病的病理学特征之一。再如，常染色体显性遗传脑动脉病伴皮质下梗死及白质脑病（cerebral autosomal dominant arteriopathy with subcortical infarcts and leukoencephalopathy，CADASIL），病理证实无动脉硬化及淀粉样血管病，主要是以脑白质出现弥散性脱髓鞘及深部多发性小梗死灶为特征，特别是以累及供应白质、基底节、丘脑的深部穿支动脉为主。一般需要结合家族史、分子遗传学检查来明确诊断。另外，累及小血管疾病的炎性或免疫性疾病，如原发性中枢系统血管炎、类风湿血管炎等，主要是血管壁存在炎症细胞而导致的继发病变，需要依靠临床表现（如间歇性运动乏力、双上肢收缩压差等）以及血管造影来辅助鉴别。

3. 临床表现

（1）发病年龄：脑小血管病以前被认为是老年病，但是目前发现它的发病年龄越来越年轻化，青年卒中也逐渐引起人们的注意。

（2）临床症状：患者一般有头晕、头痛、头胀、昏沉不清、失眠、全身不适、疲乏等症状，但缺乏特异性。新发的皮质下的小梗死（即腔隙性脑梗死）患者可出现明显的卒中症状或短暂性脑缺血发作（transient ischemic attack，TIA），甚至昏迷、步态障碍、言语障碍等。

（二）MRI 影像学诊断

脑小血管病在影像上分为以下六种表现形式：①皮质下的新发小梗死（也称“腔隙性脑梗死”）；②腔隙；③脑白质高信号；④微出血；⑤血管周围间隙扩大；⑥脑萎缩。

1. 新发皮质下小梗死（recent small subcortical infarct） 以前称之为腔隙性脑梗死，腔隙性卒中。DWI 表现为病变区域的弥散受限高信号，相应的 ADC 图低信号反映弥散减低（图 2-2-4-3）。临床工作中，应该在影像诊断中尽可能写清楚病灶的部位、大小、数量，与患者的症状体征结合起来综合分析。

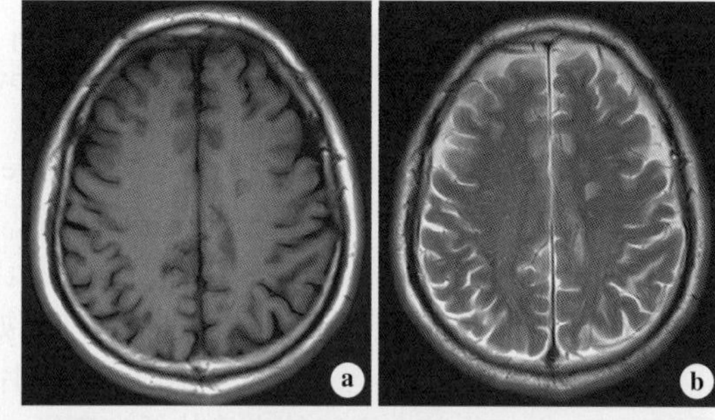

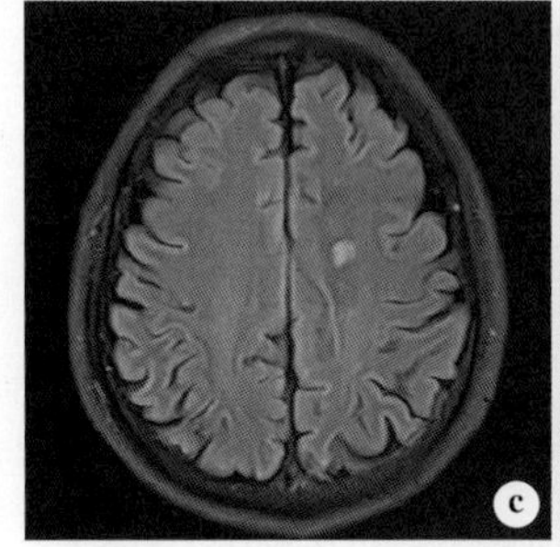

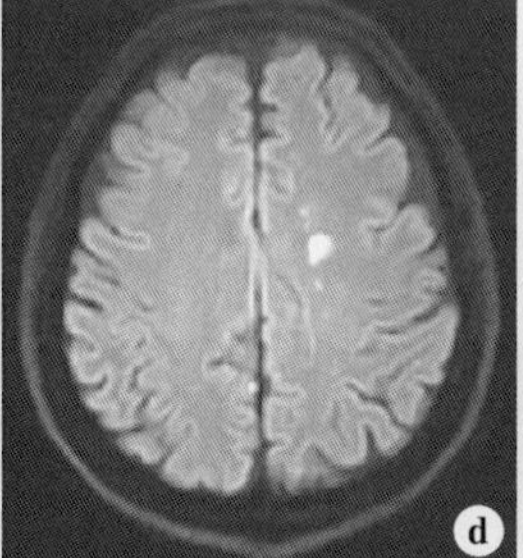

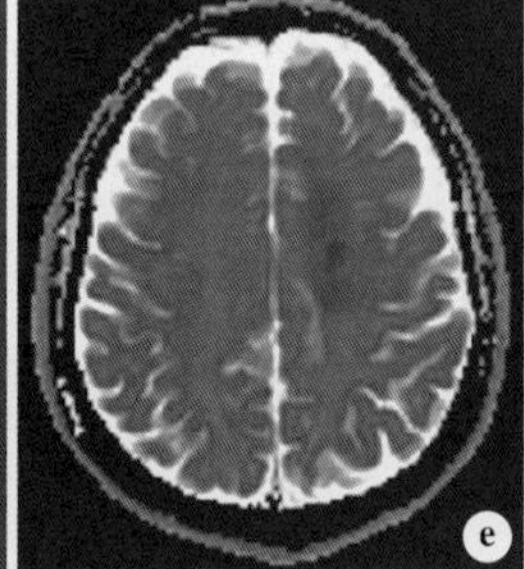

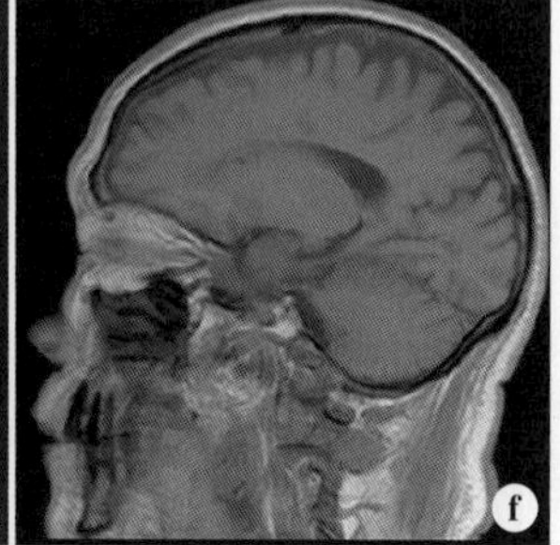

图 2-2-4-3 新发皮质下小梗死 CT、MRI 和 DWI 表现

患者男性，54 岁，吐词不清 3 个月，发作性右上肢麻木，现来急诊科就诊。a、f. T_1WI 上左侧半卵圆中心见结节状低信号灶；b. T_2WI 为高信号；c. T_2FLAIR 为高信号；d. DWI 显示左侧半卵圆中心区病灶为高信号；e. 表观弥散系数明显减低。轴位示病灶长径＜20mm

影像特点：病灶形态呈圆形、卵圆形或结节状，轴位急性期梗死直径＜20mm，冠状位或矢状位可＞20mm。CT 平扫病灶呈小结节、片状低密度影，边界不清；CTA 未发现明显大动脉闭塞。T_1WI 上病灶为等或低信号，T_2WI 信号为稍高或高信号，T_2FLAIR 表现为高信号；DWI 为弥散受限高信号，ADC 值减低。SWI 病灶可伴微出血或阴性。慢性期时，病灶可完全吸收，或演变为腔隙、脑白质高信号，微出血灶至慢性期可演变成腔隙或脑白质高信号。

2. 可能为血管源性的腔隙（lacune of presumed vascular origin） 大多数腔隙认为是新发皮质下小梗死（腔隙性脑梗死）及出血灶吸收后形成的，即穿支动脉供血区陈旧梗死或出血，通常认为是一种慢性期的病变。临床诊断中，需要注意其大小、部位、形态，注意与血管周围间隙相鉴别。

影像特点：圆形、卵圆形，位于皮质下，充满液体（脑脊液信号）的腔隙，轴位直径为 3～15mm

（图 2-2-4-4）。CT 平扫上表现为脑脊液样密度的空洞，T_1WI 上病灶为低信号，T_2WI 信号为高信号，T_2FLAIR 表现为中心低信号周围环状高信号。部分可无 T_2FLAIR 高信号环，还有部分腔隙中心在 T_2FLAIR 上未表现为脑脊液样的低信号，但是在其他 T_1WI、T_2WI 序列能分辨出中心为脑脊液空腔。DWI 未见明显异常，SWI 病灶可伴或不伴微出血。

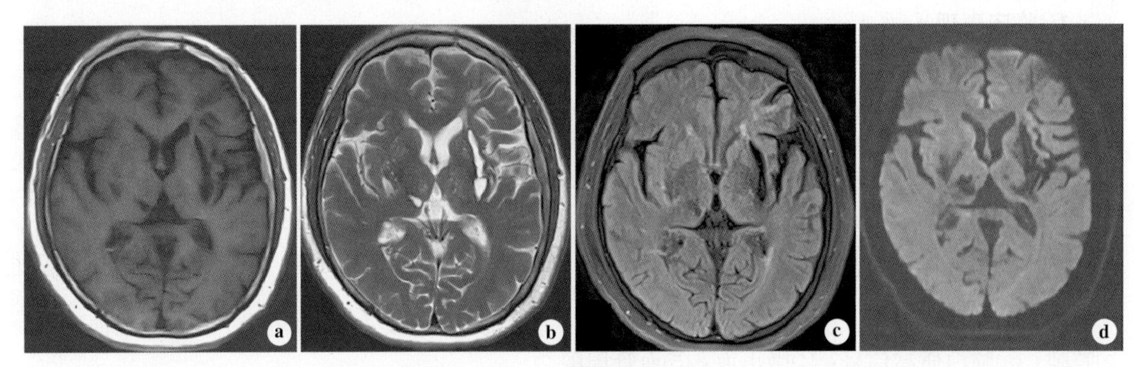

图 2-2-4-4　腔隙的 MRI 表现

患者女性，65 岁，双侧颈动脉狭窄。a. T_1WI 序列；b. T_2WI 序列；c. T_2FLAIR 序列；d. DWI 图像。右侧丘脑及基底节区见结节状高信号、T2FLAIR 中央低、周围高信号影，DWI 显示病灶无弥散受限，病灶长径<15mm，诊断为腔隙

3. 可能为血管源性的脑白质高信号（white matter hyperintensity of presumed vascular origin）对称性的脑白质的异常信号，范围可大小不等，老年人常见，特别是有心血管疾病危险因素的人群。普遍认为脑白质的高信号与临床症状（如头晕、头痛、步态不稳）及认知损伤有关。另外，脑深部的灰质也可出现脑白质高信号的影像学表现，如脑干、基底核等。

影像特点：病灶形态呈点状、结节状、斑片状、大片状，多分布于脑室周围白质区、额顶叶白质区。CT 平扫为脑白质区的小片状低密度影，有时不易分辨。T_1WI 上病灶为等或低信号，T_2WI 信号为稍高或高信号，T_2FLAIR 表现为高信号；DWI 为阴性。SWI 病灶可伴或不伴微出血。临床一般使用 Fazeka 量表来进行简单的量化（图 2-2-4-5）。脑白质高信号多为散在分布，呈双侧对称性，一般当病灶位于深部灰质区，非对称性，应警惕为脑梗死或其他病变，如多发性硬化、脊髓炎、脑炎等。

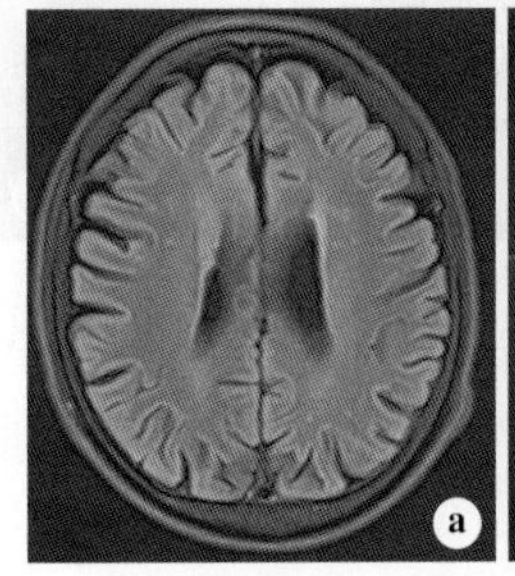

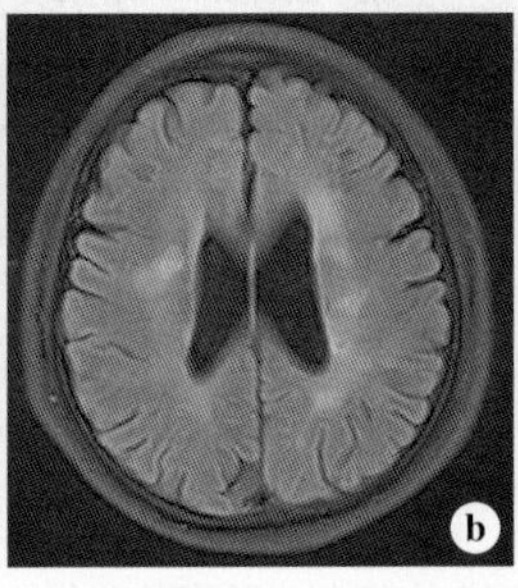

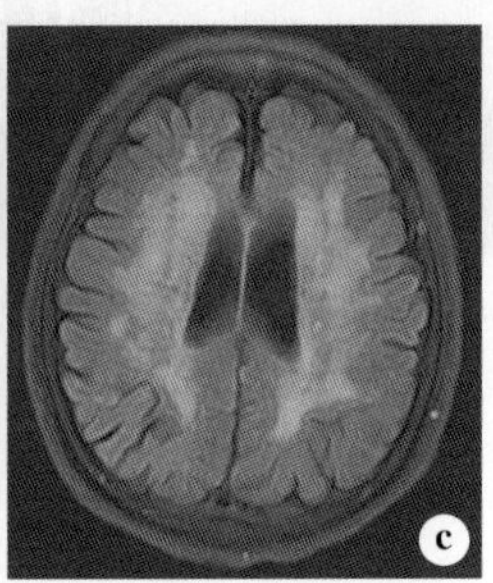

图 2-2-4-5　脑白质高信号及分级

a. 双侧侧脑室旁及额叶脑白质区见点状、小结节状 T_2FLAIR 高信号影，Fazeka 1 级；b. T_2FLAIR 高信号影局部融合，呈小片状、斑片状，Fazeka 2 级；c. T_2FLAIR 高信号影呈广泛融合，大片状，Fazeka 3 级

4. 血管周围间隙（perivascular space）　血管周围间隙是指包绕血管、沿着血管走行的间隙，是环绕在动脉、小动脉、静脉、小静脉周围的脑外液体间隙，自脑表面穿入脑实质而形成，间隙中充满液体信号。通常认为轴位直径＜3mm，冠状位或矢状位形态与穿支血管伴行，基底节区常见，中脑、小脑罕见。

影像特点：CT 表现为基底节区轴位直径＜3mm 的脑脊液密度低密度影。T_1WI 上病灶为低信号，T_2WI 信号为高信号，T_2FLAIR 表现为低信号，无高信号环（图 2-2-4-6），通常需要与腔隙鉴别。

5. 脑微出血灶（cerebral microbleed）　脑小血管病急性发作的表现，除了梗死之外，还有一种类型为小血管破裂，引起脑出血，与高血压相关的脑出血多位于内囊、外囊、脑桥或小脑半球，而淀粉样血管病出血则多分布在脑叶或小脑半球。脑微出血灶可与其他脑小血管病的影像学表现并存。

影像特点：平扫无明显发现，主要依靠 SWI 序列来诊断。表现为小圆形或卵圆形、边界清晰、均质性和低信号，直径 2～5mm，最大不超过 10mm，T_2^*GRE 序列上可见爆米花效应（图 2-2-4-7）。通常认为＜2mm 的病灶有可能是由信号丢失，或者机器伪影、血管转折等因素造成的。

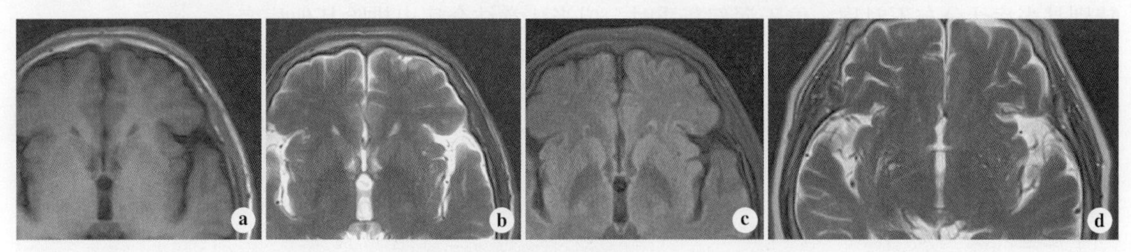

图 2-2-4-6　血管周围间隙 MRI 影像学表现

a、b. 患者男性，54 岁，双侧基底节区见小结节状长 T_1 长 T_2 脑脊液样信号影；c. T_2FLAIR 呈低信号，周围无高信号环；d. 双侧基底节区对称性，血管周围间隙扩大，沿血管走行

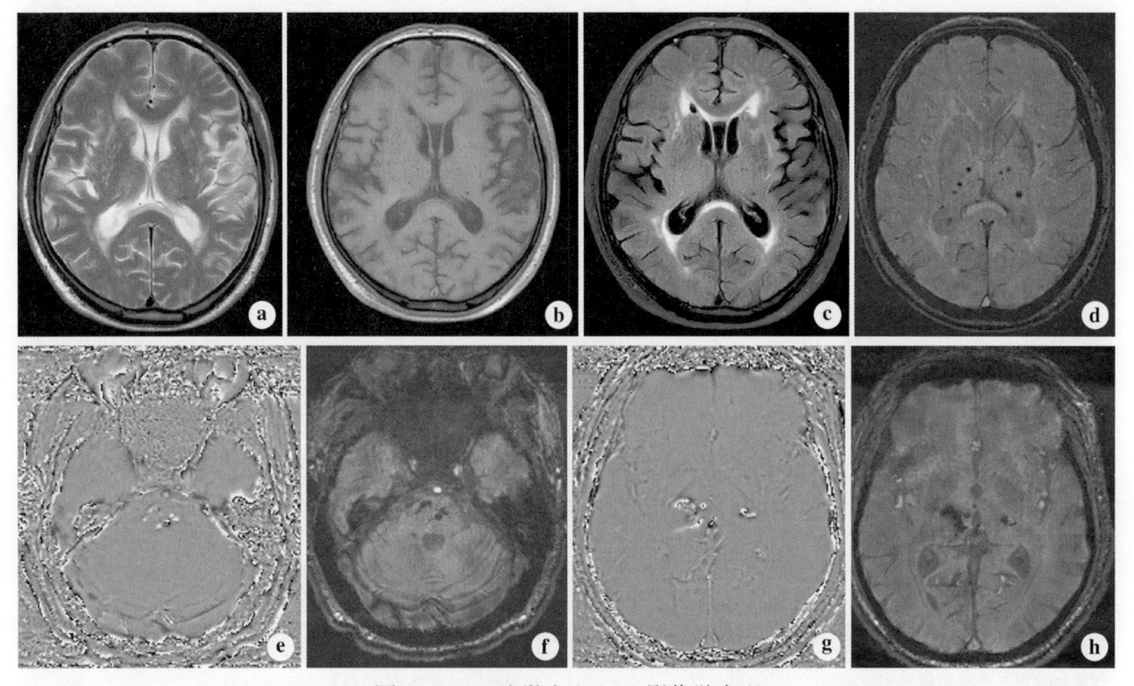

图 2-2-4-7　脑微出血 MRI 影像学表现

患者男性，65 岁，高血压病史 20 年。a～c. 脑桥、双侧丘脑、双侧大脑半球见多发小结节状不均匀短、长 T_1 信号影，T_2 及 T_2FLAIR 序列呈中央低信号；d、e、g. T_2^*GRE 序列上爆米花效应，Pha 序列呈结节状高信号；f、h. 相应 SWI 序列上为磁敏感低信号

6. 脑萎缩　脑小血管病引起的脑萎缩指的是脑体积的缩小，主要表现在皮质的萎缩，可以表现为局部皮质的萎缩，也可表现为整体皮质的萎缩。研究指出，高血压与脑白质高信号体积的多少有相关性，但与脑萎缩无关。目前研究认为，脑小血管病不只对局部产生影响，而会对全脑的内在连接及功能有影响。

（三）鉴别诊断

新发皮质下小梗死的 MRI 表现特点与本节“脑梗死”的表现一致，只不过梗死的血管为小血管，结合病史诊断多可明确。不典型的脑梗死，或者急性期、亚急性早期脑梗死有时需要与星形细胞瘤、病毒性脑炎等相鉴别，可参考本节“脑梗死”。部分病例可能需要和其他疾病（如肿瘤或脱髓鞘疾病）相鉴别，需要行增强 MRI 检查，甚至 MRS 检查等。

腔隙主要需要与血管周围间隙鉴别，主要依靠病灶大小，一般认为＜3mm 的多认为是血管周围间隙，分布特点为基底节区对称性、多发，沿血管走行。而腔隙多具有 T_2FLAIR 高信号环，病灶横径在 3～15mm。

脑白质高信号应与脑梗死及多发性硬化、脊髓炎、脑炎等相鉴别，应观察病灶的部位、大小，特别是当病灶分布不对称，位于深部灰质时，应当注意结合病史排除其他病变。

脑微出血应注意病灶分布的特点，与高血压相关的脑出血多位于内囊、外囊、脑桥或小脑半球，而淀粉样血管病出血则多分布在脑叶或小脑半球。另外，需要与钙化、铁沉积、血管流空影相鉴别。

【案例 2-2-4-1 点评】

1. 首选平扫 CT，可识别绝大多数颅内出血，排除出血性卒中，是疑似脑卒中首选的影像学检查方法。
2. 首选 DWI，是诊断缺血性脑梗死的最敏感的序列。
3. 不能立刻溶栓，因为梗死的面积比较小，为腔隙性脑梗死（急性期），用溶栓会引发再出血可能，得不偿失，一般推荐非手术治疗。
4. 下一步应该降压、降脂，根据患者具体情况，决定是否使用抗血小板药及抗凝药。

（徐海波　朱　凌　凃梦琪）

第三节　颅内肿瘤

一、颅内肿瘤概述及分类

颅内肿瘤是中枢神经系统的常见病，发病率约为 4.5/10 万，种类繁多，生物学行为各异。过去，世界卫生组织（World Health Organization，WHO）依中枢神经系统肿瘤的组织和部位将其分为神经上皮组织起源肿瘤、脑神经和脊神经起源肿瘤、脑膜起源肿瘤、淋巴和造血组织肿瘤、生殖细胞起源肿瘤、鞍区肿瘤 6 种类型，其中每一种类还分为若干病理类型并具有不同病理级别，此外还包括颅内转移瘤。颅内原发肿瘤中，神经上皮组织起源肿瘤最为常见。近些年，WHO 将分子学信息加入脑肿瘤诊断指南，2016 版分类标准引入了分子学特征对中枢神经系统肿瘤进行分类，分类如表 2-3-1-1 所示。

表 2-3-1-1　2016 年世界卫生组织中枢神经系统肿瘤分类简化版

肿瘤分类	WHO 分级	肿瘤分类	WHO 分级
弥漫性星形及少突胶质细胞肿瘤		弥漫性中线胶质瘤，H3 K27M-突变型	Ⅳ
弥漫性星形细胞瘤，IDH-突变型	Ⅱ	少突胶质细胞瘤，IDH-突变型和 1p/19q-共缺失	Ⅱ
肥胖细胞型星形细胞瘤，IDH-突变型		少突胶质细胞瘤，未定型	Ⅱ
弥漫性星形细胞瘤，IDH-野生型	Ⅱ	间变性少突胶质细胞瘤，IDH-突变型和 1p/19q-共缺失	Ⅲ
弥漫性星形细胞瘤，未定型	Ⅱ		
间变性星形细胞瘤，IDH-突变型	Ⅲ	间变性少突胶质细胞瘤，未定型	Ⅲ
间变性星形细胞瘤，IDH-野生型	Ⅲ	少突星形细胞瘤，未定型	Ⅱ
间变性星形细胞瘤，未定型	Ⅲ	间变性少突星形细胞瘤，未定型	Ⅲ
胶质母细胞瘤，IDH-野生型	Ⅳ	**其他星形细胞肿瘤**	
巨细胞胶质母细胞瘤		毛细胞型星形细胞瘤	Ⅰ
胶质肉瘤		毛黏液样型星形细胞瘤	
上皮样胶质母细胞瘤		室管膜下巨细胞型星形细胞瘤	Ⅰ
胶质母细胞瘤，IDH-突变型	Ⅳ	多形性黄色星形细胞瘤	Ⅱ
胶质母细胞瘤，未定型	Ⅳ	间变性多形性黄色星形细胞瘤	Ⅲ

续表

肿瘤分类	WHO 分级
室管膜肿瘤	
室管膜下瘤	Ⅰ
黏液乳头型室管膜瘤	Ⅰ
室管膜瘤	Ⅱ
乳头型室管膜瘤	
透明细胞型室管膜瘤	
伸展细胞型室管膜瘤	
室管膜瘤，RELA 融合-阳性	Ⅱ或Ⅲ
间变性室管膜瘤	Ⅲ
其他胶质瘤	
第三脑室脊索样胶质瘤	Ⅱ
血管中心型胶质瘤	Ⅰ
星形母细胞瘤	
脉络丛肿瘤	
脉络丛乳头状瘤	Ⅰ
非典型脉络丛乳头状瘤	Ⅱ
脉络丛乳头状癌	Ⅲ
神经元及混合神经元神经胶质肿瘤	
胚胎发育不良性神经上皮肿瘤	Ⅰ
神经节细胞瘤	Ⅰ
节细胞胶质瘤	Ⅰ
间变性神经节细胞胶质瘤	Ⅲ
小脑发育不良性神经节细胞瘤(Lhermitte-Duclos 病)	Ⅰ
促纤维增生性婴儿星形细胞瘤/节细胞胶质瘤	Ⅰ
乳头状胶质神经元肿瘤	Ⅰ
菊形团形成性胶质神经元肿瘤	Ⅰ
弥漫性软脑膜胶质神经元肿瘤	
中枢神经细胞瘤	Ⅱ
脑室外神经细胞瘤	Ⅱ
小脑脂肪神经细胞瘤	Ⅱ
副神经节瘤	Ⅰ
松果体区肿瘤	
松果体细胞瘤	Ⅰ
中分化松果体实质细胞瘤	Ⅱ或Ⅲ
松果体母细胞瘤	Ⅳ
松果体区乳头状瘤	Ⅱ或Ⅲ
胚胎性肿瘤	
髓母细胞瘤，遗传学定义	Ⅳ
髓母细胞瘤，WNT-激活型	
髓母细胞瘤，SHH-激活型和 TP53-突变型	
髓母细胞瘤，SHH-激活型和 TP53-野生型	
髓母细胞瘤，非 WNT/非 SHH	
髓母细胞瘤，3 组	
髓母细胞瘤，4 组	
髓母细胞瘤，组织学定义	Ⅳ
髓母细胞瘤，经典型	
髓母细胞瘤，促纤维增生/结节型	
髓母细胞瘤，广泛结节型	
髓母细胞瘤，大细胞/间变型	
髓母细胞瘤，未定型	Ⅳ
多层菊形团样胚胎性肿瘤，C19MC-改变	Ⅳ
多层菊形团样胚胎性肿瘤，未定型	Ⅳ
髓上皮瘤	Ⅳ
中枢神经系统神经母细胞瘤	Ⅳ
中枢神经系统节细胞神经母细胞瘤	Ⅳ
中枢神经系统胚胎样肿瘤，未定型	Ⅳ
非典型畸胎样/横纹肌样瘤	Ⅳ
具有横纹肌样特征的中枢神经系统胚胎性肿瘤	Ⅳ
颅神经及椎旁神经肿瘤	
神经鞘瘤	Ⅰ
细胞型神经鞘瘤	
丛状型神经鞘瘤	
黑色素性神经鞘瘤	
神经纤维瘤	Ⅰ
非典型神经纤维瘤	
丛状神经纤维瘤	
神经束膜瘤	Ⅰ
混合神经鞘瘤	
恶性周围神经鞘瘤	Ⅱ、Ⅲ或Ⅳ
上皮样恶性周围神经鞘瘤	
伴神经束膜分化的恶性周围神经鞘瘤	
脑膜肿瘤	
脑膜瘤	Ⅰ
脑膜上皮型脑膜瘤	Ⅰ
纤维型脑膜瘤	Ⅰ
过渡型脑膜瘤	Ⅰ
砂粒型脑膜瘤	Ⅰ
血管瘤型脑膜瘤	Ⅰ
微囊型脑膜瘤	Ⅰ
分泌型脑膜瘤	Ⅰ
富淋巴浆细胞型脑膜瘤	Ⅰ
化生型脑膜瘤	Ⅰ
脊索样型脑膜瘤	Ⅱ
透明细胞型脑膜瘤	Ⅱ

续表

肿瘤分类	WHO 分级
非典型性脑膜瘤	Ⅱ
乳头型脑膜瘤	Ⅲ
横纹肌样型脑膜瘤	Ⅲ
间变性/恶性脑膜瘤	Ⅲ
间质性，非脑膜上皮样肿瘤（部分）	
孤立性纤维瘤/血管外皮细胞瘤	Ⅰ、Ⅱ或Ⅲ
血管母细胞瘤	Ⅰ
血管瘤	
上皮样血管内皮瘤	
黑色素细胞肿瘤	
脑膜黑色素细胞增生	
脑膜黑色素细胞瘤	
脑膜黑色素瘤	
脑膜黑色素瘤病	
淋巴瘤	
中枢神经系统弥漫大 B 细胞淋巴瘤	
免疫缺陷相关中枢神经系统淋巴瘤	
AIDS 相关弥漫大 B 细胞淋巴瘤	
EBV 阳性弥漫大 B 细胞淋巴瘤，未定型	
淋巴瘤样肉芽肿病	
血管内大 B 细胞淋巴瘤	
中枢神经系统低级别 B 细胞淋巴瘤	
中枢神经系统 T 细胞和 NK/T 细胞淋巴瘤	
间变性大细胞淋巴瘤，ALK 阳性	
间变性大细胞淋巴瘤，ALK 阴性	
硬脑膜 MALT 淋巴瘤	
组织细胞肿瘤	
朗格汉斯细胞组织细胞增生	
脂质肉芽肿病（Erdheim-Chester 病）	
窦组织细胞增生伴巨大淋巴结病（Rosai-Dorfman 病）	
幼年性黄色肉芽肿	
组织细胞肉瘤	
生殖细胞肿瘤	
生殖细胞瘤	Ⅱ～Ⅲ
胚胎性癌	Ⅲ
卵黄囊瘤	
绒毛膜癌	
畸胎瘤	
成熟性畸胎瘤	
未成熟畸胎瘤	
畸胎瘤伴恶性转化	
混合型生殖细胞肿瘤	Ⅲ～Ⅳ
鞍区肿瘤	
颅咽管瘤	Ⅰ
釉质型颅咽管瘤	
乳头型颅咽管瘤	
鞍区颗粒细胞肿瘤	Ⅰ
垂体细胞瘤	Ⅰ
梭形细胞嗜酸细胞瘤	Ⅰ
转移瘤	

过去所有星形细胞瘤被归为一类，而新分类将所有弥漫性浸润性胶质瘤（星形细胞瘤和少突胶质细胞瘤）归为一类，这不仅基于肿瘤的生长方式和生物学行为，更多基于异柠檬酸脱氢酶（isocitrate dehydrogenase，IDH）基因的突变。从发病机制来看，它为弥漫性胶质瘤提供了基于组织表型和遗传学的动态分类；预后上，它将具有相似预后标志物的肿瘤归为一类；治疗上，它将指导具有相似生物学和遗传学特征的肿瘤治疗方案的选择（传统或靶向治疗）。

颅内肿瘤的发病率、类型和部位与患者的年龄和性别有关：儿童颅内肿瘤的发病率相对较低，占颅内肿瘤的 10%左右，且常为低级别星形细胞肿瘤和高级别胚胎性肿瘤；而成人以转移瘤最常见，其次是神经上皮来源肿瘤、脑膜起源肿瘤和垂体瘤等，而脑膜瘤以女性多见。大多数颅内肿瘤表现缺乏特异性，临床表现与肿瘤所在部位有关，头痛是常见表现，随病程进展，15%～95%患者出现癫痫，当颅内压增高时，则表现为头痛、恶心和呕吐等症状，部分患者由于肿瘤侵犯而出现神经功能受损表现，如肢体无力、言语困难等。

影像学检查是颅内肿瘤的主要检查方法，其目的是确定是否有肿瘤、肿瘤的位置和范围以及可能的病理类型，其中 CT 和 MRI 是主要检查方法。相比 CT 检查，MRI 检查更具有优势，具有多参数、多方位、多序列成像和软组织分辨率高的特点，且无颅骨伪影干扰。此外，还可以进行多种功能成像，如 DWI、PWI、弥散张量成像（DTI）、MRS 等，有利于病变的鉴别诊断以及病理评估，而且通过功能定位成像和 DTI 成像还能确定肿瘤与皮质功能区及白质纤维束的关系，有助于手术计划的制订，从而保护脑功能，提高患者预后。

二、弥漫性胶质瘤

【案例 2-3-2-1】 患者女性，29 岁，头晕、耳鸣 4 个月。①现病史：4 个月前患者无明显诱因出现头晕、耳鸣，伴眼胀、四肢乏力。患者上述不适反复发作未见明显缓解，近 1 个月有记忆力减退，2 天前于当地医院行头部 CT 提示颅内占位。②既往史、个人史、家族史无特殊。患者入院 MRI 检查如图 2-3-2-1 所示。

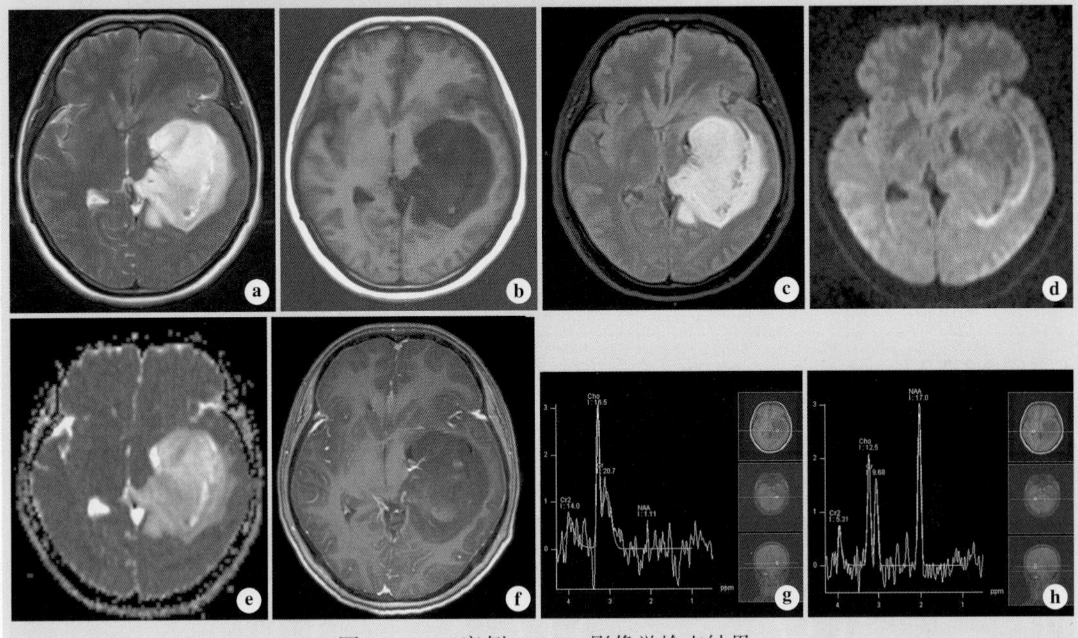

图 2-3-2-1　案例 2-3-2-1 影像学检查结果

思考题

1. 病变的定位诊断及影像征象有哪些？
2. 诊断要点是什么？
3. 需要与哪些疾病相鉴别？

【案例 2-3-2-2】 患者男性，34 岁，反复头痛 4^+年。①现病史：入院 4^+年前，患者无明显诱因出现头部胀痛，以左侧额颞部为主，疼痛能够忍受，头痛呈持续性，当地医院检查提示“颅内占位”，患者不愿手术；2 年前患者无明显诱因出现间断性意识丧失伴肢体抽搐、双眼凝视、口角歪斜，每次发作持续 10～30 分钟后自行缓解，不规律服用“丙戊酸钠”治疗；反复头痛 4 年余，1 年前患者感觉性格、情绪变化大，其家属也发现这一情况，表现为烦躁、激动、易激怒，记忆能力、计算能力下降；1^+个月前患者感觉双下肢乏力，3 周前在当地医院复查 MRI 提示颅内病变较前增大。②既往史、个人史、家族史无特殊。患者入院 CT 和 MRI 检查如图 2-3-2-2。

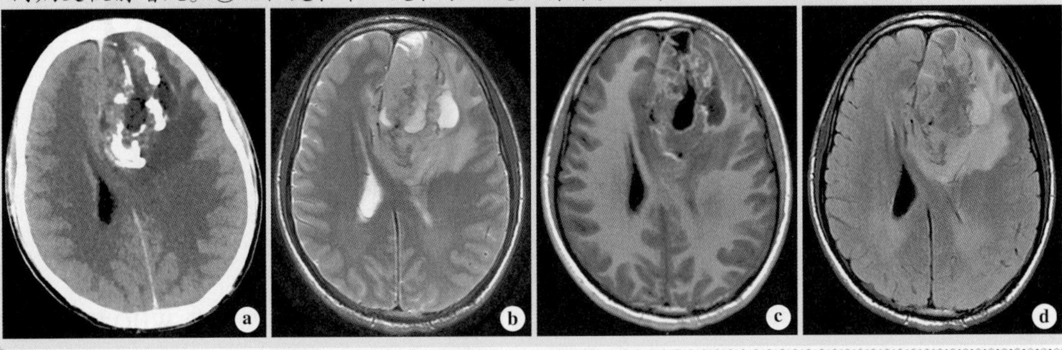

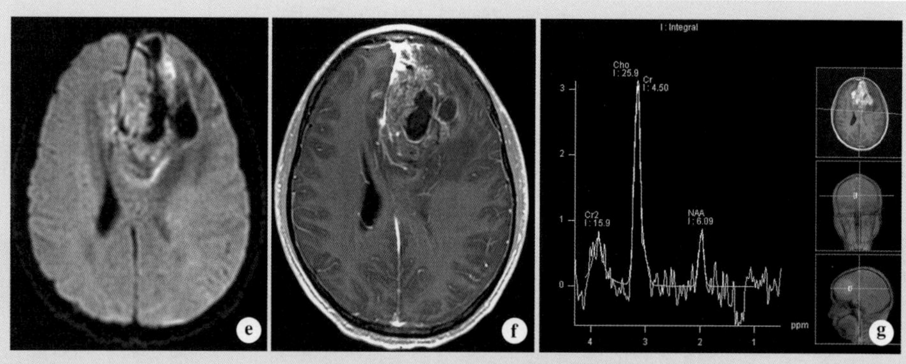

图 2-3-2-2　案例 2-3-2-2 影像学检查结果

思考题　1. 病变的定位诊断及影像征象有哪些？

2. 诊断要点是什么？

3. 需要与哪些疾病相鉴别？

【案例 2-3-2-3】　患者女性，60 岁，右手感觉异常 1 个月。①现病史：1 个月前患者无明显诱因出现右手感觉异常，表现为触觉异常，无法感觉到物体从手中滑落，患者于当地中医院就诊，考虑诊断为脑梗死，予中医治疗后，患者症状无明显缓解。②既往史：高血压病史 2 个月，余个人史、家族史无特殊。患者入院 MRI 检查如图 2-3-2-3。

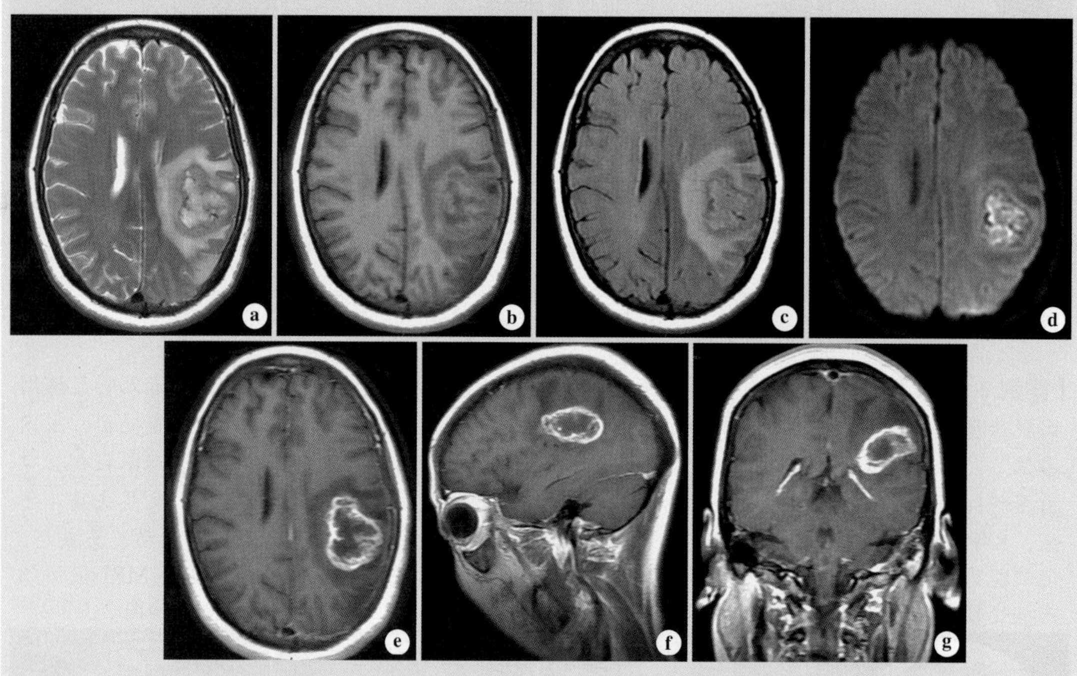

图 2-3-2-3　案例 2-3-2-3 影像学检查结果

思考题　1. 病变的定位诊断及影像征象有哪些？

2. 诊断要点是什么？

3. 需要与哪些疾病相鉴别？

（一）疾病概述

根据 2016 年 WHO 中枢神经系统肿瘤分类第 4 版的修订方案（简称 2016 年 WHO 修订版），

弥漫性胶质瘤包括 WHOⅡ级和 WHOⅢ级的星形细胞瘤（astrocytoma），WHOⅡ级和 WHOⅢ级的少突胶质细胞瘤（oligodendroglioma），WHOⅣ级的胶质母细胞瘤（glioblastoma），以及儿童相关的弥漫性胶质瘤。而根据是否存在异柠檬酸脱氢酶（isocitrate dehydrogenase，IDH）基因突变及 1p/19q 共缺失将胶质瘤分为弥漫性星形细胞瘤（diffuse astrocytoma）、间变性星形细胞瘤（anaplastic astrocytoma）、少突胶质细胞瘤（oligodendroglioma）、间变性少突胶质细胞瘤（anaplastic oligodendroglioma）、胶质母细胞瘤 IDH-野生型和 IDH-突变型以及未定型（the not otherwise specified，NOS）。所谓未定型，即不能根据分子特征进行狭义归类诊断的肿瘤。对于 WHOⅡ级和Ⅲ级的肿瘤，大多数都属于 IDH 突变型，预后较野生型好。弥漫性星形细胞瘤和间变性星形细胞 IDH-野生型相对少见。

2016 年 WHO 修订版分类删除了大脑胶质瘤病，将涉及 3 个脑叶及以上，通常双侧大脑生长和延伸到小脑幕下结构的广泛脑浸润病变定义为一种特殊的扩散类型；分级中还加入了一种暂时性的胶质母细胞瘤变异型，即上皮样胶质母细胞瘤，IDH-野生型。当分子检测无法进行或检测结果模棱两可时，对于组织学特征同时具有星形胶质细胞肿瘤和少突胶质细胞肿瘤者，2016 年 WHO 修订版保留了“少突星形细胞瘤，NOS”和“间变性少突星形细胞瘤，NOS”的诊断。

（二）临床表现及病理

1. 弥漫性星形细胞瘤 弥漫性星形细胞瘤是最常见的低级别星形细胞起源肿瘤，占所有胶质瘤的 25%及成人星形细胞肿瘤的 10%～15%，多见于 20～45 岁，儿童则仅次于毛细胞型星形细胞瘤；间变性星形细胞瘤又称高级别星形细胞瘤，大多起源于低级别弥漫性星形细胞瘤，有向恶性更高的胶质母细胞瘤转变的倾向，占星形细胞瘤的 25%～30%，发病年龄稍大于弥漫性星形细胞瘤，高峰年龄为 40～50 岁，多发生于大脑半球，额叶居多。弥漫性星形细胞瘤预后一般，进展缓慢，但易复发；间变性星形细胞瘤预后不良，平均生存期仅 2～3 年。WHOⅡ级弥漫性星形细胞瘤和 WHOⅢ级间变性星形细胞瘤都分为 IDH-突变型、IDH-野生型和 NOS 三类。

病理学特点：弥漫性星形细胞瘤无包膜，界限不清，局部脑组织肿胀，偶见囊变、钙化及出血，镜下由分化良好的纤维性星形胶质细胞组成，瘤细胞轻度异型，间质疏松，常见微囊变及细小纤维背景，肿瘤细胞密度轻至中等，胞质不明显，胞核不规则深染；间变性星形细胞瘤肿瘤界限不清，易浸润周围脑组织，常见囊变与出血，组织学形态与弥漫性星形细胞瘤相同，但细胞密度、胞核异型性和核分裂象增加。

2. 少突胶质细胞瘤 ①少突胶质细胞瘤 WHOⅡ级，绝大部分位于幕上，其中额叶最常见（85%以上），顶、颞叶次之，多累及脑皮质，生长缓慢，约占颅内原发肿瘤的 5%及胶质瘤的 5%～20%，以 40～50 岁成人多见。②间变性少突胶质细胞瘤 WHOⅢ级，多由少突胶质细胞瘤恶变而来，生长速度较前者快，瘤内多有坏死及出血，呈浸润性生长。二者均起源于少突胶质细胞，诊断需要 IDH 基因突变和 1p/19q 共缺失证实，当检测缺失或无确切的基因结果时，应诊断为 NOS。少突胶质细胞瘤临床表现包括头痛及抽搐，手术切除后常见局部复发，中位生存期为 10 年，间变性少突胶质细胞瘤预后不良，可进展为胶质母细胞瘤。

病理学特点：肿瘤多无完整包膜，与正常脑组织分界清楚，呈膨胀性生长，生长缓慢，肿瘤多为实质性，少数较大肿块可发生囊变，病灶常累及皮质，部分位置表浅者可侵犯脑膜，造成邻近颅骨改变，镜下由类似少突胶质细胞的肿瘤细胞构成，瘤细胞核周围可见透亮的晕征，即“煎蛋征”，瘤内可有微囊变及黏液变。间变性少突胶质细胞瘤的细胞学显示较大不典型细胞，胞核异型性和核分裂象增加，有丝分裂活跃及肿瘤血管更明显。

3. 胶质母细胞瘤 胶质母细胞瘤 WHOⅣ级，是成人幕上最常见原发脑肿瘤。2016 年 WHO 修订版中属于弥漫性星形细胞瘤与少突胶质细胞瘤，包括 IDH-野生型、突变型及 NOS。胶质母细胞瘤 IDH-野生型，约占 90%，其与临床所定义的原发或新发胶质母细胞瘤一致，主要发生于 55 岁以上；胶质母细胞瘤 IDH-突变型，约占 10%，近似于临床所定义的继发性胶质母细胞瘤，具有弥漫性低级别胶质瘤病史，且常见于相对年轻的患者；胶质母细胞瘤 NOS，特指未对 IDH 进行全面评价的胶质母细胞瘤。胶质母细胞瘤临床表现包括抽搐、局部神经功能障碍及卒中样症状、头痛。预后不良，中位生存期不足 1 年。

病理学特点：肿瘤分化不良，常见明显坏死、出血及血管增生，瘤细胞多形性及间变显著，血管周围可见淋巴细胞浸润。

4. 弥漫性中线胶质瘤 弥漫性中线胶质瘤为儿童原发肿瘤组（偶见于成人），呈弥漫性生长，且位于中线结构（如丘脑、脑干和脊髓），预后差。弥漫性中线胶质瘤 H3 K27M-突变型是 2016 年 WHO 修订版肿瘤分类中新定义的肿瘤，WHO Ⅳ级，是以组蛋白 H3 基因 *H3F3A* 或更为少见的相关 *HIST1H3B* 基因 K27M 突变为特征的一个狭义肿瘤。发生于丘脑弥漫性中线胶质瘤组织学表现为胶质母细胞瘤伴显著的多核巨细胞，除显著的 H3 K27M 突变蛋白表达外，还可见明显的 P53 染色，脊髓病灶可表现少量细胞增生及细胞异型性，肿瘤明显表达 H3 K27M 突变蛋白并有 ATRX 表达缺失。

（三）影像学表现

1. 弥漫性星形细胞瘤 弥漫性星形细胞瘤好发于大脑半球，额颞叶最多见，幕下者约占 1/3，其中半数见于脑干。病变为境界清楚或不清楚的局灶性密度或信号异常，占位效应较轻，水肿及出血少见；CT 呈局限性低或稍低密度，约 1/5 见钙化，增强扫描多无强化或轻微斑片状强化，邻近颅骨的病例可造成内板受压与侵蚀。MRI 呈 T_1WI 低信号，T_2WI、T_2FLAIR 高信号，钙化 SWI 呈低信号，DWI 显示病变无弥散受限或轻度弥散受限，ADC 值降低，增强扫描无明显强化或轻度强化，MRS 表现无特异性，包括胆碱（Cho）增高、*N*-乙酰天冬氨酸（NAA）降低。IDH-突变型肿瘤多见于单个脑叶，额叶多见，边界相对更清晰，信号相对更均匀。IDH-野生型 T_2WI 呈高信号，在 FLAIR 病灶内部信号较低，即存在 T_2FLAIR 不匹配现象，这一征象在 IDH-野生型星形细胞瘤中特异性较高，但敏感性有限。间变性星形细胞瘤影像学表现与弥漫性星形细胞瘤类似，增强表现与肿瘤的发展时期有关，可有局部斑块状、薄壁环形或环形强化伴局部环壁增厚或呈结节状改变，DWI 信号更高。由于高级别星形细胞瘤脑血容量（CBV）增加，灌注 MRI 在鉴别低级别和高级别星形细胞瘤中准确性较高。

2. 少突胶质细胞瘤 少突胶质细胞瘤绝大部分发生在幕上，以额叶最常见（85%以上），顶、颞叶次之，多累及皮层下白质，边界不清，CT 可显示为混杂密度影，瘤周水肿轻重不一，少突胶质细胞瘤钙化发生率约为 70%，呈局限性点片状、弯曲条索状、不规则团块状、皮质脑回状钙化，因肿瘤位于周边常可压迫颅骨内板；MRI 多呈 T_1WI 低信号 T_2WI 高信号影，常见钙化、出血、囊变，故 MRI 信号不均匀，钙化 T_1WI、T_2WI、SWI 多呈低信号，但部分钙化 T_1WI 呈高信号；增强示少突胶质细胞瘤（Ⅱ级）常无强化，而间变性少突胶质细胞瘤（Ⅲ级）的非钙化肿瘤实性部分常有显著强化，多为均匀强化、少数为环形强化。与少突胶质细胞瘤（Ⅱ级）相比，间变性少突胶质细胞瘤（Ⅲ级）钙化相对较少，瘤周水肿明显，水肿与肿瘤分界不清楚，囊变随恶性程度增加而增加，实性部分强化更明显，肿瘤内可有出血，占位征象更明显。在少突胶质细胞瘤中，低级别、高级别肿瘤灌注均增加，故灌注 MRI 鉴别价值有限。

3. 胶质母细胞瘤 胶质母细胞瘤好发于幕上大脑半球深部白质，依次为额叶、顶叶与颞叶，其次为基底节与丘脑，幕下少见。胶质母细胞瘤 MRI 特殊序列，例如 MRS 波谱成像、DTI 纤维束成像。MRI 平扫，T_1WI 信号混杂，T_2WI 为不均匀高信号，瘤周有时见血管流空信号。病变大小不一，但一般较大，显著不均质，囊变、坏死率高达 95%。钙化少见，占位征象明显，瘤周水肿明显，肿瘤可沿白质纤维束蔓延，约 1/5 病例表现呈“多灶性”，少数呈弥漫浸润状，无明确肿块。幕上病变可经胼胝体浸润到对侧大脑半球，形成“蝶翼状”外观。增强实性部分强化显著且不规则，多为厚薄不均的花环状强化，可见结节状强化，少数轻微强化或无强化。SWI 可检出瘤内出血及增多的血管，部分肿瘤 DWI 弥散受限呈高信号，ADC 图呈低信号。胶质母细胞瘤的典型影像学表现如图 2-3-2-4 所示。

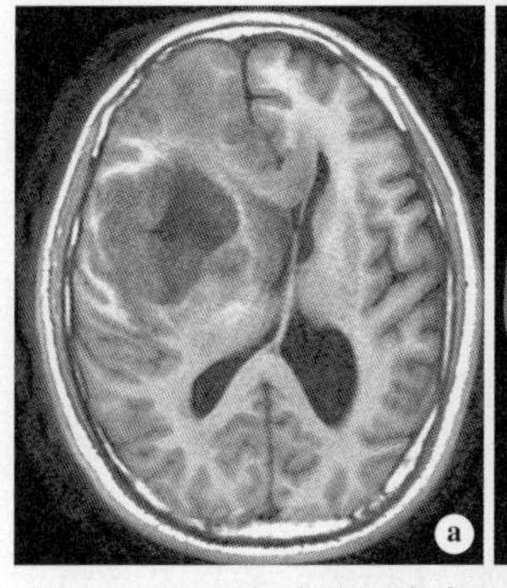
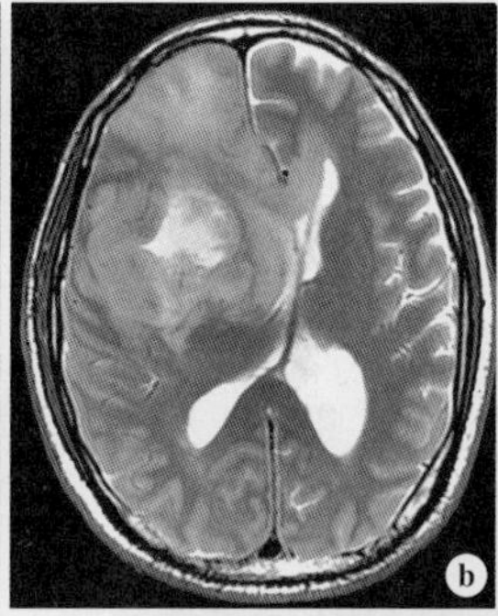
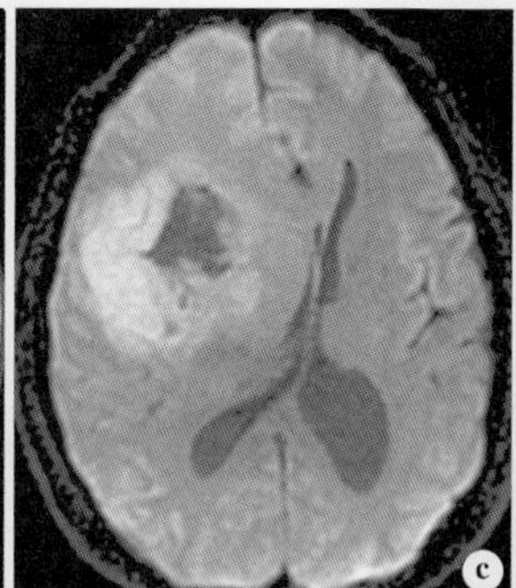
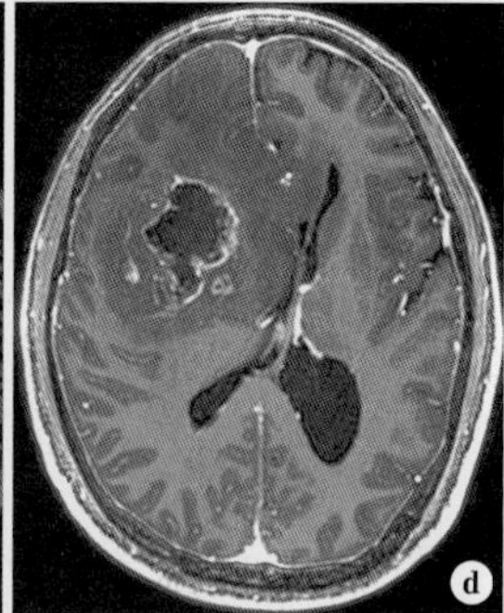

图 2-3-2-4　胶质母细胞瘤 MRI 影像学表现

患者男性，51 岁，右侧头痛伴呕吐 10 余天。a. 右侧基底节区不规则形异常信号肿块影，实性部分 T_1WI 呈稍低信号；b. T_2WI；c. DWI 序列呈高信号，其内可见大片坏死区，病灶周围脑实质见大片状水肿信号，邻近右侧脑室受压变窄，中线结构左移；d. 增强扫描病灶呈不规则花环状强化；e. MRS 示肿瘤区 NAA 峰明显降低，Cr 峰减低，Cho 峰明显升高，并见较大的倒置 Lip 峰；f. DTI 示肿瘤周围纤维束受压推移

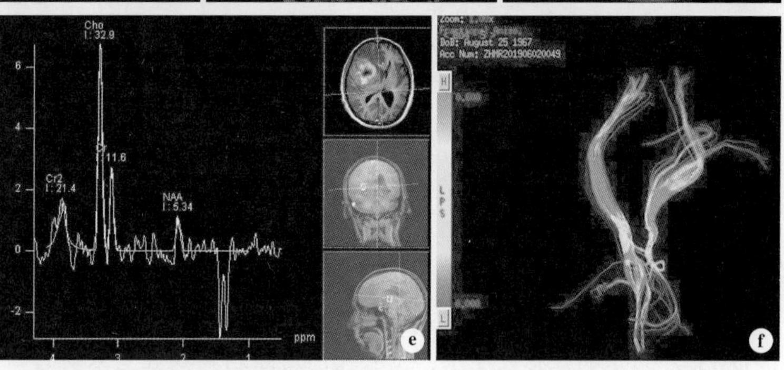

（四）鉴别诊断

1. 弥漫性星形细胞瘤与少突胶质细胞瘤相鉴别　少突胶质细胞瘤多位于皮质-皮质下，T_2WI 信号不均匀，边界不清，多可见粗大钙化；星形细胞瘤钙化不显著，较少累及皮质，T_2WI 信号相对均匀，边界相对清晰。

2. 少突胶质细胞瘤与 Sturge-Weber 综合征相鉴别　Sturge-Weber 综合征患者一侧三叉神经分布区有紫红色血管瘤，同侧大脑半球枕顶区软脑膜血管瘤，表现为相应区脑表面弧带状或锯齿状钙化，钙化周围可见脑梗死灶，病侧大脑发育不良或脑萎缩，结合临床及典型影像学表现，两者鉴别不难。

3. 高级别胶质瘤与脑脓肿以及转移瘤相鉴别　脑脓肿多急性起病，有感染症状，脓肿壁增强后环形强化，环内壁较光整，DWI 示囊液明显弥散受限呈高信号，MRS 显示水肿区无肿瘤波谱，但出现乳酸峰和多种氨基酸峰。脑转移瘤有原发肿瘤病史，好发于灰白质交界区，DWI 弥散不受限呈低信号，水肿及强化显著。

【案例 2-3-2-1 点评】

1. 如图 2-3-2-1 所示，左侧颞岛叶以及基底节区占位性病变，（a）轴位 T_2WI 呈较均匀高信号，（b）轴位 T_1WI 呈稍低信号，其内见小片状高信号，（c）轴位 T_2FLAIR 呈高信号，中心少许条带状低信号影，（d）DWI 序列示病灶周围轻度弥散受限，（e）ADC 图示病灶 ADC 值未见明显减低，（f）轴位增强扫描病灶呈轻度少许条片状强化，MRS 示病灶内（g）NAA 峰与健侧（h）比较明显降低，Cho 峰增高，NAA/Cr 降低，Cho/Cr 明显增高，符合肿瘤 MRS 表现。需要重点观察 DWI 和 T_2FLAIR 以及增强序列。

2. 诊断要点：患者青年女性，以非特异性神经症状起病，头颅 MRI 示左侧颞岛叶以及基底节区占位性病变，增强扫描轻度强化，MRS 提示肿瘤性病变，考虑低级别星形细胞瘤。

3. 需要与高级别星形细胞瘤、侧脑室来源肿瘤（如室管膜下瘤、室管膜下巨细胞星形细胞瘤等）进行鉴别，高级别星形细胞瘤强化更明显，呈花环状厚壁不均匀强化；室管膜下瘤来源于室管膜下，常发生于一侧侧脑室或四脑室，靠近孟氏孔，边界清楚，含黏液囊状结构，血供差，血脑屏障完整，所以增强不强化，肿瘤分级为Ⅰ级；室管膜下巨细胞星形细胞瘤常伴有侧脑室体旁或脑内钙化，临床有结节性硬化三联征等。

病理：弥漫性星形细胞瘤（WHO Ⅱ级），IDH-突变型。

【案例 2-3-2-2 点评】

1. 如图 2-3-2-2 所示，（a）CT 平扫左侧额叶巨大肿块影，呈混杂密度，其内见大片钙化及囊变区，（b）轴位 T_2WI 呈稍高信号，其内见多发更高信号囊变区，周围片状水肿，病灶越过胼胝体向对侧侵犯，（c）轴位 T_1WI 呈混杂低信号，其内条状高信号影，（d）轴位 T_2FLAIR 上呈稍高信号，周围带状高信号水肿影，中线结构向右侧移位，（e）DWI 序列示少许病灶轻度弥散受限，（f）轴位增强扫描呈条片状明显强化，囊变区无强化，（g）MRS 提示病灶内 NAA 峰明显降低，Cho 峰增高，NAA/Cr 降低，Cho/Cr 明显增高，符合肿瘤 MRS 表现。需要重点观察 CT 平扫和 T_2WI 以及增强后序列。

2. 诊断要点：患者青年男性，病程长，CT 及 MRI 示左侧额叶占位性病变，其内大片钙化，增强扫描不均匀明显强化，并可见沿胼胝体向对侧额叶生长，MRS 提示肿瘤性病变，考虑高级别星形细胞瘤，间变性少突胶质细胞瘤可能。

3. 需要与低级别星形细胞瘤、胶质母细胞瘤、胶质肉瘤等进行鉴别。

病理：间变性少突胶质细胞瘤（WHO Ⅲ级），IDH-突变型，1p/19q 共缺失。

【案例 2-3-2-3 点评】

1. 如图 2-3-2-3 所示，（a）T_2WI 示左侧额顶叶高信号占位性病变，周围大片状水肿，占位效应明显，（b）T_1WI 呈稍低信号，（c）T_2FLAIR 呈较高信号，周围水肿呈更高信号，（d）DWI 序列示病灶弥散受限，（e～g）增强扫描病灶呈不均匀明显“花环样”强化，环壁不光整。需要重点观察 T_2WI 和增强序列。

2. 诊断要点：患者老年女性，以单侧肢体感觉障碍为首发症状，头颅 MRI 示左侧额顶叶占位性病变，周围大片水肿，增强扫描不均匀明显“花环样”强化，考虑恶性肿瘤性病变，胶质母细胞瘤可能性大。

3. 需要与低级别胶质瘤、脑脓肿等进行鉴别，低级别胶质瘤增强后强化程度不如胶质母细胞瘤，脑脓肿增强后呈环形强化，但环壁光滑规则，病灶中心 DWI 呈明显高信号，而胶质母细胞瘤中心坏死 DWI 呈低信号，增强后环壁不规则且壁厚薄不均。

病理：胶质母细胞瘤（WHO Ⅳ级），IDH-野生型。

三、髓母细胞瘤

【案例 2-3-3-1】 患儿女性，12 岁，头晕头痛伴恶心呕吐 20 天，加重 1 天。①现病史：20 天前无明显诱因出现头晕头痛，呈持续性胀痛，伴恶心呕吐，于当地医院对症治疗后好转，后头晕头痛伴恶心呕吐症状反复发生，1 天前患者恶心呕吐症状加重。②既往史、个人史、家族史无特殊，预防接种随当地进行。患儿入院 CT 和 MRI 检查见图 2-3-3-1。

思考题 1. 上述图显示哪些 MRI 扫描序列？重点观察哪些序列？

2. 病变的影像征象有哪些？可能的诊断是什么？

3. 需要与哪些疾病相鉴别？

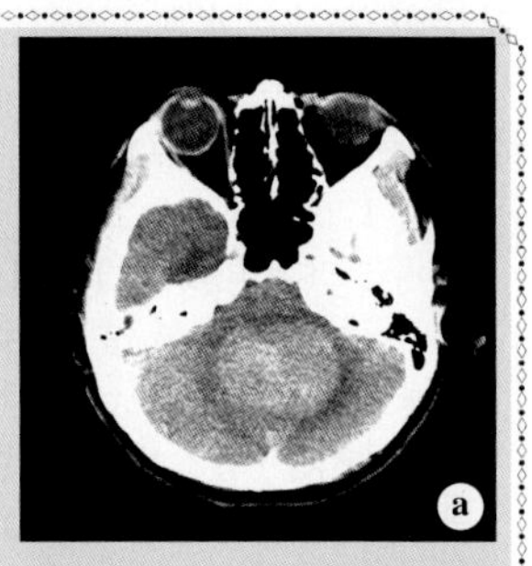

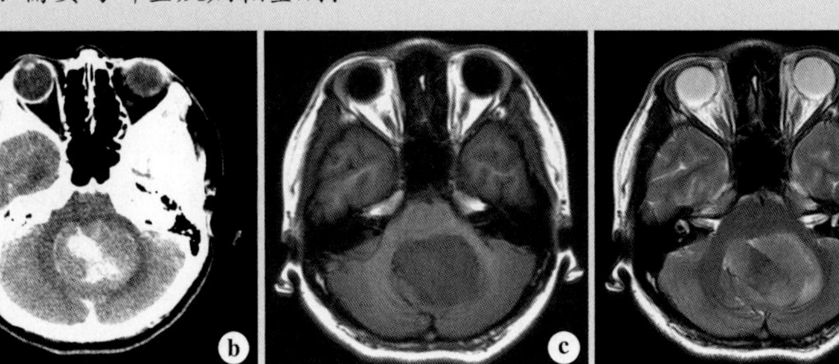

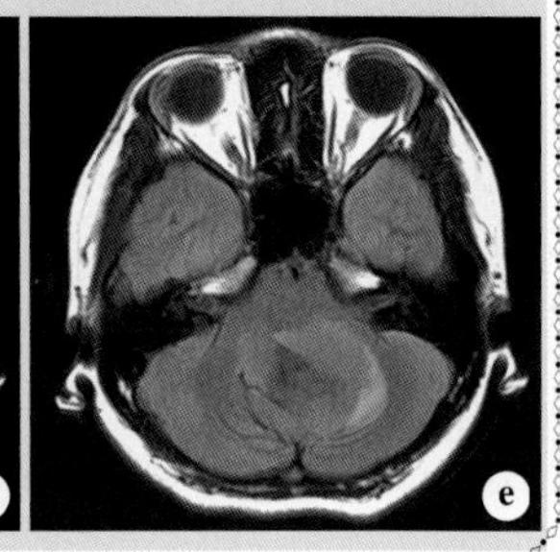

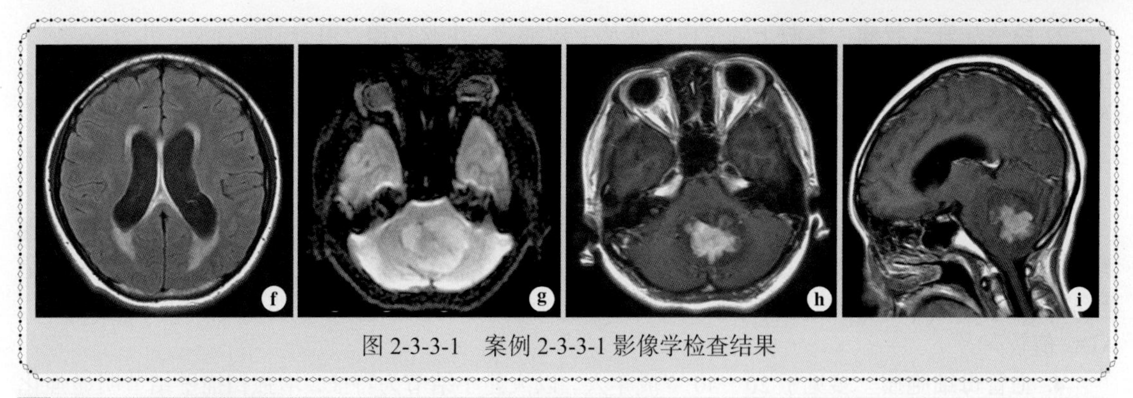

图 2-3-3-1　案例 2-3-3-1 影像学检查结果

（一）疾病概述

髓母细胞瘤（medulloblastoma）属于胚胎性肿瘤，WHO Ⅳ级，起源于小脑蚓部或后髓帆胚胎残余细胞，占颅内神经上皮肿瘤的 4%～8%，占原发颅内肿瘤的 2%～7%。

（二）临床与病理

髓母细胞瘤是一种高度恶性肿瘤，主要发生在小脑蚓部，容易突入第四脑室。可发生于任何年龄，75%发生在儿童，是儿童中枢神经系统最常见的恶性肿瘤，4～8 岁多见，其中 75%发生在 15 岁以内。临床表现为头痛、呕吐、步态不稳、共济失调及视力减退。体格检查见视盘水肿、闭目难立、眼球震颤、展神经麻痹等。髓母细胞瘤可沿脑脊液播散转移至脑室及蛛网膜下腔。

病理学特点：大体病理表现为肿瘤因富含实质细胞和血管而呈灰红色或粉红色，柔软易碎，肿瘤较大者中央可发生坏死，出血及钙化少见，呈浸润性生长，边界不清，少数可有假包膜。镜下由大量密集的小圆细胞和椭圆细胞构成，缺乏胞质，细胞核呈圆形或卵圆形，核大而染色较深，细胞质少，核质比高；肿瘤组织细胞密度高，瘤细胞围绕细胞突起排列，中心无空腔结构。

（三）MRI 影像学表现

髓母细胞瘤多发生于小脑蚓部，引起梗阻性脑积水。肿瘤边界较清楚，囊变较少、较小，钙化少见，MRI 表现为 T_1WI 稍低信号，T_2WI 等或稍高信号，信号一般较均匀，由于肿瘤细胞排列密集，核质比大，细胞间质水含量减少，所以 T_2FLAIR 实性成分多呈等信号，与周围脑实质出现“模糊效应”。髓母细胞瘤缺乏胞质，核质比高，这种特点造成肿瘤细胞内水分子弥散受限显著，DWI 呈较明显高信号，ADC 值较低；当以肿瘤实质 ADC＜$0.94\times10^{-3}mm^2/s$ 诊断髓母细胞瘤时，诊断特异性较高。弥散峰度成像（diffusion kurtosis imaging，DKI）测量平均弥散峰度（mean kurtosis，MK）在鉴别室管膜瘤和髓母细胞瘤时敏感性和特异性较高。肿瘤血供丰富，增强扫描后多为均匀明显强化，PWI 呈高灌注表现。肿瘤较小时，在矢状位或轴位图像上，其前方可见线样脑脊液信号影将肿瘤与脑干分开。

（四）鉴别诊断

儿童后颅窝中线区的实体性肿块，需与以下疾病进行鉴别。

1. 室管膜瘤　起源于脑室内室管膜上皮，生长缓慢，约 50%发生于 5 岁以下儿童，以第四脑室最常见，肿瘤坏死囊变多见，实性部分和囊变坏死区常混合存在，MRI 常表现为混杂信号，增强扫描后呈轻-中度强化。由于瘤细胞分化程度高，细胞质成分多，常出现室管膜裂隙或血管周围假菊形团，瘤细胞排列较疏松，细胞间隙较大，细胞内水分子弥散受限较髓母细胞瘤低，DWI 为等、低信号，肿瘤实性成分 DWI 的信号特点可作为鉴别髓母细胞瘤和室管膜瘤的重要依据，T_2FLAIR 多呈高信号，与周围脑实质分界清楚。此外，肿瘤可沿室管膜向第四脑室正中孔和（或）侧孔生长，形成脑室“铸型状”结构，其后方可见线样脑脊液信号影将瘤体与小脑蚓部分开。

2. 脉络丛乳头状瘤 起源于脑室内脉络丛上皮细胞，生长缓慢，可分泌脑脊液。儿童较常见，好发于第四脑室及侧脑室三角区，并与脉络丛组织相连伴脑室系统的扩大或者脑积水。肿瘤边缘常为颗粒状或凹凸不平呈“羽毛状”，肿瘤呈实性，内部信号基本均匀，与脑组织分界清楚，一般不侵入脑组织，很少发生囊变和出血坏死。T_1WI 为等信号或低信号，T_2WI 多为高信号，增强扫描呈均匀明显强化。

3. 儿童小脑星形细胞瘤 多为毛细胞型星形细胞瘤，表现为伴壁结节的囊性肿块，MRI 表现为 T_1WI 呈低信号影和 T_2WI 呈高信号影，增强扫描实性部分和部分囊壁明显强化。而毛细胞型星形细胞瘤的肿瘤细胞呈“梭形”，胞质疏松，肿瘤细胞内水分子弥散受限不明显，DWI 常呈低信号，ADC 值较高。

4. 血管母细胞瘤 多见于 20～40 岁成年人，以大囊小结节为特征，增强扫描壁结节明显强化而囊壁无强化，肿瘤旁常可见流空血管影。

【案例 2-3-3-1 点评】

1. 如图 2-3-3-1 所示，小脑蚓部占位性病变，（a）CT 平扫呈均匀较高密度，（b）增强扫描明显强化，（c）轴位 T_1WI 呈稍低信号，（d）轴位 T_2WI 呈混杂稍高信号，（e）轴位 T_2FLAIR 上呈等、稍高信号，（f）双侧侧脑室明显扩张积水，脑室周围带状 T_2FLAIR 高信号提示脑实质间质性脑水肿，（g）DWI 序列示病灶弥散受限，（h、i）轴位和矢状位增强扫描病灶呈均匀明显强化。需要重点观察 DWI 和 T_2FLAIR 以及增强后序列。

2. 诊断要点：患者儿童，临床症状进行性加重，病灶定位小脑蚓部，突入第四脑室内生长，第四脑室受压变扁。CT 平扫稍高密度，增强均匀明显强化，MRI 显示呈 T_1WI 低信号和 T_2WI 高信号影，T_2FLAIR 序列呈等、稍高信号，部分病灶与周围脑实质分界不清，呈现“模糊效应”。DWI 呈均匀高信号，增强后病灶均匀明显强化，考虑胚胎性肿瘤性病变，髓母细胞瘤可能性大，致梗阻性脑积水及间质性脑水肿。

3. 需要与发生在第四脑室的室管膜瘤及脉络丛乳头状瘤以及颅后窝中线的星形胶质瘤和血管母细胞瘤进行鉴别。

病理：髓母细胞瘤。

四、室 管 膜 瘤

【案例 2-3-4-1】 患者男性，36 岁，头晕头痛半年，加重伴呕吐、步态不稳 9 天。①现病史：患者半年前无明显诱因出现头晕头痛，呈持续性胀痛，不能自行缓解，伴恶心呕吐，步态不稳。9 天前患者呕吐症状加重，伴步态不稳。头颅 CT 示第四脑室占位性病变，脑积水。②既往史、个人史、家族史无特殊。患者入院 CT 和 MRI 检查如图 2-3-4-1。

思考题 1. 上述各图扫描序列及影像学表现有哪些？

2. 病变的定位诊断在哪里？

3. 可能的诊断是什么？需要与哪些疾病鉴别？

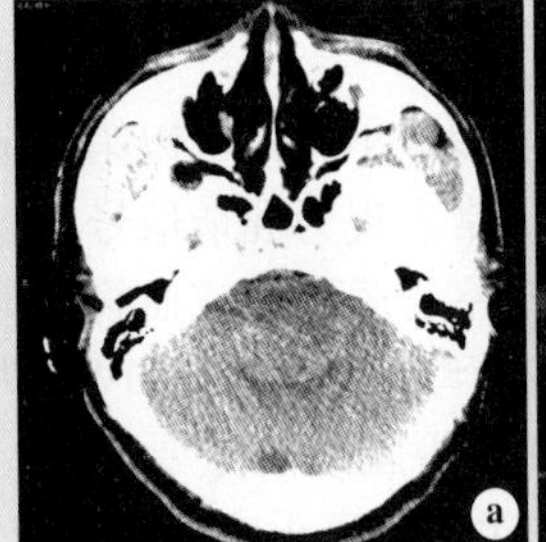

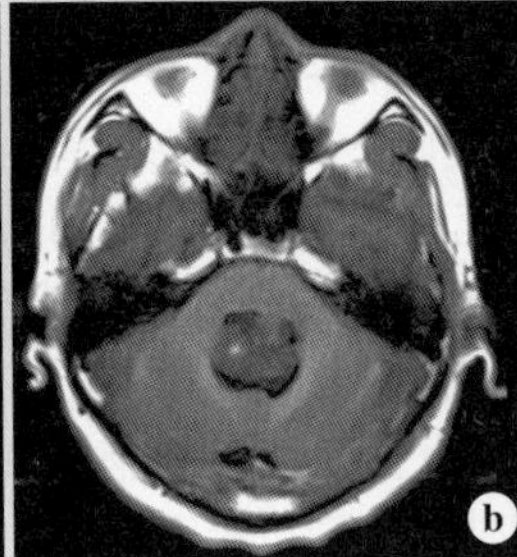

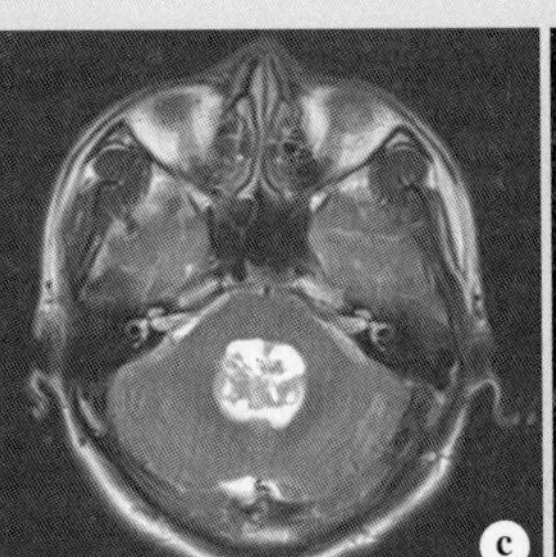

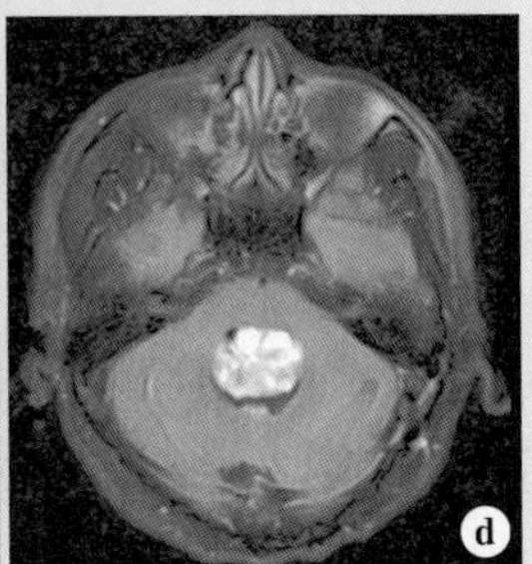

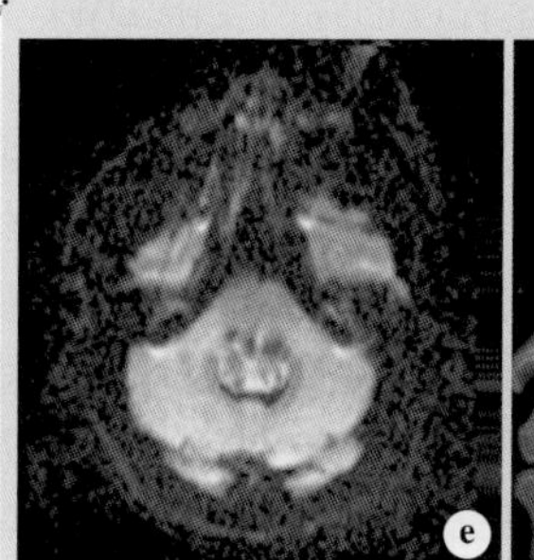

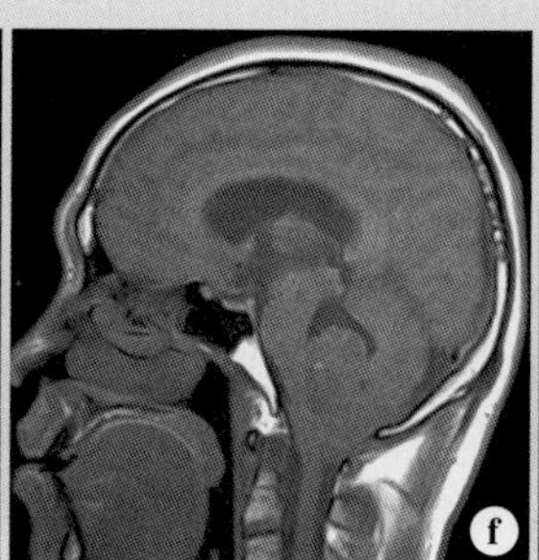

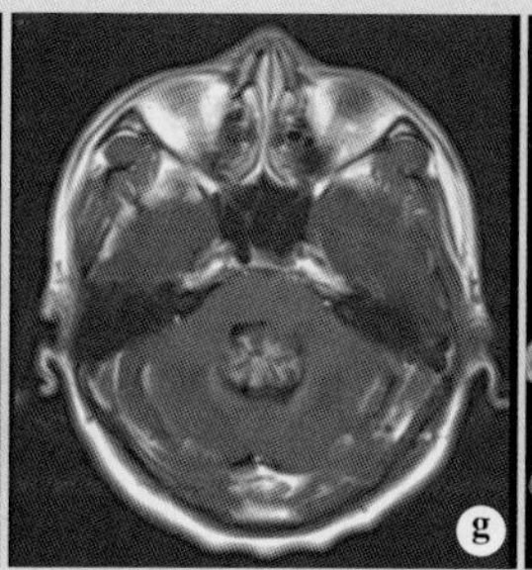

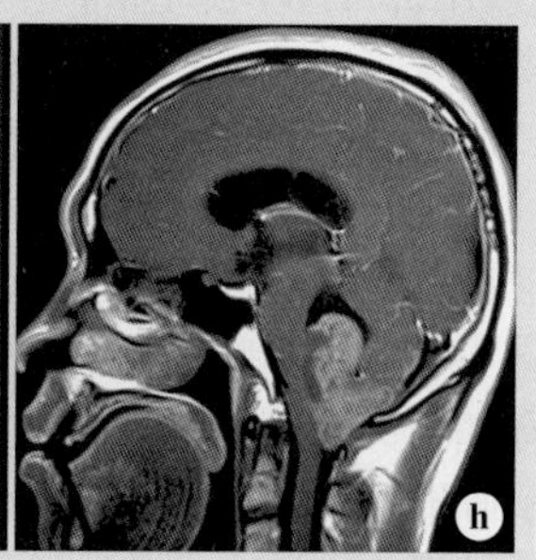

图 2-3-4-1 案例 2-3-4-1 影像学检查结果

（一）疾病概述

室管膜瘤（ependymoma）是起源于脑室壁或脑室周围室管膜上皮细胞的神经上皮性肿瘤。其发病率约占原发颅内肿瘤的 5%，占神经上皮源性肿瘤的 12%。颅内室管膜瘤 60%发生在幕下，幕下者多见于儿童，40%发生在幕上。

（二）临床与病理

室管膜瘤可发生于脑室的任何部位，一般生长在脑室表面，也可发生在毗邻脑室的脑实质组织或椎管内。室管膜瘤可发生于任何年龄，是儿童第三常见颅内肿瘤，仅次于星形细胞瘤和髓母细胞瘤，平均年龄约 6 岁，成人室管膜瘤更多发生于脊髓颈胸段。临床表现与肿瘤发生部位有关，幕下室管膜瘤常出现脑积水和颅内压增高的症状和体征，可出现共济失调、麻痹等；幕上者多表现为头痛、局部神经功能障碍、癫痫及颅内高压征等；发生在脊髓时则表现为对应区域的感觉运动障碍。

病理学特点：大体病理表现多为红色，分叶状，质脆，有时可见囊变，血供一般较丰富，边界清。镜下可见肿瘤与周围脑实质界限相对清晰，瘤内由均匀一致的小圆细胞围绕血管形成血管周围假菊形团结构，少数情况可见真正的室管膜菊形团（即立方状肿瘤细胞沿着空腔排列）。经典型室管膜瘤多为 WHO Ⅱ级，瘤细胞密度较低，核分裂象少见，无假“栅栏”样坏死和血管内皮细胞增生，可存在黏液样变性、出血或营养不良性钙化等。除经典型室管膜瘤外，还根据细胞形态进一步划分为 3 种变异型：①伸长细胞型，最常见于脊髓，具有梭形瘤细胞形成的束状结构；②透明细胞型，好发于儿童幕上，瘤细胞具有类似少突胶质细胞的核周空晕，且常见“细铁丝网”样微血管结构，部分病例出现间变，常具有 RELA 基因融合；③乳头型，临床罕见，以立方状瘤细胞排列成乳头状结构为特点，乳头轴心由胶质纤维呈放射状围绕血管而构成。若瘤细胞明显丰富、核分裂活跃、微血管增生和（或）出现栅栏样坏死，则为间变性室管膜瘤，属于 WHO Ⅲ级。

（三）MRI 影像学表现

室管膜瘤可发生在脑室、脑实质及脊髓，肿块多有囊变以及粗短钙化，偶尔可见瘤内出血。MRI 平扫信号不均匀，T_1WI 呈等、稍低信号，T_2WI 为混杂高信号，增强扫描时不均匀轻、中度及明显强化，常伴有脑积水。DWI 信号多变，部分室管膜瘤软组织成分呈高信号，反映肿瘤内细胞密度较高。

脑室内室管膜瘤常侵及邻近脑实质，双侧侧脑室旁白质可有血管源性水肿。发生在侧脑室室管膜瘤可沿脑室通路突入邻近脑室生长，发生在第四脑室的室管膜瘤可沿第四脑室正中孔和（或）侧孔铸型生长，延伸至桥小脑角区及枕骨大孔，常伴有幕上脑室扩张积水，脑室内室管膜瘤可沿脑脊液播散。

脑实质室管膜瘤，好发于幕上，与脑室关系密切，以颞顶枕叶交界区多见，体积较大，以囊实性型多见，也有实质型及囊性型，肿瘤钙化率高。实性为主的肿瘤轮廓多不规则，边缘毛糙不整，与周围脑组织分界模糊甚至浸润到周围脑实质。肿瘤呈 T_1WI 不均匀等、稍低信号，T_2WI 稍高信号；以囊性为主的肿瘤轮廓规则，边缘光整，囊变区呈 T_1WI 低信号，T_2WI 高信号，由于蛋白质成分，T_2FLAIR 信号不完全降低，瘤周水肿一般较轻或无。室管膜瘤伴 RELA 融合阳性肿瘤，一般较大，T_1WI 及 T_2WI 信号不均匀，常有囊变、出血及瘤周水肿，有一定程度的弥散受限 DWI 呈高信号，增强后实质部分较明显强化。

脊髓室管膜瘤，起源于脊髓中央管表面或终丝的室管膜上皮，脊髓室管膜瘤约占髓内胶质肿瘤的 60%，是成人髓内最常见的肿瘤，颈髓多见，发病高峰为 40～50 岁，男性多见，肿瘤可随脑脊液种植转移。位于髓内的室管膜瘤多为典型的细胞型及上皮型，而马尾或终丝的室管膜瘤多为黏液乳头状室管膜瘤，可压迫椎体后缘呈扇形压迹，椎管扩大伴椎间孔扩大。肿瘤常位于脊髓中央，使脊髓中央管反应性对称性扩大；肿瘤两端出现"帽征"，表现为 T_2WI 肿瘤实质两端低信号带，提示陈旧性出血后含铁血黄素沉积，为室管膜瘤的一种特征性征象；另一常见征象为肿瘤头端或尾端脊髓反应性囊变，增强后无强化，偶有钙化，肿瘤实性部分血供丰富，增强后不强化的囊性和明显强化的实性部分分界清楚。

（四）鉴别诊断

本病诊断要点包括：室管膜瘤多见于小儿和青少年，定位体征不定；位于脑室系统，部分位于脑实质内；小儿和青少年脑实质内肿瘤容易发生大的囊变和钙化；MRI 显示肿瘤 T_1WI 为低信号或等信号，T_2WI 为高信号，增强后明显强化。不同部位发生的室管膜瘤需要与该部位好发的肿瘤相鉴别。

1. 第四脑室室管膜瘤需与以下肿瘤相鉴别

（1）髓母细胞瘤：属于胚胎源性肿瘤，WHO Ⅳ级。儿童常见，多起源于小脑蚓部，突向第四脑室，恶性程度高，病程短，发展快，与脑干间常有脑脊液间隙，肿瘤多为实性，可见小囊变区，实性部分细胞密度高，DWI 呈明显高信号，增强扫描较室管膜瘤强化更明显均匀，囊变及钙化少见，PWI 呈高灌注。

（2）脉络丛乳头状瘤：可见于任何年龄，肿块呈圆形或类圆形，边缘常呈颗粒状或凹凸不平或菜花状表现，肿瘤边界清楚，周围有脑脊液包绕，脑积水症状出现早且更严重，脉络丛乳头状瘤具有分泌功能，因此脑室扩大明显，强化较室管膜瘤明显。

2. 侧脑室室管膜瘤需与以下肿瘤相鉴别

（1）侧脑室脑膜瘤：多见于成年人，常位于侧脑室三角区，形状较规则，表面光整，囊变少见，信号均匀，T_1WI 呈等信号，T_2WI 呈等或稍高信号，强化均匀。MRS 可见 Cho 升高，可见 Lac、Lip、Ala 峰，NAA、Cr 峰减低，PWI 呈高灌注。

（2）室管膜下瘤：WHO Ⅰ级，是一种具有外生性生长模式而生长缓慢的肿瘤，较少见，切除后预后良好，男性多见，可发生于任何年龄。80%无明显症状，常小于 2cm，有症状者多体积较大并与脑积水有关。可以出现退化性特征，如微囊、钙化、出血或血管透明变性。MRI 表现为 T_1WI 呈低信号，T_2WI 呈高信号，大部分无或仅轻度强化，乏血管性肿瘤，不侵犯周围脑组织，脑室旁白质高信号少见，无脑脊液播散。

（3）侧脑室脉络丛乳头状瘤：80%发生于儿童，形态呈乳头状或结节状，肿瘤可分泌脑脊液引起的脑积水，可有钙化及出血，血供丰富，CTA 可显示增粗的脉络丛动脉，强化程度较室管膜瘤显著，MRS 可见显著的 Cho 峰，而无 NAA、Cr 峰，PWI 呈高灌注。

3. 脑实质室管膜瘤需与以下肿瘤相鉴别

（1）星形胶质细胞瘤：实性部分钙化少见，常伴较明显水肿，而室管膜瘤多有条状或点状钙化，瘤周水肿较轻或无。

（2）胶质母细胞瘤：多发生于 50 岁以上者，肿瘤进展快，常沿白质束扩展，通过胼胝体、前联合和后联合扩展到双侧大脑半球，呈蝶翼征，且出血坏死常见，增强扫描呈花环状强化。

4. 脊髓室管膜瘤需与以下肿瘤相鉴别

（1）脊髓星形细胞瘤：好发于儿童，脊髓上段常见，较少累及马尾、终丝，一般呈偏心性浸润性生长，与正常脊髓分界不清，肿瘤较少囊变，增强后强化方式多样，可不强化或跳跃性强化或多灶性不规则强化，强化程度不及室管膜瘤。

（2）髓内血管母细胞瘤：较少见，胸段好发，肿瘤有丰富血管网，可沿神经根、终丝伸到髓外和硬膜外；肿瘤血管多，且常合并血管畸形，60%的肿瘤发生囊变，形态可有“大囊小结节型”“单纯囊型”“实性肿块型”；壁上有大小不等的结节，有时小的瘤结节伴广泛的水肿及囊肿形成，二者不成比例；也可表现为脊髓弥漫性增粗，瘤体上下方多伴有脊髓空洞，可多中心生长。肿瘤 T_1WI 呈低信号或等低混杂信号，T_2WI 呈混杂高信号，增强扫描实性部分明显强化，边界清楚，点状及纡曲条状流空血管为其特征性改变。

【案例 2-3-4-1 点评】

1. 如图 2-3-4-1 所示，（a）CT 平扫病灶呈等及稍低密度，（b）轴位 T_1WI 呈稍低信号，其内见点状高信号，（c）轴位 T_2WI 呈混杂稍高信号，多发大小不一高信号囊变区，（d）轴位 T_2FLAIR 上呈等及稍高信号，（e）DWI 序列示病灶实性部分轻度弥散受限，（f）矢状位平扫显示病灶呈铸型生长，（g～h）轴位和矢状位增强扫描病灶呈不均匀明显强化，囊变区无明显强化。需要重点观察 CT 平扫有无钙化，T_1WI、T_2WI 及 T_2FLAIR 序列病灶的囊变，T_1WI 有无出血，DWI 序列与其他病变鉴别诊断以及增强后序列显示病灶的强化特点等。

2. 病灶定位于第四脑室内，并沿脑室铸型生长，向下延伸到延髓后方以及枕大池。

3. 患者青壮年男性，病灶 CT 平扫等、稍低密度，MRI 示呈 T_1WI 低信号和 T_2WI 高信号，T_2FLAIR 序列呈等、稍高信号，其内多发囊变信号影，并见点状 T_1WI、T_2WI 稍高信号影，考虑出血可能，DWI 呈等、稍高信号，增强后病灶不均匀显著强化，囊变区无明显强化，考虑脑室系统来源，室管膜瘤可能性大。

本病需与髓母细胞瘤及脉络丛乳头状瘤进行鉴别。

病理：室管膜瘤（WHO Ⅱ级）。

五、脉络丛乳头状瘤

【案例 2-3-5-1】 患儿男性，3 岁，头围增大 2 个月，头痛、恶心呕吐 3 天。①现病史：2 个月前家属无意中发现头围较前明显增大，未予特殊处理。3 天前患儿突发持续性头痛、恶心呕吐，呕吐为喷射性，呕吐物为胃内容物，遂就诊。②个人史、家族史无特殊，预防接种随当地进行。患儿入院 MRI 检查如图 2-3-5-1。

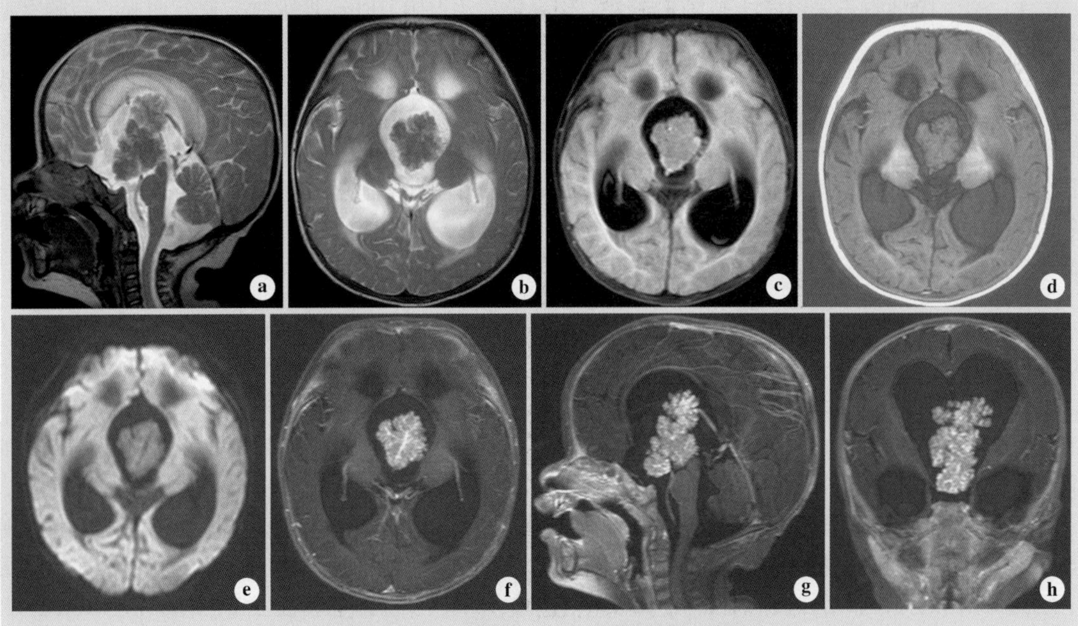

图 2-3-5-1 案例 2-3-5-1 影像学检查结果

思考题 1. 上述图显示为哪些 MRI 扫描序列？重点观察哪些序列？
2. 病变的定位诊断在哪里？
3. 病变的影像征象有哪些？
4. 可能的诊断是什么？需要与哪些疾病鉴别？

（一）疾病概述

根据 2016 年中枢神经肿瘤分类修订版 WHO 肿瘤分型，脉络丛肿瘤起源于脑室脉络丛上皮细胞，可为脉络丛乳头状瘤（choroid plexus papilloma）（Ⅰ级）、非典型脉络丛乳头状瘤（atypical choroid plexus papilloma）（Ⅱ级）、脉络丛乳头状癌（choroid plexus carcinoma）（Ⅲ级）。脉络丛乳头状瘤生长缓慢，非典型脉络丛乳头状瘤生物学行为介于良性脉络丛乳头状瘤和脉络丛癌之间，为低度恶性、恶性倾向不能肯定或交界性肿瘤，在脉络丛肿瘤中，WHO Ⅰ、Ⅱ、Ⅲ级分别占 80%、15%、5%。

（二）临床与病理

脉络丛乳头状瘤占原发颅内肿瘤的 0.4%～0.6%，占儿童脑肿瘤的 2%～5%，男性略多于女性。绝大部分发生于 10 岁以内的儿童，常伴有脑积水，少数见于成人。本病好发部位因年龄而有所不同，儿童好发于侧脑室三角区及第三脑室，成人好发部位依次为第四脑室、侧脑室、第三脑室、桥小脑角区。桥小脑角区脉络丛乳头状瘤多为第四脑室肿瘤经侧孔直接蔓延而来，也可为单纯的桥小脑区肿瘤，但后者少见。幕上脉络丛乳头状瘤因刺激脉络丛分泌过多脑脊液引起脑积水，幕下脉络丛乳头状瘤主要表现为第四脑室肿瘤引起阻塞性脑积水。临床表现主要为颅内压增高的症状和体征，包括头围增大、颅缝增宽、恶心呕吐、步态不稳、头痛、斜视等，累及桥小脑角区时可见相应的颅神经症状。脉络丛乳头状瘤可见于 Aicardi 综合征（婴儿痉挛症、胼胝体发育不良、脉络膜视网膜异常、脑皮质发育不良等）。脉络丛乳头状癌好发于侧脑室三角区，其他部位罕见，儿童较成人多见，约 70%的脉络丛乳头状癌发生于婴幼儿。首选的治疗措施为手术切除，全切肿瘤多可治愈本病，随着显微神经外科的发展，其手术效果已得到明显改善。

病理学特点：Ⅰ级肿瘤呈粉红色结节样，边缘清楚，周围粘连不重。镜下：瘤细胞排列呈乳头状结构，乳头中心为血管及疏松结缔组织，表面覆盖单层立方或柱状上皮，细胞无异形，核分裂象＜2/10 HPF（10 个细胞在高倍镜视野下核分裂象少于 2）。Ⅱ级肿瘤边界不清，与脑室壁轻度或广泛粘连。镜下瘤细胞主要以乳头状结构排列，核分裂象≥2/10 HPF。Ⅲ级肿瘤质软而脆，与脑室壁或硬脑膜紧密粘连。镜下肿瘤组织中可见大量乳头状肿瘤结构，形态不规则，分布密集，核分裂象≥5/10HPF，局部有浸润性生长倾向，可见散在钙化或砂砾体，钙化有共同特点，位于肿瘤的表浅区，呈斑点状并聚集成簇状。肿瘤血供十分丰富，含许多穿支血管，很少发生囊变和出血，无血脑屏障。免疫组化标记的抗体为波形蛋白（Vim）、细胞角蛋白（CK）、上皮膜抗原（EMA）、神经胶质原纤维酸性蛋白（GFAP）、S-100 等，其中 Vim、CK 和 EMA 为脉络丛乳头状瘤较为特异性的抗体，偶见 GFAP 阳性。

（三）MRI 影像学表现

脉络丛乳头状瘤 MRI 平扫表现为脑室内圆形、类圆形、乳头状或分叶状实性软组织肿块，边界清楚，可见点状钙化，伴脑室系统扩大。T_1WI 呈等、低信号，T_2WI 呈稍、高信号，T_2FLAIR 呈稍高信号，DWI 呈等、低信号。部分侧脑室肿块可见与邻近脉络丛组织相连，信号不均匀，增强扫描肿瘤多明显均匀强化，边界更清，窄窗宽窗位观察，瘤内可见桑椹样或细小颗粒状不均匀强化区，与病理上瘤细胞乳头状排列的特点相吻合。

非典型脉络丛乳头状瘤体积多较大，呈明显乳头状、分叶状改变，肿瘤内部囊变较多且常位于肿瘤的一侧，对邻近脑室壁呈推压改变且分界不清，所在部位的脑室局限性扩张，邻近脑实质水肿明显并有中线结构的移位，增强扫描肿瘤实性部分、囊壁及分隔均明显强化，且与强化的脉络丛关系密切。

脉络丛乳头状癌主要发生于婴幼儿，瘤体呈“分叶状”或“菜花状”，往往位于脑室内或贴紧脑室壁，并超出脑室边缘向脑实质内生长。肿瘤形态不规则，内部容易发生出血、坏死及囊变，信号不均匀。增强后呈不均匀强化，多侵犯侧脑室壁和向脑组织内扩展，也可经脑脊液播散，并引起血管源性水肿，往往伴有不同程度的脑积水。

（四）鉴别诊断

脉络丛乳头状瘤病理特征决定其独特的影像学表现，表现为脑室内圆形、类圆形、乳头状或分叶状实性软组织肿块，边界清楚，可见点状钙化，伴脑室系统扩大，增强后明显强化。脉络丛乳头状瘤需与以下疾病相鉴别。

1. 脑室内脑膜瘤　多见于成年女性，圆形或类圆形，边缘清楚，CT 平扫呈等或稍高密度，T_2WI 以等、稍高信号为主，增强后明显强化，不伴有交通性脑积水或阻塞远端脑积水。

2. 室管膜瘤　儿童好发于幕下第四脑室，成人则好发于侧脑室，呈可塑性生长，肿块内常合并出血、钙化、囊变、坏死，增强后不均匀强化，增强后扫描强化程度不如脉络丛乳头状瘤明显，但强化区和非强化囊变区分界相对清楚。

3. 室管膜下巨细胞星形细胞瘤　常见儿童或青少年，结节性硬化的患者，起源于透明隔、胼胝体等脑室旁结构，圆形或类圆形，边界不清楚，易侵及脑室旁实质，当侵犯脑实质时可有明显水肿。瘤体内钙铁沉积，所以 T_2WI 呈不均质高信号，增强呈中度以上强化，同时多伴有结节性硬化，临床可有“癫痫、皮下结节和智力低下”三联征。

4. 中枢神经细胞瘤　好发青壮年，多位于侧脑室前 2/3 处近孟氏孔区或透明隔，常起源于一侧脑室，向对侧脑室生长，常以宽基底与透明隔相连，肿瘤边缘多发囊变、条索状结构，呈“蜂窝状”“皂泡状”样，可见流空血管影，增强后明显强化。

5. 桥小脑角区肿瘤　桥小脑区脉络丛乳头状瘤主要与该区发生的脑膜瘤、听神经瘤相鉴别。脑膜瘤边缘光滑，密度/信号均匀，常以宽基与邻近脑膜相连，强化明显且均匀，可见“脑膜尾征”。听神经瘤信号常混杂，囊实性及囊变信号影，分界清楚，多可致内听道扩大，并可见一蒂突入内听道，实性部分明显强化。

【案例 2-3-5-1 点评】

1. 图 2-3-5-1 显示：（a）矢状位 T_2WI、（b）轴位 T_2WI、（c）轴位 T_2FLAIR、（d）轴位 T_1WI、（e）轴位 DWI、（f～h）轴位、矢状位、冠状位 T_1WI 增强序列。重点观察增强序列。

2. 病变定位于脑室内，第三脑室。

3. 第三脑室内 T_2WI 等、稍高信号肿块影，T_1WI 呈等信号，FLAIR 呈稍高信号，幕上脑室明显扩张积水，DWI 呈等、稍低信号，增强扫描多发乳头状明显均匀强化。

4. 考虑脑室来源肿瘤性病变，脉络丛乳头状瘤可能性大，需与室管膜瘤、生殖细胞瘤等相鉴别。

病理：脉络丛乳头状瘤（WHO Ⅱ级）。

六、松果体区肿瘤

【案例 2-3-6-1】　患儿女性，4 岁，步态不稳 10 天。①现病史：入院前 10 天患儿无明显诱因出现下楼梯步态不稳，行走变缓伴双上肢不自主活动，有同手同脚步态，走平路无明显异常，无意识障碍、恶心呕吐、大小便失禁，无四肢抽搐、头痛头晕等。②既往史、个人史、家族史无特殊，预防接种史按规定。入院 MRI 检查如图 2-3-6-1。

思考题　1. 上述图显示哪些 MRI 扫描序列？重点观察哪些序列？

2. 病变的定位诊断在哪里？

3. 病变的影像征象有哪些？

4. 可能的诊断是什么？需要与哪些疾病相鉴别？

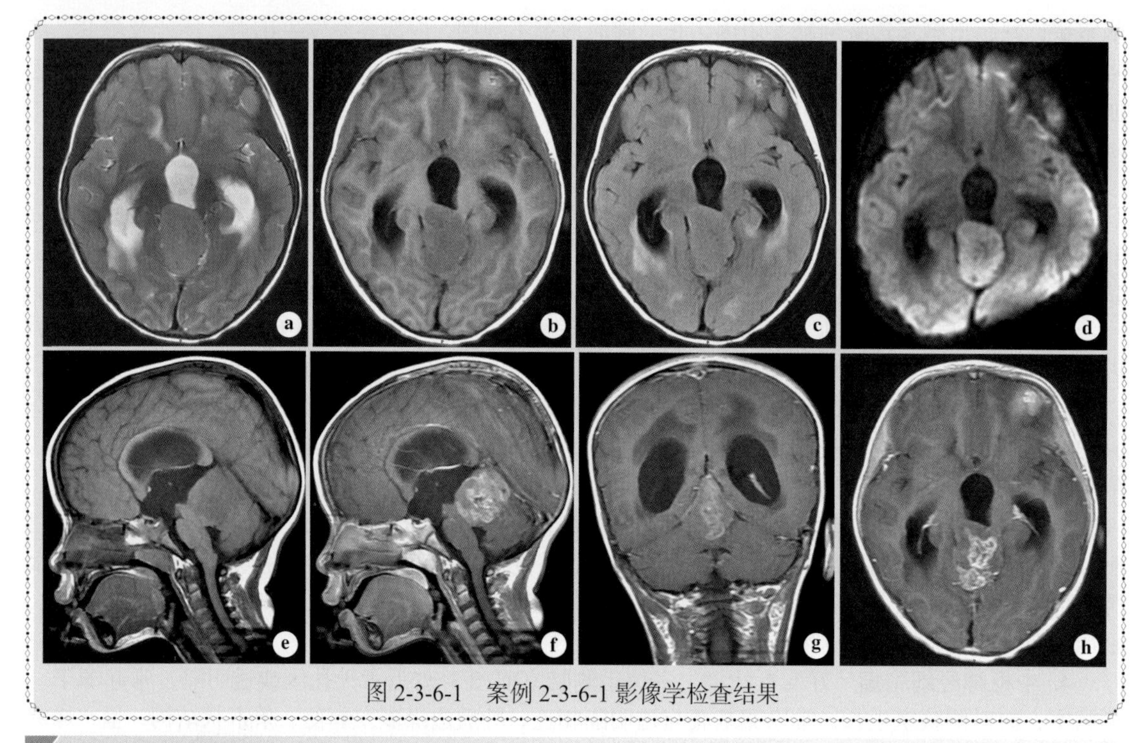

图 2-3-6-1 案例 2-3-6-1 影像学检查结果

（一）疾病概述

松果体区肿瘤（pineal region tumors）是指起源于松果体及其邻近组织结构的肿瘤。松果体在间脑结构中属于上丘脑，以细柄附着于第三脑室后部，而松果体区主要包括松果体、缰、缰三角、缰联合及周围血管。此区毗邻结构多而复杂，发生肿瘤时，影像学较难明确原发部位。

（二）临床与病理

松果体区肿瘤的病理类型复杂，大致可分为三大类。①生殖细胞源性肿瘤：来源于胚胎生殖细胞，根据 WHO 病理分类有 6 个亚型，分别是生殖细胞瘤（germinoma）、畸胎瘤（teratoma）（成熟/不成熟型）、内胚窦瘤（又名卵黄囊瘤）、绒毛膜上皮癌（简称绒癌）、胚胎癌、混合性生殖细胞肿瘤；②松果体实质细胞起源肿瘤，包括四个亚型：松果体细胞瘤（pinealocytoma，WHO Ⅰ级）、中分化松果体实质细胞肿瘤（pineal parenchymal tumor of intermediate differentiation，WHO Ⅱ/Ⅲ级）、松果体母细胞瘤（pineoblastoma，WHO Ⅳ级）、松果体区乳头状瘤（papillary tumor of the pineal region，WHO Ⅱ/Ⅲ级）；③其他来源肿瘤，包括胶质瘤、脑膜瘤及一些非肿瘤性肿物（松果体囊肿、大脑大静脉瘤）。

1. 生殖细胞瘤来源的肿瘤 包括：①生殖细胞瘤，是松果体区最常见的肿瘤，起自神经管发育早期中线部，具有向各个方向生长潜能的原始多能细胞，约占松果体区肿瘤的 3/4，该肿瘤好发年龄在 10～20 岁，男性多见，多见于松果体区及鞍上区，50%～65%位于松果体区，5 年生存率至少 90%，肿瘤对放疗反应较好。②畸胎瘤，发生率仅次于生殖细胞瘤，由内、中、外三胚层衍生而成，好发于儿童，根据组织成分不同分为成熟性畸胎瘤、未成熟性畸胎瘤与具有恶性转化的畸胎瘤，其中成熟性畸胎瘤是良性肿瘤，未成熟性畸胎瘤与具有恶性转化的畸胎瘤均属于恶性肿瘤。

2. 松果体实质细胞起源肿瘤 比较少见，在颅内肿瘤中发病率低于 0.2%，是起源于松果体细胞或前体细胞的神经上皮肿瘤。①松果体细胞瘤，WHO Ⅰ级，生长缓慢，临床罕见，占松果体实质细胞肿瘤的 14%～60%，可见于任何年龄组，但多发生在成人，23～35 岁。②中分化松果体实质细胞肿瘤，为 WHO Ⅱ/Ⅲ级，占松果体实质肿瘤细胞至少 20%，可发生于任何年龄，青年多见，5 年生存率为 39%～74%。③松果体母细胞瘤，WHO Ⅳ级，高度恶性，约占松果体实质细胞肿瘤的 40%，可发生于任何年龄，最常见于 20 岁以前，脑脊液播散常见，并且为最常见的死亡原因。

④松果体区乳头状瘤，WHO Ⅱ/Ⅲ级，少见，5 年生存率和无进展生存率分别为 73%和 27%，手术切除和放射治疗后，局部复发频繁。

松果体区肿瘤压迫第三脑室、中脑导水管引起颅内压增高，并可长入第三脑室，压迫邻近脑组织引起视听觉障碍及小脑症状，以及性征发育紊乱（多数为性早熟，少数性征发育停滞）。该区域肿瘤大部分预后较好，术后 5 年生存率为 86%～100%，肿瘤全切后不复发，脑脊液播散罕见。

病理学特点：生殖细胞瘤由淋巴细胞和多边形原始生殖细胞组成，可分为纯生殖细胞和混合滋养细胞的生殖细胞。成熟畸胎瘤大体上同时含有上皮、骨、软骨、牙齿、毛发脂肪等多胚层成分，未成熟的畸胎瘤含有类似胎儿组织的未完全分化的组织成分。松果体细胞瘤边缘清楚，有灰色颗粒均质切面，也可见退行改变，如囊变、出血，偶有报道瘤内坏死。组织学改变，肿瘤由相对较小、均一且分化成熟的类似松果体腺体细胞的瘤细胞成分组成，小叶状结构和松果体细胞瘤性菊形团为其共同特点。细胞分化良好，无核分裂象。松果体母细胞瘤由丰富的原始胚胎性细胞组成，肿瘤细胞胞质稀少，呈弥漫片状分布，可有出血或坏死，并可见侵及邻近结构和沿脑脊液播散。松果体区乳头状瘤边界清，可有囊变，组织学以乳头样结构、上皮样细胞、细胞角蛋白阳性和室管膜细胞分化为特征，并形成血管周围假菊形团样结构。

（三）MRI 影像学表现

1. 松果体区生殖细胞瘤　CT 平扫呈等密度、略高密度伴中心包埋性粗大钙化是其特征；MRI 表现为 T_1WI 等或稍低信号，T_2WI 呈稍高信号，细胞密度高而 DWI 呈高信号，边界清楚（图 2-3-6-2）。肿瘤可沿三脑室侧壁浸润生长，直接侵犯第三脑室后部，对称性地沿着两侧丘脑室管膜下浸润，形成影像学上具有特殊诊断价值的侧脑室壁带状强化或“蝴蝶征”。所谓“蝴蝶征”，即瘤体明显均匀强化，瘤体前缘出现一楔形缺口，与三脑室相通，其尖端指向瘤体，MRI 表现酷似蝴蝶张开的翅膀，增强后，强化程度高于松果体实质细胞肿瘤，肿瘤可浸润邻近组织，并沿脑脊液种植转移。

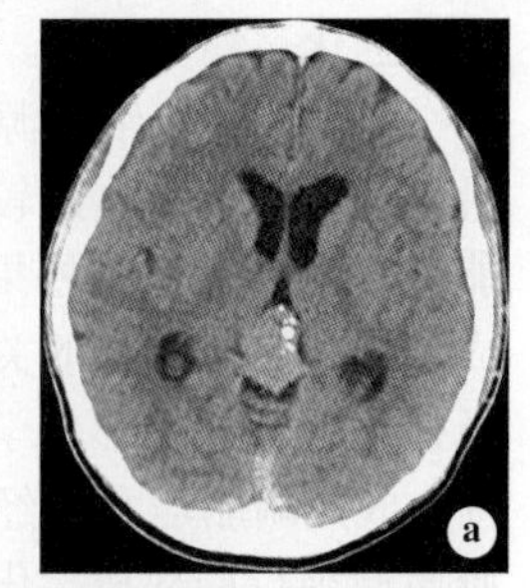

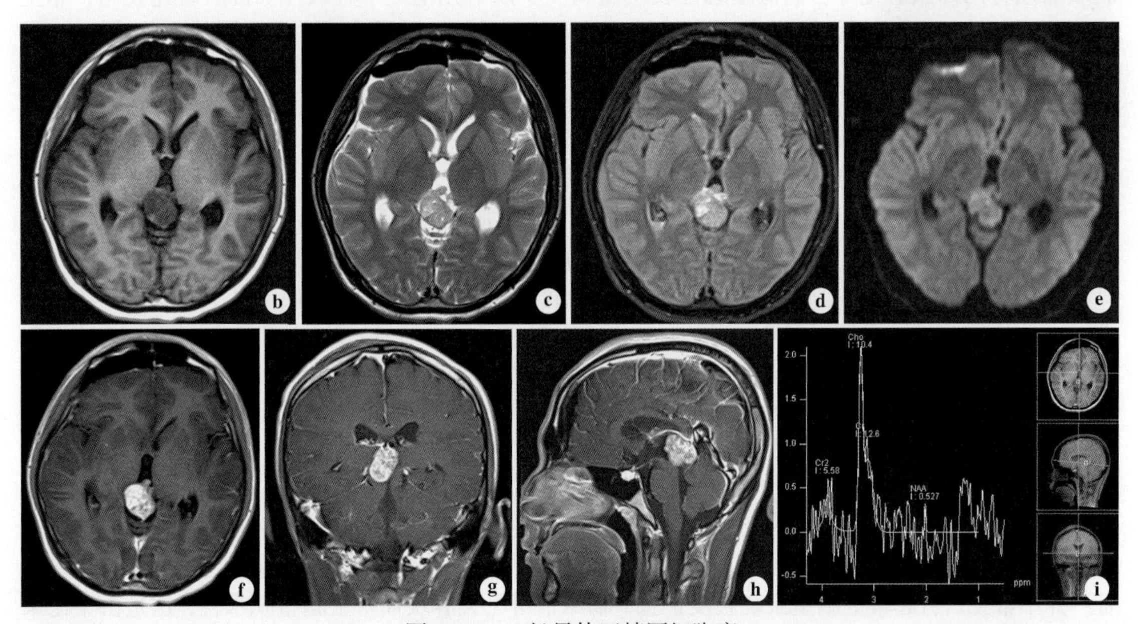

图 2-3-6-2　松果体区精原细胞瘤

患者男性，17 岁，头痛半年余，加重伴呕吐、步态不稳 7 天，复视 4 天。a. CT 示松果体区类圆形边界清楚稍高密度肿块影，密度不均，边缘可见散在钙化；b. CT 检查后第二天因颅内压增高行颅内脑室引流术，故 MRI 检查（b～f）可见额部积气，松果体区肿瘤 T_1WI 呈低信号；c. T_2WI 呈混杂稍高信号；d. T_2FLAIR 序列呈稍高信号影；e. DWI 呈稍高信号；f～h. 增强扫描呈明显不均匀强化，双侧脑室及三脑室轻度扩张；i. ^1H-MRS 病变区 NAA 峰缺失，Cho 峰明显升高

2. 松果体区畸胎瘤 因同时含有上皮、骨、软骨、牙齿、毛发脂肪等成分，CT 显示肿瘤边界欠清，内有散在点状、斑片状钙化影和低密度囊变坏死或脂肪影；T_1WI、T_2WI 均呈混杂信号，T_1WI 局部高信号可能是脂肪或信号强度不一的钙化，T_2WI 上软组织成分呈等、低信号，增强后软组织成分轻度强化，以囊性成分为主的多为良性，以实性成分为主的多为恶性。

3. 松果体细胞瘤 肿瘤多<3cm，边界清楚，CT 呈等或高密度，肿瘤使松果体结构膨胀及消失，正常的松果体钙化向周围爆裂，MRI 表现为信号均匀，T_1WI 呈低信号、T_2WI 呈高信号，典型者增强扫描表现为明显均匀性强化，可发生囊变或部分囊变，有时需与松果体囊肿鉴别，瘤内出血（松果体卒中）罕见。

4. 松果体母细胞瘤 肿瘤较大，多≥3cm，呈不规则形或分叶状，常见坏死出血，囊变少见，多伴梗阻性脑积水。CT 呈高密度，爆裂样钙化分布于病灶边缘；MRI 信号不均匀，实性部分 T_1WI 呈等、低信号，T_2WI 呈等、高信号，增强扫描呈显著不均匀强化。由于肿瘤细胞形态一致，分布密集，导致水分子弥散受限，DWI 呈高信号，ADC 图呈低或稍低信号。肿块可侵犯周边脑实质边界模糊不清，脑脊液播散常见。

5. 中分化松果体实质细胞肿瘤 介于松果体细胞瘤与松果体母细胞瘤之间，无特殊影像学表现，T_2WI 高信号，增强强化，可见囊变。

6. 松果体区乳头状瘤 肿瘤边界清楚，T_1WI 上可为多种信号强度，T_2WI 上呈高信号，增强中度强化，囊变常见。T_1WI 上可呈高信号，可能与分泌液体中含蛋白质或糖蛋白有关。

总之，生殖细胞源性肿瘤和松果体实质起源性肿瘤都来源于松果体腺结构，二者是松果体区最常见的肿瘤，鉴别较困难，应结合年龄、性别、肿瘤标志物及肿瘤是否囊变等综合考虑。MRI 能把它们与来源于松果体附属结构的肿瘤区别开来，根据部位（松果体或松果体外）、肿瘤内部成分、边界与血管的关系、增强扫描的影像学特点，CT 与 MRI 相结合，大多能为治疗方法的选择提供较可靠的影像学诊断。生殖细胞瘤对放疗敏感，尤其是单纯生殖细胞，所以术后也需要放疗；成熟畸胎瘤和神经外胚层肿瘤对放疗不敏感，只能争取手术全切除；恶性畸胎瘤和高度恶性胶质瘤须行局部放、化疗。而低度恶性胶质瘤和 5 岁以下儿童则不宜放疗。目前研究表明，非生殖细胞瘤生殖细胞源性肿瘤，包括内胚窦瘤、绒毛膜癌、恶性畸胎瘤，放疗和外科治疗效果很差，可以进行化疗。

（四）鉴别诊断

松果体区肿瘤主要与松果体区其他来源的肿瘤进行鉴别。

1. 松果体区胶质瘤 松果体区胶质瘤约占松果体区肿瘤的 33%。常起源于脑干、四叠体、丘脑、中脑及胼胝体压部等，少数来源于松果体内的星形细胞，也可为室管膜瘤、少突胶质细胞瘤等。其密度/信号特点与胶质瘤级别密切相关，多呈浸润性生长，无包膜，瘤内多呈不同程度的坏死囊变，以低分化的星形细胞瘤多见。当肿瘤分化较好时，密度或信号一致，CT 呈低密度，MRI 表现为 T_1WI 呈低信号，T_2WI 呈高信号，无强化或仅轻度强化或环形强化。当分化较差时，密度或信号不一致，强化不均匀，瘤内可见囊变、坏死，甚至出血。根据肿瘤与周围脑组织的关系、水肿表现、静脉移位方向推断出肿瘤的起源部位，从而做出胶质瘤的诊断。

2. 松果体区脑膜瘤 起源于蛛网膜颗粒细胞，肿块呈类圆形，显著、均匀强化为较典型的特征。松果体区脑膜瘤比较特殊，可与小脑幕和大脑镰关系不密切，或仅以很小的蒂附着在小脑幕或大脑镰上，也可以小脑幕或大脑镰为基底，紧密附着，小脑幕和（或）大脑镰强化形成的"脑膜尾征"并不常见。引起幕上脑室系统轻度扩张，临床常可见大肿块而幕上脑室积水轻，这是由于松果体区的脑膜瘤好发于后上部，三脑室受压不明显。但当肿瘤较大时，脑膜瘤本身的影像学特征典型，诊断不难。

【案例 2-3-6-1 点评】

1. 图 2-3-6-1 分别显示：（a）轴位 T_2WI、（b）轴位 T_1WI、（c）轴位 T_2FLAIR、（d）轴位 DWI、（e）矢状位 T_1WI、（f～h）矢状位、冠状位及轴位 T_1WI 增强序列。重点观察增强序列。

2. 病变定位于松果体区，小脑及双侧海马呈受压推移改变。

3. 松果体区实性肿块，信号相对均匀，T_1WI 呈稍低信号，T_2WI 呈等或稍低信号，T_2FLAIR 呈等信号，DWI 呈较均匀稍高信号，增强扫描病灶呈不均匀明显强化，中脑导水管受压，幕上脑室梗阻性扩张积水，双侧脑室周围斑片状水肿信号影。

4. 考虑松果体区来源肿瘤，松果母细胞瘤，伴梗阻性脑积水及间质性脑水肿，需与松果体生殖细胞瘤、脑膜瘤等鉴别。

病理：松果体母细胞瘤。

七、垂　体　瘤

【案例 2-3-7-1】　患者女性，52 岁，视力下降 2 年，视物重影半年。①现病史：患者于 2 年前无明显诱因出现视力下降，以左眼为主，无头晕、头痛，无恶心、呕吐，无四肢抽搐，无大小便失禁，未引起重视，未行特殊治疗。半年前患者出现视物重影，上述症状逐渐加重。②既往史：高血压 4 年，糖尿病 1 年，血脂升高半个月。患者 MRI 检查如图 2-3-7-1。

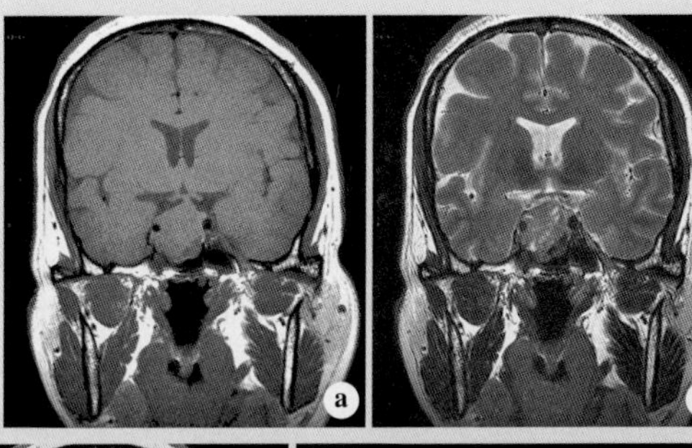

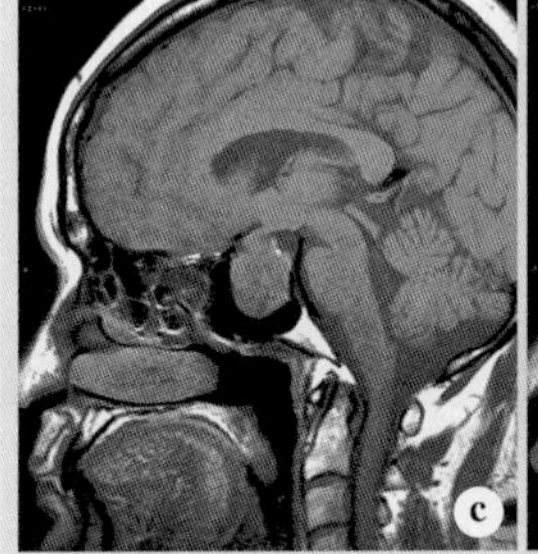

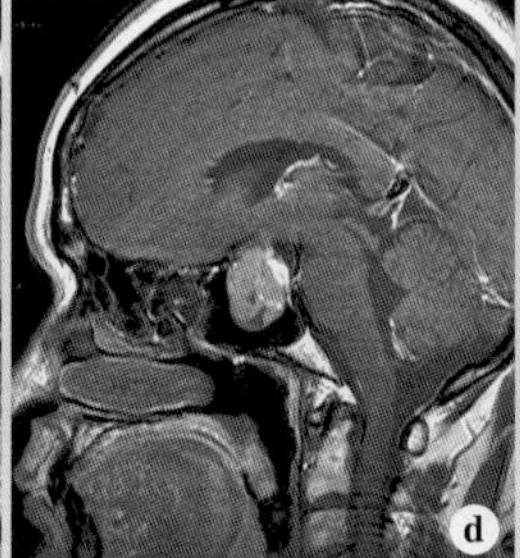

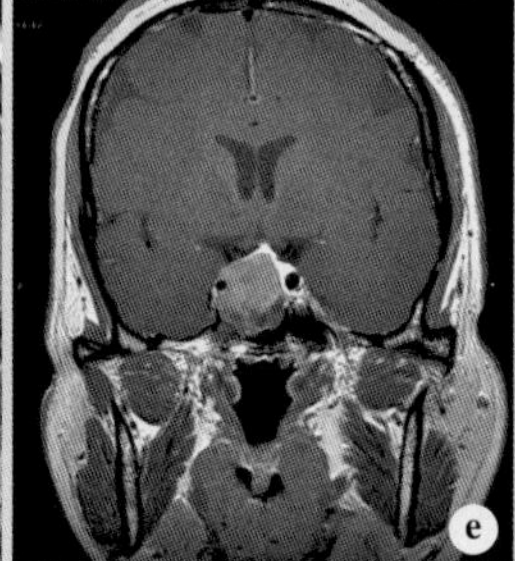

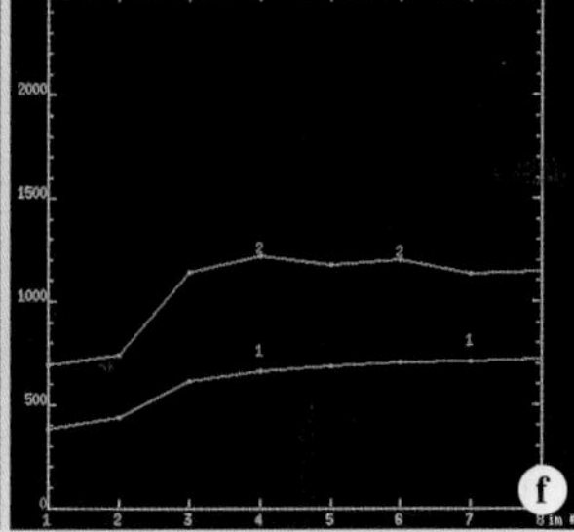

图 2-3-7-1　案例 2-3-7-1 影像学检查结果

思考题　1. 病变的定位诊断在哪里？

2. 上述图显示哪些 MRI 扫描序列？病变的影像征象有哪些？

3. 可能的诊断是什么？需要与哪些疾病相鉴别？

【案例 2-3-7-2】　患者女，53 岁，检查发现鞍区占位 20^+ 天。①现病史：入院前 20^+ 天患者因“2 型糖尿病”就诊，行相关检查，大剂量地塞米松抑制试验阳性，磁共振成像示垂体前叶信号欠均匀，以“垂体瘤？”入院。②既往史：糖尿病病史 2 年，余无特殊。患者 MRI 检查如图 2-3-7-2。

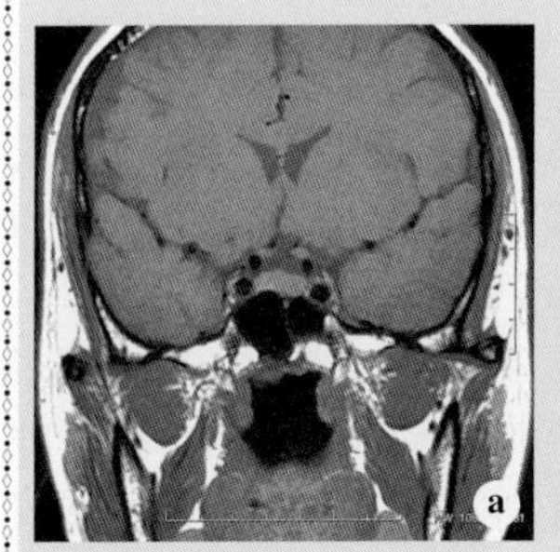

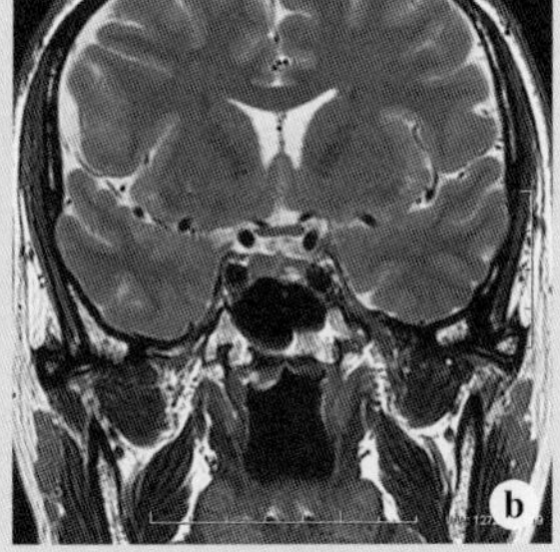

思考题　1. 病变的定位诊断在哪里？

2. 图中 MRI 扫描序列及病变的影像征象各有哪些？

3. 可能的诊断是什么？

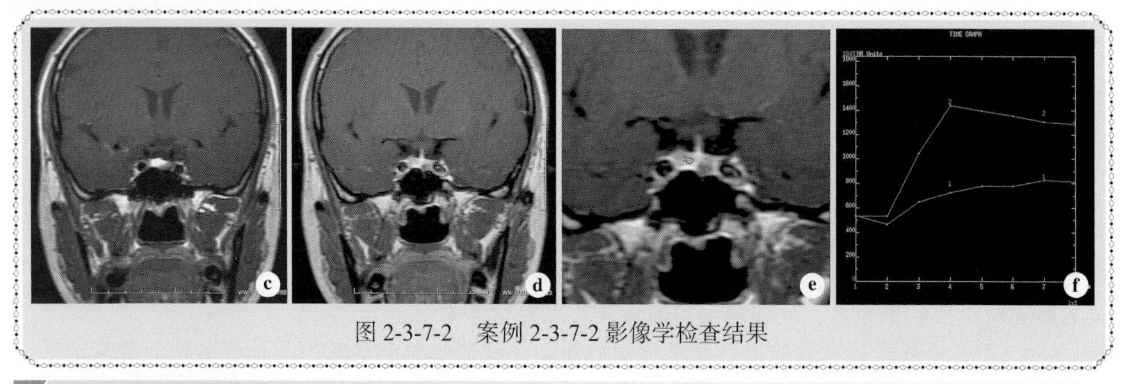

图 2-3-7-2　案例 2-3-7-2 影像学检查结果

（一）疾病概述

垂体瘤通常指发生于垂体前叶的垂体腺瘤(pituitary adenoma)，占颅内肿瘤的第 3 位，占 10%～15%，是鞍区最常见的肿瘤，约占鞍区肿瘤的 90%。发生于成人，男女发病率相等，但有催乳素的微腺瘤多为女性。

（二）临床与病理

垂体腺瘤按功能分类分为有功能性垂体腺瘤和无功能性垂体腺瘤。垂体瘤中 32%～66%为催乳素（prolactin，PRL）腺瘤，8%～16%为生长激素（growth hormone，GH）瘤，2%～6%为促肾上腺皮质激素（adrenocorticotropic hormone，ACTH）瘤，1%为促甲状腺激素（thyroid stimulating hormone，TSH）瘤，15%～54%为无功能瘤。PRL 瘤是垂体瘤中最为常见的类型，多为生长缓慢的微小腺瘤，主要发现于女性。成年女性高催乳素血症最常见的症状是溢乳、闭经和不孕，约 90%绝经前妇女出现月经量减少或闭经，伴溢乳者约占 80%；GH 腺瘤产生肢端肥大；ACTH 瘤中超过 50%为直径小于 5mm 的微腺瘤，只有 10%的 ACTH 瘤出现占位效应，典型的临床表现则包括向心性肥胖、满月脸、水牛背、多血质、皮肤紫纹、高血压等库欣病（cushing disease）表现。TSH 瘤是比较罕见的垂体瘤，大部分为侵袭性大腺瘤。垂体瘤功能分类及命名见表 2-3-7-1。

表 2-3-7-1　垂体瘤功能分类及命名

有功能性肿瘤	实验室检查	临床表现
生长激素（GH）腺瘤	血 GH 浓度增高	肢端肥大症/巨人症
催乳素（PRL）腺瘤	血 PRL＞200mg/ml	闭经、溢乳、不孕（女）/阳痿（男）
促肾上腺皮质激素（ACTH）腺瘤	血 ACTH 异常分泌	库欣病
促脂素（LPH）腺瘤	血 ACTH、β-LPH 增高	黑色素沉着症
促甲状腺激素（TSH）腺瘤	血 TSH 增高	垂体性甲亢
促性腺激素（GnH）腺瘤	血促卵泡激素（FSH）、黄体生成素（LH）和（或）α 亚单位增高	早期可无症状
混合瘤	GH+PRL 最常见	混合症候群
无功能性腺瘤		早期无症状，晚期压迫症状

根据肿瘤大小将垂体瘤分为微腺瘤（直径≤10mm）、大腺瘤（直径 10～40mm）、巨腺瘤（直径＞40mm）。垂体瘤多发于女性育龄期，以大腺瘤较多见，患者多可见头晕、呕吐、视物模糊或下降、溢乳、闭经、月经紊乱等症状。其中，有一类呈侵袭性生长，向下突破鞍隔可达鼻窦、鼻咽部，向两侧可累及海绵窦的大腺瘤，即为侵袭性垂体瘤（invasive pituitary adenoma）。

病理学特点：大体病理表现多大小不一，有功能性腺瘤一般较小，无功能性一般较大。肿瘤多为灰白、粉红或黄褐色，可发生囊变、出血、坏死、纤维化及钙化，功能性腺瘤卒中率高。镜下肿瘤特征为单一细胞形态增殖组成，核圆形，染色质纤细，核仁不明显，中等量胞质，大多数腺瘤核分裂象不常见。免疫组化 Syn 阳性，黄体生成素（LH）、促卵泡激素（FSH）、PRL、ACTH、GH、TSH、P53 可表达，垂体微腺瘤少量血管内细胞表达 CD34，而 Ki-67 很低。

手术治疗是垂体瘤的首选治疗。内镜下经鼻蝶入路手术由于视野佳、创伤小、患者依从性好、平均住院时间短而逐渐成为首选。而对于 PRL 瘤首选药物治疗，一线用药为多巴胺受体激动剂，主要有溴隐亭和卡麦角林。

（三）MRI 影像学表现

影像学依据垂体瘤大小将其分为：①垂体微腺瘤，直径≤1cm 者；②垂体大腺瘤，直径≥1cm者，一般无分泌功能，发病高峰约 40 岁以上，易发生出血、囊变、坏死。依据垂体瘤的生物学行为分为侵袭性垂体瘤和非侵袭性垂体瘤，侵袭性垂体瘤大部分为大腺瘤，由于鞍区空间有限，故常侵犯鞍旁、鞍上结构，32%发生出血。

1. 垂体微腺瘤 一般用冠状面和矢状面薄层（≤3mm）检查，微腺瘤 T_1WI 呈低信号，T_2WI 呈高信号或等信号，多位于垂体一侧，PRL 腺瘤边界清楚，GH 和 ACTH 腺瘤边界多不清楚，垂体高度增加（超过垂体正常高度，男＞7mm，女＞9mm）、上缘膨隆和垂体柄偏移等表现。微腺瘤较小时，尚无垂体高度、垂体柄偏移、鞍底下陷等改变，需要动态对比 MR 增强扫描，正常垂体和微腺瘤组织之间形成较好的信号对比，特别是时间-信号强度曲线，微腺瘤低于正常垂体，有助于识别微腺瘤。增强后 3D-SPACE 序列的层厚可减小至 1mm 以下，伪影较少。因此，对于常规 MRI 检查阴性的库欣病患者，加扫增强 3D-SPACE 序列可以提高 ACTH 微腺瘤的检出率，减少术前实施岩下窦采血的必要性。

2. 垂体大腺瘤 直接征象为垂体明显增大，呈类圆形或不规则形，肿瘤与正常垂体呈等信号，两者之间分界不清，仅可表现为垂体及蝶鞍明显扩大；间接征象包括蝶鞍扩大、垂体柄移位、鞍底下陷等，当肿瘤向上突入鞍上池时，在鞍隔区受硬膜限制，呈“束腰征”或“雪人征”。肿瘤可推移、包绕颈内动脉海绵窦段，可致鞍上池闭塞、视交叉受压，亦可向下侵犯蝶窦和斜坡骨质。T_1WI 和 T_2WI 显示鞍内肿瘤向上生长，信号强度与脑灰质相似或略低。垂体多不能显示，肿瘤出现坏死囊变，T_1WI 可见类似脑脊液样低信号；肿瘤出血，T_1WI 可见高信号。增强扫描，实性肿瘤呈均质性显著强化，发生坏死、囊变、出血时，坏死、囊变、出血区无强化，周围实质部分可呈环形强化。

（四）鉴别诊断

垂体微腺瘤的诊断，MRI 为首选影像学检查，根据薄层 MRI 平扫动态增强的影像学表现和结合临床实验室检查，诊断不难。根据垂体明显增大的直接征象和间接征象，包括蝶鞍扩大、垂体柄移位、鞍底下陷，以及出现“束腰征”“雪人征”等，可诊断垂体大腺瘤。垂体瘤需要与鞍区以下疾病鉴别。

1. 颅咽管瘤 为颅内胚胎残余组织发生的一种生长缓慢的良性肿瘤，WHO Ⅰ级，占颅内肿瘤的 2%～4%，多发于小儿及青春期。根据好发部位，颅咽管瘤可分为鞍内型、鞍上型、鞍内鞍上型及脑室内型，以鞍上型多见。根据颅咽管瘤的信号，其可分为囊性、实性和囊实性，以囊性最多见，实性相对少见。部分囊壁呈“蛋壳样”钙化具有特征性，增强扫描实性部分明显强化，垂体窝内可见正常垂体。颅咽管瘤囊性部分 T_1WI 信号表现多样，当囊液内含有液态胆固醇或角蛋白时，T_1WI 表现为高信号，所有囊性成分 T_2WI 均表现为高信号，实性成分表现为 T_1WI 等信号、T_2WI 等信号或高信号；钙化成分在 T_1WI、T_2WI 均呈低信号。增强扫描时，颅咽管瘤的囊性成分无强化，囊实性颅咽管瘤的囊壁或实性成分出现边缘强化。

2. 颅颊裂囊肿（rathke cleft cyst，RCC） 是一种先天性鞍区常见良性疾病，胚胎 11～12 周 Rathke 囊前、后壁增生形成垂体前叶前部和中部，出生后在垂体前、中部之间仍存在残腔，至成人时该腔隙大多数消失，而部分人该腔隙一直保持下来。当此腔隙内出现液体积聚时，则形成 Rathke 囊肿。Rathke 囊肿为圆形、卵圆形或哑铃形薄壁囊状病变，多数居中，位于鞍内或穿过鞍膈突向鞍上池；信号均匀，大部分 T_1WI 呈低信号，T_2WI 呈高信号，可见正常垂体，且病变与垂体分界清楚，极少引起蝶鞍形态改变，增强一般不强化或仅见囊壁线样强化。随囊液所含成分不同，RCC 表现 T_1WI、T_2WI 均为高信号或 T_1WI 高信号，T_2WI 低信号。

3. 脑膜瘤 好发于中年女性，可见正常垂体结构，增强扫描呈均匀强化，前下缘及两侧常见脑膜增厚及脑膜尾征，强化与垂体瘤相比更为明显，常伴钙化与周围骨质增生，可沿脑膜扩展，可向岩尖、眶尖延伸。鞍旁垂体瘤常导致颈内动脉移位，而脑膜瘤常造成颈内动脉海绵窦段狭窄。

4. 脊索瘤 起源于残留胚胎脊索组织，多见于男性，发病高峰在 40～60 岁，多位于颅底蝶枕交界部，具有局部侵蚀性，易侵犯颅底骨质及邻近的神经血管。CT 平扫多呈不均匀等密度，多伴有钙化，以斜坡溶骨性骨质破坏为主，具有膨胀性；MRI 表现为以 T_1WI 等、低信号，T_2WI 高信号为主的混杂信号，其中高信号反映肿瘤组织含有黏液间质和分泌黏液的液滴状瘤细胞，当合并有出血、恶变、骨结构破坏及钙化时，表现为混杂信号。脊索瘤常呈蜂窝状及颗粒状强化，且以持续性及缓慢延迟强化为主，缓慢强化反映肿瘤血供不丰富，持续强化可能与肿瘤细胞或黏蛋白有聚集有关，其中蜂窝样强化为其特征。

【案例 2-3-7-1 点评】

1. 病变位于鞍内及鞍上。

2. 图 2-3-7-1 显示：（a）冠状位 T_1WI、（b）冠状位 T_2WI、（c）矢状位 T_1WI、（d）矢状位 T_1WI 增强序列、（e）冠状位 T_1WI 增强，（f）动态增强曲线。病变位于鞍内及鞍上区，肿块自鞍内突破鞍隔向上生长，可见"束腰征"，T_1WI 呈等信号，T_2WI 呈混杂高信号，增强扫描均匀强化，病灶包绕右侧海绵窦及颈内动脉，局部正常垂体未见显示，动态增强曲线示病灶强化程度低于正常垂体。

3. 考虑垂体瘤可能性大，需与颅咽管瘤、脑膜瘤、Rathke 囊肿相鉴别。

病理：垂体腺瘤。

【案例 2-3-7-2 点评】

1. 病变位于鞍内，垂体左侧份。

2. 图 2-3-7-2 显示：（a）冠状位 T_1WI、（b）冠状位 T_2WI、（c）冠状位 T_1WI 动态增强早期、（d）冠状位 T_1WI 动态增强晚期、（e）正常垂体和垂体微腺瘤的时间-信号强度曲线、（f）正常垂体和垂体微腺瘤感兴趣区的时间-信号强度曲线图；病变位于垂体左侧份，T_1WI 以等信号为主，难以识别，T_2WI 呈稍高信号，增强扫描垂体微腺瘤强化低于正常垂体，呈相对低信号，时间-信号强度曲线二者明显不同。

3. 考虑垂体微腺瘤可能性大。

八、脑　膜　瘤

【案例 2-3-8-1】 患者女性，34 岁，头晕、视物旋转 2^+ 个月伴头痛 3 天。①现病史：患者入院前 2^+ 个月无明显诱因出现头晕，伴视物旋转，起身时明显，无视物黑矇、视野缺损、耳鸣、意识障碍、恶心呕吐、肢体无力等不适，3 天前因头痛于外院检查，行头颅 CT 提示左额部占位，为求进一步治疗就诊。②既往史、个人史、家族史无特殊。患者入院 MRI 检查如图 2-3-8-1。

思考题 1. 图 2-3-8-1，简述所示序列及相应影像表现。

2. 该病例的诊断要点有哪些？

3. 可能的诊断是什么？需要与哪些疾病相鉴别？

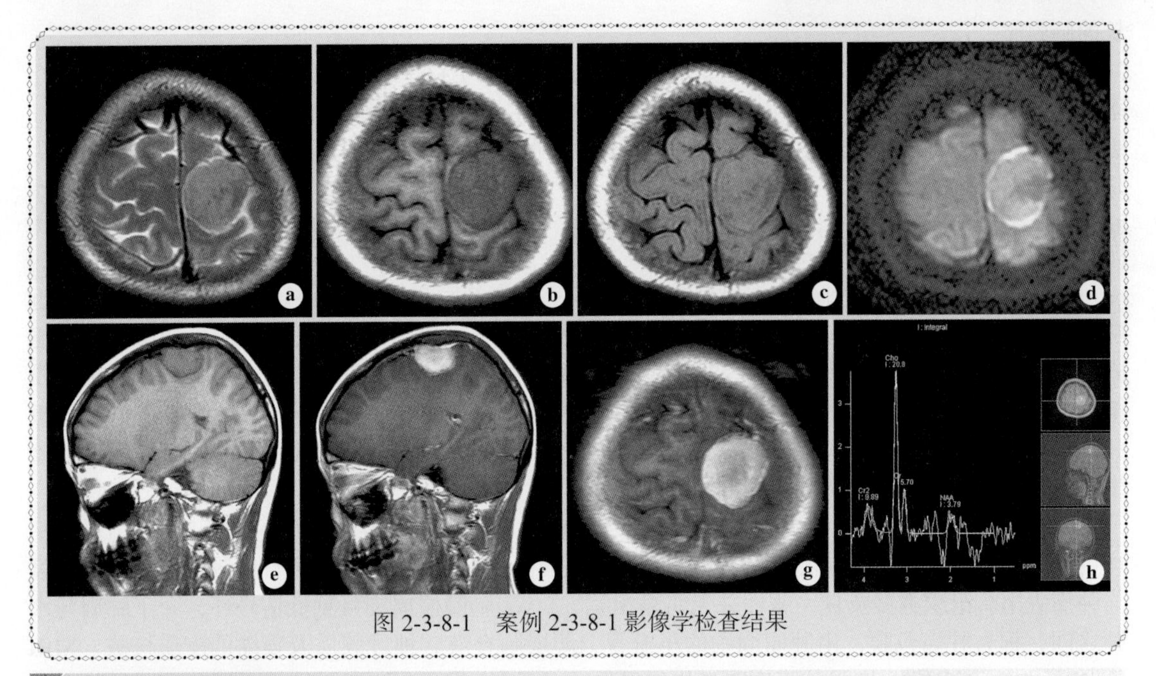

图 2-3-8-1 案例 2-3-8-1 影像学检查结果

（一）疾病概述

脑膜瘤（meningioma）是颅内最常见的良性肿瘤，发病率仅次于神经上皮性肿瘤，占颅内原发肿瘤的 15%～20%，绝大多数起源于蛛网膜粒帽细胞，少数者来源于硬脑膜的成纤维细胞或附于脑神经、脉络丛的蛛网膜组织。

（二）临床与病理

脑膜瘤发病峰值年龄为 40～60 岁，女性多见，脑膜瘤可发生于颅内任何部位，大多数居脑外，也可发生于脑室内，罕见分布于眶内、鼻窦内或颅骨内，好发于矢状窦旁、大脑凸面、蝶骨嵴、鞍结节、嗅沟、桥小脑角和小脑幕等部位。幕上者占 90%，矢状窦旁（25%）和大脑凸面（20%）几乎占全部脑膜瘤的 1/2。临床表现取决于肿瘤的大小和部位，由于肿瘤生长缓慢，病程长，产生症状时，瘤体多已达到相当大程度。脑膜瘤多以头痛或癫痫为首发症状，依部位不同，可出现视力、视野、嗅觉或听觉及肢体活动障碍等症状。老年患者以癫痫为首发症状者多见，少数可首先表现为精神方面症状。

病理学特点：脑膜瘤属脑外肿瘤，来源于蛛网膜帽状细胞，细胞排列紧密呈漩涡状，常有完整包膜，少数可浸润硬脑膜及骨质，引起颅骨增厚、破坏或变薄，甚至穿破颅骨向外生长，使头部局部隆起。脑膜瘤的硬脑膜附着处常为宽基底，肿瘤与相邻脑实质有明确分界，其间有裂隙状蛛网膜下腔并有陷入的脑脊液和血管。脑膜瘤血供丰富，多来自脑膜动脉分支，肿瘤周边部位可有软脑膜血管参与供血，而侧脑室内脑膜瘤血供来自脉络膜动脉。肿瘤质地可较软也可较硬，取决于瘤内纤维组织和钙化量。瘤内常可见到坏死和出血灶，瘤内也偶可发现囊变或黄色瘤样变。

WHO 将脑膜瘤分为 3 级 15 种亚型，Ⅰ级良性、Ⅱ级非典型性及Ⅲ级恶性。约 90%的脑膜瘤属Ⅰ级，包括脑膜内皮细胞型、纤维型（成纤维细胞型）、过渡型（混合型）、砂粒体型、血管瘤型、微囊型、分泌型、淋巴浆细胞富集型及化生型共 9 型，病理具有多形性，偶见核分裂象，属良性，约 5%～7%的脑膜瘤属Ⅱ级，包括不典型性、透明细胞型、脊索样型。镜下有丝分裂活跃，至少具有以下 5 个特点中的 3 个，即细胞密集、核质比高的小细胞、核仁明显且突出、典型结构消失而呈弥漫性或片状生长、区域性或地图样坏死，有复发倾向，约 1%～2%的脑膜瘤属Ⅲ级，包括横纹肌样型、乳头型、间变型，横纹肌样型脑膜瘤镜下见大量圆形肿瘤细胞与偏心核，乳头型脑膜瘤显示了假乳头状增长模式，间变型脑膜瘤镜下见细胞核退变及多数核分裂象，属于高复发及高侵袭性生长的脑膜瘤。

脑膜瘤生存率及复发率与分级有关，Ⅰ级脑膜瘤 5 年生存率约为 92%，Ⅱ级脑膜瘤 5 年生存率约为 78%，Ⅲ级脑膜瘤 5 年生存率约为 37.7%。手术切除后Ⅰ级脑膜瘤复发率为 7%～25%，Ⅱ级复发率为 29%～52%，Ⅲ级复发率为 50%～94%。肿瘤坏死或灶性坏死、出现有丝分裂象被认为是脑膜瘤复发的指标。

（三）MRI 影像学表现

脑膜瘤属于颅内脑外肿瘤，常可见白质塌陷征，以宽基底与颅板、大脑镰或小脑幕相连，邻近脑沟、脑池扩大，脑脊液/血管间隙、脑外动脉包裹、静脉窦阻塞，常有完整包膜，边缘清楚，瘤内可见砂粒样或不规则钙化（10%～20%），亦可发生坏死、出血和囊变；骨窗可见邻近骨板骨质增生或受压变薄，偶可见骨破坏或侵蚀，MRI 也可显示颅骨的三层弧形结构（低信号的内、外板和高信号的板障）变得不规则；瘤周水肿程度不一，占位效应明显；恶性脑膜瘤少见，恶性者肿瘤生长迅速，具有明显的侵袭性，瘤周水肿较明显。

MR 平扫 T_1WI 多数肿瘤呈等信号，少数为低信号，T_2WI 常为等、低或高信号。肿瘤信号常不均一，表现为颗粒状、斑点状或轮辐状，与瘤内含血管、钙化、囊变及纤维性间隔有关。水肿程度与肿瘤大小、组织类型及良、恶性并无明显相关。T_1WI 脑膜瘤周围可见低信号环，介于肿瘤与水肿之间，称为肿瘤包膜，由肿瘤周围的小血管、薄层脑脊液、神经胶质及萎缩的皮质构成。MRI

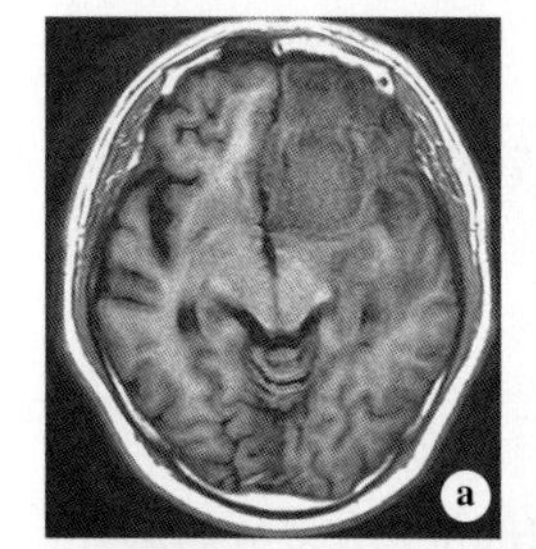

增强脑膜瘤明显均匀强化，而囊变、坏死或出血部分无强化。60%脑膜瘤显示肿瘤相邻硬膜有强化，即“硬膜尾征（dural tail）”或“脑膜尾征”，可能为肿瘤细胞浸润所致或为硬膜反应性改变，为脑膜瘤特征性表现。脑膜瘤属于脑外肿瘤，由于不含正常神经元，^{1}H-MRS 表现为 NAA 峰缺乏、Cho 峰升高（Cho 是细胞膜磷脂代谢成分之一，反映细胞膜的转运功能）；Cr 峰降低，而其特征性谱线表现为丙氨酸（Ala）峰在 1.47ppm（ppm 表示 10^{-6}）处出现，而 NAA 峰的缺乏有助于脑内外肿瘤的鉴别，见图 2-3-8-2、图 2-3-8-3。

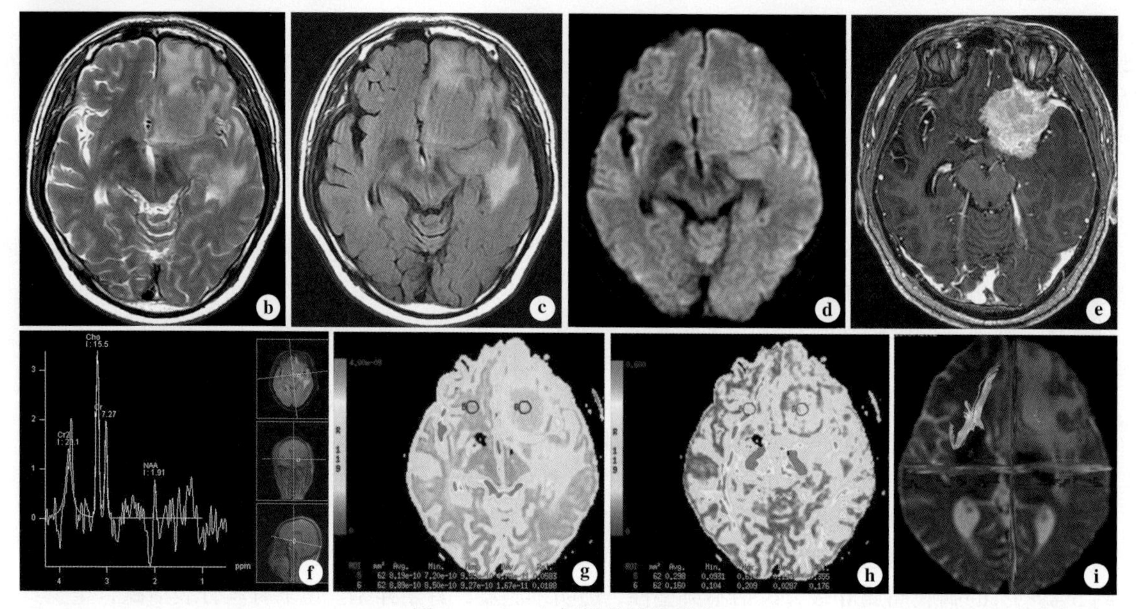

图 2-3-8-2　左侧蝶骨嵴脑膜瘤

患者男性，56 岁，左眼视物模糊伴重影 1$^+$年，进行加重伴视野缺损 6 个月。a. 前中颅底左侧不规则肿块，边界尚清，信号较均匀，T_1WI 呈稍低信号影；b. T_2WI 呈等信号影；c. T_2FLAIR 呈等信号；d. DWI 呈稍高信号；e. 增强后病灶明显均匀强化，病灶与蝶骨以宽基底相连，邻近脑膜强化并见“脑膜尾征”，灶周脑实质内见片状水肿信号影；f. ^{1}H-MRS 波谱示左侧鞍旁病变内 NAA 峰消失，Cho 峰明显增高；g. DTI 示病灶部分各向异性（FA）值减低；h. ADC 值无明显升高；i. 纤维追踪病灶内未见白质纤维束穿行

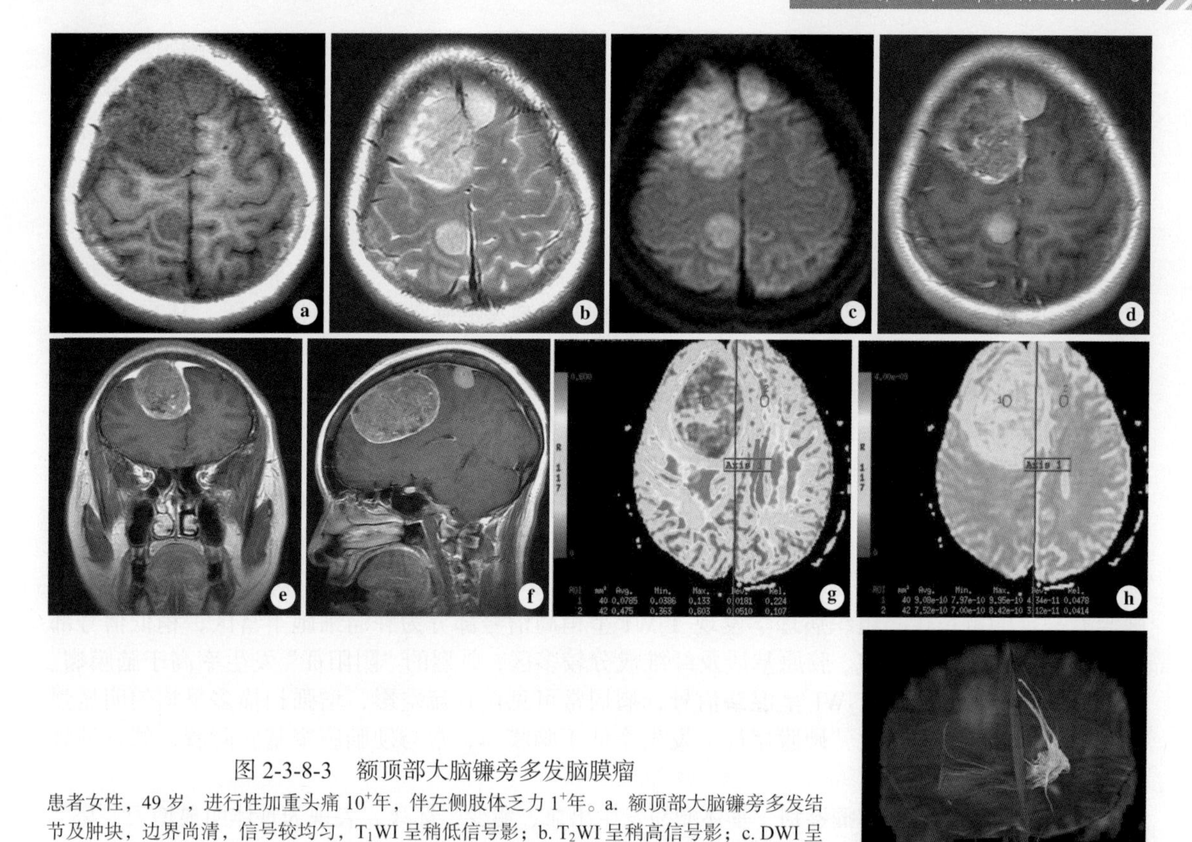

图 2-3-8-3　额顶部大脑镰旁多发脑膜瘤

患者女性，49 岁，进行性加重头痛 10[+]年，伴左侧肢体乏力 1[+]年。a. 额顶部大脑镰旁多发结节及肿块，边界尚清，信号较均匀，T_1WI 呈稍低信号影；b. T_2WI 呈稍高信号影；c. DWI 呈均匀稍高信号；d～f. 增强扫描较大病灶呈中度稍不均匀强化，较小病灶明显均匀强化；g. DTI 示病灶 FA 值减低；h. ADC 值轻度升高；i. 纤维追踪病灶内未见白质纤维束穿行

脑膜瘤的病理类型很多，部分脑膜瘤有较为特异的信号特点，汇总见表 2-3-8-1。

表 2-3-8-1　部分特殊类型脑膜瘤的影像特点

类型	影像特征
脑膜上皮细胞型脑膜瘤	多发生于鞍区，此病理类型约占鞍区脑膜瘤的 80%以上，T_1WI、T_2WI 均表现为高信号，内部信号均匀，坏死、囊变少见
过渡型脑膜瘤	含任何两种或两种以上不同病理类型的脑膜瘤，MRI 信号混杂、不均匀，且肿瘤一般较大，瘤周水肿较为明显
砂粒体型脑膜瘤	多见于后颅窝以及桥小脑角区，T_1WI、T_2WI 均表现为低信号，因为肿瘤富含砂粒体、钙化及肿瘤内部的间质血管钙化，增强扫描强化不明显，而“脑膜尾征”出现率低，极少出现瘤周水肿
微囊型脑膜瘤	T_1WI 呈低信号，T_2WI 呈高或混杂信号，DWI 呈明显高信号，增强扫描后病变呈明显强化，内部可见散在片状低信号未强化区
血管瘤型脑膜瘤	T_2WI 呈高信号，肿瘤中心及周围见明显增多迂曲血管影，瘤周水肿多较明显，可能与瘤周含铁血黄素沉着破坏血脑屏障有关
非典型脑膜瘤	多发生于大脑凸面、矢状窦及大脑镰旁，肿瘤巨大多呈分叶状或不规则形，肿瘤内部信号混杂，内部囊变、坏死多见，瘤周可有较为明显的水肿，“脑膜尾征”多短而粗大，且边缘欠光滑
脊索样型脑膜瘤	罕见的脑膜类型，肿瘤细胞间黏液样变，T_2WI 呈明显高信号，散在的钙化，MRI 表现与脊索瘤类似，延迟强化，易侵蚀邻近骨质
透明细胞型脑膜瘤	特殊类型脑膜瘤，多发生于桥小脑角区，具侵袭性、易复发，可随脑脊液播散，属于 WHO Ⅱ级，青年女性多见，可呈囊性/实性/囊实性，增强后实性部分呈“石榴”状，而囊性部分呈“丝瓜瓤”样轻度不均匀强化
间变型脑膜瘤	肿瘤内部坏死、囊变多见，各序列均为混杂信号，增强扫描不均匀强化，周边水肿明显，占位效应显著，可见到明显的中线移位，可侵袭大脑镰向对侧大脑半球生长，易复发，预后差

影像判断良性和恶性脑膜瘤的鉴别要点：①侵袭性脑膜瘤容易囊变坏死、边缘不规整、周围水

肿、强化不均匀及“脑膜尾征”情况明显，且因以浸润性状态快速生长，造成部分肿瘤边缘没有完整的包膜，出现“火箭征”“毛刺征”；②良性脑膜瘤均表现为推移性改变，而侵袭性脑膜瘤多以浸润性生长侵犯相邻脑组织；③二者均可发生相邻颅骨改变，但良性脑膜瘤仅会轻微压迫相邻颅骨或引发骨质增生，而侵袭性脑膜瘤将破坏相邻颅骨，甚至向颅内外生长。

（四）鉴别诊断

脑膜瘤病程长，MRI 表现为 T_1WI 呈等、低信号，T_2WI 常为等、低或高信号。肿瘤有包膜，增强均匀明显强化，而囊变、坏死或出血部分无强化，典型的硬膜尾征或脑膜尾征，^{1}H-MRS 表现为 NAA 峰缺乏和出现 Ala 峰，脑膜瘤的诊断比较容易，但需要与以下疾病进行鉴别。

1. 大脑凸面脑膜瘤与孤立性纤维瘤/血管外皮细胞瘤鉴别 孤立性纤维性肿瘤/血管外皮细胞瘤起源于脑膜间质的毛细血管外皮细胞，二者影像学表现多有重叠。与脑膜瘤相比，发生率较低，复发率高，易颅外转移，二者鉴别很重要。颅内Ⅰ级 SFT/HPC 起源于硬膜的 CD34 阳性的树突状间质细胞，肿瘤一般呈深分叶状，肿瘤内坏死、囊变及出血多见。肿瘤在 T_2WI 表现为分界清晰的信号稍高和稍低两个部分，两部分分界清楚或稍高信号内散在片状稍低信号，增强扫描均明显强化，将这种征象称为“阴阳征”或“黑白征”，此征象对诊断孤立性纤维性肿瘤有一定的特征性，组织病理学发现 T_2WI 呈稍高信号部分为肿瘤细胞丰富区，稍低信号部分对应为细胞分布较稀疏、胶原基质及纤维成分较多区，典型的“阴阳征”发生率高于脑膜瘤。大部分肿瘤在 T_1WI 及 T_2WI 呈混杂信号，瘤周常可见血管流空影，增强扫描多呈均匀明显强化。因肿瘤侵袭性强，故“硬膜尾征”发生率低于脑膜瘤，常与硬脑膜窄基底附着，邻近颅骨多为溶骨性骨质破坏。

2. 鞍区脑膜瘤与垂体瘤鉴别 垂体瘤易发生出血、囊变、坏死，表现为垂体明显增大，呈类圆形或不规则形，肿瘤与正常垂体呈等密度或等信号，两者之间分界不清，而蝶鞍大小正常及正常垂体显示有利于脑膜瘤的诊断。

3. 桥小脑角区脑膜瘤与三叉神经瘤、听神经瘤鉴别 三叉神经瘤中心位置偏前，常有麦氏腔扩大而无内听道扩大或骨质破坏，颞骨岩尖部常有骨质破坏，常跨中后颅窝生长；听神经瘤常有前庭蜗神经增粗，内听道常有扩大或骨质破坏，并可向前推压三叉神经，肿瘤囊变多见。

4. 脑室内脑膜瘤与脉络丛乳头瘤鉴别 脉络丛乳头状瘤多见于青少年，影像学主要表现为分叶状或球形肿块，伴脑室系统扩大，增强多明显均匀强化，边界更清，与脉络丛关系密切。

【案例 2-3-8-1 点评】

1. 如图 2-3-8-1 所示：左侧额部颅内脑外实性肿块影，（a）轴位 T_2WI 呈稍高信号，邻近左侧额叶灰白质呈受压推移改变，病灶与左额叶之间见环形脑脊液信号影；（b）轴位 T_1WI 呈稍低信号；（c）轴位 T_2FLAIR 上呈稍高信号；（d）DWI 序列示病灶轻度弥散受限；（e）矢状位平扫清楚显示病灶周围脑实质受压推移改变；（f～g）矢状位和轴位增强扫描病灶呈均匀明显强化，局部脑膜增厚形成“脑膜尾征”；（h）MRS 提示病灶内 Cho 峰明显升高，NAA 峰缺乏，约 1.5ppm 可见 Ala 峰。

2. 诊断要点：患者中年女性，以非特异性头痛为首发症状，病灶定位左侧额部颅内脑外肿瘤性病变，左侧额叶受压推移。MRI 显示 T_1WI 稍低信号和 T_2WI 稍高信号，T_2FLAIR 序列呈等、稍高信号，周围脑实质呈受压推移改变，增强后病灶均匀明显强化，MRS 提示病灶内 Cho 峰明显升高，NAA 峰缺乏。

3. 考虑脑外肿瘤性病变、脑膜瘤的可能；需要与发生左侧额叶的胶质瘤、转移瘤进行鉴别。

病理：左侧额部脑膜瘤。

九、转 移 瘤

【案例 2-3-9-1】 患者男性，71 岁，确诊右肺上叶腺癌术后 4 年，右侧肢体乏力、麻木 2 个月。①现病史：4 年前患者因反复咳嗽、咳痰就诊，胸部 CT 示右肺上叶近胸膜处结节影，边缘毛糙、分叶，考虑为肿瘤性病变可能，行胸腔镜下右肺上叶切除术+淋巴结清扫术，病检示：右上肺浸润性腺癌，2 个月前患者无明显诱因逐渐出现右侧肢体麻木、乏力，无晕厥、抽搐、大小便失禁、喷射性呕吐等症状。②既往史：吸烟史 40 年，余无特殊。患者 CT 和 MRI 检查如图 2-3-9-1。

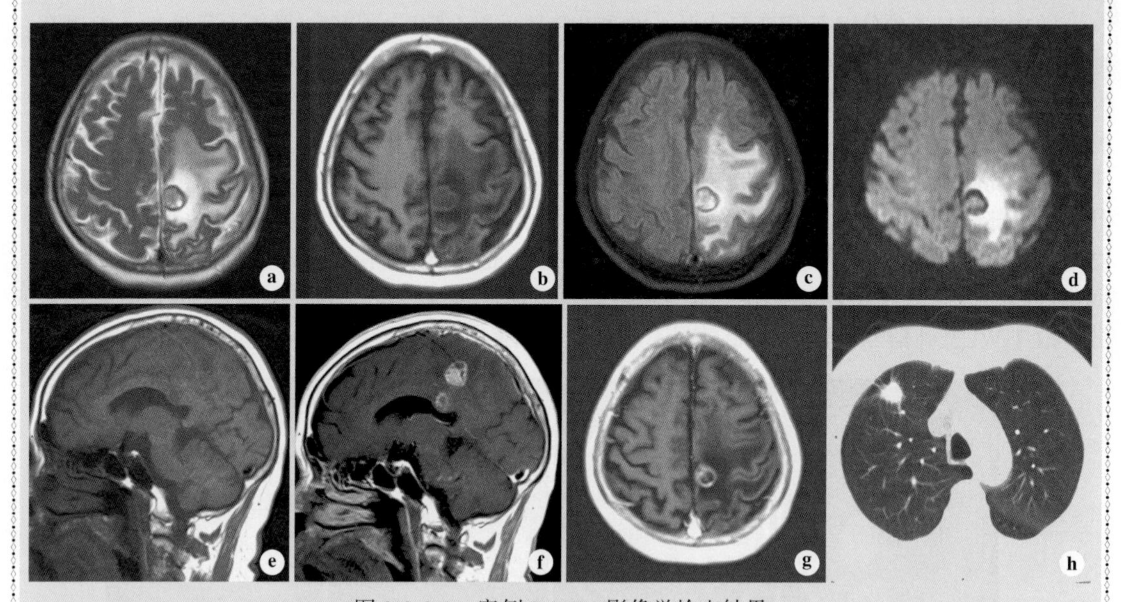

图 2-3-9-1 案例 2-3-9-1 影像学检查结果

思考题 1. 病变的定位诊断在哪里？
2. 病变的影像征象有哪些？
3. 可能的诊断是什么？需要与哪些疾病相鉴别？

（一）疾病概述

脑转移瘤（metastatic tumor of brain）是成人常见的颅内肿瘤，占颅内肿瘤的 20%～40%，以中老年人多见，男性多于女性。颅内转移瘤的来源有两类：一是颅内原发肿瘤转移而来；二是颅外原发肿瘤经血行播散而至。转移瘤多发生在幕上，约占 80%，多发者占 60%～85%，原发病灶多为肺癌、乳腺癌、胃癌、结肠癌、肾癌等。脑转移瘤绝大多数位于皮髓质交界区，血行转移为主要途径，以大脑中动脉分布区多见，原因是大脑皮质的血供为皮质下白质的 3～4 倍，大脑中动脉穿支动脉分支多，并在皮髓质交界区处突然变细且血流缓慢，使癌栓大多停留于此。

（二）临床与病理

脑转移瘤临床表现不一，与转移瘤的部位、数量、大小、生长速度及合并卒中与否等因素相关。临床脑转移瘤的发病方式有 5 型：①脑瘤型，主要表现为头痛、呕吐、视盘水肿等；②精神型，以精神失常为首发症状；③脑膜型，起病与脑膜炎相似；④癫痫型，以癫痫为首发症状；⑤卒中型，起病与脑血管病相似。转移瘤有时可先于原发病灶被发现，尤其在肺癌脑转移时多见。

病理学特点：大体上，典型的脑实质转移瘤呈大小不等、边界不清的圆形、类圆形结节样病灶，小者多为实质性病灶，大者可有中央坏死、囊变、出血，灶周常伴有与瘤体本身大小不相称的明显水肿，有“小瘤灶、大水肿”之改变，这是由于脑转移瘤的恶性程度高，浸润性强，生长快，致神经胶原细胞代谢紊乱及肿瘤坏死，局部或弥漫性血管舒缩反应所致。病灶组织学所见因原发灶不同而异。

（三）MRI 影像学表现

由于病理情况复杂，肿瘤信号变化较多。信号改变主要取决于肿瘤细胞成分、肿瘤血供以及瘤组织有无坏死、囊变出血、钙化。肺、乳腺、肾及结肠癌的转移多为低信号；转移瘤出血常见于肾癌、乳腺癌、黑色素瘤和绒毛膜上皮癌。转移瘤钙化常见于骨、软骨肉瘤转移。

转移瘤的显著特征是灶周明显水肿，即“小病灶、大水肿”，由于水肿为血管源性，常累及白质，而较少累及灰质，影像呈指状分布，幕下转移病灶的水肿常比较轻，但少部分转移灶可表现为“大病灶、小水肿”或“有病灶、无水肿”，诊断需要结合病史和多种高级 MRI 检查技术。MR 平扫多表现为皮髓质交界区单发或多发类圆形结节影，T_1WI 多呈稍低信号，T_2WI 呈较高信号，信号不均匀。周围水肿表现为 T_1WI 明显低信号、T_2WI 高信号，瘤周水肿的有无及其范围的大小与瘤灶大小、部位等许多因素相关，DWI 常呈高信号影。MRI 增强表现呈“多态性”，可表现为环状、结节状、线团状、脑回样等多种形态，其中以环形强化最为多见，表现为环壁厚薄不一，外壁光滑，而内壁凹凸不平，常可见壁结节（图 2-3-9-2）。黑色素瘤颅内转移较有特征性，因含有黑色素成分，故 T_1WI 呈高信号、T_2WI 呈低信号，增强后明显强化。

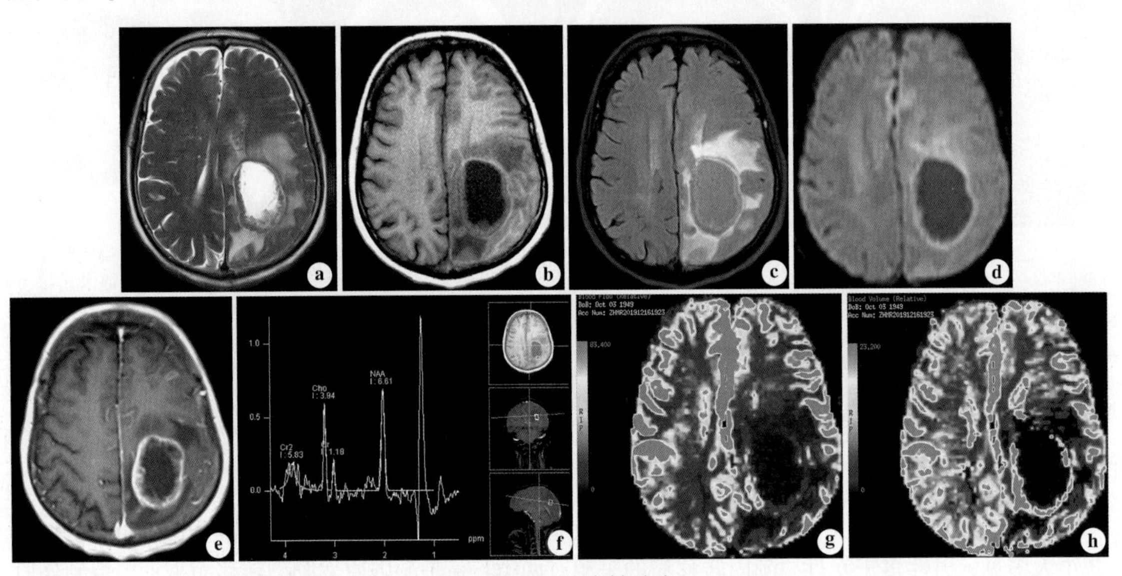

图 2-3-9-2 脑内转移瘤

患者女性，70 岁，右侧肢体乏力 1 个月余。a～d. 左侧顶叶病变，T_1WI 呈低信号，T_2WI 高信号，壁呈环形稍高信号伴水肿，T_2FLAIR 呈等信号，DWI 呈中心低信号，壁呈稍高信号影，病灶周围可见大范围水肿；e. 增强扫描病变呈环形强化，内壁不规则、壁厚薄不均；f. ^{1}H-MRS 左侧顶叶病灶壁见 Lip/Lac 峰，Cho 稍高、Cr 降低；g～h. PWI 示左侧顶叶病灶中心坏死，瘤周壁呈高灌注，中心呈低灌注

MRI 增强对脑转移瘤的早期诊断至关重要，优于 CT 检查，特别是幕下的转移灶。临床高度怀疑颅内转移灶，MRI 平扫及单倍剂量增强不是很明确时，应用双倍剂量或高浓度对比剂，可以更早发现更多的转移灶。转移瘤虽缺乏神经组织，但 ^{1}H-MRS 并不具有特征性，与高级别胶质瘤和淋巴瘤相似，表现为 NAA 峰降低或缺乏，Cho 峰升高，Cr 峰降低等改变。

（四）鉴别诊断

转移瘤来源多样，影像学表现也各不相同，需要与下述疾病进行鉴别。

1. 胶质母细胞瘤 多位于大脑深部白质，恶性程度高，易发生出血坏死，浸润性生长且易侵犯胼胝体向对侧生长，瘤体相对较大，水肿相对较轻，增强扫描呈不规则花环样强化为其特征性表现。

2. 脑脓肿　起病急，常有感染病史，多位于幕上，颞叶居多，壁较薄且厚度均匀，DWI 病灶中心呈明显高信号，增强扫描环形均匀强化，周围水肿不及转移瘤明显，抗生素治疗有效。

3. 淋巴瘤　多见于免疫缺陷者，病灶分布于基底节区、额颞叶、胼胝体及脑室周围白质，T_1WI 呈等或稍低信号，T_2WI 呈等或稍高信号，信号较均匀，由于细胞排列密集，核浆比高，DWI 呈高信号，强化多明显而均匀，周围轻中度水肿，占位效应不明显。

4. 脑结核瘤　青年好发，多有肺结核病史，为圆形、类圆形或不规则形病灶，T_1WI 呈低或等信号，T_2WI 呈高信号；伴凝固性坏死时，中心可见 T_1WI 稍高，T_2WI 等或稍低信号，周围水肿程度不一；增强后呈均匀强化或环形强化，壁较薄，规则或不规则。

5. 脑囊虫病　囊虫头节是囊虫病特征之一，表现为偏心的小点状影附在囊壁上，头节钙化时 CT 平扫可见多发高密度小结节，最重要的是有绦虫病史和皮下结节，囊虫补体结合试验或囊虫间接血凝试验阳性。

【案例 2-3-9-1 点评】

1. 如图 2-3-9-1 所示，病灶位于左侧额顶叶交界处近皮质区。

2. 病变 T_2WI（a）呈高信号、T_1WI（b）呈等信号，T_2FLAIR（c）呈高信号，DWI（d）呈高信号，周围见大片 T_1WI 低信号、T_2WI 高信号水肿影，矢状位 T_1WI（e）见侧脑室上方等信号结节，侧脑室体部受压，矢状位 T_1WI 增强（f）显示左侧侧脑室上方结节及额顶交界处结节明显强化，（g～h）4 年前胸部 CT 示右肺上叶结节影，呈分叶状、边缘毛糙，病理证实为肺腺癌。

3. 结合原发肿瘤病史及颅内病灶小结节伴大片水肿的影像学特点，考虑转移瘤，需与脑脓肿、胶质瘤等鉴别。

十、听神经瘤

【案例 2-3-10-1】　患者女性，68 岁，主诉右耳听力下降 5 年，头晕、耳鸣 1 个月。①现病史：5 年前无明显诱因出现右耳耳鸣，呈持续性，不能自行缓解，伴右耳听力下降。1 个月前出现头晕，双眼视物模糊，伴耳鸣、听力下降症状加重。②既往史、个人史、家族史无特殊。影像学检查结果见图 2-3-10-1。

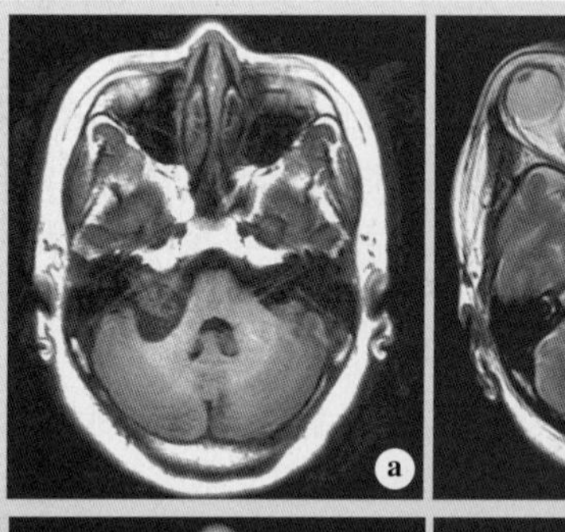

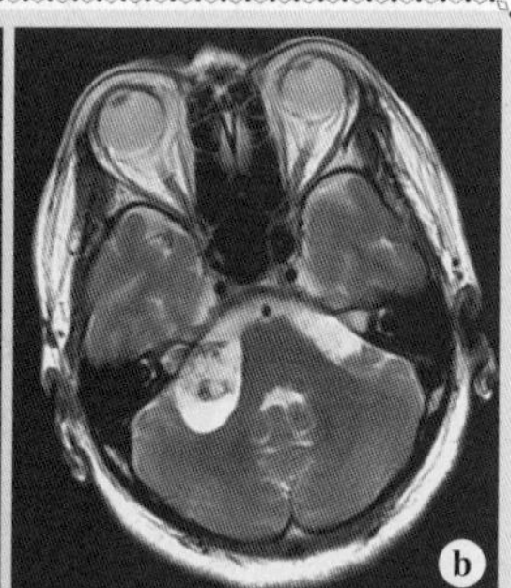

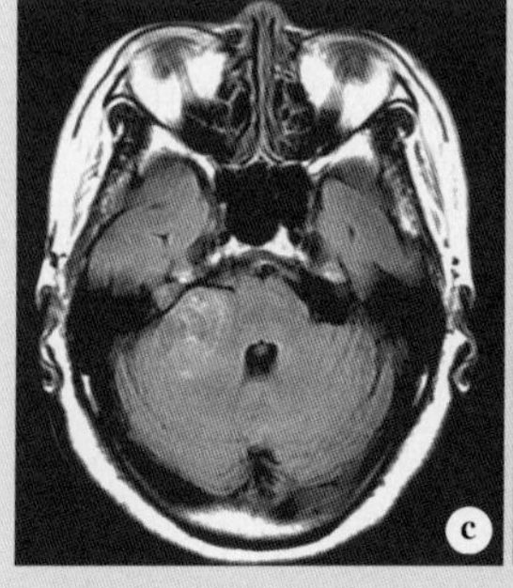

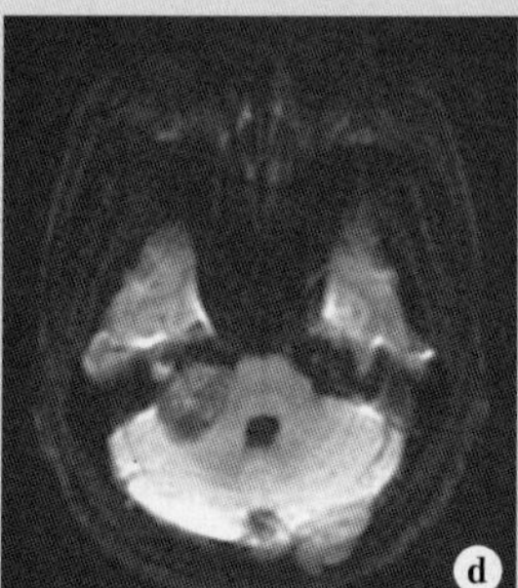

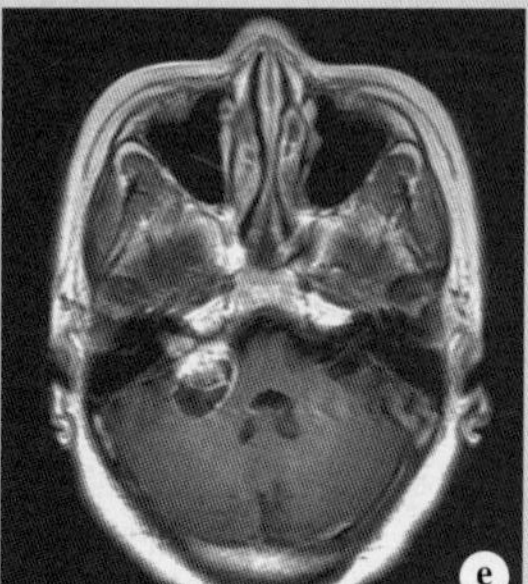

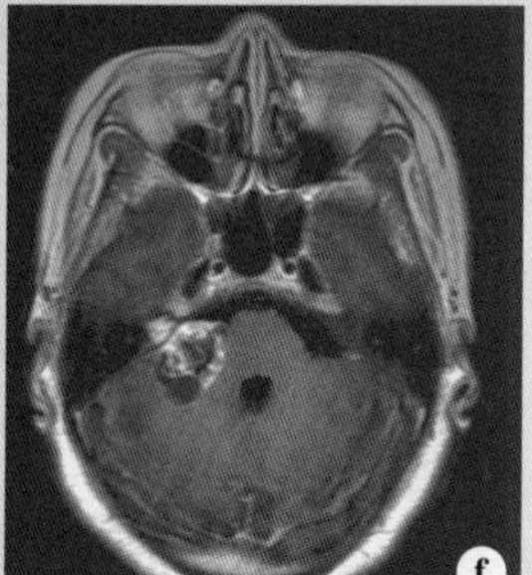

图 2-3-10-1　案例 2-3-10-1 影像学检查结果

思考题　1. 图 2-3-10-1 显示哪些序列？

2. 病变的解剖位置在哪里？

3. 病变的影像征象有哪些？

4.可能的诊断是什么？需要与哪些疾病鉴别？

（一）疾病概述

听神经瘤（acoustic neuroma）主要起源于第Ⅷ对脑神经前庭神经分支神经鞘膜，故又称前庭神经鞘瘤。听神经由桥延沟至内耳门长约 1cm，称为近侧段；在内耳门内长约 1cm，称为远侧段。听神经瘤约 3/4 发生在远侧段，1/4 在近侧段。听神经瘤为脑外肿瘤，生长缓慢，WHO Ⅰ级，是颅神经肿瘤中最常见的颅内脑外良性肿瘤，占桥小脑角区肿瘤 80%左右，占颅内肿瘤 8%～10%，好发于成年人。

（二）临床与病理

临床表现为患侧听神经、面神经受损症状，可出现耳鸣、耳聋，眩晕、头晕和失衡失调，面肌麻痹，也可出现小脑脑干受压或颅内高压症状，表现为头痛、恶心、呕吐等。

病理学特点：肿瘤多呈圆形或结节状，有完整包膜，通常以内耳道为中心向桥小脑区生长，压迫邻近组织，但不发生浸润，与其所发生神经粘连在一起，切面可见旋涡状结构，囊变多见，坏死可见，钙化和出血少见。镜下肿瘤细胞由两种形态的组织成分组成，分为三种类型：第一种为束状型（Antoni A 型），Antoni A 结构超过肿瘤的 60%，亦称为致密型，细胞排列密集，细胞多为长梭形，细胞核内异染色质呈片块状分布，胞质较窄；第二种为网状型（Antoni B 型），Antoni B 结构超过肿瘤的 60%，瘤组织结构疏松，细胞稀疏分布无一定排列方式，细胞间有较多的液体，常有小囊腔形成；第三种为混合型，Antoni A 和 Antoni B 结构相等，或两者相加小于肿瘤的 60%。镜下可见巨噬细胞中含铁血黄素沉积、黄色瘤样细胞、间质或血管的纤维化。

（三）MRI 影像学表现

肿瘤多位于桥小脑角区，与硬脑膜呈锐角相交，呈类圆形或半月形，边缘清楚，呈实性或囊实性，偶见钙化与出血。MRI 根据 T_1WI 和强化后的 T_1WI 信号分为三类：①实性肿瘤，信号均匀，T_1WI 为均匀低信号，增强后呈均匀强化；②囊实性肿瘤，T_1WI 呈不均匀等、低信号，T_2WI 呈高信号或等、高混杂信号，增强后实质部分呈不均匀明显强化，囊变区 T_1WI 信号更低，T_2WI 信号更高，增强扫描无强化；③囊性肿瘤，肿瘤中出现与脑脊液信号相似的液性区域，部分表现为肿瘤中小囊，部分几乎完全呈囊性，周围薄壁环形强化。信号均匀者组织学以 Antoni A 型结构为主；较大肿瘤、生长较快、不均匀信号和囊性变者以 Antoni B 型和（或）混合型为主。肿瘤的不均匀信号和囊变与含铁血黄素和黄色瘤样细胞的量显著相关，后者可能与肿瘤发生缺血/出血、坏死等有关。

另外，还可见第Ⅶ、Ⅷ对脑神经束较对侧增粗，并有程度不等的强化，与肿块呈“鼠尾状”相连，内听道口可扩大呈漏斗状，肿瘤向内侧生长时较大的可压迫小脑半球、桥脑和第四脑室变形移位，较严重的可引起幕上梗阻性脑积水。微小听神经瘤采用 3-D 薄层连续扫描，减少了部分容积效应的影响，根据病变位置进行多平面重建，可更清楚地显示病变的位置及其与周围结构的关系。

（四）鉴别诊断

根据听神经瘤的特征位置和影像学表现，绝大多数可以确诊。MRI 对听神经瘤的诊断优于 CT，尤其是对直径小于 1cm 局限在内听道内听神经瘤的检查。当听神经瘤表现不典型或肿瘤较大时，需要与以下疾病进行鉴别。

1. 脑膜瘤 起源于蛛网膜粒帽细胞，多为半圆形或圆形，与岩骨宽基底相贴，内听道口一般无扩大。脑膜瘤 T_1WI 常呈等、稍低信号，T_2WI 呈稍高信号，DWI 及 T_2FLAIR 上呈等或稍高信号，边界清，钙化多见，肿块以宽基底与脑膜相贴，其中心不位于内听道外口，增强扫描可见均匀明显强化，部分可见“脑膜尾征”。

2. 表皮样囊肿 又称胆脂瘤，肿块具有匍匐性生长，呈“见缝就钻”特点，形态不规则，边界较清晰，T_1WI 为稍低信号，T_2WI 为高信号，DWI 高信号为其特征性影像学表现，T_2FLAIR 序列为不均匀高信号，增强扫描时多无强化或边缘轻微强化。

3. 三叉神经瘤 肿瘤位于岩骨尖处，常跨中颅窝生长，肿块形态呈哑铃状，易发生囊变，岩骨尖骨质破坏呈 T_1WI 低信号，增强扫描第Ⅶ、Ⅷ对脑神经束无增粗。

4. 蛛网膜囊肿 与脑脊液信号相似，T_1WI 呈低信号，T_2WI 呈高信号，DWI 呈低信号，增强无强化。

此外，听神经瘤还需与桥小脑角区少见的血管瘤、内淋巴囊肿瘤、脉络丛乳头状瘤等相鉴别。

【案例 2-3-10-1 点评】

1. 如图 2-3-10-1 所示，a～f 分别显示 T_1WI、T_2WI、T_2FLAIR、DWI、T_1WI 增强（e～f）。

2. 病变定位于右侧桥小脑角区。

3. 病灶位于桥小脑角区，呈囊实性，延伸至内听道伴内听道扩大，T_1WI 呈不均匀等、低信号，T_2WI 呈不均匀高信号，T_2FLAIR 呈不均匀稍高信号，DWI 示病灶呈低及少许稍高信号，增强扫描实性部分明显强化，囊性部分不强化

4. 本病考虑为神经鞘瘤，听神经瘤可能性大。该病需要与发生在桥小脑角区的脑膜瘤及表皮样囊肿等相鉴别。

病理：右侧桥小脑角区听神经鞘瘤。

（李咏梅　韩永良　罗　琦）

第四节 颅脑损伤

一、脑挫裂伤

【案例 2-4-1-1】 患者男性，52 岁，于凌晨 2 时突发腹胀、腹痛，起床饮水时突发意识丧失，摔倒在地，无四肢抽搐等不适，约 1 分钟后意识恢复，醒后不能回忆，入院后行 CT 及 MRI 脑平扫。

思考题

1. 该患者应首选以下哪项检查，其目的最有可能是

A. CT，了解是否有外伤；B. CT，了解是否有梗死；C. MRI，了解是否有肿瘤；D. MRI，了解是否有出血；E. MRI，了解是否有感染

2. 若 CT 发现枕骨骨折及少许硬膜下血肿，MRI 显示小脑异常信号，下一步明确病变性质，以下有必要选择的序列是

A. MRS；B. SWI；C. PWI；D. DWI；E. TOF-MRA

3. 该患者立即进行 MRI 检查，结果如图 2-4-1-1（a～g）所示，下列描述不正确的是

A. 病变解剖位于右侧小脑皮髓质；B. DWI 显示病灶呈高信号提示病变有细胞毒性水肿；C. 还需进一步 MRA 检查；D. 还需进一步 SWI 检查；E. 结合 CT 及 MRI 脑平扫表现可排除急性脑梗死

4. 关于 SWI 检查的临床意义，以下不正确的是

A. 比传统磁共振序列诊断弥漫性轴索损伤、淀粉样变性等病变更敏感；B. 可以识别脑肿瘤内出血及钙化，有助于肿瘤分级；C. SWI 上小血管与周围组织的影像对比主要与血中去氧血红蛋白的含量明显相关；D. 有助于帮助预测神经系统变性疾病的预后、进展和疗效；E. SWI 序列的“放大效应”对慢性期静脉窦血栓具有重要价值

5. 患者进一步行 SWI 检查，结果如图 2-4-1-1（h～k）所示。请描述图像表现并给出最可能的诊断。

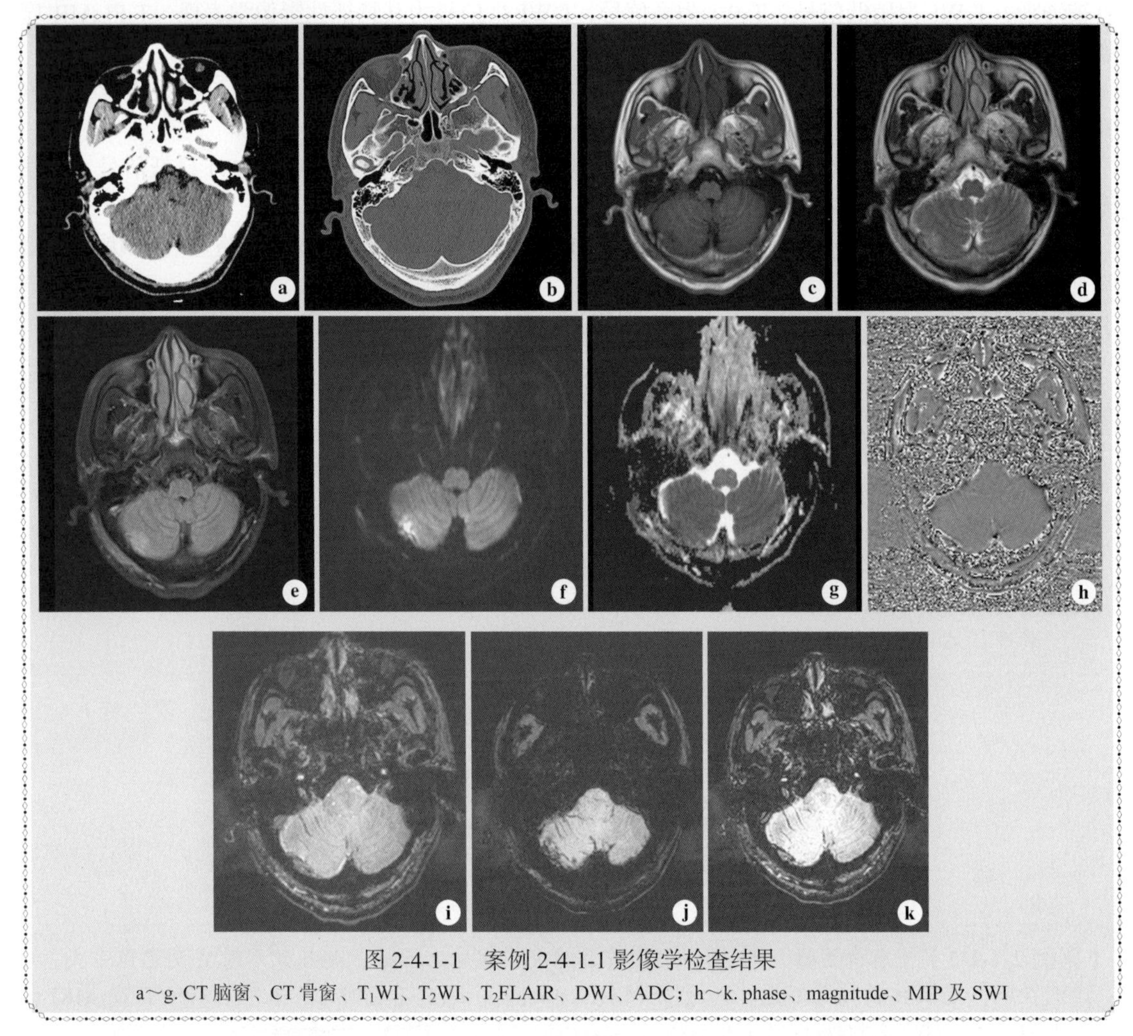

图 2-4-1-1 案例 2-4-1-1 影像学检查结果

a～g. CT 脑窗、CT 骨窗、T_1WI、T_2WI、T_2FLAIR、DWI、ADC；h～k. phase、magnitude、MIP 及 SWI

脑挫裂伤（contusion and laceration of brain）被定义为颅脑外伤所致的脑组织器质性损伤，其中包括脑挫伤和脑裂伤两种类型。脑挫伤（contusion of brain）指外伤所致的皮质和深层脑组织的散在小出血灶以及局限性的脑水肿和脑肿胀，一般不引起软脑膜的撕裂。脑裂伤（laceration of brain）指外伤所致的脑组织、软脑膜及其血管的撕裂和出血。脑挫伤和脑裂伤常同时出现，并称为脑挫裂伤。

（一）病因及分型

各种类型的外伤（如车祸伤、撞击伤、跌倒伤、枪伤、爆炸伤等）伤及颅脑均可导致脑挫裂伤。脑挫裂伤可由脑组织在外伤作用下发生变形和剪切力损伤所致，常发生在受力部位或其对冲部位，以后者最为多见。

（二）临床与病理

1. 临床表现

（1）意识障碍：常在外伤后立刻出现，多为短暂昏迷，长期昏迷则应考虑到弥漫性轴索损伤和脑干损伤。

（2）局灶性症状：根据受损脑部各功能区域的不同，可出现感觉异常、视野缺损、偏瘫、失语等症状。

（3）颅内高压：颅内高压常表现为持续性头痛、恶心、呕吐等症状。

（4）生命体征变化：严重的脑挫裂伤可出现严重的脑水肿和大量颅内血肿，造成颅内压升高及脑疝形成，可表现为动眼神经麻痹，即一侧或双侧瞳孔扩大、对光反应消失等。

（5）如合并有蛛网膜下腔出血则可表现为头痛、呕吐、颈项强直、Kernig 征阳性等脑膜刺激症状。脑挫裂伤的临床表现随外伤程度和损伤部位不同而各异。轻度脑挫裂伤可仅表现为头痛或无明显症状，重度者则可能深度昏迷甚至死亡。

2. 病理表现 主要包括局限性脑水肿、散在出血、坏死、液化等。

（1）早期：伤后数日内脑组织出现出血、水肿和坏死等变化，镜下表现为神经细胞和星形胶质细胞变性、神经元坏死、脱髓鞘等。

（2）中期：伤后数日到数周。坏死区组织液化并瘢痕修复，血液分解，蛛网膜及软脑膜增厚、黏连。

（3）晚期：伤后数月到数年。大的病灶由瘢痕修复可形成囊腔，邻近脑组织局限性萎缩，局部出现脑膜增厚和脑组织黏连。

（三）MRI 影像学诊断

1. 脑挫裂伤所致出血 与其他原因所致脑实质内血肿信号变化一致。6 小时以内的超急性期表现为 T_1WI 等或略低信号，T_2WI 为高信号。急性期（6～48 小时）表现为 T_1WI 等信号，T_2WI 低信号，周围水肿带为 T_2WI 高信号。亚急性早期（3～5 天）表现为 T_1WI 高信号，T_2WI 低信号；亚急性中晚期（6 天～2 周）T_1WI 和 T_2WI 均可表现为高信号（图 2-4-1-2）。出血慢性期（2～3 周以上），血肿吸收或液化，体积缩小，T_1WI 为低信号，T_2WI 为高信号，血肿周边可出现 T_2WI 低信号环，为含铁血黄素沉积。DWI 序列显示血肿超急性期和亚急性晚期均为高信号，急性期、亚急性早期为低信号，慢性期亦为低信号。

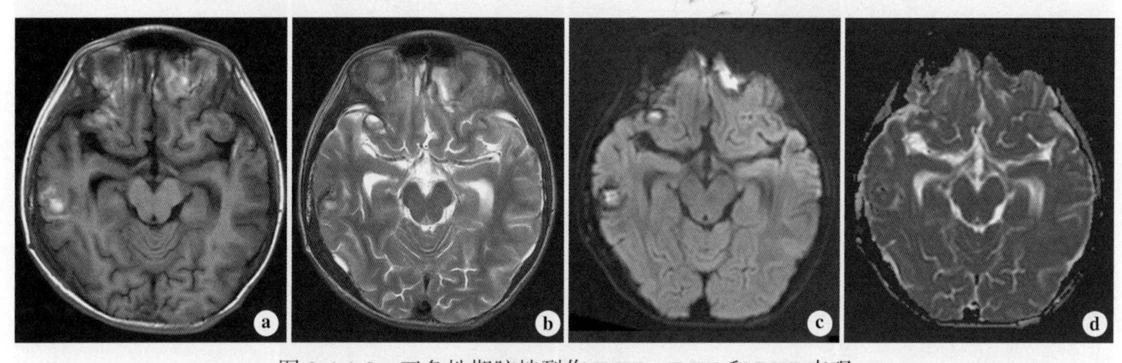

图 2-4-1-2　亚急性期脑挫裂伤 T_1WI、T_2WI 和 DWI 表现

患者 7 岁，车祸伤。a. T_1WI 示右侧颞叶高信号；b. T_2WI 示右侧颞叶高信号；c. DWI 显示右侧颞叶病变呈弥散受限高信号；d. 右颞叶高信号表观弥散系数未见明显改变

2. 脑皮质挫伤 不伴有出血的脑皮质挫伤，早期病理以脑水肿为主，表现为 T_1WI 低信号、T_2WI 高信号。早期水肿范围可扩大，中晚期水肿逐渐吸收，范围减小。而伴有出血的脑皮质挫伤，其信号随时间和出血内成分的变化而改变，变化趋势同前述。出血性脑皮质挫伤的水肿带和出血混杂在一起，可表现为单纯的 T_1WI 低信号、T_2WI 高信号，也可表现为高、低混杂信号。病变所致占位效应可随水肿和出血的吸收而减轻（图 2-4-1-3）。

3. 微出血灶 大多数的微出血灶常规 T_1 和 T_2 加权像难以显示，但在 SWI 序列可表现为明显的低信号，呈点状、圆形、串珠状或斑片状，边界清楚。SWI 在检出微出血灶的数目、大小、分布等方面是常规 T_2 加权像的 3～6 倍。有文献证实，SWI 上颅脑外伤患者病变的数量和大小与临床严重程度和病情转归密切相关（图 2-4-1-4）。

4. 外伤所致蛛网膜下腔出血 急性期出血与脑脊液混合，T_1WI 和 T_2WI 成像均难以显示明显的信号差别。但因脑脊液中混有大量的红细胞，失去了游离水的特性，所以 T_2FLAIR 成像可呈高信号，位于脑沟、脑池或脑裂中，具有很高的特异性。亚急性期 T_1WI 和 T_2WI 均可显示明显的正铁血红蛋白高信号（图 2-4-1-5）。

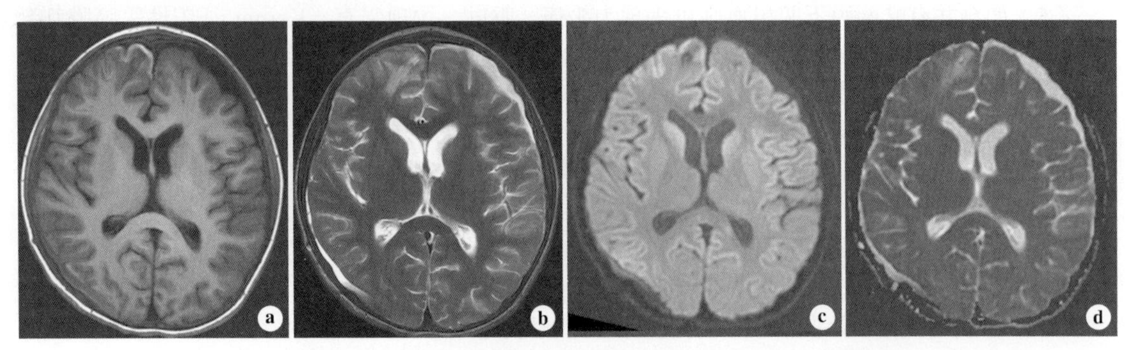

图 2-4-1-3　亚急性期脑皮质挫伤 T_1WI、T_2WI 和 DWI 表现

患儿 7 岁，车祸伤。a. T_1WI 示右侧额叶皮质高信号；b. T_2WI 示右侧额叶皮质信号稍高伴周围脑实质水肿；c. DWI 显示右侧额叶皮质病变轻度弥散受限稍高信号；d. 右额叶皮质表观弥散系数未见明显改变

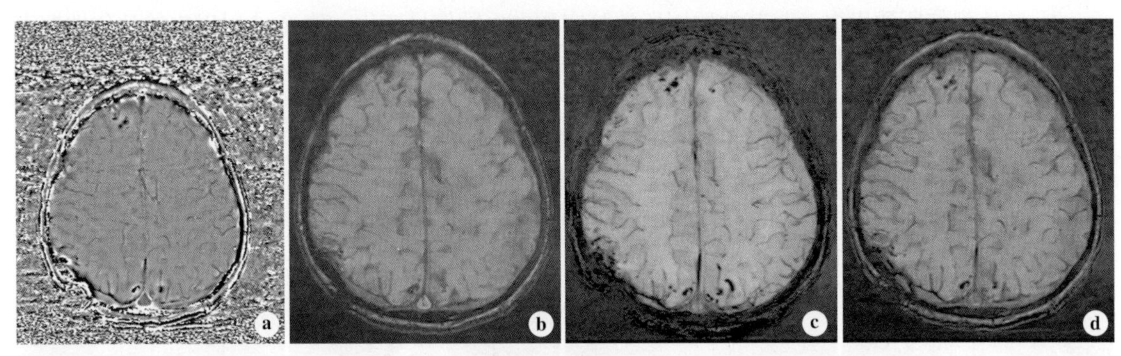

图 2-4-1-4　慢性期微出血灶 SWI 影像学表现

患儿 7 岁，车祸伤后。a. 相位图示双侧额顶叶皮质多发内低边缘高混杂信号；b. 磁矩图示右侧额叶及双侧顶叶皮质略低及低信号；c. MIP 显示双侧额顶叶皮质病变明显低信号；d. SWI 显示双侧额顶叶皮质低信号

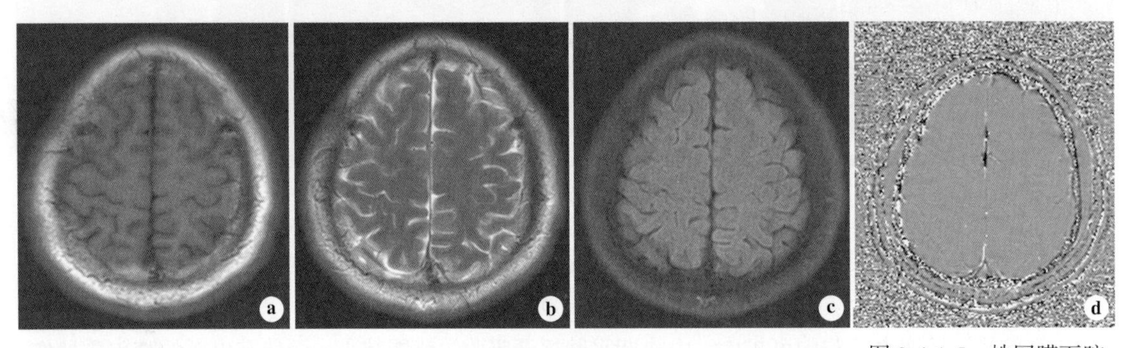

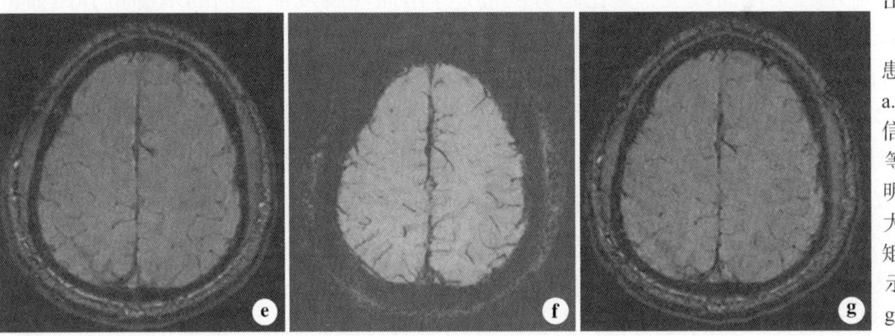

图 2-4-1-5　蛛网膜下腔出血 T_1WI、T_2WI 和 SWI 表现

患者 33 岁，跌倒致枕部受伤。a. T_1WI 额部大脑镰似见少许等信号；b. T_2WI 大脑镰似见少许等信号；c. T_2FLAIR 大脑镰见明显条状等信号；d. 相位图示大脑镰明显混杂高信号；e. 磁矩图示大脑镰略低信号；f. MIP 示大脑镰处病变明显低信号；g. SWI 显示大脑镰病变低信号

5. 占位征象　占位效应的大小与脑水肿和出血的范围有关。主要表现为局部脑沟、池、裂变浅，同侧脑室受压，中线结构向对侧移位等。脑挫裂伤中晚期水肿吸收，占位效应减轻。严重的脑挫裂伤可形成脑疝：大脑镰下疝表现为中线结构的明显移位；小脑幕裂孔疝冠状位表现为海马回及钩回自天幕裂孔下移，矢状位表现为中脑向下移位；小脑扁桃体疝疝矢状位可见小脑扁桃体自枕骨大孔下移。

6. 脑外伤性继发性脑梗死　多为脑疝压迫血管所致，常于外伤 1 周后发生，表现为梗死区域的 T_2WI、DWI 高信号。天幕裂孔疝可致大脑后动脉受压形成枕叶梗死；大脑镰下疝时胼胝体受挤压，大脑前动脉狭窄；严重的脑水肿可致大脑中动脉狭窄或闭塞；豆纹动脉等穿支动脉闭塞可致基底核团的梗死。

7. 晚期萎缩表现　脑挫裂伤晚期随损伤严重程度的不同，可出现局限性萎缩或广泛性萎缩。局限性萎缩表现为周边脑沟、池、裂增宽，邻近脑室扩大；广泛性萎缩表现为一侧或双侧大脑半球的脑实质萎缩。脑挫裂伤吸收后可不留痕迹，大的病灶晚期可形成囊变或软化灶，呈 T_1WI 低信号，T_2WI 高信号，T_2FLAIR 低信号。如周边有含铁血黄素沉积则表现为 T_2WI 和 SWI 低信号。

（四）鉴别诊断

结合外伤病史及典型的头痛、意识障碍等临床表现，脑挫裂伤一般不难诊断。但有些脑血管畸形患者轻微外伤后也可能出现出血，需要考虑到该可能性。

【案例 2-4-1-1 点评】

1. 选 A。平扫 CT 可诊断绝大多数脑外伤性疾病，是脑外伤患者在急性期首选的影像学检查方法。

2. 选 ACE。右侧小脑的病变应考虑到挫裂伤及梗死的可能，SWI 及 DWI 序列有助于鉴别。

3. 选 A。DWI、PWI、脑 MRA 或 SWI 均有助于鉴别挫裂伤及脑梗死。

4. 选 E。SWI 序列的“放大效应”对急性期静脉窦血栓具有重要价值。

5. 右侧小脑病变相位图上呈混杂高信号，磁矩图及 MIP、SWI 图上呈低信号，考虑右侧小脑挫裂伤。

二、弥漫性轴索损伤

【案例 2-4-2-1】　患者女性，44 岁，既往体健。交通意外事故，4 小时后送至急诊科，行脑平扫仅提示右侧岛叶区域少许出血灶。

思考题

1. 该患者首选 CT 检查，其目的最有可能是

A. 了解是否有外伤；B. 了解是否有肿瘤；C. 了解是否有出血；D. 了解是否有梗死；E. 了解是否有感染

2. 4 小时候，患者突发昏迷，若下一步行 MRI 扫描以明确诊断，最有价值的序列是

A. 常规 SE T_1WI；B. 常规 SE T_2WI；C. SWI；D. DWI；E. TOF-MRA

3. 该患者立即进行 MRI 检查，结果如图 2-4-2-1 所示，请给出你的诊断

A. 多发脑转移灶；B. 多发缺血性脑卒中；C. 弥漫性轴索损伤；D. 脑血管畸形；E. 脑炎

4. 弥漫性轴索损伤常见于

A. 加速性颅脑损伤；B. 减速性颅脑损伤；C. 挤压性颅脑损伤；D. 挥鞭样损伤；E. 火器性颅脑损伤

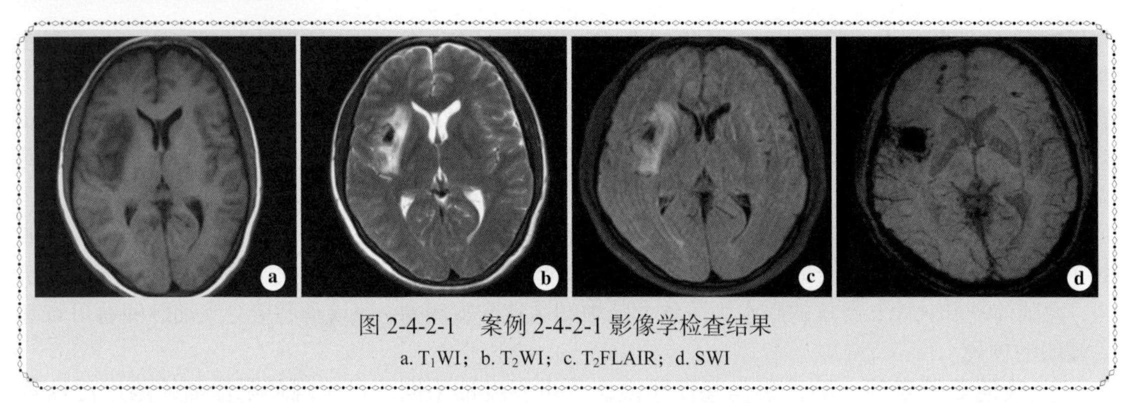

图 2-4-2-1 案例 2-4-2-1 影像学检查结果

a. T_1WI；b. T_2WI；c. T_2FLAIR；d. SWI

弥漫性轴索损伤（diffuse axonal injury，DAI）是头部受钝性外力作用引起的以神经轴索断裂为特征的脑白质广泛性轴索损伤。DAI 是创伤性脑损伤中的最常见和最重要的病理特征之一，既可作为原发性脑损伤而独立存在，也可与其他重型原发性脑损伤同时产生，作为伴发损伤而存在，在脑外伤死亡中占 29%～43%。MRI 在 DAI 诊断方面发挥了重要作用，尤其在早期可以较为准确地检测到细微的病变，可指导临床诊疗。

（一）病因及分期

对 DAI 的形成机制，尚无明确统一的认识。Adams 在 45 例 DAI 病例中发现脑组织 DAI 的改变在伤后很快出现，说明其和外伤具有直接关系。目前对于 DAI 发病机制的认识基本一致，即由于外伤使颅脑产生旋转加速度或角加速度，使脑组织易受剪切力作用发生应变，导致神经轴索和血管过度牵拉和扭曲损伤。

目前对 DAI 的分期主要参考 Adams 和 Gennarelli 标准进行分类。①1 期：额叶和颞叶灰白质处病变（轻度创伤性脑损害）；②2 期：脑叶白质和胼胝体病变（中度创伤性脑损害）；③3 期：中脑背外侧和脑桥上部病变（重度创伤性脑损害）。

（二）临床与病理

1. 一般特点 DAI 可发生于任何年龄，但在 15～24 岁最常见，男性遭受创伤性脑损伤是女性的 2 倍，峰值为 20～24 岁。DAI 是儿童和年轻人死亡/致残的主要原因，在中、重度创伤性脑损伤中，DAI 在所有原发性脑实质创伤性脑损伤中约占 50%，在致命性损伤中，80%～100%的尸检中可见 DAI。

2. 病理与临床表现 DAI 病理改变包括轴索胶质增生和脱髓鞘改变，伴或不伴有弥漫性出血及脑水肿。神经轴索因折曲、断裂、轴浆外溢而形成轴索回缩球，使神经传入受阻，神经元退行性变，同时伴有胶质增生。毛细血管损伤造成脑实质、蛛网膜下腔出血和脑室出血。脑实质常有不同程度的胶质细胞肿胀变形，血管周围间隙扩大，弥漫性脑肿胀。DAI 典型症状是在无明确的神经系统定位体征的情况下，迅速发展为长时间昏迷，并大多伴有持续的神经功能及意识障碍等，如肌张力增高，伤后记忆力、神经功能的减退和持续性头疼等。DAI 是创伤性颅脑损伤后昏迷的主要原因，且患者昏迷持续的时间取决于创伤性颅脑损伤的性质和严重程度，严重时，患者迅速陷入昏迷，处于无意识状态、植物人状态或严重残疾，并持续至患者死亡。

（三）MRI 影像学表现

MRI 不能直接显示轴索本身的病变，只能借助于一些间接征象判断 DAI，因此有一定的局限性。部分 DAI 病例在 MRI 上可无阳性表现，有学者指出，DAI 中 80% 为非出血性病灶，并认为在诊断实质内小病灶或挫伤方面，特别是对脑干、胼胝体、小脑、透明隔和穹窿损伤的观察上 MRI 具有明显优势。

脑白质区的间质性水肿，多叶同时受累，其中约 20%的病例合并有胼胝体受累，约 20%有脑干受累。病灶越近脑中轴部位，则预后越差。MRI 表现为 T_2WI 上脑白质有深在的较小的卵圆形、片状及片索状高信号，由于早期损伤后脑白质游离水含量明显高于正常对照组，而结合水含量低于对照组，二者均使 T_1 值延长；所以，MRI 上最早出现的改变是脑白质在 T_1WI 上呈低信号。DWI 诊断非出血性 DAI 具有很高的敏感性，DWI 能较常规 MRI 更早、更准确地显示 DAI 病灶信号变化。在 DAI 后测量 ADC 值，早期 ADC 是增高的，归因于血管性水肿，后期 ADC 值减低，则是因为细胞毒性水肿，对创伤性脑肿胀起重要作用。

1. 脑白质内单发或多发无占位效应的小出血灶　血灶直径＜2mm，中线结构无移位。由于出血发生于毛细血管或毛细血管前动脉，出血灶细小无占位效应，故影像学所见的出血灶远较大体病理所见为少。出血灶多分布在大脑皮髓质交界处，其次见于基底节区及内囊区域、第三脑室周围、胼胝体及脑干等部位。DAI 损伤常呈小灶性广泛弥漫性出血，常规 MRI 难以显示针尖小出血灶（图 2-4-2-2），SWI 能够更多地发现微小病灶，更敏感地发现出血性 DAI 情况，并能明确病灶的范围及大小。在显示出血灶数量及出血体积方面比常规 MRI 有优势，同时对预后随访有一定评估价值。

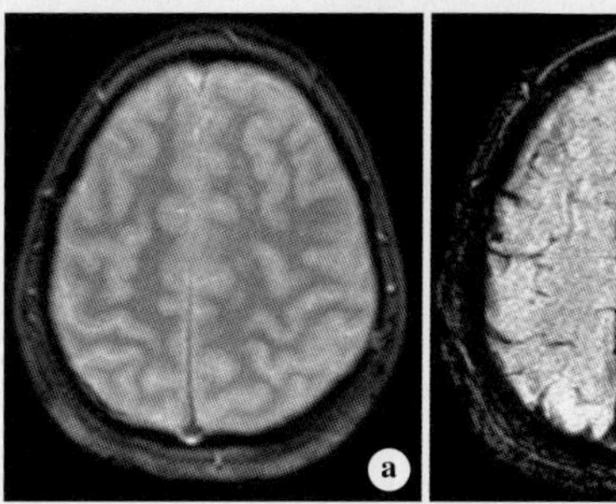

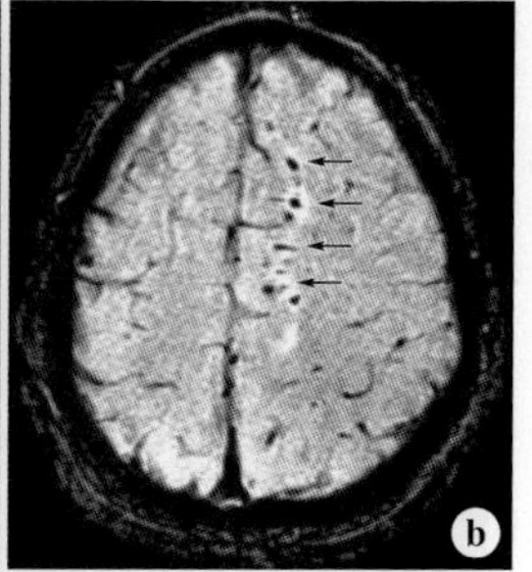

图 2-4-2-2　MRI、SWI 显示多发出血灶

a. 患者 GRE 见明显病灶；b. SWI 上可见剪切性脑损伤所致多发出血灶

2. 脑室内出血　是 DAI 最常见的 MRI 表现之一。虽然创伤性脑室内出血也可能由其他原因引起，但绝大多数与 DAI 有关。胼胝体损伤常伴有脑室出血，这是由沿胼胝体穹窿和间隔表面室管膜的毛细血管和小静脉丛破裂所致。

3. 伴发其他颅内损伤　①弥漫性脑肿胀（DBS），文献报道发生率差别较大。在急性期 DAI 的患者中，DBS 的发现率与损伤后的时间有关。一般认为 DBS 是脑的一种异常充血状态，可能是由脑干和丘脑下部血管运动调节中枢受损引起脑血管调节麻痹所致。故一些学者认为 DAI 患者合并 DBS 的比例较高，可能与 DAI 患者发生脑干损伤的比例较高有关。②蛛网膜下腔出血（SAH），SAH 是重型脑损伤患者经常出现的一种损伤类型，常提示病情严重，但与 DAI 无特别关系。③硬膜下血肿。④硬膜外血肿。⑤颅骨骨折等。

（四）鉴别诊断

DAI 需要与多灶性出血性与非出血性疾病进行鉴别。

1. 多灶性非出血性疾病　①老化：无外伤史，脑白质疏松症与腔隙性灶；②脱髓鞘疾病：卵圆形，可强化；③Marchiafava-Bignami 综合征，慢性酒精中毒和营养不良患者的胼胝体压部病变；④放化疗：可引起胼胝体压部局灶性病变。

2. 多灶性出血性疾病　①脑淀粉样血管病：常见于年长者，血压正常；②慢性高血压：老年人，有高血压；③海绵状血管瘤：混合分期出血；④出血性肿瘤：强化型的占位病变。

【案例 2-4-2-1 点评】

1. 选 C。平扫 CT 可识别绝大多数颅内出血，排除出血性卒中，是疑似脑卒中首选的影像学检查方法。

2. 选 C。当患者体征与影像学检查结果不符，前者重后者轻甚至阴性，结合外伤病史，需考虑 DAI 可能，SWI 对多灶性微小出血更敏感。

3. 选 C。弥漫性轴索损伤即 DAI，重度临床症状结合外伤后昏迷病史，SWI 提示脑实质多灶性出血灶。其他选项不符合病史及影像学征象。

4. 选 A。DAI 由于外伤使颅脑产生旋转加速度和（或）角加速度，使脑组织内部易发生剪切力作用，导致神经轴索和小血管损伤。

三、硬膜外及硬膜下血肿

【案例 2-4-3-1】 患者男性，40 岁，外伤约 1 小时入院送至急诊科，行颅脑 MRI 检查。无既往史，一般情况良好。

思考题

1. 该患者行 MRI 检查，结果见图 2-4-3-1（a～c），以下说法正确的是（多选题）

A. 临床病因多为减速性损伤导致对侧脑桥静脉、皮质小静脉破裂；B. 常合并骨折；C. 多有典型的“中间清醒期”；D. 范围广泛，可跨越颅缝与中线；E. 影像上形态常为弧形、新月形或半月形

2. 过了一段时间后，该患者复查 MRI，结果如图 2-4-3-1（d～f），最可能处于的时期是

A. 超急性期；B. 急性期；C. 亚急性早期；D. 亚急性中晚期；E. 慢性期

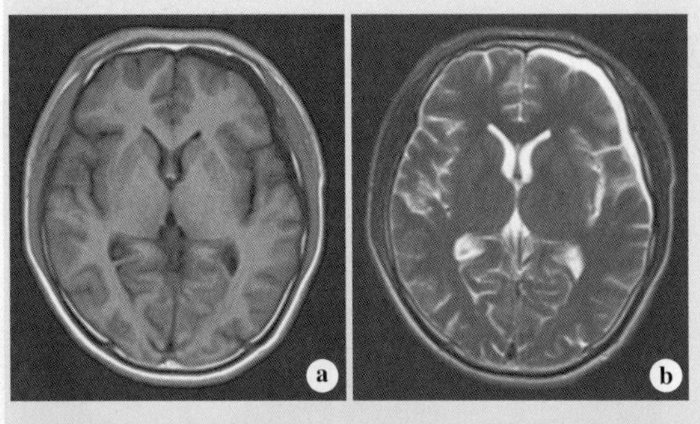

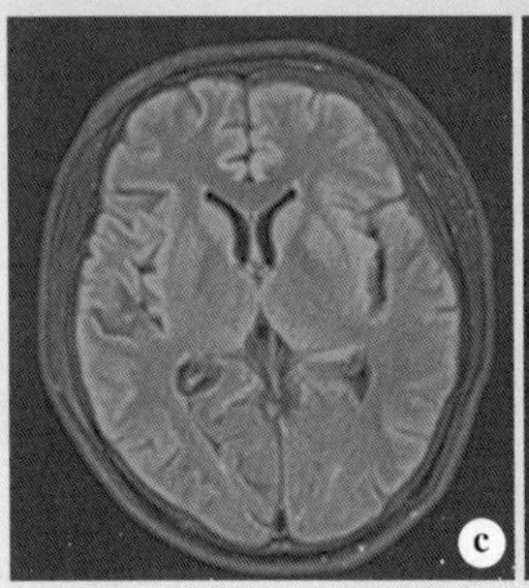

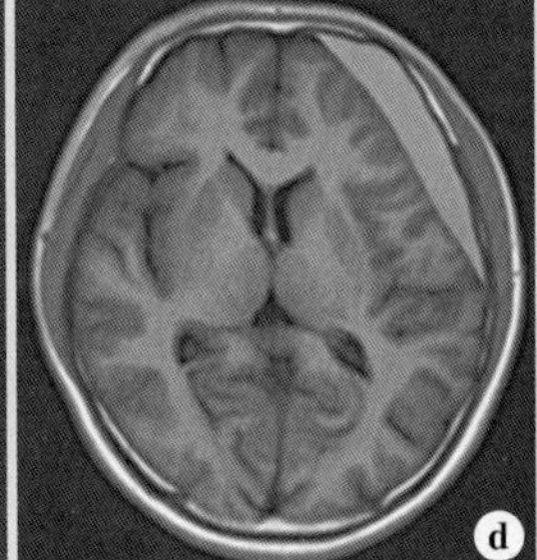

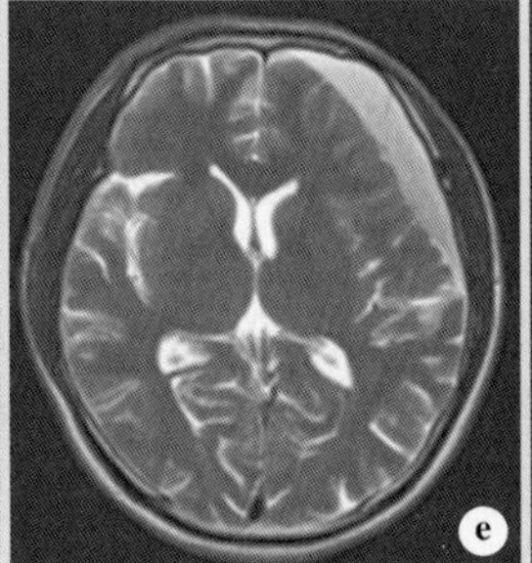

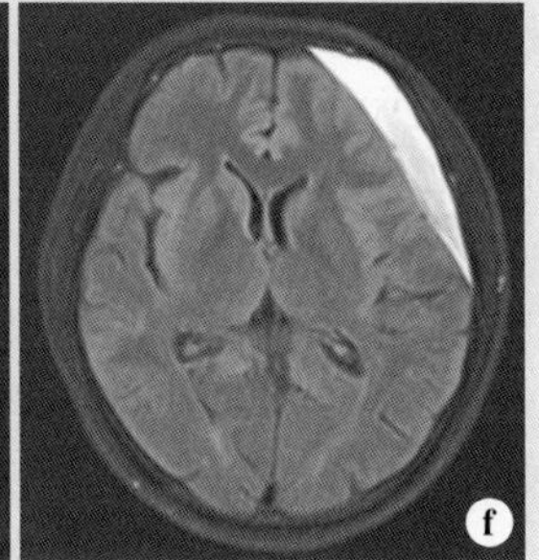

图 2-4-3-1 案例 2-4-3-1 影像学检查结果

【案例 2-4-3-2】 患者男性，54 岁，外伤后入院检查，送至急诊科，行颅脑 MRI 检查。

思考题

1. 该患者行 MRI 检查，结果见图 2-4-3-2（a～b），请对图像进行描述并给出诊断及依据。

2. 结合以上两个案例，请谈谈二者的鉴别诊断要点。

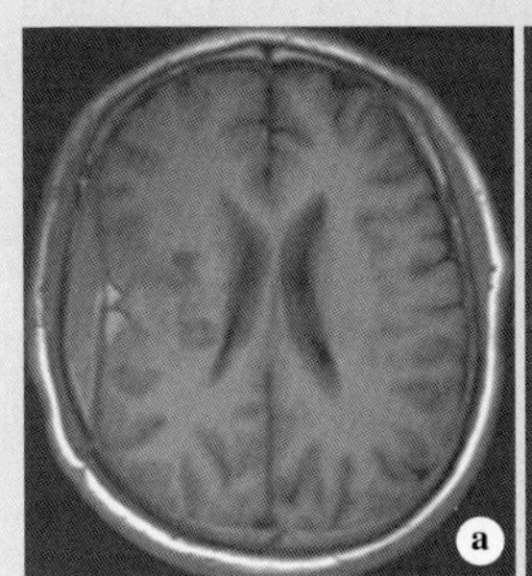

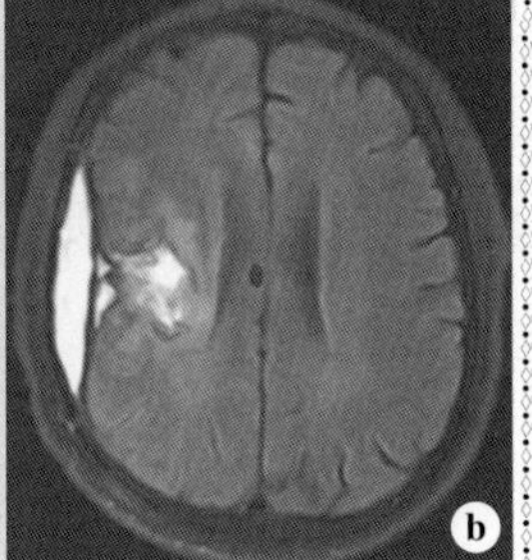

图 2-4-3-2 案例 2-4-3-2 影像学检查结果

硬膜血肿分为硬膜外血肿和硬膜下血肿。硬膜外血肿多由暴力外伤，伤侧硬脑膜动脉破裂，出血聚集在硬膜腔外所致；硬膜下血肿多因减速性损伤导致对侧脑桥静脉、皮层小静脉破裂，血液聚集于硬脑膜与蛛网膜之间，是最常见的继发性颅脑损伤。早期血肿可无特异性。

（一）病因及分型

1. 硬膜外血肿 系颅骨骨折致脑膜中动脉或前动脉破裂出血，少数系静脉窦或静脉破裂所致。血液聚集在硬膜外间隙形成局限性血肿，一般不超过颅缝，但可越过中线。

2. 硬膜下血肿 系减速性损伤，头颅在快速运动中受阻，发生在着力点对侧，称为对冲伤，约半数合并脑实质的挫裂伤。血液聚集在硬膜下间隙形成较广泛的血肿，可覆盖整个大脑半球表面、

扩展至半球间裂沿大脑镰分布，但不超越中线至对侧。①急性硬膜下血肿：一般均为加速性暴力使脑组织与固定的硬膜形成移位，将皮质与静脉窦之间的桥静脉撕断，引起出血；也可由脑组织挫伤后的皮质血管流入硬膜下腔所致。②慢性硬膜下血肿：一般为硬膜下腔少量、持续性出血积聚而成。出血主要来源于皮质小血管或桥静脉的损伤。

（二）临床与病理

1. 硬膜外血肿 ①急性硬膜外血肿表现为意识障碍，可出现典型的中间清醒期，颅内压增高，在昏迷之前，因颅内压增高患者可表现为剧烈头痛、恶心、呕吐、躁动不安等症状，可出现脑疝。②亚急性硬膜外血肿颅内压增高缓慢，可长时间出现颅内压慢性增高表现，严重者可出现意识障碍、偏瘫失语。

2. 硬膜下血肿 临床多分为复合型硬膜下血肿和单纯型硬膜下血肿，前者与脑挫伤、脑内血肿或硬膜外血肿合并存在，一般原发性损伤较重，病情恶化迅速，伤后多持续昏迷，并且昏迷程度逐渐加深，部分有中间清醒期或中间好转期，早期缺乏特异性症状。当血肿增大到一定程度时，可出现脑疝形成，瞳孔散大，并迅速恶化，预后不良，死亡率高。单纯型硬膜下血肿系桥静脉损伤所致，受伤暴力轻，合并轻微脑损伤或无原发脑损伤，血液积聚于硬脑膜与蛛网膜之间，出血缓慢，多呈亚急性或慢性表现。

不论是硬膜外、硬膜下血肿，都会经历一系列的病理生理变化的过程。血肿内血红蛋白的演变过程为：氧合血红蛋白—去氧血红蛋白—高铁血红蛋白—含铁血黄素。这一系列的变化可出现交叉重叠现象。

（1）超急性期（6 小时内），血肿初为红细胞悬液，逐渐浓缩而凝聚，红细胞内为含氧血红蛋白，属于非顺磁性物，T_1加权像上呈等或略高信号，T_2加权像呈高信号。

（2）急性期（7 小时～2 天），血凝块形成和收缩，红细胞内含氧血红蛋白逐步变为去氧血红蛋白，而细胞膜尚维持完整。

（3）亚急性早期（3～5 天），该期大多数红细胞的细胞膜仍保持完整，血凝块中有部分红细胞溶解，正铁血红蛋白含量增多，细胞内正铁血红蛋白的出现一般从血肿周边向中心逐渐发展。

（4）亚急性晚期（6 天～3 周），大部分红细胞破裂，发生溶血，血肿内正铁血红蛋白含量较高。

（5）慢性期（3 周以上），血肿液化形成低蛋白囊腔，吞噬含铁血黄素的吞噬细胞沉积在血肿壁上。

（三）MRI 影像学诊断

硬膜外血肿一般呈内板下方双凸形，边缘锐利，均匀或不均匀；血肿局限，多不超越颅缝，若骨折超越颅缝，则血肿可超过颅缝，常合并颅骨骨折。硬膜下血肿一般呈新月形，血液聚集在硬膜下间隙形成较广泛血肿。不论是硬膜外血肿或者是硬膜下血肿，MRI 信号特点随时间变化而改变。

不同时期血肿的 T_1WI、T_2WI 表现

（1）超急性期血肿：是指出血的即刻，漏出的血液尚未凝固。实际上该期仅持续数分钟到数十分钟，临床上极少遇到。超急性期尚未凝固的血液表现出血液的长 T_1 长 T_2 特性，因此在 T_1WI 上表现为略低信号，在 T_2WI 上呈现高信号。

（2）急性期血肿：在这一时期红细胞的细胞膜保持完整，细胞内的氧合血红蛋白释放出氧变成去氧血红蛋白。去氧血红蛋白的顺磁性效应，造成局部磁场的不均匀，加快了质子失相位，因此血肿 T_2 值明显缩短，在 T_2WI 或 T_2^*WI 上表现为低信号。细胞内去氧血红蛋白对 T_1 值的影响较小，因此该期血肿在 T_1WI 上信号变化不明显，常表现为略低信号或等信号。

（3）亚急性早期血肿：血肿内一部分去氧血红蛋白转化为正铁血红蛋白，具有较强的顺磁性，使血肿的 T_1 值缩短。由于正铁血红蛋白在红细胞内分布不均匀，可同时产生质子-电子偶极-偶极质子弛豫增强效应和 T_2 质子弛豫增强效应，高场强 MRI 表现为短 T_1 短 T_2 信号，且 T_1WI 上的高信号从血肿周边向中央逐渐出现。

（4）亚急性晚期血肿：该期红细胞完全崩解，正铁血红蛋白溢出细胞外，但血肿周边的巨噬细胞吞噬了血红蛋白并形成含铁血黄素。细胞内的含铁血黄素具有明显顺磁性，将造成局部磁场的不均匀。因此该期血肿在 T_1WI 和 T_2WI 上均为高信号，但在 T_2WI 上血肿周边出现低信号环。

（5）慢性期血肿：血肿逐渐吸收或液化，病灶周边的巨噬细胞内有明显的含铁血黄素沉积。因此期血肿逐渐演变为液化灶，在 T_1WI 上为低信号，在 T_2WI 上为高信号；周围的含铁血黄素在 T_2WI 上表现为低信号环，在 T_1WI 上为等信号或略高信号。

（四）鉴别诊断

硬膜外、硬膜下血肿的鉴别诊断见表 2-4-3-1。

表 2-4-3-1　硬膜外、硬膜下血肿的鉴别诊断

鉴别点	硬膜外血肿	硬膜下血肿
血肿解剖位置	硬脑膜与颅骨内板之间	硬脑膜与蛛网膜、脑皮质之间
出血原因	多为硬脑膜动、静脉	桥静脉，皮质动、静脉
部位	额颞部、顶颞部（局限，一般不跨颅缝）	额颞顶区多见（广泛，常跨颅缝）
临床特点	典型者有中间清醒期	无明显中间清醒期
血肿影像诊断特点	双凸形、梭形	新月形、镰刀状

急性硬膜下血肿因常合并脑挫裂伤及脑内血肿，颅内压增高迅速，短时间内可形成脑疝，病死率极高。因此，及时缓解颅内压是救治急性硬膜下血肿并脑疝患者的关键。出现脑疝时，手术则成为抢救患者的唯一有效措施。对于慢性硬膜下血肿目前硬通道穿刺技术或者加药物联合治疗为主要的治疗手段。

【案例 2-4-3-1 点评】

1. 选 ABE。

2. 选 D。此期红细胞膜破裂，以正铁血红蛋白为主，属于正磁性物质，T_1 图像呈高信号。由于正铁血红蛋白分布均匀，T_2 质子弛豫增强效应消失，正铁血红蛋白具有短 T_1 长 T_2 作用，故 T_1WI 和 T_2WI 均呈高信号。

【案例 2-4-3-2 点评】

1. 诊断为硬膜外血肿。描述及诊断要点：①病变部位；②病变形态；③病变信号特点。

2. 硬膜下血肿与硬膜外血肿鉴别要点如下。①临床病因：硬膜下血肿为对冲伤、减压性损伤；而硬膜外血肿为骨折外伤致同侧血肿。②临床表现：典型者前者为渐进性昏迷加重；后者为昏迷-中间清醒期-昏迷。③病变形态、范围：前者病变范围为新月形，范围广泛可跨越颅缝；后者病变呈梭形，较局限，一般不跨颅缝。④病变信号特点：均随时间的变化而变化，信号多样。

（徐海波　余　晓）

第五节　颅内感染性疾病

一、颅内化脓性感染

【案例 2-5-1-1】　患者男性，70 岁，患者于 1 个月前无明显诱因出现头晕头痛，主要为额部偏右侧疼痛，无视物旋转，无恶心呕吐，无意识丧失、肢体抽搐，无肢体无力等，休息后可好转。1 天前，感头痛加重。

思考题

1. 该患者首选检查是

A. X 线片；B. 头颅 CT；C. 头颅 MRI；D. 超声

2. MRI 检查如图 2-5-1-1 所示，最可能的诊断是

A. 胶质瘤；B. 结核；C. 脓肿；D. 转移瘤

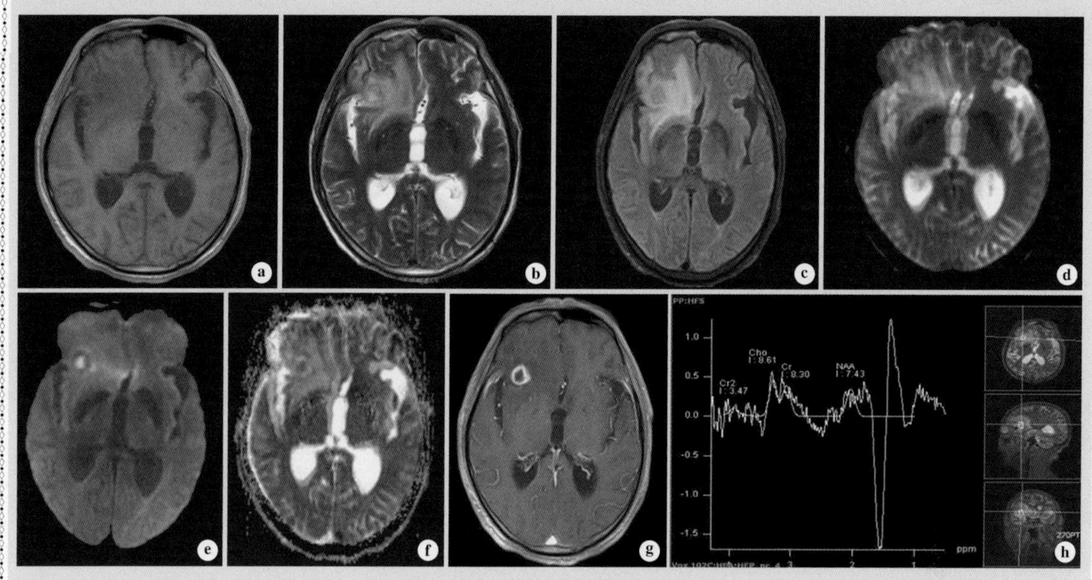

图 2-5-1-1 患者 MRI 影像学表现

a. T_1WI；b. T_2WI；c. FLAIR；d. DWI（*b*=0）；e. DWI（*b*=1000）；f. ADC；g. 增强；h. 波谱图像

3. 关于该病，下列描述不正确的是

A. T_1WI 呈低信号，T_2WI 呈高信号，周围大片水肿；B. DWI 显示病灶呈高信号提示病变有细胞内水肿；C. MRS 示 NAA 降低提示正常的神经元细胞减少；D. 可发生于任何年龄，以青壮年最常见；E. 可分为三期：急性脑炎期、脓肿形成期、吸收期

4. 关于 MRS，以下说法不正确的是

A. NAA 峰仅存于神经元内，是神经元密度和生存的标志；B. Cr 峰是脑细胞能量依赖系统的标志，在低代谢状态下减低，高代谢状态下增高；C. Cho 峰几乎在所有原发和继发性脑肿瘤中都增高；D. 脑肿瘤、脓肿和梗死时会出现乳酸峰

脑脓肿（brain abscess）是指由化脓性细菌感染引起的脑组织的化脓性感染，包括化脓性脑炎、脑脓肿包膜形成及慢性肉芽肿，少部分也可由真菌或原虫侵入脑组织所致，是一种严重的颅内感染性疾病，是临床上经常遇到的神经外科急症之一，约占脑外科患者的 2%。本病以颞叶多见，也可见于额顶枕叶，小脑少见。

（一）病因

脑脓肿常见的致病菌为金黄色葡萄球菌、链球菌、肺炎球菌、革兰氏阴性菌等。病原可分为耳源性、鼻源性、血源性、隐源性或损伤性；直接蔓延的病灶多为单发，血行感染的病灶好发于皮质和皮髓质交界区，常多发。

（二）临床与病理

脑脓肿可发生于任何年龄，以青壮年最常见。不同的时期临床症状可有不同：①初期除原发感染症状外，一般有急性全身感染症状。②急性脑炎阶段可有头痛、呕吐、发热等症状。③脓肿形成阶段因占位效应可有颅内高压的表现。④局部神经损害表现为偏瘫、偏盲、失语等。

（三）病理生理特点

脑脓肿的形成在组织病理学上分为三期：急性脑炎期、脓肿形成期、包膜形成期。

1. 急性脑炎期（3～5 天） 细菌侵入脑组织，引起局限性炎症，灰质抵抗力强，炎症多在白质发展，表现为白质区水肿、白细胞渗出、点状出血和小的软化灶。

2. 脓肿形成期（5～14 天） 局部脓液形成，伴有周围炎性肉芽组织和脑水肿，可有胶质增生，多中心融合的脓腔内可见分隔。

3. 包膜形成期 多在感染 2～4 周形成，典型包膜期脑脓肿在组织学上由内至外分为五个带：①中心液化坏死带；②含有巨噬细胞和纤维细胞的炎症细胞浸润带；③胶原包膜带；④新生血管、成纤维细胞炎性增生带；⑤反应性胶质细胞增生及脑水肿。脓肿破溃外溢，可形成多发脓肿。

（四）MRI 影像学诊断

1. 急性脑炎早期 在 T_1WI 上表现为边界不清的低信号区，周围为低信号水肿带；T_2WI 上为片状高信号区，与周围水肿区融为一体，周围脑组织灰质和白质正常对比度消失，DWI 呈等或低信号。增强检查一般无强化或轻度强化。

2. 急性脑炎晚期 T_1WI 上可见与脑脊液相似的低信号区，边界不清，周围为低信号水肿。T_2WI 上中心为脑脊液样高信号，周围可见指状水肿，范围更广泛，周围脑组织灰质和白质正常对比度消失，DWI 呈等信号，增强扫描可见完整的强化环。

3. 早期包膜期 T_1WI 表现为中心为略高于脑脊液的低信号区，其外为等信号或略高信号环状影，周围为低信号水肿带；T_2WI 上高信号坏死灶周围有一低信号暗带，壁薄，光滑不连续；DWI 呈高信号，是脑脓肿和其他脑内占位一个比较明显的鉴别点。增强扫描可见完整强化环，延迟扫描病灶中心不强化。SWI 扫描形成两个同心环即双环征：低信号环位于脓肿病灶边缘的外侧，而靠近病灶边缘内侧则是比脓腔信号高的环，这是 SWI 鉴别脑脓肿和坏死性胶质瘤最有特异性的影像学特征（图 2-5-1-2）。

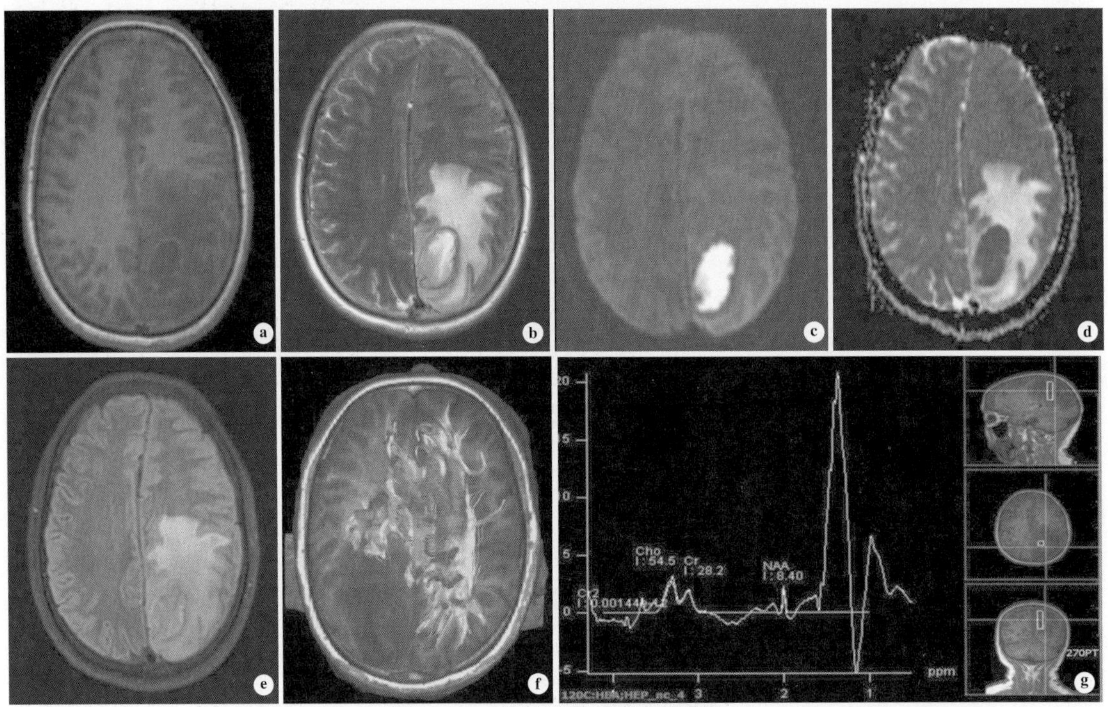

图 2-5-1-2 脑脓肿（早期包膜期）

患者女性，57 岁，于半个月前无明显诱因出现头痛，曾持续性胀痛，伴恶心，头痛症状进行性加重，于 5 天前开始出现呕吐，伴右侧肢体无力，活动不灵活，走路不稳。MRI 如图示：a. T_1WI；b. T_2WI；c. DWI；d. ADC；e. T_2FLAIR；f. DTI 纤维束示踪成像；g. 波谱成像 MRS。影像描述：左侧顶叶见团状长 T_1、长 T_2 信号影，在 T_1WI 边缘见高信号环，中线右偏曲，弥散受限，增强后呈环形强化；MRS 示 Cho/NAA 比值大于 1，乳酸峰明显升高；DTI 示左侧颞枕部神经纤维受压

4. 晚期包膜期　特征性表现为与早期包膜期相邻层面出现小结节性强化灶（图 2-5-1-3）。

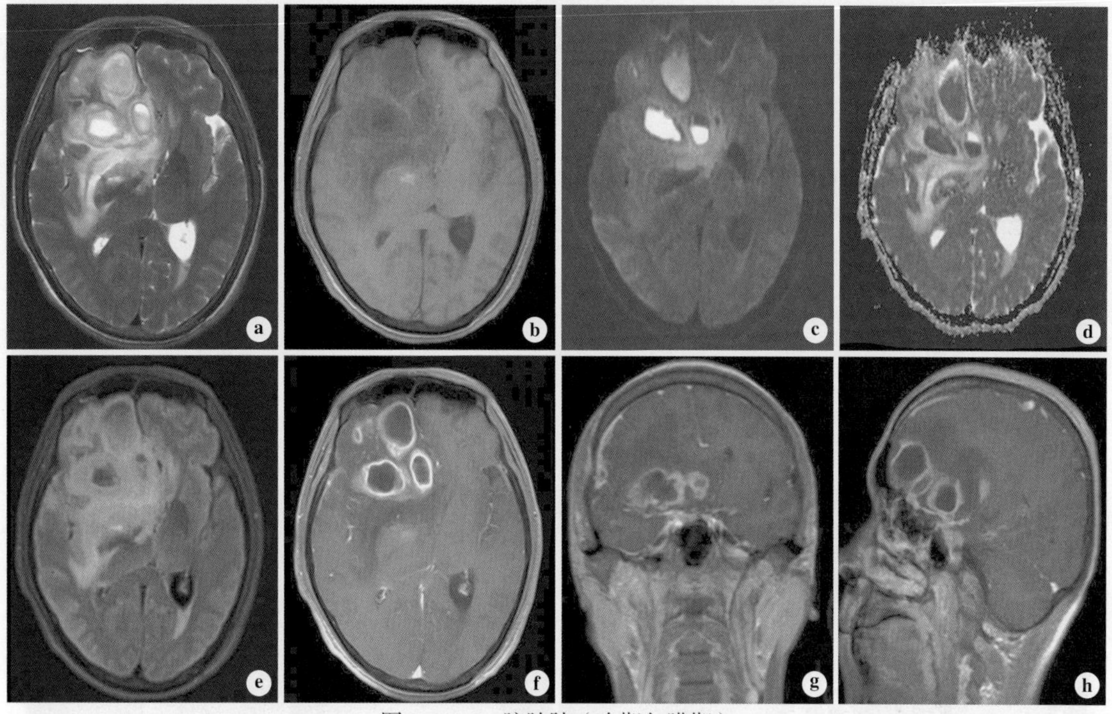

图 2-5-1-3　脑脓肿（晚期包膜期）

患者男性，48 岁，持续性头部胀痛 3 个月余，伴呕吐 1 个月。MRI 如图：a. T_2WI；b. T_1WI；c. DWI；d. ADC；e. T_2FLAIR；f～h. 分别为 T_1WI 增强轴面、冠状面、矢状面。影像描述：右侧额叶多发囊状混杂信号影，囊壁呈稍长 T_1、长 T_2 信号，病变占位效应明显，右侧脑室受压变窄，中线结构向左偏移。囊液在 ADC 图上为低信号，DWI 见囊壁及相邻局限性增厚的脑膜弥散受限；增强囊壁呈均匀环状强化，边缘光整，可见小结节性强化，囊内及周围水肿带未见强化

（五）鉴别诊断

单发脑脓肿环形强化病灶：应与胶质瘤、单发转移瘤、脑结核瘤或结核性脑脓肿、脑肺吸虫及脑囊虫病鉴别：①胶质瘤低密度水肿区常局限于脑白质，坏死区囊内壁可见瘤结节，有明显占位效应，脓肿水肿可累及脑灰白质，脓壁内缘无附壁结节，而且脑肿瘤的坏死囊变区以浆液性坏死物为主，其黏稠度相对较低，在 DWI 上表现为低信号；②脑转移瘤囊变的环形强化环壁常有局限性增厚或局部壁有结节，中央坏死囊变为较清亮的液体，囊腔内只包含肿瘤坏死组织碎屑，其内无或少见炎症细胞，腔内液体蛋白含量较少，液体黏稠度低，自由水较多，因此，水分子扩散运动相对较强，在 DWI 上表现为低信号，另外，结合临床病史可明确诊断；③脑结核瘤或结核性脑脓肿好发于颅顶部，临床上以结核瘤多见，脑结核瘤往往与脑膜炎并存，脑结核瘤的环形强化，其中央部分密度较脑脓肿高，可出现点状钙化或强化，称为靶样征，是结核瘤的特征性表现，同时有脑膜、脑池改变，结核瘤灶周水肿较轻，脑脓肿并无上述特征；④脑肺吸虫的环形强化，常表现为聚集在一起的多环样强化；脓肿壁在增强图像上可出现环形强化，靠近皮质侧脓肿壁往往较光滑，近白质侧可出现毛刷样改变，以此可以与脑囊虫病相鉴别。

【案例 2-5-1-1 点评】

1. 选 B。CT 是颅脑首选的影像学检查方法。

2. 选 C。弥散示 T_2WI 高信号区域受限，而胶质瘤、转移瘤坏死囊变区一般为 ADC 高信号、DWI 低信号，故可排除增强扫描呈环状强化。MRS 提示 NAA 降低，Cho 降低，Cr 升高，表明病灶区为低代谢状态，符合脑脓肿改变。

3. 选 E。三期分别为急性脑炎期、脓肿形成期、包膜形成期。

4. 选 B。Cr 峰是脑细胞能量依赖系统的标志，在低代谢状态下增高，高代谢状态下减低。

二、颅 内 结 核

【案例 2-5-2-1】 患者女性，26 岁，头痛 2 年，左眼疼痛伴视物模糊 2 个月。无畏寒、发热，无恶心、呕吐，无昏迷，无四肢抽搐，无大小便失禁。

思考题

1. 该患者首选检查是

A. X 线片；B. 头颅 CT；C. 头颅 MRI；D. 超声

2. 若下一步行 MRI 扫描以明确诊断，应该首先选择的序列是

A. 常规 SE T_1WI；B. 常规 SE T_2WI；C. PWI；D. DWI；E. 增强扫描

3. 该患者行胸部 CT 检查示双肺上叶慢性炎症，纤维灶形成。MRI 检查如图 2-5-2-1 所示，可能的诊断是

A. 胶质瘤；B. 脑膜瘤；C. 结核性脑膜炎；D. 转移瘤

4. 该疾病最常见的播散方式是

A. 直接蔓延；B. 血行播散；C. 淋巴播散；D. 种植转移

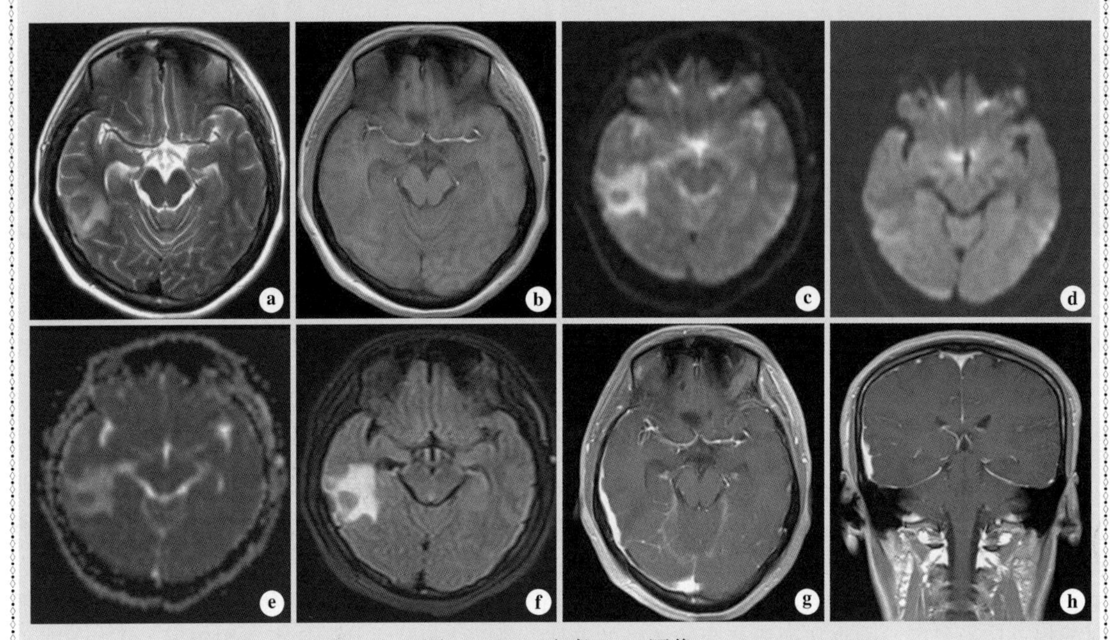

图 2-5-2-1 患者 MRI 图像

a. T_2WI；b. T_1WI；c. DWI（b=0）；d. DWI（b=1000）；e. ADC；f. FLAIR；g. 轴面增强图像；h. 冠状面增强图像

颅内结核（intracranial tuberculosis）系结核分枝杆菌经血行播散至脑组织，发生以 T 淋巴细胞为主的变态反应，最终导致肉芽肿的形成的一种疾病。此病主要经历脑膜炎期、脑炎期和肉芽肿形成期。脑膜炎期即我们所说的结核性脑膜炎，后两期称之为脑结核瘤。

（一）病因及分型

颅内结核常由血行感染引起，多继发于身体其他脏器的结核，最常见继发于肺部结核，其次为骨或泌尿系结核，约 70%的病例无活动性肺结核。本病可分为脑膜型、脑实质型、脑膜脑炎型。

（二）临床表现

本病多见于儿童和青壮年，临床起病相对缓慢，症状轻重不一，主要有头痛、呕吐、颈项强直等颅内高压和脑膜刺激症状，严重者可出现脑神经损伤、偏瘫、抽搐、嗜睡和昏迷等，多伴低热、盗汗、乏力、食欲差等结核中毒症状。

（三）病理生理特点

结核分枝杆菌在软脑膜表面上形成许多结核结节，蛛网膜下腔大量炎性渗出物积聚，以脑底部为甚，胶样渗出和肉芽组织充填脑沟、脑池，加之晚期脑膜增厚、粘连、钙化，致使脑脊液循环通路受阻而产生脑积水。结核瘤由许多结核结节组成，中心为干酪性坏死区，周围绕以朗汉斯巨细胞及异物巨细胞，再向外为上皮样细胞，纤维组织囊和反应性胶质增生，可以伴有不同程度的脑水肿。

结核瘤的病理组织成分的MRI信号特点见表2-5-2-1。

表 2-5-2-1 结核瘤的病理组织成分的 MRI 信号特点

病理组织	T_1WI	T_2WI	增强后
增生性结核结节	低	等或稍高	均匀强化
干酪性物质	稍低或等	等或稍低	无强化
炎症细胞浸润	低	等或稍高	环状强化
被膜	等或稍低	低	环状强化
液化的干酪性物质	低	高	无强化
钙化	等	低或等	无强化

（四）MRI 影像学诊断

1. 单纯结核性脑膜炎 MRI 表现（图 2-5-2-2）

平扫：脑基底池、纵裂池或脑沟内脑脊液信号消失，T_1WI 呈等信号，T_2WI 和 FLAIR 呈稍高信号。

增强：脑膜呈不规则状强化，可合并有环状或结节状强化、脑室扩张、脑积水、脑动脉炎、脑梗死。

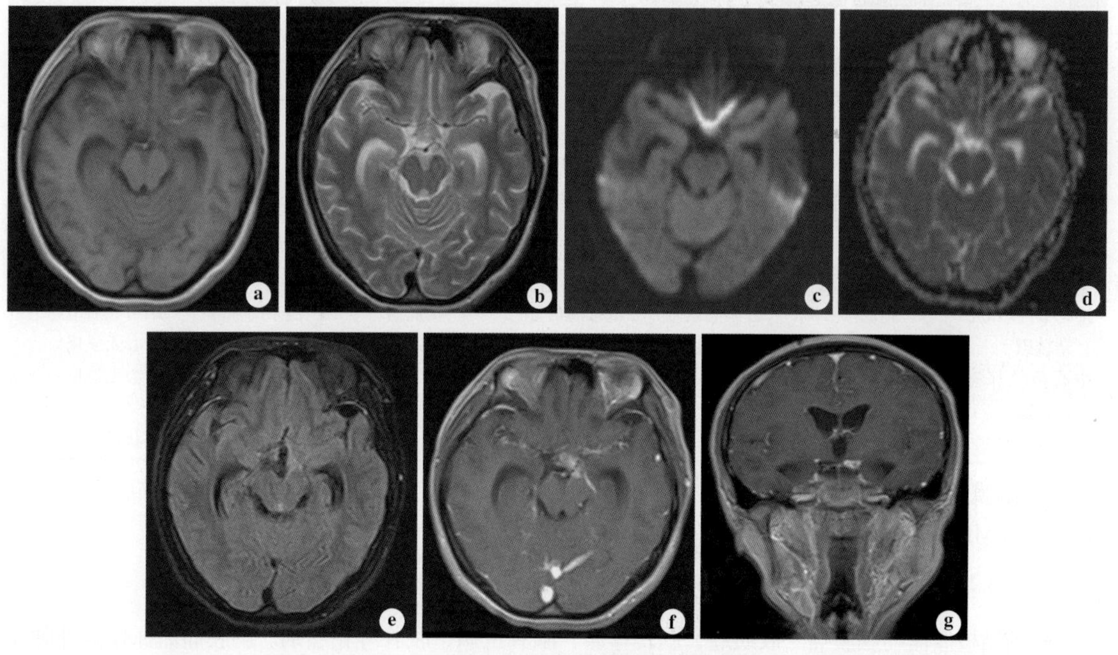

图 2-5-2-2 结核性脑膜炎

患者女性，17岁，头痛、发热十余天，加重伴视物成双2天。呈弥漫性持续性胀痛，体温最高达40℃以上，以午后及夜间发热为主，伴咳嗽、头晕、呕吐、四肢肌肉酸痛乏力，呕吐非喷射性。a. T_1WI；b. T_2WI；c. DWI；d. ADC；e. T_2FLAIR；f、g. 分别为 T_1WI 增强轴面和冠状面。影像描述：MR 可见鞍上池、环池、四叠体池、侧裂池等区域脑膜增厚，明显强化，FLAIR 呈稍高信号

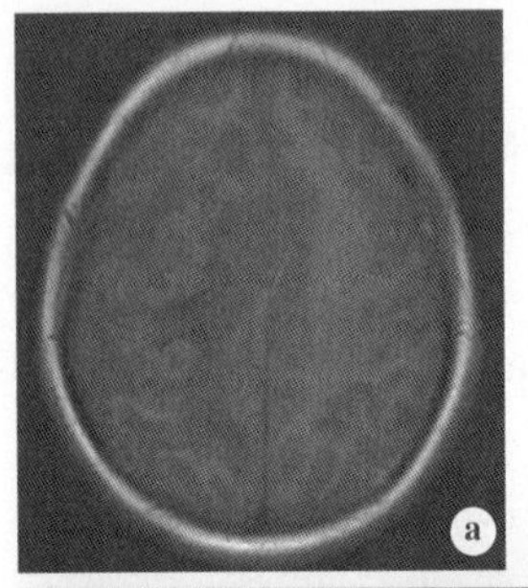

2. 脑实质结核 MRI 表现（图 2-5-2-3，表 2-5-2-2）

（1）结节病灶大小不等，在 0.1～3.0cm。

（2）病灶分布广泛，以幕上居多。

（3）病灶周围不同程度的脑水肿。

（4）呈结节状均匀强化或环状强化。

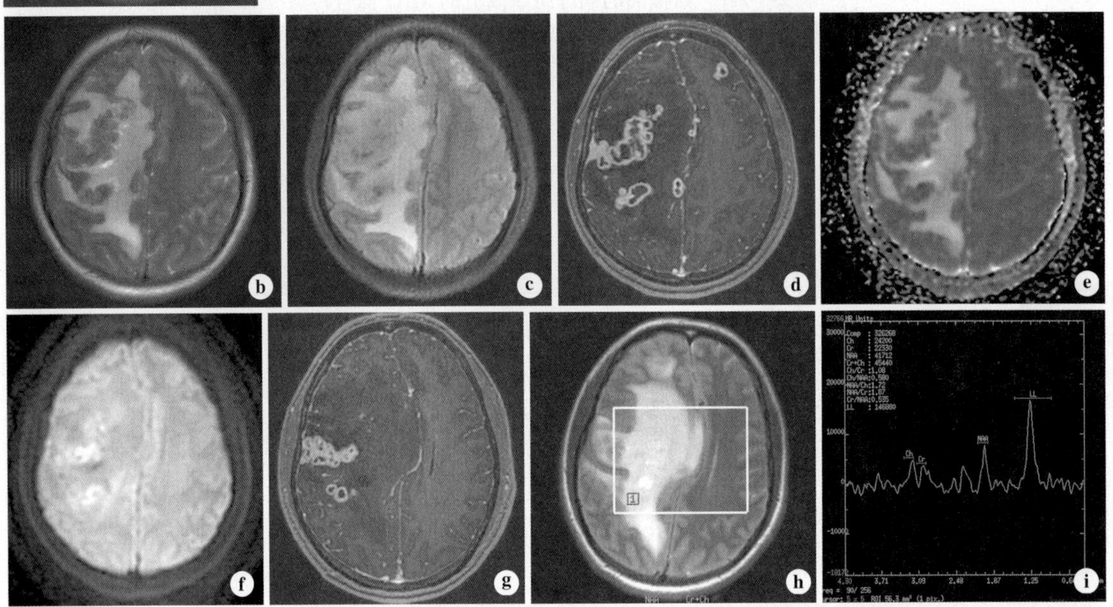

图 2-5-2-3　脑实质结核

患者女性，29 岁，头痛 3 个月，视力下降 2 周。a～f. 轴位 T_1WI、T_2WI、T_2FLAIR、增强、ADC、DWI 图像；g～i. 另一层面 T_1 增强、MRS 测量部位和测量结果。MRI 可见颅内多发小结节影，T_1WI 呈等信号，T_2WI 呈混杂信号，周围可见水肿，FLAIR 呈等、高信号，弥散部分受限，增强扫描呈结节状、环状强化。坏死区乳酸峰/脂质峰明显升高

表 2-5-2-2　脑实质结核的 MRI 表现

	T_1WI	T_2WI	FLAIR	DWI	ADC	增强扫描
结核结节	等、稍低信号	稍高信号	稍高信号	等信号	稍高信号	结节状均匀强化
结核瘤包膜	等、低、稍高信号	等、稍高信号	等、稍高信号	等、低、稍高信号	等、稍高信号	环形强化
中心固性坏死结核瘤	等、稍低信号	混杂高信号	混杂高信号	等、稍低信号	混杂高信号	结节状强化、中心无强化
中心液性坏死结核瘤	低信号	高信号	高信号	低信号	高信号	中心无强化
结核性脑脓肿	低信号	高信号	高信号	高信号	低信号	环状强化

3. 脑膜脑炎的 MRI 表现（图 2-5-2-4）　同时累及脑膜、脑实质，兼具结核性脑膜炎与脑实质结核的 MRI 表现特征。

（五）鉴别诊断

颅脑结核瘤需与脑膜瘤、胶质瘤、脑转移瘤、脑囊虫病、脓肿等相鉴别。脑膜瘤需抓住脑外肿瘤的特征，多为大脑凸面、大脑镰及天幕脑膜呈强化，T_2WI 上结核瘤中央干酪性坏死部分呈低信号，也易与脑膜瘤鉴别。胶质瘤增强后瘤壁厚薄不规则，灶周水肿较重；脑转移瘤多有原发肿瘤的病史，并有小病灶、大水肿及中心液化坏死等特征，易与其鉴别；脑实质型囊虫病 MRI 上典型特征是囊性病变内有偏心的小点状影附在囊壁上，代表囊虫头节；结核瘤与脑脓肿的鉴别见本节“颅内化脓性感染”。

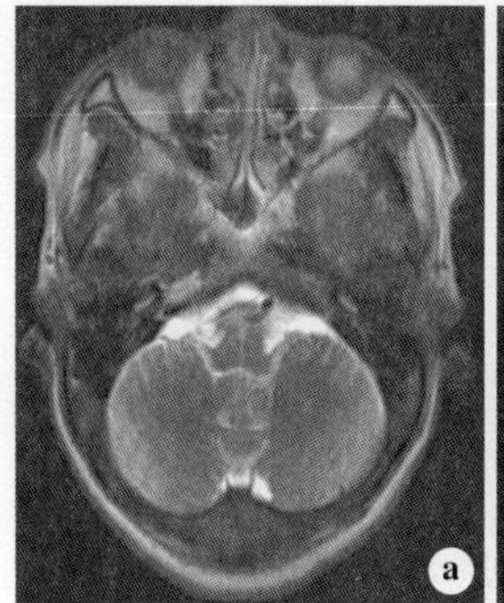
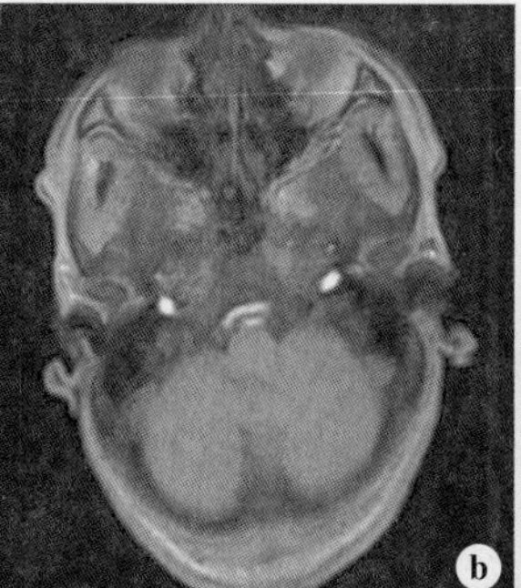
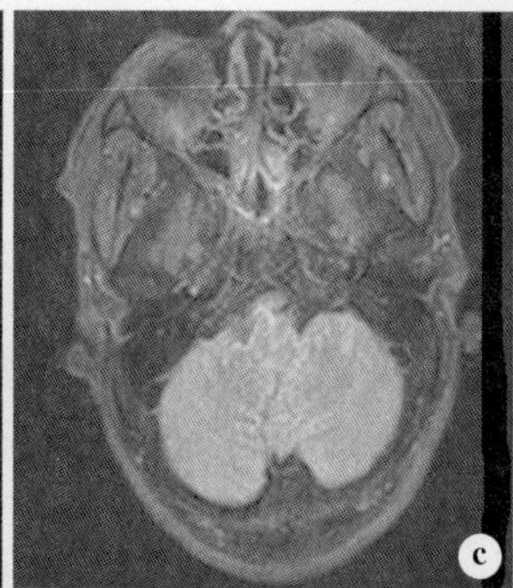
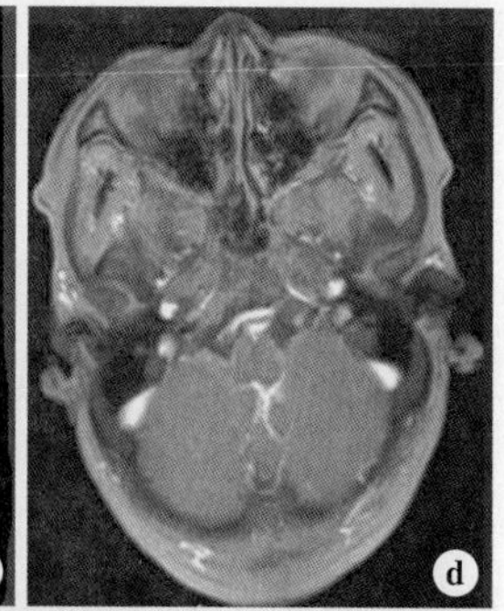
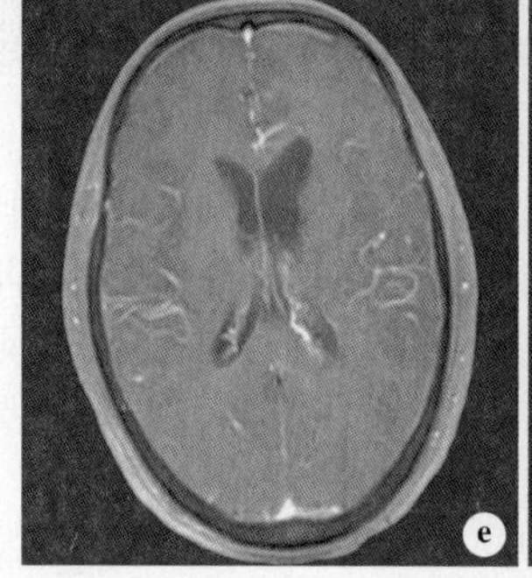
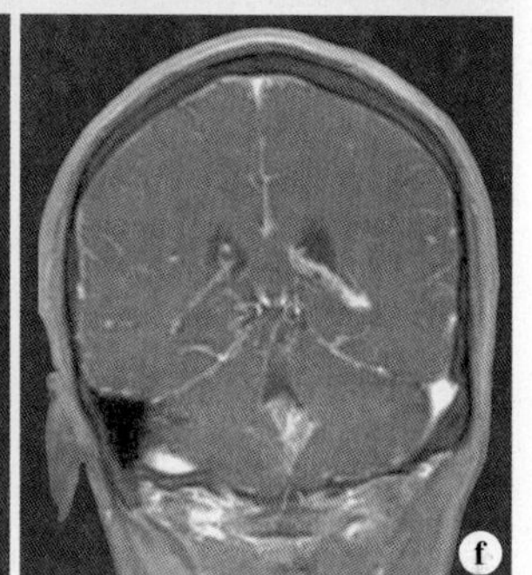
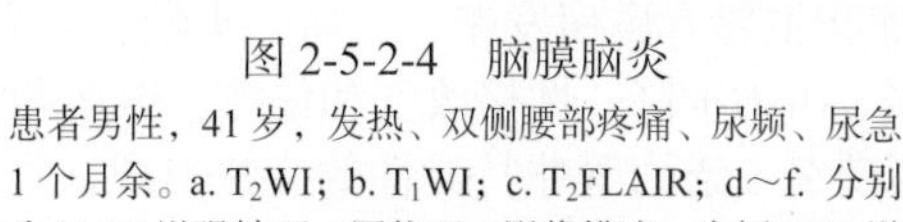

图 2-5-2-4　脑膜脑炎

患者男性，41 岁，发热、双侧腰部疼痛、尿频、尿急 1 个月余。a. T_2WI；b. T_1WI；c. T_2FLAIR；d～f. 分别为 T_1WI 增强轴面、冠状面。影像描述：头颅 MRI 增强示脑干、双侧小脑半球、左侧顶叶、额叶见多发小结节明显强化影。鞍上池、桥前池、四叠体池软脑膜-蛛网膜增厚，明显强化，第四脑室、左侧脑室三角区脉络丛增粗，FLAIR 信号增高，增强明显片絮状强化

【案例 2-5-2-1 点评】

1. 选 B。CT 为头颅检查的首选影像学检查手段。

2. 选 E。增强扫描可见右侧颞顶部脑膜不均匀增厚，明显强化，邻近脑实质呈水肿表现。

3. 选 C。患者为青年女性，无原发肿瘤病史，转移瘤可排除；增强扫描示病变主要位于脑膜，胶质瘤可以排除。结合病变形态及双肺表现，考虑结核性脑膜炎的可能性大。

4. 选 B。血行播散是颅内结核的最常见的病因。

三、颅内寄生虫感染

【案例 2-5-3-1】　患者女性，23 岁，进行性智力低下伴不言语半个月，二便失禁 7 天，无外伤史。

1. 该患者首选检查为

A. CT；B. MRI；C. 脑电图；D. 经颅多普勒；E. 脑磁图

2. 检查结果见图 2-5-3-1，该患者可能的诊断是

A. 转移瘤；B. 脑囊虫病；C. 结核；D. 脑脓肿

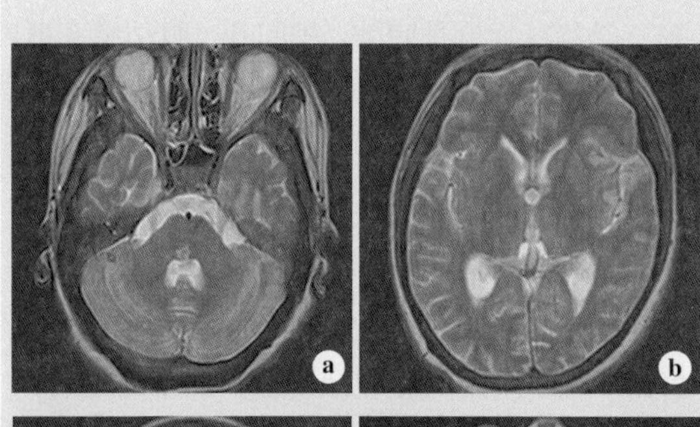
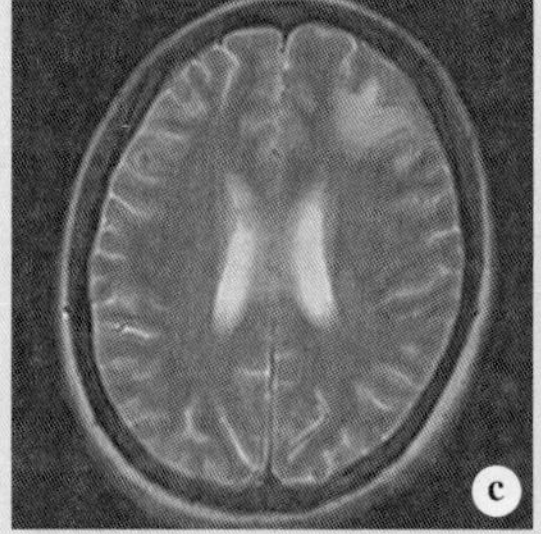
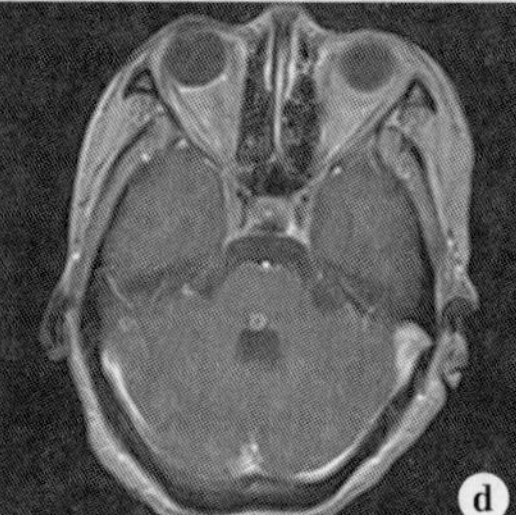
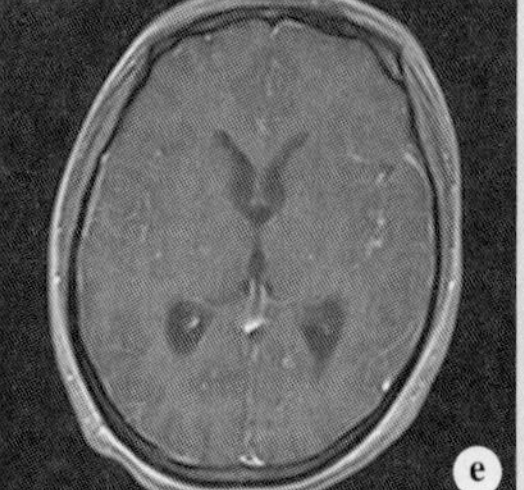
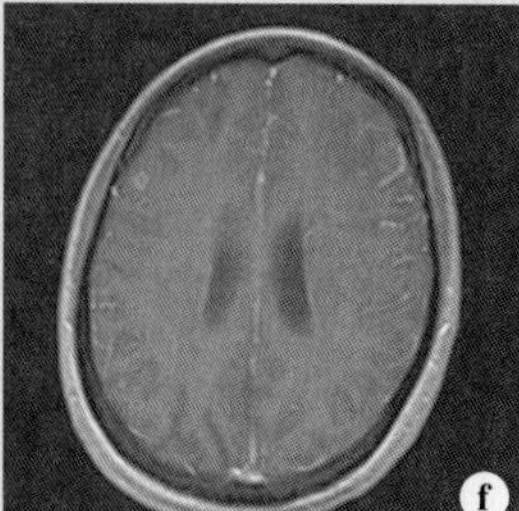

图 2-5-3-1　患者影像学检查结果

a～c. T_2WI 增强图像；d～f. T_1WI 增强图像

颅内寄生虫感染，又称脑寄生虫病（cerebral parasitic disease），是寄生虫成虫、幼虫或虫卵侵入人体脑部，通过移行、寄居造成的机械性损伤，以及其代谢分泌或崩解产物造成的免疫病理引起的脑炎、脑膜脑炎或占位性病变等中枢神经系统病变。

（一）病因及分型

能致脑病的寄生虫包括各类原虫或蠕虫。该组疾病种类较多，常见的有脑囊虫病（cerebral cysticercosis）、脑型血吸虫病（cerebral schistosomiasis）、脑型肺吸虫病（cerebral paragonimiasis）、脑裂头蚴病（cerebral sparganosis）、脑旋毛虫病（cerebral trichinosis）、广州管圆线虫病（angiostrongylias cantonensis）、脑棘球蚴病（cerebral echinococcosis）等。

（二）临床表现

脑寄生虫病不但病种较多且临床表现复杂多样，其症状主要有癫痫发作、头痛、头晕、乏力、呕吐、视力减弱、恶心、记忆力下降、面瘫、一过性失语、听力下降、性格改变和偏瘫。癫痫和头痛是最常见的首发症状。该病多起病缓慢，且往往早期以头晕、乏力等非特异性的症状出现，尤其是一些患者仅仅以神经系统症状（如头痛、抽搐、癫痫）为主要的临床表现，造成临床上容易误诊误治。脑寄生虫病临床基本特征如下。

1. 由病原体引起。发现病原体是确诊的依据。

2. 有地方性。由于中间宿主的存在、生态环境、人群生产和生活习惯等，常局限于一定地区范围内发生。

3. 多为免疫病理反应。患病后产生特异性抗体，可在血清、脑脊液或其他体液中检出。免疫学检查结果是诊断的重要依据。

4. 除疟疾由按蚊和输血传播、先天性弓形虫病经胎盘传染、血吸虫病经皮肤接触有尾蚴的疫水感染外，多数脑寄生虫病系由食源性感染。

5. 多继发于原发部位的虫体感染。

6. 有相似的临床表现。可为急性脑炎脑膜炎，或为继发性癫痫，或伴有定位体征的颅内高血压症状，亦可有智能衰退或精神障碍。外周血与脑脊液中嗜酸性粒细胞增多。

（三）病理生理特点

寄生虫可经血液循环静脉血管吻合支、淋巴系统、动静脉血管外间隙、椎间孔、眼结膜及鼻腔黏膜等途径入脑，寄居在脑的任何部位，如细胞内、血管内、脑膜间隙、组织间隙、脑脊液、脑室及椎管内等，由虫体移行、占位、挤压阻塞增殖造成组织机械性损害以及诱发变态反应，导致脑组织损伤及全身性病症。

（四）常见脑寄生虫病的 MRI 影像学表现

1. 脑囊虫病 脑囊虫病是由猪囊尾蚴寄生脑组织形成包囊所致，是中枢神经系统最常见的寄生虫感染性疾病之一，半数以上囊虫病患者可有中枢神经系统明显受累的临床表现，如头痛、癫痫、呕吐等。脑 CT、MRI 检查对脑囊虫病确诊有重要的意义。根据病变累及部位可分为脑实质型、蛛网膜型或脑膜型、脑室型、脊髓型。

（1）脑实质型脑囊虫病：是最常见的一种脑囊虫病。大脑半球通常受到影响。与其他血源性传播疾病一样，由于血管口径较小，它通常涉及灰白色物质交界处。基底神经节、脑干和小脑也可见。可分为急性期（非囊期、囊泡期、胶样囊泡期、颗粒状结节期、脑炎型）和钙化性结节期。

1）非囊期：可无症状，影像学检查可无明显发现，实验室检查异常。

2）囊泡期：在这个阶段，寄生虫有一个透明的充满液体的“囊泡”，被一层易碎的透明薄膜包围。内翻幼虫，卷曲体长 4～5 mm。在影像学上，囊肿液与脑脊液信号相同。囊肿壁薄而光滑，厚 2～4 mm。病灶直径 10～20 mm。病灶内可以看到阶段病理特征性的偏心性头节，T_1WI、T_2WI

表现为等信号或高信号。头节在 PDWI 图像中表现更好。FLAIR 和 DWI 也有助于识别头节。增强后囊壁和头节可以强化或不强化，无周围水肿或钙化（图 2-5-3-2）。寄生虫在此阶段可存活数年，直至自行或因治疗而发生退行性变。

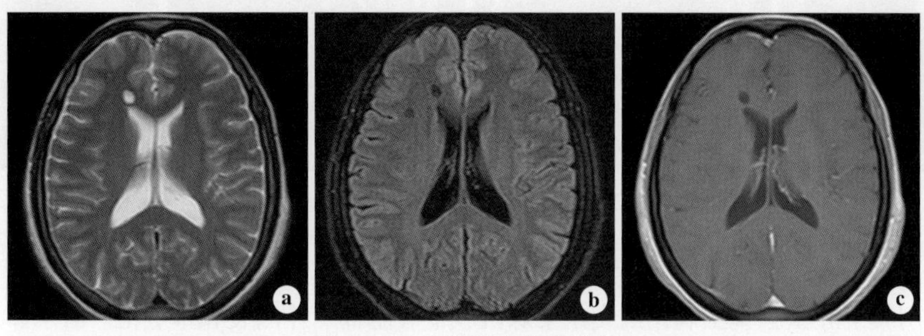

图 2-5-3-2　脑囊虫病囊泡期

患者女性，50 岁。a. T_2WI 示囊肿信号与脑脊液一致；b. T_2FLAIR 可见囊内稍高信号偏心性头节；c. T_1WI 增强后未见明显强化

3）胶样囊泡期：寄生虫开始显示退行性变化，或由于老化或由于抗蠕虫治疗。寄生虫丧失了免疫耐受，导致囊膜渗透失衡。囊肿表现为玻璃样变性和早期矿化。囊液被挤出，引起周围组织的炎症反应，最终导致邻近实质的神经胶质增生。随着蛋白质含量的增加，囊壁变厚，液体变浑浊。宿主的炎症反应会破坏血脑屏障，导致增强后强化。动态增强 MRI 显示血脑屏障破裂，其中 Kep 值与血清 MMP-9 相关性最强，与血脑屏障破裂程度密切相关，在胶样囊泡期最高。在 MRI 上，由于其蛋白含量的增加，囊肿液在 T_1WI、T_2WI 图像上呈高信号，增强后强化，弥漫性周围水肿，呈单发小强化病变（图 2-5-3-3）。

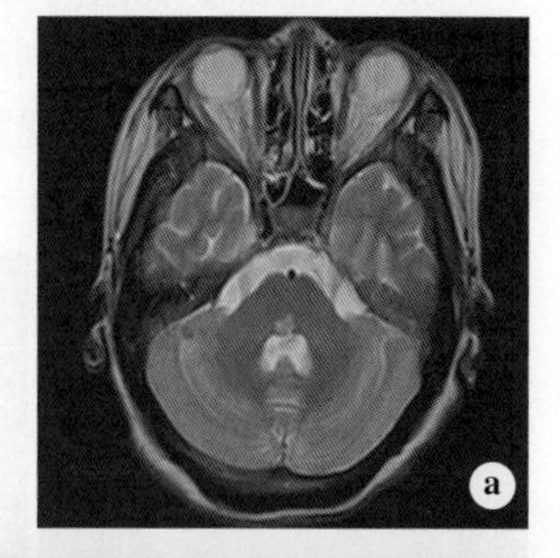

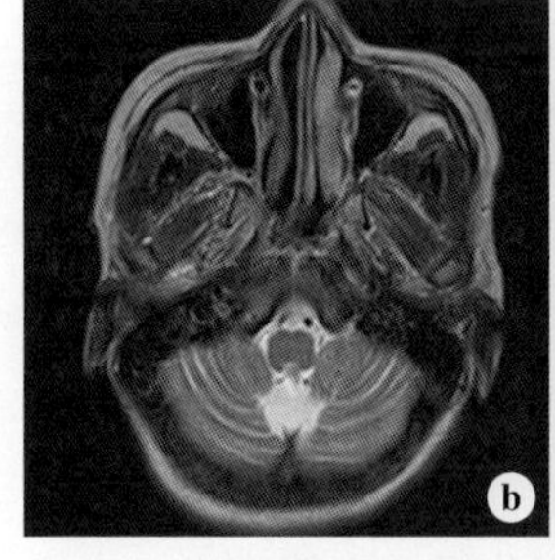

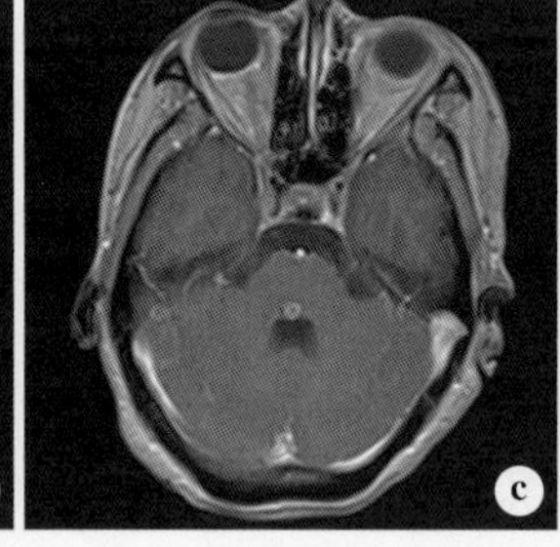

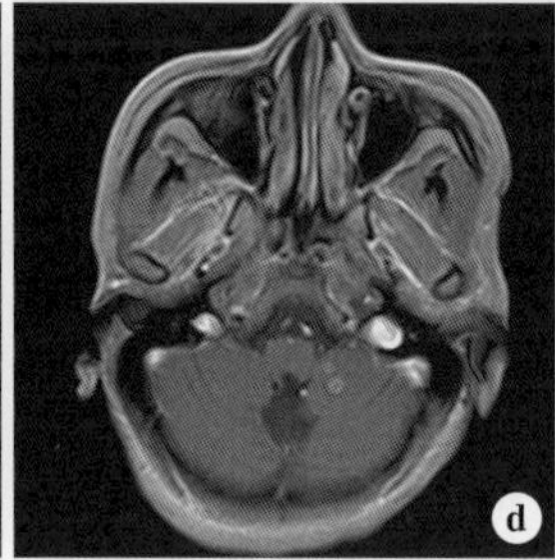

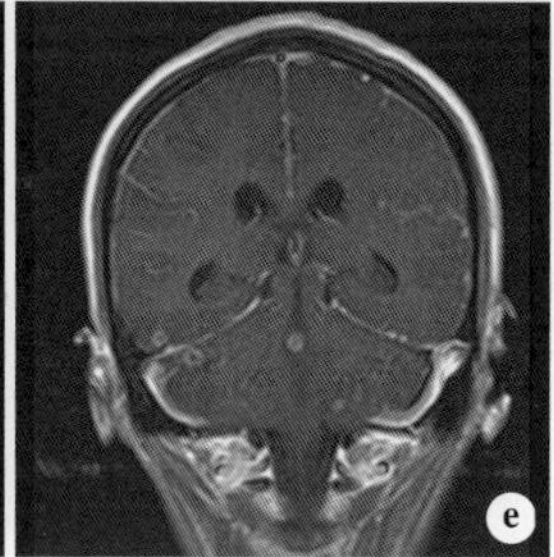

图 2-5-3-3　脑囊虫病胶样囊泡期

患者女性，19 岁。MRI 影像如图：a、b. T_2WI；c～e. T_1WI 增强轴面及冠状面。脑干及小脑可见多个病灶，病灶小、壁厚，T_1WI 增强呈环形或结节状强化，周围可见 T_2WI 高信号水肿

4）颗粒状结节期：囊肿继续缩小，壁变厚，最后变成肉芽肿。囊肿内容物转化为粗颗粒。周围水肿减轻，周围实质神经胶质增生程度不一。影像学表现与胶样囊泡期相似，边缘较厚或呈结节状强化，周围水肿减轻（图 2-5-3-4）。

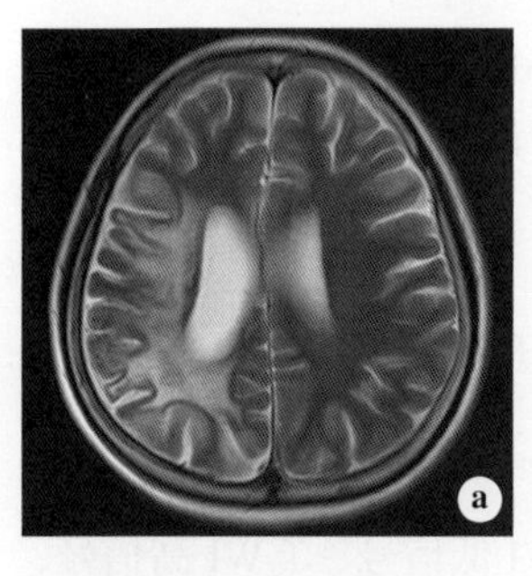

5）脑炎型：表现与一般脑炎相似。脑白质弥漫性水肿、灰白质分界不清，MRI 表现为 T_1WI 低信号和 T_2WI 高信号，脑室周围脑白质最显著。

6）钙化结节期：囊内容物进一步转化为粗粒钙盐矿化。钙化结节的 CT 表现优于 MRI。梯度回波序列和 SWI 对钙化灶的识别有重要意义。

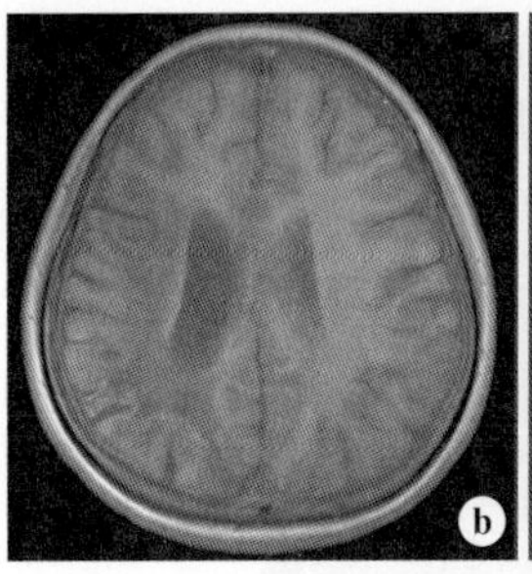
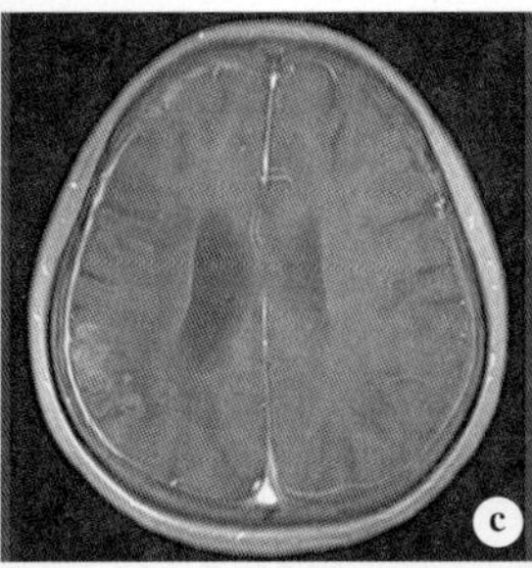
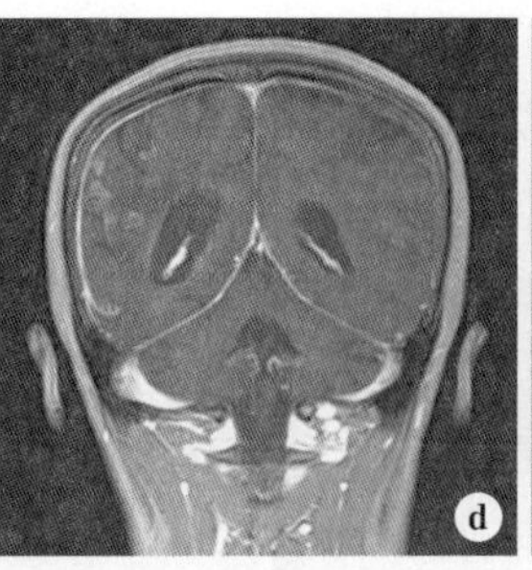
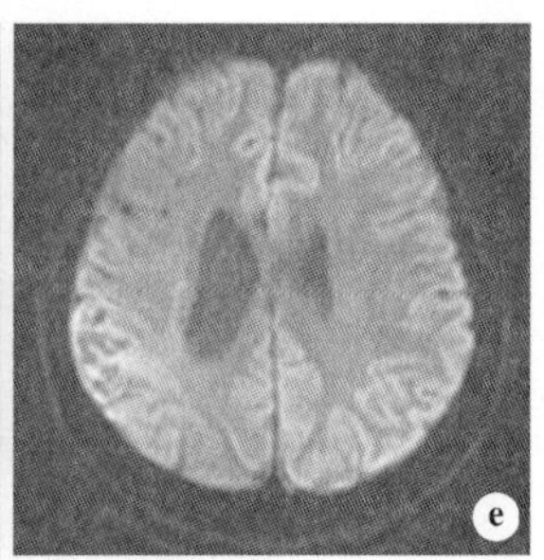

图 2-5-3-4 脑囊虫病颗粒状结节期

患者女性，23 岁。MRI 影像如图：a. T_2WI；b. T_1WI；c、d. T_1WI 增强轴面及冠状面；e. T_2FLAIR。右侧顶叶病灶 T_2WI 信号可高可低。T_1WI 增强示壁较厚或呈结节状强化，周围轻度水肿

（2）蛛网膜下腔型脑囊虫病：虫囊位于蛛网膜下腔脑沟、外侧裂和基底池。由于邻近脑实质的压力，脑沟内的虫囊，显示出与脑实质类型相似的不同进化阶段。这种类型也被称为葡萄样脑囊虫病。表现为鞍上区、侧裂池、中脑周围及其他基底池中无头节虫囊异常生长。葡萄样脑囊虫病被认为是由成年绦虫的中间阶段虫体引起的。

MRI 上，基底池内可见囊肿呈脑脊液信号，对邻近脑结构造成畸变和占位效应。也可以看到退化的头节。FLAIR 序列和 CISS 序列能更好地显示囊肿壁和头节。退化的囊肿可引起周围脑膜炎症反应，对比增强可出现脑膜强化（图 2-5-3-5）。脑膜炎和蛛网膜炎可引起血管炎，导致脑梗死和脑神经麻痹。

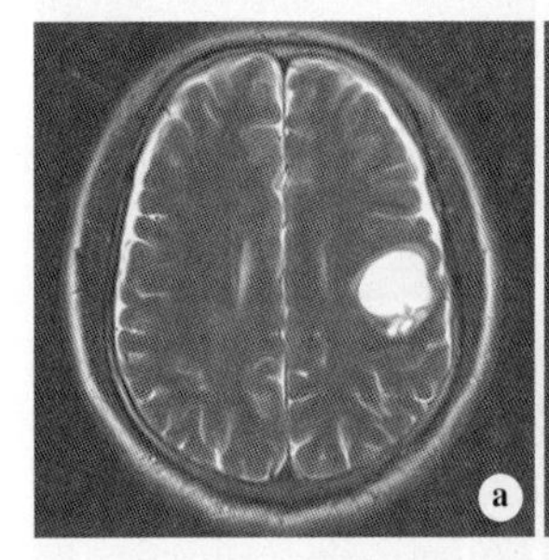
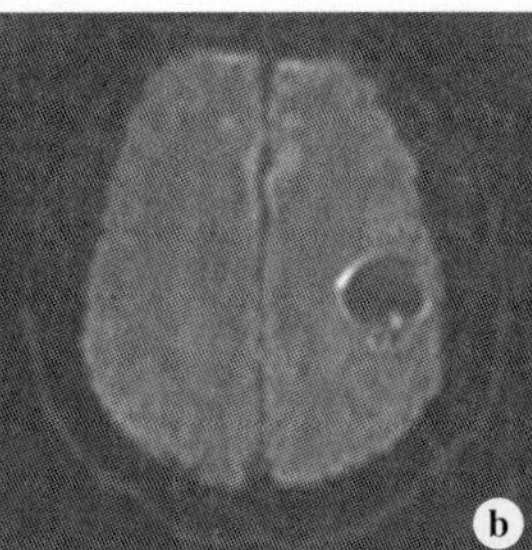
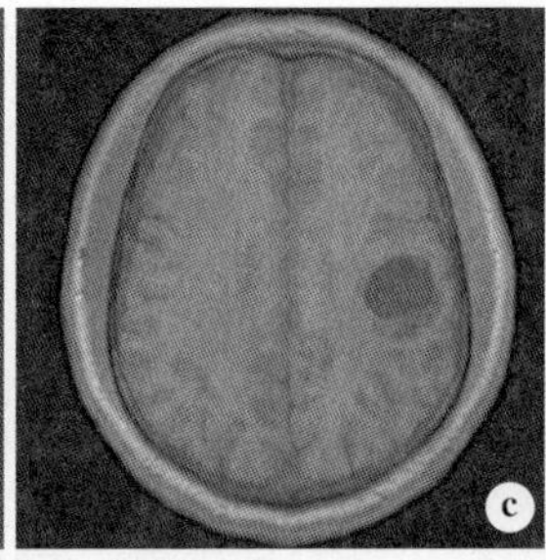
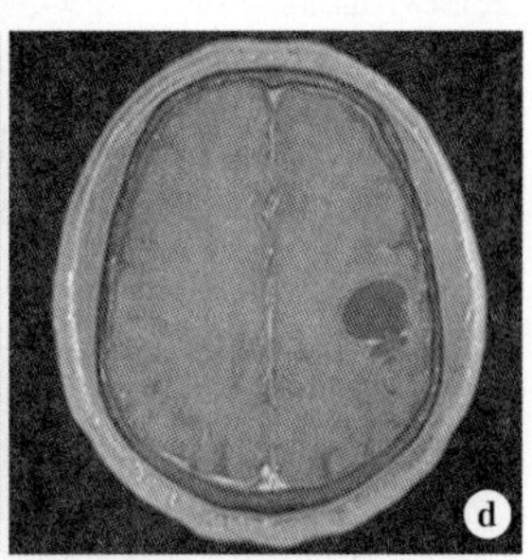

图 2-5-3-5 蛛网膜下腔型脑囊虫病

患者男性，48 岁，MRI 影像如图。a. T_2WI；b. DWI；c.T_1WI 平扫；d. T_1WI 增强轴面
左侧顶叶 T_2FLAIR 可见头节，大囊生出小囊，新的囊芽萌发；增强后可见邻近脑膜轻度强化，囊肿周围可见轻度水肿信号，增厚后不强化

（3）脑室型脑囊虫病：占脑囊虫病的 7%～25%。第四脑室是最常见的部位，患者表现为颅内压升高的症状。MRI 囊壁可呈环形强化，提示有炎症反应。脑室或室周强化提示室管膜炎。由于囊肿对脑脊液信号近似，仅用常规 MR 序列诊断脑室型脑囊虫病具有一定困难。T_1WI 和 PWI 优于 T_2WI 序列。高级序列（如 CISS）有助于诊断。

（4）脊髓型脑囊虫病：罕见，占所有脑囊虫病的 1.2%～5.8%，多见于硬膜内髓外的脊髓蛛网膜下腔。脊髓本身受影响的病例较少。更罕见的是硬膜外的位置。

2. 脑型血吸虫病 脑型血吸虫病是指血吸虫虫卵在颅内沉积引起的中枢神经系统疾病。患者有疫水接触史，好发于青壮年。首发以癫痫多见。病变大多发生于大脑半球的皮质及皮质下区，以枕顶叶多见。

（1）分型：脑血吸虫病结合病理可分为四型。

1）脑炎型：虫卵栓塞血管及虫卵分泌毒素和代谢产物引起急性期表现，单发或多发，常累及多个脑叶，以额叶多见，MRI 表现为大片状长 T_1WI 低信号 T_2WI 高信号，伴占位效应。增强后病灶内可见不均匀斑点状强化。

2）肉芽肿型：此型最多见。虫卵性肉芽肿，MRI 平扫呈不均匀 T_1WI 低信号、T_2WI 高信号，其中混杂等信号结节影，增强后皮质与髓质交界处见不规则结节灶强化，且融合成团，边缘不整，

聚集成簇。此型最易诊断，很容易与转移瘤相区别。

3）脑梗型：虫卵栓塞或脉管炎引起脑组织缺血性坏死，可见颅内扇形梗死区，占位效应较轻，增强后强化不明显，可见线状强化影，为炎性充血血管。

4）脑萎缩型：瘢痕形成造成，SWI 可检出钙化灶，不强化，局部或邻近脑沟增宽。

（2）MRI 影像学表现

1）病灶的形态、大小：所有病例的病灶均由多个小点状（1～3mm）结节融合而成（5～45mm），呈类花瓣状或簇，这与病理切片所见多个虫卵残体聚集现象一致，这种多中心“簇状”聚集的结节具有一定的特征性。

2）病灶的位置与分布：大多数病灶位于皮质或皮质下，病灶可位于幕上也可发生于幕下，但以幕上（尤以顶枕叶）常见，约占 44%。皮质与髓质处动脉管径非常狭窄，血流相对缓慢，虫卵易沉积于此。

3）灶周水肿明显：大多数病灶周围均有明显的“指套状”水肿。灶周指套状水肿反映了局部血脑屏障破坏，发生广泛的血管源性水肿。有效的治疗可使水肿范围缩小，甚至消失。本病与肿瘤水肿反应的肿瘤向周围浸润、发展的过程不同。因此，动态观察灶周水肿的变化，可以帮助鉴别肿瘤与炎症。

4）病灶强化的特点：平扫时脑血吸虫病灶与脑灰质呈等信号，易于漏诊。但增强扫描具有一定的特异性，绝大多数均表现为由多个直径 1～3mm 小结节融合而成较大的 1 个或数个团块状病灶，在 MRI 增强后显示多数簇状聚集的点状强化，结节中央还伴有中央线状强化，有学者称之为特征性“树枝征”。动态增强时呈渐进性强化，呈“慢进慢退”表现，这种多中心融合及“慢进慢退”的强化形式，反映了多个小的虫卵聚集、虫卵结节融合成大的肉芽肿，与一般的脑炎和肿瘤不同，具有一定的特征性。

3. 脑棘球蚴病　棘球蚴病中枢神经系统感染的发生率为 2%。该病的两种主要类型为囊性棘球蚴病和泡性棘球蚴病，分别由颗粒棘球蚴病和多房棘球蚴病引起。本病一般发生在农村地区，通常是自限性的。人类因食用受寄生虫虫卵污染的食物或水而感染。

累及脑实质的囊性包虫病有三层壁：①外层（包囊），致密，纤维状；②中间的层合膜（外囊），无细胞，允许营养物质通过；③内层（内囊），生发层，产生子囊泡。T_2WI 图像的低信号边缘可显示三层壁，增强后强化不明显。囊肿周围可发生轻度脑水肿。在包虫囊肿无破裂、退变、坏死时，内部信号均匀一致，FLAIR 序列其内囊液信号可被抑制，DWI 因弥散不受限呈低信号。包虫囊肿为乏血供病变，增强扫描无强化，当包虫囊肿破裂感染时，囊肿失去其圆形形态，内部信号变不均匀，且在增强扫描时可出现异常环形强化。

（五）鉴别诊断

诊断颅内寄生虫感染必须依赖病史。患者有疫水或疫地接触史的，脑部出现神经症状，综合影像学表现与外周血、脑脊液检测及免疫学等辅助检查，排除其他病因导致的神经系统症状后，临床上可考虑本类疾病。

脑囊虫病主要治疗策略是使用阿苯达唑和吡喹酮等杀虫药。内镜下微创囊肿清除术是治疗室内型囊肿的主要手段。

脑型血吸虫病经驱虫治疗，通常在 6 周内病情改善，6 个月内完全康复。

脑棘球蚴病的治疗主要是手术治疗。

【案例 2-5-3-1 点评】

1. 选 B。患者病情较临床症状复杂，有颅内占位性病变可能，MRI 多参数多序列成像有利于综合诊断。

2. 选 ABCD。题中选项有相似的影像特征，均应纳入鉴别诊断。

四、病毒性脑炎

【案例 2-5-4-1】 患者男性，65 岁，因反复发热 3 天，精神行为异常 2 天入院。查体：意识清楚，面容焦虑，言语稍含糊，反应迟钝，脑膜刺激征阳性。

思考题

1. 该患者首选 MRI 检查，其目的最有可能的是

A. 了解是否有外伤；B. 了解是否有肿瘤；C. 了解是否有出血；D. 了解是否有梗死；E. 了解是否有感染

2. 若行 MRI 扫描以明确诊断，不需选择的序列是

A. 常规 SE T_1WI，常规 SE T_2WI；B. T_2FLAIR 序列；C. PWI；D. DWI；E. SWI

3. 该患者进行 MRI 检查，结果如图 2-5-4-1 所示，下列描述不正确的是

A. 病变解剖位于左侧额叶、颞叶和海马；B. DWI 显示病灶呈高信号，提示病变有细胞内水肿；C. 还需进一步增强检查；D. 提示感染性改变可能；E. 提示急性脑梗死

4. 若进一步行增强检查，其主要目的是

A. 了解是否有微出血灶；B. 了解血栓的性质；C. 排除肿瘤占位；D. 了解是否有静脉炎；E. 了解是否有静脉窦血栓

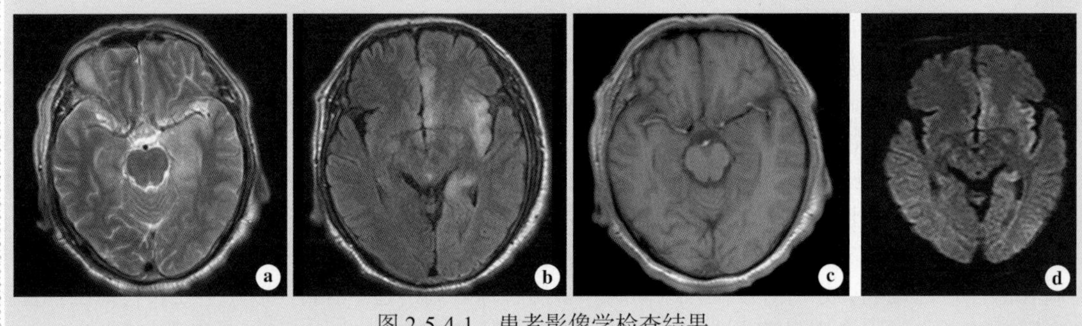

图 2-5-4-1 患者影像学检查结果

a. T_2WI；b. T_2FLAIR；c. T_1WI；d. DWI

脑炎一词对应于由感染性和非感染性疾病引起的脑实质炎症。病毒是急性脑炎最常见的感染源。病毒性脑炎（viral encephalitis）是指病毒进入脑组织引起的炎性或非炎性改变。病毒进入中枢神经系统可以引起急性脑炎，也可形成潜伏状态和持续感染状态，造成复发性和慢性感染。

（一）病因及临床表现

引起脑炎的常见重要病毒包括疱疹病毒、虫媒病毒、肠病毒、副黏病毒、腮腺炎病毒、麻疹病毒、狂犬病毒、埃博拉病毒、淋巴细胞性脉络丛脑膜炎病毒和亨尼帕病毒。急性病毒性脑炎的主要症状和体征是发热、意识水平改变、头痛、局灶性神经功能缺损和癫痫发作。

（二）病理生理特点

病毒通过在皮肤或黏膜形成感染灶，先在局部淋巴细胞中增殖，然后进入血液形成病毒血症，通过血脑屏障进入中枢神经系统，形成脑内感染。病毒感染后脑的病理改变主要包括病毒的直接损害和组织的病理反应，后者是宿主对病毒抗原免疫反应的结果。因病毒种类和株型不同，在脑内可引起各种不同的组织反应，且病变的范围和性质与病毒的种类及机体反应性有关。不同的病毒可以引起相似的临床症状和病理改变，而相同病毒又可有表现程度的差异。早期诊断和治疗是降低本病死亡率的关键，主要包括抗病毒治疗，辅以免疫治疗和对症支持。

（三）MRI 影像学表现

一般认为，根据影像学表现来区别是何种病毒感染是非常困难的。但绝大多数病毒性脑炎的共

同特点是容易累及脑灰质，MRI 表现特点：①病灶往往非常广泛，双侧、多发，少数病例为单发；②可累及额叶、顶叶、激叶、枕叶、基底节、丘脑、脑干多部位，皮质及白质均可受累，以双侧颞、额、顶叶受累最为多见；③皮质病灶表现为大片状、小片状或团块状白质脱髓鞘改变，T_1WI 呈稍低信号，T_2WI 呈高信号，T_2FLAIR 更为敏感呈高信号；④弥漫性脑组织肿胀，DWI 最为敏感，呈高信号；⑤病灶内可伴有出血，T_1WI 呈高信号，SWI 呈低信号。几种常见病毒性脑炎影像学表现有一定的特点。

1. 单纯疱疹病毒性脑炎 单纯疱疹病毒性脑炎（herpes simplex virus encephalitis，HSE）是由单纯疱疹病毒感染引起的一种急性中枢神经系统感染性疾病，又称为急性坏死性脑炎，是中枢神经系统最常见的病毒感染性疾病。MRI 典型表现为在颞叶内侧、额叶眶面、岛叶皮质和扣带回出现局灶性水肿，T_2WI 呈高信号，在 T_2FLAIR 上更为明显。病灶内可伴有出血，T_1WI 呈高信号，SWI 呈低信号。MRI 对水分子的敏感性，对早期诊断和显示病变区域帮助较大，但 MRI 正常不能排除诊断。增强扫描可不强化、轻度强化或呈脑回样强化（图 2-5-4-2）。

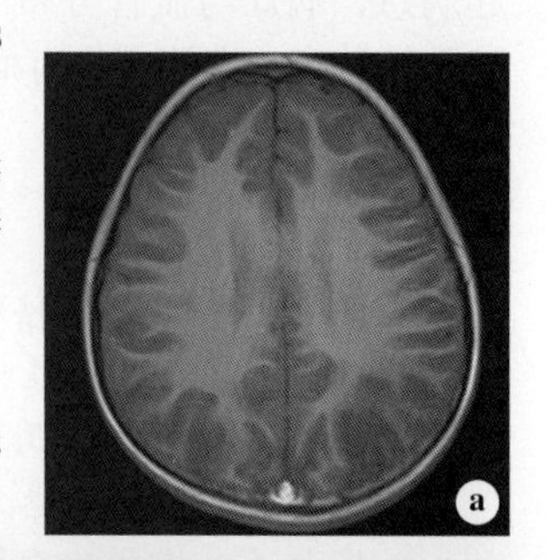

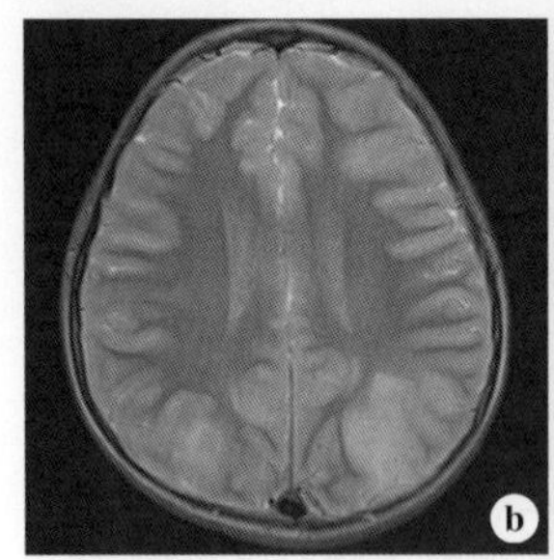

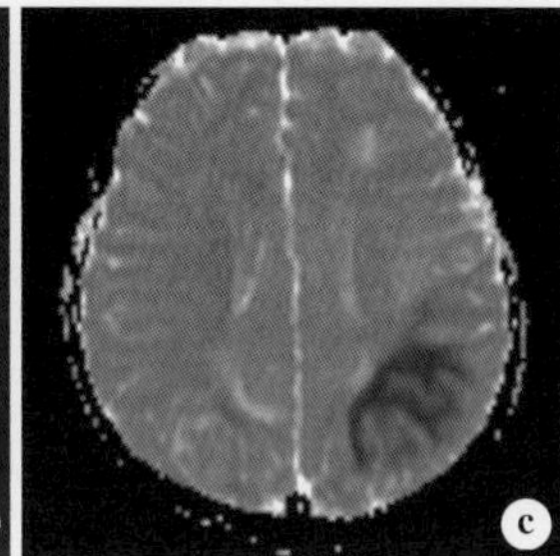

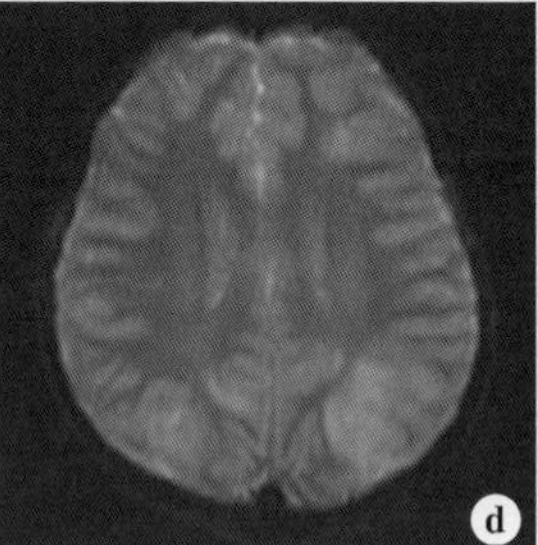

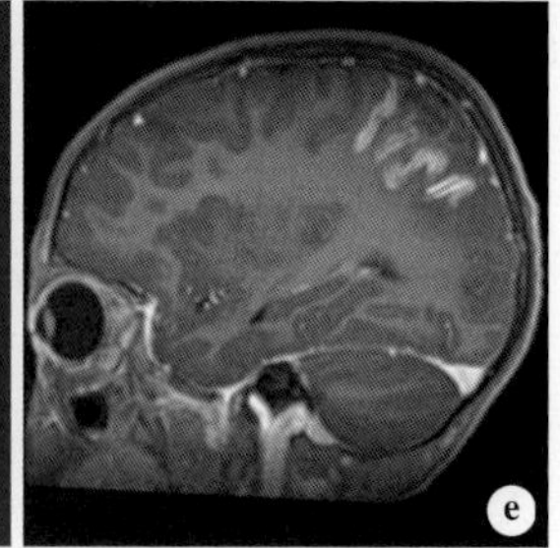

图 2-5-4-2 单纯疱疹病毒性脑炎

患儿男性，11 岁，发热 3 天，抽搐伴意识障碍。脑脊液生化检测蛋白含量为 0.48 g/L（正常值为 0.15～0.45 g/L）。a. T_1WI；b. T_2WI 见双侧额叶、顶枕叶肿胀；c. ADC 图示左侧顶枕叶呈低信号；d. DWI 高信号；e. 增强扫描呈脑回样强化

2. 流行性乙型脑炎 流行性乙型脑炎（epidemic encephalitis B）简称乙脑，又称日本脑炎，是由乙型脑炎病毒引起的以脑实质炎症为主要病变的中枢神经系统急性传染病。本病常见于南亚人群，人类是这种疾病的偶然宿主。患者出现发热、头痛，局灶性神经功能缺损等症状，有时可能致命。幸存的患者可能会留下永久性神经或精神病后遗症。

MRI 特征在双侧丘脑 T_2WI/T_2FLAIR 呈高信号，单侧少见（图 2-5-4-3）。本病还可累及基底节区、黑质、红核、脑桥、海马、大脑皮质和小脑。部分患者，可能发生出血性改变，尤其是在丘脑中，增强扫描无明显强化。

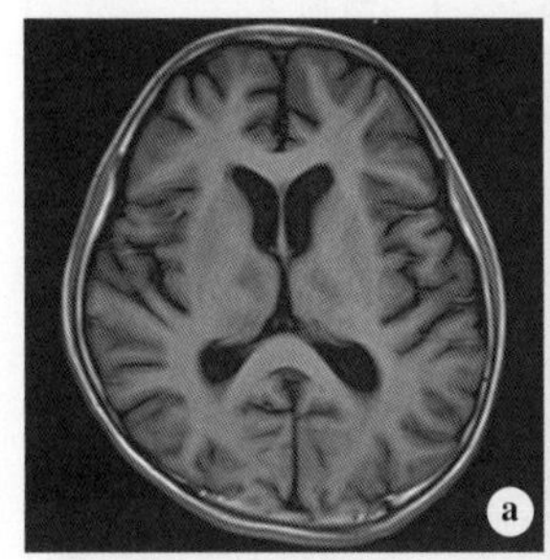

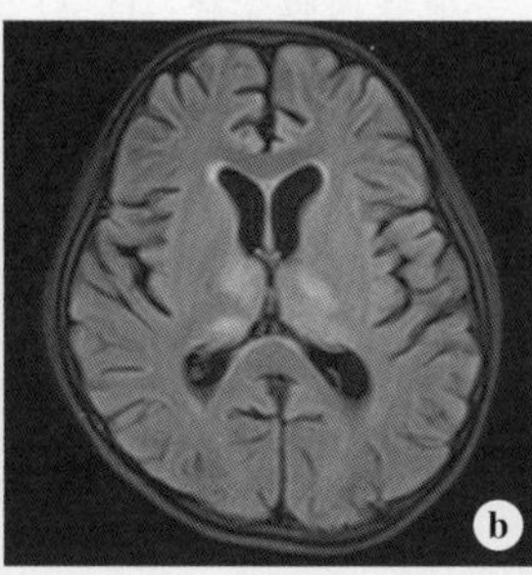

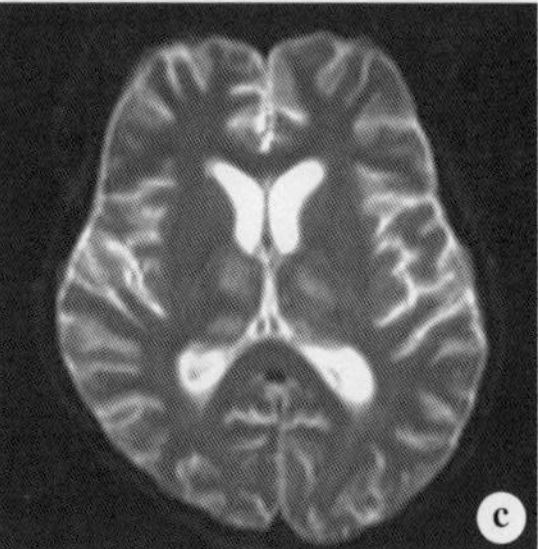

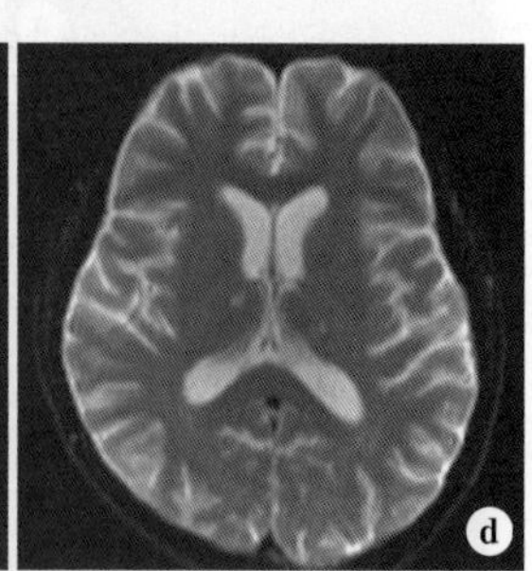

图 2-5-4-3 流行性乙型脑炎

患儿男性，10 岁，发热、头痛、呕吐月余。a. 双侧丘脑对称性 T_1WI 低信号；b. T_2FLAIR；c. DWI 高信号；d. 经治疗后 DWI 图可见病灶减轻

（四）鉴别诊断

影像学发现相应的表现，结合实验室检查可做出临床诊断。但确诊尚需依赖如下检查：①血清检查发现特异性抗体有显著变化趋势；②脑脊液的 PCR 检测发现该病毒 DNA；③脑组织或脑脊液标本分离、培养和鉴定。

病毒性脑炎 MRI 表现缺乏特异性，需结合临床与以下疾病相鉴别。①脑梗死：患者年龄偏大，起病急，病灶与血管分布一致；②多发性硬化：临床症状多具有缓解、复发或缓慢进展的特点；③脑转移瘤：病灶多具有瘤结节，其他部位可找到原发灶；④边缘叶脑炎：为副肿瘤综合征，累及边缘系统，无感染症状。

【案例 2-5-4-1 点评】

1. 选 E。患者病情复杂，MRI 检查可综合评估颅内病灶情况。由于患者出现发热，最有可能是伴感染。病毒性脑炎在发病 48 小时内 CT 检查可为阴性。
2. 选 C。PWI 可用于评估缺血半暗带，故暂时不需要。
3. 选 E。脑梗死患者一般无发热和脑膜刺激征，病灶沿血管分布。
4. 选 C。增强检查进一步评估病灶血管情况，排除恶性占位。

（尹训涛　黄成玲　周朝阳）

第六节　颅脑先天性畸形及发育异常

一、先天性脑积水

【案例 2-6-1-1】 患儿男性，11 岁。入院前 8 个月，患者无明显诱因出现视力下降，眼眶周围红肿，当时无头痛等不适，入院前 3 个月，患者开始出现头痛、头晕、呕吐等症状。

思考题

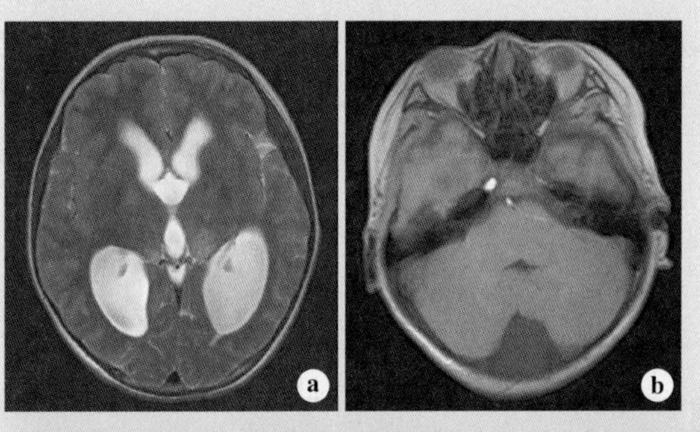

1. 患者出现相关症状的原因可能是

A. 颅内感染；B. 颅脑肿瘤；C. 脑积水；D. 颅内动脉瘤；E. 以上都是

2. 患者行 MRI 检查，结果如图 2-6-1-1 所示，不存在的改变是

A. 双侧侧脑室扩张；B. 第三脑室扩张；C. 枕大池增大；D. 枕骨变薄；E. 颅内占位

3. 此患者考虑第一诊断为

A. 梗阻性脑积水；B. 交通性脑积水；C. 枕大池蛛网膜囊肿；D. 胶质瘤；E. 颅内占位

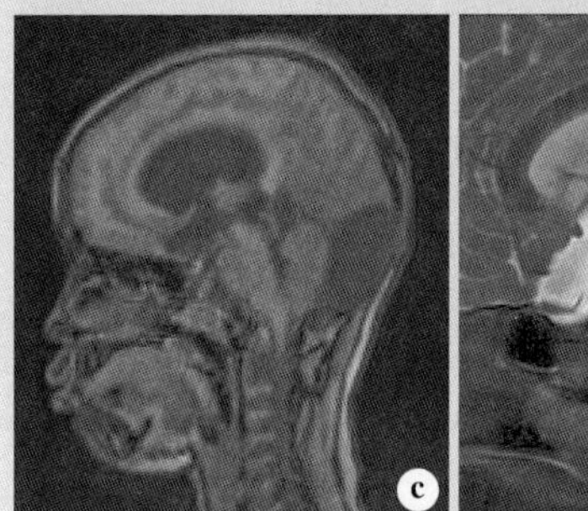

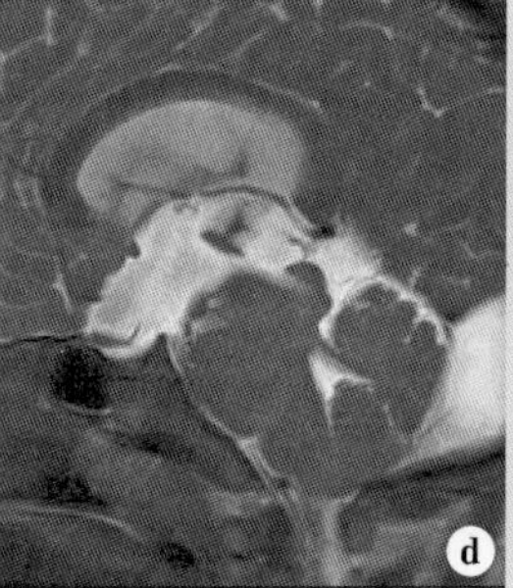

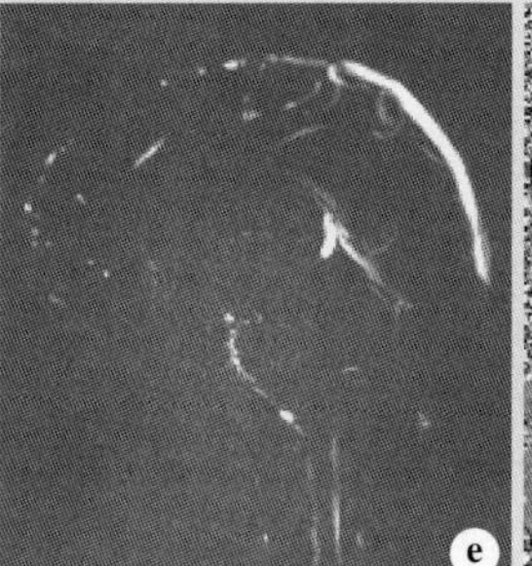

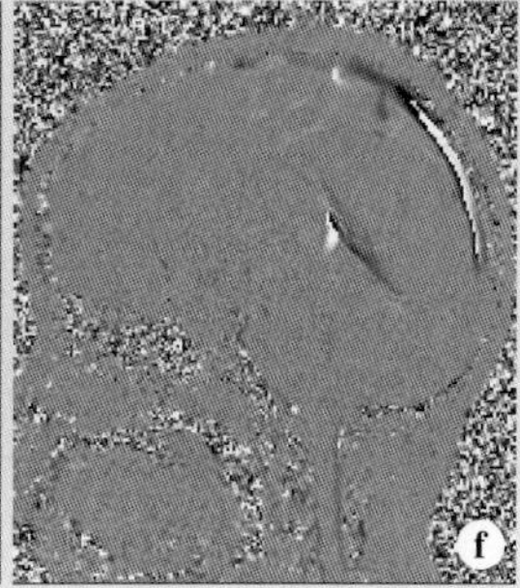

图 2-6-1-1　患者影像学检查结果

a. T_2WI 横断位；b. T_1WI 横断位；c. T_1WI 矢状位；d. T_2WI 矢状位；e. 相位对比扫描幅度图；f. 相位对比扫描相位图

4. 此患者脑脊液循环梗阻点位于

A. 室间孔；B. 第三脑室；C. 中脑导水管；D. 第四脑室；E. 蛛网膜下腔

5. 为进一步明确诊断，在常规头颅 MRI 序列基础上，还可以加扫

A. SWI；B. PC-MRI；C. PWI；D. DWI；E. TOF-MRA

先天性脑积水（congenital hydrocephalus）是出生时大脑中过量脑脊液的积聚，造成颅内压增高，引起的脑损伤和相关症状。及早发现并积极干预可以减少脑积水引起的发育异常，使患儿能够相对正常的成长。

（一）病因及临床表现

正常情况下，脑脊液主要由脑室脉络丛产生。侧脑室产生的脑脊液经室间孔流向第三脑室，与第三脑室脉络丛产生的脑脊液汇集后，经中脑导水管流入第四脑室，再汇集第四脑室脉络丛产生的脑脊液，经第四脑室正中孔和外侧孔进入蛛网膜下腔，再经蛛网膜颗粒吸收到硬脑膜窦，回流入血。在这个环节中任一处发生问题，都可能引起脑积水。

（二）临床表现

先天性脑积水最明显的症状是新生儿头部的生长速度比身高和体重的生长速度更快，造成头部比正常同龄儿大。随着高颅压的持续存在，脑的发育发生障碍，发生退行性改变，脑实质受压变薄。脑积水可引起四肢中枢性瘫痪，以及智力发育障碍。对视神经的压迫，可以引起萎缩，导致失明。少数病例，脑积水发展可在一定时期后自行停止，形成“静止性脑积水”。

（三）分类及病理生理特点

先天性脑积水按脑脊液系统功能障碍的性质可分为梗阻性脑积水及交通性脑积水。梗阻性脑积水是由于脑脊液循环通路上的不通畅，以及脑脊液聚集；交通性脑积水多因脑脊液分泌过多或蛛网膜颗粒吸收障碍导致脑脊液积聚。

1. 梗阻性脑积水　发生的主要病因是中脑导水管狭窄及闭塞、神经管缺陷、蛛网膜囊肿、小脑扁桃体下疝及第四脑室中孔或侧孔闭锁。脑脊液积聚在梗阻点，产生脑积水。

2. 交通性脑积水　通常应为胎儿在宫内发生颅内出血或者母体的某些感染（如弓形虫病或梅毒等）侵犯胎儿中枢系统，影响到蛛网膜颗粒对脑脊液的吸收，造成脑积水。其特点是整个脑脊液流动途径均发生扩张。

（四）MRI 影像学诊断

脑积水诊断的金标准是脑室造影，但这是一种高度侵入性的方法，可能导致严重并发症，而常规的头颅 MRI 序列可以进行先天性脑积水的诊断。对于正常压力脑积水（normal pressure hydrocephalus，NPH），除了常规的 MRI 序列揭示的形态学发现外，相位对比法（phase contrast，PC）-MRI 扫描获取的脑脊液流动信息对于诊断也有价值。在正常压力脑积水时，中脑导水管内脑脊液流动呈高动力性，因此在疑似诊断正常压力脑积水时，应使用高的值（20～25cm/s）进行扫描。

脑积水最常用的 MRI 影像学诊断标准如下：

1. 脑室扩张　常用 Evans 指数来衡量，其测量方法为横断面上两侧侧脑室前角间最大距离与同一层面最大颅内径之比，该比值＞0.3 代表异常。

2. 第三脑室隐窝和侧脑室角增大。

3. 乳头体脑桥间距和额角减小。

4. 胼胝体变薄、升高。

5. 脑沟变窄或正常。

6. 脑室周围白质高强度（间质水肿和急性脑积水时）。

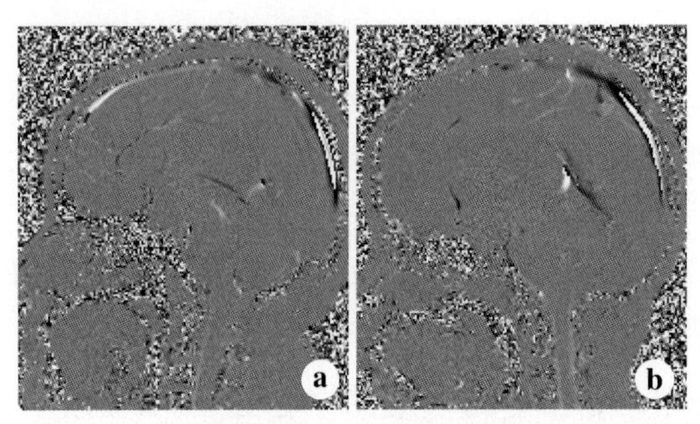

图 2-6-1-2 正常脑脊液和中脑导水管梗阻 PC 相位
a. 正常脑脊液；b. 中脑导水管梗阻

7. T_2WI 导水管流空现象（交通性脑积水的征象）。

在 PC-MRI 上，观察感兴趣区（通常为中脑导水管）的信号强度，可以定性判断该区域的脑脊液流动速度情况。如脑脊液存在流动，则在相位图上显示相对高信号；梗阻位置的脑脊液流动中断，脑脊液流动的高信号消失（图 2-6-1-2）。

（五）鉴别诊断

先天性脑积水的鉴别诊断，主要是甄别跟脑积水同时发生的疾病，包括如下。

1. 脊柱裂 是一种脊髓未正确闭合的病症；椎管的一部分内容物可以通过该开口突出。严重的脊柱裂中，脑脊膜会通过椎管的裂孔向外突出，引起脑脊液循环障碍，导致脑积水。

2. Chiari 畸形 MRI 矢状位可见小脑扁桃体向下移位低于枕骨大孔，伴第四脑室流出道梗阻或中脑导水管狭窄时可有脑积水。多数合并脑积水的 Chiari 畸形患者颅内压是正常的，虽然头痛是最常见的临床症状，但持续性头痛、喷射性呕吐却少见。

3. 脑膨出 脑膜和脑组织可以通过颅骨的间隙向外突出。患有脑膨出的婴儿可能会发生脑积水。

4. 心-面-皮肤综合征 患儿也可以出现脑积水。这种疾病的婴儿出生时具有多种身体畸形和智力迟钝，常见症状包括斑片状和异常干燥的皮肤，不寻常的面部特征，稀疏和卷曲的头发以及心脏缺陷。

5. Walker-Warburg 综合征 也被称为 HARD+/-E 综合征，是脑积水（hydrocephalus）、无脑回（agyria）、视网膜发育不良（retinal dysplasia）和（或）脑膨出（encephalocele）等多种异常的首字母缩写。该病常见特征是缺乏正常大脑褶皱，大脑后部畸形，眼睛视网膜异常，进行性退化和随意肌无力（先天性肌营养不良症）等。患者也可能会出现脑积水。

【案例 2-6-1-1 点评】

1. 选 E。答案 A～D 均可引起颅内高压，造成类似症状。

2. 选 E。图 a、c、d 均显示了双侧脑室扩张，第三脑室扩张，图 b、c 可以看到枕大池增大，枕骨受压变薄。

3. 选 A。患者脑脊液循环障碍，双侧侧脑室、第三脑室扩张，第四脑室形态未见明显异常，考虑梗阻性脑积水可能。虽然枕大池蛛网膜囊肿也存在，但不是主要病因。

4. 选 C。患者脑脊液循环障碍，双侧侧脑室、第三脑室扩张，但第四脑室形态未见明显异常，故梗阻点应该是位于第三脑室与第四脑室之间的中脑导水管。

5. 选 B。可以通过 PC-MRI 了解脑脊液流动速度的情况。图 f 显示了中脑导水管位置没有脑脊液流动。佐证了梗阻点位于中脑导水管。

二、小脑扁桃体下疝畸形

【案例 2-6-2-1】 患者女性，51 岁。因四肢疼痛、麻木 2 年就诊。CT 扫描见枕骨大孔内脊髓背外侧见卵圆形软组织影。

思考题

1. CT 扫描枕骨大孔内卵圆形软组织影最大可能是

A. 扩张椎动脉；B. 扩张椎内静脉丛；C. 小脑扁桃体；D. 脊膜瘤；E. 胶质瘤

2. 为明确诊断，拟行头颅 MRI 检查，诊断意义最大的序列是

A. 矢状位 T_1WI；B. 横断位 T_1WI；C. 冠状位 T_1WI；D. 横断位 T_2WI；E. 冠状位 T_2WI

3. MRI 扫描图像如图 2-6-2-1 所示，拟诊断为

A. Chiari 畸形Ⅰ型；B. Chiari 畸形Ⅱ型；C. Chiari 畸形Ⅲ型；D. Chiari 畸形Ⅳ型；E. 都不是

4. 为了解此病例脑脊液循环有没有受到影响，可以增加扫描

A. SWI；B. PC-MRI；C. PWI；D. DWI；E. TOF-MRA

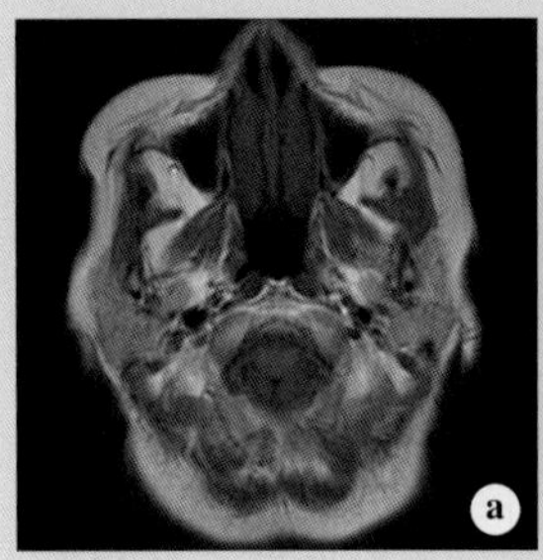

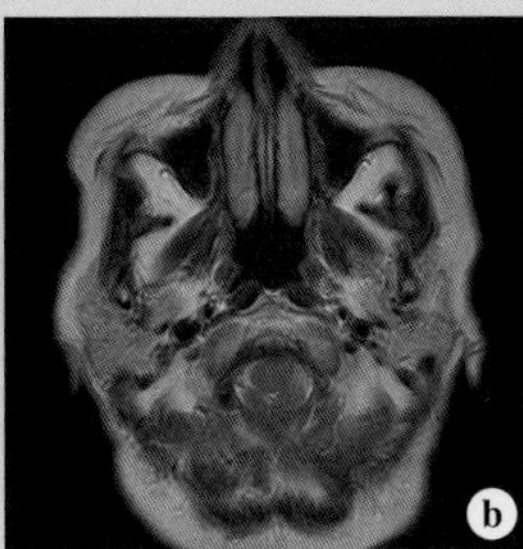

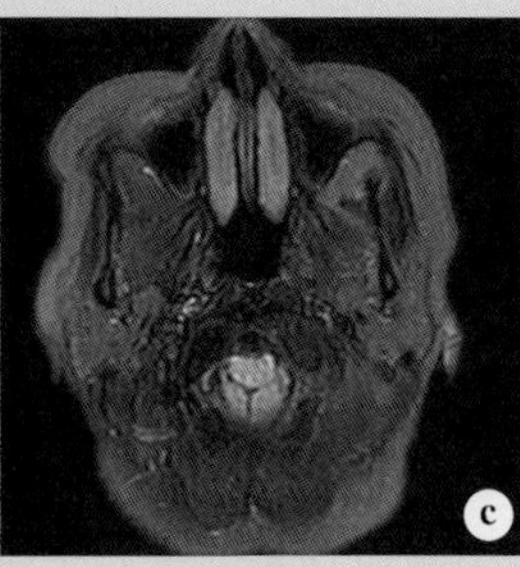

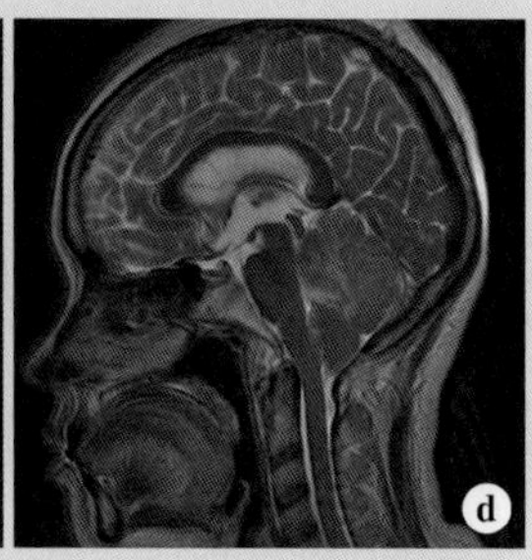

图 2-6-2-1 患者影像学检查结果

a. 经枕骨大孔层面横断位 T_1WI；b. T_2WI；c. FLAIR 图像；d. 正中矢状位 T_2WI

小脑扁桃体下疝（cerebellar tonsillar herniation）畸形又名阿诺德-奇阿（Arnold-Chiari）畸形，是一种常见的先天性发育异常，主要是表现是胚胎发育异常导致的小脑扁桃体下降至枕骨大孔以下的颈椎管内。

（一）病因

Chiari 畸形的确切病因尚不清楚。医学文献中有许多关于家庭成员受 Chiari 畸形影响的报道。这表明可能遗传因素在 Chiari 畸形的发展中起作用。后颅窝体积异常变小，可能导致大脑在发育过程中，将小脑扁桃体挤出枕骨大孔。占据后颅窝空间的病症，如蛛网膜囊肿和血肿等，也可能导致 Chiari 畸形。

具有正常大小的后颅窝 Chiari 畸形，有可能是由栓系综合征引起的。栓系综合征是一种牵张诱导的功能障碍，与脊髓下端结构的固定异常导致脊髓上移受限有关。影响脊柱上颈部的异常，例如颅底凹陷，也可引起 Chiari 畸形。

脑积水和颅内高压也与 Chiari 畸形有关。脑脊液的渗漏或引流，包括用于治疗脑积水的腹腔分流术，与获得性 Chiari 畸形的发展有关。一种理论认为，如果排出过多的脑脊液，可能会在颅腔和脊髓液室之间产生压力不平衡，导致小脑扁桃体被向下吸出枕骨大孔。

Chiari 畸形也可以作为复杂综合征的一部分发生，例如 Goldenhar 综合征、Albright 遗传性骨营养不良（假性甲状旁腺功能减退症）、Hajdu-Cheney 综合征、软骨发育不全和遗传性结缔组织疾病，如 Ehlers-Danlos 综合征。

（二）临床表现

Chiari 畸形的患者症状表现没有特异性。甚至许多患有 Chiari 畸形的人没有任何症状。通常，Chiari 畸形的症状，可以包括头痛、颈部疼痛，头晕和平衡问题，肌肉无力、手臂或腿部麻木或刺痛，视物模糊、复视和对光敏感，吞咽不畅，听力障碍和耳鸣，感觉异常，睡眠障碍和抑郁症。如果合并有脊髓空洞症，会出现四肢控制障碍、躯体疼痛以及膀胱或肠道控制问题。

（三）分类及病理生理特点

小脑扁桃体下疝畸形（或称 Chiari 畸形）通常分为 4 种类型。

Ⅰ型：因颅骨底部和脊椎上部区域发育不全，导致小脑扁桃体下疝穿过枕骨大孔，延髓轻度向前下移位，第四脑室位置正常。这一型是脊髓空洞症最常见的原因。它可能不会引起任何症状而被忽视，并且通常在青春期或成年期之前无法识别。直到青少年或成年后出现问题时才会被发现。大部分典型的Ⅰ型畸形，头痛的位置通常会在头的后部，且会因疲劳而加重。

Ⅱ型：是最常见的一型，是由脑后部的小脑扁桃体（伴或不伴蚓部）疝入椎管内，桥脑、延髓、第四脑室下移。这种类型常见于患脊柱裂的儿童，常表现为脊髓脊膜膨出。Chiari 畸形Ⅱ型症状通

常比Ⅰ型更严重，并且通常症状在儿童时期就会变得明显。因此 Chiari 畸形Ⅱ型有时被称为儿科 Chiari 畸形，需要在婴儿期或幼儿期进行外科手术干预。

Ⅲ型：Chiari 畸形Ⅲ型极其罕见且症状比 Chiari 畸形Ⅰ型和Ⅱ型更严重。这一型表现为延髓、小脑蚓部、四脑室及部分小脑半球疝入椎管，同时合并枕骨发育异常、枕部脑膜脑膨出、脊髓空洞及栓系并有明显头颈部畸形、小脑畸形等。

Ⅳ型：与Ⅰ～Ⅲ型不同，Chiari 畸形Ⅳ型与通过枕骨大孔的脑疝无关，但伴有明显的小脑、脑干发育不全，患儿通常不能存活。由于缺乏小脑扁桃体突出，一些研究人员不认为这种情况是 Chiari 畸形的一种形式。

（四）MRI 影像学诊断

MRI 可以提供大脑、小脑和脊髓的细微结构，准确定义畸形的程度及分型。此外，还可以使用脑脊液流量评估枕骨大孔的脑脊液流动受阻的程度。

Ⅰ型：矢状位可见小脑扁桃体向下移位低于枕骨大孔 5 mm，轴位图像上颈椎上端脊髓背外侧见卵圆形软组织块影，向上与小脑相延续。延髓与第四脑室位置正常，但第四脑室可延长。可伴脑积水和脊髓空洞症等。

Ⅱ型：除了Ⅰ型的表现外，还可发现颅骨、脑膜、脑室、脑池等改变。颅骨改变包括岩部后缘变平或凹陷，内耳道变短，严重者两岩部与斜坡形成一前凸的扇形改变，枕骨大孔增大。脑膜改变包括大脑镰发育不良或穿孔，以前中 2/3 最易受累。小脑幕附着于枕骨大孔附近，小脑幕孔扩大失去正常的“V”形而形成“U”形等。

Ⅲ型：可见脑后部结构大部分疝入椎管，枕骨发育异常，枕部脑膜脑膨出、头颈部畸形、小脑畸形等。

Ⅳ型：主要表现为小脑、脑干发育不全。

（五）鉴别诊断

小脑扁桃体下疝畸形应与颅内占位性病变导致的小脑扁桃体疝鉴别：前者扁桃体形态多呈舌状，常合并其他畸形；而后者扁桃体形态多呈锥形，可同时合并有颅内占位性病变的征象。

【案例 2-6-2-1 点评】

1. 选 C。椎动脉、椎内静脉丛多位于前、外侧，扩张不到小脑扁桃体的大小，且上下追踪就很容易判断这个软组织影的比邻关系。
2. 选 A。矢状位可以判断小脑扁桃体低于枕骨大孔的程度，以做出诊断。
3. 选 A。从患者发病年龄、临床表现，以及 MRI 只存在小脑扁桃体下移可以诊断。
4. 选 B。PC-MRI 可以用来了解脑脊液流动速度情况。

三、脑灰质异位

【案例 2-6-3-1】 患者男性，18 岁，因发作性意识丧失伴四肢抽搐 3 个月就诊。

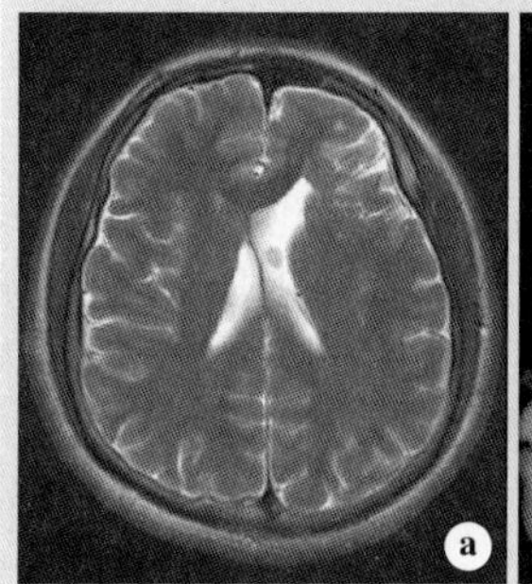

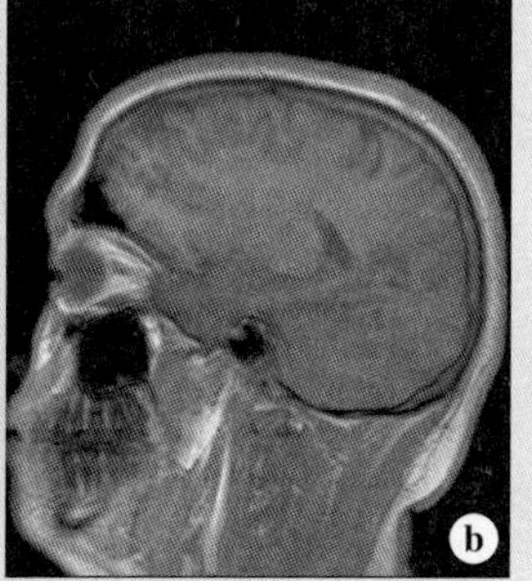

思考题

1. 患者行 MRI 检查，结果图像如图 2-6-3-1 所示，以下表现不存在的是

A. 左侧脑室旁灰质信号结节；B. 左侧额叶脑回萎缩；C. 左侧侧脑室前角增大；D. 病灶弥散受限；E. 中线稍牵拉性右移

2. 患者最有可能的诊断为

A. 胶质瘤；B. 室管膜下型脑灰质异位；C. 皮质下灰质异位；D. 带状灰质异位；E. 淋巴瘤

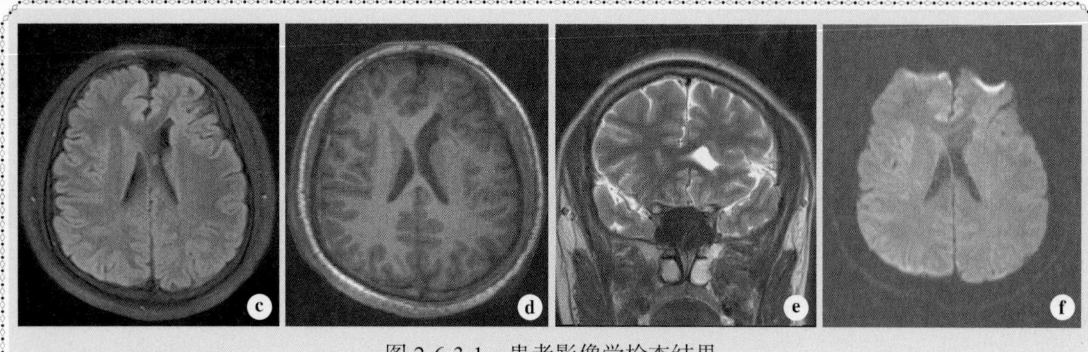

图 2-6-3-1 患者影像学检查结果

a. T_2WI 横断位；b. T_1WI 矢状位；c. T_2FLAIR 横断位；d. T_1WI 横断位；e. T_2WI 冠状位；f. DWI（b=800）

脑灰质异位（cerebral heterotopic gray matter）是由于胚胎期神经迁移异常，导致成神经细胞未能移至皮质表面的一种皮质发育畸形。

（一）病因

在胚胎发生过程中，脑发育受到一系列基因的时序性、空间性表达调控。任何可能使这些基因表达异常、蛋白质功能改变的有害因素，如 Xq28 上的 *FLNA* 基因突变，毒物、药物、放射物接触，病毒感染，代谢异常等，都可能引起多种类型的皮质发育障碍。如果导致了神经母细胞在移行的过程中，未能及时准确地移行至脑的表面，而异常聚集在脑的其他部位（如深部白质区域或室管膜下）时，就会引起脑灰质异位症。

（二）临床表现

约 80%的脑灰质异位患者伴有癫痫发作，且常为难治性癫痫发作。癫痫发作的类型与脑灰质异位的位置、形状及大小有关。通常脑灰质异位的患者还伴有精神智力发育障碍和神经系统功能障碍。

（三）分类及病理生理特点

脑灰质异位根据发生的位置和形态可分为以下 3 种类型。

1. 脑室周围或室管膜下型 是指发生在脑室旁边的异位，这是灰质异位最常见的位置。可以存在于大脑的一侧或大脑的两侧，面积可大可小，数量可以是单个或多个，并且可以形成小节点或一个大的波浪或弯曲的团块。女性患者通常在 10～20 岁出现癫痫症，男性的症状有所不同，取决于他们的疾病是否与他们的 X 染色体基因突变有关。

2. 皮质下型 表现为白质中不同的结节，大脑皮质灰质通常出现数量的减少，表现为脑回变薄或脑沟变浅。根据异位发生的大小和位置不同，可出现不同程度的运动和智力障碍。患者通常在 6～10 岁表现出神经功能缺损，并发展为癫痫。皮质下灰质异位分布越广，症状越严重。

3. 带状型 也称为“双皮质”综合征，是指位于脑室和大脑皮质中间的异位神经元带，使得受影响部位显示出两个平行的灰质层——薄的外带和厚的内带，它们之间由非常薄的白质层隔开。一般来说，该型仅在女性中出现，因为相关基因突变的男性通常在子宫内死亡或者发展成为无脑回畸形。临床症状从正常到严重的发育迟缓或精神发育迟滞不等，其严重程度与异位神经元的条带厚度有关，癫痫在几乎所有患者中都发生。

（四）MRI 影像学诊断

脑灰质异位的 MRI 影像学表现如下。

1. 脑白质中出现不同形态的灰质信号，可与皮质相连或不相连。

2. 体积较大的异位灰质团，具有占位效应，压迫脑室变形。

3. 异位灰质团，增强后无强化。

4. 常合并其他畸形。

此外，MRS 可以发现异位灰质中 NAA/Cr 比率降低，DTI 和 BOLD fMRI 可以显示异位灰质团与脑表面皮质的存在离散的结构连接和功能连接。

【案例 2-6-3-1 点评】

1. 选 D。图 f 弥散图可见左侧脑室前角旁病症弥散不受限。

2. 选 B。左侧脑室前角旁异常信号与灰质信号相似，且周围没有水肿信号，结合临床表现考虑室管膜下型脑灰质异位可能。

四、胼胝体发育不全

【案例 2-6-4-1】 患者女性，妊娠 28⁺周，外院产检，超声提示胎儿透明隔腔未见显示，双侧侧脑室积水。

思考题

1. 为明确诊断，患者还可以进行的检查是

A. CT 平扫；B. CT 增强；C. MRI 平扫；D. MRI 增强；E. 超声造影

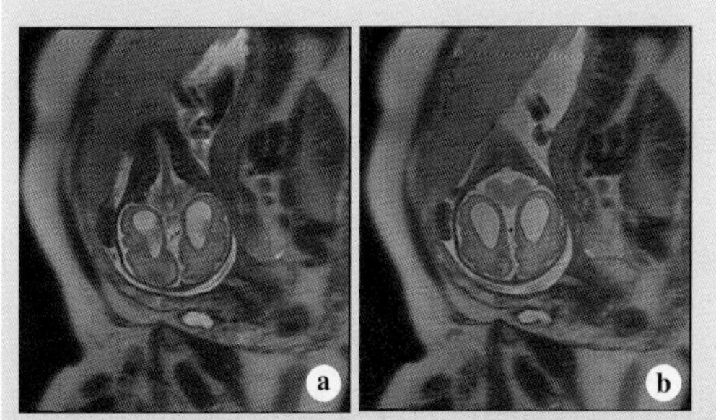

2. 胎儿的 MRI 检查结果图 2-6-4-1，其不具有的影像特征是

A. 透明隔缺如；B. 双侧侧脑室分离；C. 双侧侧脑室扩张；D. 胼胝体缺如；E. 小脑发育不全

3. 此例胎儿考虑诊断为

A. 单侧脑室扩张；B. 透明隔发育不良；C. 梗阻性脑积水；D. 胼胝体发育不全；E. 蛛网膜囊肿

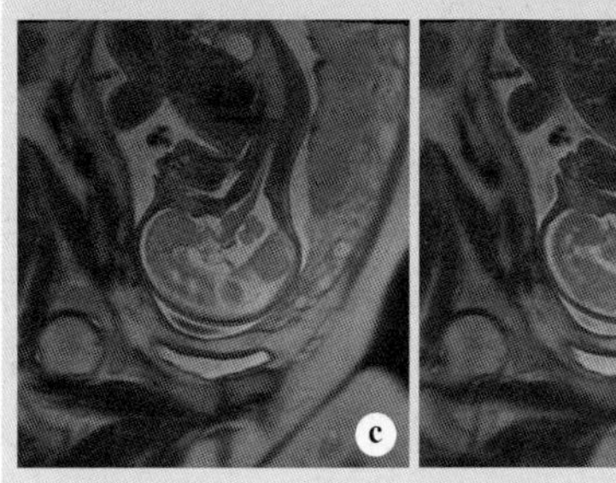
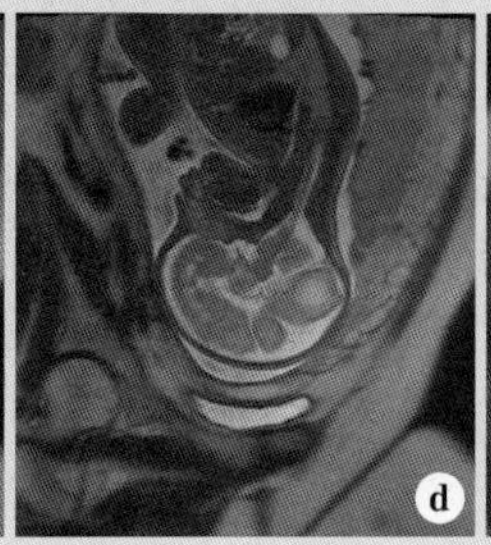
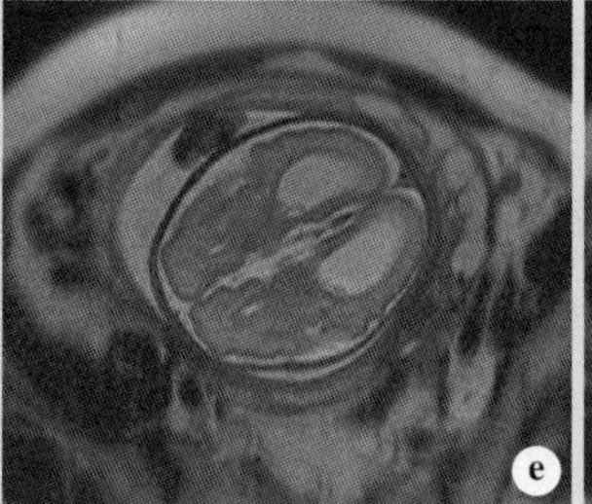
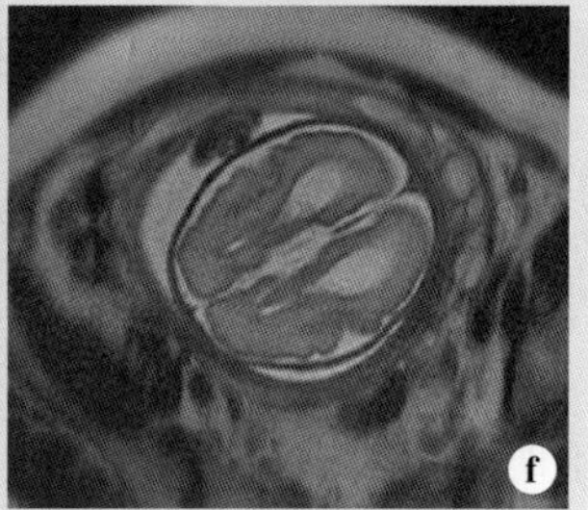

图 2-6-4-1 患者影像学检查结果

a、b. T_2WI 胎儿冠状位；c、d. T_2WI 胎儿矢状位；e、f. T_2WI 胎儿横断位

胼胝体发育不全（dysgenesis of the corpus callosum，DCC）是一种罕见病，属先天性颅脑畸形，包括胼胝体全部或部分缺如。

（一）病因

胼胝体是大脑两半球间最主要的白质联合体，连接着两侧大脑半球，并形成侧脑室的顶。胼胝体分为嘴部、膝部、体部和压部，其发育顺序由前向后，成熟顺序则是由后向前。胚胎早期的病变可使得胼胝体缺失，晚期病变可使胼胝体压部发育不良。

胼胝体发育不全通常是 Aicardi 综合征、Andermann 综合征、Acrocallosal 综合征、John Sayden 综合征、LlCAM 综合征、Menkes 综合征、Mowat-Wilson 综合征、Shapiro 综合征的一部分。

（二）临床表现

胼胝体发育不全的早期特点是发育延迟和脑积水表现。一些患者可有深陷的眼睛和突出的前额，可存在异常小头畸形或巨头畸形，也会出现内眦距增宽、前倾鼻孔、耳朵形状异常、颈部过度、手短、肌张力减弱等表现。胼胝体发育不全的部分比较轻微时，可能缺乏明显症状。

（三）分类及病理生理特点

胼胝体发育不全可分为全部缺如和部分缺如。

1. 全部缺如　在胼胝体发育的关键阶段，神经纤维没有穿过大脑半球，这些胼胝体纤维无法在两个半球之间交叉时，就会向它们开始生长的半球的背面生长，使得胼胝体无法形成。这些患者的大脑半球之间会形成一些较小的连接，比如前连合、后连合和海马连合等，但体积远远小于胼胝体。

2. 部分缺如　在胼胝体开始发育后，遗传、代谢或机械等因素阻止了它的继续发展。由于胼胝体一般由前向后发育，胼胝体部分缺如患者中存在的胼胝体部分通常位于脑前部，而脑后部缺失。胼胝体部分缺如的范围，可以从胼胝体纤维的一小部分缺失到胼胝体的大部分缺失。

（四）MRI 影像学诊断

胼胝体缺如的 MRI 表现如下。

1. 胼胝体全部或部分缺如。部分缺如往往发生于胼胝体压部。胼胝体压部缺如时，侧脑室三角区扩大。

2. 纵裂与第三脑室前部相通。第三脑室位置升高，并呈囊状扩张，使两侧大脑内静脉分离。

3. 双侧侧脑室体分离，呈平行状态。侧脑室前角外移。

4. 矢状位图像上大脑半球内侧面的脑沟呈放射状排列。

5. 跨大脑半球囊肿形成。

6. 胼胝体膝部可合并脂肪瘤。

【案例 2-6-4-1 点评】

1. 选 C。CT 有电离辐射，不能用于胎儿。MRI 增强所使用的钆造影剂可能会影响胎儿发育。超声受到的影响主要是胎儿颅骨造成的声束衰减，造影并不能改善这一点。

2. 选 E。图 a～d 均可以看见小脑形态未见明显异常。图 e、f 可见侧脑室分离，透明隔缺如。图 a、b、e、f 均可见脑室扩张。图 c、d 可见胼胝体缺如，脑回呈放射状。

3. 选 D。胎儿除了侧脑室扩张外，还合并透明隔缺如，胼胝体缺如。故应考虑胼胝体发育不全。

五、蛛网膜囊肿

【案例 2-6-5-1】　患者男性，14 岁，因发现癫痫 12 年就诊。

思考题

1. 患者 MRI 图像结果如图 2-6-5-1，主要的影像学表现为

A. 脑室扩张；B. 左侧颞极占位；C. 脑实质信号改变；D. 蛛网膜下腔增宽；E. 脑内占位

2. 为了解此病变是否与蛛网膜下腔相通，可选择的序列是

A. SWI；B. PC；C. PWI；D. DWI；E. TOF-MRA

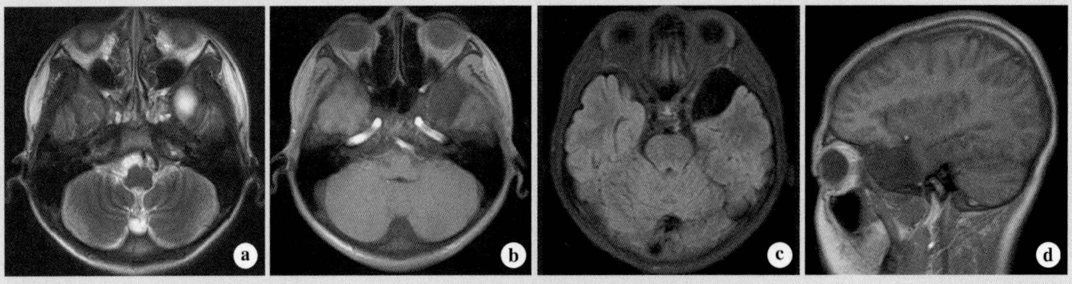

图 2-6-5-1 患者影像学检查结果
a. T_2WI 横断位；b. T_1WI 横断位；c. T_2FLAIR 横断位；d. T_1WI 矢状位

蛛网膜囊肿（intracranial arachnoid cyst）是最常见的脑囊肿类型。它们通常是先天性的，或在出生时存在（原发性蛛网膜囊肿）。囊肿是充满液体的囊，而不是肿瘤，多为单发，少数多发，男性发病率高于女性。

（一）病因

蛛网膜囊肿的确切原因尚不清楚。研究人员认为，大多数蛛网膜囊肿病例是由于蛛网膜不明原因分裂或撕裂引起的发育性畸形。蛛网膜囊肿囊壁多为蛛网膜、神经胶质及软脑膜，囊内有脑脊液样囊液。囊肿位于脑表面、脑裂及脑池部，不累及脑实质。

（二）临床表现

本病多无症状。体积较大者可压迫脑组织及颅骨，产生占位效应及颅骨骨质吸收。可能产生的症状包括头痛、恶心和呕吐、嗜睡、癫痫发作、发育迟缓、脑积水、内分泌失调、不自觉的头部摆动、视力问题等。

（三）分型

颅内蛛网膜囊肿按病因不同可分为先天性蛛网膜囊肿和继发性蛛网膜囊肿两型。

1. 先天性蛛网膜囊肿 为常见类型，是蛛网膜不明原因分裂或撕裂引起的发育性畸形。这种蛛网膜囊肿发生的确切原因尚不清楚，可能与遗传有关。

2. 继发性蛛网膜囊肿 由外伤、手术、感染、肿瘤等病变，造成蛛网膜粘连、脑脊液异常包裹引起的蛛网膜囊肿。

（四）MRI 影像学诊断

蛛网膜囊肿在 MRI 上表现为颅内局限性圆形或卵圆形脑脊液信号影，边界清晰，邻近脑组织没有水肿表现，FLAIR 检查呈低信号表现，增强后没有强化。通常很容易诊断。在需要了解其是否与蛛网膜下腔交通时，可加扫 PC 序列，以了解其内的脑脊液流动情况。

（五）鉴别诊断

以下疾病的症状与蛛网膜囊肿相似，需要进行鉴别诊断。

1. Dandy-Walker 畸形 是出生时（先天性）出现的罕见大脑畸形。它的特征是大脑后部（囊性第四脑室）的异常增大，干扰脑脊液通过脑室和大脑其他部分之间的开口的正常流动。过多的脑脊液积聚在脑室系统，导致颅内高压。

2. 空蝶鞍综合征 是一种罕见的疾病，畸形地扩大蝶鞍通常部分或完全充满脑脊液，造成蝶鞍内囊肿样改变。脑垂体被压缩和变平。

【案例 2-6-5-1 点评】

1. 选 B。患者图像主要表现为左侧颞极脑外的占位，病变呈脑脊液信号，FLAIR 呈低信号，左侧颞叶受压。

2. 选 B。SWI 主要用于检测微量出血。PWI 和 DWI 主要用于脑梗死显示血液灌注及脑组织水肿情况。TOF 主要用于显示动脉。PC 可以显示静脉及脑脊液流动情况。

（尹训涛　李志超　陈　繁）

第七节　脱髓鞘疾病

一、脱髓鞘疾病的概述

脱髓鞘疾病（demyelination diseases）是一组发生在脑和脊髓，以髓鞘破坏、崩解和脱失等为主要特征的疾病。脱髓鞘是其病理过程中最具有特征性的表现，该类疾病是病理学概念而非疾病分类。

（一）脱髓鞘疾病的病理

典型的病理特征：①神经纤维髓鞘破坏，呈多发性小的播散性病灶，或由一个或多个病灶融合而成较大病灶；②脱髓鞘病损分布于大脑、小脑、脊髓、脑干和视神经等中枢神经系统白质，可见沿小静脉周围的炎症细胞浸润；③神经细胞、轴突及支持组织保持相对完整。

（二）脱髓鞘疾病分类

1. 广义分类　广义的脱髓鞘病主要包括三类：原发性脱髓鞘疾病、髓鞘形成不良性疾病、继发性脱髓鞘疾病。

2. 中枢神经系统脱髓鞘疾病的分类

（1）原发性脱髓鞘疾病：多发性硬化（multiple sclerosis，MS）是中枢神经系统原发脱髓鞘疾病的代表，还有 MS 变异型，如 Balo 同心圆硬化；其他脱髓鞘疾病如视神经脊髓炎谱系疾病（neuromyelitis optica spectrum disorder，NMOSD），急性播散性脑脊髓炎（acute disseminated encephalomyelitis，ADEM）、临床孤立综合征（clinically isolated syndrome，CIS）和瘤样炎性脱髓鞘病（tumor-like inflammatory demyelinating diseases，TDD）等。这组疾病虽然病因和发病机制尚不明，但临床表现多样，自然病程和影像学特点不同，治疗反应各异，显示这组疾病的异质性。

目前对 MS 研究最为深入，但诊断尚缺乏金标准。随着 MRI 新技术的广泛使用，不仅提高了诊断的准确性，而且可以动态观察疾病的活动性，为评价治疗效果提供了较为客观的指标。视神经脊髓炎（neuromyelitis optica，NMO）是以视神经和脊髓受损为特征的中枢神经系统脱髓鞘疾病。临床上有一组尚不能满足 NMO 诊断标准、局限性的脱髓鞘疾病，可伴随或不伴随 AQP4-IgG 阳性，具有与 NMO 相似的发病机制及临床特征，因此统一命名为 NMOSD，包括复发性或长节段脊髓炎、复发性视神经炎、NMO 伴随自身免疫疾病的视神经炎以及伴有 NMO 特征性的颅内病灶（如下丘脑、延髓极后区、间脑等）。ADEM 是一类少见的，免疫介导的中枢神经系统炎性脱髓鞘疾病，发病机制不明，目前认为可能与非特异性炎症激活髓鞘反应性 T 细胞有关。

（2）髓鞘形成不良性疾病：多数与遗传性代谢障碍有关，缺乏血管周围炎症细胞浸润，具有较脱髓鞘更严重的病变。这组疾病主要包括：①嗜苏丹脑白质营养不良，包括肾上腺脑白质营养不良（adrenoleukodystrophy，ALD）、Cockayne 综合征（小头、纹状体 小脑钙化和白质营养不良综合征、侏儒症、视网膜萎缩和耳聋综合征）等疾病。②脑脂质沉积病：包括异染性脑白质营养不良（metachromatic leukodystrophy，MLD）和球形细胞脑白质营养不良（globoid cell leukodystrophy，

GLD）。③Canavan 病（中枢神经系统海绵样变性）：常染色体隐性遗传病。④Alexander 病：即亚历山大病，其病因仍不十分清楚，可能与线粒体的功能有关，属于常染色体显性遗传。

（3）继发性脱髓鞘疾病：其病理改变包括单纯的脱髓鞘到髓鞘坏死，原因包括感染、营养不良、维生素缺乏、缺血、化学药物中毒、放射有关、血管损害以及遗传等病因。例如：缺氧性脑病可见脑皮质深层放射状髓鞘破坏，脑回及中央白质区界限分明的斑块；缺血性动脉硬化性皮质下脑病为较大血管的分水岭区缺血性病变，均可见到选择性脱髓鞘或髓鞘变性。

二、肾上腺脑白质营养不良

【案例 2-7-2-1】 患儿男性，10 岁，进行性学习能力下降伴反应迟钝 1^+年。①现病史：1^+年前患者开始出现学习能力下降，主要表现为老师或家长辅导功课时多次讲述后患儿仍不能理解，成绩明显下滑，1 周前发现患儿反应迟钝及理解力差，患儿否认视物模糊及视物成双，于当地医院就诊检查视力时患儿不能理解检查者语义。②既往史、个人史、家族史无特殊，预防接种随当地进行。患者入院 MRI 检查如图 2-7-2-1。

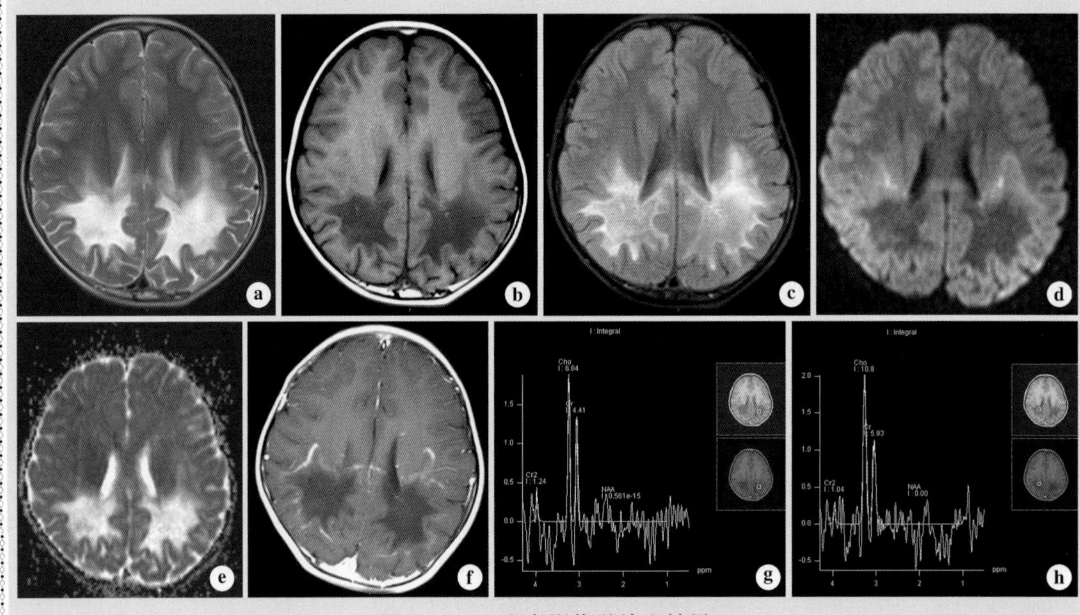

图 2-7-2-1 患者影像学检查结果

思考题 1. 上述图显示哪些序列？

2. 病变的影像征象有哪些？

3. 可能的诊断是什么？

4. 需要与哪些疾病相鉴别？

（一）疾病概述

肾上腺脑白质营养不良（adrenoleukodystrophy，ALD）是脑白质营养不良中最常见的一种，是一组遗传性脂质代谢病，属于过氧化物酶体病范畴。ALD 属连锁隐形遗传性疾病，多见于男性儿童，约占 95%。由于缺乏酰基辅酶 A 导致脂肪代谢紊乱，长链脂肪酸在细胞内堆积，以脑及肾上腺皮质尤甚，破坏脑白质及肾上腺。

（二）临床与病理

ALD 遗传方式上可分为 2 种类型，一种是常染色体隐性遗传，另一种为儿童起病的 X 连锁肾上腺脑白质营养不良（X-linked adrenoleukodystrophy，X-ALD）较为多见，其中儿童脑型 X-ALD

最为常见。本病临床表现多样，早期误诊率高。由于溶酶体过氧化物酶的缺乏，导致极长链脂肪酸（主要指 C23～C30 脂肪酸，尤其 C26）在细胞内特别是在脑白质和肾上腺皮质沉积，产生特征性的脑白质和肾上腺皮质损害的临床症状，以听觉和视觉功能损害、智能倒退及肢体功能障碍为主要表现，若合并肾上腺皮质功能不全，可表现轻重不等的皮肤黏膜色素沉着和原发性肾性失盐性疾病，伴频繁呕吐、电解质紊乱及酸中毒等，多在 15 岁以内死亡。

病理学特点：大脑白质进行性脱髓鞘改变，通常开始于双侧顶枕区，横穿胼胝体，病变由后向前及两侧扩展，逐渐累及颞、顶、额叶白质以及视听通路等传导束，但很少侵及皮质下弓状纤维。病变向下发展可累及脑干造成脑干脊髓束受损，两侧大脑半球多对称分布。组织学脑白质损伤可划分为 3 个区，即中央区、中间区和外周区，中央区为斑片状神经胶质增生和少量星形细胞，缺少炎症细胞、轴索及少突胶质细胞；中间区为特征性血管周围炎症细胞浸润及处于不同阶段脱髓鞘改变的轴索；外周区为急性活动性脱髓鞘反应，血管周围炎症细胞少见。

（三）MRI 影像学表现

MRI 显示为双侧顶枕区白质内对称分布的蝶翼状异常信号，伴或不伴钙化，T_1WI 呈低信号，T_2WI 呈高信号，从后向前逐渐发展，受累胼胝体可将两侧病灶连为一体，形成典型的蝴蝶形病灶。MRI 可显示组织学 3 个不同的区：中央区，T_1WI 呈更低信号，T_2WI 呈更高信号，增强扫描不强化；中间区，T_1WI 呈稍低信号，T_2WI 呈高信号，增强扫描呈环状、花边状强化；外周区 T_1WI 呈等信号，T_2WI 呈高信号，故 T_2WI 异常信号区所示病变范围较 T_1WI 所示病变范围大。

增强扫描有无强化与病情存在明显相关性，非活动期病灶无强化，活动期病灶强化或不均匀强化，病灶边缘部分可呈花边样、狭带样强化。

脑干皮质脊髓束受累是 ALD 特征性改变，表现为脑干前外方双侧对称性点状或条形 T_1WI 低信号、T_2WI 高信号，T_2FLAIR 高信号，在儿童脑型 X-ALD 患者较常见，可以作为 ALD 与其他脑白质病变相鉴别的依据。脑干皮质脊髓束受损可导致沃勒变性（Wallerian degeneration），显示为沿锥体束走行分布的倒“八”字形长 T_2 信号，侧脑室后角旁脑组织可发生萎缩。上述典型表现，结合临床中枢神经系统症状和肾上腺功能减退症状基本可以确定诊断，对于临床无明显肾上腺功能减退症状的患者，典型影像学表现也可以诊断。

（四）鉴别诊断

肾上腺脑白质营养不良典型表现为双侧顶枕区白质内对称性异常信号，呈蝴蝶形，增强扫描病变呈带线状强化，有一定特征性，诊断需要结合临床，尤其晚期病例缺乏一定特征性。本病需要与其他脱髓鞘等疾病鉴别。

1. 多发性硬化（multiple sclerosis，MS）　以中青年女性为主，病程较长，时好时坏、进行性加重，好发于室管膜下区、视神经及脊髓，脑内病灶多位于脑室周围且垂直于侧脑室，特征性表现为空间-时间的多发性，即多部位发病、新旧病灶并存，增强扫描活动期病灶有强化。

2. 异染性脑白质营养不良（metachromatic leukodystrophy，MLD）　又称硫脂沉积症，主要表现为双侧脑室旁白质病变，以额叶为主，疾病早期 U 形纤维保留，胼胝体可受累，病变由前向后发展，疾病晚期可见皮质萎缩，增强扫描无强化。

3. 亚历山大病（Alexander disease）　一种由于星型胶质细胞功能异常导致的罕见神经系统进行性变性病，可能为常染色体显性遗传病，大多数为散发病例。MRI 特点为轻至重度延髓萎缩，可累及颈髓，有时可伴有信号异常；也可见中脑被盖萎缩，但脑桥基底部不受累，为成人亚历山大病特征性表现；基底节区弥漫或片状异常信号伴强化，常见于 40 岁以上的患者，少数患者也可见脑室旁花环状高信号。

【案例 2-7-2-1 点评】

1. 如图 2-7-2-1 所示，a～h. 分别显示为 T_2WI、T_1WI、T_2FLAIR、DWI、ADC 图、T_1WI 轴位增强及 MRS（两侧）。

2. 病变表现为双侧顶枕叶对称性大片异常信号影，T_2WI 呈高信号，T_1WI 呈低信号，T_2FLAIR 上呈高信号，DWI 呈低信号，周围散在条状高信号，ADC 图呈高信号，未见明显弥散受限，增强扫描病灶边缘区条带状明显强化，中心区域无强化，MRS 示病灶中央区 NAA 峰下降，Cho 峰升高，NAA/Cho 值和 NAA/Cr 值下降，Cho/Cr 值升高。

3. 患儿病灶主要位于颞枕叶后部脑白质，双侧对称，增强扫描边缘区条带状明显强化，MRS 提示神经元受损，考虑脱髓鞘病变，肾上腺脑白质营养不良可能性大。

4. 该病需要与多发性硬化及异染性脑白质营养不良等脱髓鞘疾病进行鉴别。

三、多发性硬化

【案例 2-7-3-1】 患者女，16 岁，右下肢乏力伴走路不稳 4^+年，复发加重 7 天。①现病史：患者于 4^+年前发现右下肢乏力伴走路轻度拖拽，予以营养神经治疗好转出院。后反复出现右下肢乏力，并逐渐出现左上肢乏力，每次加重均予以激素治疗后肢体无力症状可好转，病程中共出现肢体无力症状加重 5 次。7 天前受凉后再次出现右下肢乏力，不伴麻木、疼痛，无大小便失禁。②既往史、个人史、家族史无特殊，预防接种随当地进行。患者 MRI 检查如图 2-7-3-1。

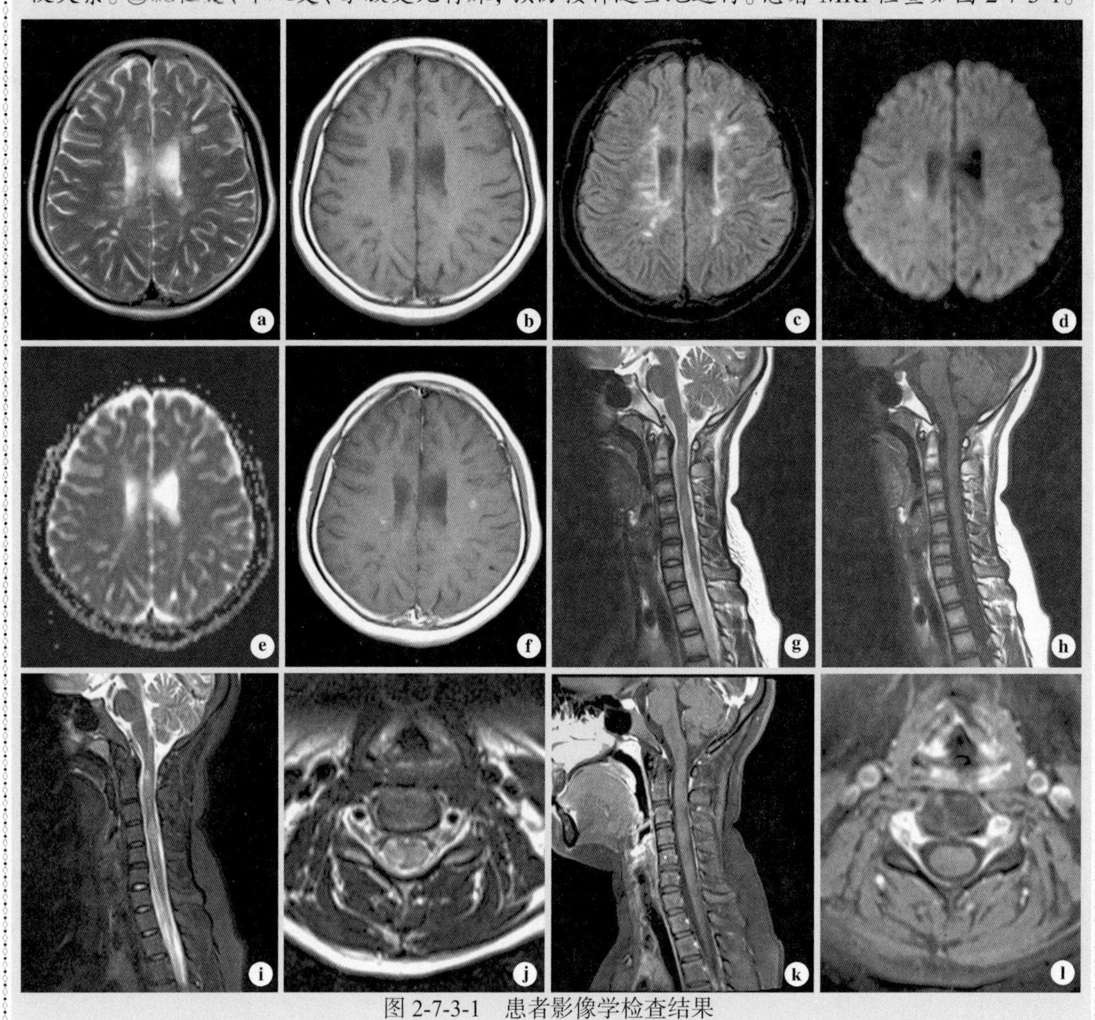

图 2-7-3-1 患者影像学检查结果

思考题 1. 上述图显示哪些序列？ 2. 病变的定位及影像征象有哪些？
3. 可能的诊断是什么？ 4. 需要与哪些疾病相鉴别？

（一）疾病概述

多发性硬化（multiple sclerosis，MS）是一种主要以白质慢性炎性脱髓鞘改变为特点的中枢神经系统自身免疫性疾病，是遗传易感个体与环境因素共同作用导致，以病灶多发、病程缓解与复发为特征，好发于中青年女性。

（二）临床与病理

多发性硬化（MS）是常见的中枢神经系统脱髓鞘疾病，全球约有 250 万人罹患 MS，我国内地估计有 5 万～10 万 MS 患者。MS 是当前年轻人群非外伤性致残的主要原因，早期诊断、及时干预可以改善 MS 患者的预后，减少致残率。MS 的临床特征是病变在时间上和空间上的多发性，常表现为症状发作与缓解交替出现的特点。根据病程可分为 5 个亚型，即复发缓解型（relapsing-remitting，RR）、原发进展型（primary progression，PP）、继发进展型（secondary progression，SP）、进展复发型（progression relapsing，PR）、良性型，其中 RR 型最常见，约占 85%。

MS 发病前常有一定的诱因，其临床表现复杂多变，取决于病变侵犯中枢神经系统的部位。首发症状常有视力障碍、感觉障碍、肢体无力、头痛、复视、共济失调、呕吐、眼球震颤等以及括约肌功能障碍等，以肢体无力、麻木或两者并存首发者占半数。首发症状的多样性体现了 MS 中枢神经系统多个部位受累，最常累及的部位为脑室周围白质、视神经、脊髓、脑干和小脑。MS 的独特临床表现常有球后视神经炎、Charcot 三联征、Lhermitte 征等。近年来研究发现，MS 可导致认知功能障碍及心理精神障碍，说明 MS 可累及灰质，也可合并周围神经病。

辅助检查包括如下。①脑脊液（CSF）检查：单核细胞计数可正常或轻度升高，通常不超过 50×10^6/L，CSF 细胞增多。CSF 中寡克隆区带（oligoclonal bands，OB）多为阳性，是常规诊断方法和重要免疫学指标，24 小时鞘内 IgG 合成率增加。CSF 免疫球蛋白 IgG 增高是病变活动性的生化指标，CSF 中存在 OB 而血清中缺如，提示寡克隆 IgG 是鞘内合成，支持 MS 诊断。②电生理检查：包括视觉传导通路的视觉诱发电位（VEP）、脑干听觉诱发电位（BAEP）和体感诱发电位（SEP）异常。③MRI 检查：在 MS 诊断中具有非常重要的价值，已经纳入 MS 的诊断，并有助于评估病灶活动性。

病理学特点：大体上表现为脑和脊髓内多发、散在炎性脱髓鞘斑块，形状、大小各异，从数毫米到数厘米不等。急性病灶多数分布在脑室旁白质或灰白质交界处，40%出现在脑室周围白质。镜下病理通常根据巨噬细胞分布和含有髓鞘降解产物不同，分为 4 种类型。①急性活动性斑块：血管周围可见大量炎症细胞和 T 细胞浸润呈袖套状，含有大量吞噬类脂的巨噬细胞；斑块周围血浆蛋白外渗，出现水肿；在斑块外围由髓鞘再生的少突胶质细胞形成神经纤维，髓鞘再生是活动性 MS 病灶的显著标志。②慢性活动性脱髓鞘斑块：表现为髓鞘脱失，并聚集大量吞噬髓鞘碎片的巨噬细胞，而在非活动性病变中心，巨噬细胞数量明显减少。③缓慢活动性脱髓鞘斑块：病灶中心呈非活动性，边缘为激活的小胶质细胞和巨噬细胞包绕，胞质内很少含有早期髓鞘降解产物。④静止的慢性期斑块：细胞较少，巨噬细胞内不含有早期和晚期髓鞘降解产物，伴有星形胶质增生。

（三）MRI 检查方法和影像学表现

1. MRI 检查方法 根据 2017 年 MS 中国共识专家影像诊断标准推荐诊断 MS 的常规 MRI 扫描技术如下。①头颅 MRI：横断面或三维（各向同性）T_1WI，横断面质子密度（proton density，PD），矢状面或三维 FLAIR 序列；②脊髓 MRI：矢状面 T_1WI、T_2WI、PD-T_2WI 或短时反转恢复（short time inversion recovery，STIR）序列，横断面 T_2WI（层厚≤3mm）；③视神经 MRI：平行和垂直于视神经

的脂肪抑制 T_1WI 和 T_2WI（层厚≤3mm）；④增强扫描为注射对比剂至少 5 分钟后行与平扫位置一致的 T_1WI 扫描。在完成以上基本序列的基础上，还可选择性应用双反转恢复（double inversion recovery，DIR）或相位敏感反转恢复（phase-sensitive inversion-recovery，PSIR）序列以显示皮质病灶，DWI 和 DTI 序列评价水分子扩散和白质纤维束完整性，用 fMRI 评价脑功能改变，磁敏感加权成像（susceptibility weighted imaging，SWI）和磁化率定量成像（quantitative susceptibility mapping，QSM）评价脑内铁含量变化，磁化传递成像（magnetic transfer imaging，MTI）评价髓鞘完整性。

2. MRI 影像学表现 MS 病变可累及中枢神经系统的任何部位，包括大脑、小脑、脑干、脊髓和视神经，灰、白质结构均可受累，好发部位为侧脑室旁和邻近白质，其次为胼胝体和胼胝体隔区交界处，儿童和青少年患者以幕下病灶为主，幕下病灶好发于延髓和桥臂。

（1）MS 颅内病灶特点：脑部 MS 病灶可以单发或多发，常表现为局灶性散在大小不等的类圆形、椭圆形多发病灶，双侧对称或不对称（图 2-7-3-2a、2b）。典型 MS 斑块在横轴位上呈类圆形，在冠状位上呈条状，脱髓鞘病灶多由垂直于侧脑室壁的小静脉周围炎症引起，故多数病灶均垂直于侧脑室，这种现象称为“直角脱髓鞘征”，多发融合病灶部分呈火焰状改变（图 2-7-3-2c）。MS 病灶容易累及皮质下 U 形纤维（图 2-7-3-2d），U 形纤维也称弓形纤维，位于皮质内或直接深入到皮质下白质最外层，连接相邻的脑回，MS 细胞介导的抗髓鞘磷脂成分的自身免疫反应，导致少突胶质细胞损伤，U 形纤维受累。

MS 病灶大小以数毫米至 2cm 最多见，≥2cm 的病灶可表现为“假肿瘤样”或者“瘤样炎性脱髓鞘病”。急性期病灶平扫周围呈“晕环征”，类似“煎蛋样”改变，增强后病灶呈结节、环状、开环状强化（图 2-7-3-2e、2f）。脑内病灶经多次复发后呈弥漫分布，还可合并不同程度的脑萎缩。胼胝体是 MS 早期好发的部位之一，MS 胼胝体改变的影像学表现也颇具特征性，薄层矢状位 T_2FLAIR 序列可见胼胝体下的“条纹征”和胼胝体下室管膜的“点线征”，均可作为诊断 MS 较敏感的早期征象，病程较长的患者，反复发作后导致胼胝体组织结构成分减少，胼胝体呈萎缩改变（图 2-7-3-2g）。皮质下白质、脑干以及小脑等部位也可受累（图 2-7-3-2h）。

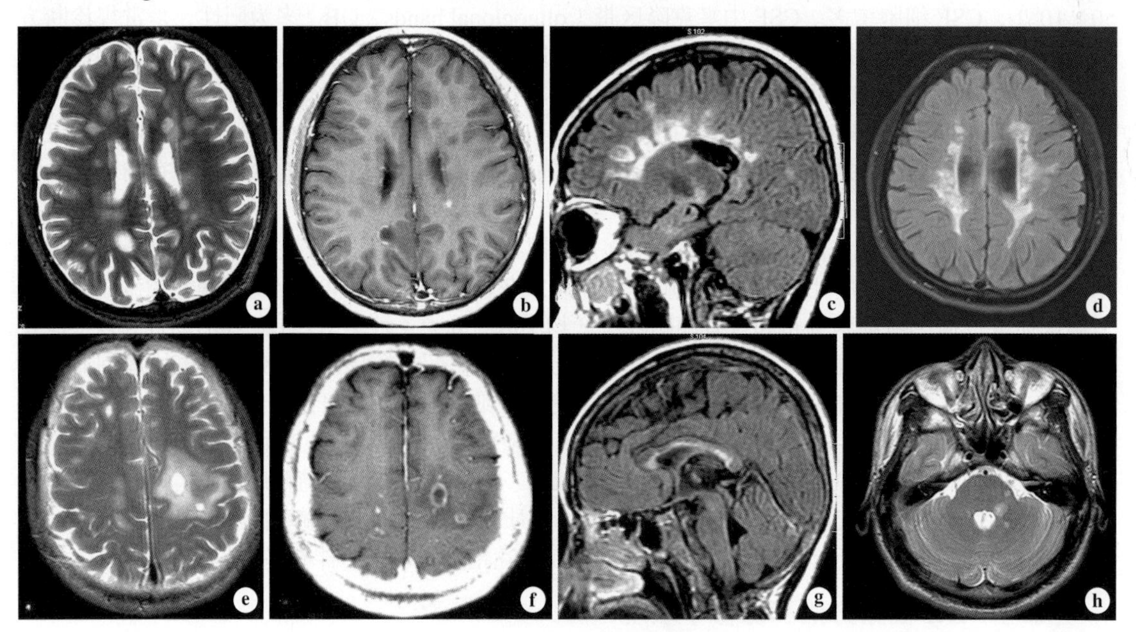

图 2-7-3-2 多发性硬化病灶

a、b. 横断面 T_2WI 和增强 T_1WI 显示病灶增强后呈结节和开环样强化，提示有活动性；c. 矢状位 T_2FLAIR 序列 MS 病灶长轴与侧脑室垂直，呈“直角脱髓鞘征”；d. 横断面 T_2FLAIR 显示 U 形纤维受累；e、f. 横断面 T_2WI 示双侧额叶多个脱髓鞘病灶呈高信号影，其中左侧额叶病灶伴有明显水肿伴“晕环征”，呈“煎蛋样”改变，横断面 T_1WI 增强后左侧额叶病灶呈环形强化，右侧额叶病灶呈结节强化；g. 矢状位 T_2FLAIR 序列可见胼胝体下的“条纹征”和胼胝体下室管膜的“点线征”；h. 横断面位 T_2WI 序列上显示左侧桥臂和小脑多发性病灶

（2）MS 脊髓病灶特点：脊髓病变的检出增加了 MRI 对该病诊断的敏感性和特异性。脊髓任何节段均可能受侵犯，以下颈髓和上胸髓多见，可呈斑点状、斑片状、卵圆形或粗细不等长条状病灶，其长轴与脊髓长轴一致，可多灶性分布，表现为 T_1WI 等或稍低信号，T_2WI 高信号，脊髓肿胀多不明显，病灶常小于脊髓横截面积的 1/2，且多位于脊髓的侧索和后索，增强后较少发生强化，急性期可有线状、小斑片状强化。

3. 特殊类型的脱髓鞘

（1）瘤样炎性脱髓鞘病（tumor-like inflammatory demyelinating disease）又称为脱髓鞘假瘤、肿胀性脱髓鞘或瘤块样脱髓鞘病变，是指直径大于 2cm 的中枢神经系统脱髓鞘病灶。目前认为它是一种介于典型的 MS 和 ADEM 之间的中间型，可能与病毒感染或接种疫苗及应用化疗药物等有关。主要病理表现为病灶区髓鞘脱失，轴索大量存在，伴有星形细胞增生，血管周围大量单核巨噬细胞、淋巴细胞套袖样浸润。MRI 增强后呈非闭合环状强化（开环征，open-ring sign）为本病特征性表现，缺口多位于病灶外侧缘，整体病灶有垂直于侧脑室分布的倾向，与多发性硬化的“直角脱髓鞘征”相似，病灶内和与侧脑室之间常有扩张的小静脉，均为瘤样炎性脱髓鞘病较为特征的征象，PWI 呈中-低灌注（图 2-7-3-3）。

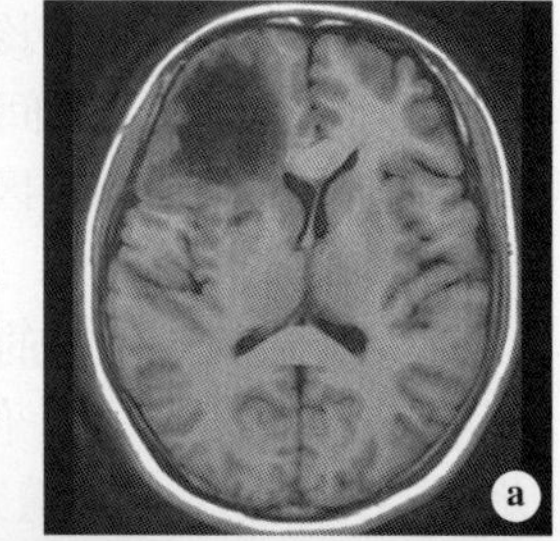

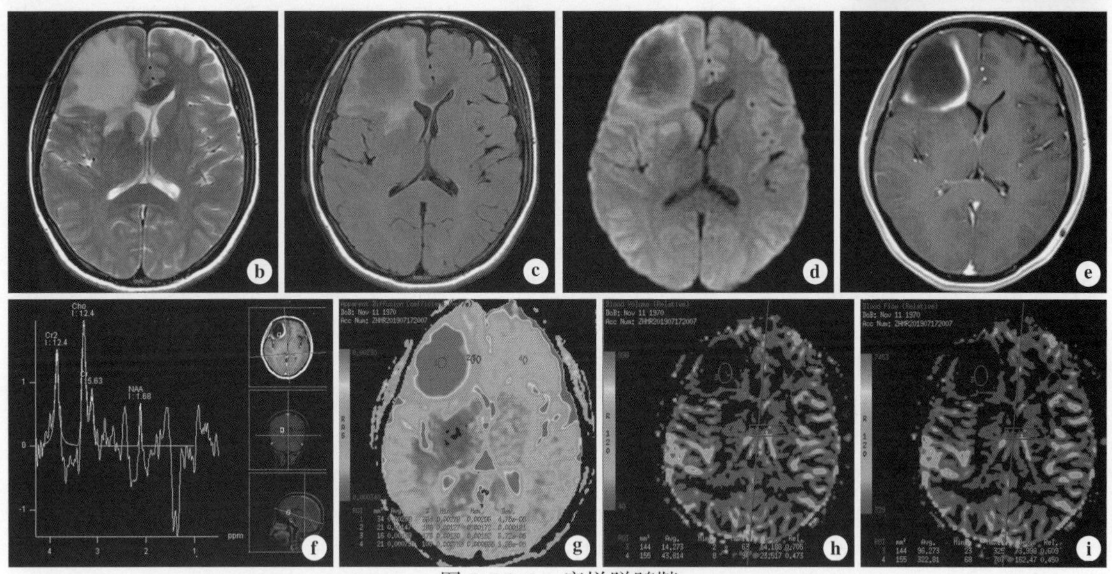

图 2-7-3-3　瘤样脱髓鞘

患者女性，48 岁，因反复头昏头痛 1^+个月，检查发现颅内占位。右侧额叶及基底节病灶，右侧额叶瘤样炎性脱髓鞘病灶。
a. T_1WI 低信号；b. T_2WI 呈高信号；c、d. T_2FLAIR 序列及 DWI 序列呈中心低信号，边缘高信号；e. 增强呈边缘开环样强化；f. ^1H-MRS 示 NAA 峰下降，可见宽大 Lip 峰及 Lac 峰；g. ADC 值明显增高；h、i. CBV 及 CBF 图提示灌注减低

（2）同心圆硬化：又称 Balo 硬化（Balo’s concentric sclerosis，BCS），是一种少见的以白质髓鞘脱失区与髓鞘保留区呈同心圆或洋葱皮样相间排列为特征的中枢神经系统脱髓鞘疾病。由 Marburg 等于 1906 年首先报道，后被命名为 Balo 病。本病病因不清，好发于青壮年，其临床及实验室检查缺乏特异性表现。MRI 表现具有相对特异性，即表现为同心圆样改变。典型的同心圆性病灶在常规 T_1WI 及 T_2WI 上呈洋葱皮样或年轮样类圆形病灶，T_1WI 低信号及 T_2WI 高信号代表髓鞘脱失带；T_1WI/DWI 显示病灶中心更低信号，说明中心髓鞘严重脱失及坏死带；T_1WI 及 T_2WI 等信号代表髓鞘相对保留区。

（四）诊断及鉴别诊断

1. MRI 诊断标准

（1）空间多发性的诊断标准：需满足 CNS 以下 5 个区域中的 2 个区域：①≥3 个脑室旁病灶；

②≥1 个幕下病灶；③≥1 个脊髓病灶；④≥1 个视神经病灶；⑤≥1 个皮质/近皮质病灶。

（注：至少 3 个脑室旁病灶对临床孤立综合征（clinically isolated syndrome，CIS）患者进展为 MS 有很高的预测价值；幕下病灶主要指脑干和小脑病灶，最常见的位置在桥臂；脊髓病灶的特点包括病灶＞3mm 且＜2 个椎体节段，横断面上＜1/2 脊髓面积，水肿一般较轻。亚洲与拉丁美洲脊髓病灶长度可能≥2 个椎体节段；视神经病灶指 20%～31%的 CIS 患者表现为急性视神经炎的临床表现和视神经炎的 MRI 证据，如 T_2WI 信号增高、视神经增粗和强化，MS 的视神经病灶范围较短，一般不累及视交叉，伴有视神经萎缩或无症状的视神经炎；皮质/近皮质下病灶：常规 MRI 序列很难显示皮质病灶，DIR、PSIR 等新序列可显示一部分皮质病灶。

（2）时间多发性的诊断标准：①与基线 MRI 比较，在随访中出现 1 个以上新的 T_2WI 病灶或者强化病灶，对随访时间无特殊要求；②在任何时间同时存在强化和非强化病灶。在时间和空间播散的标准中，均不需要区分症状性和无症状性 MRI 病灶；推荐对整个脊髓进行影像学检查以明确空间播散。

（3）儿童 MS：95%的儿童 MS 为 RRMS，80%的儿童 MS 与成人特点相似，其 MRI 相关空间多发、时间多发标准同样适用；但 15%～20%儿童 MS 尤其是小于 11 岁的儿童 MS，疾病首次发作类似于急性脑病或急性播散性脑脊髓炎（acute disseminated encephalomyelitis，ADEM）过程，10%～15%的儿童 MS 可有长节段脊髓炎的表现，推荐对患儿进行动态 MRI 随访，当观察到新增病变或 2 次临床非 ADEM 样发作方可诊断 MS。对大于 11 岁的儿童患者，若表现不符合 ADEM，MRI 诊断标准应与成人一致。

（4）临床孤立综合征（CIS）：指首次发作、单时相、单病灶或多病灶的脱髓鞘疾病。一半以上的 CIS 患者最终发展为 MS，特别是运动系统受损、单侧伴有疼痛的视神经炎、局灶性脊髓炎、局限性脑干炎、小脑炎等患者，MRI 显示颅内有多发病灶者更容易发展为 MS。当影像学表现为 CIS 的患者出现临床发作，且符合时间播散的标准时，就可以诊断为 MS。

（5）影像孤立综合征（radiologically isolated syndrome，RIS）：指在影像学高度提示 MS，患者却没有相应的临床表现和神经病学体征，且无法由其他疾病解释的中枢神经系统多发异常脱髓鞘疾病。在评估 RIS 时，也应符合 MS 的 MRI 的空间播散与时间播散标准；当 RIS 患者出现临床症状时，如有时间播散的证据，即可诊断 MS。

2. 鉴别诊断 由于在诊断 MS 时必须除外其他可能性，因此鉴别诊断非常重要。应该与 MS 进行鉴别的主要病变包括如下。

（1）视神经脊髓炎谱系疾病（NMOSD）：一种免疫介导的炎性脱髓鞘和坏死性疾病，血清或脑脊液 AQP4 抗体阳性，临床多以严重的视神经炎和长节段横贯性脊髓炎为特征。急性视神经炎病灶超过 1/2 视神经长度或累及视交叉；而对于急性脊髓炎的诊断则需要≥3 个节段脊髓内异常信号或 3 个节段的脊髓萎缩；脑内病灶不符合典型 MS 影像特征，幕上部分病变体积较大，表现为多个边界模糊、融合成云雾状，侧脑室前、后角周围沿着室管膜内衬走行的薄线状强化及软脑膜强化。以上可能为 NMOSD 的特征性表现。胼胝体病变多较为弥漫，纵向可大于 1/2 胼胝体长度，部分病变可沿基底节、内囊后肢、大脑脚锥体束走行。

（2）急性播散性脑脊髓炎（ADEM）：起病常较 MS 急，病情更为凶险，病程比 MS 短，多为单相病程，大约有 25%曾诊断为 ADEM 的患者后来发展成为 MS。ADEM 以皮质下白质受累多见，病灶呈双侧不对称分布，增强后轻度强化，环形强化或开环样强化，一般无坏死和脑萎缩，较为明显的特征是丘脑与白质受累同时存在，而 MS 较少累及丘脑。

（3）多发性脑梗死：高龄 MS 患者需与多发性脑梗死相鉴别，多发性脑梗死多位于基底节区，很少见于胼胝体，多呈楔形分布，长轴平行于侧脑室，急性期 DWI 呈明显高信号，增强无强化，亚急性期呈脑回状强化；而 MS 病灶容易累及胼胝体，深部白质区病灶长轴垂直于侧脑室，急性期可呈开环、环形强化或结节样强化。多发性脑梗死也可表现为反复发作，如同 MS 一样两次发作间症状可明显缓解，需综合考虑病史、脑脊液等辅助检查等进行鉴别。

（4）中枢神经系统血管炎：是一种由多病因引起的血管壁炎性疾病，病理上为血管壁的炎性病变导致供血区脑组织缺血或梗死，常见病因有结缔组织疾病，如系统性红斑狼疮、白塞病、干燥综合征、系统性血管炎、原发性中枢神经血管炎等。5%～10%的 MS 患者可检出抗核抗体和抗双链 DNA 抗体阳性。血管炎 MRI 常表现为两种类型，一是双侧病灶，侵犯脑灰质、脑白质，出血与梗死病灶可同时存在，与 MS 明显不同；二是单侧病灶，主要位于额顶叶深部白质内，但病灶较大呈片状，增强后无强化，与 MS 急性病灶强化不同。慢性 MS 病灶无强化时，与血管炎病灶易于混淆，此时可以做 CTA、MRA 以及 DSA 检查，若见相应供血血管狭窄或闭塞则可明确血管炎诊断。

【案例 2-7-3-1 点评】

1. 如图 2-7-3-1 所示，分别显示头颅 T_2WI（a）、T_1WI（b）、T_2FLAIR（c）、DWI（d）、ADC（e）、T_1WI（f）增强；颈髓 T_2WI（g）、T_1WI（h）、STIR（i）、轴位 T_2WI（j）、T_1WI 增强（k、l）（矢+轴）。

2. 病变定位于双侧额顶枕颞叶白质、半卵圆中心、侧脑室旁、脊髓内，呈不规则条片状，MRI 表现为 T_1WI 呈稍低信号，T_2WI 呈高信号，T_2FLAIR 呈高信号，可见病灶与侧脑室呈“垂直征”，伴有皮质下 U 形纤维受累；病灶呈空间多发性，DWI 部分病灶轻度弥散受限，增强扫描见侧脑室周围白质病灶呈结节状、点状强化；颈髓内见多发斑点状异常信号，横断面显示病灶位于脊髓的侧索和后索，脊髓病灶增强后无明显强化。

3. 患者为青少年女性，病灶主要位于双侧额顶枕颞叶、半卵圆中心、侧脑室旁及颈髓内，影像学表现为广泛异常信号影，呈空间多发性特点，且脑内部分病灶垂直于侧脑室，病程表现时间多发，首先考虑脱髓鞘病变，多发性硬化可能大。

4. 该病需要与其他脱髓鞘病变和脑小血管病相鉴别。急性播散性脑脊髓炎（ADEM）、视神经脊髓炎谱系疾病（NMOSD）本节后面有详细介绍，脑小血管病表现为脑白质的多发高信号影，病灶不与侧脑室垂直而是平行于侧脑室，常伴有血管周围间隙扩大，早期 U 形纤维不受累，是由于皮质下 U 形纤维双重供血，包括表面穿过皮质的穿透动脉以及来自深部的上升血管，可在慢性微血管缺血中幸免，表现为小血管病的微血管缺血灶与皮质之间有一暗带，小于 4mm，但晚期也可能受累。

四、急性播散性脑脊髓炎

【案例 2-7-4-1】 患者男性，25 岁，大小便失禁 15 天，头痛伴恶心、呕吐 5 天。①现病史：15 天前患者因饮酒、感冒后出现大小便失禁、神志淡漠、懒言少语，当时未予重视，5 天前患者开始出现头痛伴恶心、呕吐等症，且患者大小便失禁、神志淡漠、懒言少语、恶心呕吐等症未见明显好转。②既往史、个人史、家族史无特殊，预防接种随当地进行。患者入院 MRI 检查如图 2-7-4-1。

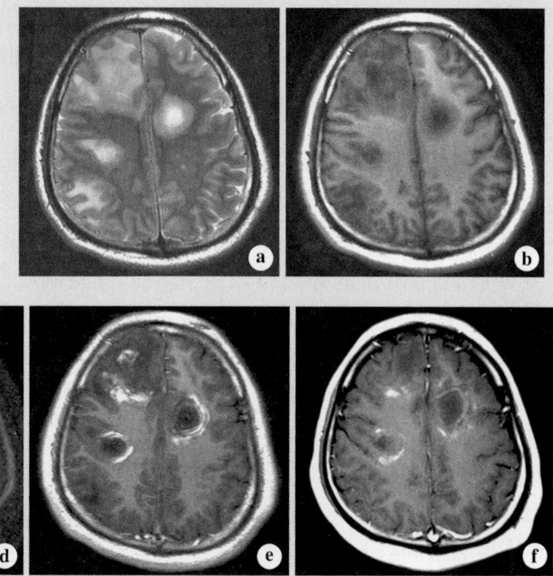

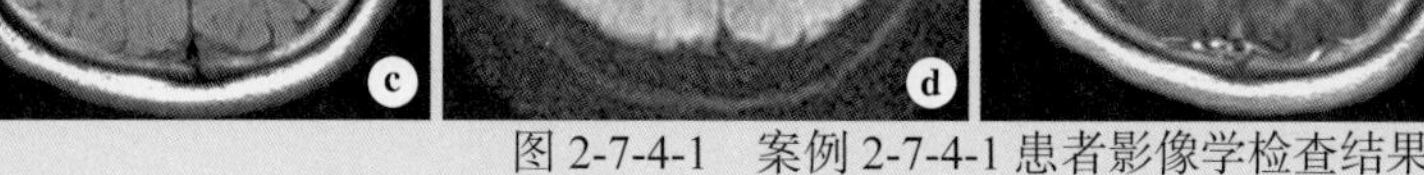

图 2-7-4-1 案例 2-7-4-1 患者影像学检查结果

思考题 1. 上述图显示哪些序列？ 2. 病变的解剖位置有哪些？
3. 病变的影像征象有哪些？ 4. 可能的诊断是什么？需要与哪些疾病相鉴别？

（一）疾病概述

急性播散性脑脊髓炎（acute disseminated encephalomyelitis，ADEM）是一类少见的免疫介导的 CNS 急性炎性脱髓鞘疾病，呈急性或亚急性发病，伴脑病表现（行为异常或意识障碍），脑和脊髓均可受累和（或）单独受累，也称急性血管周围髓鞘脱失、感染后或疫苗接种后脑脊髓炎。从广义上讲，ADEM 属于自身免疫性脑炎，因为在少突胶质细胞膜表面存在髓鞘少突胶质细胞糖蛋白（MOG）抗原，而部分患者血清 MOG-抗体阳性。

（二）临床与病理

2007 年国际儿童多发性硬化研究小组将 ADEM 归为中枢神经系统获得性脱髓鞘疾病，并提出暂行诊断标准。ADEM 多发生在病毒感染后 2 天至 4 周，少数患者可出现于疫苗接种后，部分患者发病前可无诱发因素。临床表现为多灶性神经功能异常，如单侧或双侧锥体束征、急性偏瘫、共济失调、脑神经麻痹、视神经炎、脊髓受累等，多伴有意识障碍、发热和脑膜刺激征；病情进展迅速，出现昏迷或去大脑强直等表现；有时候表现为兴奋、头痛和幻觉等非特异性症状；若脊髓受累则有横贯性脊髓炎的表现。病程 2～4 周，有自愈倾向。大多数患者对类固醇反应较好，治疗无效或暴发性发病时，可采用血浆置换。极少数脑水肿、占位效应明显的患者需行开颅减压。

ADEM 主要病理改变为大脑、脑干、小脑、脊髓播散性脱髓鞘改变，以脑室周围白质、颞叶、视神经最为显著，脱髓鞘改变以小静脉为重，可见小静脉炎症细胞浸润，外层表现为以单核细胞为主的血管周围浸润，即血管“袖套”，静脉周围白质髓鞘脱失，并散在神经胶质细胞增生；而急性出血性脑白质病，在类似 ADEM 的静脉周围脱髓鞘的基础上，尚有急性炎症、血管纤维素样坏死和灶性出血的表现。

ADEM 缺乏特异性实验室改变。由于与感染及免疫有关，血液中白细胞数可偏高，部分病例可以找到相关病毒感染的免疫学证据，在血清中检测到相关免疫球蛋白滴度异常升高。CSF 检查结果可随病程不同而变化，在急性感染的情况下可出现细胞总数（以淋巴细胞升高为主）和（或）蛋白轻度升高，聚合酶链反应（PCR）检测阴性，寡克隆区带（OCB）多为阴性或短暂性阳性，24 小时鞘内 IgG 合成率增加，也可存在血清抗髓鞘少突胶质细胞糖蛋白（myelin oligodendroglia glycoprotein，MOG）抗体，但通常存在时间短，血清 AQP4 抗体阴性；CSF 也可表现为正常。

（三）MRI 影像学表现

急性播散性脑脊髓炎 MRI 平扫表现为双侧大脑半球皮质下白质、双侧大脑半球灰白质交界区、脑干、脊髓、放射冠、半卵圆中心内多发病灶，病变常累及基底节和丘脑，也可累及小脑。病灶多不对称，一般较大（＞1～2cm），弥漫性、边界模糊，T_1WI 呈稍低信号，T_2WI 及 T_2FLAIR 呈高信号，胼胝体和脑室旁白质较少受累，脊髓病灶呈节段性或者局灶性，多数表现为长脊髓节段（＞3 个）甚至为全脊髓受累，可伴有脊髓肿胀；增强扫描部分病灶可有强化，形态无特异性，可呈斑点、散在结节样、脑回样、规则或不规则的环形强化。

儿童 ADEM 主要有四种 MRI 影像学表现：①脑内多发小于 5mm 的病灶；②弥漫性大病灶可类似肿瘤样伴周围组织水肿和占位效应；③脑内丘脑对称性病灶；④脑内病灶部分伴有急性出血性脑炎征象。这四种影像学表现可单独出现，也可以合并出现。ADEM 随访期间 37%～75%的患者 MRI 病灶可消失，25%～53%的患者病灶可改善。急性 ADEM 5 年内至少应进行 2 次随访，以排除 MS 及其他疾病。

（四）鉴别诊断

ADEM 国际上尚未确立统一的诊断标准。主要的诊断依据：病前有疫苗接种史、感染发疹史；临床上有脑和（或）脊髓的多灶性、弥漫性症状和体征；MRI 显示脑和脊髓白质内存在散在多发病灶；糖皮质激素治疗有效。大范围、双侧对称性累及皮层下白质、脑干、深部灰质者倾向于儿童ADEM，而室周小病灶、缺乏双侧弥漫性病变以及存在黑洞征、存在 3 个或以上的室周病变多见于MS。此外 ADEM 亦可能为儿童 NMOSD 的首发表现，如果 AQP4 抗体阳性，有助于视神经脊髓炎谱系疾病的诊断。

1. ADEM 和经典 MS 的鉴别 ①ADEM 发病年龄小，临床症状较重，常有前驱症状（发热感染）或疫苗接种史，多有头痛、脑膜刺激征，视神经炎少见而脊髓病灶多见，CSF 检查无特异性，可有细胞数增多，白细胞可升高，偶见寡克隆区带阳性，血清中可有髓鞘少突胶质细胞糖蛋白（MOG）抗体一过性升高，而 MS 多见寡克隆区带阳性，呈持续性；②ADEM 更易累及皮质下白质，病灶相对较大，边界常欠清晰，强化不多见，灶周水肿广泛，胼胝体受累较少；③ADEM 近皮质及深部灰质受累较脑室旁白质多见，尤其是基底节区、丘脑以及脑干，病灶广泛和边界不清，而MS 相反，这是 MRI 上鉴别 ADEM 和 MS 的相对可靠指标；④ADEM 患者在脊髓病灶比 MS 病灶节段长，脊髓中央受累，急性期肿胀更明显，而 MS 呈偏心性分布；⑤ADEM 为自限性疾病，以单相病程为主，无空间和时间多发性，复查多无新病灶，MS 则相反。

近期研究发现，与儿童不同，成人丘脑受累并非 ADEM 的特异性表现，MS 也可出现。同时，在成人，脑干病灶更提示 ADEM，而下丘脑病灶更支持视神经脊髓炎谱系疾病。ADEM 的脑干病灶常位于中脑，且为双侧、对称性。而不完全缓解或持续性的病灶则与继发 MS 相关。

2. ADEM 与病毒性脑炎鉴别 两者均可发热、头痛、意识障碍和精神行为异常，但病毒性脑炎为病毒侵犯脑实质，脑实质损害症状更严重，头部 MRI 表现以皮质损害为主，常见累及部位以颞叶、额叶、岛叶以及海马为主，DWI 呈高信号，容易发生出血，CSF 检查抗病毒抗体滴度各项指标高于正常或病毒聚合酶链反应（PCR）阳性。ADEM 除了脑组织损害外，还可出现视神经、脊髓和周围神经损害，MRI 表现为弥漫性 T_1WI 低信号、T_2WI 高信号，以白质损害为主。两者对药物治疗反应不同，ADEM 对激素敏感，预后较好，病毒性脑炎则需要抗病毒治疗。

3. ADEM 与视神经脊髓炎谱系疾病（NMOSD）鉴别 AQP4 是水通道蛋白（AQP）家庭中对水具有通透性的亚类。NMOSD 脑组织损害包括丘脑，间脑，第三、四脑室及侧脑室旁等 AQP4 高表达的区域，累及间脑或者丘脑可出现意识障碍，脑脊液或血清 AQP4 抗体表达阳性。ADEM 更易累及皮质、灰白质交界区，病灶散在多发，AQP4 抗体表达阴性。

ADEM 还需要与原发性中枢神经血管炎、中毒性脑病、多发性脑梗死以及结缔组织疾病累及中枢神经系统等疾病鉴别。总之，对 ADEM 的诊断和鉴别诊断，目前的看法尚不一致，缺乏像MS 那样的较为公认的诊断标准，缺乏明确的与其他脱髓鞘疾病鉴别的诊断标准，这些都需要更深入的临床研究来解决。

【案例 2-7-4-1 点评】

1. 如图 2-7-4-1 所示，分别显示 T_2WI、T_1WI、T_2FLAIR、DWI、T_1WI 轴位增强及随访 2 周后 T_1WI 轴位增强。

2. 病变定位于双侧额叶、顶叶皮质下白质区。

3. T_1WI 呈低信号，T_2WI 呈高信号，T_2FLAIR 上呈高信号，病灶呈斑片状、多发性且不对称性，DWI 序列示病灶扩散轻度受限，增强扫描病灶周围呈不均匀边缘明显结节、环形和开环样强化，病灶周围伴有轻度水肿，激素治疗 2 周后病灶范围缩小，强化范围缩小。

4. 患者青少年男性，起病前有饮酒感冒病史，病灶主要位于近皮质白质区，呈不对称、不规则、斑片状，增强扫描不均匀明显边缘强化，伴有周围水肿，符合急性播散性脑脊髓炎。该病需要与 MS、病毒性脑炎等鉴别。

五、视神经脊髓炎谱系疾病

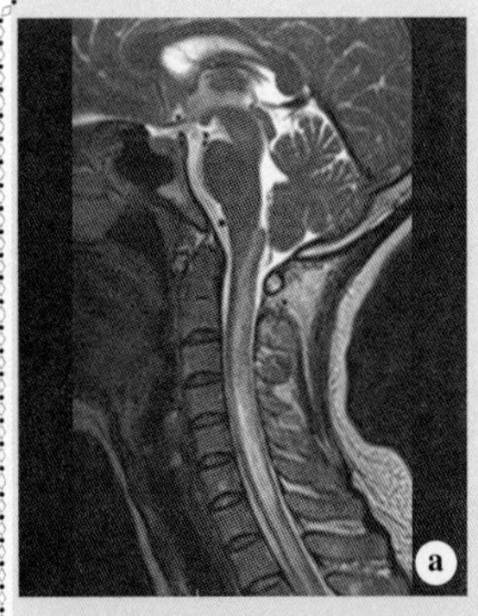

【案例 2-7-5-1】 患者女性，39 岁，反复躯体不适 7[+]个月，加重 6 天，视觉诱发电位（VEP）提示右侧视觉通路电反应差，腰椎穿刺脑脊液示 AQP4-IgG 阳性。入院 MRI 检查如图 2-7-5-1。

思考题 1. 病例所示图像有哪些序列及相应的影像征象？重点观察哪些序列？

2. 病变的诊断要点及可能的诊断是什么？

3. 需要与哪些疾病相鉴别？

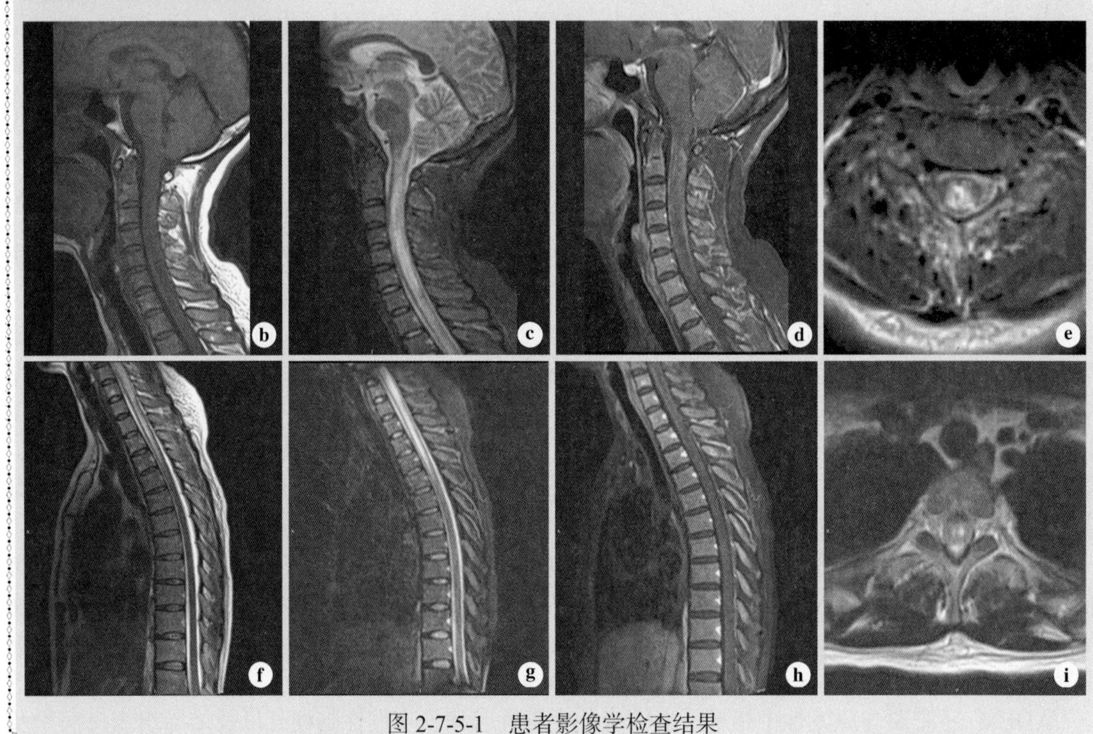

图 2-7-5-1 患者影像学检查结果

（一）疾病概述

视神经脊髓炎（neuromyelitis optica，NMO）又称 Devic 综合征，它是一种免疫介导的炎性脱髓鞘和坏死性疾病。2015 年 NMO 国际诊断小组取消了 NMO 的单独定义，统一命名为视神经脊髓炎谱系疾病（neuromyelitis optica spectrum disorders，NMOSD），包括复发性或长节段脊髓炎、复发性视神经炎、NMO 伴随自身免疫疾病的视神经炎以及伴有 NMO 特征性的颅内病灶（如下丘脑、延髓极后区、间脑等）。本病好发于青壮年，女性居多，复发率及致残率高。

（二）临床与病理

视神经脊髓炎，临床多以严重的视神经炎（optic neuritis，ON）和长节段横贯性脊髓炎（longitudinally extensive transverse myelitis）为特征性表现，具有高度特异性的水通道蛋白 4（aquaporin-4，AQP4）抗体。临床上有一组尚不能满足 NMO 诊断标准、局限性的脱髓鞘疾病，可伴随或不伴随 AQP4-IgG 阳性，具有与 NMO 相似的发病机制及临床特征，2015 年由 NMO 国际诊断小组统一命名为NMOSD。同时，根据AQP4抗体表达状态，分为AQP4抗体阳性和AQP4抗体阴性的NMOSD。

NMOSD患病率为（1～5）/（10万人·年），女性明显高发，女男患病比例高达（9～11）∶1。首次发病可见于各年龄阶段，以青壮年居多，中位数年龄为39岁。NMOSD常与一些自身免疫疾病，如干燥综合征、系统性红斑狼疮、桥本甲状腺炎等发生共病现象。NMOSD为高复发、高致残性疾病，90%以上患者为多时相病程；约60%的患者在1年内复发，90%的患者在3年内复发，多数患者遗留有严重的视力障碍和（或）肢体功能障碍、尿便障碍。

病理特点：NMOSD视神经病变的主要病理表现为髓鞘脱失和炎症细胞浸润；脊髓病变可出现受累脊髓肿胀、软化，广泛脱髓鞘，并有空洞、坏死以及轴突损伤。典型病灶位于脊髓中央，急性活动期血管周围大量嗜酸性粒细胞、巨噬细胞和淋巴细胞（B淋巴细胞、$CD3^+$和$CD8^+T$淋巴细胞）浸润，伴IgG和补体沉积，呈花环样分布，诱发坏死性血管炎，这与MS患者病灶内血管周围的淋巴细胞浸润完全不同。急性期可有轴索肿胀、变性，随着病情的逐渐进展，病灶周围可见白质脱髓鞘和神经元坏死，少突胶质细胞大量丢失，部分病灶融合成片，形成胶质瘢痕。NMOSD脑内病灶和脊髓病灶具有相似的病理特点。

（三）NMOSD的诊断标准

NMO经典诊断标准于2006年修订。国际NMO诊断小组于2015年明确了NMOSD的定义及诊断标准，以便早期诊断。MRI在NMOSD的诊断和鉴别诊断中发挥着重要作用，尤其对AQP4抗体阴性的患者。

NMOSD诊断标准（2015年）如下。

1. AQP4-IgG阳性的NMOSD诊断标准

（1）至少1项核心临床特征。

（2）用可靠的方法检测AQP4-IgG阳性（推荐CBA法）。

（3）排除其他诊断。

2. AQP4-IgG阴性或AQP4-IgG未知状态的NMOSD诊断标准

（1）在一次或多次临床发作中，至少2项核心临床特征并满足下列全部条件。

1）至少1项临床核心特征为ON、急性纵向长脊髓节段（LETM）或极后综合征。

2）空间多发（2个或以上不同的临床核心特征）。

3）满足MRI附加条件。

（2）用可靠的方法检测AQP4-IgG阴性或未检测。

（3）排除其他诊断。

3. 核心临床特征

（1）视神经炎（ON）。

（2）急性脊髓炎。

（3）最后区综合征，无其他原因能解释的发作性呃逆、恶心、呕吐。

（4）其他脑干综合征。

（5）症状性发作性睡病、间脑综合征，脑MRI有NMOSD特征性间脑病变。

（6）大脑综合征伴有NMOSD特征性大脑病变。

4. AQP4-IgG阴性或未知状态下的NMOSD MRI附加条件

（1）急性ON：需脑MRI有下列之一表现。①脑MRI正常或仅有非特异性白质病变；②视神经长T_2信号或T_1增强信号＞1/2视神经长度，或病变累及视交叉。

（2）急性脊髓炎：长脊髓病变＞3个连续椎体节段，或有脊髓炎病史的患者相应脊髓萎缩＞3个连续椎体节段。

（3）最后区综合征：延髓背侧/最后区病变。

（4）急性脑干综合征：脑干室管膜周围病变。

（四）MRI 影像学表现

NMOSD 有 6 组核心临床症候，其中以视神经炎、急性脊髓炎、极后综合征最具特征性。

1. 视神经炎 易累及视神经后段及视交叉，病变节段可大于 1/2 视神经长度。急性期表现为视神经增粗、强化，部分伴有视神经强化等；慢性期可以表现为视神经萎缩，形成双轨征。

2. 急性脊髓炎 纵向延伸的脊髓长节段横贯性损害是 NMOSD 最具特征性的影像学表现。纵向延伸往往超过 3 个椎体节段以上，轴位多累及中央灰质和部分白质，呈圆形或H形，脊髓后索易受累。急性期：病变可以出现明显肿胀，呈 T_1WI 低信号、T_2WI 高信号表现，增强后部分呈亮斑样或斑片样、线样强化，相应脊膜亦可强化；慢性恢复期：可见脊髓萎缩、空洞，长节段病变可转变为间断、不连续 T_2WI 信号，慢性期 NMOSD 脊髓萎缩明显。

3. 极后综合征 以延髓背侧为主，主要累及最后区域，呈片状或线状 T_2WI 信号，可与颈髓病变相连。2020 年及以前 NMOS 各版指南称极后综合征为“延髓最后区综合征”。

4. 急性脑干综合征 脑干背盖部、四脑室周边、弥漫性病变。

5. 急性间脑综合征 位于丘脑、下丘脑、三脑室周边弥漫性病变。

6. 大脑综合征 不符合典型 MS 影像学特征，幕上部分病变体积较大，呈弥漫云雾样强化，表现为多个边界模糊、融合成云雾样的强化；或侧脑室前、后角周围沿着室管膜内衬走行的薄线状增强信号；室管膜下区及软脑膜强化，可能为 NMOSD 的特征性诊断线索。胼胝体病变多较为弥漫，纵向可大于 1/2 胼胝体长度。少部分病变亦可表现为类似 ADEM、肿瘤样脱髓鞘或可逆性后部脑病样特征。NMOSD 轻度脑萎缩，其中脑白质萎缩程度比灰质更为显著。上述征象见图 2-7-5-2。

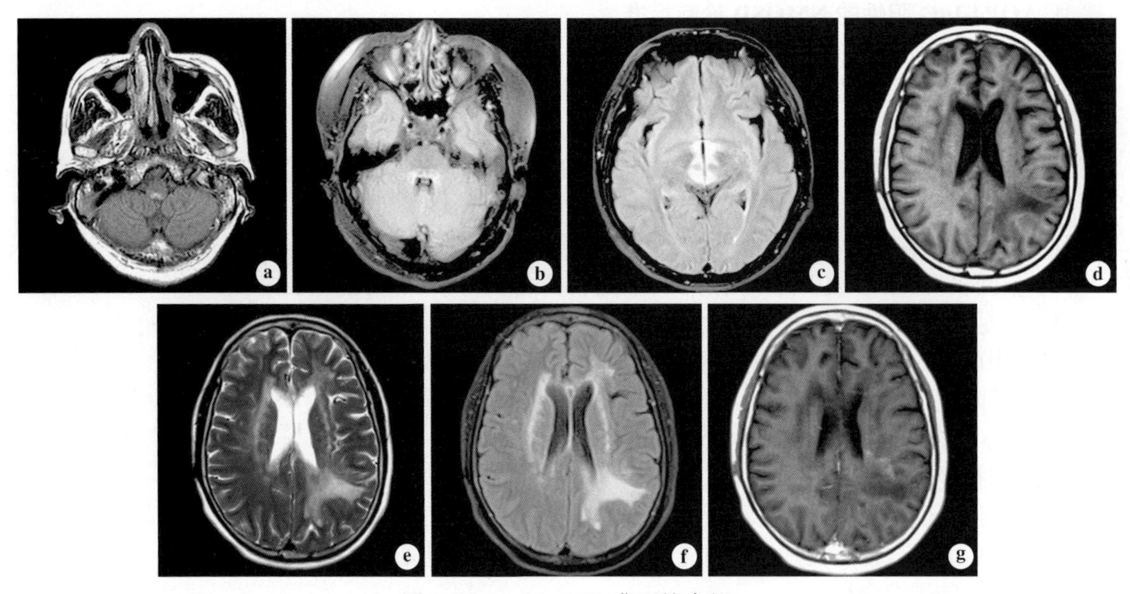

图 2-7-5-2 NMOSD 典型综合征

不同患者 NMOSD 典型综合征图像。a. 极后综合征：延髓背侧片状 T_2FLAIR 高信号；b. 急性脑干综合征：四脑室周围片状 T_2FLAIR 高信号；c. 急性间脑综合征：丘脑、三脑室周围弥漫 T_2FLAIR 高信号；d. 大脑综合征：左侧侧脑室后角旁较大病灶，T_1WI 呈低信号；e、f. T_2WI 和 T_2FLAIR 呈高信号；g. 边界模糊，增强后病灶云雾状强化

（五）鉴别诊断

NMOSD 和 MS 均为原发性炎性脱髓鞘疾病中的经典疾病，但 NMOSD 具有不同的发病机制和病理影像学特点，其诊断标准也在不断更新，需要不同的干预手段预防复发和延缓神经功能丧失。AQP4 抗体阳性 NMOSD 的诊断要求具备 6 项核心症状之一；AQP4 抗体阴性或无法进行 AQP4 抗

体检测的 NMOSD 的诊断，要求则更为严格，必须有特征性的 MRI 表现。NMOSD 需要与以下疾病相鉴别。

1. 多发性硬化（MS）与 NMOSD 的鉴别要点比较多，见表 2-7-5-1。

表 2-7-5-1　多发性硬化（MS）和视神经脊髓炎谱系疾病（NMOSD）的鉴别

鉴别要点	多发性硬化（MS）	视神经脊髓炎谱系疾病（NMOSD）
发病年龄	20～40 岁	平均年龄比 MS 大约 10 岁
发病性别	F/M=2∶1	F/M=9∶1
临床症状	以白质纤维束受损为主	视神经炎和脊髓炎为主
临床病程	85%左右为复发缓解型，约 15%为原发进展型或良性 MS	80%～90%为复发型，而 10%～20%为单时相
脑脊液（CSF）	寡克隆区带阳性发生率约为 85%	寡克隆区带阳性发生率约为 20%，AQP4 阳性率高，诊断有特异性
脑内病灶	典型部位为深部白质，多发，圆形或卵圆形，直径>3mm，“直角脱髓鞘征”，“煎蛋征”，U 形纤维受累	AQP4 高表达的脑室周围，延髓背侧的极后区、间脑、中脑导水管周围，白质区正常或出现非特异性病灶
脊髓病灶	脊髓病灶常小于 2 个椎体节段、偏心性、病灶小于脊髓横断面积的 50%、单发或多发，常累及脊髓后部，无或很少有肿胀	病灶累及超过 3 个或更多脊髓节段、灰质中央或整个脊髓横断面，伴肿胀和病灶增强，可出现坏死

2. 脊髓梗死　是由脊髓动脉栓塞导致的供血区缺血、缺氧造成组织坏死软化，以脊髓前动脉供血区梗死常见，MRI 急性期表现为脊髓节段性肿胀，病灶位于中央灰质，多呈 T_1WI 低信号和 T_2WI 高信号，DWI 呈明显高信号，因脊髓前角对缺血最敏感，故轴位 T_2WI 可见“蛇眼征”，增强扫描无明显强化，MRA 或 DSA 可见相应脊髓动脉闭塞。

3. 亚急性脊髓联合变性　维生素 B_{12} 吸收或代谢障碍引起的神经系统脱髓鞘疾病，以下段颈髓和上段胸髓好发，临床表现为四肢或双下肢深感觉障碍，MRI 表现为脊髓后部纵行条带状 T_2WI 高信号影，轴位病灶对称分布于脊髓后索及侧索，呈“倒 V 字征”或“反兔耳征”，增强扫描多无明显强化。

【案例 2-7-5-1 点评】

1. 如图 2-7-5-1 所示，a、f 示颈髓、上段胸髓内条片状 T_2WI 高信号影，脊髓稍肿胀；b 示 T_1WI 呈稍低信号；c、g 示矢状位 STIR 上呈高信号；d、h 示矢状位增强扫描示病灶条带状轻中度强化；e、i 示 T_2WI 轴位示病灶位于脊髓中央呈“H”形高信号。可重点观察矢状位 STIR、增强及轴位 T_2WI。

2. 诊断要点：患者中年女性，以反复躯体不适为首发症状，病灶定位脊髓内，以连续长节段分布为特征，主要位于脊髓中央灰质区，占位效应不明显且弥漫分布，考虑炎性病变，结合脑脊液 AQP4-IgG 阳性，诊断视神经脊髓炎谱系疾病。

3. 需要与以脊髓为主要发病部位的 MS、ADEM 等进行鉴别。

（李咏梅　韩永良　罗　琦）

第八节　脊髓及椎管内病变

一、椎管内肿瘤

【案例 2-8-1-1】　患者，女性，31 岁，背痛半年，右下肢乏力伴步态不稳四月。5 天前发现背痛持续加重，右下肢乏力、步态不稳症状较前加重。

思考题

1. 该患者首选 CT 检查，其目的最可能是

A. 了解是否有骨质破坏；B. 了解是否有脊髓占位；C. 了解是否有脊髓感染；D. 了解是否有外伤骨折；E. 了解是否有软组织占位

2. 若患者进一步行 MRI 平扫检查，哪个序列对显示整个脊髓病变最有优势

A. MRI T_2WI 轴位；B. MRI T_2WI 冠状位；C. MRI T_2WI 矢状位；D. MRI T_1WI 矢状位；E. MRI T_1WI 冠状位

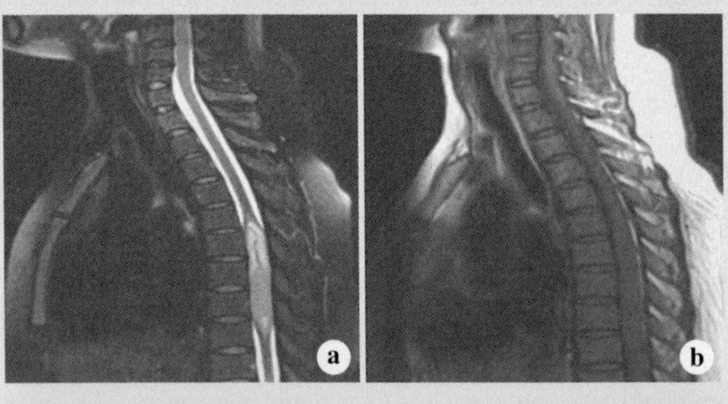

3. 若患者胸椎 MRI 增强扫描，结果如图 2-8-1-1 所示，下列描述不正确的是

A. 病变位于髓外硬膜下；B. 病变位于髓内；C. T_1WI 呈稍低信号，T_2WI 呈高信号；D. 病变内广泛囊变坏死；E. 增强扫描可见结节状明显强化

4. 根据胸椎 MRI 增强扫描，该患者最可能的影像诊断是

A. 星形细胞瘤；B. 室管膜瘤；C. 转移瘤；D. 皮样囊肿；E. 急性脊髓炎

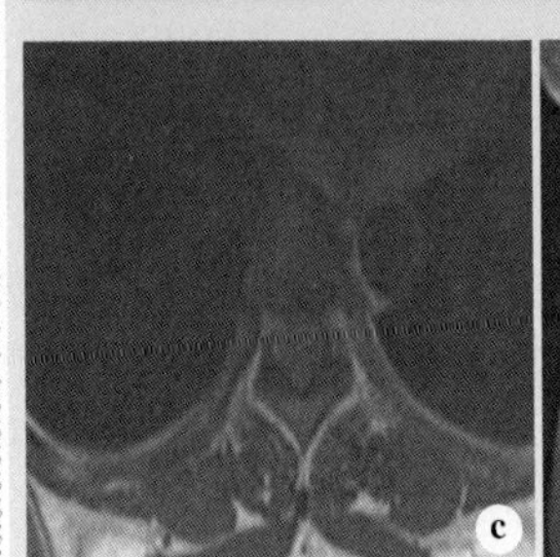

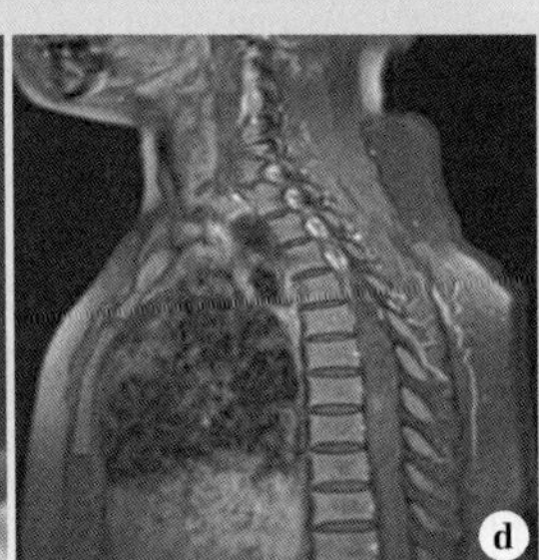

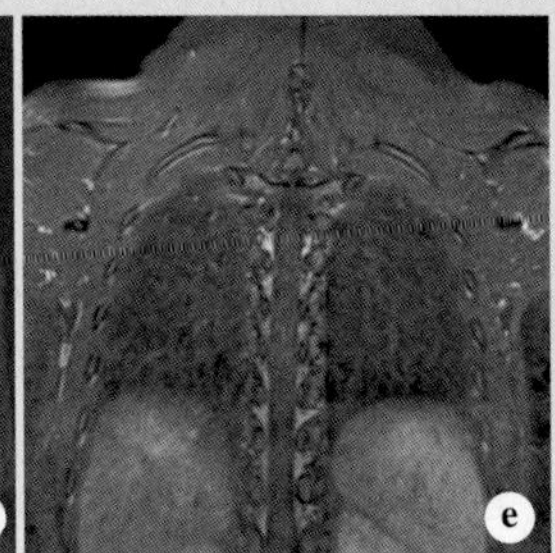

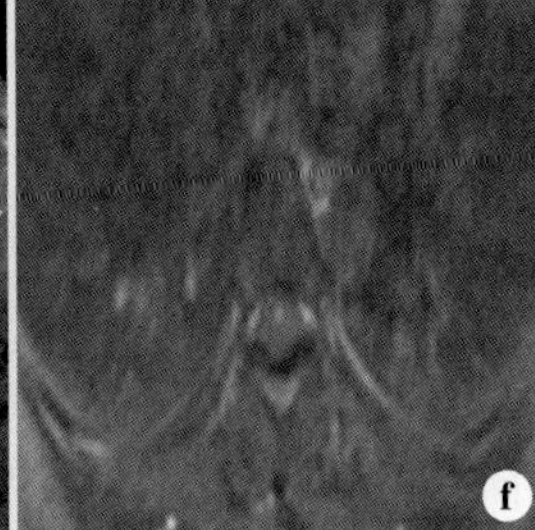

图 2-8-1-1　患者影像检查结果

a～c. 分别为 T_2WI、T_1WI 矢状位、T_1WI 轴位；d～f. 分别为增强扫描矢状位、冠状位、轴位

【疾病概述】

椎管内肿瘤（intraspinal tumor）是指发生于脊髓本身及椎管内与脊髓邻近的各种组织的原发性肿瘤或转移性肿瘤的总称，发生部位以胸段多见。

（一）椎管内肿瘤分型

按照疾病解剖部位可分为脊髓内肿瘤、髓外硬膜下肿瘤、硬膜外肿瘤。

（二）临床表现

1. 脊髓内肿瘤　疼痛的性质为束性自发痛，定位不明显，有节段性感觉分离，并自上向下发展。

2. 脊髓外肿瘤　疼痛的性质为根性疼痛，疼痛的部位一般比较明确，与肿瘤位置一致，无明显感觉分离，感觉障碍自下向上发展。

（三）MRI 影像学诊断

1. 髓外硬膜下肿瘤　可分为神经鞘瘤、神经纤维瘤及脊膜瘤。

（1）神经鞘瘤 MRI 表现：肿瘤 T_1WI 呈低信号，T_2WI 呈高信号，其内合并囊变、坏死，增强扫描实性成分明显强化，位于椎管内外呈“哑铃型”（图 2-8-1-2）。

（2）神经纤维瘤 MRI 表现：可同时累及椎管多个节段，MRI 表现为 T_1WI 呈低信号，T_2WI 呈高信号，增强扫描肿瘤不同程度强化，坏死囊变少见（图 2-8-1-3）。

（3）脊膜瘤：好发于中年女性。常位于胸段或颈段椎管内，宽基底附着在硬脊膜上，T_1WI 呈低或等信号，T_2WI 呈高信号，增强扫描明显强化（图 2-8-1-4）。

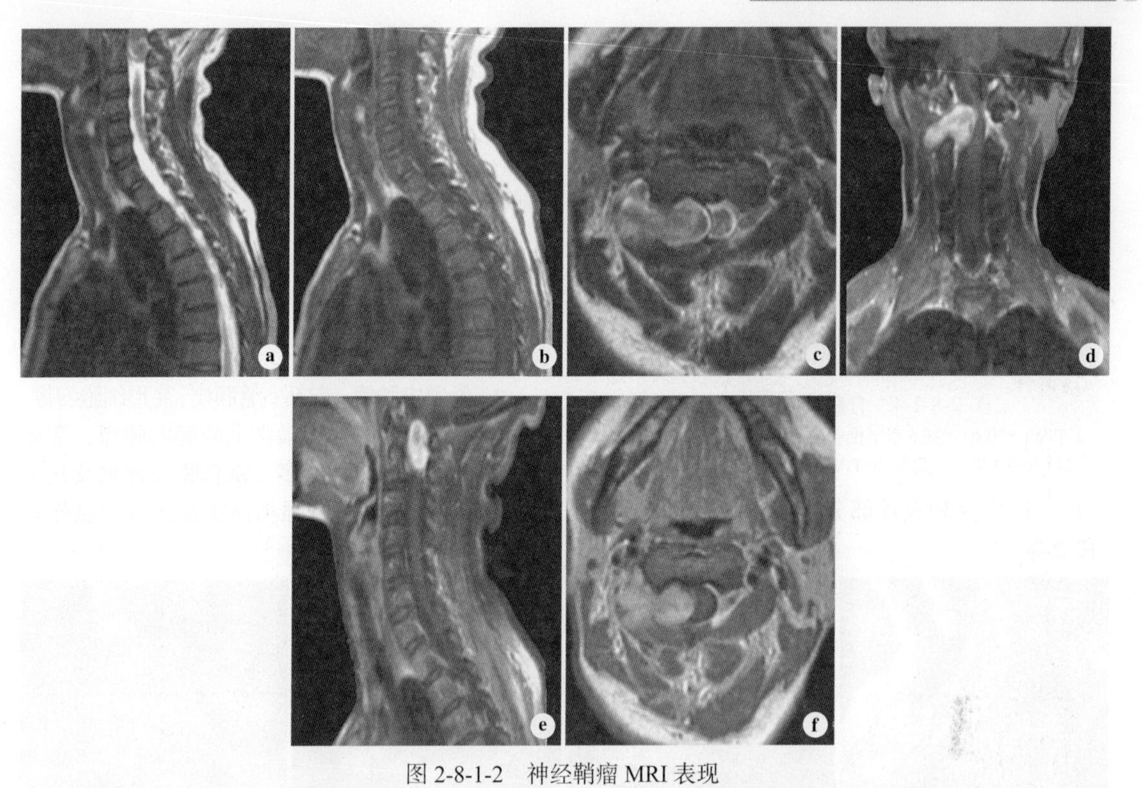

图 2-8-1-2　神经鞘瘤 MRI 表现

a. T_2WI；b. T_1WI 矢状位；c. T_2WI 轴位平扫示颈 1/2 椎管内外沟通性占位，位于髓外硬膜下；d. 其内可见坏死区，呈"哑铃型"T_1WI 冠状位；e. 矢状位；f. 轴位示肿块实质部分明显强化

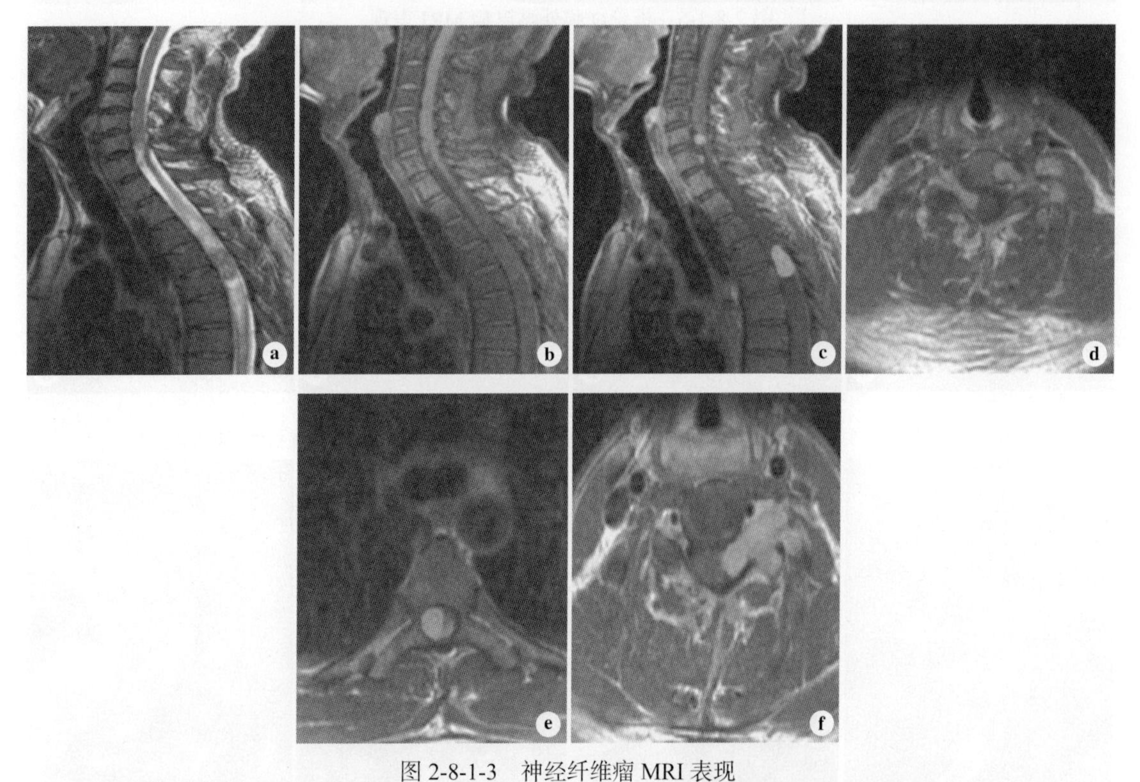

图 2-8-1-3　神经纤维瘤 MRI 表现

a. T_2WI；b. T_1WI 矢状位示颈胸段椎管内髓外硬膜下多发结节状占位，邻近脊髓受压移位；c. T_1WI 矢状位；d～f. T_1WI 轴位示明显强化，部分病灶沿神经根走行沟通椎管内外

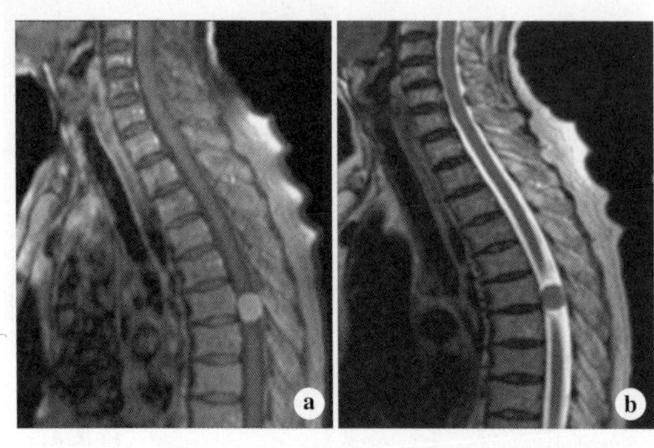

图 2-8-1-4　脊膜瘤 MRI 表现

a. T_2WI 矢状位示胸 6 水平椎管内髓外硬膜下结节状占位，邻近脊髓明显受压移位；b. T_1WI 矢状位示病灶明显均匀强化

2. 硬膜外肿瘤　包括淋巴瘤、转移瘤、神经纤维瘤及神经鞘瘤等。

（1）淋巴瘤：好发部位：胸段＞腰段＞颈段，T_1WI、T_2WI 呈中等信号，在矢状位呈长条状或梭形，达 2～3 个椎体高度，包绕硬膜囊，增强扫描后呈轻中度强化（图 2-8-1-5）。

（2）转移瘤：多见于老年人，原发肿瘤病史，可合并椎体破坏，增强扫描明显强化，椎间盘很少受累（图 2-8-1-6）。

3. 脊髓内肿瘤　包括室管膜瘤、星形细胞瘤等。

（1）室管膜瘤：为最常见的髓内肿瘤，常见于 30～50 岁，男性居多，室管膜瘤常累及几个节段，由实性和囊性部分组成 T_1WI 呈低信号，T_2WI 呈较高信号，增强扫描实性部分明显强化（图 2-8-1-7）。

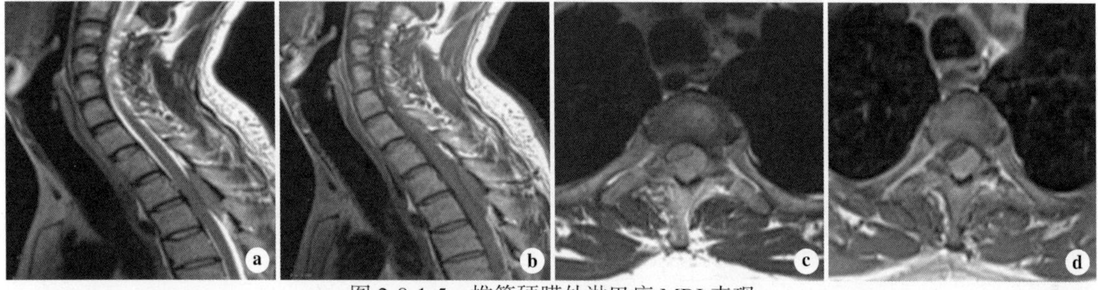

图 2-8-1-5　椎管硬膜外淋巴瘤 MRI 表现

a. T_2WI；b. T_1WI 矢状位；c. T_2WI 轴位示胸 2～3 椎体节段椎管内硬膜外占位，包绕硬膜囊；d. T_1WI 轴位示病灶中度均匀强化

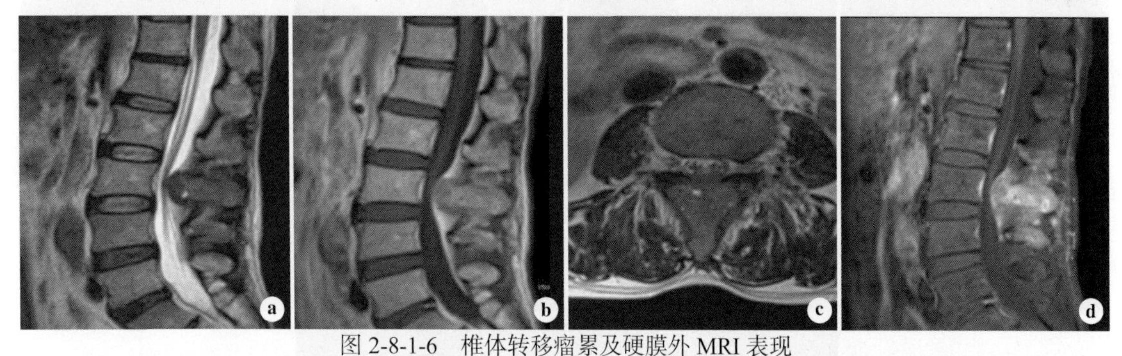

图 2-8-1-6　椎体转移瘤累及硬膜外 MRI 表现

a. T_2WI；b. T_1WI 矢状位；c. T_2WI 轴位示腰 3 椎体附件异常信号；d. T_1WI 矢状位增强扫描可见明显强化

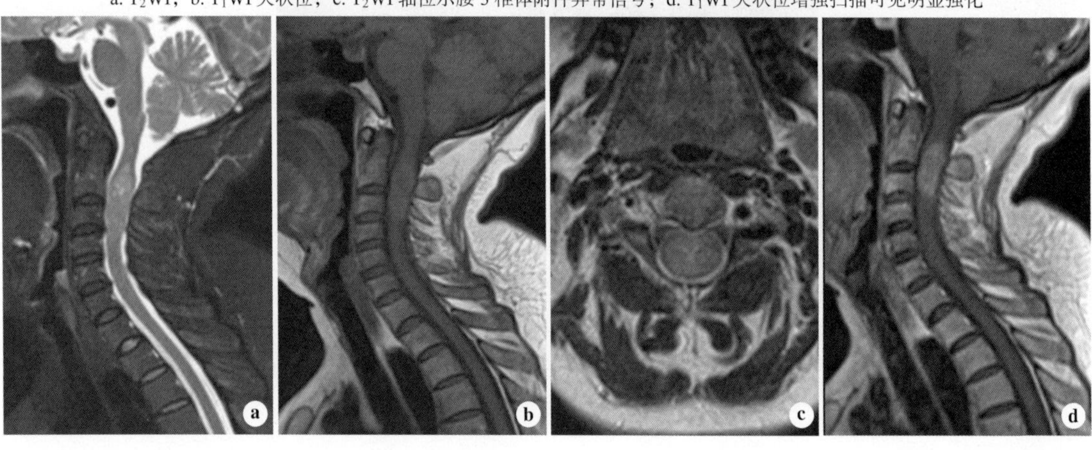

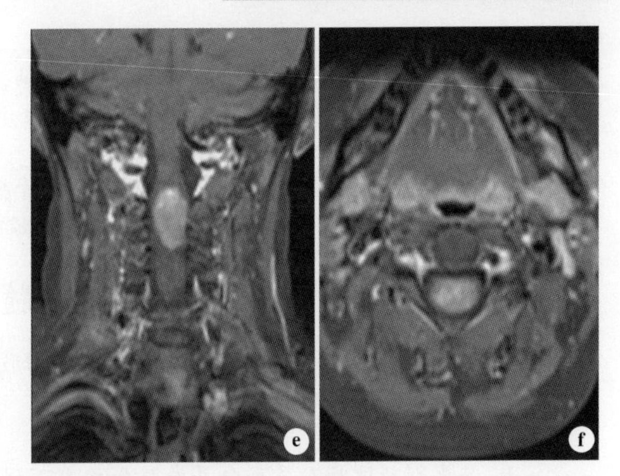

图 2-8-1-7　室管膜瘤 MRI 表现

a. T_2WI；b. T_1WI 矢状位；c. T_2WI 轴位示髓内肿块信号不均，可见囊变；d. T_1WI 矢状位；e. 冠状位；f. 轴位增强扫描可见明显强化

（2）星形细胞瘤：儿童和青少年常见，好发于颈胸段，常累及多个脊髓节段，MRI 表现为脊髓不规则增粗，T_1WI 呈低信号，T_2WI 呈高信号，常有囊变，增强扫描肿瘤实性部分呈显著强化（图 2-8-1-8）。

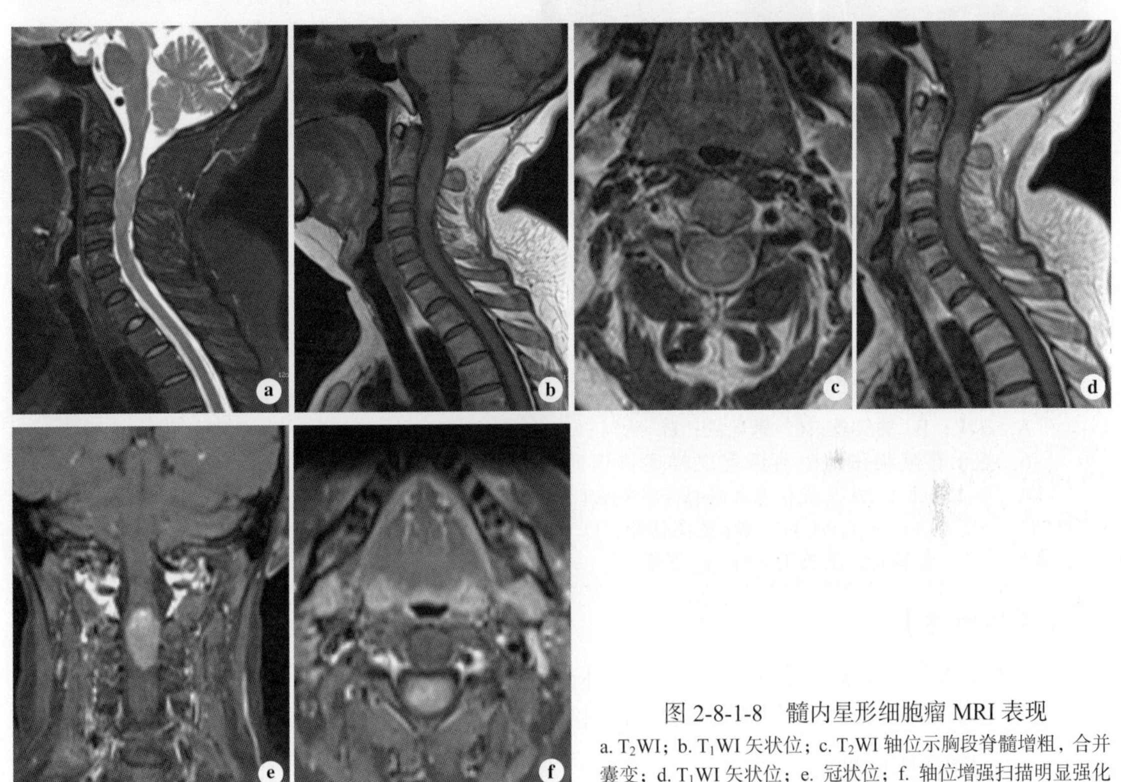

图 2-8-1-8　髓内星形细胞瘤 MRI 表现

a. T_2WI；b. T_1WI 矢状位；c. T_2WI 轴位示胸段脊髓增粗，合并囊变；d. T_1WI 矢状位；e. 冠状位；f. 轴位增强扫描明显强化

（四）治疗

1. 手术治疗　髓外肿瘤大多数可行手术切除，特别是神经纤维瘤和脊膜瘤等良性肿瘤全切率高，术后复发率很低。

2. 放化疗　对于胶质瘤、转移瘤等不易手术者应选择放化疗。

【案例 2-8-1-1 点评】

1. 选 A。平扫 CT 可识别骨质结构是否完整，排除外伤性骨折及病理性骨折，对于脊髓病变及周围软组织异常不及 MRI。

2. 选 C。MRI T_2WI 矢状位平行于脊柱纵轴，能够直观了解脊髓病变的范围、形态。

3. 选 A。根据 MRI 冠状位、矢状位、轴位示脊髓明显增粗，信号异常，邻近蛛网膜下腔间隙变窄，定位病变位于脊髓内。

4. 选 B。主要与星形细胞瘤鉴别困难。室管膜瘤多发生于 30 岁以后，多发生于下部脊髓，常累及整个脊髓。星形细胞瘤多见于儿童，以颈、胸段最为常见。

二、脊髓损伤

【案例 2-8-2-1】 患者男，39 岁，高处坠落致四肢乏力 9 小时余，伤后四肢乏力，大小便失禁，不能站立行走，被人救起后送至急诊科。

思考题

1. 若要判断该病人是否合并脊髓损伤，下列哪种检查最为重要

A. 神经系统检查；B. MRI；C. X 线摄片；D. CT；E. 脊髓造影

该患者行MRI检查，结果如图 2-8-2-1。

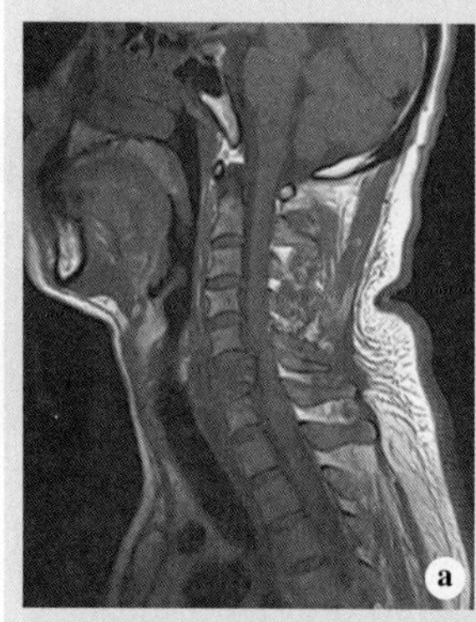

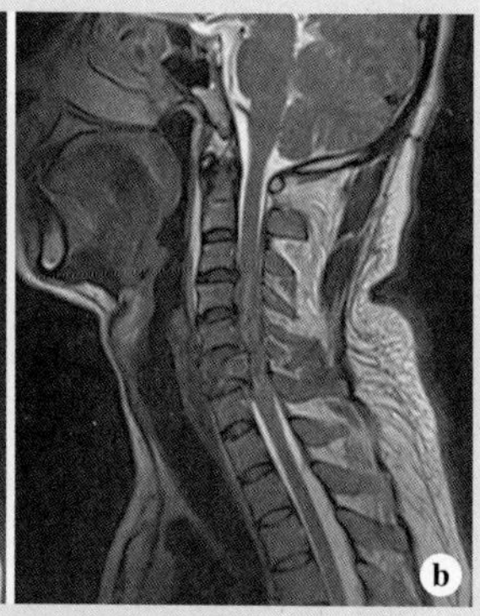

图 2-8-2-1 患者影像检查结果

a. 矢状位 T_1WI；b. 矢状位 T_2WI

2. 该患者合并脊髓严重损伤是

A. 立即窒息死亡；B. 四肢瘫痪；C. 上肢屈肘动作存在，伸肘及手的功能丧失，下肢瘫痪；D. 下肢痉挛性瘫；E. 下肢弛缓性瘫

3. 该患者在搬运的过程中，最正确的体位是

A. 侧卧位；B. 仰卧屈曲位；C. 仰卧过伸位；D. 俯卧过伸位；E. 半坐卧位

4. 关于脊髓损伤治疗的原则错误的是

A. 正确的急救与搬运；B. 12～24 小时是治疗的黄金期；C. 恢复椎管口径是最直接的方法；D. 注重康复治疗；E. 预防并发症

5. 合并脊髓损伤的脊柱骨折多发生在

A. 颈段；B. 胸腰段；C. 骶尾段；D. 胸段；E. 下腰段

6. 关于脊髓损伤的磁共振表现描述错误的是

A. 脊髓水肿 T_1WI 呈低信号或等信号，T_2WI 呈高信号；B. 脊髓软化、囊变时，呈短 T_1 和长 T_2 信号；C. 脊髓损伤出血 T_1WI 和 T_2WI 呈高信号；D. 脊髓水肿 T_1WI 呈低信号或等信号，T_2WI 呈低信号；E. 脊髓软化、囊变时，呈长 T_1 和长 T_2 信号

【疾病概述】

脊髓损伤是脊柱骨折严重并发症。由于椎体的移位或碎片突入椎管内，使脊髓产生损伤。目前，MRI 检查是唯一能全面显示脊髓形态的影像学检查手段。

（一）病因及分型

脊髓损伤是一种非常严重的损伤，占全身损伤的 0.2%～0.5%，在坠落、重物砸落及车祸等致伤因素的作用下，应力向上和向下传导至胸腰段时，因应力过于集中而发生。脊柱外伤后，按损伤的严重程度将其化分为脊髓震荡、脊髓挫裂伤、脊髓压迫或脊髓横断。

（二）临床表现

1. 脊髓震荡 临床上表现为损失平面以下感觉、运动及反射完全消失或大部分消失。

2. 不完全性脊髓损伤 损伤平面以下保留某些感觉和运动功能，为不完全性脊髓损伤。

3. 完全性脊髓损伤 损伤平面以下的最低位骶段感觉、运动功能完全丧失。

4. 脊髓圆锥损伤 表现为会阴部（鞍区）皮肤感觉消失。

5. 马尾神经损伤　损伤平面以下弛缓性瘫痪，有感觉及运动功能障碍。

（三）MRI 影像学诊断

脊髓震荡属于最轻的类型，脊髓形态一般正常，MRI 检查可无异常发现。

脊髓挫裂伤通常伴有较严重的脊椎骨折和脱位，早期表现为脊髓水肿，T_1WI 上表现稍低信号或等信号，T_2WI 上表现为均匀高信号，水肿在 2～3 天内达到最大程度，损伤后 7～20 天可吸收。

脊髓出血多伴有脊髓挫伤，是脊髓损伤较为严重的一种。24 小时 MR 信号正常。急性期（1～2 天）T_1WI 呈稍低信号，T_2WI 呈低信号提示出血（图 2-8-2-2）。在亚急性期（3～14 天），T_1WI 呈高信号，T_2WI 由于正铁血红蛋白呈高信号。在亚急性晚期，病灶在 T_2WI 上可见低信号环。

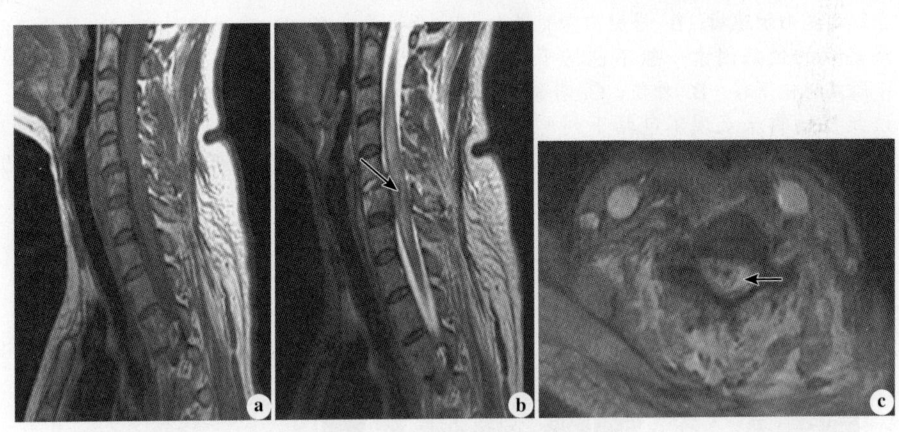

图 2-8-2-2　颈段脊髓挫裂伤

a. MRI 矢状位 T_1WI；b. T_2WI；c. 轴位 T_1WI，可见颈 6 椎体脱位，相应节段脊髓在 T_1WI 呈等信号，在 T_2WI 上呈高低混杂信号，病灶内可见出血（箭头）

脊髓横断时，MRI 上可清晰观察到脊髓连续性中断。T_2WI 上可以直接观察到神经根撕脱和硬脊膜撕裂。

（四）鉴别诊断

髓内肿瘤：①室管膜瘤在 T_1WI 上呈均匀低信号，在 T_2WI 上呈高信号，增强扫描肿瘤呈均匀强化。②星形细胞肿瘤，病变广泛所以病灶常合并有出血、坏死、囊变，信号不均匀，在 Gd-DTPA 上肿瘤多为不均匀强化。

（五）治疗

1. 非手术治疗：伤后 6 小时内是关键时期，24 小时内为急性期，抓紧尽早治疗时机。主要分为药物治疗、高压氧治疗等。

2. 手术治疗：手术只能解除对脊髓的压迫和恢复脊柱的稳定性。

【案例 2-8-2-1 点评】

1. 选 B。MRI 检查是唯一能全面直地显示脊髓形态的影像学检查手段。
2. 选 C。颈 6 椎体水平脊髓损伤容易并发上肢伸肘及手的功能丧失。
3. 选 C。脊柱损伤的病人在搬运过程中常规选用仰卧过伸位。
4. 选 B。伤后 6 小时内是关键时期，需抓紧尽早治疗时机。
5. 选 ABD。脊髓损伤的脊柱骨折多发生在：颈段、胸腰段、胸段。
6. 选 BD。脊髓损伤的 MRI 表现为脊髓软化，T_1WI 呈低信号，T_2WI 呈高信号。

三、脊髓空洞症

【案例 2-8-3-1】 患者女，26 岁，以左上肢麻木无力，左手小鱼肌萎缩，左侧躯干及肢体多汗 6 月为主要临床表现，外院颈椎 X 线未见明显异常。

思考题

1. 该患者首选影像学检查为

A. 颈椎 MRI 平扫；B. 头颅 CT 平扫；C. 头颅 MRI 平扫；D. 左肩关节 MRI；E. 头颅 MRI 增强扫描

2. 若下一步 MRI 检查结果如图 2-8-3-1（a～c）所示，下列描述不正确的是

A. T_1WI 呈低信号；B. T_2WI 呈高信号；C. 病变位于颈胸段；D. 小脑扁桃体位置下移；E. 病变位于脊髓外硬膜内

3. 该患者可能的诊断是

A. 脊髓内星形细胞瘤；B. 脊髓内室管膜瘤；C. 急性脊髓炎；D. 脊髓空洞症；E. 脊髓梗死

4. 该疾病的致病因素一般不包括下列哪种

A. 小脑扁桃体下移；B. 外伤；C. 脊髓肿瘤；D. 颈枕部联合畸形；E. 颈椎骨质增生

5. 该疾病的临床表现不包括下列哪种

A. 节段性感觉分离，痛、温觉减退或消失，深感觉存在；B. 一侧或两侧上肢无力及肌张力下降；C. 严重者呈现爪形手畸形；D. 一侧肢体与躯干皮肤可有汗液分泌异常；E. 颈部剧痛

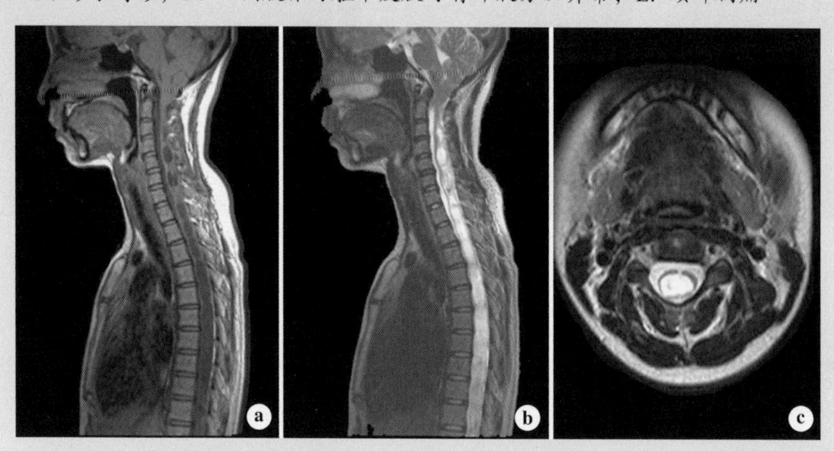

图 2-8-3-1 患者影像检查结果

a. T_1WI；b. T_2WI 矢状位；c. T_2WI 轴位图像

【疾病概述】

脊髓空洞症是脊髓的一种慢性、进行性的病变。此病常好发于颈段脊髓，病程缓慢，经常以手部肌肉萎缩无力或感觉迟钝而引起注意。

（一）病因及分型

脊髓空洞症的确切病因尚不清楚，先天性常伴有小脑扁桃体下疝、脑积水、枕颈联合部畸形等先天性异常。后天性多伴有外伤、肿瘤等引起脊髓缺血、坏死。

（二）临床表现

1. 一般特点 脊髓空洞症发病年龄 20～40 岁，男性多于女性，曾有家族史报告。该病起病隐匿，进展缓慢。颈下段和上胸段病变多见。

2. 临床表现 ①感觉症状，根据空洞位于脊髓颈段及胸上段，偏于一侧或居于中央，常以节段性感觉分离为特点。②运动症状，颈胸段空洞影响脊髓前角，出现一侧或两侧上肢弛缓性部分瘫痪症状。③自主神经损害症状，空洞累及脊髓（颈 8 颈髓和胸 1 胸髓）侧角之交感神经脊髓中枢，出现 Horner 综合征。

（三）MRI 影像学诊断

脊髓空洞症表现为脊髓内 T_1WI 低信号，T_2WI 高信号，边界清楚，范围广，多累及 2 个部位甚至全脊髓，常常合并 Chiari 畸形（见图 2-8-3-2）。

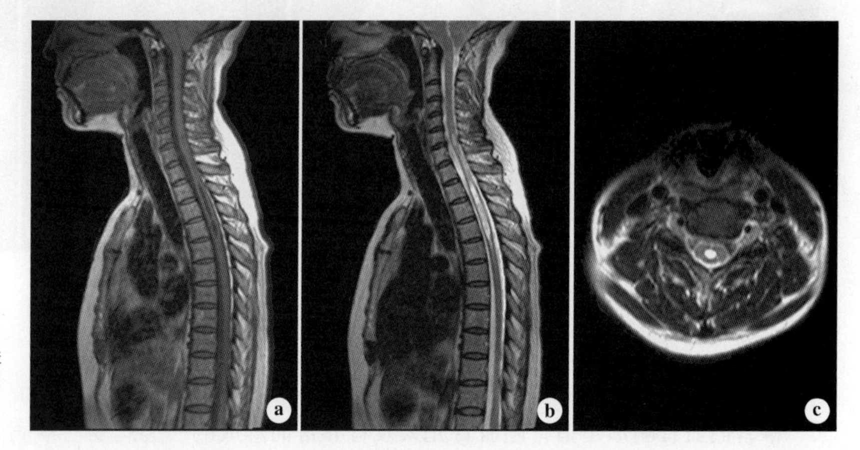

图 2-8-3-2　小脑扁桃体下疝伴脊髓空洞症

a. T_1WI 矢状位见小脑扁桃体位置下移，颈胸段脊髓内出现串珠状低信号；b. T_2WI 矢状位高信号；c. 横断面高信号

（四）鉴别诊断

脊髓肿瘤多发生囊变，注射 Gd-DTPA 后瘤体实质部分明显强化。

（五）治疗

目前本病尚无特效疗法，在明确诊断后应采取手术治疗。

【案例 2-8-3-1 点评】

1. 选 A。根据患者临床表现及外院检查结果，推测病变可能源于脊髓或神经，因此选择颈椎 MRI 检查有助于诊断。

2. 选 E。图像所示病变位于脊髓内，而不是脊髓外。

3. 选 D。MRI 示脑扁桃体位置下移，颈胸段脊髓内异常信号与脑脊液相似。

4. 选 E。引起脊髓空洞症的致病因素主要有小脑扁桃体疝、外伤等。

5. 选 E。脊髓空洞症一般不会引起颈部剧痛。

四、椎管内血管畸形

【案例 2-8-4-1】　患者男，9 岁，4 天前无明显诱因出现左上臂疼痛，约 15 分钟后左上臂疼痛自行缓解，随后突发双下肢无力，完全不能行动，伴感觉障碍，大小便失禁，轻微颈椎疼痛。

思考题

1. 该患者首选影像学检查为

A. 颈椎 MRI；B. 头颅 CT ；C. 头颅 MRI 平扫 ；D. 左上肢 MRI；E. 头颅 MRI 增强扫描

2. 若下一步 MRI 检查结果如图 2-8-4-1 所示，请指出下列描述不正确的是

A. T_1WI 呈以低信号为主，其内见斑点状高信号；B. T_2WI 呈以高信号为主，其内见斑点状低信号；C. 病变位于颈胸段脊髓，病变段脊髓增粗；D. 病变增强扫描强化不明显；E. 病变段脊髓腹侧见小血管影

3. 该患者可能的诊断是

A. 脊髓内星形细胞瘤；B. 脊髓内室管膜瘤；C. 脊髓内动静脉畸形；D. 脊髓血管母细胞瘤；E. 脊髓梗死

4. 该疾病的确诊需要哪种检查方法

A. DSA；B. MRA；C. CTA；D. MRI 增强扫描；E. CT 增强扫描

5. 该疾病的临床表现不包括下列哪种

A. 椎管内蛛网膜下腔出血；B. 间歇性跛行；C. 双下肢瘫痪；D. 双下肢感觉障碍；E. 意识障碍

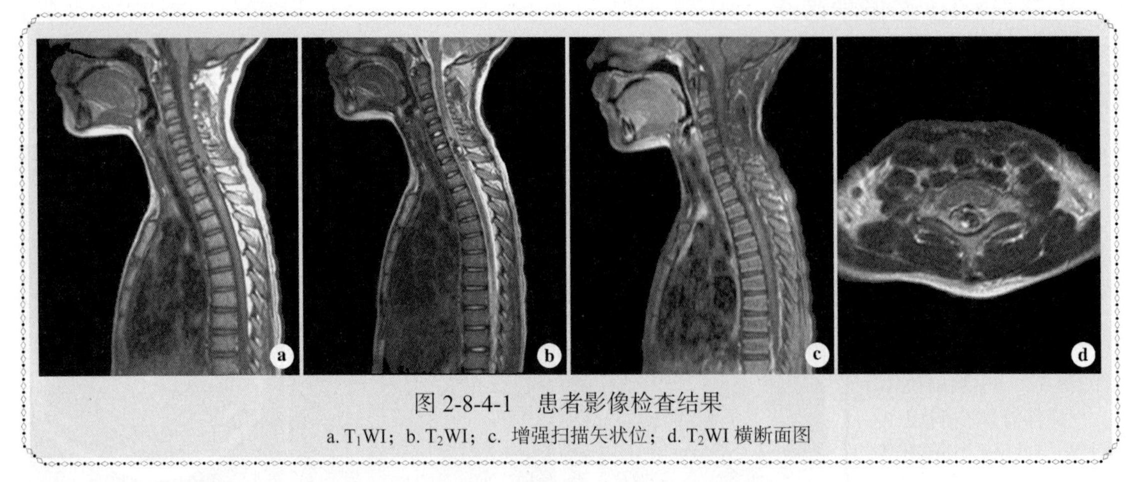

图 2-8-4-1 患者影像检查结果

a. T_1WI；b. T_2WI；c. 增强扫描矢状位；d. T_2WI 横断面图

【疾病概述】

椎管内血管畸形是指脊髓血管先天发育异常而形成的一类病变。本病可发生于脊髓各个节段，脊髓内外可同时受累，颈胸段血管畸形以脊髓内病变为主。

（一）分型

根据发生的位置分为：①脊髓内动静脉畸形：脊髓内动静脉畸形中动脉到静脉分流时形成血管巢。血管供应来自脊髓前或脊髓后动脉，回流到脊髓静脉。常位于颈髓和胸髓。②髓周动静脉瘘：脊髓动脉和静脉之间直接形成瘘，典型者位于软脊膜表面，常位于脊髓圆锥。③硬脊膜动静脉瘘：最常见的分流部位在神经根出脊髓附近，供应动脉为根髓动脉，引流静脉为根静脉、髓周静脉。④海绵状血管瘤：是脊髓血管的先天性、非肿瘤性发育异常。

（二）临床表现

脊髓内动静脉畸形、髓周动静脉瘘以及海绵状血管瘤好发于年轻人，而硬脊膜动静脉瘘多见于中老年人。临床表现：①蛛网膜下腔出血。首先感到脊椎部剧痛，后出现根性疼痛，而无意识障碍。②间歇性跛行。③皮肤血管痣。④脊髓性瘫痪。

（三）MRI 影像学诊断

1. 脊髓内动静脉畸形 典型表现为扩张迂曲血管团，在 T_2WI 表现为血管流空信号，在 T_1WI 上，可表现为管状的混杂高信号（图 2-8-4-2）。

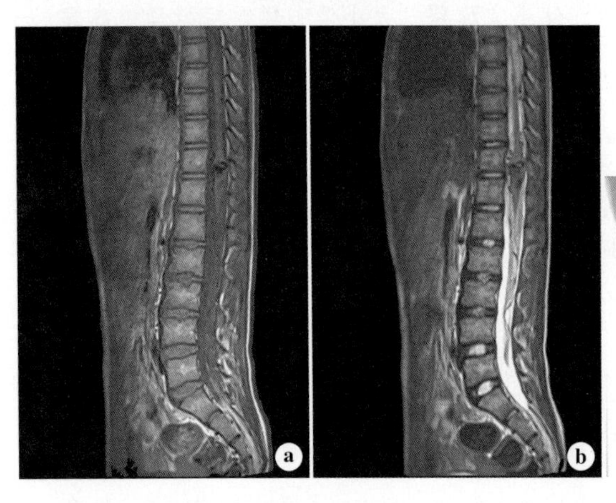

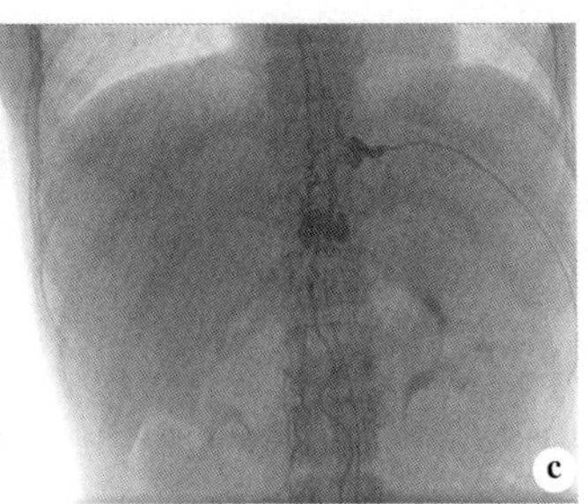

图 2-8-4-2 脊髓内动静脉畸形

a. T_1WI；b. T_2WI 矢状位；c. 脊髓血管造影图像；图示胸 11-12 水平脊髓见结节状 T_1WI 低信号，T_2WI 低信号，血管造影证实脊髓内动静脉畸形

2. 硬脊膜动静脉瘘 T_1WI 可见脊髓增粗，伴条状低信号，T_2WI 呈高信号；脊膜表面见多条异常小血管流空，增强扫描表面小血管异常强化（图 2-8-4-3）。

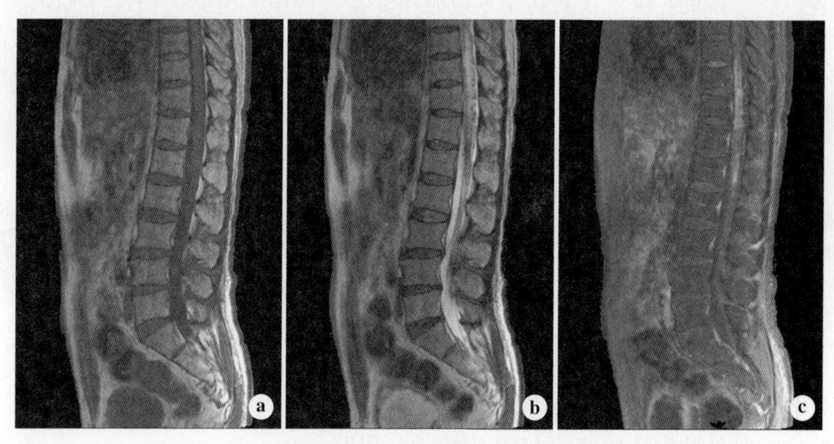

图 2-8-4-3 硬脊膜动静脉瘘

a. T_1WI；b. T_2WI 矢状位；c. 增强扫描矢状位图像；图示胸-10～腰-1 水平脊髓增粗，内见斑片状 T_1WI 稍低信号，T_2WI 高信号，脊髓后方椎管内可见血管流空影，增强扫描该节段脊髓较明显强化

3. 髓周动静脉瘘 可有硬膜内血管流空影，脊髓充血水肿 T_2WI 呈条状高信号，增强扫描硬膜囊内迂曲扩张的血管可见强化。

4. 海绵状血管瘤 MRI 上 T_2WI 表现为信号不均匀，周边低信号，中心见“爆米花”高信号，边界清楚，周边低信号沉积（图 2-8-4-4）。

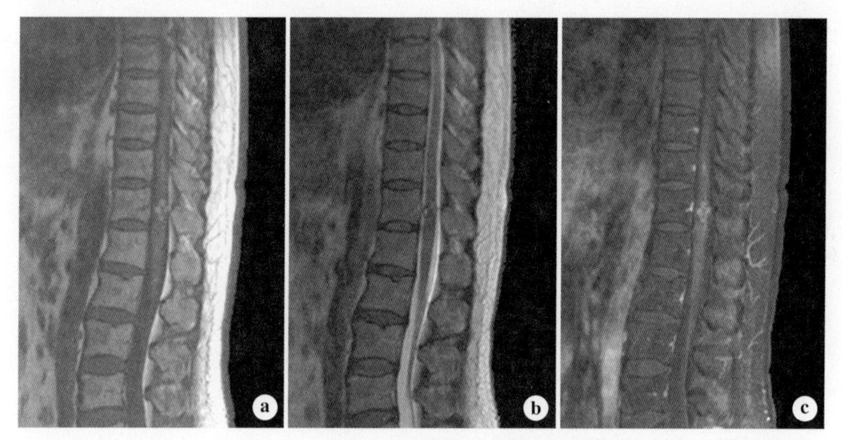

图 2-8-4-4 海绵状血管瘤 MRI 影像学表现

a. T_1WI；b. T_2WI；c. 增强矢状位图像；图示胸髓内见结节状 T_1WI 高信号，T_2WI 低信号，边界清楚，增强扫描较明显强化

（四）鉴别诊断

脊髓肿瘤增强扫描及 DWI 可以见到肿瘤实质的强化以及弥散受限，周边无引流血管，可以鉴别。

（五）治疗

临床实践中，常常采用手术或介入栓塞的办法，将异常畸形血管完全去除；同时注意保护脊髓的功能。

【案例 2-8-4-1 点评】

1. 选 A。根据临床表现，推测病变可能源于脊髓或神经，因此选择颈椎 MRI。

2. 选 B。T_2WI 以低信号为主，其内见斑点状高信号。

3. 选 C。MRI 表现为颈胸段脊髓见结节状 T_1WI 低信号，T_2WI 高信号，增强扫描强化不明显，脊髓腹侧小血管影，考虑脊髓内动静脉畸形。

4. 选 A。目前 DSA 是诊断脊髓血管畸形的金标准。

5. 选 E。脊髓内动静脉畸形常见临床表现包括蛛网膜下腔出血、间歇性跛行、严重者可出现双下肢瘫痪、感觉障碍；一般没有意识障碍。

（徐海波　李咏梅　尹训涛）

本章思考题

1. 脑梗死各期的 MRI 诊断要点有哪些？
2. 简述脑内和脑外肿瘤性病变的 MRI 定位诊断思路；
3. 简述脑内常见肿瘤性病变与非肿瘤性病变的 MRI 鉴别诊断要点；
4. 简述脑内常见感染性疾病的 MRI 诊断要点；
5. 请列表说明脑血肿各期的 MRI 影像学特征。

第三章　头 颈 五 官

【本章学习要求】

记忆：眼和眼眶、鼻及鼻副窦的局部影像解剖和常见病变的 MRI 表现。

理解：眼和眼眶、鼻及鼻副窦 MRI 检查技术、正常 MRI 表现及基本病变比较。

运用：根据眼和眼眶、鼻及鼻副窦各种病变的好发部位和 MRI 表现，结合临床特点，掌握鉴别诊断。

第一节　眼和眼眶常见疾病

一、MRI 影像诊断基础

（一）眼及眼眶正常解剖

眼眶呈四棱锥形，眶前缘朝向前外，眶尖指向后内方，眼眶由额骨、筛骨、泪骨、蝶骨、颧骨和上颌骨构成，包括眼球、眼外肌、泪腺、神经、血管、眶内脂肪及眶壁等。

眼球包括球壁和球内容物。球壁包括外层的角膜和巩膜、中层为葡萄膜（脉络膜、睫状体和虹膜）、内层为视网膜。眼球内容物包括房水、晶状体和玻璃体。

眼外肌共 7 条。包含：4 条直肌，即上直肌、下直肌、内直肌和外直肌；2 条斜肌，即上斜肌和下斜肌；1 条提上睑肌。

眶壁共 4 个。上壁为额骨水平板和蝶骨小翼，下壁为上颌骨眶面、颧骨眶突和腭骨眶突，内壁由上颌骨额突、泪骨、筛骨纸板和蝶骨小翼组成，外壁由颧骨眶突和蝶骨大翼组成。眶壁上有眶上裂与眶下裂、视神经管、鼻泪管。眼眶经眶上裂与海绵窦相通、经眶下裂与翼腭窝相通、经视神经管达鞍上池、经鼻泪管与鼻腔相通。

眶内有 4 个间隙，分别为肌锥内间隙、肌锥外间隙、眼球后筋膜囊和骨膜下间隙。

眶内神经主要为视神经；眶内血管：动脉有眼动脉，静脉为眼上静脉和眼下静脉。

（二）眶部 MRI 检查方法

采用头颅正交线圈（或头颅多通道线圈）。患者仰卧位，横断面平行于视神经长轴，冠、矢状面垂直于视神经长轴；采用快速自旋回波序列（FSE）T_1WI 和 T_2WI，需明确病变内有无脂肪成分时采用脂肪抑制序列（STIR）。

（三）正常 MRI 表现

MRI 图像（图 3-1-1），眶壁骨皮质呈极低信号，骨髓腔呈高信号。T_1WI 平扫：眼球壁、眼外肌及视神经呈等信号，玻璃体呈低信号，晶状体呈较高信号，眶内脂肪呈高信号。T_2WI 平扫：眼外肌信号较低，玻璃体呈高信号，晶状体呈极低信号，眶内脂肪呈稍高信号。眶内血管呈流空信号。

增强扫描联合脂肪抑制 T_1WI 图像上，脉络膜明显强化，但与视网膜区分不清，合称视网膜脉络膜复合体，巩膜由于含纤维结构而呈低信号。眼外肌及泪腺均匀强化。视神经无强化。眶内脂肪由于采用脂肪抑制序列而呈低信号。

MRI 可多参数、多方位成像，对软组织病变显示优于 CT，适合诊断眼球及眼眶内肿瘤及肿瘤样病变、视网膜脱落、眼肌病变及视神经病变。DWI 有利于眼眶内良、恶性病变的鉴别诊断。

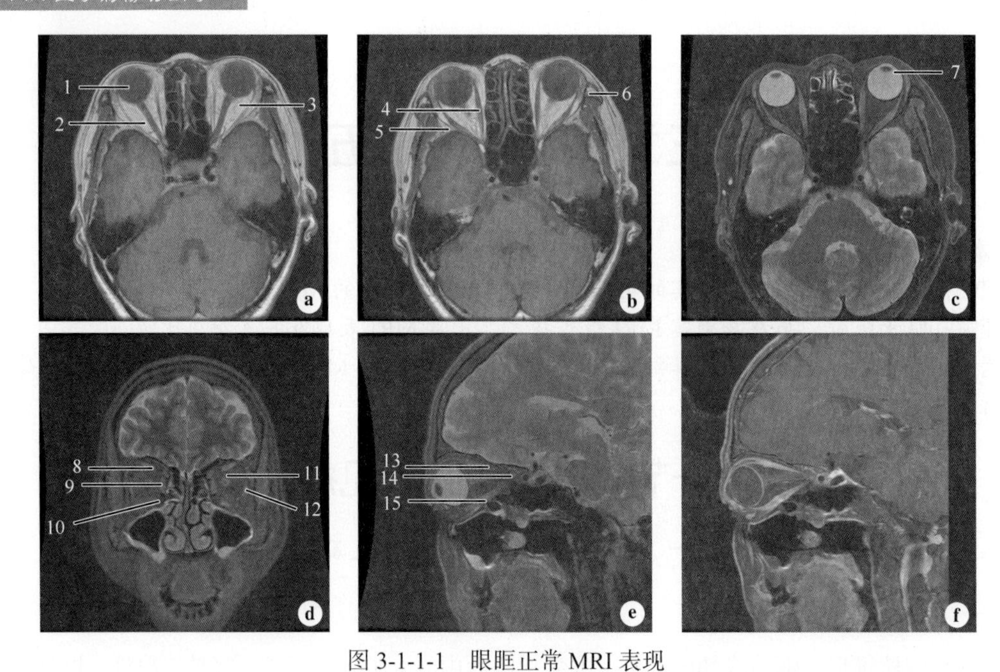

图 3-1-1-1 眼眶正常 MRI 表现

a、b. T_1WI 轴位；c～e. T_2WI 脂肪抑制序列，轴位、冠状位、矢状位；f. T_1WI 脂肪抑制增强序列

1. 玻璃体；2、11、14. 视神经；3.球后脂肪；4、9. 内直肌；5、12. 外直肌；6. 泪腺；7. 晶状体；8、13. 上直肌；10、15. 下直肌

二、眼眶炎性病变

【案例 3-1-2-1】 患者男性，57 岁，以“发现左眼眶新生物 3 个月余”为主诉入院。①现病史：3 个月前无明显诱因发现左眼眶新生物，偶伴左眼胀痛。查体：左眼眼压 15mmHg，左眼眼眶缘可触及肿物，有压痛，眼球运动自如，无偏斜、震颤、突出及内陷；左下眼睑肿胀，无红及压痛。发病以来，精神可，食纳、夜休可，大小便未见异常。②既往史：发现高血压半年余；个人史、家族史无特殊。患者入院行 CT 和 MRI 检查，见图 3-1-2-1。

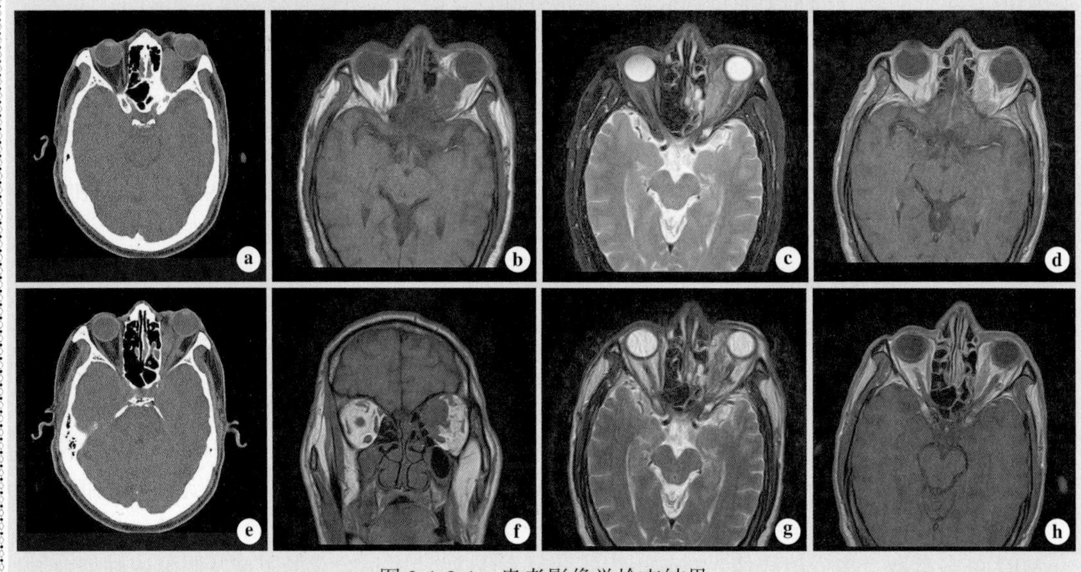

图 3-1-2-1 患者影像学检查结果

思考题

1. 图中的MRI扫描序列有

A. 平扫 T_1WI；B. 平扫 T_2WI；C. T_1 增强；D. T_2FLAIR；E. DWI

2. 病变主要累及眼眶的部位是

A. 左侧眼眶内上象限；B. 左侧眼眶外上象限；C. 左侧眼眶内下象限；D. 左侧眼眶外下象限；E. 右侧眼眶内上象限

3. 病变的影像学征象有

A. T_1WI 等信号软组织肿块；B. T_2WI 不均匀高信号软组织肿块；C. 左侧内直肌增粗；D. 视神经受压；E. 增强扫描病灶呈不均匀强化

4. 可能的诊断是

A. 炎性假瘤；B. 甲状腺眶病；C. 颈动脉海绵窦瘘；D. 淋巴瘤；E. 蜂窝织炎

（一）临床与病理

眼眶炎性假瘤（orbital inflammatory pseudotumor）是特发性眶部炎症，发病原因不明，目前认为是一种免疫反应性疾病。本病临床常见，可发生于任何年龄，男性多见。一般分为急性、亚急性或慢性病程，可单侧或双侧交替发生。急性者起病急，有眼周不适或疼痛、眼球转动受限、眼球突出、球结膜充血水肿、眼睑皮肤红肿、复视或视力下降等，症状的出现与炎症累及的眼眶结构有关。亚急性者的症状和体征可于数周至数月内缓慢发生。慢性病例的症状或体征持续数月或数年。特发性炎症激素治疗有效但容易复发。

眼眶炎性假瘤根据炎症累及范围分为不同类型：眶隔前型、肌炎型、泪腺炎型、巩膜周围炎型、视神经束膜炎型、弥漫型和肿块型。发生于眶尖的炎症可扩散至海绵窦，产生 Tolosa-Hunt 综合征，表现为海绵窦扩大。

眼眶炎性假瘤的组织病理学分类：淋巴细胞增生型（以淋巴细胞增生为主，可见淋巴滤泡等结构）、纤维组织增生型（以纤维组织增生为主，细胞成分很少）和混合型（介于两型之间）。急性期主要为水肿和轻度炎症细胞浸润，浸润细胞包括淋巴细胞、浆细胞、嗜酸性粒细胞；亚急性期和慢性期大量纤维血管基质形成，病变逐渐纤维化。

（二）MRI 影像学表现

炎性假瘤一般在 T_1WI 上信号较低，T_2WI 上信号较高或较低，病灶信号与病变纤维化程度有关。炎症细胞浸润期的病例，平扫表现为 T_1WI 信号较低，T_2WI 信号较高，MRI 增强扫描呈较明显强化；而亚急性、慢性病例由于纤维化较多，一般多表现为 T_1WI 及 T_2WI 均呈等信号，有的慢性病例可在 T_1WI 及 T_2WI 均呈低信号，MRI 增强扫描呈中度至明显强化。肌炎型肿大的眼外肌 T_1WI 为等信号强度，T_2WI 为等或偏高信号。因此，从病灶的信号上可以初步鉴别炎性假瘤的急、慢性情况，以提示临床治疗。

（三）鉴别诊断

眼眶炎性假瘤的诊断要点：①男性多见；②病变处于不同的病理期相时，MRI 显示病变 T_1WI 和 T_2WI 信号有所不同，炎症细胞浸润期 T_2WI 信号较高，亚急性、慢性期病灶由于纤维化较多，一般多表现为 T_1WI 及 T_2WI 均呈等或低信号；③炎性假瘤可呈中度至明显强化；④发生于眶尖的炎性假瘤可产生 Tolosa-Hunt 综合征，表现为海绵窦扩大，可见软组织影，增强后明显强化；⑤炎性假瘤不累及眼眶骨质。此病需与表 3-1-2-1 疾病进行鉴别。

表 3-1-2-1 眼及眼眶肿瘤鉴别诊断要点

疾病	累及部位	特征性表现
肌炎型炎性假瘤	多发单侧眼外肌肌腹同时增粗	眼环增厚，以上直肌和内直肌最易受累
Graves 眼病	多发生于双侧眼外肌，腹肌腱部分不受炎症累及	肌腹增粗，附着于眼球壁上的肌腱不增粗，最常累及下直肌、其次为内直肌、上直肌和上睑提肌，不会引起眼环增厚
颈动脉海绵窦瘘	多条眼外肌增粗	眼上静脉增粗，海绵窦扩大，眼球突出，搏动性突眼
淋巴样增生/非典型性增生/淋巴瘤	多累及眼外肌肌腹和肌腱，均增厚	以眼上肌群较易受累，眼睑和眼球周围软组织增厚，强化均匀，呈铸型改变；骨质破坏较轻
眼眶蜂窝织炎	眶内结构不清，眼球突出	临床症状重，病程短而急，可有眶骨破坏及脓肿形成
转移瘤	有原发肿瘤病史	伴有骨质破坏
泪腺炎性假瘤	累及单/双侧泪腺并弥漫性增大，保持扁长形态	密度较均匀，眼环增厚，眼外肌增粗
泪腺良性混合瘤	眼眶外上象限肿块	边界清楚，肿瘤多向后延伸，泪腺窝骨质受压凹陷

【案例 3-1-2-1 点评】

1. 选 ABC。图中 b 和 f 图像是 MRI 平扫 T_1WI 序列，c 和 g 是 T_2WI 序列，d 和 h 是 T_1-CE 序列。a、e 分别是 CT 平扫图像。

2. 选 A。图中所示病变位于左侧眼眶内上象限，累及左侧眼内直肌和球后脂肪间隙。

3. 选 ABCDE。①CT 平扫：左眼内直肌显著增粗，左眼内上象限可见等密度肿块影，形态不规则，边界尚清晰，视神经外侧可见结节影，左侧眼眶球后间隙扩大，左侧眼球明显较对侧突出，左侧眼眶骨质未见异常。②MRI：左侧内上象限可见软组织肿块影，T_1WI 呈等信号，T_2WI 呈不均匀高信号；左侧内直肌显著增粗，视神经受压稍向下移位，外侧未见增粗；视神经外侧可见结节样信号影，T_1WI、T_2WI 呈低信号；增强扫描病灶呈不均匀强化。

4. 选 A。可能的诊断是炎性假瘤；需要与以下疾病进行鉴别：甲状腺眶病、颈动脉海绵窦瘘、淋巴瘤、蜂窝织炎、转移瘤。

三、眼和眼眶肿瘤

【案例 3-1-3-1】 患者男性，38 岁，以“发现左眼球突出 1 年”为主诉入院。①现病史：1 年前无明显诱因出现左眼眼球突出，视力下降，在当地医院就诊行眼眶 CT 后考虑左球后肿物。现感左眼突出逐渐加重，且视力丧失，自觉眼眶发胀，偶有头痛。发病以来，食纳、夜休可，大小便正常，体重略减轻。②既往史、个人史、家族史无特殊，预防接种随当地进行。患者入院行 CT 和 MRI 检查，见图 3-1-3-1。

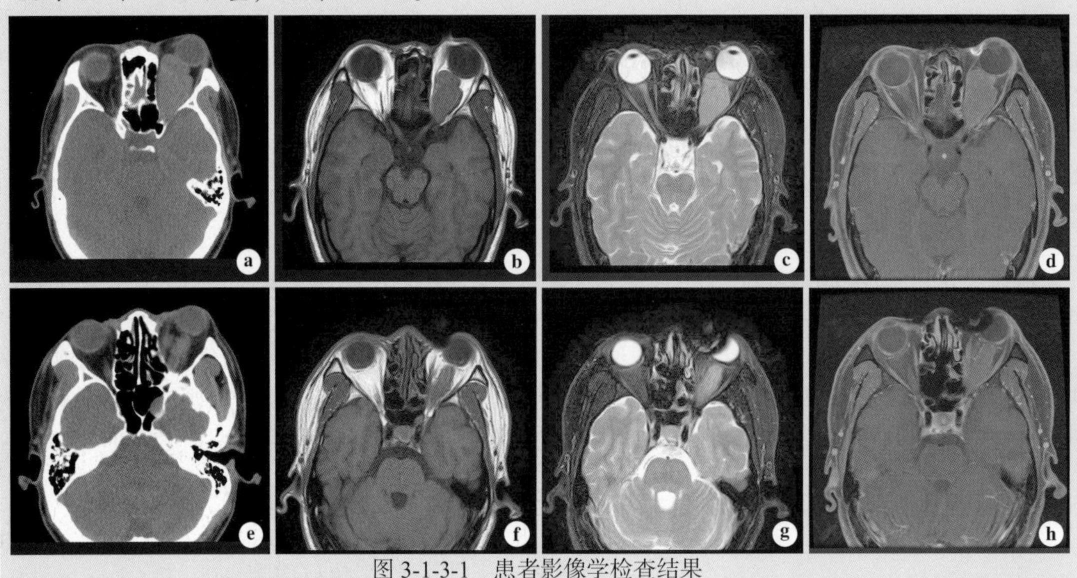

图 3-1-3-1 患者影像学检查结果

思考题

1. 图中属于MRI扫描序列的是

A. a、b、c、e、h；B. a、b、d、e、f；C. b、c、d、e、f；D. a、d、e、f、h；E. b、c、d、f、h

2. 可能引起眼球突出的疾病有

A. 视网膜细胞瘤；B. 甲亢相关眼病；C. 炎性病变；D. 淋巴增生性疾病；E. 肿瘤性疾病

3. 该病变的影像学征象有

A. 左眼球后可见一等密度肿块，形态不规则；B. 视神经受压向下移位并见明显增粗；C. T_1WI呈稍低信号，T_2WI呈稍高信号；D. 增强扫描显示视神经两侧壁可见线状强化，似呈“双轨状”；E. 病灶呈轻度强化，周边似见轻度环形强化

4. 该病可能的诊断是

A. 视神经鞘脑膜瘤；B. 视神经胶质瘤；C. 淋巴瘤；D. 海绵状血管瘤；E. 血管外皮细胞瘤

（一）临床与病理

视神经鞘脑膜瘤（optic nerve sheath meningioma）是源于视神经鞘蛛网膜脑膜上皮细胞或眶内异位蛛网膜的良性肿瘤，有时为颅内脑膜瘤向眶内延伸所致，占所有脑膜瘤的1%，是视神经第二常见肿瘤，发病率仅次于视神经胶质瘤，占球后间隙肿块的2%。女性常见，年龄多为50岁左右，典型的临床表现包括缓慢进行性、无痛性视力下降和眼球突出（视力下降常在眼球突出后出现），视盘水肿、苍白以及晚期视盘萎缩。肿瘤生长缓慢，大多数为单侧发病，少数为双侧发病，4.2%～16.0%的视神经鞘脑膜瘤可伴有神经纤维瘤病，但多数双侧视神经鞘脑膜瘤伴有神经纤维瘤病1型。

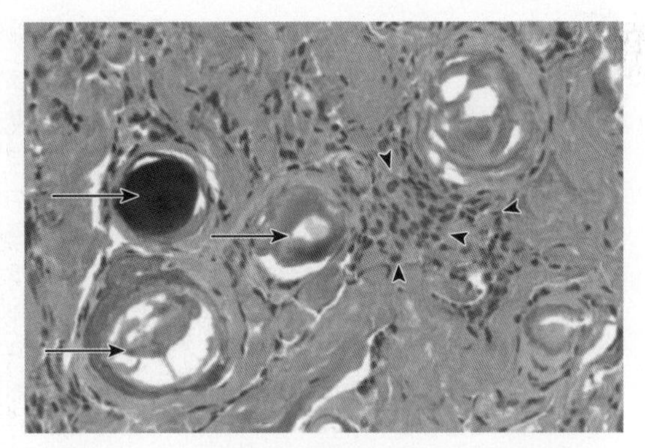

图3-1-3-2 脑膜瘤，显微镜下显示（血氧素-伊红染色）脑膜瘤细胞边界模糊（长箭头）和多环状砂粒体（三角箭头）

视神经鞘脑膜瘤多有完整包膜，呈结节状，质地较坚韧，可伴有钙化，切面呈灰白色，病灶极少数伴出血性坏死，质地变软呈鱼肉样改变等提示肿瘤恶变。镜下见瘤细胞多呈合胞体状（见图3-1-3-2），细胞质丰富而胞界不清，核圆或卵圆形，核膜清楚，染色质较粗，核仁小，部分细胞呈多角形或梭形，轮廓较清楚，似有细胞间桥样结构，呈弥漫、片状排列，还可有漩涡状或葱皮样结构、均质同心圆的砂粒体散在分布于细胞巢内或血管壁上，间质稀少。眶内脑膜瘤的组织学形态及分类与颅内脑膜瘤基本相同，可分为四类：①脑膜瘤（按细胞形态分为脑膜上皮细胞型、纤维细胞型、过渡细胞型及砂粒体型）；②血管坏死细胞型脑膜瘤；③乳头状脑膜瘤；④分化不良性脑膜瘤。视神经鞘脑膜瘤最常见的组织学类型是脑膜上皮细胞型。

（二）MRI影像学表现

视神经鞘脑膜瘤最常发生于眶尖，沿视神经分布，其MRI表现为视神经呈管形或梭形增粗，也可表现为偏心性球形肿块。由于神经组织没有被破坏，增强的肿瘤位于神经的两侧（图3-1-3-3），因此在轴向增强的MRI成像中经常可以观察到“双轨征”。脑膜上皮细胞型神经鞘脑膜瘤在T_1WI和T_2WI的信号均与脑组织呈等信号，砂粒体型脑膜瘤在T_1WI和T_2WI信号均呈低信号，少数在T_1WI呈低信号，在T_2WI呈高信号。少数病灶内有粗大的血管，来源于眼动脉，表现为信号流空影，此征象的出现有助于诊断视神经鞘脑膜瘤。增强后肿块呈明显强化，中央视神经不强化，即呈“双轨征”改变，在使用T_1WI脂肪抑制技术的增强后显示效果更佳，尤其是视神经扁平性脑膜瘤，表现为沿视神经分布的很小的扁平性肿块。偏心性视神经鞘脑膜瘤增强后肿块亦呈明显强化，视神

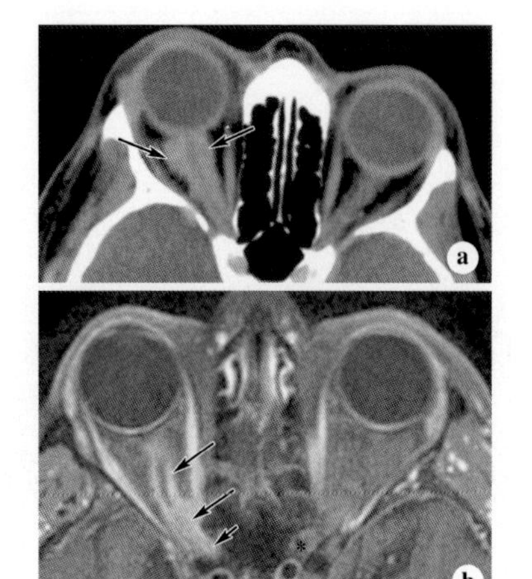

图 3-1-3-3　a 和 b 所示视神经两侧病灶强化呈“双轨征”（箭头）

经不强化，视神经位于肿瘤的边缘，在横断面上容易与肌锥内其他肿瘤（如海绵状血管瘤、神经鞘瘤）混淆，但在增强后的冠状面或斜矢状面 T_1WI 可显示肿瘤来源于视神经，从而明确诊断。

（三）鉴别诊断

视神经鞘脑膜瘤的诊断要点：①视神经鞘脑膜瘤多见于成人；②MRI 显示肿瘤 T_1WI 和 T_2WI 信号均呈低信号或等信号；③视神经鞘脑膜瘤强化明显，主要为视神经周围肿瘤强化，视神经不强化，呈现“双轨征”；④视神经鞘脑膜瘤累及视神经管内视神经可引起视神经管骨质增生。此病需与以下疾病进行鉴别，见表 3-1-3-1。

表 3-1-3-1　眼及眼眶肿瘤鉴别诊断要点

疾病	累及部位	特征性表现
视神经鞘脑膜瘤	肌锥内伴或不伴	增强扫描可见“双轨征”，可有骨质重塑及钙化
视神经胶质瘤	肌锥内伴或不伴有颅内浸润	视神经梭形增粗，NF-1 时伴视神经的扭曲、打结
神经鞘瘤	肌锥外多见，尤其是眶上部	囊实性，强化不均匀；穿过眶上裂时呈“哑铃状”；累及眶尖呈“锥状”
神经纤维瘤	肌锥外多见	丛状形可累及面部的大部分并伴有“一袋蠕虫征”；实性者与神经鞘瘤难鉴别
海绵状血管畸形	肌锥内多见有颅内浸润	均匀类圆形，界清，渐进性强化
血管外皮细胞瘤	肌锥外多见	界清且分叶状为低级别；边界不清且骨质破坏考虑有侵袭性；动脉期显著强化，静脉期明显退出
淋巴样增生/非典型性增生/淋巴瘤	肌锥外多见	局限，边界光整/弥漫性，边界不清；强化均匀；呈铸型改变；骨质破坏罕见；良恶性较难鉴别
转移瘤（乳腺癌、前列腺癌、黑色素瘤及肺癌转移多见）	眼球，肌锥内外，肌肉	乳腺癌——易累及眶内脂肪和肌肉；前列腺癌——骨质破坏；黑色素瘤——肌肉；肺癌——眼球内陷伴球后脂肪不均匀强化

【案例 3-1-3-1 点评】

1. 选 E。图中 a 和 e 图像是 CT 扫描，其余均为 MRI 序列，b 和 f 是 T_1WI 序列，c 和 g 是 T_2WI 序列，d 和 h 是 T_1-CE 序列。

2. 选 ABCDE。引起眼球突出的疾病可能有：眼球内病变（视网膜细胞瘤等）；球外眼眶内病变，包括甲亢相关眼病，炎性病变，淋巴增生性疾病，脉管性疾病，肿瘤性疾病等。

3. 选 ABCDE。CT 平扫：左眼球后可见一等密度肿块，形态不规则，边界尚清晰，视神经受压向下移位并见明显增粗，左侧眼球明显较对侧突出。MRI：左侧眼球后方可见一软组织肿块，T_1WI 呈稍低信号，T_2WI 呈稍高信号，视神经明显增粗，受压下移，并与病灶融合，分界不清；增强扫描显示视神经两侧壁可见线状强化，似呈“双轨状”，病灶呈轻度强化，周边似见轻度环形强化。

4. 选 A。可能的诊断是视神经鞘脑膜瘤；需要与以下疾病进行鉴别：视神经胶质瘤、淋巴瘤、海绵状血管瘤、血管外皮细胞瘤、神经鞘瘤、神经纤维瘤等。

四、眼眶血管性病变

【案例 3-1-4-1】 患者男性，23 岁，左眼胀痛、充血十余年，行眼眶 MRI 检查（图 3-1-4-1）。

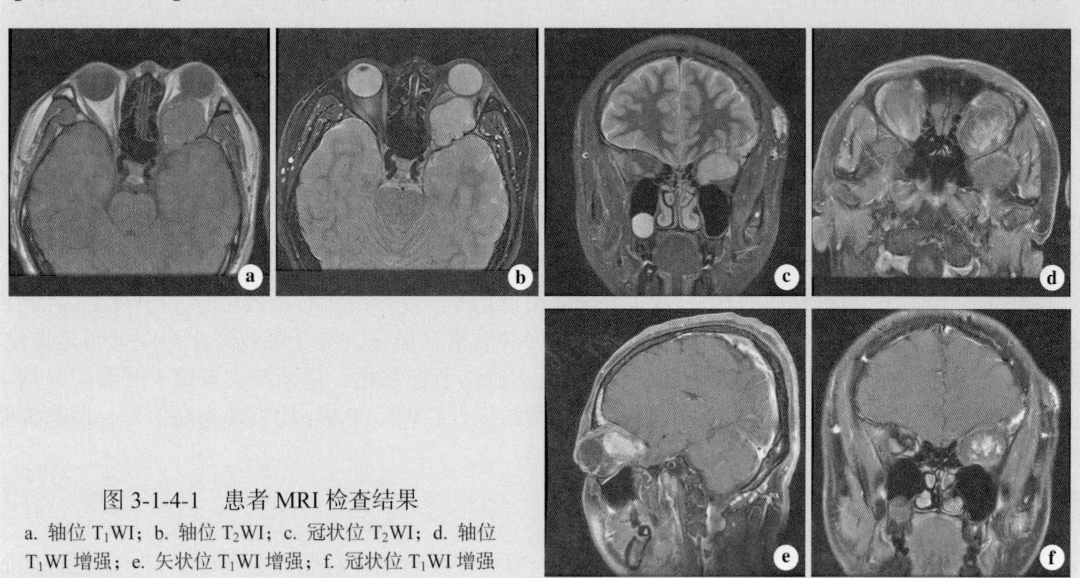

图 3-1-4-1 患者 MRI 检查结果
a. 轴位 T_1WI；b. 轴位 T_2WI；c. 冠状位 T_2WI；d. 轴位 T_1WI 增强；e. 矢状位 T_1WI 增强；f. 冠状位 T_1WI 增强

思考题

1. 该患者最有可能的诊断是
A. 视网膜母细胞瘤；B. 海绵状血管瘤；C. 视神经脑膜瘤；D. 视神经胶质瘤；E. 黑色素瘤
2. 成人眶内最常见的良性肿瘤是
A. 视网膜母细胞瘤；B. 海绵状血管瘤；C. 视神经脑膜瘤；D. 视神经胶质瘤；E. 黑色素瘤
3. 该病常见的临床表现是
A. 失明；B. 头痛、呕吐；C. 无痛性渐进性眼球突出；D. 斜视；E. 以上都是
4. 发生在肌锥内的常见病变有
A. 视神经胶质瘤；B. 皮样或表皮样囊肿；C. 海绵状血管瘤；D. 炎性假瘤；E. 神经鞘瘤

海绵状血管瘤（orbital cavernous hemangioma，OCH）因肿瘤内为海绵样血管窦腔而得名，是成人最常见的原发性眶内良性肿瘤，占眶内肿瘤的 4.6%～14.5%，本病多见于 30～50 岁，女性稍多，绝大多数肿瘤为单发，极少数为多发，生长缓慢。

（一）病因

本病病因尚不明确。海绵状血管瘤血管壁内有平滑肌细胞，按血管发展程度较毛细血管更为成熟，是多种细胞成分形成的肿瘤，与毛细血管瘤一样，是一种错构瘤。

（二）临床表现

临床表现为缓慢、无痛、渐进性眼球突出，为轴性眼球突出，且不受体位影响。病程较长，可达数月至数年，眼球多活动自如，视力多无减退或减退出现较晚。若肿瘤位于眶尖部，则早期出现视力减退，肿瘤较大时可出现眼球运动障碍、眼球移位、视力下降等。

（三）病理生理特点

海绵状血管瘤是一种错构瘤，为先天性发育畸形，肉眼形态为椭圆形或有分叶的实性肿瘤，呈暗紫红色，外有薄的纤维膜包裹，切面呈海绵状、多孔，组织学显示肿瘤由大小不等的血管腔及纤维间隔构成，有完整包膜。肿瘤无明显供血血管，只借助小的滋养动脉与瘤内血窦相通，且引流静脉通常细小，部分瘤体内可见静脉石。

（四）常用 MRI 成像序列

MRI 检查能明确显示肿瘤的良性特性，通过多序列、多方位扫描成像及脂肪抑制成像技术，可以清楚地区分眶内脂肪与强化肿瘤的分界，准确显示肿瘤在眼眶的位置及与眼外肌、视神经的关系。

（五）MRI 影像学诊断

海绵状血管瘤多位于肌锥内间隙，其次位于肌锥外，有少数位于眶骨内或眼外肌内，呈类圆形或椭圆形软组织肿块，部分有分叶，边界清楚，可压迫推移周围视神经、眼外肌及眼球，罕有粘连或包绕。

肿瘤信号均匀，与眼外肌相比，T_1WI 呈等或稍低信号，合并出血时呈高信号，T_2WI 呈高信号，随回波时间延长，肿瘤信号随之增强。增强扫描因肿瘤富含血窦，易于吸收对比剂而呈明显强化，动态增强扫描可表现为“渐进性强化”，即病灶从边缘结节样强化，逐渐扩大至整个肿瘤明显均匀强化。此外，肿瘤后方与眶尖之间保留有三角形脂肪区，T_1WI、T_2WI 均表现为高信号，即眶尖脂肪征，是眼眶海绵状血管瘤相对常见的表现。

（六）鉴别诊断

眶内类圆形肿块，增强呈渐进性强化特点，一般可提示诊断。常见的鉴别诊断有：①视神经胶质瘤，多见于儿童期，沿视神经生长的梭形肿块影，呈轻度至明显强化，可有坏死囊变；②视神经鞘脑膜瘤，呈包绕视神经生长的腊肠形肿块影，内可有钙化，T_1WI 呈等信号，T_2WI 多呈低信号，肿瘤强化显著，视神经无明显强化，呈“双轨征”，少数邻近骨质有增厚；③神经鞘瘤，可发生在除视神经以外的眶内任何神经，肿瘤信号不均匀，内有坏死囊变区，增强后呈不均匀强化，边缘清楚；④炎性假瘤，表现为眼环增厚，泪腺增大，眼外肌及视神经增粗，眼睑软组织肿胀增厚，对激素治疗敏感，易复发；⑤毛细血管瘤、蔓状血管瘤、淋巴管瘤和眼眶静脉曲张等脉管性疾病，表现为无包膜的不规则肿块，在形态上与海绵状血管瘤不同。

（七）治疗

原则上海绵状血管瘤治疗应手术切除，但因增长缓慢，不发生恶变，在视力正常和不影响美容的情况下，不必过于积极切除，可密切观察。在临床上多数病例就诊较晚，当症状和体征明显，需外科治疗。目前，手术有外侧开眶和前路开眶两种术式，传统手术以外侧开眶为主，因损伤较大已逐渐被前路开眶所取代，前路开眶手术时间短，患者痛苦少、并发症少、恢复快、外观良好、局部麻醉，避免了全身麻醉手术的许多危险，且有利于不断鉴别患眼视功能。外侧开眶仅适用于肿瘤较大、与周围组织粘连较重的患者。

【案例 3-1-4-1 点评】

1. 选 B。肿块位于肌锥内，呈分叶状，边界清楚，视神经受压、扭曲，增强扫描呈渐进性明显强化。

2. 选 B。成人眼眶内最常见的良性肿瘤为海绵状血管瘤，最常见的恶性肿瘤为黑色素瘤；婴幼儿眼眶内最常见的良性肿瘤为毛细血管瘤，最常见的恶性肿瘤为视网膜母细胞瘤。

3. 选 C。海绵状血管瘤临床最突出的特点为缓慢无痛、渐进性眼球突出。

4. 选 ACDE。眼眶内占位病变按位置可分为：肌锥内、肌锥外和眼眶骨膜下病变，肌锥内病变常见有视神经胶质瘤、视神经脑膜瘤、神经鞘瘤、海绵状血管瘤、炎性假瘤，皮样或表皮样囊肿属于眼眶骨膜下病变。

五、眼和眼眶外伤

【案例 3-1-5-1】 患者女性，43 岁，外伤后右眼视力减退，复视 1 天。①现病史：1 天前右眼打击伤，出现眼球活动受限，视力减退，复视，现来我院就诊。②既往史、个人史、家族史无特殊。患者入院做了 CT 和 MRI 检查（图 3-1-5-1）。

思考题

1. 该患者应首选的影像学检查是

A. X 线；B. CT；C. MRI；D. 超声检查；E. 核素检查

2. 若下一步行 MRI 扫描，其目的最有可能为

A. 明确有无骨折；B. 明确有无视神经、眼直肌、眼球或其他软组织损伤；C. 明确骨折程度及分型；D. 了解是否合并其他病变；E. 了解右侧神经管走行

3. 该患者立即进行 CT 检查，结果如图 3-1-5-1（a～d）所示，下列描述不正确的是

A. 右侧眼眶内侧壁骨质连续性中断、凹陷；B. 右侧眼眶周围软组织增厚、肿胀；C. 右侧筛窦积液；D. 右侧内直肌增粗；E. 右侧视神经完全正常

4. 图 3-1-5-1（e～h）显示 MRI 哪些扫描序列，请简述以上 MRI 图像的影像表现。

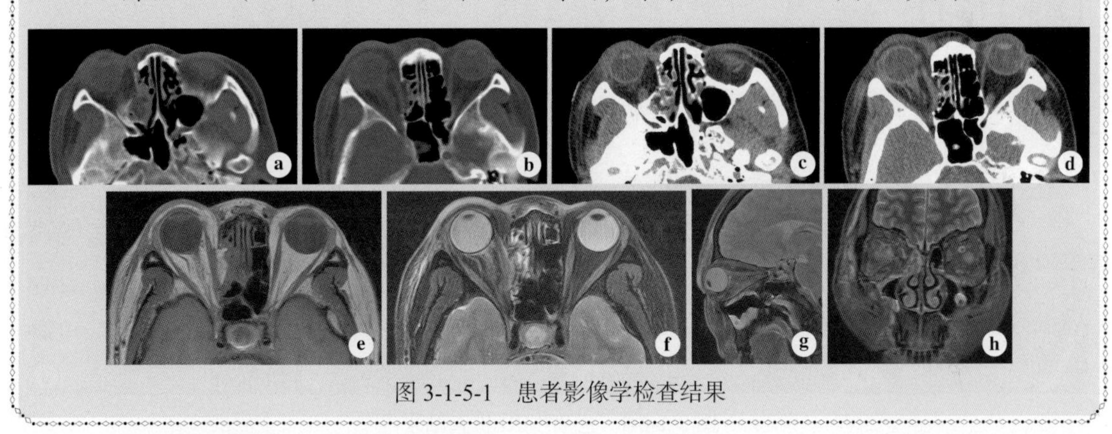

图 3-1-5-1　患者影像学检查结果

（一）临床与解剖

眼眶壁由额骨、蝶骨、颧骨、上颌骨、腭骨、筛骨及泪骨组成，分为上、下、内、外四壁。其中内侧壁由筛骨纸样板组成，骨质菲薄，厚度为 0.2～0.4mm。因此眼部损伤中，眶内侧壁骨折最为常见。临床症状主要为眼球活动受限，复视，视力下降，眼球内陷或突出，眼眶周围软组织肿胀、淤血等。眼眶内壁骨折分为 2 种，即凹陷性骨折和线样骨折。凹陷性骨折分为 3 级。1 级：眼眶内侧壁内陷＜5mm，内直肌显示肿胀，未见移位，临床无症状。2 级：眼眶内侧壁凹陷 5～8mm，内直肌及眶内容物部分疝入筛窦。3 级：眼眶内侧壁凹陷＞8mm，内直肌及眶内容物疝入筛窦范围较大。

（二）MRI 影像学表现

直接征象：眼眶内侧壁连续性中断、粉碎及移位。

间接征象：①内直肌增粗、移位，内直肌增粗与眶内侧壁间的正常脂肪间隙变窄、消失。②眶内容物疝，眶内容物眼肌脂肪或眶内的出血通过骨折处疝入邻近鼻窦腔内，有时呈“泪滴征”。③眼球旁、眼球后积气，眼睑肿胀或眼睑下积气。④筛窦积液，出现液平，MRI 显示筛窦内高信号。⑤眼眶骨折致眼眶容积扩大，眶内空虚，眶内容物脱垂，眼球内陷。⑥眼球内、眼球后示出血信号。⑦视神经损伤，视神经增粗等。

【案例 3-1-5-1 点评】

1. 选 B。平扫 CT 可识别眼眶骨折并确定骨折类型及程度，是疑似眼及眼眶外伤后的首选影像学检查方法。

2. 选 B。MRI 对于眼外肌、视神经、眶内脂肪等眶尖区软组织结构的显示均优于 CT。

3. 选 E。右侧视神经增粗，轻度移位，结合患者临床表现出视力减低，复视症状，患者右侧视神经损伤可能，需要 MRI 进一步检查。

4. 图 3-1-5-1（e～h）分别显示轴位 T_1WI、轴位 T_2WI 脂肪抑制序列，矢状位 T_2WI 脂肪抑制、冠状位 T_2WI 脂肪抑制序列。MRI 表现如下。直接征象：右眼眶内侧壁连续性中断、内陷。间接征象：①右侧内直肌增粗、移位、呈 T_2WI 高信号，右侧视神经 T_2 信号增高，轻度移位，眶周软组织肿胀，呈 T_2WI 高信号；②右侧眶内容物疝入邻近鼻窦腔内；③左侧筛窦积液。

六、泪腺疾病

【案例 3-1-6-1】 患者女性，27 岁，左眼持续性疼痛 1 个月余，左眼球突出、眼球活动受限，双眼先天性白内障。患者入院行 MRI 检查，见图 3-1-6-1。

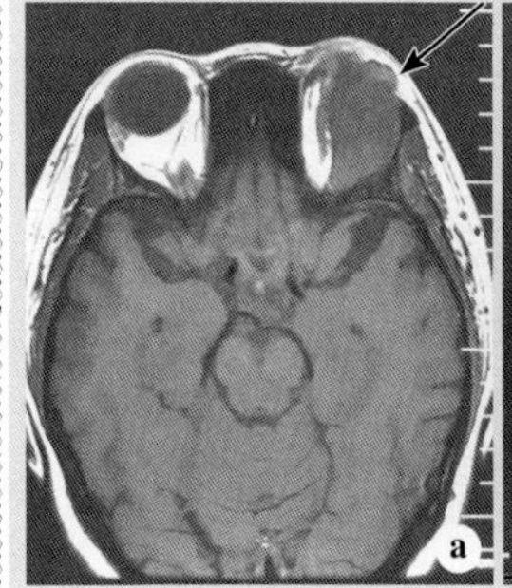
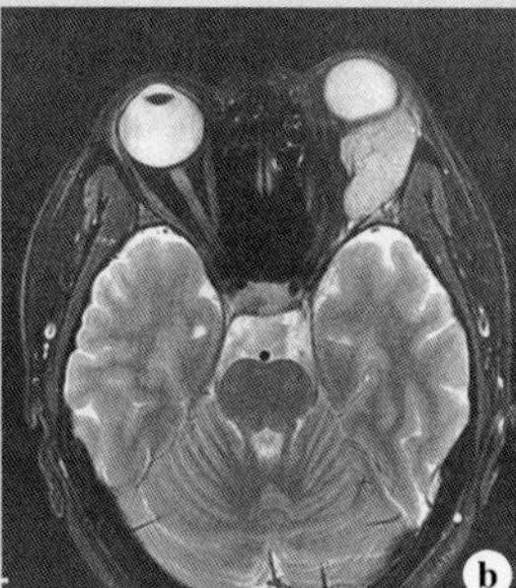
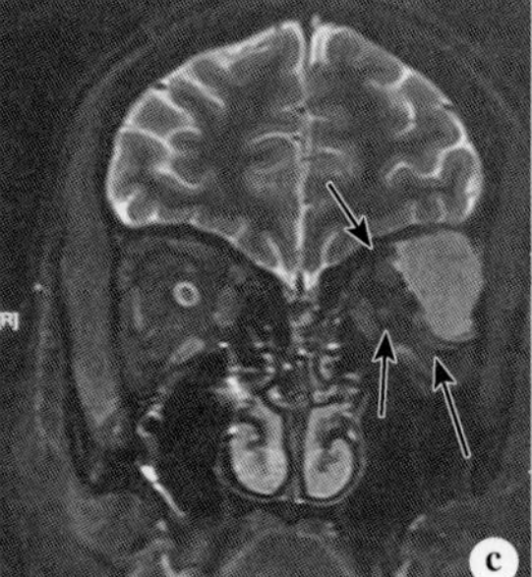
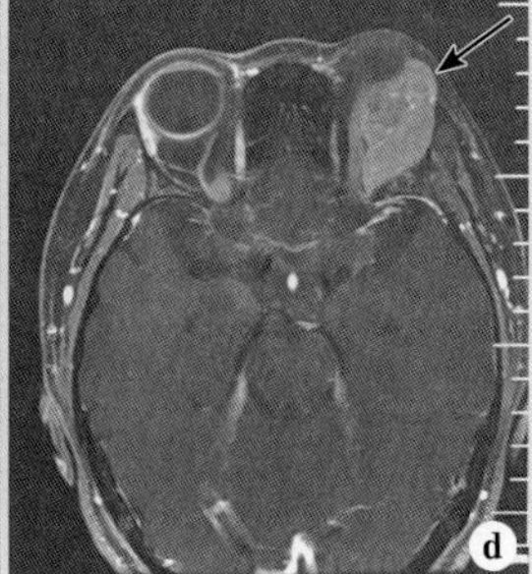

图 3-1-6-1 患者 MRI 检查结果

思考题

1. 泪腺的解剖位置为

A. 眼球外侧肌锥外；B. 眼球外侧肌锥内；C. 眼球内侧肌锥外；D. 眼球内侧肌锥内

2. 泪腺区占位有可能的疾病有

A. 泪腺淋巴瘤；B. 泪腺多形性腺瘤；C. 神经源性肿瘤；D. 表皮样或皮样囊肿；E. 腺样囊性癌

3. 此病的影像学征象有

A. T_1WI 呈低信号；B. T_2WI 呈高信号；C. 增强明显强化；D. 周围组织结构分解不清；E. 眶内正常结构扭曲

4. 此病可能的诊断是

A. 泪腺腺样囊性癌；B. 多形性腺瘤；C. 淋巴瘤；D. 转移瘤

（一）临床与病理

腺样囊性癌（adenoid cystic carcinoma）是泪腺最常见的恶性肿瘤，也是第二常见的泪腺上皮病变。它占所有泪腺上皮肿瘤的 29%，约占所有原发性眼眶肿瘤的 5%，多见于中青年女性，平均年龄为 40 岁。典型的临床表现包括眼球突出并向内下方移位、眶区疼痛及压痛，也可出现麻木、上睑下垂、复视等。疼痛为此病较为特征性的临床表现，也是与泪腺区其他病变鉴别的重要参考征象，病变发展迅速，早期即可引起局部扩散和远处转移并出现疼痛改变，这主要是由肿瘤浸润血管、神经及骨组织和眼外肌所致。大多数腺样囊性癌起源于泪腺的眶部，睑部较少见，但就诊时多已累及整个泪腺，此病无法完全手术切除，预后一般较差，10 年随访生存率仅为 20%。

病理上，腺样囊性癌呈非包裹状改变，主要由群集成巢或条索状、核浓染而缺乏胞质的小圆形细胞组成。病变无完整的包膜，呈浸润性生长，易侵犯邻近的血管、神经、骨骼，可沿神经周蔓延。其组织学分型多分为3个亚型：①筛状型，瘤巢呈筛状，一些空腔分泌黏蛋白；②管状型，衬以多层上皮细胞的管状结构；③实体型，瘤细胞排列紧密，呈片状或实体状。

（二）MRI 影像学表现

在影像学上，腺样囊性癌的早期病变可能与多形性腺瘤没有区别，在较晚期疾病的患者中，可看到不规则的边界，包括眼球和眼眶内容物的扭曲。骨侵蚀的发现表明存在恶性肿瘤，钙化在癌中比在良性腺瘤中更常见。脑神经尤其是眼神经的泪支，应仔细检查是否有周围侵犯。

泪腺腺样囊性癌常见的影像学表现：病变侧正常泪腺轮廓消失，相应区域可见长圆形、扁平形或不规则形肿块影，少数伴有点或结节状钙化，病变边缘常不规则，呈锯齿状，增强后中到高度强化，部分病灶强化不均匀，其内可见未强化的囊变坏死区；病变常沿眼眶外壁呈匍匐状向眶尖区、海绵窦方向生长，包绕并浸润邻近的外直肌；病变邻近眶壁多伴有虫蚀样骨质破坏。进展期病变可向颅内、颞下窝、翼腭窝、鼻腔、鼻窦等邻近结构蔓延，多为直接侵犯，部分也可沿神经周转移，甚至在远处出现转移灶，可能并不与泪腺区病变相连，即所谓“跳跃转移”，此征象也是腺样囊性癌常见表现之一。因此，术前应全面检查头颈部常见的转移区域。本病 MRI 表现缺乏特异性，与正常眼外肌比较，病变 T_1WI 呈低或等信号，T_2WI 多呈高信号，多数信号不均匀，呈中到高度强化；多数病变边界尚清楚，但形状欠规整，周围可出现卫星灶；MRI 能更清楚地显示病变与眼外肌、视神经的关系，以及向邻近结构蔓延的范围，尤其发现病变沿神经周转移更敏感、更准确，以增强扫描联合脂肪抑制技术显示效果最佳。

（三）鉴别诊断

中青年女性，有眶区疼痛病史，泪腺区长圆形或扁平状病变，向眶尖区生长，邻近眶壁伴虫蚀状骨质破坏，可提示腺样囊性癌的诊断。但少数病变呈圆形或类圆形，边缘光整，又无眶壁骨质破坏，此时仅靠影像学表现难以与以下泪腺区病变相鉴别。①泪腺炎或淋巴增生性病变：CT 或 MRI 示泪腺弥漫性肿大，边界不清，均匀强化肿块，常伴有邻近眼外肌和眼睑肿胀，但极少向眶后部蔓延，多无骨质破坏。②泪腺多形性腺瘤：是泪腺区最常见的肿瘤，多呈类圆形，边界清楚，密度或信号较均匀，均匀强化，骨质重塑常见。

泪腺占位性病变鉴别诊断要点见表3-1-6-1。

表 3-1-6-1 泪腺占位性病变鉴别诊断要点

疾病	部位	特征性表现
多形性腺瘤	肌锥外	均匀强化，骨质重塑常见；骨质破坏罕见，若有则考虑恶变
腺样囊性癌	肌锥外	病变早期与多形性腺瘤类似；边界不规则，眶内结构扭曲；可有骨质破坏；可向周围神经蔓延
淋巴瘤	肌锥外	类圆形、均匀强化肿块；骨质破坏罕见

【案例 3-1-6-1 点评】

1. 选 A。泪腺位于眼球外侧肌锥外。

2. 选 ABCDE。泪腺区占位可能的疾病包括：泪腺淋巴瘤，泪腺多形性腺瘤，神经源性肿瘤，表皮样或皮样囊肿，腺样囊性癌等。

3. 选 ABCDE。CT 平扫：左眼球外侧可见一软组织肿块，形态不规则，T_1WI 呈低信号，T_2WI 呈高信号，增强明显强化，与周围组织结构分解不清；框内正常结构扭曲。

4. 选 A。可能的诊断是泪腺腺样囊性癌。

（杨 健 刘 哲 张 惠 丁宁宁）

第二节 鼻和鼻窦常见疾病

一、MRI 影像诊断基础

（一）鼻和鼻窦与影像相关解剖

1. 鼻腔 鼻腔为一顶窄底宽，前后径大于左右径的不规则狭长间隙，前起自前鼻孔，后止于后鼻孔并通鼻咽部。鼻腔被鼻中隔分成左右两部分。

2. 窦口鼻道复合体 是功能性鼻内径手术之后剔除的一个新的解剖立体构成与病理转化概念，是指以筛漏斗为中心的附近区域，包括筛漏斗、钩突、中鼻甲及其基板、中鼻道、半月裂、前中组筛窦开口、额窦开口及额隐窝、上颌窦自然开口和鼻囟门等一系列结构。

3. 鼻窦 包括四对，上颌窦、额窦、筛窦、蝶窦。前组鼻窦包括上颌窦、前组筛窦、额窦、开口于中鼻道，后组鼻窦包括后组筛窦、蝶窦、前者开口于上鼻道，后者开口蝶筛隐窝。

（二）鼻部影像学检查方法

1. CT 扫描 鼻窦区组织结构以骨质为主，周围有软组织及其间隙，CT 对于鼻窦的优势在于能够良好地显示骨骼的解剖和病变，因此鼻窦 CT 以平扫为主。

2. MRI 扫描 MRI 软组织对比较好，可较好地显示软组织及软组织病变，包括病变对骨髓的早期侵犯。其主要作用为显示病变的组织结构和累及范围。缺点是对骨质破坏和钙化显示差。

二、鼻和鼻窦炎性病变

【案例 3-2-2-1】 患者女性，44 岁，反复鼻阻塞和头痛 2 年，伴有流涕。既往史、个人史、家族史无特殊。患者入院行 CT 和 MRI 检查，见图 3-2-2-1。

思考题

1. 该患者首选 CT 检查，其目的最有可能是

A. 了解是否有外伤；B. 了解是否有炎症；C. 了解是否有出血；D. 了解是否有骨质破坏

2. 关于鼻窦炎的描述，说法正确的是

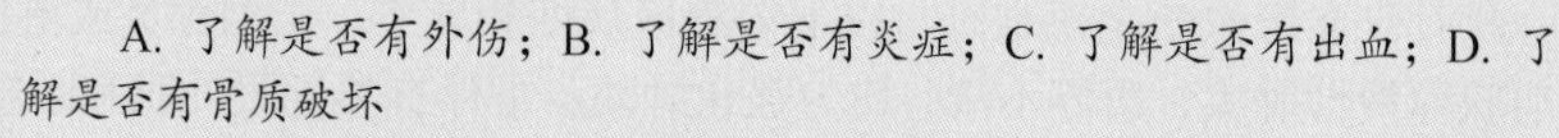

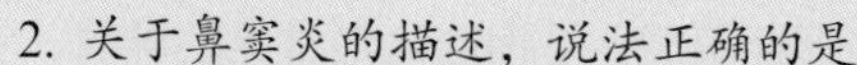

A. 鼻腔黏膜与鼻窦黏膜相连续，故鼻腔炎症易向鼻窦蔓延；B. 鼻窦炎常常不伴发鼻炎；C. X 线发现鼻窦异常者占 60%；D. CT 发现鼻窦异常者占 30%；E. MRI 发现鼻窦异常者占 40%

3. 该患者影像学表现为

A. CT 表现为双侧筛窦及蝶窦高密度影；B. CT 表现为双侧筛窦骨质破坏；C. MRI T_1WI 呈高信号；D. MRI T_2WI 呈稍高信号；E. 增强扫描未见明显强化

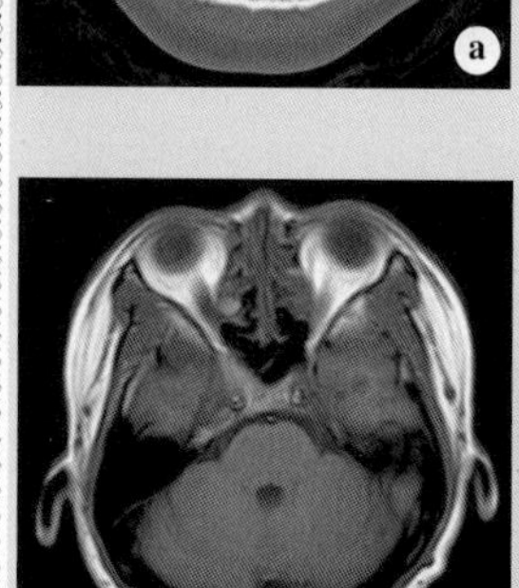
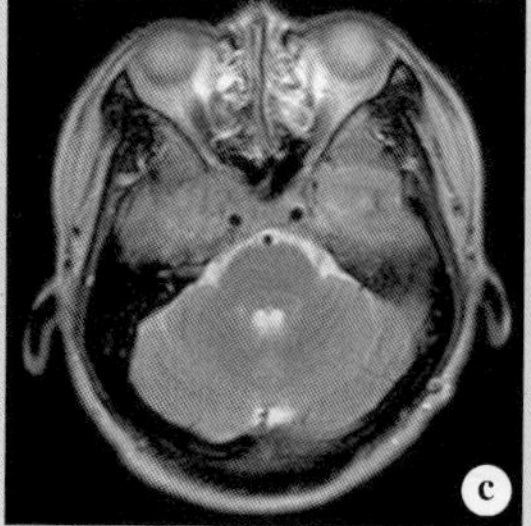
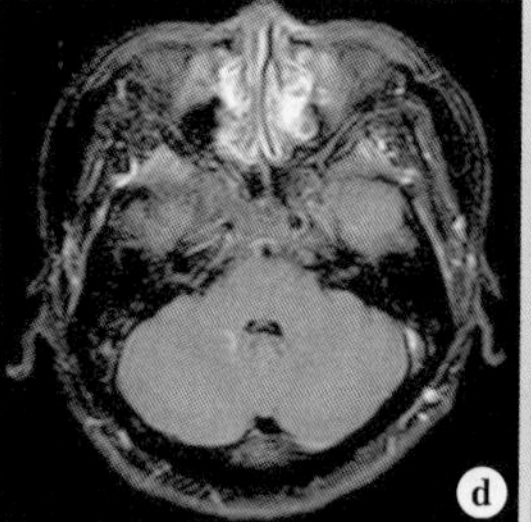
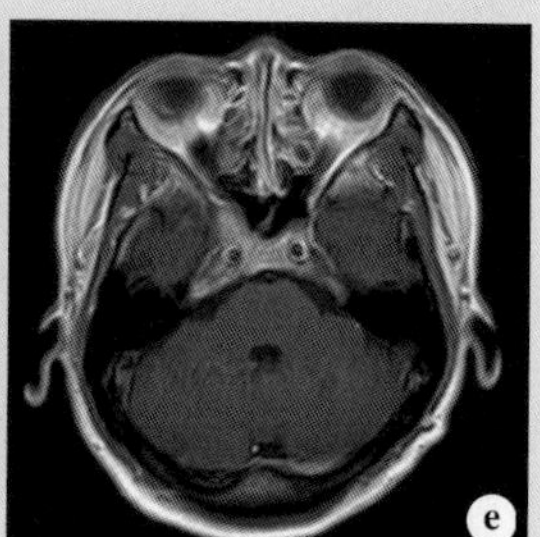

图 3-2-2-1 CT 及 MRI 影像学表现

（一）临床与病理

鼻窦炎（sinusitis）是鼻部最常见的疾病，可继发于感染、过敏、免疫状态的改变，或是以上几种因素共同作用的结果。常见的病原菌包括肺炎双球菌、流感嗜血杆菌、葡萄球菌、类杆菌属和一些真菌（如曲霉菌、毛霉菌、双歧杆菌、念珠菌等）。根据病程鼻窦炎可分为急性和慢性炎症。

（二）MRI 影像学表现

本病常累及双侧多个鼻窦。急性鼻窦炎表现为黏膜增厚，因黏液聚集在窦腔，可出现气液平面，MRI 通常表现为 T_1 低信号，T_2 高信号。慢性鼻窦炎表现为黏膜增厚多样化，可均匀增厚，亦可不均匀增厚，表面呈波浪状，呈等 T_1 长 T_2 信号，增强边缘黏膜明显强化，腔内分泌物不强化，无邻近结构侵犯，骨质无破坏。

（三）鉴别诊断

急慢性鼻窦炎需与以下疾病进行鉴别。

（1）真菌性鼻窦炎：多发生于中老年人，临床症状多不典型。病变范围以单窦腔病变为主，单侧上颌窦发病最为常见，CT 可见等密度的软组织密度影，形态不规则，常可见散在点状、条带状或斑块状钙化，此为最具有诊断意义的特征；窦壁出现骨质破坏和增生，多位于上颌窦内侧壁。MRI 表现为 T_1 信号多样性，可为片状高信号影、低或等信号，T_2 可见片状极低信号影，增强后软组织影不均匀强化。鼻窦真菌球增强扫描不强化，周围黏膜增厚强化。

（2）鼻息肉：分为单发型和多发型，好发于筛窦和中鼻道，以青壮年居多。CT 表现为鼻窦和鼻腔息肉样密度不均匀的软组织肿块影，其内部可见高密度影，边缘可见低密度环，邻近骨质呈压迫吸收改变。MRI：T_1WI 和 T_2WI 表现为混杂信号，由息肉内水的含量、增生的黏膜和鼻腔鼻窦分泌物不同而定，增强扫描呈周边黏膜强化，呈波纹或锯齿状。

（3）恶性肿瘤：单侧发病，多见于中老年人，可见浸润性软组织肿块，钙化少见，窦腔骨质广泛性侵蚀破坏，未见硬化，邻近结构侵犯明显，因肿瘤成分不一，MRI 上 T_1WI、T_2WI 多呈中\等非均匀信号，增强扫描不均匀明显强化。

【案例 3-2-2-1 点评】

1. 选 B。疑似鼻炎及鼻窦炎患者首选 CT 检查主要目的是观察鼻腔及鼻窦黏膜是否存在增厚及积液。

2. 选 A。X 线诊断鼻窦炎为 20%；CT 为 40%；MRI 为 60%。鼻窦与鼻腔黏膜相连续，因此鼻窦炎常合并鼻炎；故选 A。

3. 选 D。CT 表现为双侧筛窦黏膜增厚，未见明显骨质破坏；T_1WI 为等信号，T_2WI 为高信号，增强可见增厚黏膜强化；因此选 D。

三、鼻和鼻窦肿瘤

【案例 3-2-3-1】 患者男性，84 岁，鼻塞 3 年，面颊部肿胀半年，行上颌窦 CT 及 MRI 检查（图 3-2-3-1，图 3-2-3-2）。

思考题

1. 鼻腔鼻窦恶性肿瘤最多见于

A. 鳞状细胞癌；B. 腺癌；C. 淋巴瘤；D. 肉瘤；E. 移行细胞癌

2. 该患者最有可能的诊断是

A. Wegener 肉芽肿；B. 上颌窦癌；C. 上颌窦淋巴瘤；D. 上颌窦纤维血管瘤；E. 上颌窦内翻性乳头状瘤

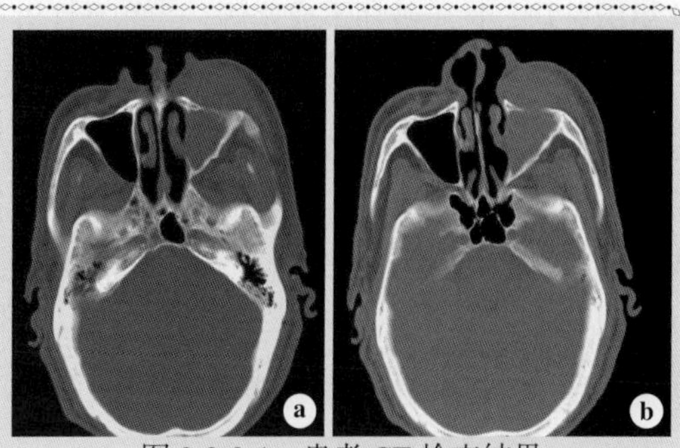

图 3-2-3-1 患者 CT 检查结果

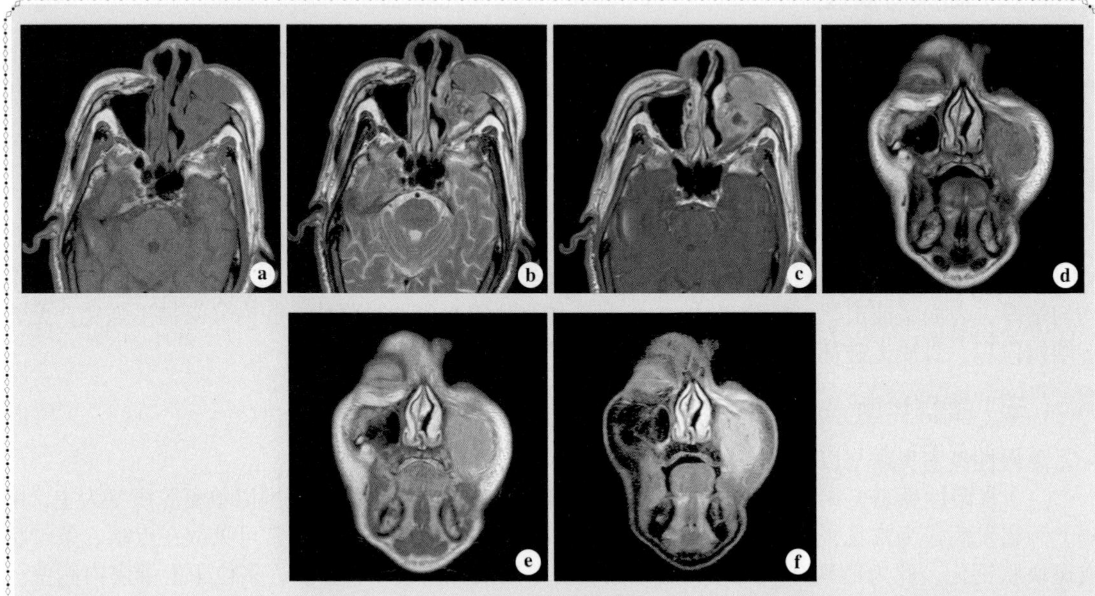

图 3-2-3-2　患者 MRI 检查结果

a. 轴位 T_1WI；b. 轴位 T_2WI；c. 轴位 T_1WI 增强；d. 冠状位 T_1WI 平扫；e. 冠状位 T_1WI 增强；f. 冠状位脂肪抑制 T_2WI

3. 下列不是该病特点的是

A. 老年男性；B. 实性肿块；C. 轻中度强化；D. 骨质破坏轻；E. 颈部淋巴结肿大

原发性鼻腔及鼻窦非霍奇金淋巴瘤（non-Hodgkin lymphoma，NHL）属结外型淋巴瘤，占全部淋巴瘤的 2.6%～6.7%，在所有鼻腔鼻窦恶性肿瘤中占第二位，仅次于鳞状细胞癌；本病好发于中老年，男性和女性的发病比例为 4∶1，生长部位隐蔽，症状出现较晚，容易误诊。

（一）病因

本病病因尚不明确，头颈部 NHL 常起源于咽部 Waldeyer 淋巴环，原发于鼻窦的淋巴瘤临床上较少见，其生物学行为比较独特，被认为是来源于骨髓内或黏膜下的淋巴细胞，局部浸润生长并破坏周围组织，而且有中枢侵犯的倾向。

（二）病理生理特点

免疫组织化学检查是诊断淋巴瘤的“金标准”，免疫表型包括 T/NK 细胞型、外周 T 细胞型和 B 细胞型，以弥漫性 B 细胞型多见。根据发病部位，本病可分为以下几种。①局限于鼻腔：主要为 T 细胞型和 T/NK 细胞型的早期病灶，多发生于鼻腔前下部，易侵犯邻近皮肤组织为其特征性改变；②局限于鼻窦：主要为 B 细胞型，最好发于上颌窦，其次是筛窦，多表现为充满窦腔的实性软组织肿块，骨质破坏不成比例；③弥漫性淋巴瘤：多为 T/NK 细胞型，常发生于鼻腔中线结构向一侧鼻窦侵犯，表现为明显骨质破坏及边界不清的软组织肿块。

（三）临床表现

临床表现为鼻窦区无痛性肿块、鼻塞、鼻出血、流涕、头痛、牙部症状（口腔肿物、牙痛、牙齿松动）、面颊部肿胀、复视或感觉异常及反复发作的鼻窦炎症等，有些患者还伴有全身症状（盗汗、发热、体重下降），如累及眼部则可出现眼睑肿胀及眼球突出。

（四）MRI 影像学诊断

CT 和 MRI 常被用于诊断淋巴瘤，扫描技术上可采用轴位加冠状位，有利于观察肿瘤的大小、病变侵及的范围、骨质改变和淋巴结肿大。典型表现为窦腔内充以密度较均匀的软组织影，窦壁轻微浸润性破坏，表现为肿瘤边缘光滑，受压骨壁弯曲、粗糙、密度减低，出现窦腔周围软组织受侵的患者还常伴有溶骨性、膨胀性、硬化性等多种形式的骨质破坏。T_2WI 可清楚地区分早期肿瘤黏膜增厚和正常组织。由于鼻腔鼻窦淋巴瘤多为不完全性骨质破坏，仍保留原有骨膜，因此，病变经治疗后原骨质破坏区可出现钙化、骨化，T_1WI 和 T_2WI 多为等信号，颈部淋巴结转移少见，但中央坏死常见，呈环状强化。

（五）鉴别诊断

1. 鼻息肉 多发于中鼻道、下鼻甲后端，病灶信号常不均匀，增强多表现为周边黏膜呈波浪状或锯齿状强化，而内容物常无明显强化，易造成筛漏斗和上颌窦自然开口扩大，常压迫邻近骨质。

2. 血管瘤 以年轻人多见，主要临床表现为单侧鼻塞和反复性鼻出血，好发于中、下鼻甲周围的黏膜，可侵犯鼻甲，也可造成鼻腔变形和鼻中隔移位，T_1WI 呈等信号，T_2WI 呈高信号，增强后显著强化。

3. 内翻乳头状瘤 多源于中鼻甲附近鼻腔外侧壁，易向上颌窦和筛窦蔓延，可侵蚀邻近骨质，T_1WI 和 T_2WI 多表现为低到等信号，增强中度强化。

4. 鳞状细胞癌 发病位置更靠后，骨质破坏更严重，病变密度和信号常不均匀，颈部转移淋巴结中心易坏死。

5. Wegener 肉芽肿 多为全身性疾病，常累及肺、肾，多伴中、下鼻甲和鼻中隔破坏，窦壁骨质增生、硬化。

6. 侵袭性真菌性鼻窦炎 病变内钙化率高，窦壁骨质增厚，窦腔缩小，窦壁破坏，且 MRI 能显示病灶内真菌球 T_2WI 结节状低信号。

（六）治疗

主要分单一治疗和综合治疗，前者包括单纯化疗或放疗，后者指化疗、放疗或手术等措施中包含 2 种以上的联合治疗。现数项国际多中心前瞻性随机临床试验确立了 CHOP（C：环磷酰胺，H：阿霉素，O：长春新碱，P：强的松）化疗为一线治疗方案，对于老年初治患者为最佳选择。另外，因该病具有潜在引起中枢神经系统受侵的危险性，还需结合鞘内预防化疗。

【案例 3-2-3-1 点评】

1. 选 A。所有鼻腔鼻窦恶性肿瘤中，鳞状细胞癌最多见，淋巴瘤占第二位。

2. 选 C。中老年男性，实性肿块，中度强化，骨质破坏轻，首先考虑淋巴瘤，上颌窦癌骨质破坏更严重，颈部淋巴结转移多见。

3. 选 E。鼻腔鼻窦淋巴瘤颈部转移性淋巴结少见。

（杨 健 梁 挺 下益同）

第三节 咽喉部常见疾病

一、MRI 诊断基础

（一）咽喉部解剖基础

咽（pharynx）是上宽下窄、前后扁平的纤维性管道结构，是呼吸道和消化道的共同通道。咽上起自颅底，下达第 6 颈椎水平，在环状软骨下缘连接食管。咽的前壁不完整，自上而下分别通入鼻腔、口咽和喉腔，后方借疏松结缔组织连于椎前筋膜，两侧分布有颈部的血管和神经。咽以软腭和会厌游离缘为界分为鼻咽、口咽和喉咽三部分。

鼻咽（nasopharynx）又称上咽，位于颅底和软腭之间，多以骨性结构为支架，结构紧密，各壁活动幅度较小，鼻咽腔大小较恒定。鼻咽前壁经后鼻孔与鼻腔相通，向下与口咽部相连；顶壁以纤维膜紧贴蝶骨体与枕骨基底部；后壁呈垂直状，由斜坡及寰椎和枢椎构成；左右侧壁基本对称，由肌肉及筋膜组成，两侧壁在下鼻甲后端之后约 1.0cm 处有咽鼓管咽口，是咽鼓管进入鼻腔的通道。咽口上方有一隆起部分称咽鼓管圆枕，其后上方与咽后壁之间有一凹陷，称咽隐窝，是鼻咽癌的好发部位。鼻咽顶部和后壁移行相连，呈倾斜的圆拱形，合称顶后壁，黏膜下有丰富的淋巴组织，称咽扁桃体（腺样体），在婴儿期较为发达，6～7 岁后开始萎缩。

口咽（oropharynx）又称中咽，位于会厌上缘与环状软骨下缘之间，连接鼻咽和下咽。由舌根、会厌、咽侧壁及后壁构成。咽侧壁包括腭舌弓、腭咽弓及扁桃体，是口咽肿瘤的好发部位。腭扁桃体与咽扁桃体、舌扁桃体及咽鼓管扁桃体共同构成淋巴组织环。

喉咽（hypopharynx）又称下咽，位于会厌上缘与环状软骨之间，是咽下部最狭窄区域。下咽环绕喉腔外间隙，包括梨状窝、咽后壁及环后区三部分。梨状窝是下咽癌的好发部位，也是异物易停留处，位于环甲膜、甲状软骨内表面与杓状会厌襞外表面之间。咽后壁续于口咽后壁，延伸为食管颈段。

喉（larynx）是呼吸道的一部分，具有发音功能，位于颈前正中部，上缘为会厌游离缘，下缘为环状软骨下缘。喉以软骨为支架，由肌肉、韧带、纤维组织膜连接而成，表膜覆有黏膜及皱襞。喉内间隙有会厌前间隙及声门旁间隙。喉腔上起自喉口与咽腔相通，下至环状软骨下缘，与气管腔续连。喉腔内被覆黏膜，在喉腔中段，两侧黏膜自前至后向喉腔中央游离，形成两对皱襞，上一对为室皱襞，即假声带，下一对为声皱襞，即真声带。临床上以声带为界，将喉腔分为声门区、声门上区和声门下区三部分。声门区包括两侧声带与声门裂；声门上区指声带上缘以上的喉腔，包括会厌、杓会厌襞、勺状软骨、室带和喉室；声门下区为声带下缘至环状软骨下缘。喉的主要供血动脉为甲状腺上动脉的喉上动脉和环甲动脉，静脉与动脉伴行；神经来自喉上神经和喉返神经的喉下神经，均为迷走神经分支；声门上区淋巴组织分布丰富，声带及声门下区分布较少。

（二）咽喉正常组织的 MRI 信号

T_1WI 上黏膜、肌肉为等信号，筋膜为低信号，脂肪为高信号；T_2WI 上黏膜、脂肪为高信号，肌肉为低信号。

颅底骨性结构 T_1WI 呈较高信号，T_2WI 呈低信号；喉软骨在未钙化前 T_1WI、T_2WI 呈等信号，钙化后呈不均匀低信号；咽旁间隙、喉旁间隙在 T_1WI 和 T_2WI 均呈高信号；喉前庭、喉室和声门下区、会厌谿和梨状窝含气呈均匀极低信号；神经组织呈稍低信号；血管因“流空效应”呈低信号，部分静脉血流缓慢时可呈高信号。颈深淋巴结 T_1WI 呈等信号，T_2WI 呈均匀的稍高信号。

（三）咽喉肿瘤的 MRI 检查技术

MRI 具有软组织分辨率高、多参数、多方位成像的优势，能清楚地显示咽喉病变的部位、大小、范围及其周围深部结构的改变，可了解相邻血管、神经是否被侵犯，并根据 MRI 信号特征在一定程度上判断病变的组织成分，有助于咽喉肿瘤的诊断和分期，为临床制订个体化治疗方案提供依据。MRI 对病变外科手术后随访和放化疗效果评估也具有重要价值。MRI 应作为咽喉肿瘤的首选的影像学检查方法。

MRI 扫描时受检者平静呼吸，避免吞咽动作。采用头颈正交线圈或头颅多通道线圈。常规行 SE 序列 T_1WI 和 T_2WI 横断面扫描，层厚 3～5mm，间隔 1mm，冠状面和矢状面作为补充，矢状面对评价中线和中线旁病变价值更大。如 T_1WI 显示病灶为高信号，T_2WI 和增强后 T_1WI 联合脂肪抑制技术，有助于更好地显示病灶的范围。增强检查，尤其是动态扫描，可客观地显示病变的强化方式和强化程度，有助于定性诊断。

二、咽喉部肿瘤

【案例 3-3-2-1】 患者男性，13 岁，近年来反复鼻腔出血，出血量不等，偶伴口腔出血。再次鼻腔出血，压迫难以止血，随即送至急诊科就诊。无外伤史。既往史、个人史、家族史无特殊。

思考题

1. 根据该患者年龄、性别和病史，最有可能的初步诊断是

A. 鼻腔息肉；B. 出血性感染性病变；C. 内翻乳头状瘤；D. 鼻咽纤维血管瘤；E. 鼻咽癌

2. 若下一步行影像学检查以明确诊断，应该首先选择的检查（或序列）是

A. 常规 X 线；B. CT 平扫+增强扫描；C. MRI 平扫+SWI；D. MRI 平扫+增强扫描；E. DSA

3. 该患者进行 MRI 检查，结果如图 3-3-2-1（a～d）所示，下列描述不正确的是

A. MRI 平扫+增强扫描有助于明确诊断；B. MRI 平扫+增强扫描能较好地显示骨质破坏；C. MRI 增强扫描能较好地显示病灶范围和深部侵犯范围；D. MRI 平扫 FSE T_2WI 系列可观察到“血管流空”效应；E. “椒盐征”对该病的诊断具有特征性

4. 下列有关临床特点和影像学征象，不符合本疾病诊断要点的是

A. 少年男性患者，反复鼻出血；B. 鼻咽镜检查可见鼻咽部软组织肿块表面有血管纹；C. MRI 增强扫描鼻腔后部软组织肿块明显强化；D. 病灶周围颅骨压迫性吸收；E. 常伴有颈部淋巴结肿大

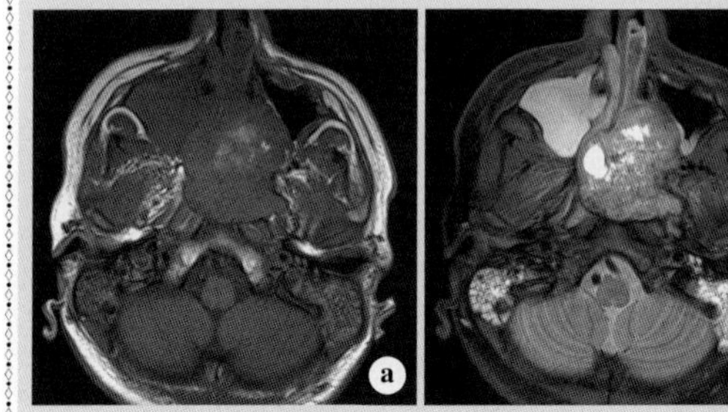
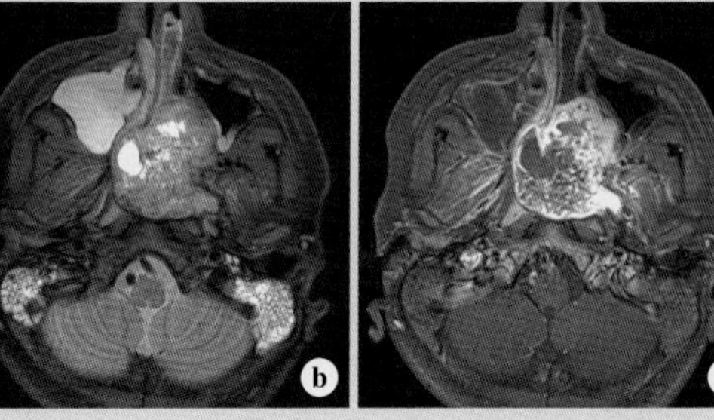
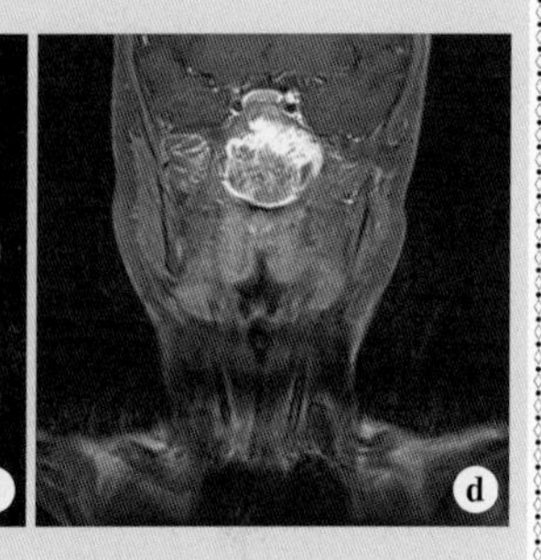

图 3-3-2-1 案例 3-3-2-1 患者 MRI 检查结果

a. 轴位 T_1WI；b. 轴位脂肪抑制 T_2WI；c. 轴位脂肪抑制 T_1WI 增强；d. 冠状位脂肪抑制 T_1WI 增强

鼻咽血管纤维瘤（nasopharyngeal angiofibroma）是鼻咽部常见的良性肿瘤，占头颈部肿瘤的0.5%，病因尚不明确，好发于 10～25 岁男性青年，女性少见。瘤组织中含有丰富的血管，容易出血，故通常又称男性青春期出血性鼻咽血管纤维瘤。虽为良性肿瘤，其生长扩张能力强，可破坏颅底骨质，向深部侵犯周围组织，导致严重的并发症。

（一）病理

肿瘤起源于斜坡底部、蝶骨体及翼突内侧的骨膜，突入鼻咽腔并向前生长，经后鼻孔进入同侧鼻腔。鼻咽镜检查，表面呈红紫色或暗红色，有黏膜覆盖，呈可压缩的圆形、椭圆形或不规则状；切面呈“海绵状”外观。镜下，由错综复杂的血管网和纤维基质组成，血管壁较薄，缺乏弹性，内膜衬以单层内皮细胞，可有完整或间断的平滑肌层，可见纤维蛋白样坏死；血管内有血栓形成。

（二）临床表现

本病好发于青年男性，常见临床症状为单侧鼻出血或鼻腔阻塞，出血量不一，面颊部疼痛或肿胀。鼻咽内镜下可见鼻咽部淡红色软组织肿块，表面有血管纹。通常的治疗方法是血管栓塞加手术切除的联合治疗，手术后局部复发率为 15%左右，对不能切除的颅内扩展或复发病灶行放疗。

（三）MRI 影像学诊断

T_1WI 呈等信号或稍高信号，T_2WI 呈高信号，增强扫描明显均匀强化，内部可见血管流空效应的低信号，称为“椒盐征”，此征象对诊断鼻咽纤维血管瘤具有特征性。较大的肿瘤可侵入鼻窦、

眼眶和翼腭窝等，与周围结构分界不清，以侵犯翼腭窝最为常见。肿瘤周围颅骨压迫吸收或破坏，T_1WI 呈等信号、T_2WI 呈高信号，增强扫描可见轻度强化。

（四）鉴别诊断

1. 鼻息肉 鼻腔内类圆形软组织信号结节，T_1WI 呈等信号，T_2WI 呈稍高信，信号均匀，增强扫描明显强化，无血管流空低信号，边界清楚；不累及翼腭窝等周围组织，无骨质破坏。

2. 淋巴瘤 类圆形或椭圆形软组织信号结节，T_1WI 呈等信号，T_2WI 呈稍高信号，增强扫描较均匀强化；无骨质破坏，可见颌下、颏下和颈部淋巴结肿大。

3. 鼻咽癌 多发生于中年人，鼻咽部浸润性生长软组织肿块，T_1WI 呈低、中信号，T_2WI 呈中、高信号，增强扫描轻、中度强化，常伴颅底骨质破坏和颈部淋巴结肿大。

【案例 3-3-2-1 点评】

1. 选 D。根据少年男性，反复鼻出血病史，容易初步诊断为鼻咽血管纤维瘤。

2. 选 D。MRI 具有软组织分辨率高、多方位成像的优势，可较好地显示鼻腔、鼻咽的软组织病变，增强扫描的冠状面能清楚地显示病灶的周围关系，有助于定性诊断和制订手术方案。

3. 选 B。MRI 对骨质破坏显示不及 CT。

4. 选 E。鼻咽血管纤维瘤不伴淋巴结肿大。

【案例 3-3-2-2】 患者男性，46 岁，以“发现颈部多发结节肿块 1 个月余”就诊。既往史、个人史、家族史无特殊。

思考题

1. 下列疾病中，不伴有颈部结节及肿块的是

A. 淋巴瘤；B. 鼻咽癌；C. 鼻咽血管纤维瘤；D. 颈部淋巴结结核；E. 消化系统原发肿瘤

2. 进一步询问病史，患者有“鼻塞、鼻出血和耳鸣”症状，首先应排除的疾病是

A. 鼻息肉；B. 鼻咽癌；C. 鼻咽血管纤维瘤；D. 鼻腔淋巴瘤；E. 神经源性肿瘤

3. 该患者进行 MRI 检查，结果如图 3-3-2-2（a～d）所示，下列描述不正确的是

A. MRI 诊断首先考虑鼻咽癌；B. 大多数鼻咽癌的病理类型为鳞状细胞癌；C. MRI 增强扫描能较好地显示病灶范围和深部侵犯范围；D. MRI 平扫 FSE T_2WI 系列可观察到“血管流空”效应；E. 颅底骨质破坏的常见部位是斜坡和岩尖

4. 鼻咽癌最常见累及的颅底孔道或间隙的是

A. 破裂孔；B. 卵圆孔；C. 蝶腭孔；D. 眶下裂；E. 眶上裂

5. 鼻咽癌较少累及的脑神经是

A. 展神经；B. 嗅神经；C. 三叉神经；D. 舌咽神经；E. 舌下神经

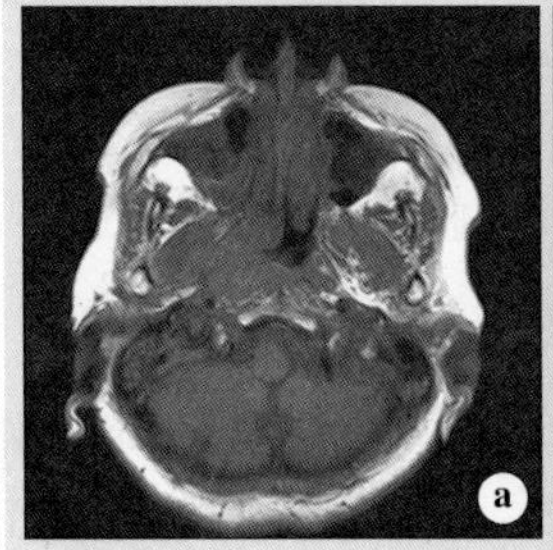

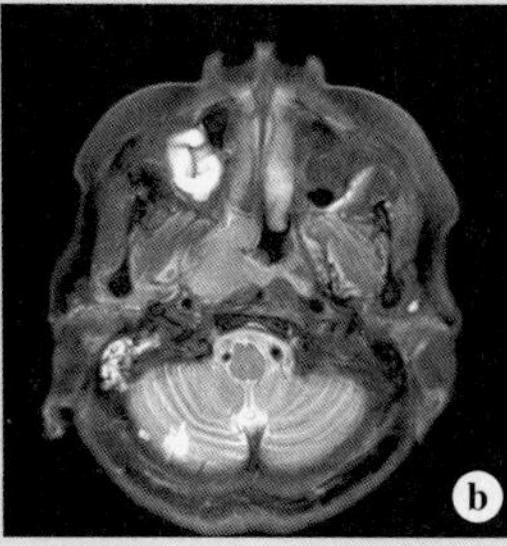

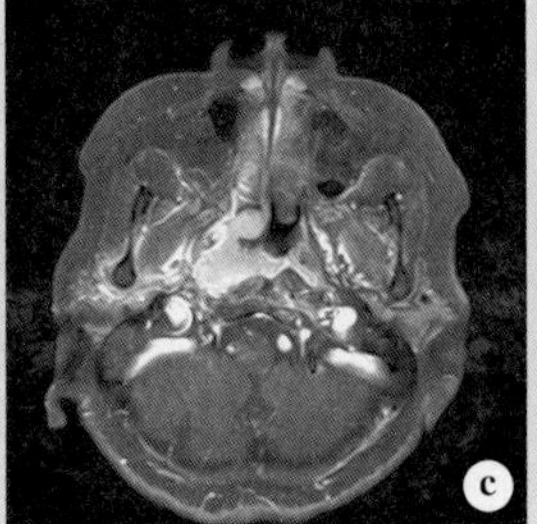

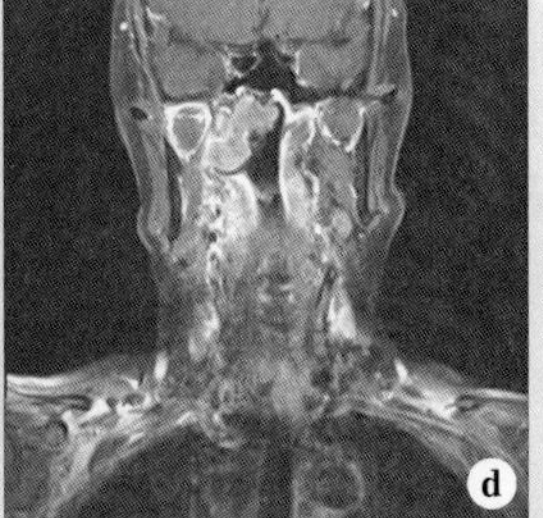

图 3-3-2-2 案例 3-3-2-2 患者 MRI 检查结果

a. 轴位 T_1WI；b. 轴位脂肪抑制 T_2WI；c. 轴位脂肪抑制 T_1WI 增强；d. 冠状位脂肪抑制 T_1WI 增强

鼻咽癌（nasopharyngeal carcinoma）是中国南方地区最常见的头颈部恶性肿瘤，广东、广西、海南、福建、湖南、江西等省份为鼻咽癌的高发地区，具有明显的地域分布特征。鼻咽癌好发于中

年人，也可见于青少年和老年人，男性多见。可能的致病因素有种族、感染、EB病毒感染及环境等因素。

鼻咽癌好发于咽隐窝和顶壁，呈浸润性生长，根据其生长方式，可分为上行型（向上侵及颅底骨质和脑神经）、下行型（淋巴结转移）和上下行型。鼻咽腔与颌面部各腔隙相通，与颈部多间隙相邻，并有丰富的淋巴组织分布。因此，鼻咽癌常沿颈部间隙和颅底孔道蔓延和浸润，向外侧蔓延侵及咽旁间隙，向前侵及鼻腔，经蝶腭孔侵犯翼腭窝，向后侵犯椎前肌肉及筋膜，经眶上裂侵及海绵窦，经眶下裂侵入眶尖，向上侵及颅底并经卵圆孔和破裂孔进入海绵窦，经颈静脉孔进入后颅窝。

（一）病理

鼻咽癌绝大多数起源于柱状上皮，以鳞状细胞癌多见，腺癌、泡状细胞癌和未分化癌较少。典型的鳞状细胞癌可见角化珠及细胞间桥；泡状细胞癌呈空泡状变，由于比较特殊的形态及放射治疗预后较好，因此独立分为一型；未分化癌细胞分布较散，中等大小或偏小，胞质少，略嗜碱性。病理形态上分为结节型、菜花型、黏膜下型、浸润型和溃疡型。

（二）临床表现

鼻咽癌发病早期症状较隐匿，中、晚期因侵犯的范围不同而表现各异。通常以回缩性血涕、鼻塞、耳鸣和颈部淋巴结肿大为首发症状。头痛是常见的症状，多表现为单侧持续性疼痛，部位多在颞部和顶部。中、晚期由于肿瘤浸润、压迫咽鼓管口，出现分泌性中耳炎的症状和体征；侵犯视路可出现视野缺损、复视、失明，眼球突出及活动受限，神经麻痹性角膜炎；损害脑神经时出现相应症状，以三叉神经、展神经、舌咽神经、舌下神经受累较多，嗅神经、面神经和听神经受累较少。体征主要表现为鼻咽部新生物、颈部淋巴结肿大和脑神经麻痹。

（三）MRI影像学诊断

MRI软组织分辨率高，可准确显示病变的部位、范围及对邻近结构的侵犯和浸润深度，是鼻咽癌首选的检查方法，对鉴别放疗后组织纤维化和肿瘤复发也具有明显的优势。

1. 肿瘤信号 在T_1WI多呈低或等信号，T_2WI呈中、高信号，增强扫描呈均匀或不均匀轻度、中度强化。增强扫描能够更清楚地显示病灶的范围、侵犯深度以及与邻近结构的关系，有助于鉴别黏膜下肿瘤和其他肿瘤累及鼻咽部。

2. 颅内侵犯 T_2WI和增强扫描的冠状面能较好地显示肿瘤自鼻咽部向颅内侵犯的情况，T_2WI呈高信号，增强扫描中度强化。

3. 颈部淋巴结转移 单侧或双侧，可融合，T_1WI多呈低信号或等信号，T_2WI呈高信号，坏死部分T_2WI呈更高信号，非坏死部分增强扫描中度强化。

4. 颅底骨质破坏 T_1WI上正常骨髓质高信号脂肪消失，呈低信号，增强扫描呈轻度或中度强化。

（四）鉴别诊断

1. 鼻咽血管纤维瘤 好发于男性青年，有反复发作的鼻出血病史，鼻咽部软组织肿块，因含有丰富的血管，T_2WI信号常高于鼻咽癌，增强扫描明显强化，内部低信号，呈“椒盐征”，具有特征性；鼻咽癌仅轻、中度强化。颅骨为压迫性骨质吸收，而鼻咽癌的骨质破坏为侵蚀性。

2. 鼻咽淋巴瘤 起源于鼻咽部淋巴组织，以青壮年多见，临床症状主要表现为咽喉部不适和吞咽梗阻感。病变多为软组织弥漫性增厚，肿块信号均匀，T_1WI呈等信号，T_2WI呈等或稍高信号，增强扫描中度强化，侵犯范围广，多无咽旁间隙侵犯及颅底骨质破坏。可伴颈部淋巴结肿大，边缘规则，信号与原发灶相仿。

3. 腺样淋巴组织增生 常见于青少年，表现为腺样组织均衡性扩大、对称性肥厚，信号均匀，边界清楚，不累及周围结构，无骨质破坏。

【案例 3-3-2-2 点评】

1. 选 C。鼻咽血管纤维瘤为良性肿瘤，不伴颈部淋巴结肿大。

2. 选 A。鼻息肉较大时，可引起鼻塞，但不会出现鼻出血和耳鸣症状。

3. 选 D。鼻咽血管纤维瘤在 FSE T_2WI 系列可观察到“血管流空”效应，而鼻咽癌并非富血供肿瘤。

4. 选 A。鼻咽癌最常见累及的颅底孔道是破裂孔，向上侵及颅底并经破裂孔进入海绵窦。

5. 选 B。鼻咽癌多累及三叉神经、展神经、舌咽神经和舌下神经，嗅神经、面神经和听神经受累较少。

【案例 3-3-2-3】 患者男性，61 岁，以“咽部不适、疼痛、吞咽困难近 2 个月”为主诉就诊。既往史、个人史、家族史无特殊。

思考题

1. 根据主诉，首选的影像学检查是

A. 口咽部 CT 平扫+增强扫描；B. 喉部 CT 平扫+增强扫描；C. 口咽部 MRI 平扫+增强扫描；D. 喉部 MRI 平扫+增强扫描；E. 口咽部超声检查

2. 该患者进行 MRI 检查，结果如图 3-3-2-3（a～d）所示，下列描述不正确的是

A. MRI 具有软组织分辨率高等优势，能清楚地显示病灶的部位、范围、信号特点以及周围溶骨性骨质破坏；B. 腭扁桃体区不规则软组织肿块，边缘不清楚；C. 病灶内 T_1WI 信号更低、T_2WI 信号更高区域，提示坏死；D. 增强扫描实性部分中度强化，坏死、液化区无明显强化；E. MRI 诊断为口咽癌

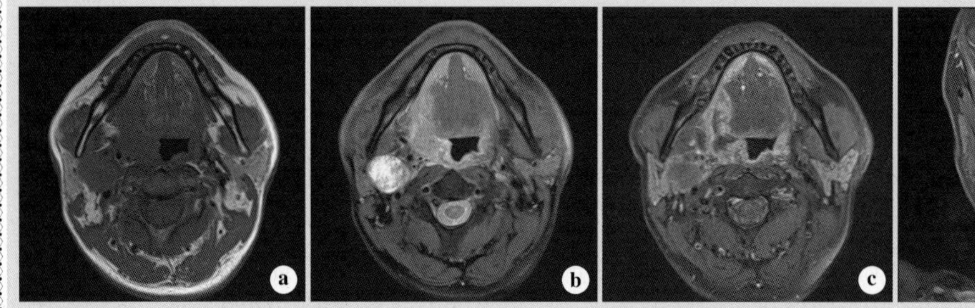

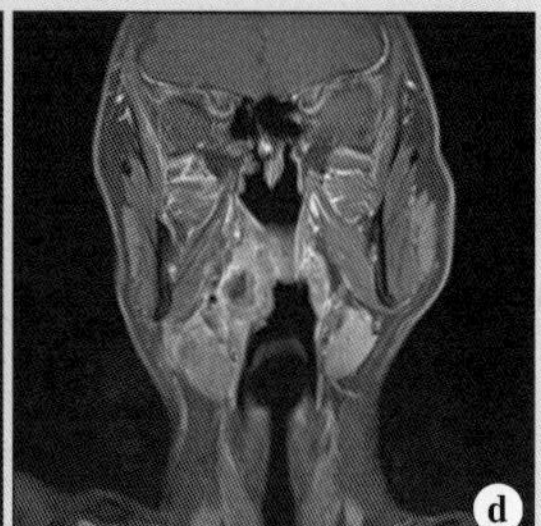

图 3-3-2-3 案例 3-3-2-3 患者 MRI 检查结果

a. 轴位 T_1WI；b. 轴位脂肪抑制 T_2WI；c. 轴位脂肪抑制 T_1WI 增强；d. 冠状位 T_1WI 增强

3. 口咽癌的 MRI 影像学诊断，不需要同下列疾病相鉴别的是

A. 淋巴瘤；B. 血管瘤；C. 神经鞘瘤；D. 扁桃体炎；E. 喉癌

4. 口咽癌的主要影像学特征不包括

A. 口咽部不规则软组织肿块；B. 病灶内部坏死、液化常见；C. MRI 增强扫描不均匀强化；D. 早期颈部淋巴结转移；E. 肿块周围广泛骨质破坏

口咽癌（oropharyngeal cancer）是口腔最常见的恶性肿瘤，好发人群为 40～60 岁，男性多于女性。吸烟、酗酒是致病的高危因素。根据肿瘤发生部位的不同，口咽癌分为舌根癌、腭癌、扁桃体癌、软腭癌、咽侧壁癌和咽后壁癌。病灶生长快，侵袭性强，早期即可有颈部淋巴结转移。

（一）病理

肉眼观，为不规则或类圆形软组织实性肿块，表面伴或不伴溃疡，切面呈灰白色，质地较实，可见坏死、液化灶。组织学类型，约 90%为鳞状细胞癌，根据癌细胞分化程度不同，分为高、中、低分化和未分化四型。镜下见异型的鳞状上皮细胞突破基底膜，并向结缔组织浸润性生长。

（二）临床表现

常见症状为咽部不适、异物感，疼痛，吞咽困难。患者以颈部肿块为首诊。

（三）MRI 影像学诊断

以腭、扁桃体区好发，多为单侧发病，类圆形或不规则软组织肿块，边界不清，信号不均匀，T_1WI 呈等或略低信号，T_2WI 呈较高信号，坏死液化区 T_2WI 信号更高；增强扫描实性部分轻度或中度不均匀强化，坏死液化区不强化。颈部转移性淋巴结，多沿淋巴引流途径分布，不均匀强化或边缘强化，可融合。

（四）鉴别诊断

1. 淋巴瘤 质地均匀的不规则软组织肿块，弥漫性生长、体积大，边界清楚，较少侵犯深层结构，多无相邻骨质破坏。可伴双侧颈部多发淋巴结肿大，信号均匀。

2. 血管瘤 好发于儿童和青少年，女性较多。口咽部类圆形软组织信号肿块，T_2WI 信号较高，增强扫描明显强化，可由边缘结节状强化向中央充填，有血栓形成时，强化不均匀。伴低信号静脉石时，有助于诊断。

3. 神经鞘瘤 多单发，呈圆形或类圆形，包膜完整，囊变常见，增强扫描囊性部分不强化，囊壁明显强化。

4. 扁桃体周围脓肿 急性炎症期，具有典型的临床症状，MRI 表现无特异性。脓肿形成期，DWI 呈高信号、ADC 图低信号，增强扫描坏死液化区不强化，脓肿壁较厚，内缘光整，明显强化。

【案例 3-3-2-3 点评】

1. 选 C。MRI 软组织分辨率高，不仅能清楚地显示病灶的部位、大小和信号特征，也能显示骨质早期受侵，是口咽癌影像学检查的首选方法。

2. 选 A。骨质改变以膨胀性压迫为主，少见溶骨性骨质破坏。

3. 选 E。口咽癌腭、扁桃体区好发，而喉癌位置明显低于口咽水平。

4. 选 E。口咽癌的骨质破坏以膨胀性压迫为主，较少出现广泛性骨质破坏。

【案例 3-3-2-4】 患者男性，54 岁，咽部异物感、疼痛感 1 个月余。无其他症状，无明显异常体征。既往史、个人史、家族史无特殊。

思考题

1. 该患者的 MRI 检查结果如图 3-3-2-4（a～d）所示，首先考虑的诊断是

A. 口咽癌；B. 下咽癌；C. 淋巴瘤；D. 血管瘤；E. 神经源性肿瘤

2. 关于该病影像学检查的目的，下列叙述不正确的是

A. 定性诊断；B. 观察肿瘤的浸润深度；C. 观察有无淋巴结转移；D. 可用于放疗定位、确定照射野；E. 可用于疗效评估

3. 该疾病的下列诊断要点不包括

A. 下咽部不规则软组织信号肿块；B. 肿瘤易侵犯周围结构并引起淋巴结转移；C. 一侧声带明显增厚时，应考虑声带受侵；D. 常伴有声门移位、旋转；E. MRI 增强扫描肿块呈环形强化

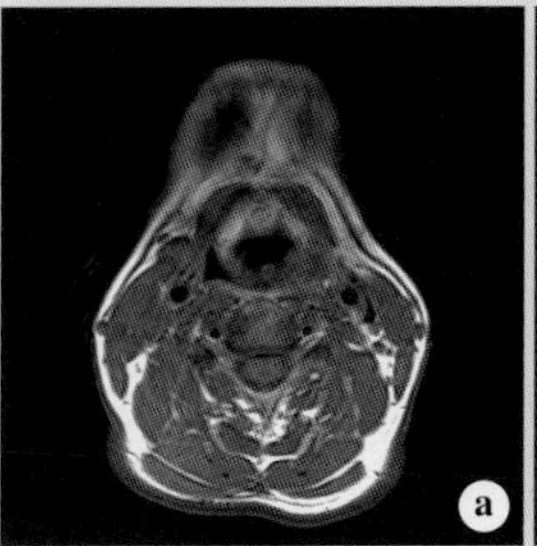

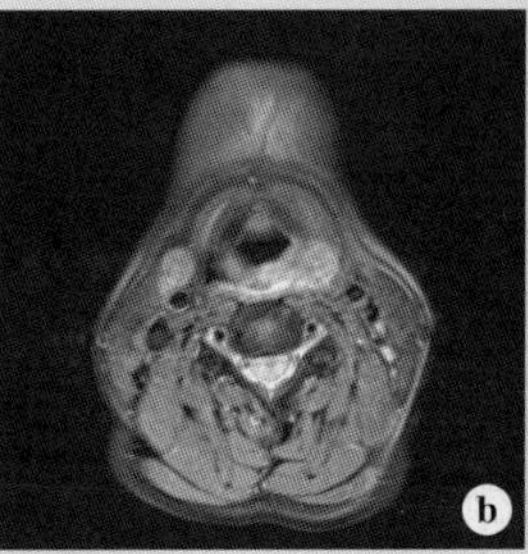

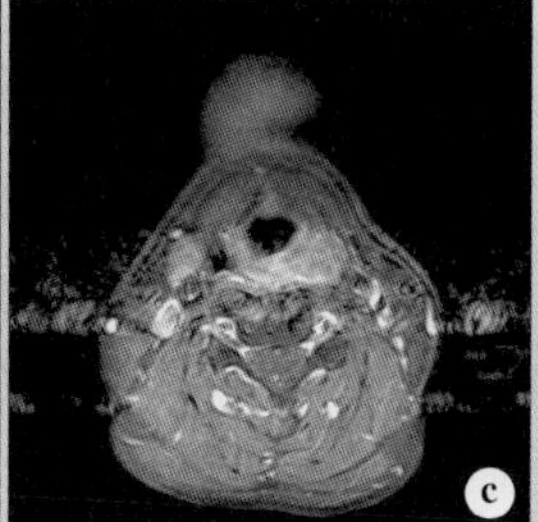

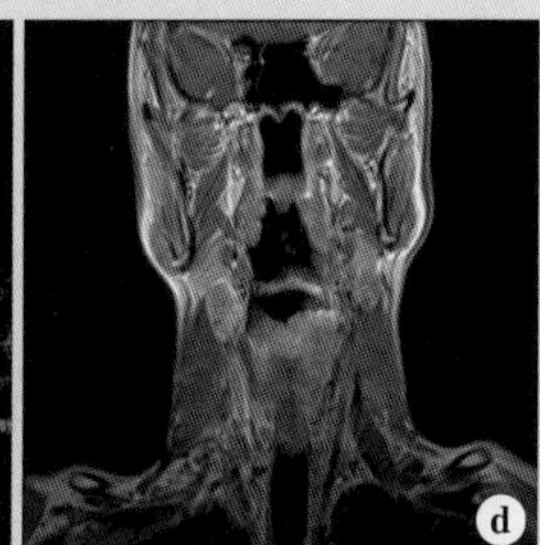

图 3-3-2-4 案例 3-3-2-4 患者 MRI 检查结果

a. 轴位 T_1WI；b. 轴位脂肪抑制 T_2WI；c. 轴位脂肪抑制 T_1WI 增强；d. 冠状位 T_1WI 增强

【疾病概述】

下咽癌(carcinoma of hypopharynx)又称喉咽癌，是原发于下咽部的恶性肿瘤，好发年龄为50～70岁，男性多于女性。下咽癌多发生在梨状窝，约占80%，其次是咽后壁和环后区。本病发病原因尚不明确，目前认为可能与吸烟、病毒感染和环境污染等多种因素相关。下咽癌按解剖结构可分为梨状窝癌、环后区癌和下咽后壁癌。多数下咽癌恶性程度较高，早期即可发生颈部淋巴结转移，预后较差。

(一)病理

下咽癌起源于黏膜表面，大体病理表现为突出于黏膜表面的扁平斑块，或呈结节样外观，表面见溃疡。组织学类型上，下咽癌95%以上是鳞状细胞癌，镜下分为高、中、低分化。高分化鳞癌细胞与正常鳞状上皮近似，细胞异型性小；中分化鳞癌细胞核具有多形性和核分裂象，角化珠不常见；低分化鳞癌以不成熟细胞为主，细胞异型性明显，核分裂象多见，角化少。

(二)临床表现

咽部异物感是下咽癌最常见的初发症状，部分患者以颈部淋巴结肿大而就诊。下咽部肿块致吞咽困难并伴有疼痛感，症状随肿块增大而加重，肿物侵犯邻近软组织或合并感染时，疼痛加剧；侵犯喉部神经时，可出现声嘶、进食呛咳，以及不同程度的呼吸困难等症状。

(三)MRI影像学诊断

影像学检查的主要目的是了解肿瘤的浸润程度以及有无淋巴结转移，以确定临床分期、制订治疗方案和评估疗效。

梨状窝癌MRI表现为一侧梨状窝软组织信号肿物，T_1WI多呈等信号，接近或稍低于颈部肌群信号，喉旁高信号脂肪推压移位，T_2WI呈不均匀高信号，增强扫描不均匀强化，侵犯会厌前间隙和喉旁间隙时正常脂肪信号消失，向后侵犯环甲间隙时，可见双侧环状-甲状软骨间距不对称；向上、向内可侵犯杓状会厌襞，可沿咽会厌皱襞侵犯舌根部，增强扫描矢状面有助于显示；向下可累及声门区；声带受累时表现为明显增厚。起源于梨状窝外侧壁的肿瘤较早累及甲状软骨后缘，并向喉旁发展，侵犯颈部软组织。环后区和咽后壁癌表现为环状软骨后、椎前软组织增厚，T_1WI和T_2WI信号与梨状窝癌相似，T_2WI和增强扫描矢状面能清楚地显示肿瘤的形态和侵犯的范围。

喉部软骨受肿瘤侵犯表现为T_1WI线状低信号影中断，软骨髓腔内的脂肪高信号消失，受累软骨T_2WI信号增高，T_2WI脂肪抑制序列呈更高信号。

多数下咽癌早期即可发生颈部淋巴结转移，多为双侧，以Ⅱ区和Ⅲ区多见，部分肿大淋巴结可坏死。

(四)鉴别诊断

下咽癌主要与喉癌相鉴别。二者发生部位不同，下咽癌位于喉的两侧及后方，喉癌则发生于喉腔黏膜；下咽癌多位于梨状窝，向内侧侵犯喉旁间隙，声门向对侧移位，旋转较明显，而声门上癌和声门癌表现为声带增厚，声门裂不对称，一般不发生移位和旋转；咽后壁或环后区癌可直接引起杓-椎间距或寰-椎间距增宽，而喉癌不会出现该征象；下咽癌的颈部淋巴结转移率较喉癌高。

【案例3-3-2-4点评】

1. 选B。梨状窝不规则软组织肿块，增强扫描不均匀强化，边界不清，周围结构受累，颈部淋巴结肿大，这些都是下咽癌的诊断依据。

2. 选A。影像学检查的主要目的不是定性诊断，而是了解肿瘤的浸润程度以及有无淋巴结转移，以确定临床分期、制订治疗方案和评估疗效。

3. 选E。下咽癌肿块较大时，可局部坏死，非坏死区的实性部分不均匀强化。

【案例 3-3-2-5】 患者男性，55 岁，发热、咽喉部不适，颈部浅表淋巴结肿大。既往史、个人史、家族史无特殊。

思考题

1. 该患者进行 MRI 检查，结果如图 3-3-2-5（a～d）所示，下列描述不正确的是

A. 鼻咽部弥漫生长的软组织信号肿物；B. 平扫信号均匀，增强扫描均匀强化；C. 病灶边界规整，咽旁间隙清楚；D. 考虑鼻咽淋巴瘤；E. 咽部淋巴瘤常伴颅底骨质破坏

2. 咽淋巴环下列选项不包括

A. 咽扁桃体；B. 颌下腺；C. 咽鼓管扁桃体；D. 腭扁桃体；E. 舌扁桃体

3. 该疾病的诊断要点，下列选项不包括

A. 位于咽淋巴环，扁桃体最多见，鼻咽部次之；B. 肿物呈弥漫性生长，信号均匀；C. 多无钙化、囊变或坏死；D. 多无咽旁间隙侵犯和颅底骨质破坏；E. 颈部肿大淋巴结多沿淋巴引流途径分布

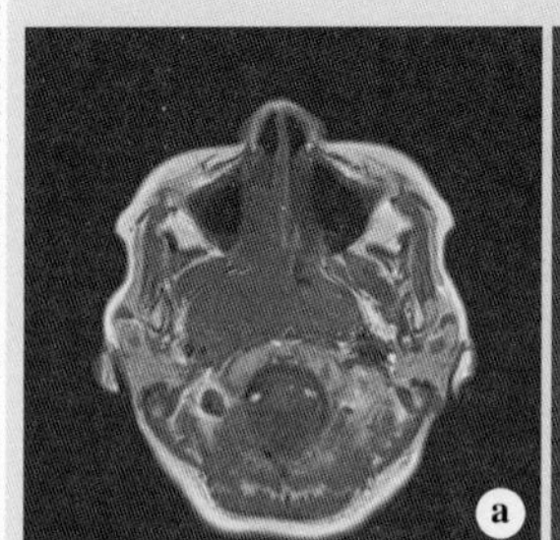

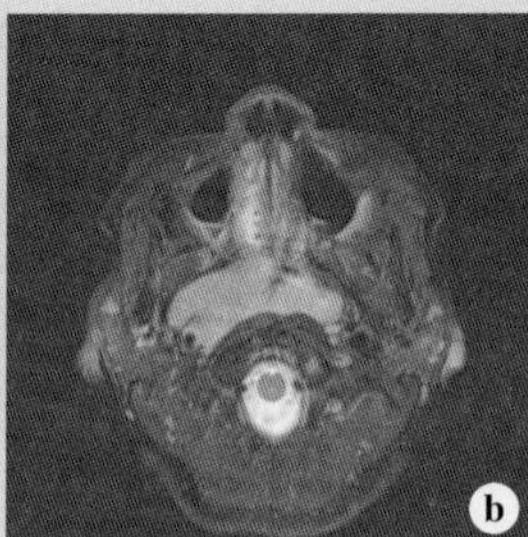

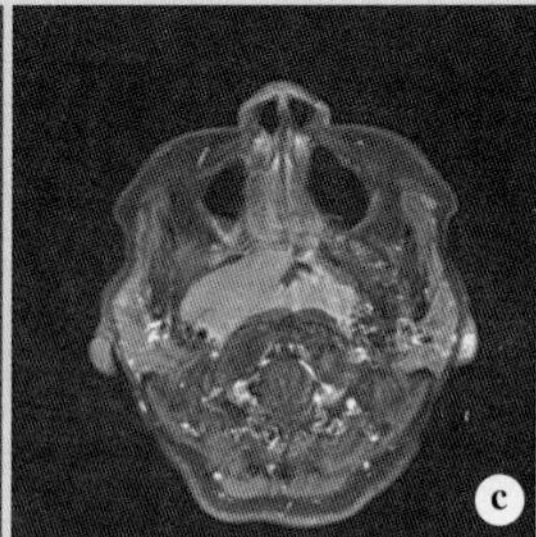

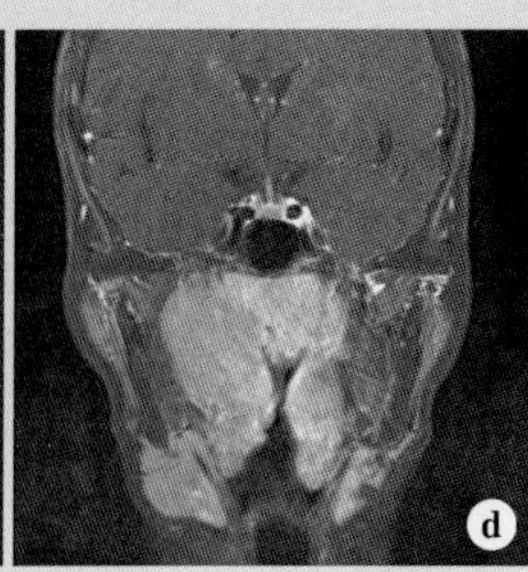

图 3-3-2-5 案例 3-3-2-5 患者 MRI 检查结果

淋巴瘤（lymphoma）分为非霍奇金淋巴瘤（non-Hodgkin lymphoma，NHL）和霍奇金病（Hodgkin disease，HD），咽部淋巴瘤多数为 NHL，少数为 HD。咽淋巴环包括咽后的咽扁桃体、咽两侧壁的咽鼓管扁桃体、腭扁桃体和舌根处的舌扁桃体，是咽部 NHL 结外侵犯的常见部位，腭扁桃体是咽淋巴环 NHL 好发部位，其次是鼻咽部。咽淋巴环 NHL 以 B 细胞起源居多，约占 86%，预后比 NK/T 细胞起源的要好。发病年龄多为 50 岁以上，男性多于女性，男女比例为（1.5～2）：1。

（一）病理

大体病理多表现为黏膜下较大软组织肿物，质地均匀，表面较光整，溃疡较少。光镜下，组织内正常淋巴结构消失，大淋巴细胞弥漫性高度增生。

（二）临床表现

常表现为发热、咽喉部不适、吞咽梗阻感，主要体征包括咽和鼻黏膜充血、扁桃体肿大、分泌物增多，可见鼻息肉或结节样新生物形成，全身浅表淋巴结肿大，晚期可有鼻咽部溃疡、鼻中隔坏死、穿孔、鼻甲脱落等。

（三）MRI 影像学诊断

MRI 可明确病变的发生部位、信号特征和侵犯范围，是咽淋巴环淋巴瘤的首选影像学检查方法。

腭扁桃体和舌根部的淋巴瘤表现为向口腔突出的类圆形软组织信号肿物，轮廓规整，T_1WI 呈等信号，T_2WI 呈均匀略高信号，增强扫描中度均匀强化，一般无咽旁间隙及相邻结构侵犯。鼻咽和咽侧壁淋巴瘤表现为弥漫生长的不规则软组织肿块，T_1WI 和 T_2WI 信号及强化程度类似于腭扁桃体和舌根部的淋巴瘤，很少侵犯深层结构，多无骨质破坏。鼻咽部淋巴瘤有时可侵犯鼻腔和鼻旁窦；咽侧壁淋巴瘤可累及软腭、扁桃体窝和对侧咽壁，侵犯范围较广；腭扁桃体淋巴瘤多局限于扁桃体窝内。颈深部肿大淋巴结可不沿淋巴引流途径分布，很少融合，MRI 信号及强化程度与原发灶相仿。

（四）鉴别诊断

咽淋巴瘤需要与鼻咽癌、咽鳞癌和咽淋巴环淋巴纤维组织增生相鉴别。

1. 鼻咽癌 好发于鼻咽顶后壁和侧壁，咽隐窝和鼻咽腔不对称狭窄，常侵犯咽旁间隙，并向颅内累及海绵窦、颞叶，颅底骨质破坏多见。

2. 咽部鳞癌 病灶多为非对称性，多伴坏死囊变，不均匀强化，侵袭性强，常向深部组织浸润，可有骨质破坏。颈部肿大淋巴结多沿淋巴引流途径分布。

3. 咽淋巴环淋巴纤维组织增生 多发生于青少年，由慢性炎性刺激引起淋巴组织增生、肥厚，表现为鼻咽局部或弥漫性均匀增厚。颈部多无淋巴结肿大。

【案例 3-3-2-5 点评】

1. 选 E。咽淋巴瘤多无咽旁间隙侵犯和颅底骨质破坏。

2. 选 B。咽淋巴环包括咽后的咽扁桃体、咽两侧壁的咽鼓管扁桃体、腭扁桃体和舌根处的舌扁桃体，不包括颌下腺。

3. 选 E。咽淋巴瘤的颈部肿大淋巴结可不沿淋巴引流途径分布。

【案例 3-3-2-6】 患者男性，67 岁，因声音嘶哑、咽喉部不适、吞咽困难 2 个月就诊。无颈部肿块等明显异常体征。既往史、个人史、家族史无特殊。

思考题

1. 根据患者症状，首先考虑可能性大的疾病是

A. 口咽癌；B. 下咽癌；C. 喉癌；D. 鼻咽癌；E. 血管瘤

2. 该患者进行 MRI 检查，结果如图 3-3-2-6（a～d）所示，下列描述不正确的是

A. MRI 检查的目的是观察肿瘤的浸润程度及淋巴结转移的情况；B. T_2WI 和增强扫描的冠状面可较好地显示病灶的部位和范围；C. 增强扫描可显示声门下区黏膜浸润和小结节；D. 该病例的 MRI 诊断为声门型喉癌；E. 声门型喉癌好发于声带的后段

3. 喉癌最常见的转移方式是

A. 直接蔓延；B. 呼吸道转移；C. 淋巴转移；D. 血行转移；E. 直接蔓延和血行转移

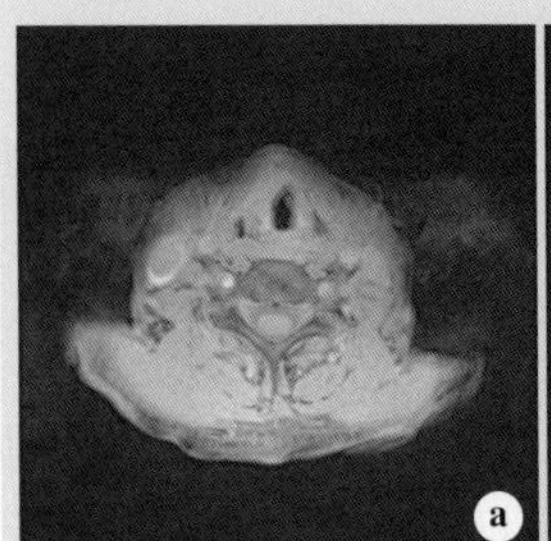

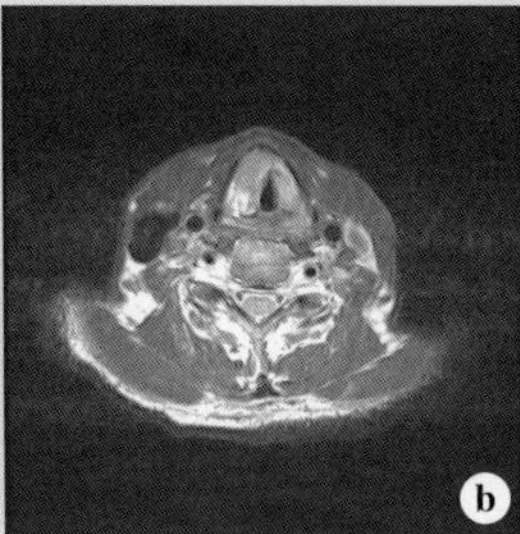

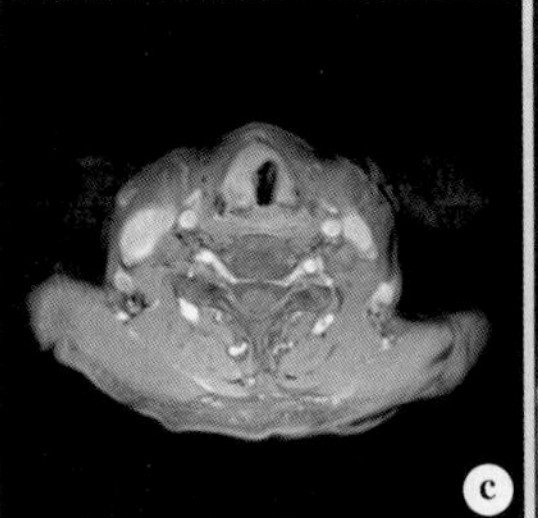

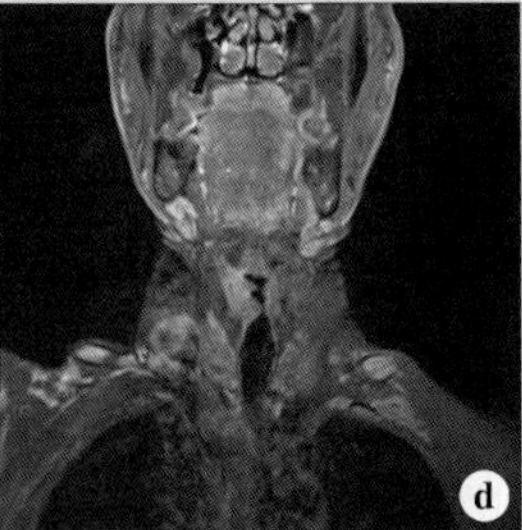

图 3-3-2-6 案例 3-3-2-6 患者 MRI 检查结果

a. 轴位 T_1WI；b. 轴位 T_2WI；c. 轴位脂肪抑制 T_1WI 增强；d. 冠状位脂肪抑制 T_1WI 增强

喉癌（laryngeal carcinoma）是喉部最常见的恶性肿瘤，占喉恶性肿瘤的 95%～98%，好发于 50～60 岁人群，男性明显多于女性，高达 10 : 1。北方地区的发病率高于南方，发病机制尚不明确，一般认为与病毒感染、慢性喉炎、电离辐射、烟酒刺激和环境污染等因素有关。按肿瘤的原发部位可分为声门上型、声门型、声门下型和跨声门型，以声门型最常见。

（一）病理

组织学上以鳞状细胞癌最常见，约占 90%，腺癌、未分化癌等少见。大体病理肿瘤呈灰白色，菜花状结节或肿块状向外突出，表面可见溃疡。镜下组织学分为高分化、中分化、低分化鳞癌。依发展浸润程度喉癌可分为原位癌、早期浸润癌和浸润癌 3 种类型。按形态喉癌可分为四型：浸润型，

可见向深层浸润的溃疡，边界不清；菜花型，肿瘤呈外生性生长，边界较清楚；结节型，表面呈不规则或球形隆起；混合型，表面凹凸不平，可见多个结节及溃疡。

（二）临床表现

因发病部位和病程长短而异，多为声音嘶哑、咽喉部疼痛不适，吞咽困难，肿瘤较大时可有血痰、呼吸困难等。部分患者有颈部淋巴结转移，可扪及包块。

（三）MRI 影像学诊断

1. 声门上型 好发位置依次为会厌、室带、喉室，杓状会厌襞，病变区软组织不规则增厚，T_1WI 呈等或稍低信号，T_2WI 呈稍高信号，增强扫描不均匀强化，局部会厌前间隙正常 T_1WI 高信号消失。此型喉癌容易发生局部扩散和早期淋巴转移，颈部常见肿大淋巴结。

2. 声门型 好发于声带的前中段，是喉癌最常见的类型。表现为声带不规则增厚，局部可呈结节状，T_1WI 多呈等信号，T_2WI 呈稍高信号，增强扫描不均匀强化。病灶向前可侵犯前联合（厚度超过 2.0mm 时应考虑受侵犯），向后可侵犯杓状软骨致其移位，向深部可达咽旁间隙，表现为高信号脂肪信号消失。此型较少发生淋巴结转移。

3. 声门下型 位于声带游离缘至环状软骨之间，原发性较少，多为声门型及声门上型向下侵犯。MRI 可显示声门下区黏膜浸润性增厚和结节影，T_1WI 多呈等信号，T_2WI 呈稍高信号。

4. 跨声门型 多累及整个喉腔，常伴周围软组织广泛浸润及颈部淋巴结转移，为喉癌晚期表现。MRI 显示声门上及声门下连续的不规则的软组织信号肿块，喉腔变窄，会厌前间隙和咽旁间隙常受累，肿块可破坏喉软骨向喉外蔓延。

（四）鉴别诊断

喉癌多见于中老年男性，临床症状比较典型，在喉镜下活检，临床上对喉癌的定性诊断不难。影像学检查可以做出定位诊断和一定意义上的定性诊断，为临床制订治疗方案提供有价值的依据。喉癌的 MRI 影像学诊断主要与喉结核和乳头状瘤相鉴别。

1. 喉结核 常有咽喉部剧痛和吞咽困难，MRI 可见喉部黏膜增厚或软组织肿物，较少侵犯深部组织和骨性结构，结核伴颈部淋巴结肿大多呈环形强化。

2. 乳头状瘤 喉部最常见的良性上皮性肿瘤，可发生于任何年龄，10 岁以下儿童多见，常见发生于声带、室带、和声门下区。单发时边界较清楚，可呈广基底或蒂带状；多发者可融合成团。

【案例 3-3-2-6 点评】

1. 选 C。患者为老年男性，声音嘶哑、咽喉部不适、吞咽困难就诊，首先应考虑喉癌。

2. 选 E。声门型喉癌好发于声带的前中段。

3. 选 C。淋巴转移是喉癌最常见的转移方式；血行转移发生较晚，多为淋巴转移侵犯颈内静脉所致；呼吸道转移为肿瘤细胞脱落后被吸入呼吸道，较少见。

（陈旺生　王　飞）

第四节　耳部常见疾病

一、MRI 影像学诊断基础

MRI 具有良好的软组织分辨率，可较好地显示膜迷路、软组织和蜗后听觉传导通路及内耳病变、炎症或肿瘤和（或）颅内、颈内静脉变异及病变，乙状窦血栓形成和岩尖与颅底骨髓改变等，但骨皮质破坏和钙化显示不及 CT。

二、Mondini 畸形

【案例 3-4-2-1】 患儿女性，1 岁，出生后耳聋。患儿入院做了 CT 和 MRI 检查，见图 3-4-2-1。

思考题

1. 该患儿首选 CT 检查，其目的最有可能为

A. 了解是否有变异；B. 了解是否有肿瘤；C. 了解是否有畸形；D. 了解是否有炎症；E. 了解是否有骨折

2. 若下一步行 MRI 扫描，应该首先选择的序列是

A. 颅脑 SE T_1WI；B. 颅脑 SE T_2WI；C. 内耳高分辨 T_2WI；D. 内耳 SE T_1WI；E. TOF-MRA

3. 该患儿进行 CT、MRI 检查，结果如图 3-4-2-1（a～c）所示，下列描述不正确的是

A. 病变解剖位于耳蜗；B. 耳蜗中间周、顶周融合成囊；C. 伴前庭、水平半规管畸形；D. 空耳蜗；E. 耳蜗中间周、顶周内间隔可见

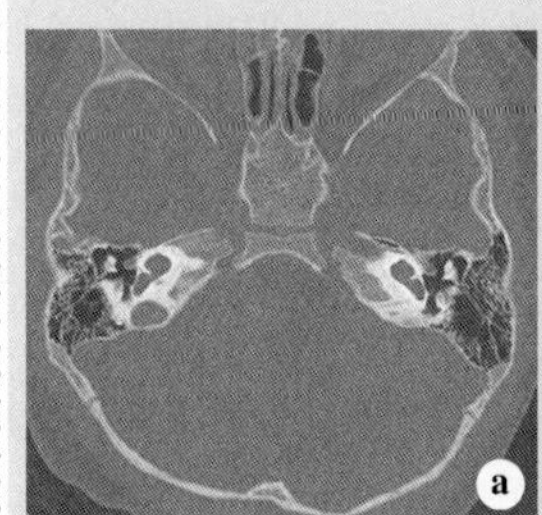

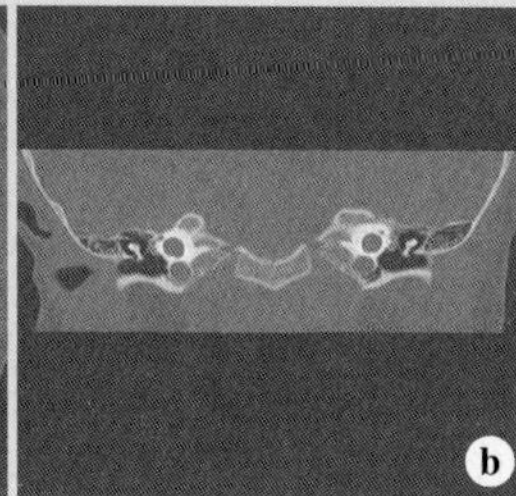

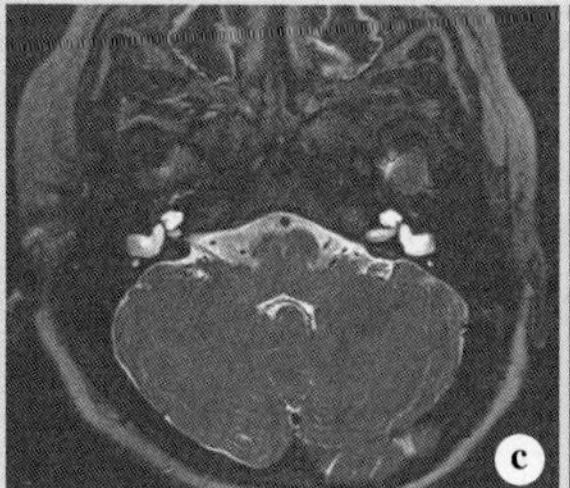

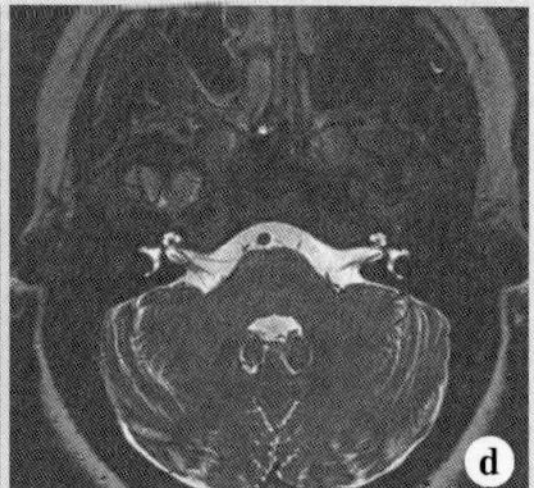

图 3-4-2-1　双侧 Mondini 畸形患儿影像学检查结果

a. 轴位 CT；b. 冠状位 CT；c、d. 轴位 T_2WI

（一）临床与病理

Mondini 畸形（Mondini malformation）是最常见的耳蜗畸形，一般认为是胚胎发育至第 7 周受阻所致。临床表现为先天感音神经性耳聋，常为双侧。耳蜗基底周发育大致正常，大多高频听力保留，低频听力损失。大体病理显示耳蜗发育大约 1.5 周，中间周和顶周融合为一个囊腔，缺少骨间隔。

（二）MRI 影像学表现

Mondini 畸形表现为耳蜗基底周发育大致正常，中间周及顶周融合为一个囊腔，蜗轴低信号不显示或较小，可伴前庭扩大、半规管发育不良或内耳道发育不良。耳部 CT 或内耳水成像重组的三维图像可更清楚直观地显示病变。

（三）鉴别诊断

1. 耳蜗未发育　耳蜗缺如，多伴有前庭、半规管形态异常。

2. 共腔畸形　耳蜗和前庭没有分开，而形成一个共同的腔。

3. 囊性耳蜗和前庭畸形　耳蜗和前庭已分开，都呈囊性灶，内部结构缺如。

【案例 3-4-2-1 点评】 1. 选 C。 2. 选 C。 3. 选 E。

图 a，轴位 CT 显示耳蜗中间周、顶周融合为囊，骨间隔未见；图 b，冠状位 CT 显示耳蜗呈空耳蜗；图 c，轴位 T_2WI 显示耳蜗中间周、顶周融合为囊，不能相互区分，同时合并前庭和半规管畸形；图 d，轴位 T_2WI 显示正常的耳蜗中间周、顶周形态、信号，骨间隔可见。前庭、半规管形态、信号正常。蜗轴呈低信号。患者儿童，出生后耳聋。耳蜗基底周发育大致正常，中间周及顶周融合为一个囊腔，蜗轴低信号未显示或较小，可伴前庭扩大、半规管发育不良或内耳道发育不良。需要与耳蜗未发育、共腔畸形、囊性耳蜗和前庭畸形鉴别。

三、大前庭导水管综合征

【案例 3-4-3-1】 患者女性，16 岁，先天感音性神经性耳聋。患者入院做了 CT 和 MRI 检查，见图 3-4-3-1。

思考题 1. 该患者首选 CT 检查，其目的最有可能是

A. 了解是否有骨折；B. 了解是否有炎症；C. 了解是否有畸形；D. 了解是否有肿瘤；E. 了解是否有变异

2. 若下一步行 MRI 扫描，应该首先选择的序列是

A. 颅脑 SE T_1WI；B. 颅脑 SE T_2WI；C. 内耳高分辨 T_2WI；D. 内耳 SE T_1WI；E. TOF-MRA

3. 该患者进行 CT、MRI 检查，结果如图 3-4-3-1（a、b）所示，下列描述不正确的是

A. 病变解剖位于前庭导水管；B. 中点最大径＜1.5mm；C. 伴前庭、水平半规管畸形；D. 内淋巴囊扩大，＞3.8mm；E. 前庭导水管与总脚相通

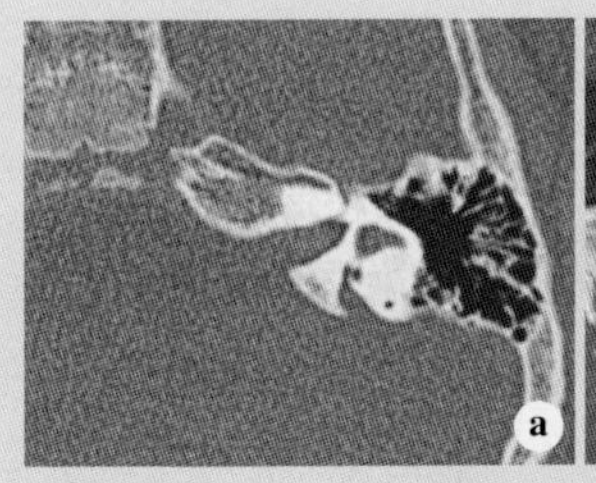

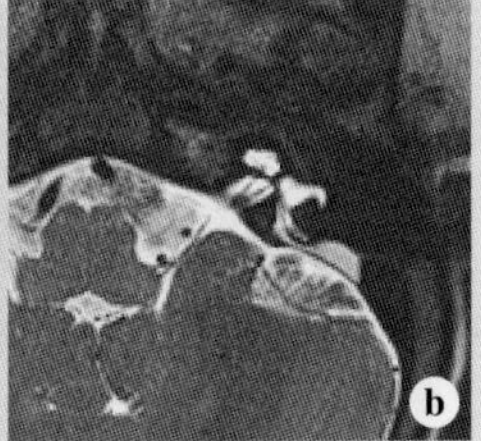

图 3-4-3-1 左侧大前庭导水管综合征患者影像学检查结果

a. 轴位 HRCT；b. 薄层 T_2WI 轴位重建图

（一）临床与病理

大前庭导水管综合征（large vestibular aqueduct syndrome，LVAS）又称为前庭导水管扩张（enlarged vestibular aqueduct）。大多数病例（90%）在出生时听力正常，常在儿童期出现进行性或波动性感音神经性耳聋，也有些患者到青年时才出现耳聋，双侧发病多见，少数为单侧。

在胚胎第 5 周，内耳发育停止形成大内淋巴囊，属于常染色体隐性遗传的家族性疾病。增大的内淋巴囊贴附在小脑半球表面。

（二）MRI 影像学表现

耳部 CT 显示前庭导水管扩大，总脚到开口之间中点最大径＞1.5mm，前庭导水管与总脚相通，满足其中一条即可诊断。薄层高分辨率 T_2WI、内耳水成像显示内淋巴囊扩大，＞3.8mm，或前庭导水管扩张，中点最大径＞1.5mm，满足一条即可诊断。可伴前庭扩大、水平半规管粗短或耳蜗发育不全等畸形。

（三）鉴别诊断

本病影像学表现典型，无须与其他病变进行鉴别诊断。

【案例 3-4-3-1 点评】 1. 选 C。 2. 选 C。 3. 选 B。

图 a，示 CT 平扫左侧前庭水管扩张；图 b，示薄层 T_2WI 轴位扫描重建图像左侧前庭水管扩张，内淋巴囊扩大。需要重点观察 CT 和轴位薄层 T_2WI 序列。患者儿童，先天感音性神经性耳聋。CT 轴位显示前庭水管扩张，薄层 T_2WI 轴位扫描显示前庭水管、内淋巴囊扩张。可伴前庭扩大、水平半规管短粗或耳蜗发育不全等畸形。本病影像学表现典型。

四、中耳乳突炎

【案例 3-4-4-1】 患者男性，19 岁，左耳流脓 3 年，听力下降，眩晕 6 个月[图 3-4-4-1（a～d）]。患者女性，19 岁，左耳听力下降多年[图 3-4-4-1（e、f）]。患者入院做了 CT 和 MRI 检查，见图 3-4-4-1。

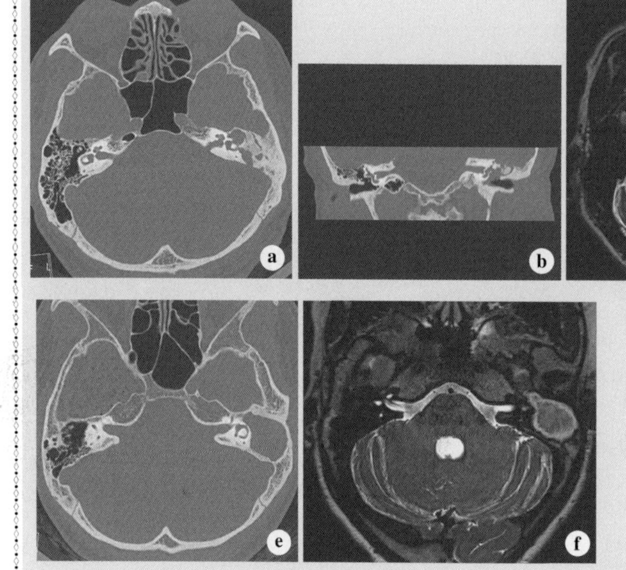

图 3-4-4-1 不同患者影像学检查结果

a. 轴位 CT；b. 冠状位 CT；c. 轴位 T_2WI；d. 冠状位 T_2WI；e. 轴位 CT；f. 轴位 T_2WI

思考题

1. 该患者首选 CT 检查，其目的最有可能是

A. 了解是否有骨折；B. 了解是否有炎症；C. 了解是否有畸形；D. 了解是否有肿瘤；E. 了解是否有变异

2. 若下一步行 MRI 扫描，应该首先选择的序列是

A. 颅脑 SE T_1WI；B. 颅脑 SE T_2WI；C. 内耳高分辨 T_2WI；D. 内耳增强 T_1WI；E. TOF-MRA

3. 该患者进行 CT、MRI 检查，结果如图 3-4-4-1（a～f）所示，下列描述不正确的是

A. 病变解剖位于中耳；B. 中耳乳突内软组织密度影，可伴骨质破坏；C. 胆脂瘤 DWI 为低信号；D. 胆脂瘤不强化；E. 增强检查有助于发现并发症

（一）临床与病理

中耳乳突炎（otitis media）分为急性中耳乳突炎和慢性中耳乳突炎。急性中耳乳突炎常由化脓性细菌侵入鼓室引起，大多在 6～8 周后消退，而迁延不愈者形成慢性中耳乳突炎。主要临床表现为外耳道长期持续流脓，脓液黏稠，可有臭味；若炎症急性发作或肉芽组织受创时，可流血或脓内混有血液；耳镜检查可见鼓膜紧张部大穿孔或边缘性穿孔，甚至完全缺损，鼓室内可见肉芽组织或息肉。炎症造成骨质破坏，可引起迷路炎和岩尖炎、骨膜下脓肿、乙状窦血栓形成、脑膜炎和脑脓肿等颅内、外并发症。慢性中耳乳突炎表现为鼓室和（或）乳突窦内软组织病灶，可累及听小骨和颅底骨质，引起颅内、外并发症。镜下可见增生的肉芽组织、单核巨细胞浸润、黏膜柱状上皮化生。病程反复，形成鼓室腔内钙化灶或表皮样瘤[（又称胆脂瘤（cholesteatoma）]。胆脂瘤是一种特殊类型的中耳乳突炎，病灶为膨胀性生长，窦腔扩大，周围骨质增生硬化。大体病理表现为“珍珠瘤”，由软的、蜡样的白色物质构成；镜下主要表现为层状的鳞状上皮细胞伴进行性角化物脱落，内富含胆固醇结晶。

（二）MRI 影像学表现

慢性中耳乳突炎与急性中耳乳突炎影像学表现相近，主要依据病史鉴别。CT 是首选检查方法。表现为中耳乳突内软组织密度影；乳突间隔等骨质呈虫蚀样破坏，乙状窦周围骨质亦可受累。

MRI 平扫、增强用于鉴别鼓室内肉芽组织、积液和胆脂瘤以及颅内外并发症。鼓室、乳突蜂房及乳突窦软组织在 T_1WI 上呈低信号，在 T_2WI 上呈高信号，增强后病变弥漫性强化。胆脂瘤在 T_1WI 上呈等或略低信号，在 T_2WI 上呈略高或等高混杂信号，在 T_2FLAIR 序列和 DWI 上表现为高信号，增强后病灶不强化，周围伴发炎症强化。邻近的脑膜受累，表现为脑膜增厚强化。如乙状窦受累，表现为乙状窦信号流空影消失并强化。

（三）鉴别诊断

1. 胆固醇肉芽肿 T_1WI 呈高信号，无强化。

2. 单纯性中耳乳突炎 无骨质或听小骨破坏。

【案例 3-4-4-1 点评】 1. B。 2. C。 3 C。

轴位 CT（a）、冠状位 CT（b）显示左侧硬化型乳突，乳突窦内软组织影，累及听小骨、外半规管、乙状窦骨壁。轴位 T_2WI（c）、冠状位 T_2WI（d）扫描左侧鼓室、乳突、乳突窦软组织信号影，信号不均匀，累及外半规管。轴位 CT（e）显示左侧鼓室、乳突窦扩大，可见软组织肿块，边界光整，左侧听小骨累及，颅内未见受累。轴位 T_2WI（f）扫描显示病变区为稍长 T_2 信号，未行增强检查，经临床手术证实为胆脂瘤。需要重点观察 T_2WI 和轴位 CT。化脓性中耳炎表现为鼓室、乳突蜂房及乳突窦软组织，在 T_1WI 上呈低信号，在 T_2WI 上呈高信号，增强后病变可见强化。胆脂瘤表现为鼓室及乳突窦软组织影，T_1WI、T_2WI 上呈等信号或略高信号，增强后病变不强化，周边可见强化。本病需要与胆固醇性肉芽肿、单纯性中耳炎等进行鉴别。

五、面神经鞘瘤

【案例 3-4-5-1】 患者男性，27 岁，左侧周围面瘫 2 年。患者入院做了 CT 和 MRI 检查，见图 3-4-5-1。

思考题

1. 该患者首选 CT 检查，其目的最有可能是

A. 了解是否有骨折；B. 了解是否有炎症；C. 了解是否有畸形；D. 了解是否有肿瘤；E. 了解是否有变异

2. 若下一步行 MRI 扫描，应该首先选择的序列是

A. 颅脑 SE T_1WI；B. 颅脑 SE T_2WI；C. 内耳高分辨 T_2WI；D. 内耳增强 T_1WI；E. TOF-MRA

3. 该患者 CT、MRI 检查结果如图 3-4-5-1（a～d）所示，下列描述不正确的是

A. 病变解剖位于面神经；B. 面神经肿块状均匀强化；C. 面神经肿块状不均匀强化；D. 面神经各段都可受累；E. 增强检查有助于诊断

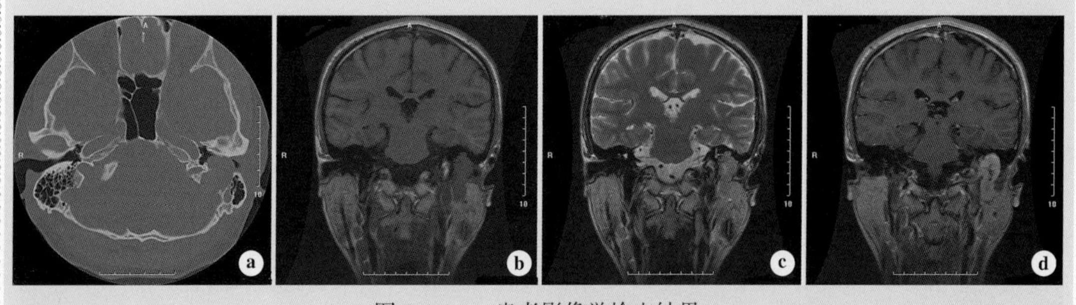

图 3-4-5-1 患者影像学检查结果

a. 轴位 CT 平扫；b. 冠状位 T_1WI；c. 冠状位 T_2WI；d. 轴位 T_1WI 增强

（一）临床与病理

面神经鞘瘤（facial nerve Schwannoma）起源于面神经鞘的施万细胞（Schwann 细胞），少见。临床表现为周围性面神经麻痹，桥小脑角和内耳道面神经鞘瘤可出现感音神经性耳聋、眩晕及耳鸣，鼓室段或乳突段面神经鞘瘤可伴有传导性耳聋等症状。

大体病理表现为棕色、类圆形或管状的有包膜的肿块，起自面神经鞘外层。镜下由梭形 Schwann 细胞束组成，排列成漩涡状，细胞结构包括致密的细胞区（Antoni A）及疏松黏液区（Antoni B）。

（二）MRI 影像学表现

MRI 可显示面神经累及的范围以及腮腺等区域有无恶性病变的软组织肿块。面神经鞘瘤常累及面神经多个节段，以鼓室段、乳突段受累多见。MRI 表现为受累节段的面神经结节状增粗或形成不规则肿块。T_1WI 呈等或低信号，T_2WI 呈等或高信号，内部可见囊变区，增强后病变不均匀强化。

CT 可显示面神经管扩大或骨质受压改变。CT 表现为软组织密度，可伴有大小不等略低密度囊变区，膨胀性生长。膝部面神经鞘瘤表现为膝状窝扩大，骨壁变薄或缺如，鼓室段面神经鞘瘤表现为面神经鼓室段或位于中耳腔内沿面神经走行的肿块，乳突段面神经鞘瘤表现为边界清楚的管状肿块，如累及邻近的乳突气房，则可表现为不规则的类圆形肿块。内耳道面神经鞘瘤表现为内耳道扩大，需要与听神经瘤鉴别。

（三）鉴别诊断

1. Bell 麻痹 增强后 T_1Wl 显示颞骨内面神经节段性线样强化，无结节或肿块。

2. 面神经血管瘤 CT 可显示肿瘤内的骨针，增强后 T_1WI 显示膝状窝边界不清的肿块。

3. 恶性肿瘤面神经播散 恶性腮腺肿瘤，面神经乳突段由远端到近端不均匀增粗。

4. 胆脂瘤 可导致面神经管骨质缺损但无明显扩大；增强后 T_1WI 显示肿块无强化。

5. 听神经瘤 不伴有面神经管迷路段累及。

【案例 3-4-5-1 点评】 1. 选 D。 2. 选 C。 3. 选 B。

轴位 CT 平扫（a）呈左侧茎乳孔区肿块，密度均匀，边缘光整，突入外耳道，肿块周围骨质受压，局部中断，冠状位 T_1WI（b）显示左侧面神经鼓室段、乳突段肿块为等信号，冠状位 T_2WI（c）显示肿块等信号为主，内可见少许长 T_2 信号影，轴位 T_1WI（d）增强扫描肿块实性成分明显强化，囊变坏死区未见强化。需要重点观察 CT、T_2WI 以及增强后 T_1WI 序列。年轻患者，左侧周围性面瘫进行性加重。CT 平扫软组织肿块，邻近骨质受压为主，边缘光整。MRI 显示软组织信号影，信号不均匀，增强后病灶不均匀强化。本病需要与 Bell 麻痹、面神经血管瘤、恶性肿瘤面神经播散等鉴别。

六、微小听神经鞘瘤

【案例 3-4-6-1】 患者男性，55 岁，突聋。患者入院做了 CT 和 MRI 检查，见图 3-4-6-1。

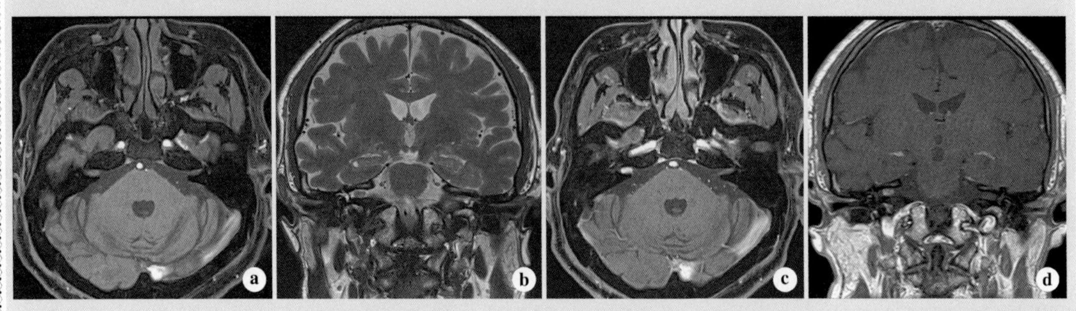

图 3-4-6-1 患者影像学检查结果

a. 轴位 T_1WI；b. 冠状位 T_2WI；c. 轴位 T_1WI 增强；d. 冠状位 T_1WI 增强扫描

思考题

1. 该患者首选MRI检查，其目的最有可能是

A. 了解是否有骨折；B. 了解是否有炎症；C. 了解是否有畸形；D. 了解是否有肿瘤；E. 了解是否有变异

2. 若行MRI扫描，应该首先选择的序列是

A. 颅脑SE T_1WI；B. 颅脑SE T_2WI；C. 内耳高分辨T_2WI；D. 内耳增强 T_1WI；E. TOF-MRA

3. 该患者MRI检查结果如图3-4-6-1（a～d）所示，下列描述不正确的是

A. 病变解剖位于听神经；B. 听神经结节状明显强化；C. T_1WI呈等信号或略低信号；D. 单侧听神经瘤，多见于神经纤维瘤病Ⅱ型；E. 内耳高分辨T_2WI有助于筛查

（一）临床与病理

听神经鞘瘤（acoustic neuroma）主要起源于前庭神经的少突神经胶质细胞-施万细胞连接处的缓慢生长的良性肿瘤，少数来源于蜗神经。临床多引起单侧感音神经性耳聋，是小脑桥角-内耳道最常见的病变（占85%）。

病理一般为神经鞘瘤，镜下可见 Antoni A细胞和 Antoni B细胞。双侧听神经瘤发病，多见于神经纤维瘤病Ⅱ型。

（二）MRI影像学表现

肿瘤较小并位于内耳道内时，为椭圆形或管形占位性病变，信号均匀，增强均匀强化。肿块较大时表现为桥小脑角区-内耳道内肿块，T_1WI呈等信号或略低信号，极少数有出血，呈高信号，T_2WI呈略高信号，信号不均匀，增强后不均匀强化。肿块压迫脑桥、小脑、第四脑室等引起临床症状。听神经鞘瘤在MRI内耳水成像上表现为内耳道和（或）桥小脑角池的充盈缺损影，对于小肿瘤还可明确内耳道和（或）桥小脑角池的肿瘤来源；如果出现内耳道底和（或）蜗孔累及，手术较难保留听力。双侧听神经瘤，多见于神经纤维瘤病Ⅱ型。

CT（包括小脑桥角-内耳道的薄层CT增强扫描）可作为诊断微小听神经瘤的辅助方法。肿瘤较小较难发现。较大的肿瘤表现为内耳道扩大，内耳道骨质破坏，内耳道及小脑桥角池内等或稍低密度肿块，囊性部分呈低密度，极少数有出血灶，呈高密度，增强扫描肿瘤实性部分强化，囊性部分不强化。

（三）鉴别诊断

1. 表皮样囊肿 FLAIR信号不完全抑制，弥散加权成像上呈高信号。

2. 蛛网膜囊肿 在所有MR序列上与脑脊液信号一致；增强后T_1WI无强化。

3. 脑膜瘤 基底位于硬脑膜；“脑膜尾征”。

4. 面神经鞘瘤 迷路段受累有助鉴别。

5. 转移灶和淋巴瘤 可为双侧；多处脑膜受累。

【案例3-4-6-1点评】 1. 选D。 2. 选C。 3. 选D。

轴位T_1WI（a）显示右侧内耳道结节稍低信号，冠状位T_2WI（b）显示结节呈稍高信号，信号均匀，轴位T_1WI（c）增强扫描冠状位T_1WI（d）增强扫描显示结节明显强化。需要重点观察右侧内耳道平扫和增强后序列。老年患者，临床症状右侧突聋。MRI显示呈稍长T_1和稍长T_2信号影，增强后病灶明显强化。本病需要与面神经鞘瘤、转移瘤、淋巴瘤等进行鉴别。

（王 飞 陈旺生）

第五节　口腔颌面部常见疾病

一、MRI 影像学诊断基础

MRI 技术的临床应用

MRI 软组织分辨率高，具有多平面、多参数成像和无骨伪影的优点，对组织解剖结构显示清晰，可以很好地观察口腔颌面部病变的大小、形态、部位、范围，并显示病变与周围结构的关系，特别是病变在颌面部间隙的蔓延范围。CT 可作为补充的手段。

涎腺内含有丰富的脂肪组织，T_1WI 和 T_2WI 均显示为较高信号，与周围组织结构的对比鲜明，腺体周围脂肪呈高信号。面神经在 MRI 上呈较低信号，腮腺中较低信号的面神经可衬托显影，可为临床提供更多信息。皮下间隙和颌面部间隙均含有脂肪组织，在 T_1WI 和 T_2WI 呈特征性的较高信号，脂肪的高信号可以清楚地区分相邻肌肉、结缔组织和血管。磁共振波谱（MRS）可以较好地显示腮腺导管，在判断肿瘤的良恶性、瘤周浸润等方面有较好的应用价值。

二、牙源性囊肿及肿瘤

牙源性囊肿

【案例 3-5-2-1】 患者女性，27 岁，右上颌肿胀十年余。10 年前患者上颌肿痛，输液治疗（药物及剂量不详）后疼痛缓解，肿胀较之前减缓，近 8 年来无痛、无增大，其间未予治疗。患者入院做了颌面部 MRI 检查，见图 3-5-2-1。

思考题 1. 简述牙源性囊肿好发年龄、部位。

2. 简述牙源性囊肿的分型及各型的鉴别诊断。

3. 简述 MRI 扫描对牙源性囊肿诊断的优势。

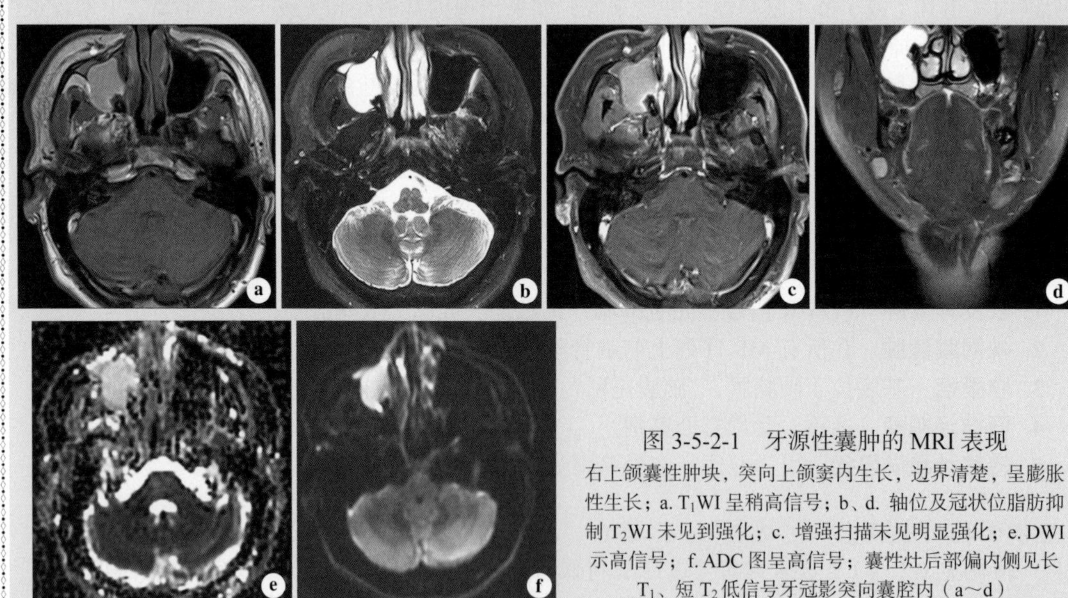

图 3-5-2-1　牙源性囊肿的 MRI 表现

右上颌囊性肿块，突向上颌窦内生长，边界清楚，呈膨胀性生长；a. T_1WI 呈稍高信号；b、d. 轴位及冠状位脂肪抑制 T_2WI 未见到强化；c. 增强扫描未见明显强化；e. DWI 示高信号；f. ADC 图呈高信号；囊性灶后部偏内侧见长 T_1、短 T_2 低信号牙冠影突向囊腔内（a～d）

（一）临床与病理

牙源性囊肿（odontogenic cyst）可见于各年龄段，但多发生于 20～30 岁的青年人，以女性多见，是颌骨所特有的临床上最常见的囊肿，可发生于颌骨任何部位，生长缓慢，早期无明显症状，囊肿较大时可致骨质逐渐向周围膨胀从而造成面部畸形等症状，因骨板极薄，触诊可有波动感或乒乓球感；若囊肿压迫鼻腔或神经，可引起疼痛、鼻塞、流涕或面部麻木等相应症状。

病理分型：牙源性囊肿发生于颌骨内，分为3种类型：①根尖囊肿：多见于成人。多发生于前牙，常包绕病原牙的牙根，囊肿较大时可包含邻牙牙根，由于根尖慢性炎症形成含有上皮的根尖肉芽肿，中央发生变性坏死，周围组织液不断渗出而逐渐形成囊肿。囊肿呈边界清晰的透亮区，薄层骨皮质包被，内壁衬有鳞状上皮，比较大的病变有骨皮质的膨胀。②角化囊肿：多见于20～30岁的青年人。多数人认为其来源于原始牙滤泡或牙板残余，也称为始基囊肿。本病好发于下颌磨牙和下颌角区，囊壁为复层鳞状上皮，囊内为白色或黄色的角化物或油脂样物质。囊肿可为单房，但常为多房，边缘光滑或成扇贝样。③含牙囊肿：又称滤泡囊肿，好发于青少年。大多发生在上颌尖牙或下颌后磨牙区，发生于牙冠或牙根形成之后，由残余釉上皮与牙冠面之间出现液体渗出、变性而形成的囊肿，常含牙。

（二）MRI 影像学诊断

MRI表现为与颌骨相连的囊性肿块，囊壁较薄且厚度均匀。囊肿在T_1WI呈低、等或高信号，主要取决于囊肿内黏蛋白和水的比例，若黏蛋白含量高，T_1WI则呈相对高信号；若水含量高，T_1WI则呈相对低信号。囊肿在T_2WI呈高信号。DWI扫描亦可呈低、等或高信号。囊肿周围为低信号骨质硬化环。增强扫描囊壁可轻度强化，囊液无强化。囊肿可向鼻底和上颌窦膨胀性生长，引起邻近骨质压迫性骨质吸收破坏。

1. 根尖囊肿 多发生于前牙，通常为单房，囊壁光滑锐利，周围可见低信号骨质硬化缘，常包绕病原牙的牙根。

2. 角化囊肿 病变可多发，好发于下颌磨牙和下颌角区，可为单房和多房，有较高的含牙率，囊壁通常较薄且厚度均匀，囊肿依据囊内容物含角化物的量不同及有无囊内感染可有多种MRI表现，增强扫描无强化。牙根吸收多呈斜面状，部分可呈截断状吸收。

3. 含牙囊肿 仅发生于恒牙，好发于上颌前牙区，常为单发、单房囊性病变，囊壁边缘光滑，有低信号硬化缘，囊内可见低信号的畸形小牙或牙冠，所含牙的牙冠朝向囊腔中央，囊壁包绕牙颈。病变可造成邻牙的脱落。

（三）鉴别诊断

需根据好发部位来区分根尖囊肿、角化囊肿及含牙囊肿，并需与成釉细胞瘤、骨巨细胞瘤、动脉瘤样骨囊肿相鉴别。

1. 成釉细胞瘤 属牙源性上皮来源肿瘤，好发于下颌磨牙区和升支。常为多房型囊实性肿块，单房型少见，囊壁较厚，有时可见壁结节及乳头状突起。病变常侵及邻近重要结构，周围骨质常有明显的破坏、中断现象，牙槽骨侧骨壁可被吸收。

2. 骨巨细胞瘤 下颌骨多于上颌骨，以下颌正中联合和前磨牙区多见，而磨牙区和升支罕见。本病好发于成人，呈多房膨胀性生长，其内可见纤维或骨性分隔，病变周围无硬化缘，少数恶性骨巨细胞瘤呈单房溶骨性改变，可穿破骨皮质而形成软组织肿物。

3. 动脉瘤样骨囊肿 好发于青少年，约90%发生于下颌骨磨牙及升支区，病变以多房为主，少数可为单房。MRI显示囊内因出血而致信号复杂多样，不同房内信号不一，出现液-液平面是其特征性表现。增强扫描内可见粗大的供血血管和斑片状明显强化。

【案例 3-5-2-1 点评】

1. 如图3-5-2-1所示，右上颌囊性肿块，突向上颌窦内生长，边界清楚，呈膨胀性生长，周围骨质受压，T_1WI呈稍高信号，T_2WI脂肪抑制序列呈明显高信号，增强扫描未见明显强化，DWI示高信号，ADC图呈高信号影；囊性灶后部偏内侧见长T_1、短T_2低信号牙冠影突向囊腔内。

2. 诊断要点：患者青年女性，病程较长，病灶位于右上颌骨，无明显增大，MRI 示右上颌囊性肿块，膨胀性生长，T_1WI 呈稍高信号（黏蛋白含量高），T_2WI 脂肪抑制序列呈明显高信号，增强扫描未见明显强化，DWI 示高信号，ADC 图呈高信号影，囊内见低信号牙冠影，牙冠朝向囊腔中央，囊壁包绕牙颈，符合含牙囊肿表现。

3. 病理诊断含牙囊肿，为牙源性囊肿最常见的一种分型，含牙囊肿需与面裂囊肿、根尖囊肿及单房角化囊肿鉴别。对患者应做详细、全面的影像学检查，有利于手术计划的制订。

成釉细胞瘤

【案例 3-5-2-2】 患者男性，52 岁，发现右下颌骨肿大 8 个月余，近 1 个月出现疼痛麻木。患者自述 8 个月前出现右侧下颌骨肿大，未做任何处理，近 1 个月半出现右侧下前牙部分松动，仍未做处理。近 1 个月出现右侧下颌骨前部疼痛、麻木，其间下颌骨缓慢肿大。患者入院做了 MRI 检查，见图 3-5-2-2。

思考题 1. 简述成釉细胞瘤好发部位及临床特点。

2. 简述病变的定位诊断及影像学征象。
3. 简述病变的定性诊断及鉴别诊断。
4. 简述成釉细胞瘤的首选检查方法。

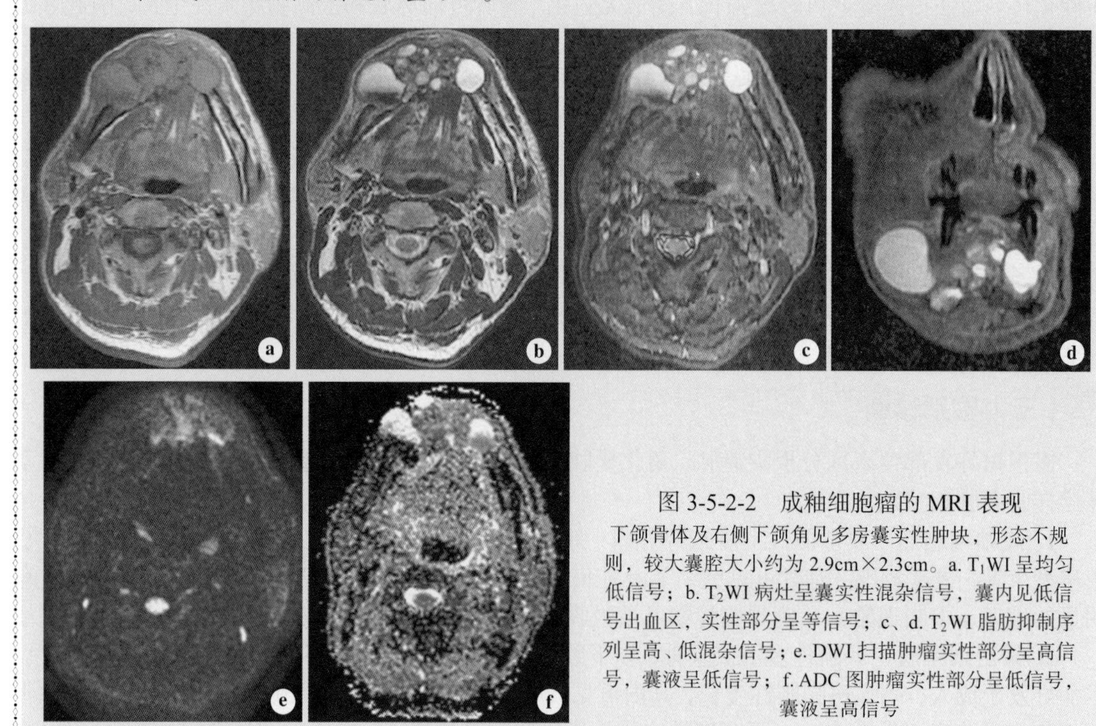

图 3-5-2-2 成釉细胞瘤的 MRI 表现

下颌骨体及右侧下颌角见多房囊实性肿块，形态不规则，较大囊腔大小约为 2.9cm×2.3cm。a. T_1WI 呈均匀低信号；b. T_2WI 病灶呈囊实性混杂信号，囊内见低信号出血区，实性部分呈等信号；c、d. T_2WI 脂肪抑制序列呈高、低混杂信号；e. DWI 扫描肿瘤实性部分呈高信号，囊液呈低信号；f. ADC 图肿瘤实性部分呈低信号，囊液呈高信号

（一）临床与病理

成釉细胞瘤（ameloblastoma）又称造釉细胞瘤，为最常见的颌骨上皮性牙源性良性肿瘤，约占全部颌骨肿瘤的 1%。多见于青壮年，男性略多。本病好发于下颌骨，为下颌骨最常见的良性肿瘤，以下颌磨牙区和升支区最为多见。肿瘤生长缓慢，早期无明显症状，肿瘤增大可引起颌面部畸形，唇颊侧膨胀明显，触诊有波动感或乒乓球感，病区可有牙齿松动、移位或脱落。合并感染时出现疼痛和瘘管。虽属良性肿瘤，但其生长具有局部侵袭性，术后复发率较高。

病理特点：肿瘤组织来源包括成釉器、残余的牙板、牙源性囊肿或口腔黏膜上皮，主要来源于成釉器和残余的牙板。瘤体包绕在膨胀的骨性空腔内，空腔的边缘常为致密的骨质，瘤体边缘或内部可有牙齿。大体剖面多呈囊实性或纯囊性，囊腔可为多房型或单房型，腔内含黄色或褐色液体，其中可见胆固醇结晶体。囊壁厚且不规则，腔内壁有乳头状突起，乳头状突起为密集的肿瘤上皮细胞，呈实性小团块状。

（二）MRI 影像学诊断

MRI 显示病灶位于下颌骨磨牙及升支区，信号不均匀，多为囊实性肿块，呈多房状、蜂窝状或单房分叶状，囊壁较厚，内壁常见乳头状突起，囊性部分在 T_1WI 上呈低信号，T_2WI 上呈高信号，实性部分在 T_1WI、T_2WI 上均呈等信号。增强扫描囊壁、间隔及实性部分明显强化。邻近颌骨膨胀明显，周围多无骨硬化缘，具有局部侵袭性，邻牙牙根可呈锯齿状或截断样吸收，可含牙或不含牙。

MRI 判断囊内壁结节或实性软组织肿块、囊内容物性质以及骨外蔓延部分较好。CT 及其曲面、多平面重建技术是首选检查方法，观察病变与骨的关系及表现最佳者。

（三）鉴别诊断

本病需要与牙源性角化囊肿、含牙囊肿、动脉瘤样骨囊肿及骨巨细胞瘤等多房囊性病变相鉴别。

1. 角化囊肿 好发于下颌磨牙区，以单房为主，囊肿区的骨皮质膨胀破坏的程度不及成釉细胞瘤明显。病变与正常骨质之间有硬化缘，囊肿易沿颌骨长轴生长而呈长椭圆形，囊壁较薄，为单纯囊性，增强无强化可鉴别。

2. 含牙囊肿 上前牙区更多见。所含牙可为额外畸形牙。通常为单囊，可有分叶，但无切迹。一般无局部骨质缺损，少见牙根吸收。

3. 动脉瘤样骨囊肿 好发于青少年，约 90%发生于下颌骨磨牙及升支区，病变以多房为主，少数可为单房。MRI 显示囊内因出血而致信号复杂多样，不同房内信号不一，出现液-液平面是其特征性表现。增强扫描内可见粗大的供血血管和斑片状明显强化。

4. 骨巨细胞瘤 以下颌正中联合和前磨牙区多见，好发于成人，15 岁以下罕见。下颌骨巨细胞瘤呈蜂窝状改变，需与蜂窝状成釉细胞瘤相鉴别，但前者不侵蚀牙根，蜂窝大小相对整齐、均匀，间隔纤维比较规则。

【案例 3-5-2-2 点评】

1. 如图 3-5-2-2 所示，下颌骨体及右侧下颌角见多房囊实性肿块，形态不规则，较大者大小约为 2.9cm×2.3cm，T_1WI 呈均匀低信号，T_2WI 病灶呈囊实混合性高、低混杂信号，囊内见低信号出血区并呈液-液平面，实性部分呈等信号，T_2WI 脂肪抑制序列呈高、低混杂信号，DWI 及 ADC 图均呈高、低混杂信号。

2. 诊断要点：患者中年男性，右下颌骨肿大 8 个月余，近 1 个月出现疼痛麻木，MRI 检查示下颌骨体及右侧下颌角多房囊实性肿物，形态不规则，囊内容物信号不均匀，伴出血，实性部分呈等信号，邻近骨质膨胀性改变明显，需进一步行增强扫描观察实性部分强化特点。

3. 病理诊断为成釉细胞瘤，需要与牙源性角化囊肿、动脉瘤样骨囊肿及骨巨细胞瘤等多房囊性病变鉴别。成釉细胞瘤具有典型的好发部位和形态特征，影像诊断不难，少数与其他多房囊性病变鉴别困难时，MRI 增强扫描价值较大。

三、非牙源性肿瘤

颌骨血管瘤

【案例 3-5-3-1】 患者女性，26 岁，发现左侧上颌肿物 1 周余。患者于 1 周前左侧上颌牙龈突然肿胀，未做任何处理后自然消退，后发现左侧上颌有一肿物，触之易出血，出血量较大，并自觉肿物生长较快。既往 1 年前拔除左上颌智齿后出血不止，予以填塞止血。患者入院行 MRI 平扫及增强扫描，见图 3-5-3-1。

思考题 1. 简述颌骨血管瘤好发部位及临床表现、分型。

2. 简述病变的定位及影像征象诊断要点。

3. 简述颌骨血管瘤的影像诊断及鉴别诊断。

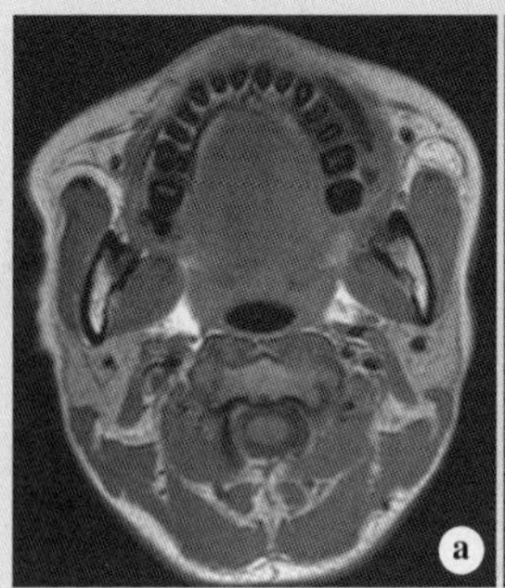

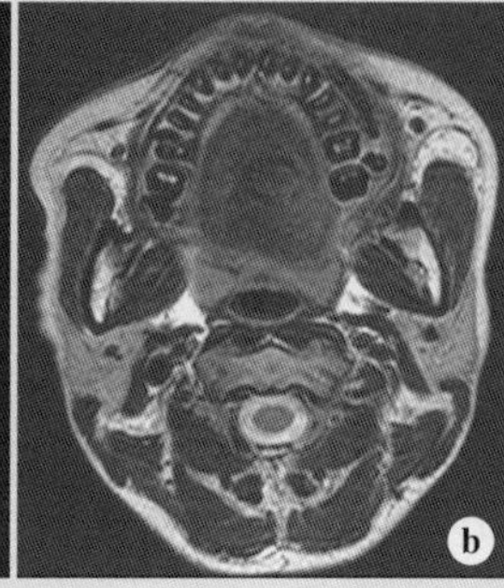

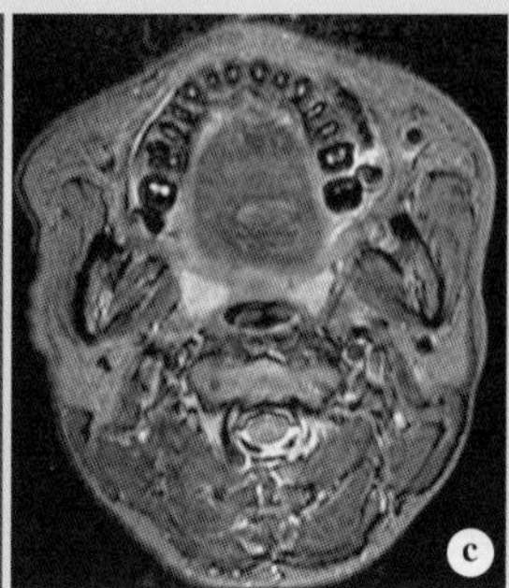

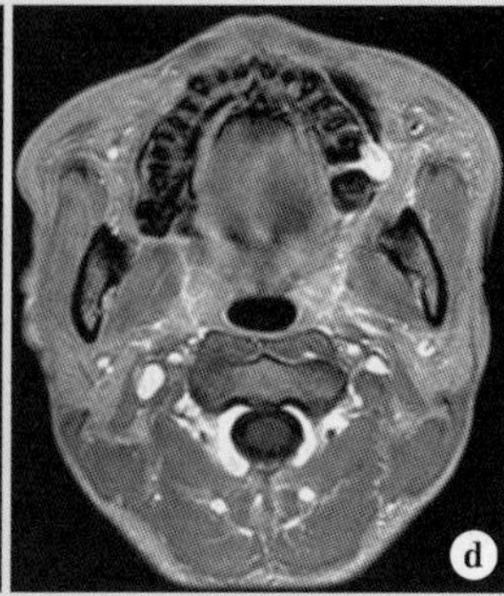

图 3-5-3-1 颌骨血管瘤的 MRI 表现

左上颌第 3～7 牙齿外侧可见不规则形肿块影，a. T_1WI 呈均匀低信号；b. T_2WI 呈低信号；c. T_2WI 脂肪抑制序列呈低信号影，周边可见环形高信号影；d. 增强扫描后部病灶见明显结节状强化，前部梭形病灶未见明显强化，左颊部皮下软组织内见纡曲增粗血管影

（一）临床与病理

颌骨血管瘤（mandibular hemangioma）较少见，多见于下颌骨中心部，称为颌骨中央性血管瘤，是一种以血管增生性改变为特点的良性肿瘤。多数人认为其来源于残余的胚胎或血管细胞，为先天性。本病好发于 20 岁左右的青年，早期缺少自觉症状和体征，随着病变增大出现颌骨无痛性膨隆为特征性表现，可扪及局部肿块。牙齿反复出血是最常见症状，特别是反复夜间出血，牙齿可出现进行性松动，局部活检或拔牙则产生严重出血。

病理上为瘤样增生的血管组织，主要分为毛细血管型、海绵状型和蔓状血管瘤三型。

（二）MRI 影像学诊断

MRI 显示病灶边界一般较清晰，在 T_1WI 上骨髓脂肪高信号内可见异常片状低信号，T_2WI 呈明显高信号，病灶内可见低信号纤维分隔自中央向周围呈放射状排列。大的血管瘤可压迫骨皮质，导致变薄与膨隆。增强后病灶明显强化，与血管强化程度类似。

MRI 敏感性高，其多平面成像能更清晰地确定病变范围及其与邻近神经血管结构的关系，可显示瘤内血管的形态和蔓延范围。

（三）鉴别诊断

本病需与成釉细胞瘤、牙源性黏液瘤等相鉴别。

1. 成釉细胞瘤 属牙源性上皮来源肿瘤，好发于下颌磨牙区和升支区。可表现为下颌骨多房性改变，但颌骨膨胀明显，常侵及邻近重要结构，周围骨质常有明显的破坏、中断现象，牙槽侧骨缺损、边缘可见硬化，牙根骨吸收，无牙龈自发出血。

2. 牙源性黏液瘤 为中胚层起源的牙源性良性肿瘤，好发于下颌前磨牙区，常为邻近牙根的单房膨胀性改变。病变边缘呈分叶状，常有蜂窝状改变，但无牙龈出血、穿刺出血等。

【案例 3-5-3-1 点评】

1. 如图 3-5-3-1 所示，左上颌第 3～7 牙齿外侧可见不规则形肿块影，T_1WI 呈均匀低信号，T_2WI 呈低信号，T_2WI 脂肪抑制序列呈低信号影，周边可见环形高信号影，增强扫描后部病灶见明显结节状强化，前部梭形病灶未见明显强化，左颊部皮下软组织内见纡曲增粗血管影。

2. 诊断要点：青年女性，发现左侧上颌肿物 1 周余，触之易出血，既往有 1 年前拔除左上颌智齿后出血不止病史，MRI 提示左上颌不规则肿块，T_1WI、T_2WI 均呈低信号，T_2WI 脂肪抑制序列呈低信号影，周边可见环形高信号影，增强扫描后部病灶见显著结节状强化，前部梭形病灶未见明显强化，符合颌骨血管瘤合并陈旧性出血。

3. 病理诊断为上颌骨中心性血管瘤，需与成釉细胞瘤、牙源性黏液瘤鉴别。

颌骨骨化性纤维瘤

【案例 3-5-3-2】 患儿女性，12 岁，发现左下颌肿胀一年余。患者于半年前无意间发现左侧面部微肿胀，无明显临床症状，后左侧颌面部肿胀渐加重，未做处理。患儿入院行颌面部 MRI 平扫及增强检查，见图 3-5-3-2。

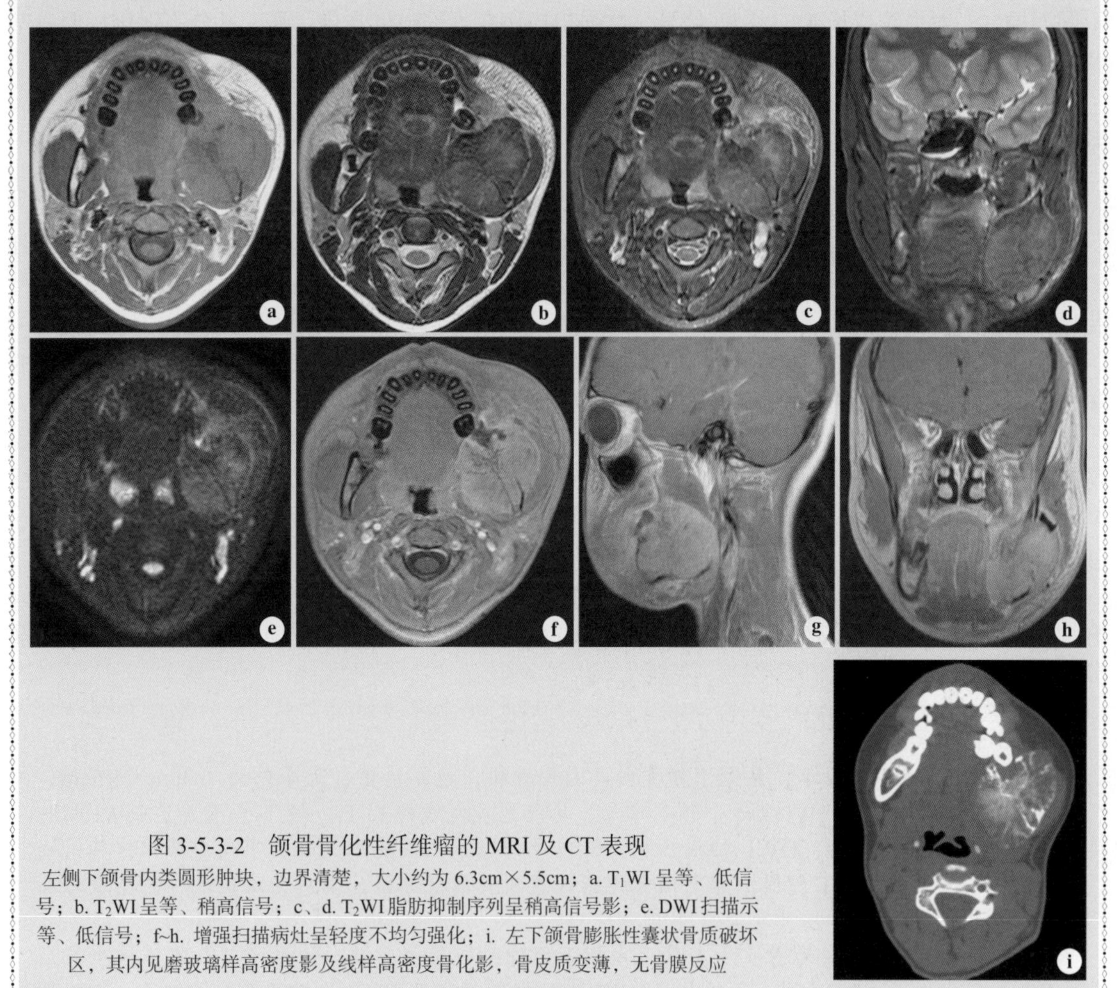

图 3-5-3-2　颌骨骨化性纤维瘤的 MRI 及 CT 表现

左侧下颌骨内类圆形肿块，边界清楚，大小约为 6.3cm×5.5cm；a. T_1WI 呈等、低信号；b. T_2WI 呈等、稍高信号；c、d. T_2WI 脂肪抑制序列呈稍高信号影；e. DWI 扫描示等、低信号；f~h. 增强扫描病灶呈轻度不均匀强化；i. 左下颌骨膨胀性囊状骨质破坏区，其内见磨玻璃样高密度影及线样高密度骨化影，骨皮质变薄，无骨膜反应

思考题　1. 简述颌骨骨化性纤维瘤的好发年龄及部位。

2. 简述颌骨骨化性纤维瘤的病理及影像特征诊断要点。

（一）临床与病理

颌骨骨化性纤维瘤（ossifying fibroma）常见于青年人，20～30 岁女性多见，上、下颌骨均可发生，好发于前磨牙和磨牙区，多为单发。骨化性纤维瘤由纤维组织和骨组织构成，具有向骨及纤维组织双向发展的特点。病变生长缓慢，症状轻微，肿块表面的皮肤、黏膜无异常，临床可表现为颌面部无痛性肿块和不对称畸形、咬合不良，牙齿松动、移位等。

病理特点：肿瘤起源于颌骨内成骨性纤维组织，是一种界限清楚的良性肿瘤。大体病理显示肿瘤有薄的包膜，切面实性，呈灰白色。光镜下见瘤组织主要由排列成致密的束状或旋涡状的纤维组织组成，有大量的成纤维细胞，内含多少不等的不规则骨小梁，或不规则的团块状钙化物，偶尔混杂有牙骨质。根据组织病理表现不同可分为砂砾样和小梁状 2 种亚型。

（二）MRI 影像学诊断

MRI 显示病灶边界清楚，可呈分叶状，膨胀性生长，常压迫邻近结构导致牙齿移位，上颌窦腔变小或填塞。因肿瘤纤维成分和骨化成分比例不同，信号表现多样，通常在 T_1WI 呈低或等信号，T_2WI 呈中等或略高信号，病灶内骨化或钙化灶 T_1WI 及 T_2WI 均呈低信号。继发囊变者因囊内成分不同而异，一般呈等或长 T_1、长 T_2 信号。增强扫描病变可呈中度强化，囊变部分不强化，但囊壁及间隔强化明显。

影像上根据瘤体骨化程度可分为囊型、混合型及骨化型。

（三）鉴别诊断

本病需与骨纤维异常增殖症、牙源性纤维瘤、非骨化性纤维瘤等鉴别。

1. 骨纤维异常增殖症　是较常见的颌面骨的肿瘤样变。发病年龄较轻，常累及多骨，受累骨质粗大膨隆，病变呈磨玻璃样变，其内可见囊变区，病变与正常骨质之间无明显边界是其区别于骨化性纤维瘤的主要特征。

2. 牙源性黏液瘤　为中胚层起源的牙源性良性肿瘤，好发于下颌前磨牙区，常为邻近牙根的单房膨胀性改变。病变边缘呈分叶状，其内网状分隔影是其特征。

3. 牙源性纤维瘤　为含有牙源性上皮和牙骨质小体的纤维瘤。可发生于上下颌骨，病变与牙根关系密切，肿瘤长大后使颌骨膨胀，侵及牙槽突时使牙根松动或移位。CT 及 MRI 可显示病变为单房或多房，多房者房室内呈方形或长方形，分隔直而粗糙，瘤内可含牙，邻近牙常脱落。

4. 非骨化性纤维瘤　多由纤维骨皮质缺损发展而来，好发年龄为 8～12 岁，以四肢长骨多见，病灶多偏于骨干一侧，骨皮质内或皮质下，呈多房囊状透亮区，囊状骨缺损区内无钙化或骨化。部分可自愈。

【案例 3-5-3-2 点评】

1. 如图 3-5-3-2 所示，左侧下颌骨内类圆形肿块，边界清楚，大小约为 6.3cm×5.5cm，T_1WI 呈等、低信号，T_2WI 呈等、稍高信号，其内见多发线样长 T_1、短 T_2 信号影，T_2WI 脂肪抑制序列呈稍高信号影，DWI 扫描示等、低信号，增强扫描病灶呈轻度不均匀强化，其内线样低信号未见强化。CT 扫描示左下颌骨膨胀性囊状骨质破坏区，其内见磨玻璃样高密度影及线样高密度骨化影，骨皮质变薄，无骨膜反应。

2. 诊断要点：患者为青少年女性，左侧下颌肿胀一年余，病灶边界清楚，膨胀性生长。T_1WI 等、低信号，T_2WI 等、高信号，T_2WI 脂肪抑制序列及 DWI 扫描呈等、低信号，增强扫描轻度不均匀强化，内见无强化低信号影且在 T_1WI 和 T_2WI 上均呈低信号（骨化信号）。CT 示左下颌骨膨胀性囊状骨质破坏区，其内见磨玻璃样高密度及线样高密度骨化影（肿瘤内骨化成分），病变区骨皮质变薄、完整，无骨膜反应。

病理诊断为上颌骨骨化性纤维瘤，需与骨纤维异常增殖症、牙源性纤维瘤、非骨化性纤维瘤等鉴别。颌骨骨化性纤维瘤是较常见的颌骨骨源性良性肿瘤，病变形态、密度及信号具有一定的特征。

四、涎腺疾病

腮腺良性肿瘤

【案例 3-5-4-1】 患者男性，31岁，呼吸不畅1个月余，发现右侧腭部肿胀1周。患者自诉打鼾7年，近1个月来自觉呼吸不畅，发现右侧腭部肿胀1周，遂就诊行CT检查，发现右侧硬腭肿物，为求进一步诊治入院。患者入院后行颌面部MRI平扫和动态增强扫描，见图3-5-4-1。

思考题 1. 简述病变的定位诊断及其与腮腺的关系。

2. 病变的影像征象有哪些？

3. 可能的诊断是什么？需要与哪些疾病相鉴别？

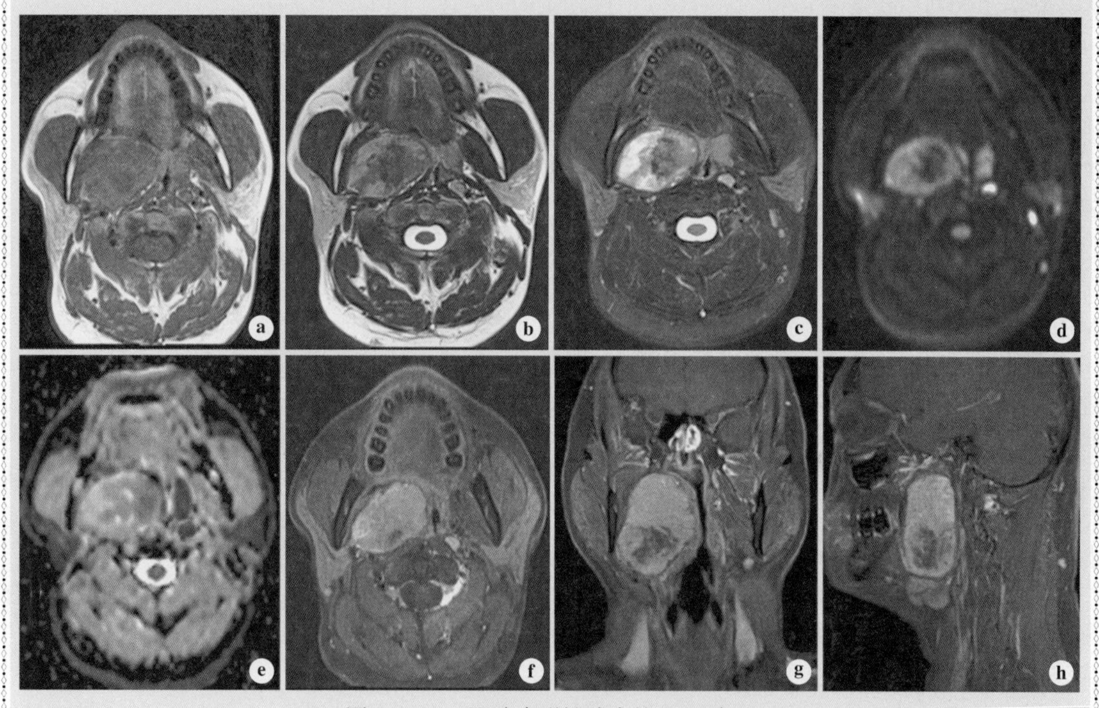

图 3-5-4-1 腮腺多形性腺瘤的MRI表现

a. 右侧咽旁间隙茎突前区可见肿块影，边界清楚，呈椭圆形，T_1WI示等、稍低信号；b. T_2WI示等、低混杂信号，肿块边缘可见完整低信号包膜；c. T_2WI脂肪抑制序列呈稍高信号；d. DWI呈混杂稍高信号；e. ADC图呈等、稍低信号；f～h. 增强扫描病灶呈明显不均匀强化，病灶内无强化低信号区在T_1WI和T_2WI上均表现为低信号

（一）临床与病理

腮腺肿瘤以良性肿瘤多见，其中多形性腺瘤是腮腺最常见的良性肿瘤，占70%～80%，其次为腺淋巴瘤（Warthin瘤），占5%～10%，而其他如血管瘤、淋巴瘤、脂肪瘤等较为少见。

腮腺多形性腺瘤（pleomorphic adenoma）又称腮腺混合瘤（mixed tumor parotid），因肿瘤中含有肿瘤样上皮组织、黏液样组织或软骨样组织，故组织学形态呈多形性和混合性。多形性腺瘤可发生于腮腺任何位置，约80%的腮腺多形性腺瘤位于浅叶，多见于30～50岁青壮年，男女发病无差异，病程较长，生长缓慢，常偶然或体检时发现耳垂下方或后方无痛性肿块，表面光滑或呈结节状，活动界限清楚，病灶大者可呈分叶状。肿块质地硬韧，有囊变处触之有波动感，生长较快者局部有酸胀感。

腮腺腺淋巴瘤又称乳头状淋巴囊腺瘤、Warthin瘤，是腮腺第二常见的良性肿瘤，50～70岁男性多见，男女比例为5∶1。有研究认为，本病与免疫功能减退、吸烟及EB病毒感染等有关。本病肿瘤位置较浅，好发于腮腺浅叶下极，生长缓慢，病程较长。瘤体质地较软，多呈圆形，表面光滑，一般较小，直径 3cm 左右，可有结节，轻度活动，有弹性感，触之无痛，经抗感染治疗，无明显缩小。肿瘤虽具有良性组织学形态，但具有多中心及多灶性生长的特点。临床上对于有长期吸烟史的老年男性，腮腺若发现直径 3cm 左右，质地较软的肿块，病程长达数年或数十年，应高度怀疑 Warthin 瘤的可能。感冒或上呼吸道感染可诱发肿瘤增大，肿块有消长史是 Warthin 瘤的突出临床特点之一。Warthin 瘤手术切除后一般不复发。

病理表现：多形性腺瘤大多呈圆形或椭圆形，有完整包膜，直径 3～5cm，边界清楚。切面呈实性，灰白色或浅黄色，可见浅蓝色软骨样组织、半透明的黏液样组织以及小米粒大的黄色角化物，偶尔出血或囊变、坏死，囊变者内含无色透明或褐色液体。10%可恶变，可见组织易碎，包膜消失，与周围组织界限不清。Warthin 瘤组织学上有嗜酸性上皮细胞和淋巴样间质成分。

（二）MRI 影像学诊断

多形性腺瘤在腮腺可以发生于任何部位，最常见于腮腺浅叶，发生于深叶者常累及咽旁间隙。大多在 3～5cm，呈圆形、类圆形的实性肿块，边缘清晰，形态较规则，表面光滑，部分可呈结节状或分叶状。T_1WI 呈等或稍低信号，T_2WI 呈等或稍高信号。肿瘤较大时，可发生坏死、囊变，T_1WI 呈不均匀等、低信号，T_2WI 呈不均匀等、高信号。T_2WI 高信号瘤体内的低信号区可能代表钙化或纤维化部分，此征象常提示为多形性腺瘤，具有特征性。MRI 可清晰地显示肿瘤包膜，良性肿瘤包膜完整，包膜在 T_1WI 和 T_2WI 上均为低信号。肿瘤周围肌肉、血管受压移位，但脂肪间隙清晰且周围淋巴结不肿大。增强扫描肿瘤中度或显著强化，若有坏死、囊变，则呈不均匀强化。MRI 涎管水成像（MRS）显示导管受压弧形移位，呈“抱球征”，颇具特征。

腮腺腺淋巴瘤多位于腮腺浅叶后下极内，圆形或椭圆形囊实性块影，边界清楚，直径多在 3cm 左右，可见分叶和多发小囊样表现。MRI 呈边缘光整的囊实性混杂信号，如累及双侧或有多发病灶，则可提示此病的诊断。在 T_1WI 上多呈不均匀低、高混杂信号，局灶性高信号区一般为含蛋白和胆固醇结晶的囊肿，此为其特征性表现。在 T_2WI 上信号不均匀，可以呈低、等信号，也可呈高信号，仅囊变区表现为较高信号。肿瘤血供丰富，周围可见一条或多条滋养血管，包绕瘤体，增强扫描动脉期明显强化，静脉期信号减低，呈“快进快出”特点。

腮腺肿瘤的检出首选 CT，检出率可达 100%。CT 基本上能进行良、恶性鉴别，但定性诊断有限，需要 MRI 做补充定性诊断，手术计划的选择首选 MRI 检查。

（三）鉴别诊断

临床上为无痛性耳前肿块，依据上述影像学表现可诊断为腮腺良性肿瘤，但不能区别肿瘤的组织学类型。多形性腺瘤和腺淋巴瘤需结合临床及发病部位来区别，并需与恶性淋巴瘤、转移瘤、咽旁间隙肿瘤、腮腺恶性混合瘤等相鉴别。

1. 腮腺淋巴瘤 肿瘤单发或多发，单侧或双侧发病，肿块大而坏死少，密度或信号相对均匀，边缘清楚，增强扫描可见明显强化，常伴有颈部淋巴结肿大，并可融合成团块状。

2. 腮腺转移瘤 腮腺内单发或多发结节或肿块，常伴有其他部位淋巴结肿大，结合原发肿瘤病史可鉴别。

3. 咽旁间隙肿瘤 腮腺深叶的混合瘤需与咽旁间隙肿块相鉴别，咽旁间隙与腮腺间的脂肪间隙是鉴别二者的标志，一般腮腺深叶肿块与腮腺组织之间无脂肪组织，而腮腺外肿瘤与正常腮腺组织之间常有一脂肪线分界；腮腺深叶肿块常通过茎突与下颌角间通道突向茎突前区，常将咽旁间隙向内推移，颈内动静脉推向内后方，而茎突后区的肿瘤（如神经鞘瘤、副神经节瘤及淋巴性肿块等）常将咽旁间隙向前、外推移，可伴有颈内动、静脉分离。

4. 腮腺恶性混合瘤 患者常有多年生长缓慢的肿块史，近期生长迅速，表现为粘连固定的肿块，触之较硬，边缘不清，肿瘤中心坏死，外形不规则或呈分叶状，有时可见乳突尖或茎突骨质破坏或伴有颈部淋巴结增大。

【案例 3-5-4-1 点评】

1. 如图 3-5-4-1 所示，肿瘤位于右侧咽旁间隙茎突前区，边界清楚，呈椭圆形，T_1WI 示等、稍低信号，T_2WI 呈等、低混杂信号，边缘可见完整低信号包膜，T_2WI 脂肪抑制序列呈稍高信号，DWI 呈混杂稍高信号，ADC 图呈等、稍低信号，增强扫描病灶呈明显不均匀强化，病灶内无强化低信号区在 T_1WI 和 T_2WI 上均表现为低信号，提示纤维化。

2. 诊断要点：患者青年男性，发现右腭部无痛性肿块，病灶定位右侧咽旁间隙茎突前区，包膜完整，与右侧腮腺深叶关系密切，肿瘤与腮腺深叶之间无脂肪间隙，颈动静脉向后、内方移位，依据上述征象，可定位于右侧腮腺深叶来源肿瘤累及咽旁间隙。MRI 显示病灶边界清楚，椭圆形，包膜完整，T_1WI 呈等、稍低信号，T_2WI 呈等、低混杂信号影，T_2WI 脂肪抑制序列呈稍高信号，DWI 示弥散轻度受限，增强后病灶明显不均匀强化，病灶内见无强化低信号纤维化区。

3. 病理诊断为腮腺多形性腺瘤，此病例多形性腺瘤来源于腮腺深叶组织累及咽旁间隙，发生于腮腺深叶的肿瘤可能表现为口内的原发包块，需要与位于咽旁间隙的其他肿瘤（如神经源性肿瘤）、淋巴瘤以及转移瘤进行鉴别。腮腺多形性腺瘤为腮腺最常见良性肿瘤，多具有一般良性肿瘤的普遍特征，可根据发病率与其他腮腺良性肿瘤相鉴别。

腮腺恶性肿瘤

【案例 3-5-4-2】 患者男性，51 岁，右侧耳前区无痛性肿物 2 个月余，渐增大。患者 2 个月前自觉于右侧耳前区有一肿物，不伴疼痛，约黄豆大小，渐增大，现约 2cm×1cm 大小，无触痛，无麻木不适感，未行任何诊治。患者入院行 MRI 平扫，见图 3-5-4-2。

思考题 1. 病变定位诊断及影像征象有哪些？MRI 还应该选择哪些序列？

2. 简述病变的诊断及鉴别诊断。

3. 简述腮腺良、恶性肿瘤的鉴别。

4. 简述腮腺恶性肿瘤的临床分类、治疗及预后。

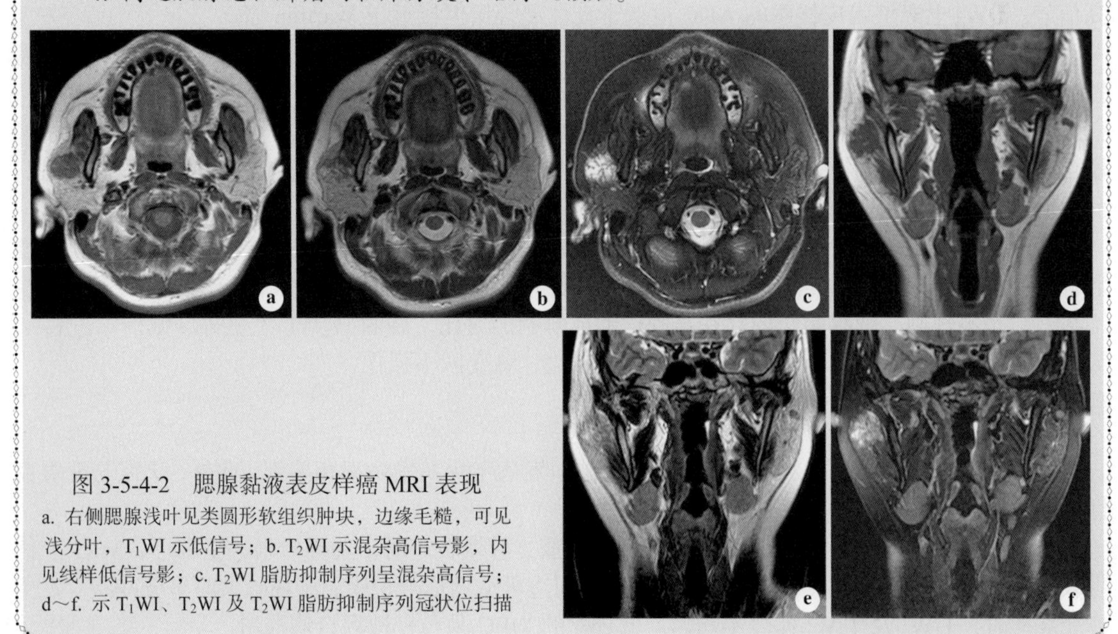

图 3-5-4-2 腮腺黏液表皮样癌 MRI 表现

a. 右侧腮腺浅叶见类圆形软组织肿块，边缘毛糙，可见浅分叶，T_1WI 示低信号；b. T_2WI 示混杂高信号影，内见线样低信号影；c. T_2WI 脂肪抑制序列呈混杂高信号；d～f. 示 T_1WI、T_2WI 及 T_2WI 脂肪抑制序列冠状位扫描

（一）临床与病理

腮腺恶性肿瘤较良性肿瘤少见，其中以黏液表皮样癌（parotid mucoepidermoid carcinoma，MEC）和腺样囊性癌（adenoid cystic carcinoma）最为常见，占腮腺恶性肿瘤的 20%～30%，多发生于 35～

45 岁的中年人，其次还有恶性混合瘤、导管癌、非霍奇金淋巴瘤、鳞状细胞癌等。早期多为无痛性包块，但肿瘤无包膜，触之较硬，边界不清，呈侵袭性生长，常沿着或围绕神经纤维或胶原纤维生长而引起神经症状，患者疼痛明显，疼痛程度与肿瘤大小、生长速度不成正比是其突出的临床表现，术后易复发。

黏液表皮样癌是涎腺最常见的恶性肿瘤，好发于腮腺浅叶和腭部小涎腺，发病年龄高峰在 40～50 岁，女性略多于男性，尽管很少见于小儿，仍是儿童最常见的涎腺恶性肿瘤。该肿瘤的恶性程度可高可低，病程缓慢，无疼痛，肿块界限清楚，粘连固定。发生于腮腺外的黏液表皮样癌易囊变，触之有波动感。病理上，黏液表皮样癌是由起源于表皮样细胞和黏液分泌细胞的混合物组成，按细胞分化程度分为高分化低恶性和低分化高恶性两种类型，高分化者少见。低恶性的黏液表皮样癌边界清楚，而高恶性者边界不清，形态不规则，具有侵袭性，且常向淋巴结转移。

涎腺腺样囊性癌又称基底细胞癌，是涎腺第二常见的恶性肿瘤。好发于小涎腺，腭部多见，发病年龄偏大，高峰为 40～60 岁，无明显性别差异。质地较硬，圆形的肿块或结节，周围很少有包膜，边缘不清，生长缓慢固定，侵袭性强。较早出现疼痛、麻木、面瘫、感觉异常和功能障碍，生长在腮腺、颌下腺部位的可出现张开困难。

腮腺恶性混合瘤包括原发性恶性混合瘤和癌性多形性腺瘤，多数起源于已存在的多形性腺瘤。其多发于腮腺，其次是颌下腺，发病年龄偏大，患者常有多年生长缓慢的肿块史，肿块质硬，有分叶，近期生长迅速，且向周围结构侵犯，出现疼痛、面瘫和功能性障碍等。良性混合瘤术后多次复发应考虑恶变可能。

（二）MRI 影像学诊断

1. 黏液表皮样癌 MRI 可见腮腺浅叶或腭部小涎腺区软组织肿块，肿块的影像学表现与病理等级有关。在 T_1WI 上，恶性度低的 MEC 为边缘清楚的肿块，信号较高；恶性度高的 MEC 呈稍低信号的浸润性肿块。在 T_2WI 上，恶性度低者呈混杂高信号；恶性度高者呈等信号，囊变区域呈高信号。DWI 上黏液表皮样癌的 ADC 值低于良性混合瘤但接近于 Warthin 瘤。

2. 腺样囊性癌 MRI 示，部分低度恶性肿瘤表现与良性肿瘤近似，缺乏特异性。随着肿瘤恶性程度的增高，可见舌、腭、腮腺区软组织肿块，边界不清，囊壁厚薄不一，以侵犯范围广泛为特征。T_1WI 呈等、低信号，T_2WI 呈等、高信号，出现囊变坏死的较少，部分可见邻近受侵犯的神经增粗。增强扫描囊壁明显强化。面神经受累时可见发生在腮腺深、浅叶之间的肿块，面神经增粗，面后静脉以及茎乳孔外侧脂肪垫消失。

3. 腮腺恶性混合瘤 MRI 对病灶的侵袭程度及肿瘤的特征具有很好的诊断价值。早期，恶性混合瘤呈有包膜的肿块，类似于良性混合瘤；晚期，具有广泛侵袭性的肿瘤向周围结构侵犯，边缘不清，形态不规则。腮腺脂肪的存在与肿瘤形成鲜明的对比，肿瘤 T_1WI 上呈等、低信号，T_2WI 为以较高信号为主的混杂信号，增强扫描轻微强化，囊变区不强化。

（三）鉴别诊断

腮腺各恶性肿瘤之间的鉴别需根据临床病史、发病年龄及发病率相鉴别。此外，仍需与腮腺良性肿瘤、腮腺内转移性淋巴结病等鉴别。

1. 腮腺良性混合瘤 为腮腺最常见的良性肿瘤，肿块较小时，边界清晰，呈圆形，MRI 上信号较均匀，T_1WI 为等信号，T_2WI 为略高信号，周边可见低信号包膜；肿块较大时呈分叶状。发生囊变坏死时，T_1WI 及 T_2WI 信号不均匀。低分化的 MEC 易与良性混合瘤混淆。

2. Warthin 瘤 常见于 50 岁以上高龄男性，通常为多发或双侧发病，多位于腮腺浅叶下极，常表现为发展缓慢、表面光滑、质地较软的无痛性肿块。较易形成蛋白含量高的囊腔，T_1WI 和 T_2WI 均呈高信号，T_1WI 增强扫描呈混杂信号，边界清楚。MEC 低分化的囊性区域与 Warthin 瘤的囊性区域接近。

3. 腮腺内转移性淋巴结病　由淋巴管或血液肿瘤扩散到腮腺内淋巴结所致。其主要表现为耳、额部皮肤原发损害，常有中心坏死，可为多中心性。T_1WI 呈单个或多中心性等信号，T_2WI 为均匀高信号，当出现坏死时，为不均匀信号。

【案例 3-5-4-2 点评】

1. 如图 3-5-4-2 所示，右侧腮腺浅叶见类圆形软组织肿块，边缘毛糙，可见浅分叶，T_1WI 示低信号，T_2WI 示混杂高信号影，内见线样低信号影，T_2WI 脂肪抑制序列呈混杂高信号，内未见明显信号减低区。

2. 诊断要点：患者中年男性，发现右侧腮腺区无痛性软组织肿块，病程较短，病变渐增大，边缘毛糙，并见浅分叶，T_1WI 低信号，T_2WI 混杂高信号，内见线样低信号影，T_2WI 脂肪抑制序列呈混杂高信号，未见明显信号减低区，下一步需行 MRI 增强扫描以明确病灶血供情况。

3. 病理诊断为腮腺黏液表皮样癌，需与腮腺良性混合瘤、Warthin 瘤、腮腺内转移性淋巴结病及腮腺良性混合瘤恶变相鉴别。涎腺肿瘤的治疗以手术切除为主，首次切除应当尽可能精确和充分，复发肿瘤很难治愈，术后放疗一般用于高级别恶性肿瘤，包括腮腺黏液表皮样癌、腺样囊性癌。

五、舌　癌

【案例 3-5-5-1】　患者女性，63 岁，发现左舌根肿物伴疼痛半年余。患者于半年前突感咽喉部不适，未做任何处理，后自觉症状好转，3 个月前自觉左侧后牙疼痛，就诊医院予以拔除左下智齿，后症状未见明显好转，疼痛症状逐渐加重，行鼻咽镜检查发现左侧舌根肿瘤入院治疗。患者入院后行 MRI 平扫和动态增强扫描，见图 3-5-5-1。

思考题　1. 简述病变的定位及侵及范围。

2. 病变的影像学特征有哪些?

3. 简述病变的定性诊断及鉴别诊断。是否有淋巴结转移?

4. 简述病变的治疗及预后。

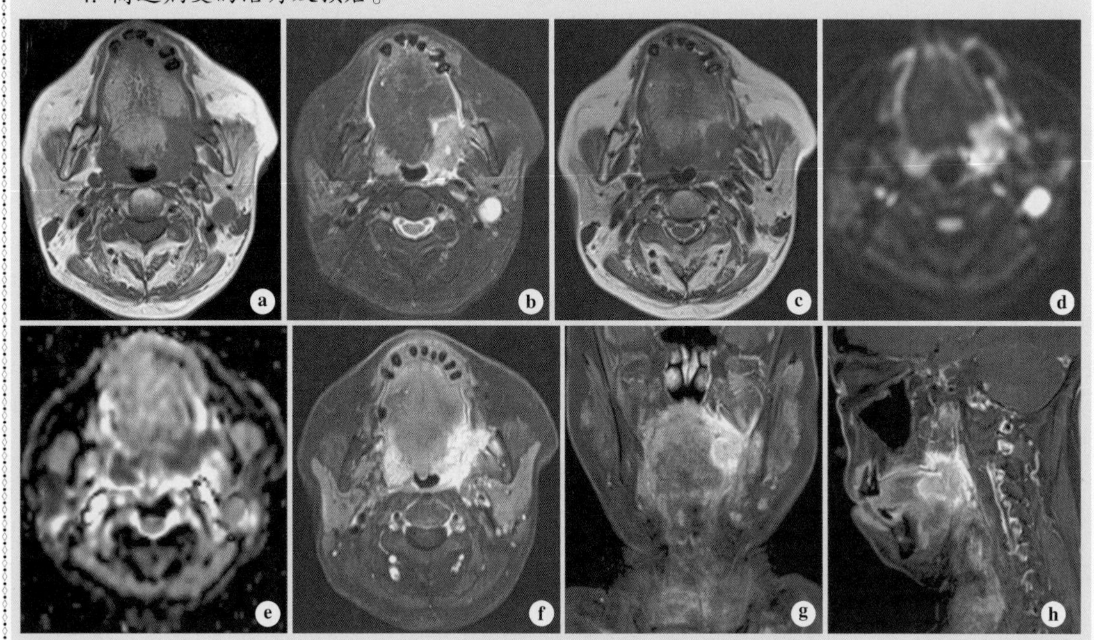

图 3-5-5-1　舌癌 MRI 的表现

a. 左侧舌根部可见不规则软组织肿块影，边界不清，其内信号不均，T_1WI 示低信号；b. T_2WI 示等、稍低信号；c. T_2WI 脂肪抑制序列呈稍高信号，中心见点状更高信号影；d. DWI 呈混杂高信号；e. ADC 图呈低信号；f～h. 增强扫描病灶呈明显不均匀强化，其内见斑片状未强化区

（一）临床与病理

舌癌（tongue cancer）是口腔颌面部常见的恶性肿瘤之一，中老年男性多见。舌癌约 80%发生于舌体，以舌中后 1/3 侧缘处为其最好发部位，舌体癌几乎均为鳞状细胞癌，其次还发生于舌的腹部、舌背部，还可发生于舌根，发生于舌前 1/3 近舌尖部最少。由于舌血液与淋巴循环丰富，机械运动频繁，因此，较早就发生淋巴结转移，主要发生在患侧，也可向双侧颈部淋巴结转移，其中颈Ⅰ、Ⅱ区是淋巴结转移的最常见部位，也可发生远处转移，一般多由血行转移至肺部，舌癌易侵犯口底肌群，具有复发率高、预后差的特点。

临床上患者多以舌部疼痛就诊，一般表现为长期不愈合的浅溃疡，结节状肿块，病灶侵犯到舌肌时可引起舌活动受限、进食困难和言语不清。发生于舌根者可有同侧放射性头痛和耳痛。

病理特点：舌癌大多数为起源于舌的黏膜鳞状细胞癌，其次为来源于小涎腺的腺源性肿瘤，以腺样囊腺癌最常见。大体标本多呈灰红或灰白色，呈不规则形、溃疡状。光镜下可见癌细胞呈片巢状或团块状，浸润周围肌肉组织，癌细胞大，卵圆形或短梭形，胞质红染，异型性明显，可见明显癌珠形成，细胞间可见细胞间桥，或伴间质纤维组织增生与炎症细胞浸润。舌癌最常见为外生乳头状溃疡型，也可见单纯溃疡型或浸润型。外生乳头状溃疡型可来自乳头状瘤恶变，浸润型表面可无疣状突起，早期不易发现，最易延误病情。

（二）MRI 影像学诊断

舌癌多为类圆形，大者可为不规则形，边界不清。病灶在 T_1WI 呈等信号或混杂稍低信号，信号强度与周围正常组织信号相接近，T_2WI 呈高信号或等高混杂信号，T_2WI 脂肪抑制序列呈高信号或混杂高信号，病变周围可见轻到中度水肿。增强扫描病灶呈明显不均匀强化、轻到中度强化或边缘强化，坏死囊变区无强化。舌癌患者多数伴有口腔感染，炎性病变及水肿组织在 T_2WI 上也表现为高信号。肿瘤在 DWI 序列上表现为高信号，其信号强度明显高于周围水肿区及正常组织的信号，从而区分受侵犯的组织与水肿区组织，颈部转移性淋巴结在 DWI 上亦呈明显高信号，ADC 图呈低信号，较常规 MRI 序列更易被检出，ADC 值的测量也有助于良、恶性淋巴结的鉴别。因此，对病灶大小及浸润范围的估计，DWI 较常规 MRI 更准确。

MRI 检查的主要目的是术前准确了解肿瘤的浸润深度和范围，有利于临床手术方式的选择。CT 可用于显示下颌骨、舌骨等骨骼的受累情况。

（三）鉴别诊断

本病需与异位甲状腺、感染性病变、创伤性溃疡及结核性溃疡等相鉴别；舌部肿瘤还需与放疗后改变相鉴别，放疗史是鉴别的关键。

1. 异位甲状腺 青年女性多见，80%～90%的患者发生于舌根部，大部分病例其正常的甲状腺缺如，舌根部肿块，质地较硬，若表面黏膜破溃，可有出血。CT 或 MRI 图像上示肿块无周围组织侵犯，颈部、颌下常无肿大淋巴结影。

2. 舌结核性溃疡 多发生于舌背，常有持续疼痛和浅型溃疡，溃疡灶常无肿块或结节影，临床上需病理活检确诊。患者常有结核病史。

3. 舌创伤性溃疡 多见于老年人，好发于舌侧缘后方。溃疡灶发生的部位、大小、形态均与残坏的牙齿相吻合，溃疡灶不会像舌癌快速扩大、加深，去除诱因后溃疡灶可痊愈。

【案例 3-5-5-1 点评】

1. 如图 3-5-5-1 所示，左侧舌根部可见不规则软组织肿块影，边界不清，向后侵及左侧软腭、口咽及腭扁桃体，其内信号不均，T_1WI 示低信号，T_2WI 示等、稍低信号，T_2WI 脂肪抑制序列呈稍高信号，中心见点状更高信号影，DWI 呈混杂高信号，ADC 图呈低信号，增强扫描病灶呈明显不均匀强化，其内见斑片状未强化区；左颈部Ⅱ区见肿大淋巴结影。

2. 诊断要点：老年女性，左侧舌根肿物伴疼痛半年，病灶累及左侧舌根、软腭、口咽及腭扁桃体，形状不规则，其内信号不均，T_1WI 示低信号，T_2WI 示等、稍高信号，T_2WI 脂肪抑制序列呈高信号，DWI 扫描呈高信号，增强扫描明显不均匀强化，伴颈部淋巴结肿大。

3. 临床及病理诊断为舌根、软腭、口咽鳞状细胞癌。影像学检查的目的是确定病变侵及范围和临床分期。舌癌目前最有效的治疗手段仍然是以手术为主的综合治疗。治疗方案的选择与肿瘤的 TNM 分期、组织学类型以及患者的相关因素有密切的关系。

（时文伟　谭　艳）

第六节　颈部常见疾病

一、MRI 影像学诊断基础

（一）MRI 成像技术的临床应用

MRI 具有较高的分辨解剖结构和显示组织学特性的能力，在脂肪信号的衬托下，能够显示颈部软组织的轮廓和界限，因而对显示较小的病变以及鉴别不同的疾病具有重要价值。

（二）基本病变影像学表现

1. 颈部结构形态与大小的改变　许多病变可引起组织器官形态与大小的变化，如甲状腺腺瘤可出现局限性甲状腺增大，结节性甲状腺肿或甲状腺炎则表现为甲状腺弥漫性增大。

2. 异常肿块的出现　颈部原发性肿瘤与转移性淋巴结增大，均可表现为颈部异常肿块。

3. 颈部脂肪间隙的受压与推移　组织器官的增大与异常肿块，可造成相邻脂肪间隙的受压与推移。脂肪在 MRI 图像上显示为高信号，通过脂肪间隙的变化，易于对病变的大小、形态与侵犯范围做出准确评价。

4. 病变信号的表现　良性肿瘤多信号均匀，恶性肿瘤常信号不均匀且与周围结构分界不清。囊性病变 T_1WI 为低信号，T_2WI 为高信号。肿瘤出血则在 T_1WI 上出现高信号。

二、肿瘤性病变

颈动脉体瘤

【案例 3-6-2-1】　患者男性，46 岁，头晕 1 个月余。1 个月前无明显诱因出现头晕，伴头痛，不伴呼吸困难、声嘶、心慌气短、恶心呕吐、视物模糊等不适。入院后行颈部磁共振平扫和动态增强扫描，见图 3-6-2-1。

思考题　1. 简述病变的影像征象、与周围组织的关系。

2. 简述诊断要点。

3. 需要与哪些疾病相鉴别？

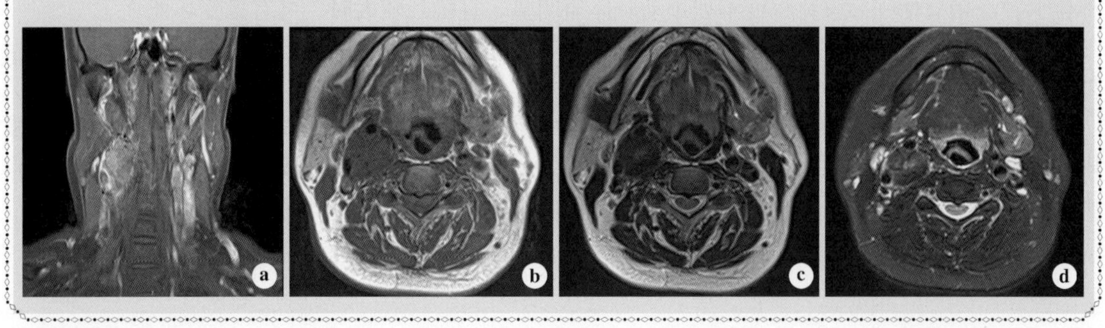

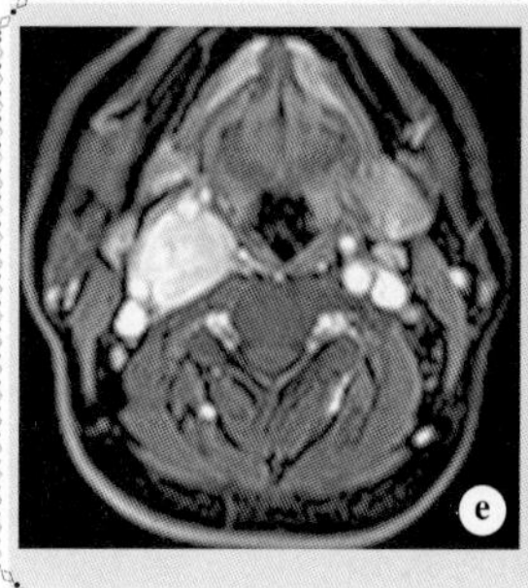

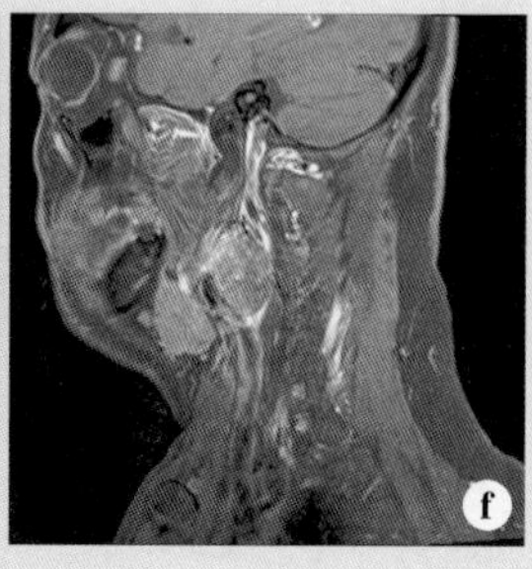

图 3-6-2-1 颈动脉体化学感受器瘤 MRI 表现
a. 轴位 T_1WI 呈等、低信号；b. 轴位 T_2WI 呈等、低信号，信号欠均匀，其内可见点状及条状更低信号影；c. T_2WI 脂肪抑制序列示等、高信号，信号不均匀，其内可见流空血管影；d～f. 轴位、冠状位及矢状位增强扫描病灶呈明显强化，其内可见多发细小血管影，邻近颈内、外动脉受压移位、分离

（一）临床与病理

颈动脉体化学感受器瘤又称颈动脉体瘤（carotid body tumor），是一种较为少见的化学感受器肿瘤，也称非嗜铬性副神经节瘤，发生于颈动脉分叉部位的颈动脉体。本病平均发病年龄为31～60 岁，女性多于男性。肿瘤较小时无明显症状，肿瘤大者，可表现为颈部下颌角下方无痛性肿块，常突向咽腔，出现咽部异物感或吞咽不畅，肿块可水平方向移动，多数生长缓慢，短期内迅速增大者可能发生恶变或瘤体内变性，肿瘤大多无明显包膜，质地中等，血供丰富。肿块可侵犯颅底及脑神经（多为迷走神经和舌咽神经）和交感神经链，出现呛咳、声嘶、舌肌萎缩、Adams-Stokes 综合征及 Horner 综合征等，少数患者合并颈动脉窦综合征；部分肿块可扪及搏动和闻及血管杂音。

病理大体观：体积较大，呈棕红色、圆形、卵圆形或纺锤形，可有完整的包膜。

组织学特点：肿瘤瘤体呈卵圆形或香肠形，有包膜，可见囊腔。镜下分化好的肿瘤类似正常的副神经节，大小和形状一致的核染色质细致的细胞形成致密的巢状（器官样）结构，周围由支持细胞和纤细的血管网包绕。瘤细胞呈巢状、条索状排列，间质纤维组织增生，伴玻璃样变，间质血窦丰富，瘤细胞胞质丰富。

（二）MRI 影像学表现

颈动脉体瘤好发于颈动脉分叉处，因其下方有颈动脉鞘筋膜的限制，故其以向上生长为主，多呈纵向生长边界清晰的类椭圆形肿块，肿瘤可推移，压迫颈内、外动脉，使其间距增大，肿瘤也可包绕颈内、外动脉及部分颈总动脉。平扫 T_1WI 呈稍高信号，T_2WI 及脂肪抑制序列表现为稍高混杂信号，病灶内可出现点状或条状纡曲的长 T_1、短 T_2 信号影，为流空的肿瘤血管，较具有特征性。增强扫描瘤体显著持续强化。MRA 可显示颈动脉分叉增大、颈血管移位（颈内动脉后移、颈外动脉前移）、颈总动脉增粗等变化，呈“高脚酒杯”状，同时部分患者可见血管壁毛糙不光滑，提示血管与肿块粘连较紧或有侵犯。

（三）鉴别诊断

1. 神经鞘瘤 多位于颈动脉分叉的后方，颈内、外动脉间距多不增宽，可推挤颈内动脉向前移位。神经鞘瘤增强后强化程度不如颈动脉体瘤明显，且病灶较大时，可有囊变坏死。

2. 血管瘤 血管瘤钙化率较高，瘤体内发现静脉石为其特征表现，且血管瘤一般不引起颈内、外动脉分叉增大。

3. 颈淋巴结肿大 位于颈动脉分叉部的融合成团块的颈部淋巴结与颈动脉体瘤易混淆，但颈内、外动脉间距多不增宽，血供分布不均且不丰富。肿大淋巴结通常表现为 T_1WI 低信号、T_2WI 不均匀高信号，病灶内无流空血管影，增强扫描无明显强化或呈环形强化。

【案例 3-6-2-1 点评】

1. 如图 3-6-2-1 所示，轴位 T_1WI 呈等、低信号，T_2WI 呈等、低信号，信号欠均匀，其内可见点状及条状更低信号影，T_2WI 脂肪抑制序列示等、高信号，信号不均匀，其内可见流空血管影，轴位、冠状位及矢状位增强扫描病灶呈明显强化，其内可见多发细小血管影，邻近颈内、外动脉受压移位、分离。

2. 诊断要点：中年男性，右侧颈动脉鞘区富血供占位，邻近颈内、外动脉受压移位，间隔增宽，T_1WI、T_2WI 可见点状低信号影，增强扫描病灶明显强化，应首先考虑本病。

3. 需要与发生在颈动脉间隙的神经鞘瘤、血管瘤、颈淋巴结肿大进行鉴别。

神经鞘瘤

【案例 3-6-2-2】 患者男性，40 岁，于 2 个月前无意间发现左侧颈部肿物，诉肿物体积较小，不伴触压痛、咬合痛、声嘶、呼吸困难、憋气、手足麻木等不适。入院后行颈部 MRI 平扫及 CT 平扫加增强，见图 3-6-2-2。

思考题 1. 简述病变的定位诊断及与周围组织的关系。

2. 简述神经鞘瘤的好发部位及影像征象。

3. 神经鞘瘤需要与哪些疾病鉴别？

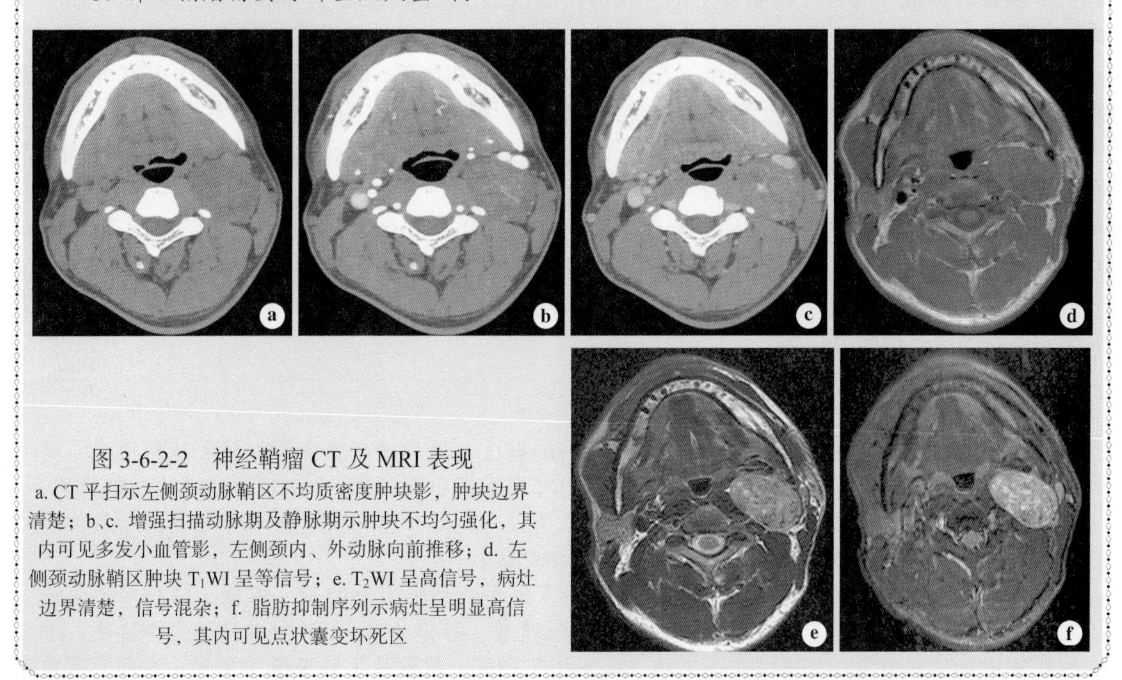

图 3-6-2-2 神经鞘瘤 CT 及 MRI 表现

a. CT 平扫示左侧颈动脉鞘区不均质密度肿块影，肿块边界清楚；b、c. 增强扫描动脉期及静脉期示肿块不均匀强化，其内可见多发小血管影，左侧颈内、外动脉向前推移；d. 左侧颈动脉鞘区肿块 T_1WI 呈等信号；e. T_2WI 呈高信号，病灶边界清楚，信号混杂；f. 脂肪抑制序列示病灶呈明显高信号，其内可见点状囊变坏死区

（一）临床与病理

神经鞘瘤（schwannoma）是起源于神经鞘施万细胞的良性肿瘤，常发生于颈动脉间隙，是颈部神经源性肿瘤的一种，可发生于颈部的任何神经，以自主、交感神经多见，少数起源于副神经和舌下神经。本病可发生于任何年龄，好发于 30～40 岁成人，男女比例相近。神经鞘瘤的主要临床表现为颈部边缘清楚的无痛性肿物，表面光滑，质地较软，肿块可沿左、右方向移动，上、下方向的移动性差。肿瘤较大时可压迫邻近结构引起局部不适感或受压神经支配区域的轻度感觉、运动障碍。

病理表现：神经鞘瘤的组织学主要由细胞排列紧密的 Antoni A 组织及细胞少而富含脂质、黏液样基质的 Antoni B 组织构成，无其他神经成分，肿瘤有包膜，边缘清楚。早期病灶为实性，肿瘤较大时常发生坏死液化，肿瘤越大，坏死区越明显。多为单发，极罕有恶变。

（二）MRI 影像学表现

肿块常位于颈动脉间隙（第Ⅸ和Ⅻ对脑神经）、椎前间隙（臂丛和脊神经根），而咬肌间隙（三叉神经）和腮腺间隙（面神经）很少受累。神经鞘瘤多位于颈动脉间隙的后、内侧，将颈动脉向前或外方推移，茎突前移；起源于迷走神经的神经鞘瘤则可以使颈动、静脉分离，咽旁间隙内的脂肪向前及内侧受压并变窄；位于椎旁间隙的神经鞘瘤可呈“哑铃状”跨椎管内外生长，可伴有邻近脊椎的骨质破坏或椎间孔扩大。MRA 及 MRI 冠、矢状面成像可直观地显示肿瘤与颈内、外动脉及邻近结构之间的关系。

神经鞘瘤以单发多见，亦可多发，常呈梭形，边界清晰。肿块 T_1WI 为等信号，T_2WI 肿块周边可见高信号环，为黏液性间质所致，中央低信号或不均质高信号，为纤维组织所致，当肿瘤发生囊变、钙化、出血时表现为以等或稍长 T_1、长 T_2 为主的混杂信号。增强扫描时，由于 Antoni B 区的黏液基质水分含量大，增强扫描后强化时相晚，呈缓慢延迟强化；Antoni A 区肿瘤细胞丰富、排列紧密，增强扫描早期即出现明显强化，病灶多呈中等均匀强化，囊变坏死区域不强化。70%的神经鞘瘤在 MRI 可显示包膜。

（三）鉴别诊断

1. 神经纤维瘤 与神经鞘瘤发生部位相仿，多位于颈动脉鞘内，呈类圆形软组织信号影。肿块信号均匀，很少发生液化、坏死，分界清楚。肿块内偶见弥漫性脂肪变性使 T_1WI 信号增高；部分瘤体内中央可见低信号的神经纤维。若肿瘤内发生囊变和坏死，倾向于神经鞘瘤；若在肿块内见弥漫性脂肪变性，或是瘤体内见低信号神经纤维走行，则神经纤维瘤可能性较大。

2. 颈动脉体瘤 多发生于颈动脉分叉处，肿瘤推移颈内、外动脉，使其间距增大，血管丰富，可见流空血管影，增强后强化程度较神经鞘瘤明显。

3. 颈部淋巴结病变 淋巴结病变绝大多数为多发病变，可有融合；肿大淋巴结多于颈动脉间隙沿颈深静脉链分布，位于颈动脉鞘前、外、后侧，使颈动脉鞘内血管向内侧移位；淋巴结病变可呈边缘强化；淋巴结转移者大部分有头颈部原发肿瘤病史，且病灶边缘不规则，边界模糊，不均匀强化，常有淋巴结包膜外侵犯。

【案例 3-6-2-2 点评】

1. 如图 3-6-2-2 所示，CT 平扫示左侧颈动脉鞘区不均质密度肿块影，肿块边界清楚，增强扫描动脉期及静脉期示肿块不均匀强化，其内可见多发小血管影，左侧颈内外动脉向前推移，左侧颈动脉鞘区肿块 T_1WI 呈等信号，T_2WI 呈高信号，病灶边界清楚，信号混杂，脂肪抑制序列示病灶呈明显高信号，其内可见点状囊变坏死区。

2. 诊断要点：位于颈动脉间隙的神经鞘瘤多位于颈动脉间隙的后、内侧，将颈动脉向前或外方推移，茎突前移。迷走神经肿瘤则可以使颈动、静脉分离。CT 扫描肿物边界清楚，平扫密度均匀或不均匀，增强扫描可呈均匀或不均匀强化，多数强化程度低于肌肉，内部多有斑驳状高低混杂密度，偶尔呈无强化囊性改变。

3. 需要与发生在颈动脉间隙的神经纤维瘤、颈动脉体瘤、颈部淋巴结病变进行鉴别。

颈静脉球瘤

【案例 3-6-2-3】 患者女性，45 岁，左侧口角间断流涎伴舌肌萎缩 1 年，加重 10 余天就诊。1 年前无明显诱因出现左侧口角流涎，不伴头晕、头痛、耳鸣，约 10 天发作一次，同时伴左侧舌肌渐进性萎缩，未予重视，10 天前左侧口角流涎渐进性加重，遂入院就诊。入院后行颈部 MRI 平扫加增强，见图 3-6-2-3。

思考题 1. 简述病变的定位诊断及与周围组织的关系。

2. 简述颈静脉球瘤的好发部位及影像征象。

3. 颈静脉球瘤需要与哪些疾病鉴别？

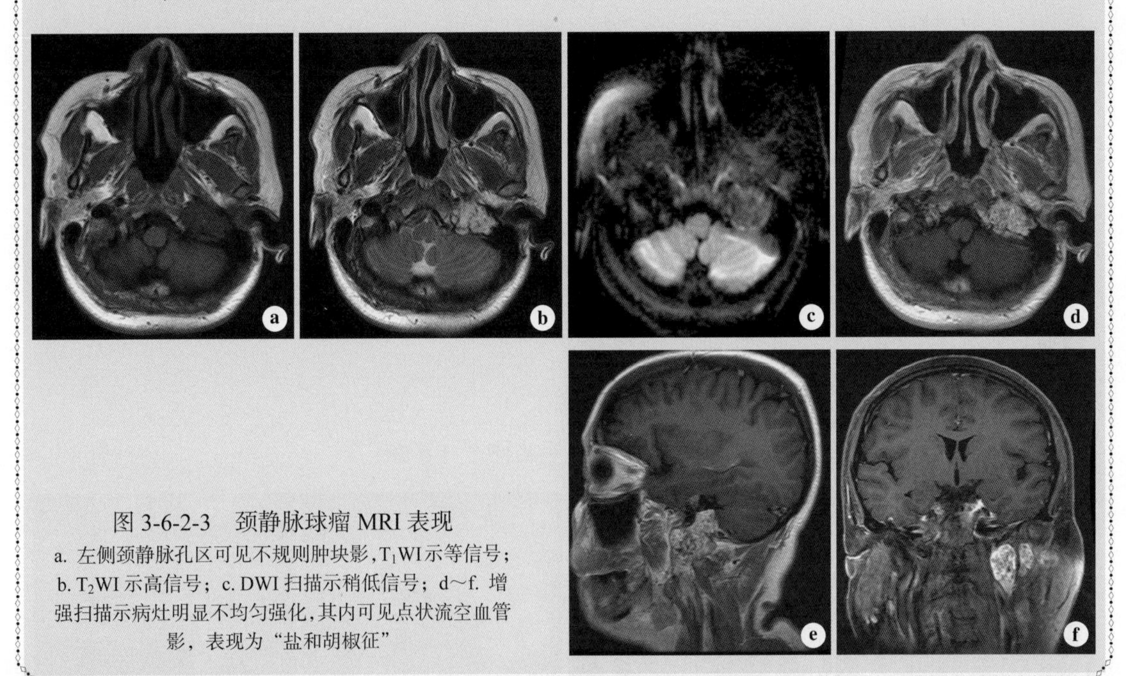

图 3-6-2-3 颈静脉球瘤 MRI 表现

a. 左侧颈静脉孔区可见不规则肿块影，T_1WI 示等信号；b. T_2WI 示高信号；c. DWI 扫描示稍低信号；d～f. 增强扫描示病灶明显不均匀强化，其内可见点状流空血管影，表现为“盐和胡椒征”

（一）临床与病理

颈静脉球瘤（glomus jugulare tumor）是源于颈静脉球和鼓室副神经节的一种肿瘤，发生在颅底颈静脉孔内及其附近。本病可发生在 10 岁以上任何年龄组，女性多于男性。早期主要表现为头晕和眩晕，随后出现外耳道出血、耳鸣、进行性耳聋，后期可有耳部疼痛、面瘫和视物成双。肿瘤位于颈静脉孔附近时，后组脑神经损害表现为声音嘶哑、呛咳、咽反射消失；肿瘤位于中颅窝和后颅窝时，可见颞叶、小脑和脑干症状。

（二）MRI 影像学表现

颈静脉球瘤常表现为颈静脉孔区不规则软组织肿块，常累及鼓室，在 T_1WI 上呈等信号，T_2WI 上呈较高信号，在 T_1WI、T_2WI 上，软组织肿块内均可见数条粗细不一的流空血管影，即盐和胡椒征（“盐”指肿瘤内高信号，“胡椒”指肿瘤内的低信号、代表流空的动脉分支），这是颈静脉球瘤的特征表现；颈静脉孔常扩大且可伴有邻近骨质破坏。静脉注射 Gd-DTPA 后病变明显强化，可清楚地显示肿瘤累及的范围。

（三）鉴别诊断

1. 颈静脉球假瘤 假瘤通常是由颈静脉球双侧不对称所致，右侧大于左侧，CT、MRI 显示其与颈静脉球密度、信号相同，MR 静脉成像可明确诊断。

2. 颈静脉孔区脑膜瘤 颈静脉孔周围浸润性骨质改变，常伴颅底骨质侵犯，增强检查时明显均一强化，常呈斑片状生长，可见硬膜尾征。

3. 颈静脉孔区神经鞘瘤 颈静脉孔扩大，骨皮质吸收变薄，边缘清晰锐利；病灶沿脑神经走行生长，亦可跨颅颈生长呈梭形或哑铃形，相邻血管结构受压、移位；增强检查时肿块呈明显强化，其内可见囊变，无“盐和胡椒征”。

【案例 3-6-2-3 点评】

1. 如图 3-6-2-3 所示，左侧颈静脉孔区可见不规则肿块影，T_1WI 示等信号，T_2WI 示高信号，DWI 扫描示稍低信号，增强扫描示病灶明显不均匀强化，其内可见点状流空血管影，表现为“盐和胡椒征”。

2. 诊断要点：颈静脉孔区不规则软组织肿块，常累及鼓室，CT 表现为颈静脉孔区虫蚀样骨浸润，MRI 可表现为特征性的“盐和胡椒征”，增强扫描肿块明显强化。

3. 需要与颈静脉球假瘤、颈静脉孔区脑膜瘤、颈静脉孔区神经鞘瘤相鉴别。

颈部淋巴管瘤

【案例 3-6-2-4】 患者女性，26 岁，右侧颌下无痛性肿胀 1 年。患者 1 年前无意中发现右侧颌下肿胀，无明显症状，口服消炎药治疗效果不佳，为求进一步诊治入院。入院后行颈部 MRI 扫描，见图 3-6-2-4。

思考题 1. 淋巴管瘤的好发年龄是多少?

2. 淋巴管瘤的好发部位及生长特点是什么?

3. 淋巴管瘤的影像征象有哪些? 需要与哪些疾病进行鉴别?

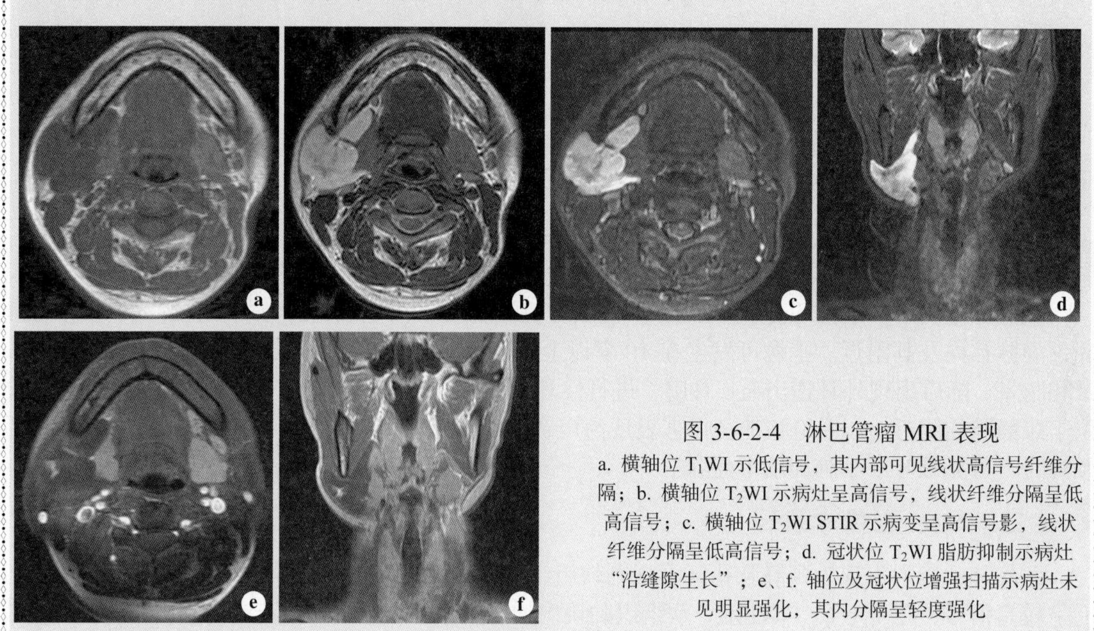

图 3-6-2-4 淋巴管瘤 MRI 表现

a. 横轴位 T_1WI 示低信号，其内部可见线状高信号纤维分隔；b. 横轴位 T_2WI 示病灶呈高信号，线状纤维分隔呈低高信号；c. 横轴位 T_2WI STIR 示病变呈高信号影，线状纤维分隔呈低高信号；d. 冠状位 T_2WI 脂肪抑制示病灶“沿缝隙生长”；e、f. 轴位及冠状位增强扫描示病灶未见明显强化，其内分隔呈轻度强化

（一）临床与病理

淋巴管瘤（lymphangioma）是淋巴管内皮细胞增殖形成的一种少见的良性肿瘤，常见于婴幼儿，2 岁以前发病者约占 90%。其中发生于颈部的淋巴管瘤多为囊状淋巴管瘤，又称囊状水瘤。淋巴管瘤常沿组织结构间隙塑形生长，此为其重要特点，向上可达咽旁间隙，向下可通过胸廓入口进入纵隔。临床表现为颈部无痛性包块，质软、可有波动感，并随年龄的增长逐渐增大，可对周围组织产生压迫症状，合并感染、囊内出血时，可产生疼痛或波动感。

病理特点：肉眼观淋巴管瘤为多房囊性肿块，可呈球形、卵圆形或分叶状，质地软，有波动感，透光试验阳性。切面呈大小不一的多房性囊，内含无色清液或淡黄色液体，合并出血时则为血性浆液，多房囊之间液体可自由流通。显微镜下囊壁由疏松结缔组织构成，衬以扁平的内皮细胞，可发生玻璃样变，也可混有脂肪、平滑肌、血管和神经等组织；囊腔大小不等，含有凝结的蛋白质性物质。

（二）MRI 影像学表现

颈部淋巴管瘤多好发于颈后部，病变常沿疏松结缔组织间隙塑形生长，具有“见缝就钻”的特点，呈单房或多房弥漫分布，多房多见，囊腔大小不等，囊壁菲薄，边界清晰、锐利，部分病例 T_2WI 囊腔内可有分隔。

MRI 平扫 T_1WI 呈低信号，T_2WI 呈明显高信号；若病灶内蛋白含量偏高或继发感染后积脓，则信号不均匀；少数病灶包绕周围组织间隙的脂肪或淋巴液而含有较多脂质，致使 T_1WI 信号不均匀增高；病灶合并出血时，可引起囊内信号不均匀，T_1WI 可见稍高信号，T_2WI 可见液-液平面。增强扫描囊性部分无强化，囊壁不强化或轻度强化；若囊内有分隔，分隔可轻度强化。

（三）鉴别诊断

1. 鳃裂囊肿 好发于颈外侧区，少有出血，不沿结缔组织间隙钻孔生长；囊肿以单囊多见，而淋巴管瘤可出现多囊，有钻孔生长特性并可出现液-液平面征象。

2. 甲状舌管囊肿 甲状舌管囊肿多发生于颈前中线区，与舌骨关系密切，可随吞咽动作上下移动，从发生部位上可做鉴别。

3. 颈部脓肿 颈部脓肿临床症状较典型，多伴感染症状，常为厚壁脓肿且囊壁厚薄不均，CT 增强后囊壁呈环形强化，DWI 上脓肿内水分子弥散受限呈高信号。

【案例 3-6-2-4 点评】

1. 如图 3-6-2-4 所示，右侧胸锁乳突肌前方、下颌下腺外侧可见不规则混杂信号影，边界清晰，横轴位 T_1WI 示低信号，其内部可见线状高信号纤维分隔；横轴位 T_2WI 示病灶呈高信号，线状纤维分隔呈低高信号；横轴位 T_2WI 示病变呈高信号影，线状纤维分隔呈低高信号；冠状位 T_2WI 脂肪抑制示病灶“沿缝隙生长”；轴位及冠状位增强扫描示病灶未见明显强化，其内分隔呈轻度强化。

2. 诊断要点：淋巴管瘤多见于 2 岁以内婴幼儿；主要表现为颈部无痛性包块，质软、边缘光滑，可有波动感，并随年龄增长而逐渐增大；MRI 多表现为 T_1WI 呈低信号，T_2WI 呈明显高信号，部分信号不均匀；增强扫描囊性部分无强化，囊壁不强化或轻度强化；病变塑形生长，具有“见缝就钻”的特点。

3. 需要与发生颈动脉间隙的鳃裂囊肿、甲状舌管囊肿、颈部脓肿病变进行鉴别。

颈淋巴结转移瘤

【案例 3-6-2-5】 患者女性，53 岁。主诉发现左侧舌根部肿物伴疼痛半年余。患者于半年前感喉部不适，未做任何处理，后自觉好转，3 个月后自觉左侧后牙疼痛，拔除智齿后症状未见明显好转。后行鼻咽镜检查，以“左侧舌根肿瘤”收住入院。患者行颌面/颈部 MRI 平扫和增强扫描，见图 3-6-2-5。

思考题 1. 简述病变的定位诊断及影像征象。

2. 简述患者原发病史情况。

3. 可能的诊断是什么？需要与哪些疾病相鉴别？

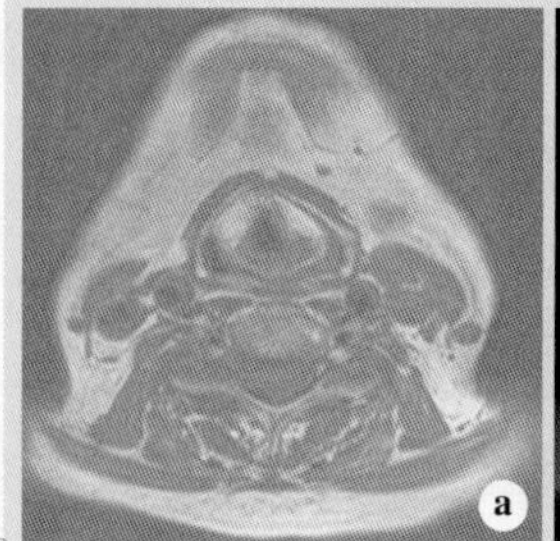

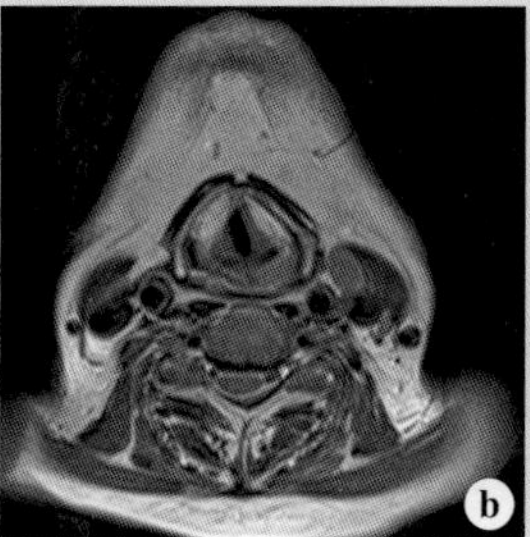

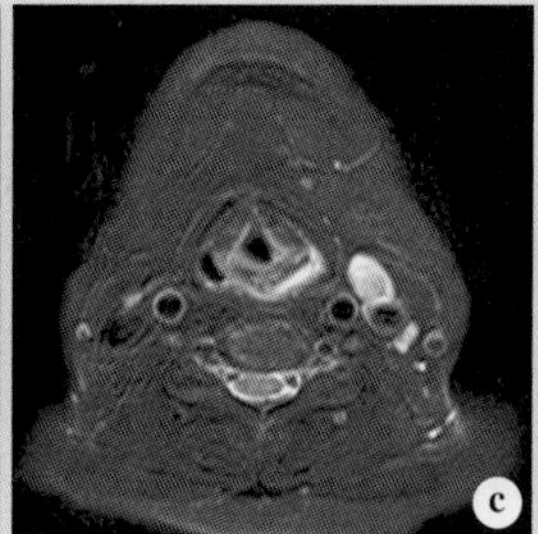

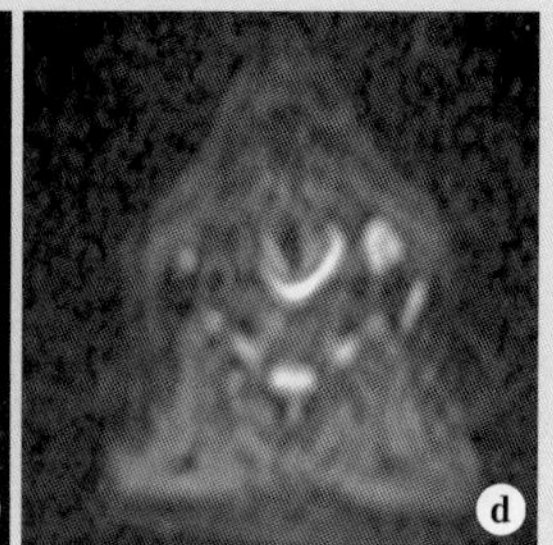

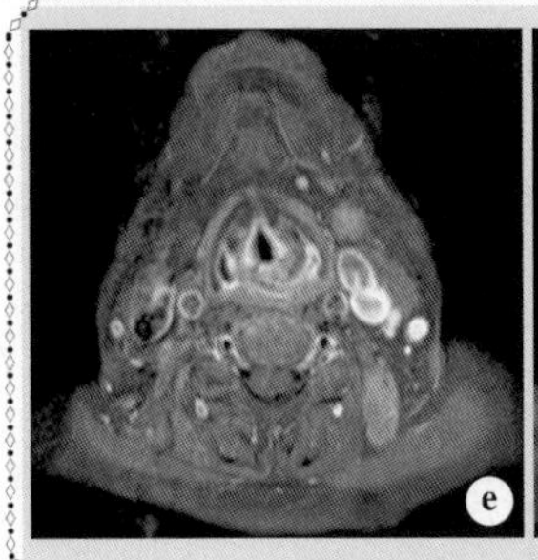

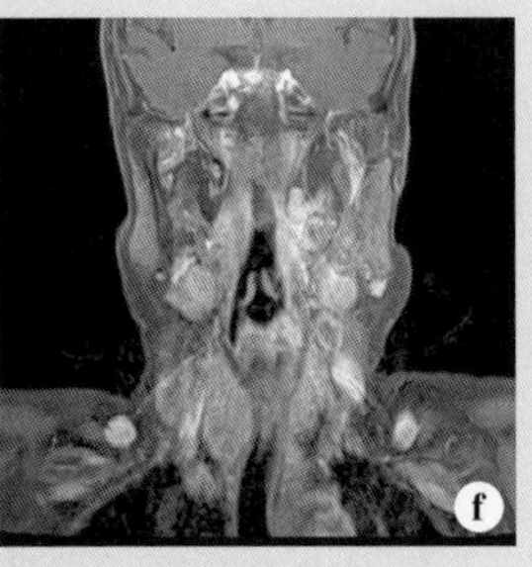

图 3-6-2-5 颈淋巴结转移瘤 MRI 表现
a. 左侧颈部Ⅱ区可见肿大淋巴结影，边界清楚、规则，T_1WI 扫描示等、低信号；b. T_2WI 扫描示等、高信号；c. T_2WI 脂肪抑制序列示明显高信号；d. DWI 扫描示明显高信号；e、f. 轴位和冠状位增强扫描示病灶呈明显环形强化，其内可见未强化的囊变坏死区

（一）临床与病理

转移性肿瘤（metastatic tumor）是颈部最常见的恶性肿瘤，表现为颈部淋巴结的肿大，以中老年人多见，多数患者可找到原发病灶。其原发病灶 85%来自头颈部，15%来自躯干和四肢。一般淋巴结的直径若大于 1.5cm 可视为淋巴结肿大，小于 1cm 为阴性。

患者发病初期一般无症状，多表现为颈部进行性增大的无痛性肿块。早期多为单发，质地较硬，活动度差，继而数目增多，可相互融合成团。肿块较大时，可压迫气管、食管或神经而出现呼吸、吞咽困难或声音嘶哑等相应症状。少数患者因病灶侵犯皮肤而出现皮肤破溃、感染和出血等改变。细针穿刺抽吸肿块做细胞学检查为诊断本病的金标准，诊断准确率可达 80%左右。

（二）MRI 影像学表现

MRI 可于颈动脉间隙内见单个或多个肿大淋巴结，病灶较小时呈结节状，明显肿大的淋巴结多相互融合成团，呈不规则形或分叶状。转移性淋巴结在 T_1WI 上呈等或略低信号，在 T_2WI 脂肪抑制上呈等信号或高信号，与邻近肌肉组织对比清楚。融合成团的肿大淋巴结，多因坏死而致信号不均匀，其内可见片状长 T_1、长 T_2 信号影，边界不清楚。增强扫描：未坏死的淋巴结呈均匀中等强化，而坏死、囊变的淋巴结呈不规则环形强化。

不同的原发肿瘤有不同的转移好发部位及信号特点：鼻咽癌淋巴结转移多为双侧发生，常见于颈静脉链周围淋巴结，若咽后组淋巴结肿大时，应首先考虑鼻咽癌的可能；甲状腺癌淋巴结转移部位为颈静脉链周围淋巴结，其中又以颈下深组（包括锁骨上窝）最多，少有咽后组及颈后三角区淋巴结转移，甲状腺癌颈部转移淋巴结相对较小，甲状腺癌转移淋巴结血供丰富，明显强化，淋巴结囊性变、壁内明显强化的乳头状结节、细颗粒状钙化为甲状腺乳头状癌的特征性改变。

（三）鉴别诊断

1. 淋巴瘤侵及颈部淋巴结 淋巴结受侵部位广泛，常为双侧侵犯；淋巴结大小不一，直径可由 1cm 至 10cm，边缘较清楚，信号均匀，增强后病灶轻、中度强化，伴有囊变坏死者可呈环形强化。

2. 淋巴结核 好发于儿童及青年，以青年女性多见，颈淋巴结结核以颈静脉下组及后三角组下区最为多见，淋巴结边缘环状强化，内有多个分隔及多个低密度区，呈“花环状”改变，为颈部淋巴结核的特征性改变。

3. 颈部神经源性肿瘤 多位于颈动脉间隙、椎旁间隙，位于颈动脉间隙神经源性肿瘤多位于颈动脉鞘的后、内侧，将颈动脉向前或外方推移，茎突前移，多为单发病变，边缘规则，增强扫描可均匀或不均匀强化，多数强化程度低于肌肉。

【案例 3-6-2-5 点评】

1. 如图 3-6-2-5 所示，左侧颈部Ⅱ区可见肿大淋巴结影，边界清楚、规则，T_1WI 扫描示等、低信号，T_2WI 扫描示等、高信号，T_2WI 脂肪抑制序列示明显高信号，DWI 扫描示明显高信号，轴位和冠状位增强扫描示病灶呈明显环形强化，其内可见未强化的囊变坏死区。

2. 诊断要点：①中老年患者多见，常有原发肿瘤病史；②单侧或双侧结节及肿物，边缘规则或不规则；③鼻咽癌淋巴结转移好发部位为咽后组及颈静脉链组淋巴结，淋巴结多边缘规则，增强扫描常呈轻、中度均匀强化；④边缘不规则强化伴中央坏死为鳞癌淋巴结转移的特征性影像学表现，尤以喉癌及下咽癌多见；⑤甲状腺癌转移部位为颈静脉链周围淋巴结、气管食管沟、甲状腺周围及上纵隔淋巴结，淋巴结颗粒状钙化、囊性变、壁内明显强化的乳头状结节为甲状腺乳头状癌的特征性改变。

3. 病理诊断为舌癌伴左颈部淋巴结转移。颈淋巴结转移瘤需要与淋巴瘤侵及颈部淋巴结、淋巴结核、颈部神经源性肿瘤等进行鉴别。

颈部淋巴瘤

【案例 3-6-2-6】 患者女性，45 岁。主诉发现颈部肿物 2～3 周。患者 3 周前无明显诱因发现颈部肿物，质地韧，迅速增大，无压痛，不易推动，伴有声音嘶哑、吞咽困难、发热、盗汗，现自觉肿物增大，伴颈部憋胀感，遂就诊。患者入院后行颈部 MRI 平扫加增强，见图 3-6-2-6。

思考题 1. 患者的临床表现有何特征性？ 2. 简述病变的定位诊断。

3. 简述淋巴瘤的好发部位及好发年龄。 4. 简述 MRI 扫描对颈淋巴瘤诊断的优势。

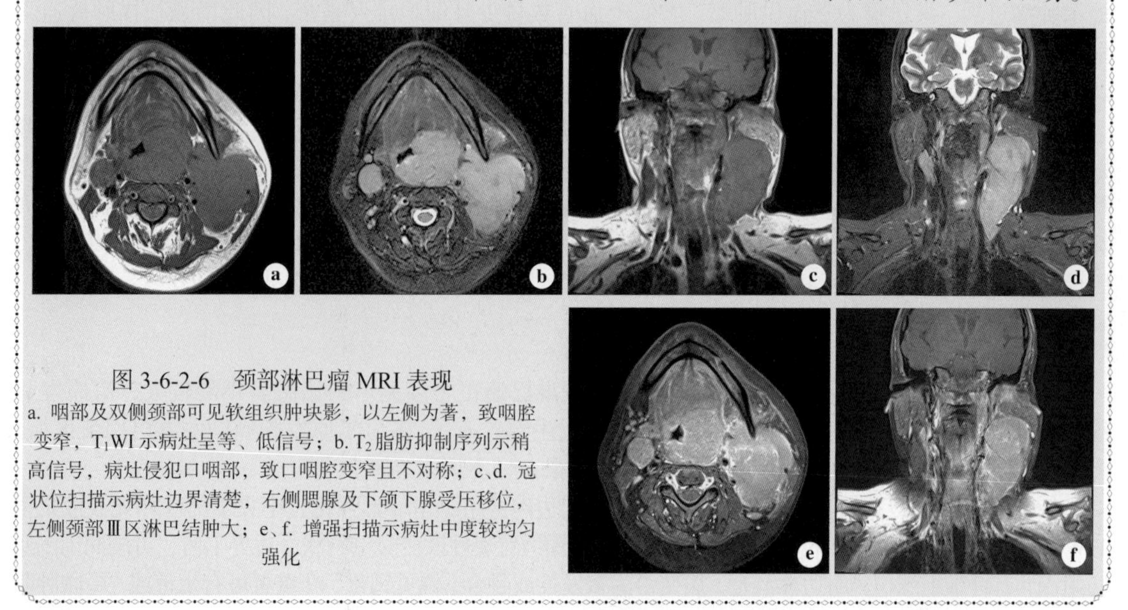

图 3-6-2-6 颈部淋巴瘤 MRI 表现

a. 咽部及双侧颈部可见软组织肿块影，以左侧为著，致咽腔变窄，T_1WI 示病灶呈等、低信号；b. T_2脂肪抑制序列示稍高信号，病灶侵犯口咽部，致口咽腔变窄且不对称；c、d. 冠状位扫描示病灶边界清楚，右侧腮腺及下颌下腺受压移位，左侧颈部Ⅲ区淋巴结肿大；e、f. 增强扫描示病灶中度较均匀强化

（一）临床与病理

淋巴瘤（lymphoma）包括霍奇金淋巴瘤（Hodgkin lymphoma，HL）与非霍奇金淋巴瘤（non-Hodgkin lymphoma，NHL），它是发生于淋巴结以及结外淋巴组织的一种恶性肿瘤。头颈部有丰富的淋巴组织以及富含淋巴组织的器官，据统计，头颈部恶性淋巴瘤（malignant lymphoma，ML）占头颈部所有恶性肿瘤的 5%左右，是淋巴瘤的第二大好发部位。

HL 累及淋巴结时，初期发展缓慢，有时仅为 1～2 个淋巴结肿大，经数月后，累及周围淋巴结，一般不发生粘连，少见融合成较大的团块；初起质韧而稍软，局部无痛或轻度压痛，之后可因纤维组织增生而变硬，多个软硬相间的肿大淋巴结为其特点。NHL 累及颈部淋巴结时，一般发展较快，可互相融合而形成较大的团块，直径可达 10～20cm 或以上，压迫口咽、喉咽侧壁，可引起吞咽和呼吸困难，需与咽旁间隙肿瘤相鉴别。在恶性淋巴瘤的病程中，约 1/3 的患者有全身性症状，包括发热、盗汗、体重减轻等。

病理特点：HL 的组织学特点是具有 R-S 细胞，其细胞体积大，胞质丰富，胞核大，单核或双核，典型者为对称的双核细胞，又称为“镜影细胞”。WHO 淋巴瘤分类将 HL 分为：结节性淋巴细胞为主型和经典型两大类，其中经典型又分为结节硬化型、混合细胞型、经典富淋巴细胞型、淋巴细胞衰减型。

NHL 是一组很复杂的疾病，每一亚型是单独的疾病单元，其临床表现和转归各异，初诊时的发病部位往往是疾病生物学特点的重要指征。

（二）MRI 影像学表现

淋巴瘤，特别是 NHL 常为多发，侵犯颈浅及颈深各组淋巴结，主要为咽后组、颈静脉链周围及颈后三角区淋巴结，也可侵犯腮腺内、枕后等很少发生转移瘤的淋巴结，常为双侧侵犯。HL 的淋巴细胞为主型和结节硬化型，常呈多发、各个孤立的结节，混合细胞型 HL 和 NHL 可以各个孤立，也可以融合，受累淋巴结一般密度均匀，边界清楚，强化程度近似肌肉，少部分淋巴结或治疗后淋巴结可出现中央坏死在 T_1WI 上呈低信号，边缘薄壁环形强化。

颈部淋巴瘤病变形态以弥漫肿胀和结节肿块多见，病变内部信号均匀，很少发生坏死。T_1WI 呈等信号，T_2WI 呈较均匀稍高信号，边界清楚，恶性肿瘤由于细胞直径大、密度高，使水分子活动明显受限，故 DWI 呈明显高信号，ADC 值降低，DWI 及 ADC 值对头颈部淋巴瘤早期疗效评估也具有一定意义，尤其是治疗早期，若 ADC 值进一步降低，代表肿瘤密度增高、细胞外间隙变窄，提示肿瘤进展。淋巴瘤为乏血供肿瘤，肿瘤内血管数量少且细胞排列紧密，因此增强扫描肿块通常呈轻度强化，部分肿块浸润破坏血管引起组织坏死。淋巴瘤肿瘤细胞增殖活跃，细胞膜磷脂代谢活跃，在 MRS 上表现为胆碱峰值升高，胆碱/肌酐值高于颈部其他良、恶性病变。

溃疡坏死型较少见，病变组织肿胀不明显，主要表现为局部溃疡、坏死，影像上与炎症难以鉴别。淋巴瘤的瘤细胞很容易向颈部淋巴结转移或浸润，故颈部淋巴结肿大常见，肿大淋巴结信号多均匀，增强扫描淋巴结呈均匀强化，强化较明显，与其他恶性肿瘤淋巴结转移强化特点相似，出现坏死者呈环形强化。淋巴瘤内细胞紧密，并沿血管周围生长，因此肿瘤少向黏膜下深层组织侵犯，因此淋巴瘤病变组织大多与咽后壁头长肌分界清楚，多无颅底及相邻骨质破坏。

（三）鉴别诊断

1. 淋巴结转移 鳞状细胞癌的淋巴结转移较淋巴瘤更为多见。鳞癌患者年龄较大，有原发肿瘤病史，转移性淋巴结的发生部位与原发肿瘤的发生部位有关，多位于原发肿瘤同侧淋巴引流区域，多为单侧，转移淋巴结边界不清，可侵犯周围组织，呈不规则环形强化。

2. 淋巴结结核 以青少年多见，典型表现为周边肉芽组织呈环形强化，中央干酪性坏死或液化呈 T_1WI 低信号，病变可以融合，呈多环状或花环状，周边有炎性改变时呈网状、边界不清，可浸润周围脂肪组织，有纤维组织包裹时边界清楚，病变常为多发性或融合，偶见钙化，严重者可有窦道或“冷脓肿”。

【案例 3-6-2-6 点评】

1. 如图 3-6-2-6 所示，口咽部及双侧颈部可见软组织肿块影，以左侧为著，致咽腔变窄，T_1WI 示病灶呈等、低信号，T_2WI 脂肪抑制序列示稍高信号，病灶侵犯口咽部，致口咽腔变窄且不对称，冠状位扫描示病灶边界清楚，右侧腮腺及下颌下腺受压移位，左侧颈部Ⅲ区淋巴结肿大。增强扫描示病灶中度较均匀强化。

2. 诊断要点：颈部淋巴瘤病变形态以弥漫肿胀和结节肿块多见，病变内部信号均匀，很少发生坏死；颈部淋巴瘤常为双侧颈部、多区域淋巴结同时受累，尤其以颈内静脉链上中下组受累多见。受累淋巴结边界清楚，常为各个孤立，融合少见。受累淋巴结密度均匀，强化程度近似于肌肉，坏死囊变少见。

3. 病理诊断为非霍奇金淋巴瘤，弥漫性大 B 细胞型，此病需要结合临床与全身影像学表现进行诊断，需要与发生在颈部的淋巴结转移瘤、淋巴结结核、巨大淋巴结增生等鉴别。

（梁 笑 谭 艳）

第四章　呼吸系统和纵隔

【本章学习要求】

记忆：胸部 MRI 检查技术；肺炎性病变、肺结核及纵隔胸腺肿瘤的 MRI 表现及鉴别诊断

理解：正常胸部结构的 MRI 影像学表现；异常胸部病变的 MRI 影像学表现；纵隔淋巴瘤、纵隔畸胎瘤的 MRI 特点及鉴别诊断

运用：肺癌的分型、MRI 表现及鉴别诊断；肺脓肿、胸腺癌的 MRI 特点；纵隔神经源性肿瘤及纵隔生殖细胞瘤的临床特点、MRI 表现及鉴别诊断

由于胸部各组织间磁敏感性不同、肺内氢质子密度低、呼吸和心脏搏动等因素对成像的影响，胸部 MRI 一直以来都具有挑战性，其在胸部疾病的临床应用中受到广泛限制。随着 MRI 快速扫描技术的发展和成熟，不断改善了呼吸和心脏搏动等对成像的影响，从而提高了其在肺部、纵隔、心脏、乳腺以及胸壁软组织病变中的临床应用。随着 MRI 在胸部疾病应用经验的不断积累，同时凭借其优越的软组织分辨率，且无电离辐射和无须使用碘对比剂，使其在胸部影像学检查中成为 X 线及 CT 之外的又一个重要选择。与 CT、PET-CT 比较，胸部 MRI 不仅能够提供形态学信息，还能够提供功能学信息，从而为胸部病变的检出及定性提供更多、更有价值的信息。

对比胸部 X 线平片和 CT，胸部 MRI 检查具有以下优势。①鉴别肿块：可鉴别肿块性质，如囊性、实性、脂肪性或血管性（动静脉畸形）；明确肿块的位置、大小和范围，并能明确肿块与纵隔邻近结构的解剖关系。②鉴别纵隔增宽：可确定纵隔增宽是病理性还是解剖变异；可鉴别纵隔增宽是实性、囊性、血管性或脂肪性肿块；可观察食管癌向外侵犯的范围；可对纤维化或肉芽肿性纵隔炎进行诊断以及鉴别诊断；确定肿瘤对纵隔的侵犯范围。③鉴别肺门增大：明确肺门增大的原因是血管性还是实性肿块（包括肿大的淋巴结），软组织对比度 MRI 优于 CT，而且 MRI 比 CT 更容易鉴别肿块与血管。④能够明确肿瘤对胸膜、胸壁的侵犯范围，对肿瘤的分期和制订治疗方案具有重要价值。⑤不仅能提供病变的形态学信息，还能提供组织功能学等信息。

胸部 MRI 检查存在以下不足：①胸部 MRI 空间分辨率不如 CT，对细微结构显示欠佳，如对直径 6mm 以下的肺结节显示比较困难，不如 CT 敏感。②对钙化不敏感，鉴别诊断受到一定的影响。③对体内有金属的患者不能进行 MRI 检查，如心脏起搏器、支架等。④检查时间较长，需要屏气配合，幽闭恐惧症、危重患者、小儿常常不能配合检查。

第一节　磁共振检查技术

一、磁共振平扫

胸部 MRI 最基本的成像序列及方位为横断位 SE-T_1WI、FSE-T_2WI 和冠状位 SE-T_1WI。另外，推荐质子密度加权成像（PDWI）、脂肪抑制或水脂分离序列成像，并可根据需要选择成像序列及方位。PDWI 检查技术对肺实质病变、肺门结构、心脏和大血管结构显示更清晰。为了多方位观察病变，可进行冠状位和（或）矢状位成像，肺底近膈肌的病变以冠状位为主。为了减少呼吸运动及心脏大血管搏动的影响，扫描时采用呼吸末屏气扫描，选择快速扫描序列，并加用心电门控技术等。平扫检查可以发现纵隔和胸壁病变，其中少数病变（如囊肿），可以明确诊断。对于纵隔及肺内较大结节和肿块性病变，MRI 检查具有重要价值，是 CT 检查的必要补充。应用脂肪抑制序列有助于含脂病变的诊断，如畸胎瘤。

二、磁共振增强

静脉注射 Gd-DTPA 后进行 T_1WI 和 T_1WI 脂肪抑制序列扫描。

对于平扫检查发现的胸部病变，大多需 MRI 增强检查，以进一步评价病变的血供情况，确定是否存在囊变或坏死，明确病变和大血管的关系等。增强检查常为胸部病变的诊断和鉴别诊断提供依据。例如，在鉴别良、恶性肺结节方面，动态增强磁共振（dynamic contrast enhanced-magnectic resonance imaging，DCE-MRI）作为一种无创性影像学检查方法，不仅能根据肺结节强化程度的不同，提供鉴别诊断依据，更能够反映肿瘤微血管特征（由于肿瘤新生血管、肿瘤细胞间隙、纤维化的有无、瘢痕形成以及肿瘤内坏死的病理情况不同），并能对肿瘤血管进行定量和半定量分析。

三、磁共振血管成像

平扫 MRA 主要依靠血管内的血流特点成像，受呼吸和心脏搏动的影响，图像伪影较多，显示细小肺血管的能力差，很难获得好的图像。随着 MRI 扫描速度的加快，超快速屏气扫描序列避免了呼吸伪影的影响，有效解决了磁敏感性伪影；应用对比剂使血管强化，血管受血流变化的影响变小，结合动态增强使胸部增强磁共振血管成像（CE-MRA）成为可能。

CE-MRA 是静脉注射对比剂进行快速 3D-TOF 序列扫描，再通过图像后处理技术来直接显示心脏及血管。在 MRA 上可清晰显示动脉、静脉及其分支的情况，甚至可以观察到肺动脉的七级分支，可同时判断肺实质的灌注情况。在肺癌患者中，MRA 可显示支气管动脉的供血情况，以及肿块邻近血管的狭窄、变形、血管内瘤栓等。

四、磁共振弥散加权成像

磁共振弥散加权成像（DWI）是目前唯一能从分子水平对活体组织的细胞结构及生物学特性进行描述的检查方法，具有无创性、无辐射、无须注射对比剂等特点。既能对病变进行形态学描述，又能反映病变功能学层面的特性，其在中枢及腹部等其他系统的临床应用价值已得到普遍认可，在胸部疾病的应用中，DWI 也发挥着越来越重要的作用。随着 ADC 值的规范化测量和 DWI 图像后处理技术等的提高，DWI 的价值得到了反复验证，可帮助临床实现对肺部、纵隔肿瘤等的鉴别、分期及疗效评价。有研究表明，DWI 对于 6～7mm 肺结节的筛查敏感性和特异性分别为 95.2%和 99.6%，而 8～14mm 肺结节的敏感性和特异性可分别达 100%和 99.6%，提示 DWI 可用作肺癌筛查的替代检查手段。越来越多的证据表明，对于肺结节直径＞5mm 实性结节且难以接受放射性检查的患者，DWI 可作为低剂量 CT（LDCT）或 PET/CT 的替代检查手段。

胸部 DWI 采用单次激发自旋回波-平面回波成像（spin echo-echo planar imaging，SE-EPI）序列，并行采集空间敏感性编码技术（array spatial sensitivity encoding technique，ASSET），多 b 值成像，不同的 b 值得到不同的 DWI 和 ADC 图。

（胡良波　刘　芳）

第二节　正常 MRI 表现

一、概　　述

正常胸部结构的 MRI 表现取决于不同组织内氢质子密度的多少，而胸部的组织复杂，有肺组织、脂肪组织、肌肉组织及骨组织等，因此在 MRI 图像上表现为不同的黑、白灰度（表 4-2-1-1）。

表 4-2-1-1　胸部正常组织的 MRI 信号特点

组织名称	T_1WI	T_2WI	组织名称	T_1WI	T_2WI
肺组织	无信号（黑）	无信号（黑）	骨皮质	低信号（黑）	低信号（黑）
脂肪	高信号（白）	等、高信号（灰白）	骨髓	高信号（白）	高信号（白）
肌肉	等、低信号（灰黑）	等、低信号（灰黑）	流动血液	无信号（黑）	无信号（黑）

二、胸　　壁

胸壁由肌肉、脂肪及骨骼等构成，胸壁肌肉在 T_1WI 及 T_2WI 上均呈等、低信号。而肌腱、韧带、筋膜氢质子含量很低，在 T_1WI 及 T_2WI 上均呈低信号。肌肉间可见线状的高信号脂肪影及无信号的血管流空影。脂肪组织在 T_1WI 上呈高信号，在 T_2WI 上呈等、高信号。

胸部骨骼的骨皮质在 T_1WI 和 T_2WI 上均呈低信号，而中心部骨松质中含有脂肪，显示为高信号；肋软骨信号高于骨皮质信号，低于骨松质信号。

三、纵　　隔

心脏大血管的流空效应及脂肪组织所特有的信号对比，使 MRI 在显示纵隔结构和病变方面具有明显的优势。

气管与主支气管管腔内含气体而无 MRI 信号，血管因血液流空效应表现为无 MRI 信号，但两者均可通过周围高信号（脂肪）衬托而勾画出其大小和走行。气管和支气管壁由软骨、平滑肌纤维和结缔组织构成且较薄，通常不可显示。血管壁较薄通常不可显示。食管壁的信号强度与胸壁肌肉相似。

胸腺的信号较均匀，在儿童期 T_1WI 信号强度低于脂肪，T_2WI 上信号强度与脂肪相似；而被脂肪替代后，信号强度接近脂肪信号。淋巴结常易显示，T_1WI 和 T_2WI 均呈等信号的圆形和椭圆形结构，直径一般不超过 10mm。

心脏及大血管内血流呈低信号和无信号，故在心脏内血液和心脏结构之间形成良好的对比；由于 MRI 软组织分辨率高，故能清晰分辨出心肌、心内膜、心包和心包外脂肪。

四、肺 和 肺 门

正常肺的 MRI 成像效果不理想呈无信号的黑色，主要与以下因素相关：①肺实质内含大量气体，质子密度很低，产生微弱的 MRI 信号；②肺内气体-组织界面磁敏感率不均匀影响肺实质成像；③心脏搏动和呼吸运动使磁场不均匀，造成信号丢失，产生运动伪影；④肺内血流和弥散运动会造成信号丢失及下降。

在自旋回波序列中，肺动静脉呈管状无信号影，肺门部的支气管也呈无信号影，通常两者只能根据解剖学关系进行分辨，但用快速梯度回波序列，肺血管呈高信号则可鉴别两者。

五、胸　　膜

胸膜在 MRI 不易显示。

六、膈　　肌

膈肌（diaphragm）位于胸腔与腹腔之间的肌肉-纤维结构，在 MRI 呈等、低信号影；冠状面和矢状面能较好地显示膈肌的厚度和形态，多显示为弧线状影。膈脚由于周围高信号脂肪组织衬托而显示清楚，呈一向前凸的窄带软组织信号影。

正常 MRI 解剖及表现见图 4-2-6-1～图 4-2-6-8。

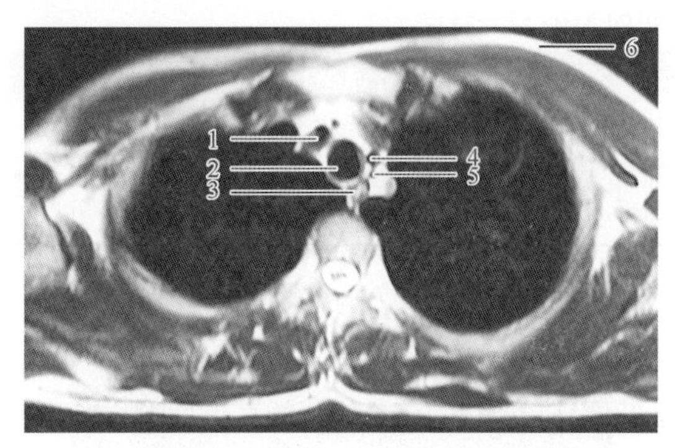

1. 头臂干（brachiocephalic trunk）; 2. 气管（trachea）; 3. 食管（esophagus）; 4. 左颈总动脉（left common carotid artery）; 5. 左锁骨下动脉（left subclavian artery）; 6. 皮下脂肪（subcutaneous fat）

图 4-2-6-1 胸部 MRI 胸骨切迹层面

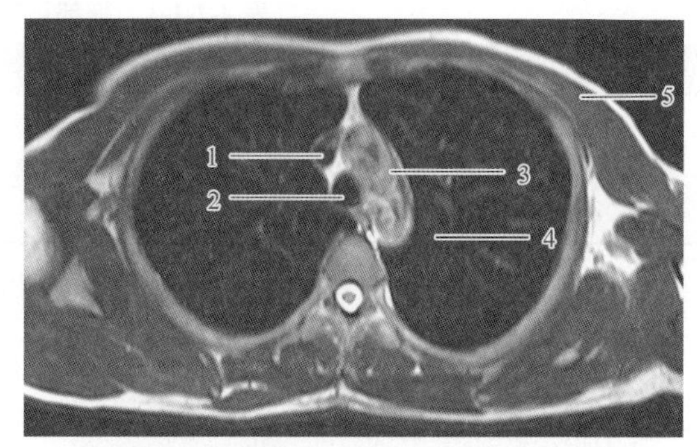

1. 上腔静脉（superior vena cava）; 2. 气管（trachea）; 3. 主动脉弓（aortic arch）; 4. 肺组织（lung tissue）; 5. 肌肉（muscular tissue）

图 4-2-6-2 胸部 MRI 主动脉弓层面

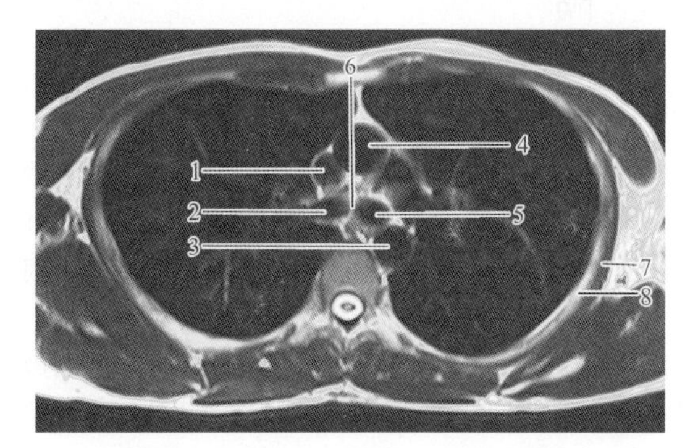

1. 上腔静脉（superior vena cava）; 2. 右主支气管（right main bronchus）; 3. 降主动脉（descending aorta）; 4. 升主动脉（ascending aorta）; 5. 左主支气管（left main bronchus）; 6. 气管隆嵴（carina of trachea）; 7. 骨皮质（cortical bone）: 8. 骨髓（marrow）

图 4-2-6-3 胸部 MRI 气管隆嵴层面

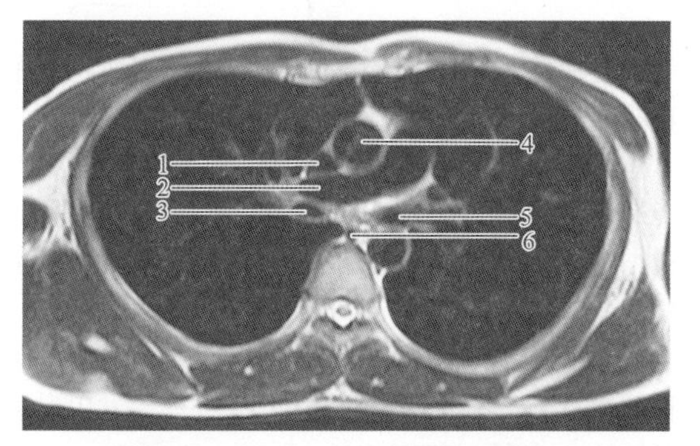

1. 上腔静脉（superior vena cava）; 2. 右肺动脉干（right pulmonary artery）; 3. 右主支气管（right main bronchus）; 4. 升主动脉（ascending aorta）; 5. 左主支气管（left main bronchus）; 6. 奇静脉（azygos vein）

图 4-2-6-4 胸部 MRI 右肺动脉干层面

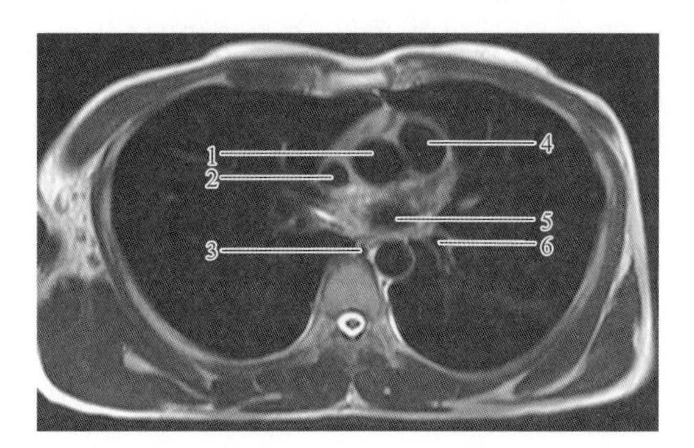

1. 升主动脉（ascending aorta）; 2. 上腔静脉（superior vena cava）; 3. 奇静脉（azygos vein）; 4. 肺动脉主干（pulmonary trunk）; 5. 左心房（left atrium）; 6. 左肺下叶支气管（left lower lobe bronchus）

图 4-2-6-5 胸部 MRI 主-肺动脉、左心房顶部层面

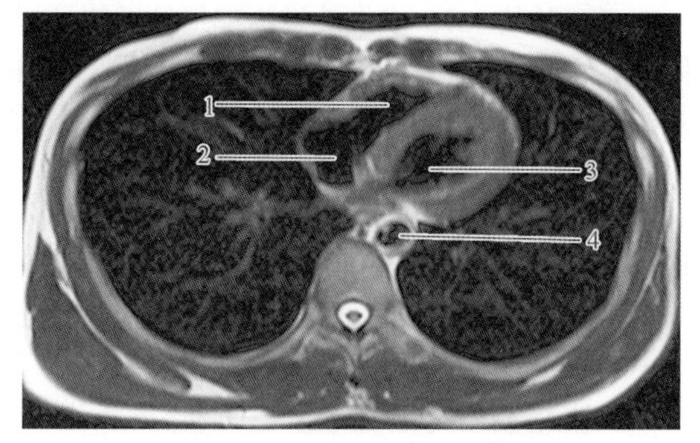

1. 右心室（right ventricle）; 2. 右心房（right atrium）; 3. 左心室（left ventricle）; 4. 降主动脉（descending aorta）

图 4-2-6-6 胸部 MRI 左心室层面

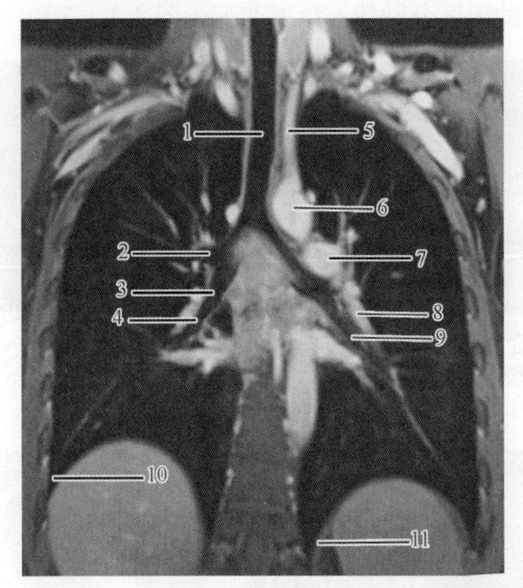

1. 气管（trachea）；2. 右肺上叶支气管（right upper lobe bronchus）；3. 右肺中间支气管（right intermediate bronchus）；4. 右肺下叶支气管（right lower lobe bronchus）；5. 左颈总动脉（left common carotid artery）；6. 主动脉弓（aortic arch）；7. 左肺动脉（left pulmonary artery）；8. 左肺下动脉（left inferior pulmonary artery）；9. 左肺下叶支气管（left lower lobe bronchus）

图 4-2-6-7　胸部 MRI 气管、主支气管冠状面

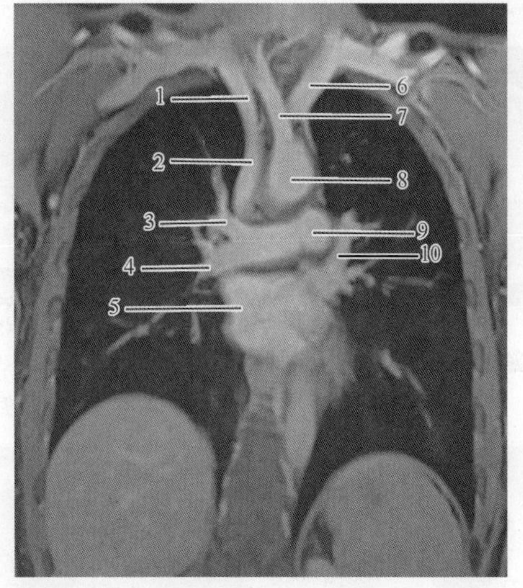

1. 右头臂静脉（right brachiocephalic vein）；2. 上腔静脉（superior vena cava）；3. 右上肺动脉（right superior pulmonary artery）；4. 右下肺动脉（right inferior pulmonary artery）；5. 左心房（left atrium）；6. 左头臂静脉（left brachiocephalic vein）；7. 头臂干（brachiocephalic trunk）；8. 主动脉弓（aortic arch）；9. 肺动脉主干（pulmonary trunk）；10. 左上肺静脉（left superior pulmonary vein）

图 4-2-6-8　胸部 MRI 肺动脉主干冠状面

（胡良波　黄俊浩）

第三节　异常 MRI 表现

一、肺部病变

（一）肺实变

当终末细支气管到肺泡的空气被液体和细胞所替代时，其氢质子密度及蛋白质量的变化导致 MRI 的信号也发生变化，通常 T_1WI 上显示为边缘不清的片状等、高信号，T_2WI 上显示为高信号。而肺泡蛋白沉积症以肺泡内聚集大量蛋白质样物质为特征，T_1WI 呈高信号，T_2WI 呈中高信号（图 4-3-1-1）。

（二）纤维、增殖性病变

病灶多能在无信号的黑色背景中显示，T_1WI 和 T_2WI 上均呈等信号影（图 4-3-1-2）。

（三）结节与肿块

MRI 基本能够发现直径大于 6mm 的结节影。①肿块的信号：肿块内组织成分不同，MRI 信号也不同。肺癌 T_1WI 多呈等信号及等、低信号，T_2WI 呈等、高信号。肿块内出现坏死或囊变时，T_1WI 呈低信号，T_2WI 呈高信号。血管性肿块（如动静脉畸形、动静脉瘘），存在流空效应呈低信号，增强扫描或者梯度回波序列可有助于鉴别。②病灶的形态学特点及邻近结构：MRI 对于病灶大体形态的显示与 CT 相似，但是对于病变-肺界面的空间分辨率显示差；而对于周围的改变，如判断胸膜凹陷征是否存在等方面具有一定的优势。③结节与肿块的继发改变：MRI 一般可将肿块与其阻塞远端的实变或不张予以区别，由于肺炎或肺不张的含水量高于肿瘤组织，故 T_2WI 信号强度高于肿块信号；应用顺磁性物质（钆剂）增强也有助于区分肿块和继发改变（图 4-3-1-3）。

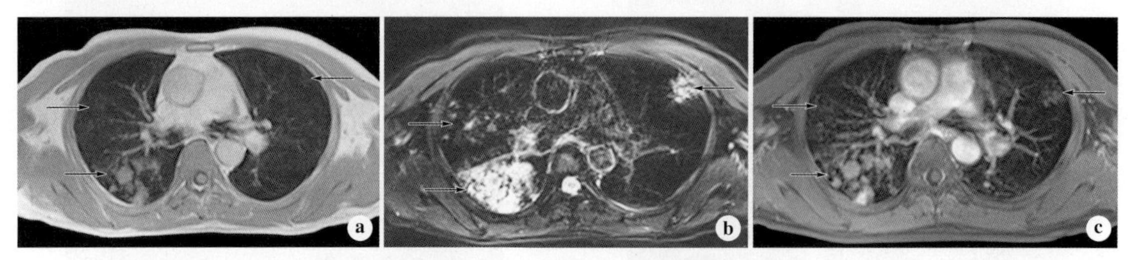

图 4-3-1-1　肺实变的 MRI 表现

双肺上叶、右肺下叶背段见片状异常信号影（如箭头所示），a. T_1WI 呈等、高信号影；b. T_2WI 脂肪抑制呈不均匀高信号影；c. 增强扫描明显强化

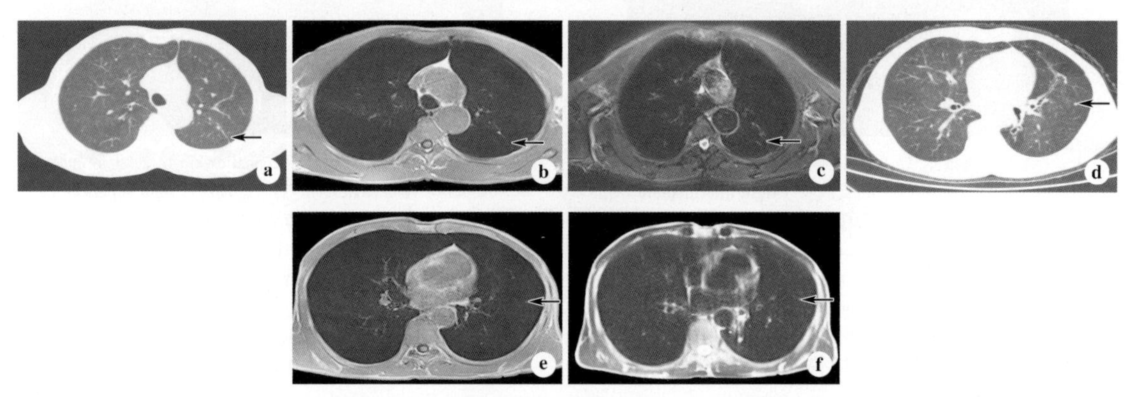

图 4-3-1-2　肺纤维、增殖性病变的 MRI 表现

a. 左肺上叶尖后段见条索影 CT；b. T_1WI 呈等信号；c. T_2WI 脂肪抑制呈等信号；d. 左肺上叶舌段见微小结节影（如箭头所示）CT；e. T_1WI 呈等信号；f. T_2WI 呈等信号

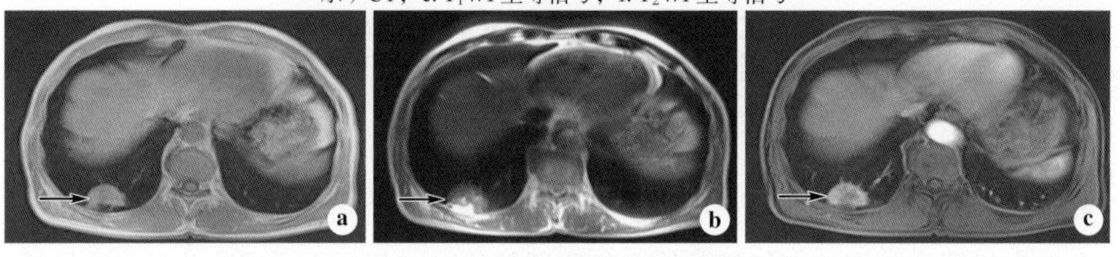

图 4-3-1-3　肺肿块的 MRI 表现

右肺下叶后基底段见一肿块影（如箭头所示），a. T_1WI 呈等信号；b. T_2WI 呈等、高信号并可见胸膜凹陷征；c. T_2WI 增强明显不均匀强化

（四）空洞和空腔

空洞和空腔内的空气呈无信号；空洞壁的影像特点依病变的性质、病程的长短、洞壁的厚薄而不同；如脓肿空洞壁 T_1WI 呈等信号，T_2WI 呈等、高信号，空洞内脓液 T_1WI 呈低信号，T_2WI 呈高信号，DWI 呈不均匀高信号（图 4-3-1-4）。

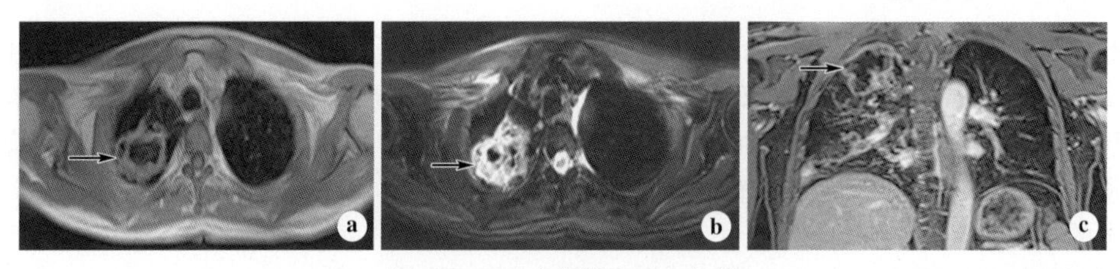

图 4-3-1-4　空洞的 MRI 表现

右肺上叶尖段空洞影，空洞内空气无信号，空洞壁（如箭头所示）。a. T_1WI 呈等信号；b. T_2WI 脂肪抑制呈等、高信号；c. 增强扫描空洞壁明显强化

（五）钙化

钙化在 MRI 呈低信号。

二、胸膜病变

（一）胸腔积液

MRI 根据其信号强度能对积液性质做出判断。一般非出血性的积液在 T_1WI 多呈低信号；而含蛋白较高的积液，在 T_1WI 呈等、高信号；血性积液在 T_1WI 呈高信号。胸腔积液不论其性质如何，在 T_2WI 上呈高信号。冠状位和矢状位图像更有利于显示心膈角和肋膈角的积液（图 4-3-2-1）。

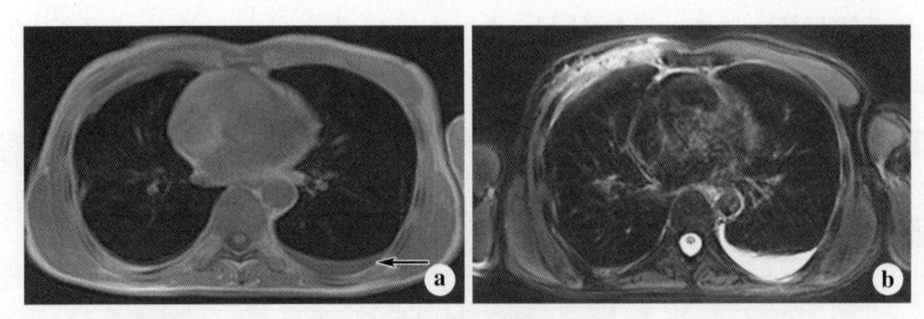

图 4-3-2-1 胸腔积液的 MRI 表现

左侧胸腔见弧形带状影（如箭头所示），a. T_1WI 低信号；b. T_2WI 高信号

（二）胸膜增厚、粘连与钙化

MRI 对于这些改变的显示不如 CT，但对局限性胸膜显著增厚的良、恶性判断优于 CT。

（三）胸膜肿块

肿块与胸壁夹角常呈钝角，有时 MRI 上可见胸膜尾征，在 T_1WI 多呈等信号，T_2WI 呈等、高信号。多断面成像有利于病变的显示。当肿块侵犯胸壁、膈或纵隔时，表现为胸膜外或者纵隔内高信号的脂肪组织消失，邻近胸膜增厚，并形成局部软组织肿块或者邻近骨质破坏（图 4-3-2-2）。

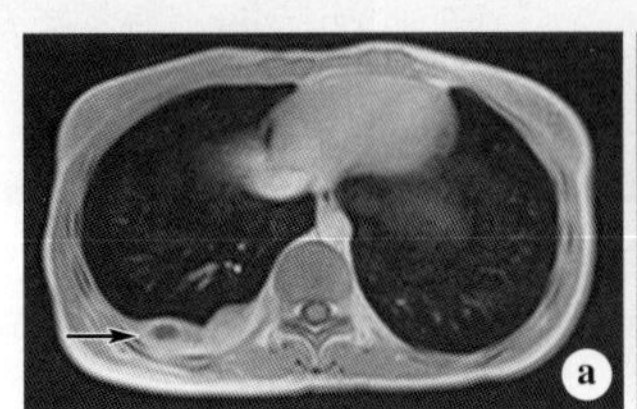

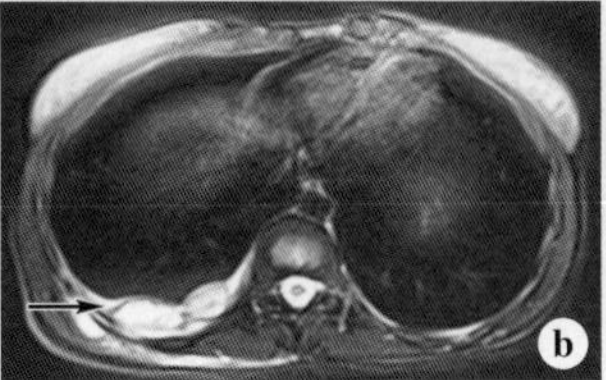

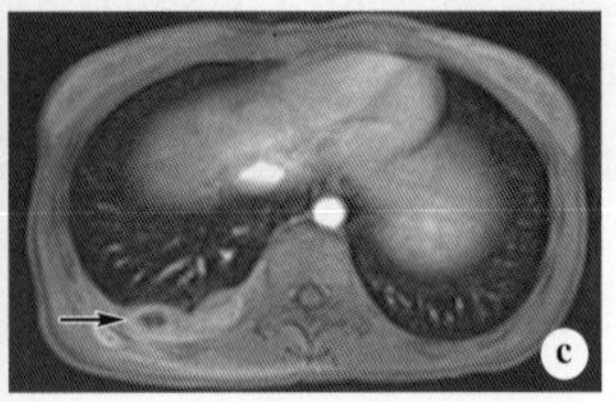

图 4-3-2-2 胸膜肿块的 MRI 表现

右侧胸膜结节、肿块影（如箭头所示），a. T_1WI 呈稍高信号，其内见低信号；b. T_2WI 呈高信号影；c. 增强扫描明显不均匀强化及环状强化，其内坏死无强化

三、纵隔病变

（一）实性肿块

实性肿块通常在 T_1WI 呈等信号或等、低信号，在 T_2WI 呈等、高信号。如肿瘤内发生坏死、囊变，在 T_1WI 呈低信号，T_2WI 呈高信号。神经源性肿瘤在 T_1WI 呈等信号，T_2WI 呈等、高信号，其内可见囊变。畸胎瘤内含脂肪、骨骼及钙化等成分，MRI 表现为信号不均匀，T_1WI 和 T_2WI 显示高信号的脂肪组织，在 T_1WI 脂肪抑制序列呈低信号，可与出血相鉴别（图 4-3-3-1）。

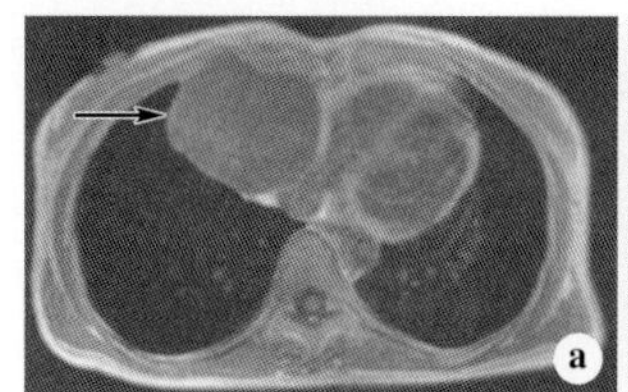
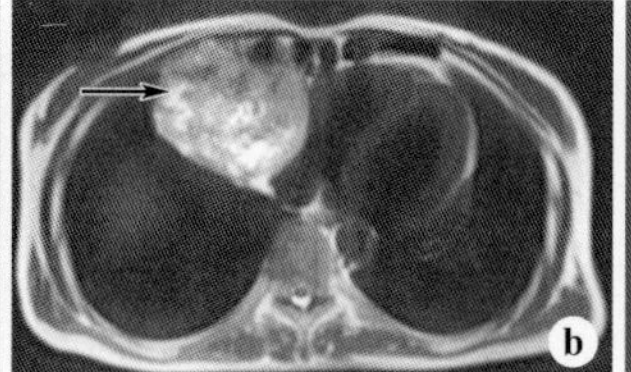
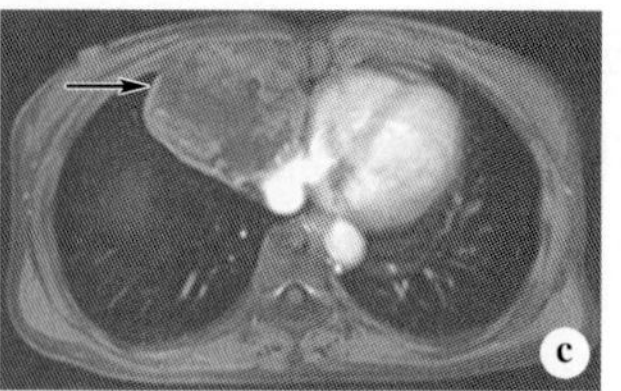

图 4-3-3-1　实性肿块的 MRI 表现

前下纵隔右侧心膈角区见一囊性肿块内，a. T_1WI 呈等、低信号；b. T_2WI 呈高信号；c. 增强扫描不均匀强化

（二）囊性肿块

囊性肿块多为圆形或椭圆形，信号多均匀，边界清楚。信号强度取决于囊肿的成分。单纯性浆液性囊肿表现为水样信号影，T_1WI 呈低信号，T_2WI 呈显著高信号。囊内含丰富的蛋白质时，T_1WI 和 T_2WI 均呈高信号（图 4-3-3-2）。

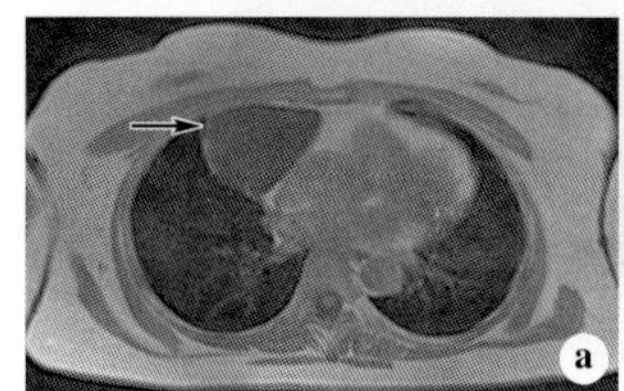
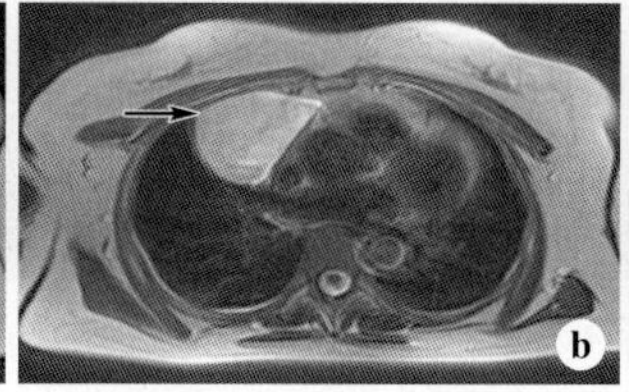
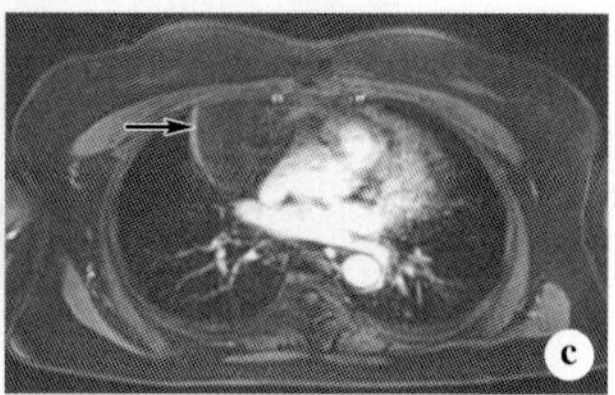

图 4-3-3-2　囊性肿块的 MRI 表现

前下纵隔右侧心膈角心包囊肿（如箭头所示），a. T_1WI 呈低信号；b. T_2WI 呈高信号；c. 增强扫描未见强化

（三）脂肪性肿块

脂肪组织在 T_1WI 呈显著高信号，T_2WI 呈高信号，在脂肪抑制序列，脂肪性肿块可由高信号变为低信号。肿块内因脂肪含量不同而信号不一，T_1WI 同反相位可以鉴别肿瘤内是否含有脂肪成分（图 4-3-3-3）。

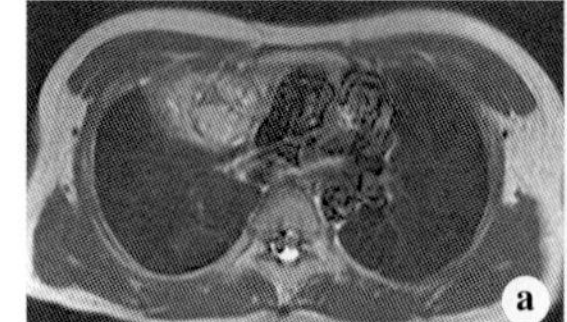
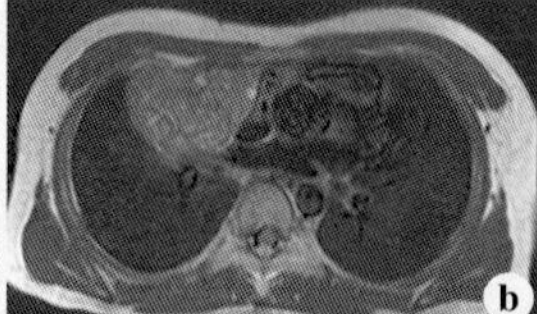
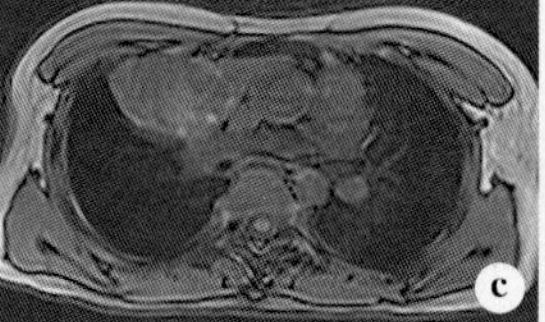
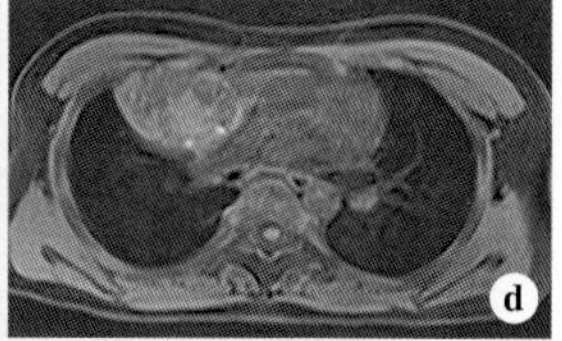

图 4-3-3-3　脂肪性肿块的 MRI 表现

a. 右前纵隔畸胎瘤，T_2WI 呈高低混杂信号；b. T_1WI 同相位；c. T_1WI 反相位肿块内见片状的信号衰减；d. T_1WI 脂肪抑制相见部分含脂肪的组织信号减低

（四）血管性肿块

动脉瘤由于存在流空效应常显示为低信号。瘤内可有附壁血栓形成，新鲜血栓在 T_1WI 和 T_2WI 上均呈等、高信号。亚急性或慢性血栓，在 T_1WI 呈等信号，T_2WI 呈等、低信号。血栓机化在 T_1WI 和 T_2WI 呈低信号。动脉夹层在 MRI 上能直接显示内膜瓣及真假腔，通常假腔大于真腔，依其血流速度而有所不同，假腔通常在 T_1WI 呈等信号，T_2WI 上呈高信号，真腔通常血流快而无信号（图 4-3-3-4）。

四、胸 壁 病 变

胸壁主要由骨性结构和肌肉等软组织构成。MRI 对于瘤体内组织成分的分辨、瘤体和周围结构的关系优于 CT，且能多断面成像显示完整瘤体（图 4-3-4-1）。

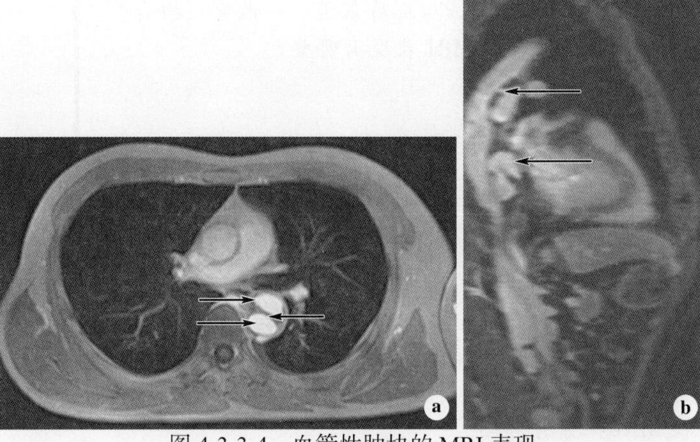

图 4-3-3-4　血管性肿块的 MRI 表现

a. T_1WI 增强扫描主动脉管腔内见内膜瓣及真假腔（如箭头所示）；b. 重建后可见内膜瓣及破裂口（如箭头所示）

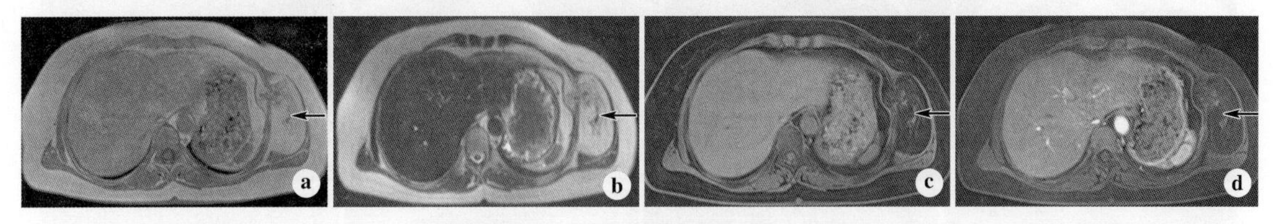

图 4-3-4-1　胸壁病变的 MRI 表现

左下胸壁见一肿块影（如箭头所示），a. T_1WI 呈高信号；b. T_2WI 呈高信号；c. T_1WI 脂肪抑制相呈低信号；d. 增强扫描未见强化

（胡良波　黄俊浩）

第四节　肺部疾病诊断

一、肺　　癌

【案例 4-4-1-1】　患者男性，63 岁，胸痛 20^+天，加重伴咳嗽、咳痰 10^+天，呈刺激性咳嗽，咳少量白色黏痰，痰中无血丝，无血凝块，无畏寒、发热。患者行胸部增强 CT 检查和胸部 MRI 检查如图 4-4-1-1。

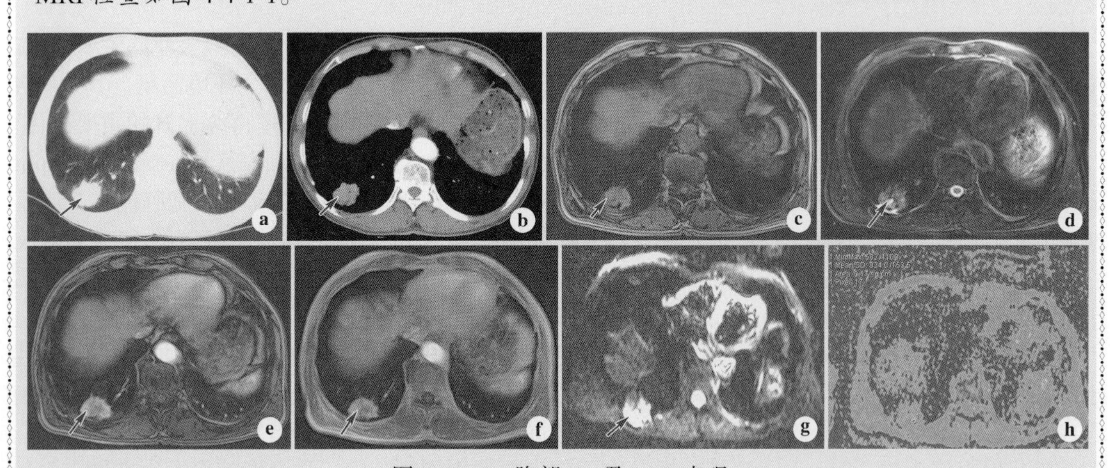

图 4-4-1-1　胸部 CT 及 MRI 表现

a. CT 平扫肺窗；b. CT 增强；c. T_1WI 平扫；d. 脂肪抑制 T_2WI；e. T_1WI 增强动脉期；f. T_1WI 增强静脉期；g. DWI；h. ADC

思考题 1. 患者临床表现有哪些特点?入院后需进一步做哪些检查?

2. 病变定位诊断是什么? 病变 MRI 表现有哪些?

3. MRI 诊断考虑什么疾病?

4. 需与哪些疾病相鉴别?

【案例 4-4-1-2】 患者男性，44 岁，咳嗽 3 个月余，加重伴咯血 3 天。吸烟 20^{+}年，约 10 支/天。遂到医院门诊行胸部增强 CT 检查如图 4-4-1-2（a、b）。入院后行胸部 MRI 检查如图 4-4-1-2（c～h）。

思考题 1. 患者临床特点有哪些? 需进一步做哪些检查?

2. 如图 4-4-1-2（c～h），病变 MRI 表现有哪些?

3. MRI 诊断考虑什么疾病?

4. 与 CT 比较 MRI 优势有哪些?

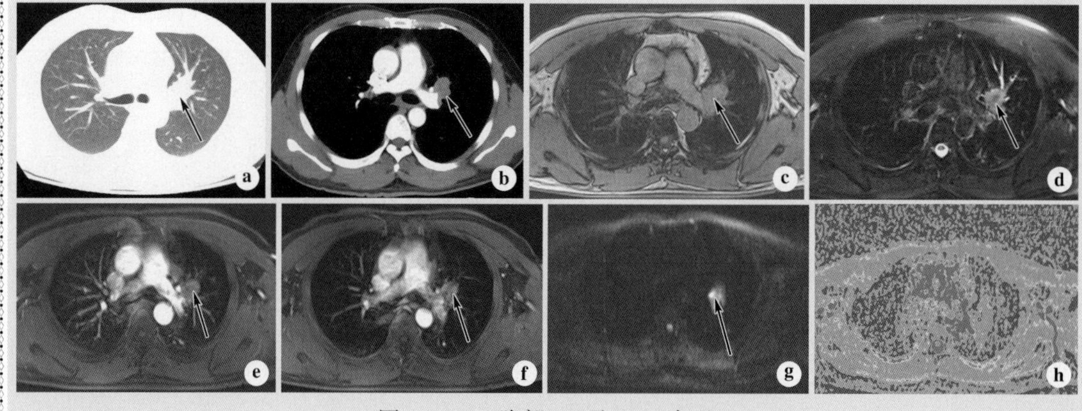

图 4-4-1-2 胸部 CT 及 MRI 表现

左肺门一肿块影（如箭头所示）。a. 肺窗；b. CT 增强；c. T_1WI；d. T_2WI-FS；e. T_1WI 增强动脉期；f. T_1WI 增强静脉期；g. DWI；h. ADC 图

肺癌（lung cancer，LC）是最常见的肺原发性恶性肿瘤，绝大多数肺癌起源于支气管黏膜上皮，少数起源于支气管腺体或肺泡上皮，故亦称之为支气管肺癌。据统计，2015 年我国男性肺癌发病率和死亡率均占所有恶性肿瘤的第一位，女性发病率占第二位，死亡率占第一位。

（一）病因及病理

肺癌的发病机制尚未完全清楚，目前认为有害物质反复、长时间刺激是细胞恶变的主要因素，某些基因缺陷属于背景因素。导致肺癌的主要因素有三类：吸烟、职业暴露、环境污染。其中，环境污染和吸烟（包括主动吸烟及被动吸烟）是造成全球性肺癌发病率和死亡率持续上升的重要原因。

肺癌根据组织学来源和生物学特性，临床上通常分为两大类：非小细胞肺癌（non-small cell lung carcinoma，NSCLC）和小细胞肺癌（small cell lung carcinoma，SCLC），其中非小细胞肺癌占 75%～80%，包括腺癌、鳞状细胞癌、大细胞癌、支气管肺泡癌等；小细胞肺癌占所有肺癌的 15%～20%，它起源于支气管黏膜或腺上皮内的 Kulchitsky 细胞（嗜银细胞）。小细胞癌、大细胞癌、类癌都属于肺神经内分泌肿瘤（pulmonary neuroendocrine tumor，PNET），SCLC 是 PNET 最常见的类型。

根据肿瘤在肺内生长部位，分为中央型肺癌、周围型肺癌和弥漫型肺癌。中央型肺癌是指发生于肺段或肺段以上支气管的肺癌，主要为鳞状上皮癌、小细胞癌、大细胞癌及类癌；其生长方式有管内型、管壁型和管外型，这些生长方式可单独或同时存在。周围型肺癌指发生于肺段以下支气管的肺癌，以腺癌为主；Pancoast 瘤是特指发生于肺尖部的周围型肺癌。弥漫型肺癌发生在细支气管或肺泡，弥漫分布于两肺，一般为腺癌，可分为结节型和肺炎型。

（二）临床表现

早期可无任何症状，往往在体检时或因其他疾病做胸部检查时发现。临床症状与发生部位、侵犯范围、病理类型、分期等因素相关，常见症状有咳嗽（刺激性干咳为主）、痰中带血或咯血、胸痛、呼吸困难、声音嘶哑、低热和消瘦等。

（三）MRI 影像学表现

1. 中央型肺癌

（1）直接征象：肿块位于肺门周围，T_1WI 呈等或等、低信号，T_2WI 呈不均质稍高信号，肿块实质部分 DWI 弥散受限，增强后不均匀轻中度强化，周围正常肺内组织（包括肺组织、肺血管和支气管）呈无信号。肿块内可见坏死区，T_1WI 呈低信号，T_2WI 呈高信号，增强后无强化。MRI 可显示受累的支气管截断、狭窄或闭塞，断端呈杯口状、鼠尾状，或见管内的肿块影。肿块与纵隔及肺门大血管间正常脂肪信号消失，提示肿块侵犯纵隔及血管。

（2）间接征象：气道阻塞性改变（肺气肿、阻塞性肺炎、肺不张）。

早期肿瘤或肿瘤包绕支气管生长未引起支气管完全梗阻，吸入时气体进入阻塞远端的肺组织，由于肿瘤侵犯部分支气管壁使其弹性降低进而呼气时不能完全排出，肺内含气量明显高于正常肺组织，形成阻塞性肺气肿。常规 MRI 不能显示阻塞性肺气肿。

肿瘤在气道内进一步生长，阻塞远端的分泌物排泄不畅，继发感染，导致相应部位的阻塞性肺炎。MRI 表现为肺斑片状的实变影，T_1WI 呈等、低信号，T_2WI 呈高、低混杂信号，高于肿块信号，局部肺叶（肺段）可有（无）体积变小。

肿瘤使气道完全阻塞引起肺段或肺叶或全肺不张，MRI 表现肺体积缩小，叶间裂移位，肿块向外突出，形成“反 S 征”。肺内支气管聚拢含有黏液，T_2WI 呈高信号，T_1WI 呈低信号。阻塞性病灶 T_2WI 信号高于肿块，DWI 信号低于肿块，有利于鉴别肿块和阻塞性肺炎（肺不张）。

局限的支气管阻塞远端可储存稠厚黏液，形成“黏液栓（mucous plug）”，MRI 阻塞性黏液栓呈指套状或杵状影，T_1WI 呈低信号，T_2WI 呈高信号。

2. 周围型肺癌　一般以直径 3cm 作为区分肺结节和肿块的指标。MRI 对于直径＜1cm 的肺内小结节显示不如 HRCT 检查。周围型肺癌的大小可由 5mm 至 10cm 不等。形态多呈分叶状，由于肿瘤生长不均匀常可有“脐凹”，也可呈圆形、椭圆形或不规则形。轮廓光滑或毛糙，也可呈锯齿状。边缘多有短或长的毛刺。肿瘤内部的成纤维反应可使邻近胸膜皱缩，形成各个方向的胸膜凹陷征。不同组织类型的周围型肺癌常因其生物学行为的不同，而具有不同的影像学特点，但也具有一些共同的特征。

（1）肿块内部表现：肿块 T_1WI 呈等或等、低信号，T_2WI 呈等、高信号，DWI 呈高信号，ADC 值较低，增强后呈均匀或不均匀中度强化。大于 3cm 的肿块可发生液化坏死，坏死区 T_2WI 呈高信号，周围呈等、高信号，增强后坏死区一般不强化。坏死区增大可出现的空洞是由肺组织部分坏死液化后经引流支气管排出而形成的。典型周围型肺癌的空洞壁凹凸不平、厚薄不一，可见壁结节。

（2）边缘征象

1）毛刺征：指从结节周边伸出的无分支、较直、呈放射状的线条影。其形成的原因是肿瘤细胞沿血管、淋巴管或肺泡浸润生长。T_1WI 呈等信号，T_2WI 呈等、高信号，增强后与肿瘤强化一致。

2）分叶征：表现为结节边缘不光滑、凹凸不平、有切迹。分叶是由于肿瘤各部分生长不均匀或受周围结构阻挡所形成，分叶越明显，肿瘤恶性程度越高。

3）血管集束征（vascular convergence sign，VCS）：指结节周围异常增粗或不增粗的血管向结节方向移位，或在结节周围截断，或通过结节，对应其病理表现为肿瘤边缘的肺动、静脉及伴行的支气管被卷入，可能由病灶内纤维增生反应牵拉邻近血管所致。

4）胸膜凹陷征：主要是由于结节直接侵犯或病灶内成纤维反应，使其与胸膜之间形成喇叭口状或三角形间隙，其内有生理性液体积聚、填充。T_2WI 及其脂肪抑制序列显示胸膜凹陷征内液体呈高信号。

（四）MRI 诊断和鉴别诊断

1. MRI 诊断

（1）中央型肺癌：肺门肿块合并肺不张、阻塞性肺炎，结合肿块及阻塞性病变的 MRI 信号特点及强化特点 MRI 诊断并不困难。

（2）周围型肺癌：对于大于 1cm 以上的肿块伴有分叶征、毛刺征、血管集束征、胸膜凹陷征等，结合 MRI 各序列的信号特点、强化特点及 DWI 显示的组织功能特点，MRI 诊断的价值高于 CT 检查。

2. 鉴别诊断 典型的肺癌容易诊断，但有些病例需与以下疾病进行鉴别。

（1）肺结核：肺结核尤其是肺结核球应与周围型肺癌相鉴别。肺结核球较多见于青年患者，痰中往往能发现结核分枝杆菌。影像学上多呈圆形，见于上叶尖或后段，边界光滑，密度不均，可见钙化。结核球周围常有散在的结核病灶，称为卫星灶。周围型肺癌多见于 40 岁以上患者，痰中带血较多见。影像学上肿块常呈分叶状，边缘不整齐，有小毛刺影，可出现胸膜凹陷及血管集束征。肺癌的 T_2WI 信号值、强化峰值及强化增值一般高于肺结核球，ADC 值低于肺结核。对于一些慢性肺结核病例，可在肺结核基础上发生肺癌，MRI 动态增强及 DWI 和 ADC 值的情况对鉴别诊断具有一定价值，必要时穿刺活检或施行剖胸探查术。

（2）肺部感染：肺部感染有时难与肺癌引起的阻塞性肺炎相鉴别，MRI 检查 T_2WI 及 DWI 能区分肿块和阻塞性肺炎，有利于肺炎和阻塞性肺炎的鉴别。对于有些病例，肺部炎症部分吸收，剩余炎症被纤维组织包裹形成结节或炎性假瘤时，很难与周围型肺癌鉴别。炎性假瘤 T_2WI 呈等信号比肺癌信号低，增强呈明显强化较肺癌明显，DWI 信号稍高比肺癌低，ADC 值明显高于肺癌。

（3）肺部良性肿瘤：如错构瘤、硬化性血管瘤、纤维瘤等较少见，但都需与周围型肺癌相鉴别，良性肿瘤病程较长，临床上大多无症状，常呈圆形块影，边缘整齐，没有毛刺，也不呈分叶状。肺错构瘤因含软骨组织的黏液样基质在 T_2WI 上产生非常高的信号强度，同时错构瘤内可含脂肪及钙化组织，脂肪成分可通过 MRI 的同反相位检出，对于钙化的显示不如 CT，且弥散多不受限。

【案例 4-4-1-1 点评】

1. 临床特点：患者中年男性，以胸痛伴咳嗽、咳痰，呈刺激性干咳为主要症状，胸部增强 CT 发现右肺下叶占位性病变。进一步完善相关检查：完善肿瘤标志物检查，肿块靠近胸壁可做 CT 引导下穿刺活检，可做 MRI 检查进一步了解肿块组织学特点。

2. 定位诊断：右肺下叶后基底段。MRI 表现：右肺下叶肿块影，T_1WI 呈等信号，T_2WI 呈等、高信号，其内信号不均，见不规则的液化坏死区（T_1WI 呈低信号，T_2WI 呈高信号），增强后呈中等不均匀强化，液化坏死区未见明显强化，DWI 呈不均匀高信号，ADC 图呈明显低信号，ADC 值最低为 $0.83\times10^{-3}mm^2/s$。肿块周围可见毛刺征、“V”形胸膜增厚、浅分叶征、脐凹征等。

3. MRI 诊断：右肺下叶后基底段周围型肺癌。

4. 鉴别诊断：需与炎性假瘤、转移性肺癌相鉴别。

【案例 4-4-1-2 点评】

1. 临床特点：患者青年男性，以咳嗽、咯血为主要临床症状，有长期吸烟史，胸部 CT 发现左肺门占位性病变。进一步完善相关检查：完善肿瘤标志物检查，肺门肿块可做支纤镜检查及活检，可做 MRI 检查进一步了解肿块组织学特点及肺门淋巴结情况。

2. MRI 表现：左肺门肿块影，T_1WI 呈等信号，T_2WI 呈高信号，其内信号不均可见片状的低信号，增强后呈中等不均匀强化，DWI 呈不均匀的高信号，ADC 图呈明显低信号，ADC 值最低 $0.73\times10^{-3}mm^2/s$。肿块部分包绕侵犯左上肺动脉，肺门淋巴结无弥散受限。

3. MRI 诊断：左肺门中央型肺癌。

4. MRI 成像的优势：与 CT 比较，MRI 软组织分辨率高可显示肿块内部结构的特点，更能显示肿块与血管的关系，通过 DWI 及 ADC 值可了解肿块组织功能的特点。

二、肺炎性病变

【案例 4-4-2-1】 患者男性，52 岁，咳嗽、咳痰 6^+月，加重 3 天，伴黄色脓痰。入院前 6^+月前无明显原因出现咳嗽、咳痰，并痰中少量带血。患者仍未重视，症状好转后未做特殊治疗。入院前 3 天患者再次出现咳嗽、咳痰伴痰中带血加重，门诊胸部 CT 发现：左肺门占位伴左肺上叶舌段实变如图 4-4-2-1（a～c）。入院后胸部 MRI 检查如图 4-4-2-1（d～h）。

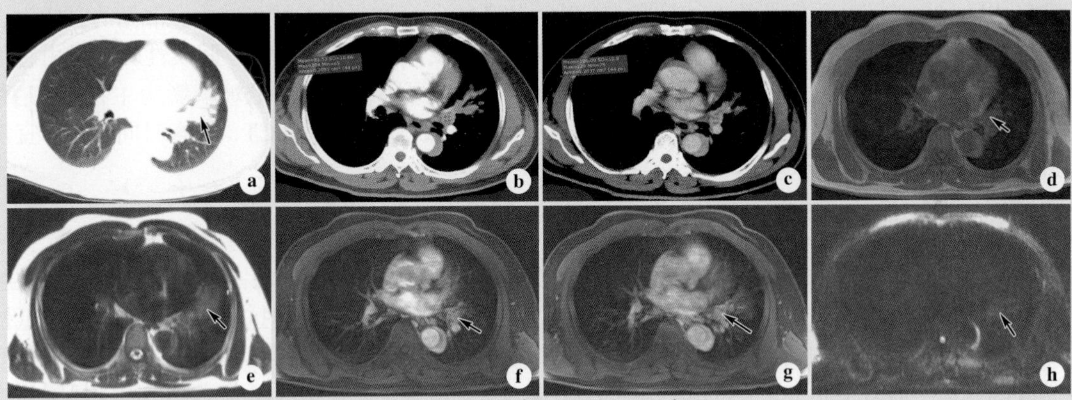

图 4-4-2-1　胸部 CT 及 MRI 表现

左肺门结节影及左肺上叶下舌段炎性病变。a. 肺窗；b. CT 增强动脉期；C.静脉期；d. T_1WI；e. T_2WI；f. T_1 增强动脉期；g. T_1 增强静脉期；h. DWI

思考题 1. 患者临床特点有哪些？患者入院后需进一步做哪些检查？

2. 如图 4-4-2-1（d～h），MRI 表现特点有哪些？

3. MRI 诊断考虑什么疾病？

4. 需与哪些疾病鉴别？

【案例 4-4-2-2】 患者女性，52 岁，烦渴、多饮、多尿 8^+年，咳嗽 10^+天。患者 8^+年前确诊为“2 型糖尿病”，未规律治疗及监测血糖。入院前 10^+天，患者无明显诱因出现咳嗽、咳痰，咳少量黄色脓痰，伴畏寒，无明显发热、寒战等，伴肢体麻木不适，偶有胸闷，无心悸、呼吸困难等。入院随机血糖 20.1mmol/L；血常规检查：WBC16.0×10^9/L，N 0.816；C 反应蛋白（全程）142.9mg/L。胸部 CT 检查：右肺上叶团块，伴空洞及气液平，周围大量渗出及实变如图 4-4-2-2（a）。胸部 MRI 检查如图 4-4-2-2（b～d）。

思考题 1. 患者临床特点有哪些？

2. 如图 4-4-2-2 （b～d），病变定位诊断是什么？MRI 表现特点有哪些？

3. MRI 诊断考虑什么疾病？

4. 需与哪些疾病鉴别？需进一步做哪些检查？

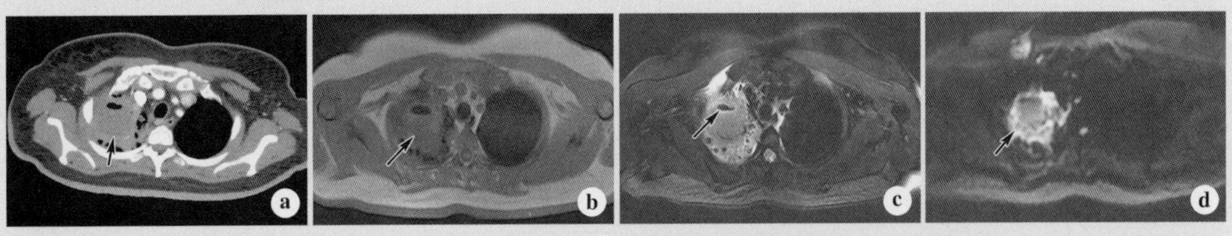

图 4-4-2-2　胸部 CT 及 MRI 表现

右肺上叶含气空洞伴周围炎性病变。a. CT 增强；b. T_1WI；c. T_2WI-FS；d. DWI

肺炎性病变指包括终末气道、肺泡腔及肺间质在内的肺实质炎症，病因主要为感染，还可由理化、免疫及药物引起。因病因不同而分为不同的类型，如细菌性肺炎、支原体肺炎、病毒性肺炎、真菌性肺炎、放射性肺炎等。主要依靠胸部 X 线平片和 CT 结合临床就能诊断，在一些不易鉴别的疾病时可做 MRI 检查，作为重要的补充。主要临床表现：咳嗽、咳痰，因病因不一可伴咯血、脓痰、发热、寒战、胸痛等症状。以下对几个 MRI 检查具有鉴别价值的疾病进行阐述。

（一）肺炎

肺炎按病理与影像学可分为三种类型：大叶性肺炎、支气管肺炎和间质性肺炎。大叶性肺炎的病理改变为肺泡渗出性炎症，MRI 表现为边缘模糊的斑片状影，多为肺实变信号，T_1WI 和 T_2WI 呈等信号，在病变初期或炎症较轻时，T_1WI 信号较低，而病变范围较广时可出现支气管充气征，病变其内信号不均，见无信号的支气管影。支气管肺炎的炎症主要位于肺小叶内，常见的影像学表现为沿支气管周围分布的斑片状影及结节影，边缘模糊，支气管充气征少见。间质性肺炎是由感染引起的肺间质水肿和炎症细胞浸润性改变，影像学表现以局限或弥漫性磨玻璃影为主，T_1WI 和 T_2WI 呈等信号。MRI 与胸部平片和 CT 相比，在显示病变细节方面不如 CT，检查时间长，不宜常规进行 MRI 检查。

（二）肺脓肿

常见的急性肺脓肿的影像学特点为含有液平的空洞及其周围包绕的大片浸润影，而慢性肺脓肿则呈厚壁或多房空洞，伴或不伴有周围组织纤维化的表现。但随着临床中抗生素的使用，机体抵抗力的下降和免疫缺陷病的高发，部分肺脓肿的影像学改变不典型，易被误诊为结核或肺癌，不典型肺脓肿的影像学表现概括如下：局限融解或小空洞；局部有充血征；边缘呈条索样；周围局限片状浸润；邻近胸膜增厚粘连。MRI 成像表现：空洞壁 T_1WI 呈等信号，T_2WI 呈等或稍高信号；空洞内的脓液 T_1WI 呈稍低信号，T_2WI 呈高信号，DWI 呈高信号，ADC 图呈稍高信号，脓肿壁形成后，脓液 ADC 图呈低信号；CE-MRI 显示空洞壁明显强化，脓液不强化。

（三）肺炎性肌纤维母细胞瘤

肺炎性肌纤维母细胞瘤亦被称为炎性假瘤；属于一种较为少见的间叶性肿瘤，好发于男性，与某些病毒感染有关（如人类疱疹病毒 8 型和 EB 病毒）或与某些自身免疫性疾病相关。一直以来肺炎性肌纤维母细胞瘤被认为是肺部炎症后良性非肿瘤性病变。近些年来，通过大量临床和病理学观察，在免疫组化和细胞遗传学的协同下，目前大多数学者认为肺炎性肌纤维母细胞瘤主要由增生的纤维母细胞和肌纤维母细胞构成，还可见炎症细胞淋巴细胞、组织细胞以及嗜酸性肉芽肿组成。胸部 MRI 多表现为病灶为圆形或椭圆形，边缘光滑锐利的结节影，有些边缘模糊，似有毛刺或呈分叶状，与肺癌很难鉴别。肺炎性假瘤在肺部无明确的好发部位，大小可以从 1cm 到 16cm，多数在 4cm 以下。信号比较均匀，T_1WI 呈稍低信号，T_2WI 呈高信号，DWI 呈高信号，ADC 图呈高信号；CE-MRI 显示轻到中度强化，周围肺野清晰。团块样的瘤体一般境界不清，边缘模糊。部分病灶信号不匀，如多次并发急性炎症可造成“瘤”影扩大，在其周围恰似炎症浸润的片状影。因此假瘤边缘清楚与否取决于肿块周围的病理变化。境界清楚者，瘤体周围一般有假性包膜，若病灶处于急性阶段时，假瘤周围显示炎性渗出，多呈模糊影而无假包膜形成。MRI 可发现小空洞的存在，小空洞 T_1WI 呈稍低信号，T_2WI 呈高信号。MRI 图像上能显示肿块周围胸膜增厚粘连征象。

【案例 4-4-2-1 点评】

1. 临床特点：中年男性，反复长期咳嗽、咳黄色浓痰伴痰中带血为主要临床症状，门诊胸部 CT 发现左肺门占位伴左肺上叶舌段实变影。进一步完善相关检查：痰液查抗酸杆菌检查，完善肿瘤标志物检查，肺门肿块可做支纤镜检查、灌洗液检查及活检，可做 MRI 检查进一步了解肿块组织学特点。

2. MRI 表现：左肺门结节影，T_1WI 及 T_2WI 呈等信号，增强后明显强化，DWI 未见弥散受限，边界清楚与周围血管分解清楚；左肺上叶下舌段实变影，边缘模糊，T_1WI 及 T_2WI 呈等信号，其内信号不均匀增强后其内可见支气管征象。

3. MRI 诊断：左肺门炎性假瘤伴左肺上叶下舌段慢性炎症。

4. 鉴别诊断：需与中央型肺癌和肺结核相鉴别。

【案例 4-4-2-2 点评】

1. 临床特点：中年女性，糖尿病史 8^+年，未规律治疗及监测血糖。患者本次以咳嗽、咳少许黄脓痰 10^+天为主要症状就诊，畏寒，无发热。入院查随机血糖 20.1mmol/L，血常规示白细胞、中性粒细胞及 C 反应蛋白均增高。胸部 CT 发现右肺上叶空洞伴气液平，周围大量渗出及实变。

2. MRI 表现：右肺上叶不规则团块，内见空洞及气液平，空洞内壁不光滑，外壁模糊，周围大片渗出及实变影；空洞壁 T_1WI 呈等信号，T_2WI 呈稍高信号，DWI 呈等、低信号；空洞内脓液 T_1WI 呈低信号，T_2WI 呈高信号，DWI 呈高信号，ADC 图呈高信号；增强扫描空洞壁明显强化，脓液无强化。

3. MRI 诊断：右肺上叶急性肺脓肿。

4. 鉴别诊断：需与肺结核空洞和肺癌相鉴别。需进一步完善痰液抗酸杆菌检查、肿瘤标志物检查，鉴别困难时可行 CT 引导下穿刺活检。

三、肺　结　核

【案例 4-4-3-1】　患者男性，53 岁，咳嗽 2^+个月、发热 7 天，既往患 2 型糖尿病 10 年。胸部 CT 平扫发现右肺多发结节、斑片影及实变影，右肺上、下叶见厚壁空洞。胸部 MRI 检查如图 4-4-3-1（a～f）。

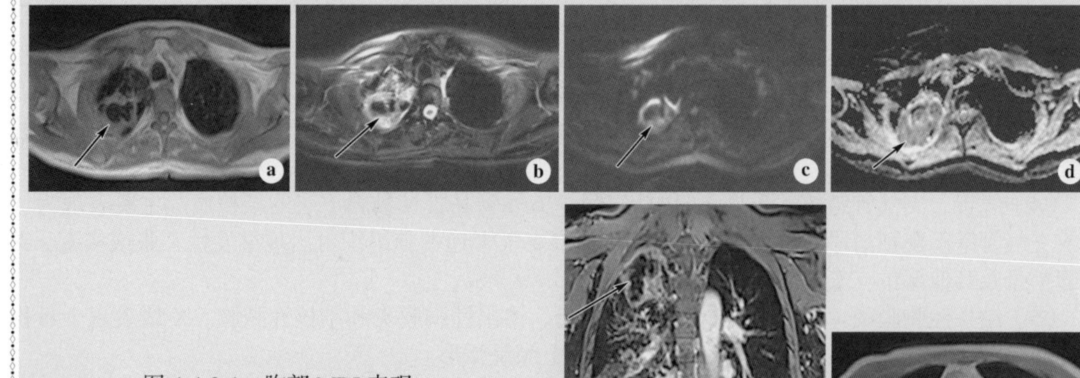

图 4-4-3-1　胸部 MRI 表现

右肺上叶见一空洞（如箭头所示），壁厚，内壁光整。a. T_1WI 呈等、高信号；b. T_2WI 脂肪抑制相呈高信号；c. DWI 呈高信号；d. ADC 值为 $1.563 \times 10^{-3} mm^2/s$；e. 增强壁中度强化；f. 病灶周围见结节、渗出灶

思考题　1. 患者的临床特点有哪些？该患者需进一步做哪些检查？

2. 病变 MRI 表现有哪些？

3. MRI 初步诊断考虑什么疾病？

4. 需与哪些疾病鉴别？

肺结核（pulmonary tuberculosis，PTB）是由结核分枝杆菌在肺内引起的一种常见的慢性肺部传染性疾病。首选胸部平片检查，对难以鉴别的病变，MRI 检查可作为 CT 检查的重要补充。

（一）病因及病理

结核分枝杆菌属于放线菌目，分枝杆菌科的分枝杆菌属，为有致病力的耐酸菌。对人有致病性者主要是人型菌，主要经过呼吸道传染，也可经过消化道感染，少数经过皮肤伤口感染。

肺结核是结核病中最常见的一种，初次感染和再次感染时，机体的免疫力反应性不同，因而引起的肺部病变及其发生、发展的特点也各不相同，据此可分为原发性（初感染）肺结核和继发性（再感染）肺结核两大类。

（二）肺结核的分型和分期

1. 肺结核分型 根据国家卫生行业标准 WS 196-2017 结核病分类标准，分为 5 种类型。

（1）原发性肺结核（Ⅰ型）：包括原发复合征和胸内淋巴结结核（儿童尚包括干酪性肺炎和气管、支气管结核）。

肺内渗出病变、淋巴管炎和肺门淋巴结肿大形成“哑铃”状改变的原发复合征，儿童多见，或仅表现为肺门和纵隔淋巴结肿大。

（2）血行播散性肺结核（Ⅱ型）：包括急性、亚急性和慢性血行播散性肺结核。

急性血行播散性肺结核：X 线表现为均匀分布的大小、密度一致的粟粒阴影，结节特点是“三均匀”（大小均匀、密度均匀、分布均匀），随病期进展，可互相融合。

亚急性或慢性血行播散性肺结核：X 线表现为“三不均”，即两肺弥漫病变大小不一、密度不等、分布不均匀（多分布于两肺的上中部），可伴有边缘模糊或锐利的斑片影和索条阴影。

儿童急性血行播散性肺结核有时仅表现为磨玻璃样影，婴幼儿粟粒病灶周围渗出明显，边缘模糊，易于融合。

（3）继发性肺结核（Ⅲ型）：包括浸润性肺结核、结核球、干酪性肺炎、慢性纤维空洞性肺结核和毁损肺等。

继发性肺结核胸部影像学表现多样，包括病变以增殖病灶为主、浸润病变为主、干酪性病变为主或空洞为主的多种改变。轻者主要表现为斑片、结节及索条影，或表现为结核瘤或孤立空洞；重者可表现为大叶性浸润、干酪性肺炎、多发空洞形成和支气管播散等；反复迁延进展者可出现肺损毁，损毁肺组织体积缩小，其内多发纤维厚壁空洞、继发性支气管扩张，或伴有多发钙化等，邻近肺门和纵隔结构牵拉移位，胸廓塌陷，胸膜增厚粘连，其他肺组织出现代偿性肺气肿和新旧不一的支气管播散病灶等。

（4）气管、支气管结核（Ⅳ型）：包括气管、支气管黏膜及黏膜下层的结核病。主要表现为气管或支气管壁不规则增厚、管腔狭窄或阻塞，狭窄支气管远端肺组织可出现继发性不张或实变、支气管扩张及其他部位支气管播散病灶等。

（5）结核性胸膜炎（Ⅴ型）：包括干性胸膜炎、渗出性胸膜炎和结核性脓胸。X 线表现少量积液为肋膈角变浅，中等量以上积液为致密阴影，上缘呈弧形。

2. 肺结核分期

（1）进展期：新发现的活动性肺结核，病灶随访中增多增大，出现空洞或空洞扩大，痰液抗酸杆菌检查阳性，发热等临床症状加重。

（2）好转期：随访中病灶吸收好转，空洞缩小或消失，痰液抗酸杆菌检查转为阴性，临床症状改善。

（3）稳定期：空洞消失，病灶稳定，痰液抗酸杆菌持续转阴性（1 个月 1 次）达 6 个月以上；或空洞仍然存在，痰液抗酸杆菌连续转阴性 1 年以上。

（三）临床表现

1. 症状 有较密切的结核病接触史，起病可急可缓，多为低热（午后为著）、盗汗、乏力、纳差、消瘦、女性月经失调等；呼吸道症状有咳嗽、咳痰、咯血、胸痛、不同程度的胸闷或呼吸困难。

2. 体征 肺部体征依病情轻重、病变范围不同而有差异，早期、小范围的结核不易查到阳性体征，病变范围较广者叩诊呈浊音，语颤增强，肺泡呼吸音低和湿啰音。晚期结核形成纤维化，局部收缩使胸膜塌陷和纵隔移位。结核性胸膜炎患者早期有胸膜摩擦音，形成大量胸腔积液时，胸壁饱满，叩诊浊实，语颤和呼吸音减低或消失。

四、肺部病变的 MRI 表现

1. 浸润性为主的病变 MRI 表现为不规则片状模糊阴影，T_1WI 和 T_2WI 均呈等信号，T_2WI 信号不均；空洞形成时 T_1WI 和 T_2WI 呈低信号，可见气液平，液体部分 T_1WI 呈等信号，T_2WI 呈高信号，MRI 能清楚地显示空洞壁，T_1WI 和 T_2WI 呈等信号，增强后空洞壁呈不均匀轻到中度强化，DWI 显示空洞壁可呈高信号，ADC 图呈等、稍低信号。

2. 增殖性为主的病变 MRI 表现为斑片状、结节状、条索状、网状阴影，边界清楚。增殖性病变 T_1WI、T_2WI 均呈等信号，MRI 信号与邻近肺组织有较大差别。钙化病变 T_1WI 和 T_2WI 均为低信号。

3. 结核瘤（球） MRI 表现为球形或不规则形病灶，T_1WI 和 T_2WI 呈等信号，T_2WI 信号不均，DWI 呈不均匀的高信号，ADC 图呈稍高信号，文献报道 ADC 值常大于 $1.5\times10^{-3}mm^2/s$，增强后呈轻到中度强化，周围可见卫星病灶。

4. 干酪性肺炎 MRI 表现为肺内片状实变影，T_1WI 和 T_2WI 呈等信号，T_2WI 信号不均，周围肺组织内常见厚壁空洞，空洞内见气液平。

五、肺部病变的 MRI 诊断和鉴别诊断

MRI 在显示浸润性、增殖性病变、空洞、结核瘤及干酪性肺炎的形态上与胸片和 CT 差别不大，因而依据影像学表现及临床资料，均易做出肺结核的诊断。MRI 能多序列多方位成像，较易显示病变内部结构的特点，对液化灶在 T_1WI 和 T_2WI 有相应的信号变化规律，依据信号变化可以间接推测结核病变区的病理成分；磁共振弥散加权成像对结核瘤和结核性空洞的诊断具有重要参考价值，这些方面明显优于胸片和 CT。而在显示结核瘤钙化、肺内钙化及淋巴结钙化方面则不如 X 线和 CT 可靠直观。

肺结核胸部 MRI 与胸片、CT 均可显示肺结核浸润性、增殖性病理变化及结核空洞、结核瘤、干酪性肺炎等病变类型。在反映结核病变形态上并无明显差别。对于胸片隐蔽部位病变，MRI 虽有可能提供一些补充，但用 CT 同样可达到上述目的。鉴于 MRI 检查费用昂贵，且受检查场合限制，因此肺结核影像诊断仍应以胸部 X 线片为主，部分胸片不能解决的病例可用 CT 予以弥补，MRI 不宜作为肺结核诊断的手段，但认识肺结核 MRI 表现有助于和胸部其他病变的鉴别。

结核球有时需与肺癌、炎性假瘤相鉴别，结核性空洞有时需与癌性空洞和肺脓肿相鉴别。结核球和结核性空洞由于含有类脂质、蛋白质和多糖类等成分，在 MRI 表现具有一定的特征性，尤其是 DWI 和 ADC 值的特点，结合临床容易鉴别。

【案例 4-4-3-1 点评】

1. 临床特点　中年男性，既往患糖尿病 10 年，咳嗽、发热为主要特点。该患者需进一步完善相关检查：完善痰液抗酸杆菌检查，查肿瘤标志物检查，胸部增强 CT 检查，右肺上叶空洞可做 CT 引导下穿刺活检。

2. MRI 表现　右肺上叶不规则厚壁空洞，内壁光整，T_1WI 呈稍高信号，T_2WI 脂肪抑制序列呈高信号，ADC 值为 $1.563\times10^{-3}mm^2/s$，空洞周围可见结节灶、渗出灶。

3. 诊断　右肺继发性肺结核伴空洞形成，沿支气管播散。

4. 鉴别诊断　需与周围型肺癌、大叶性肺炎、支气管肺炎等相鉴别。

（胡良波　黄俊浩　刘　芳　苏丽平）

第五节 纵隔病变诊断

一、胸 腺 癌

【案例 4-5-1-1】 患者男性，69 岁，因纳差、乏力、胸痛 1 个月余就诊，行 CT 检查提示“前纵隔占位”，后收入院。入院后行 MRI 检查。

思考题

1. 以下描述正确的是

A. 该患者首先进行 CT 检查是因为胸痛症状，而 CT 是胸部检查的常用影像学方法；B. 该患者入院后行 MRI 检查，是为了进一步了解病变的成分；C. MRI 检查可以更好地了解病灶与周边结构的关系；D. 以上均正确

2. 该患者行 MRI 检查，发现如图 4-5-1-1，描述不正确的是

A. 患者病灶位于前纵隔，信号混杂，可见囊性信号影，病灶强化不均匀；B. 病灶周边脂肪间隙信号消失，上腔静脉受压；C. 病灶可见弥散受限；D. 未见明显淋巴结肿大，可见胸膜转移

3. 根据临床资料及影像学资料，该患者最有可能的诊断是

A. 胸腺囊肿；B. 侵袭性胸腺瘤；C. 胸腺癌；D. 难以鉴别为 B 或 C

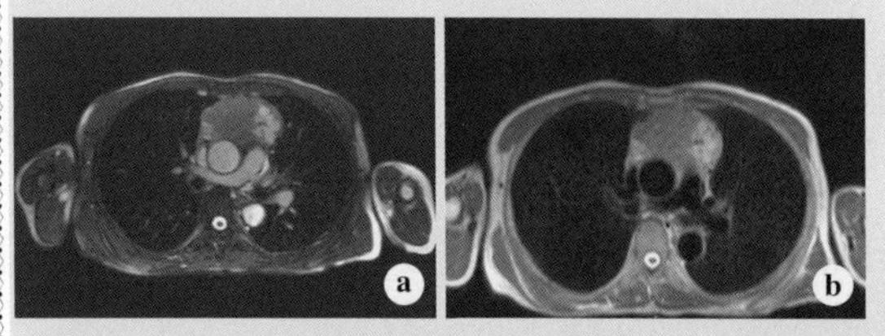

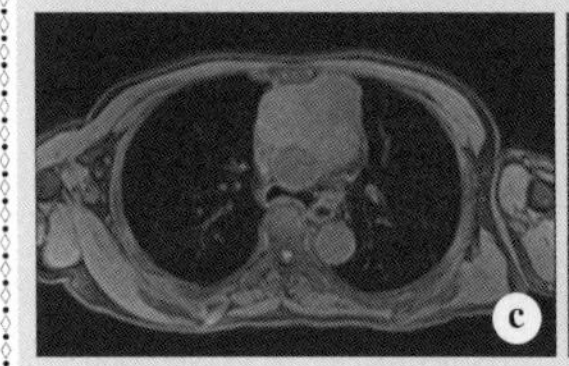

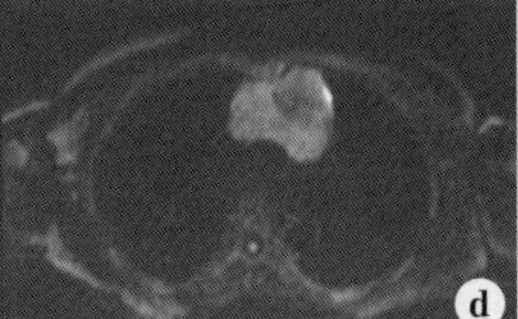

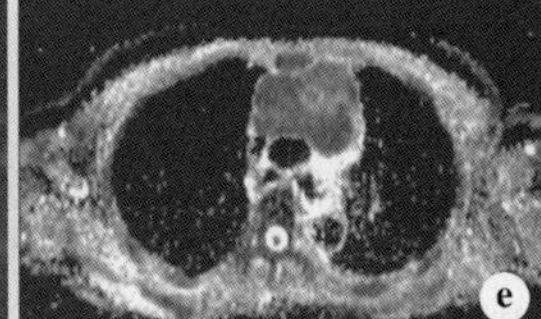

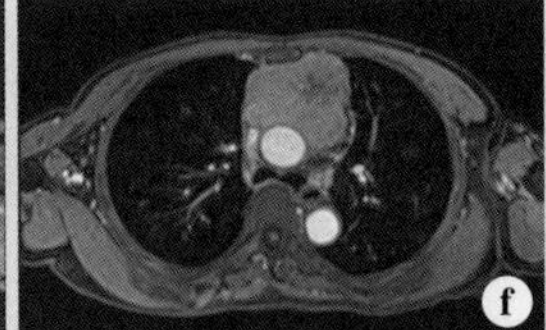

图 4-5-1-1 胸腺癌的 MRI 表现

胸腺癌（thymic carcinoma）是起源于胸腺上皮的恶性肿瘤，多发生于前纵隔。胸腺癌以往曾被称为 C 型胸腺瘤，2004 年起 WHO 单独划分为胸腺癌。胸腺癌是恶性肿瘤，其组织学表现为恶性，也能发生远处转移。

（一）病理、分期

胸腺癌的病理诊断要点是既存在细胞核异型性，又缺乏成熟的 T 淋巴细胞，与胸腺瘤的鉴别要点是胸腺癌没有成熟的 T 淋巴细胞。在有的肿瘤标本中，胸腺瘤和胸腺癌可以同时存在，因此推测部分胸腺癌可能起源于胸腺瘤的恶性转化。胸腺癌与胸腺外转移癌很难鉴别。

胸腺癌的大体标本特点：体积较大，质硬，对周边结构有浸润性，可有囊变、坏死，15%的病例有包膜。

胸腺癌的镜下表现多样，有多种亚型，各种亚型可以联合出现，最常见的亚型是鳞状上皮胸腺癌。胸腺癌按分化程度可分为低级别和高级别两类，低级别有分化良好的鳞状细胞、基底细胞，分化良好的黏液表皮细胞，高级别有淋巴上皮样，未分化，透明细胞，肉瘤样。

在 AJCC 制订的分期标准中，胸腺癌的分期与胸腺瘤一致。

（二）临床及统计资料

胸腺癌的平均发病年龄为 50 岁，无明显性别差异。

胸腺癌占纵隔肿瘤的 2%～4%，约占胸腺上皮源性肿瘤的 20%。相比胸腺瘤而言，胸腺癌更易出现临床症状。胸腺癌的症状和体征与胸腺癌的侵袭性及占位效应有关，多因心包、腔静脉系统、

肺等邻近器官受侵袭或挤压而出现相应的临床症状。

胸腺癌合并副肿瘤综合征罕见，尤其重症肌无力极为罕见，偶有出现纯红细胞再生障碍性贫血、低丙种球蛋白血症等。

胸腺癌预后较胸腺瘤差，其复发率高于胸腺瘤，5 年生存率约为 30%。

（三）MRI 表现

胸腺癌无典型影像学特征，MRI 上胸腺癌多表现为位于前纵隔的肿块，直径为 5～15cm，相对于肌肉呈高 T_1WI、高 T_2WI 信号，伴有坏死、囊变、出血时病变信号不均，可有也可无钙化。50%～65%的胸腺癌患者出现转移，常见转移部位是肺、肝、脑、骨。胸腺癌比胸腺瘤更常发生淋巴结转移和远处转移，但胸膜转移发生率少于胸腺瘤。

MRI 的优势和主要作用为评价病灶对周边结构的侵袭，从而帮助临床分期，确定治疗方针。需要观察病灶对大血管、心包、胸膜、肺的侵袭情况，淋巴结转移以及远处转移情况。

（四）鉴别诊断

1. 胸腺瘤　胸腺瘤是最常见的前纵隔原发肿瘤，发病率高于胸腺癌。胸腺瘤比胸腺癌更容易出现副肿瘤综合征，淋巴结转移和远处转移发生率均低于胸腺癌，但其胸膜转移较胸腺癌常见。

2. 恶性生殖细胞瘤　发病年龄常小于 40 岁，患者可有相关的临床症状，血 β-人绒毛促性腺激素（β-HCG）或甲胎蛋白（AFP）指标可有异常，影像学上表现为侵袭性肿块，常有淋巴结转移。

3. 纵隔淋巴瘤　霍奇金淋巴瘤比非霍奇金淋巴瘤更常累及胸腺。纵隔淋巴瘤常表现为多结节、肿块，向两侧纵隔分布，而胸腺癌常表现为一个较大肿块，偏向一侧纵隔。

4. 纵隔转移性淋巴结病变　可以表现为独立的淋巴结增大，也可以表现为淋巴结融合，可通过查找患者原发肿瘤以资鉴别。

（五）治疗

包括胸腺癌患者在内的所有纵隔肿瘤的患者，应该结合临床表现、检验结果以及影像学表现，分为疑似胸腺肿瘤、排除胸腺肿瘤两类，而疑似胸腺肿瘤的患者，又根据能否手术分为手术+术后放/化疗以及不手术这两类。

MR 既可以帮助临床判断肿瘤是否为胸腺肿瘤，又可以为临床提供肿瘤对周边结构侵袭情况等信息，是评价能否手术的重要指标，这正是 MRI 检查的优势与任务。

【案例 4-5-1-1 点评】

1. 选 D。CT 检查是胸部常用检查，但是软组织分辨率不如 MRI。纵隔病变使用 MRI 检查能更好地了解病变的成分，也能更好地观察病灶与周边结构的关系。

2. 选 D。病灶位于前纵隔，见软组织信号。病灶周边脂肪间隙消失，提示病灶具有侵袭性或为恶性可能。本例检查未见淋巴结转移，未见胸膜转移。

3. 选 D。影像学较难区分侵袭性胸腺瘤与胸腺癌，前者更容易有胸膜转移，后者更容易有淋巴结转移和远处转移。

二、淋　巴　瘤

【案例 4-5-2-1】　患者男性，15 岁，3 天前无明显诱因出现发热，最高体温 39℃，发热无明显规律性，无咳嗽咳痰，无恶心呕吐，无夜间盗汗；1 天前在当地医院行胸部 CT 示双肺实质未见明显异常，纵隔淋巴结肿大。

思考题

1. 该患者于当地行胸部 CT 检查，其目的最有可能是

A. 了解肺部是否有感染；B. 了解肺部是否有肿瘤；C. 了解纵隔情况是否有系统性病变；D. 了解

是否有气胸；E. 了解胸廓情况

2. 若行纵隔 MRI 扫描以明确诊断，以下序列不可以选择的是

A. 常规 T_1WI；B. 常规 T_2WI；C. DWI；D. MRS；E. T_2WI-FS

3. 该患者入院后进行 MRI 检查，结果如图 4-5-2-1（a～e）所示，下列描述不正确的是

A. 病变位于上纵隔；B. 病变位于后纵隔；C. 本病例 DWI 弥散不受限；D. 增强扫描轻微强化/不均匀强化；E. 病灶部分包绕大血管

4. 该患者入院后纵隔肿大淋巴结穿刺活检提示非霍奇金淋巴瘤，那么淋巴瘤最易累及纵隔淋巴结肿大的区域是

A. 上纵隔淋巴结；B. 肺门淋巴结；C. 隆突下淋巴结；D. 心膈角淋巴结；E. 后纵隔淋巴结

5. 纵隔淋巴瘤表现为纵隔淋巴结肿大，需要与哪些疾病相鉴别？

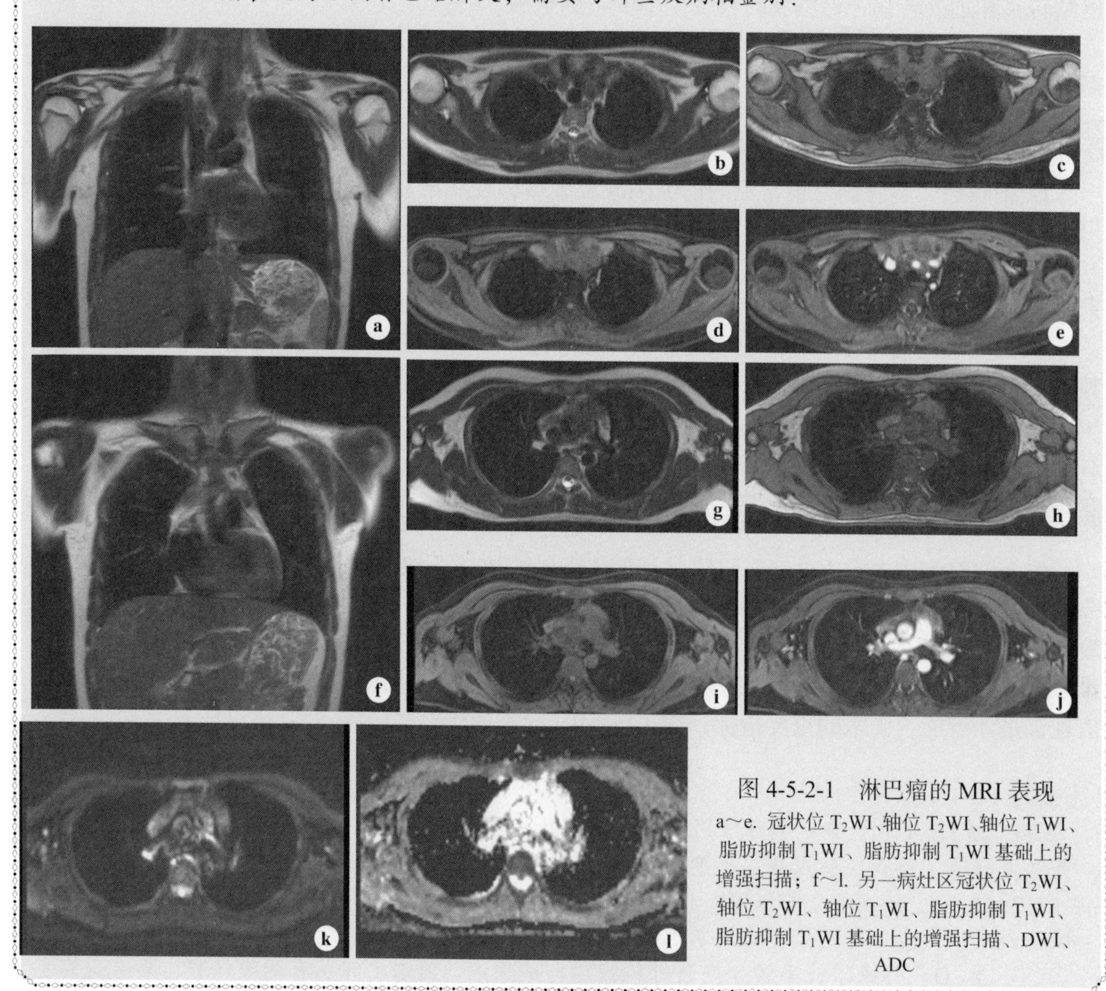

图 4-5-2-1　淋巴瘤的 MRI 表现

a～e. 冠状位 T_2WI、轴位 T_2WI、轴位 T_1WI、脂肪抑制 T_1WI、脂肪抑制 T_1WI 基础上的增强扫描；f～l. 另一病灶区冠状位 T_2WI、轴位 T_2WI、轴位 T_1WI、脂肪抑制 T_1WI、脂肪抑制 T_1WI 基础上的增强扫描、DWI、ADC

淋巴瘤（lymphoma）为恶性肿瘤，是淋巴网状内皮细胞的原始肿瘤，可发生于淋巴结和结外淋巴组织。MRI 在淋巴瘤诊断、残存和复发评估方面发挥了重要作用，可对诊疗方案提供重要的参考依据。

（一）分型

淋巴瘤有两个主要的分型：霍奇金淋巴瘤（Hodgkin lymphoma，HL）和非霍奇金淋巴瘤（non-Hodgkin lymphoma，NHL）。虽然在这两型中，HL 发病率较低，但更易引起纵隔淋巴结肿大表现。HL 特征性病理表现为可以找到 R-S 细胞，而 NHL 中则没有。

（二）临床表现

1. 霍奇金淋巴瘤 HL 可发生于任何年龄，在 21～30 岁和 71～80 岁为发病高峰，以青年多见。HL 有胸部受累倾向，超过 85%的 HL 患者伴有纵隔淋巴结增大，常见于上纵隔淋巴结，主要是血管前和气管旁；如果影像上前述淋巴结正常，肺内淋巴结肿大为 HL 可能性不大。

HL 常为多组淋巴结受累，除上纵隔淋巴结增大外，还可发生其他淋巴结肿大，包括肺门淋巴结、隆突下淋巴结、心膈角淋巴结、内乳淋巴结和后纵隔淋巴结。HL 纵隔淋巴结肿大较易累及胸腺。

HL 为单发病灶起源，通常连续性播散到邻近淋巴组织。如果 HL 未累及与纵隔相连的区域，一般不需要扫描更远处寻找可能受累的淋巴结组。然而在纵隔 HL 中，25%的 HL 可发生腹主动脉周围淋巴结肿大，脾脏及肝脏可受累。

2. 非霍奇金淋巴瘤 NHL 是包括许多不同的类型，具有不同的影像学表现和临床症状，病程和预后有较大差异的多种病变。纵隔原发 NHL 最常见的细胞类型是弥漫大 B 细胞淋巴瘤和前驱 T 细胞淋巴母细胞淋巴瘤。NHL 多见于老年（平均年龄约为 55 岁）和青少年。40%～50%的 NHL 患者可出现胸部受累。

NHL 最常见的胸部异常也是纵隔淋巴结肿大，但是淋巴结异常表现方式不同；约 40%的 NHL 都只累及一组淋巴结；NHL 中前纵隔、内乳、气管旁及肺门淋巴结受累少见，最常见的异常表现仍然是上纵隔淋巴结受累。

NHL 是多病灶起源，常呈跳跃式播散，病变广泛，结外器官易受累；腹部受累较 HL 常见，表现形式多样。NHL 的发病率在免疫缺陷患者中更高，尤其是中高度恶性 NHL。

（三）检查方法及选择

胸部 X 线表现为纵隔增宽，但是对于早期病变不易显示。CT 和 MR 可以很好地显示纵隔肿大淋巴结影。CT 发现纵隔淋巴瘤远较 X 线敏感，CT 平扫及增强在肿大淋巴结的大小、形态、分布、结内密度方面显示上具有优势。MRI 的优势表现为无须对比剂也可显示病变，同时 MR 在病灶残存和复发评估方面较 CT 更有优势，MR 缺点是空间分辨率不高，对肺内评估欠佳，常有伪影干扰。常用的检查序列包括 T_1WI、T_2WI（脂肪抑制或不脂肪抑制）、DWI、增强扫描。PET 是能比较准确判定化疗后是否有肿瘤残留的影像学检查方法，目前 PET/CT 是显示纵隔淋巴瘤病变最敏感、最准确的检查方法，但也是最昂贵的检查方法。

（四）MRI 影像学诊断

在组织学上不同类型的淋巴瘤包含不同比例的细胞和结缔组织，淋巴瘤会出现不同的 MRI 表现，在纵隔 MRI 上主要表现为纵隔淋巴结肿大或由纵隔淋巴结融合而形成的不规则肿块。大多数淋巴瘤组织在 T_1WI 上呈近似于肌肉的稍低等信号，T_2WI 上信号常呈明显高于肌肉并与脂肪相似的高信号（图 4-5-2-2），T_2WI 上低信号与肿瘤内纤维化有关；由于淋巴瘤组织类型繁多，MRI 信号差别较大；肿块较大时出现坏死囊变，信号可不均匀；DWI 可表现为弥散受限或不受限。MRI 可借助流空效应或增强扫描来分辨淋巴结与血管，因此能明确肿大淋巴结的分布。

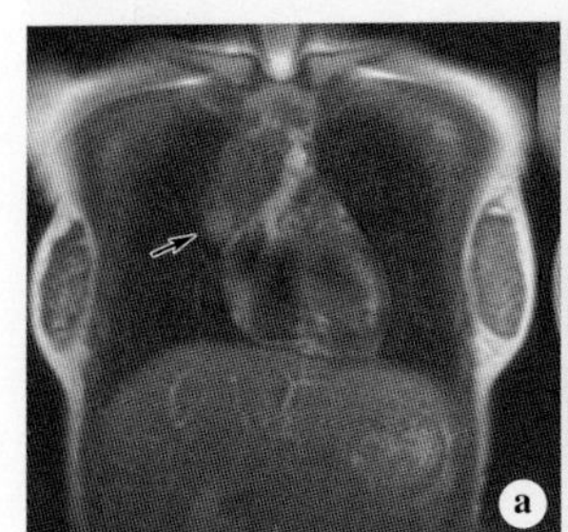

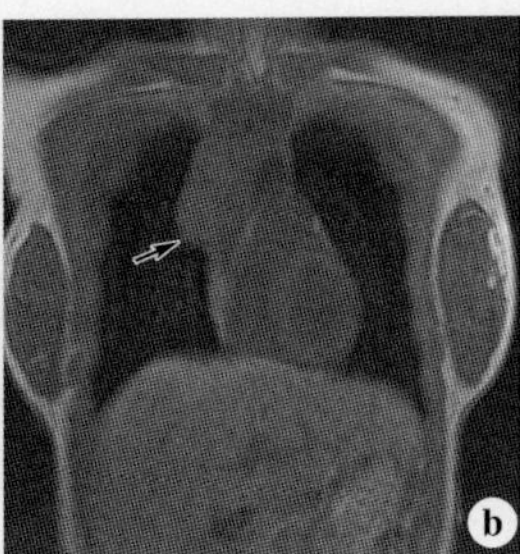

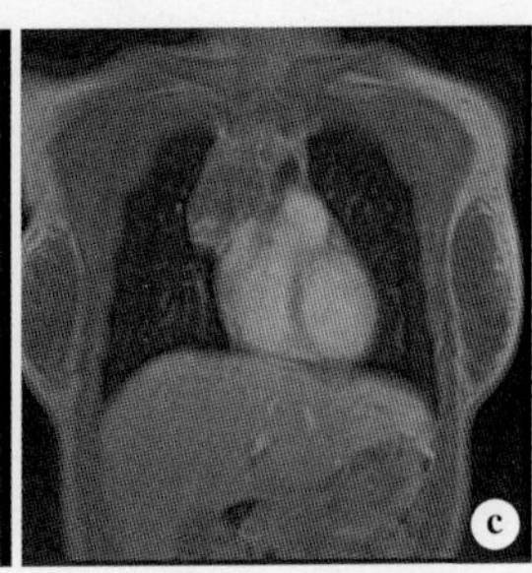

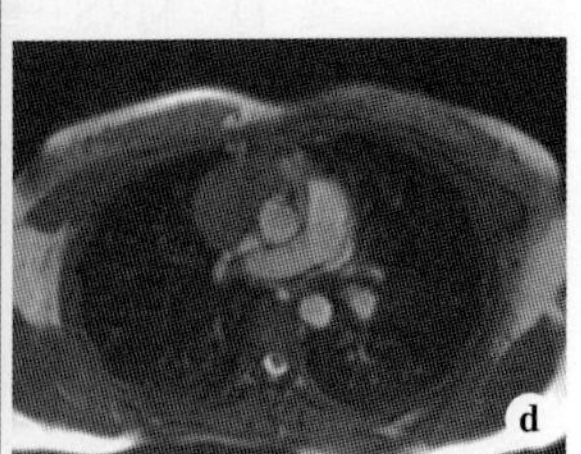

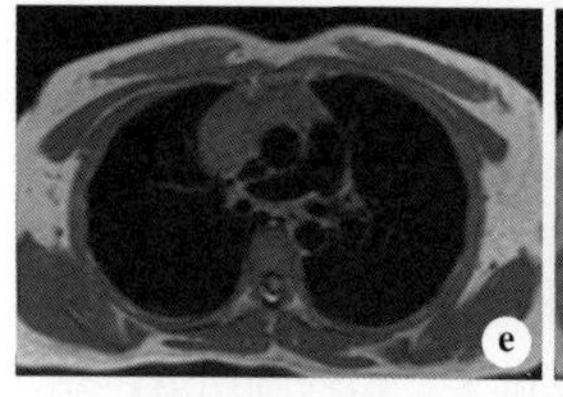

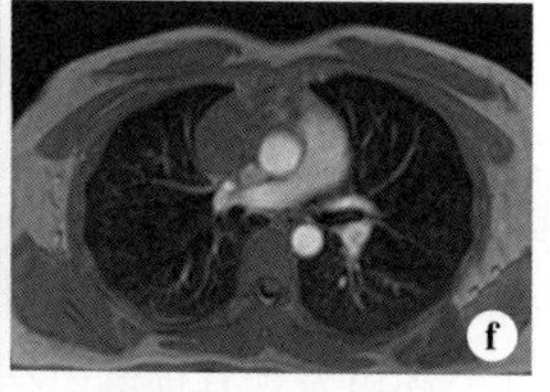

图 4-5-2-2 纵隔霍奇金淋巴瘤 MRI 影像学表现
24 岁女性，发热并颈部淋巴结肿大，行 CT 检查发现纵隔淋巴结肿大，前上纵隔见一不均匀信号肿块影。a、d. T_2WI 示病灶以稍高信号（相对肌肉）为主，其下部见结节状长 T_2 信号影（箭标）；b、e. T_1WI 示病灶呈等密度，且 T_2 所见高信号结节也呈等信号表现；c、f. 增强扫描示病灶偏下部结节轻度强化表现

由于不同组织中的水和蛋白的比例差异，可以造成弛豫时间的差异，因而出现 MRI 显示不同组织信号强度的差异。淋巴瘤细胞含有大量的水和相对低比例的蛋白质，T_2WI 呈高信号；而纤维组织含水较少和高比例的聚合蛋白质，T_2WI 呈低信号。因此，MRI 有助于评估淋巴瘤治疗后病变的活动性。T_2WI 上高信号提示肿瘤复发，混杂信号提示瘤组织部分残余，低信号提示肿瘤彻底清除。放疗后常会发生纵隔炎症反应，由于炎性水肿在 T_2WI 上也表现为高信号，与肿瘤复发难以鉴别，因此 MRI 复查应放在放疗结束后 6 个月再进行。一般来说肿瘤体积缩小是判断疗效的重要指标，但是淋巴瘤治疗后 6 个月内，MRI 的信号改变比肿瘤的大小改变更为重要。

由于空间分辨率的限制，微小的残留肿瘤可不被 MRI 检出；但当残余肿瘤中新出现 T_2WI 高信号灶时强烈提示肿瘤复发。

（五）诊断

淋巴瘤的诊断要结合影像学上纵隔淋巴结肿大及患者多器官、全身受累的特点进行诊断；纵隔淋巴结肿大无特异性，必须通过淋巴结穿刺活检发现有特征性的肿瘤细胞，才可以确诊。

（六）鉴别诊断

1. 结节病 多见于中年女性，男性较少见；以双侧肺门对称肿大淋巴结为主，极少发生坏死；应用激素治疗有效。

2. 转移性淋巴结肿大 通常来自纵隔附近的脏器，多数可发现原发灶；淋巴结肿大多位于一侧，同时引流情况与原发灶对应；多见于老年人。

3. 纵隔淋巴结结核 结核常有低热，其他症状较轻微，淋巴结也多位于一侧，较少累及双侧肺门；增强后表现为环状强化；临床上结核菌素试验（PPD）可以阳性；但仍然有少数鉴别困难。

（七）治疗

目前临床上对于淋巴瘤的治疗非常规范化，治疗前必须对淋巴瘤进行详细的分期评估。对霍奇金淋巴瘤和非霍奇金淋巴瘤的分期尤为重要，两者要了解病变的范围，这对于制订严格的治疗计划和判定预后起着关键性的作用。淋巴瘤的治疗采用综合治疗的模式：化疗、放疗、靶向治疗、造血干细胞移植、免疫调节治疗以及手术切除。

【案例 4-5-2-1 点评】

1. 选 C。临床诊疗思路在遇到发热时首先想到肺部感染，但是肺部感染一般会伴有咳嗽；肺部肿瘤一般发生于中老年人，而且会有肺部症状，可出现消瘦等；该患者年龄比较小，除发热以外无其他症状，应当怀疑是否有系统性疾病。

2. 选 D。MRS 一般不用于纵隔，因为 MRS 会受肺内气体及胸壁骨质结构影响，干扰判断。

3. 选 B。本病例中病灶位于上纵隔、前纵隔，而不位于后纵隔。

4. 选 A。纵隔淋巴瘤分为霍奇金淋巴瘤（HL）和非霍奇金淋巴瘤（NHL），二者中 HL 更易引起纵隔淋巴结肿大表现，这两种类型引起纵隔淋巴结肿大常见区域位于上纵隔淋巴结。

5. 纵隔淋巴瘤需要与以下几种疾病鉴别：胸部结节病、纵隔转移性淋巴结肿大。

三、畸 胎 瘤

【案例 4-5-3-1】 患者男性，13 岁，无明显诱因突发咯血 2 小时入院，无发热、呼吸困难、心悸胸闷，外院检查发现纵隔占位，转上级医院进一步诊治。

思考题

1. 该患者进一步 CT 检查，其主要目的不包括

A. 了解占位位置；B. 了解占位大小；C. 了解占位性质；D. 了解占位的组织结构；E. 了解是否有邻近器官侵犯

2. 若下一步行 MRI 扫描以明确诊断，以下序列不是必需的是

A. 常规 SE T_1WI；B. 常规 SE T_2WI；C. DWI；D. 增强 T_1WI；E. T_1WI-Fat Suppression

3. 该患者行 MRI 检查，结果如图 4-5-3-1 所示，下列描述不正确的是

A. 病变位于右前纵隔区域；B. 病灶内可能有钙化成分；C. 病灶内有出血；D. 邻近大血管呈受压表现；E. 需行手术切除

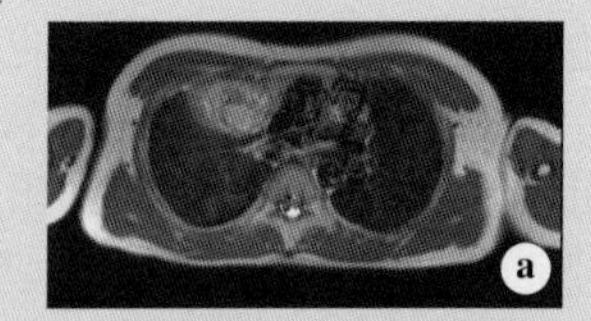

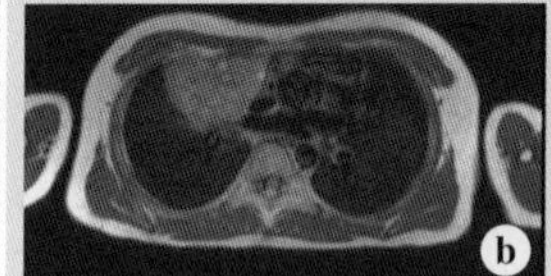

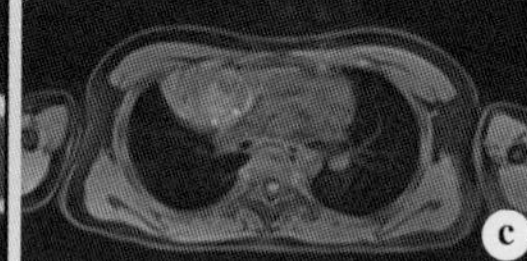

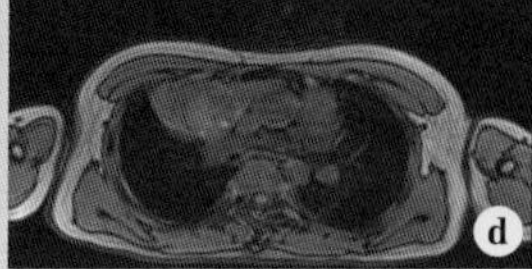

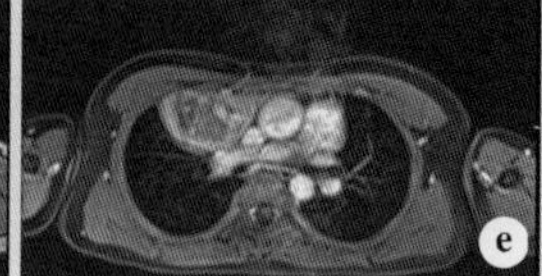

图 4-5-3-1 畸胎瘤的 MRI 表现

畸胎瘤（teratoma）是生殖细胞肿瘤的一种，由两个或以上胚层组织衍化而来，瘤内可见多种组织共存，包括成熟畸胎瘤、未成熟畸胎瘤、恶性畸胎瘤。本病可发生于任何年龄，以小儿和青年人最多，男女发病率无明显差异。畸胎瘤可发生于体内许多位置，以生殖腺最为多见；纵隔是生殖腺外最常见生殖细胞瘤发病部位。畸胎瘤多位于前纵隔的血管前间隙，中后纵隔和多间隙罕见；纵隔畸胎瘤约占纵隔肿瘤的 20%～30%；成熟畸胎瘤最为常见，约占纵隔生殖细胞肿瘤的 70%。

（一）病因及分型

本病病因尚不明确。畸胎瘤起源于多能生殖细胞；即卵黄囊内胚层迁移至泌尿生殖嵴的过程中，在纵隔中留下的原始生殖细胞。另一种假说为胚胎早期第三、四腮弓在中线融合，其原始细胞在胚胎发育过程中随心、肺、大血管等一起下降到纵隔内。

一般分为成熟畸胎瘤、未成熟畸胎瘤/恶性畸胎瘤。畸胎瘤由两个或以上不同胚层的组织构成，偶尔也可见由一个胚层组织成分占优势，或由一种高度特异性的组织类型占绝对优势而成。成熟性畸胎瘤又以囊性畸胎瘤多见，以外胚层发育来的上皮组织为主，含有皮脂腺及其他腺体，可以分泌皮脂样及黏液样液体而使肿瘤呈囊性。囊壁为纤维组织，腔内含皮脂样液体，有时可见毛发、软骨。未成熟畸胎瘤/恶性畸胎瘤，除含来自各个胚层的组织外，还有不成熟的胎儿型组织，多为神经胶质或神经管样结构，其不成熟成分使之具有复发和转移的潜能。不成熟畸胎瘤生长迅速，常浸润邻近组织而引起严重症状，经血和淋巴转移，通常以腺癌多见。

（二）临床特点

1. 症状及体征 良性畸胎瘤于大多数患者无明显症状，若肿瘤较大可引起邻近器官压迫症状；恶性畸胎瘤由于其侵袭性更容易引起症状。常见症状包括咳嗽、呼吸困难、胸痛；部分可引起上呼吸道疾病，发热；有报道少许病例出现破裂病引起感染症状。

2. 人口统计学 本病多见于儿童及年轻人，男女无明显差异。

（三）MRI 影像学诊断

前纵隔血管前间隙肿块，通常边界清晰，边缘光整，部分可见浅分叶。囊性成熟性畸胎瘤以囊性成分为主，T_1WI 呈较均匀低信号，T_2WI 呈高信号，一般不含或仅含少许软组织成分，或仅有软组织分隔存在，分隔呈等信号表现；壁结构通常可见且为薄壁；一般无明显强化表现。部分病例（有统计称约 10%）含脂肪成分可见脂液分层。

实性畸胎瘤由于其内部成分复杂多样，MR 序列上呈混杂信号表现，脂肪成分 T_1WI 及 T_2WI 均为高信号，可通过脂肪抑制序列明确其性质。钙化成分在各序列上均呈低信号表现，怀疑骨骼或牙齿成分时，可行 CT 检查明确。富含蛋白成分或病灶内有出血时 T_1WI 亦可呈高信号表现。

恶性畸胎瘤较之成熟畸胎瘤囊壁较厚、可见强化，病灶内以软组织成分为主，强化不均；病灶边界相对较模糊，部分可见局部浸润及邻近组织侵犯；可见淋巴结肿大/转移。

如肿块较大时可引起邻近器官的病变，常见的为邻近肺组织的不张/实变。良性畸胎瘤约 30% 可有自发性破裂，破入肺组织、支气管、心包腔等。瘤体与纵隔脂肪间隙消失。恶性畸胎瘤可直接侵犯肺与纵隔内组织，伴或不伴有瘤周渗液。

（四）鉴别诊断

1. 胸腺囊肿 胸腺区域的囊性病灶，液体信号，单房或多房。T_1WI 高信号可见于出血。囊壁菲薄可能不显示。

2. 囊性胸腺肿瘤

（1）囊性胸腺瘤：带有壁结节的血管前纵隔囊性病变。

（2）胸腺癌或类癌：血管前纵隔肿块；淋巴结肿大，局部侵袭。

3. 纵隔淋巴管瘤 多房囊性肿块，或呈串珠样分布；颈部、胸壁、腋窝常受累。

4. 脂肪瘤 罕见，包膜菲薄，均匀地包裹脂肪组织的肿块。

5. 其他生殖细胞肿瘤 包括精原细胞瘤、胚胎癌、内胚窦（卵黄囊）肿瘤、绒毛膜癌（混合型）；精原细胞瘤通常是均质的；血清肿瘤标志物增高：β-人绒毛膜促性腺激素，甲胎蛋白。

6. 胸腺脂肪瘤 罕见的良性原发性胸腺肿瘤，与胸腺相连接，通常较大（平均 20cm），质软，没有侵略性特征。

7. 脂肪肉瘤 最常见于内脏/椎旁纵隔；可见侵袭性特征（局部浸润，淋巴结肿大，转移），可能会出现快速增长。

（五）治疗

成熟的畸胎瘤是良性的，生长缓慢，5 年生存率近 100%。恶性畸胎瘤预后常较差。手术切除是纵隔畸胎瘤唯一的有效治疗措施。手术径路的选择，需要根据病灶的部位、性质、大小以及与周边结构的关系而定。

纵隔巨大畸胎瘤切除的难点在于肿瘤占满胸腔，术野暴露差。手术时应注意：尽量扩大手术切口，缩小肿瘤体积。术中应注意保护膈神经、臂丛神经、喉返神经和迷走神经，以免引起术后严重并发症。良性畸胎瘤患者多见于年轻患者，且远期预后良好，应注意保护正常组织及其功能，以提高患者生活质量。

【案例 4-5-3-1 点评】

1. 选 D。CT 检查最重要的目的是明确病灶位置，与邻近结构的关系，有无邻近组织侵犯，肿瘤的具体类型往往不能仅依靠 CT 检查。

2. 选 C。对于明确肿瘤内的成分，常规 T_1WI、T_2WI 及增强扫描是必需的，T_1WI 脂肪抑制序列可明确 T_1WI 序列等、高信号部分是否为脂肪。

3. 选 B。钙化在任何序列上均呈低信号表现，通过 CT 检查可以明确。

四、食　管　癌

【案例 4-5-4-1】 患者男性，53 岁，进食后梗阻 1 个月余，最早进较干的食物感胸骨后烧灼痛，后逐渐加重，近 2 个星期进食流质饮食感胸骨后烧灼痛。

思考题

1. 该患者行 MRI 检查，结果如图 4-5-4-1 所示，下列描述不正确的是

A. 病变位于中段食管主动弓下；B. 食管管壁明显增厚；C. 增强扫描明显强化；D. DWI 弥散未见明显受限；E. 病变以上食管管腔梗阻扩张

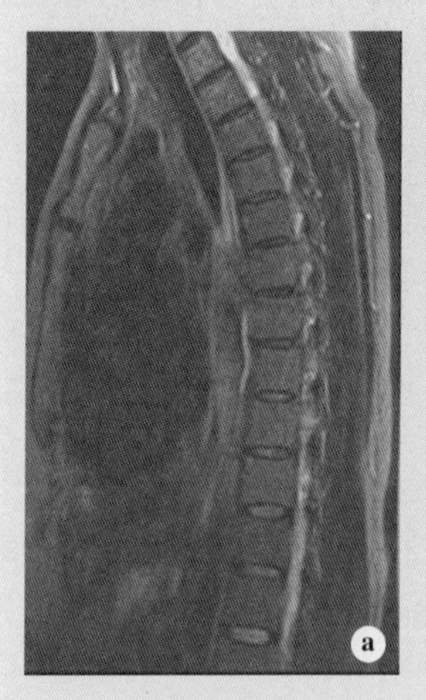
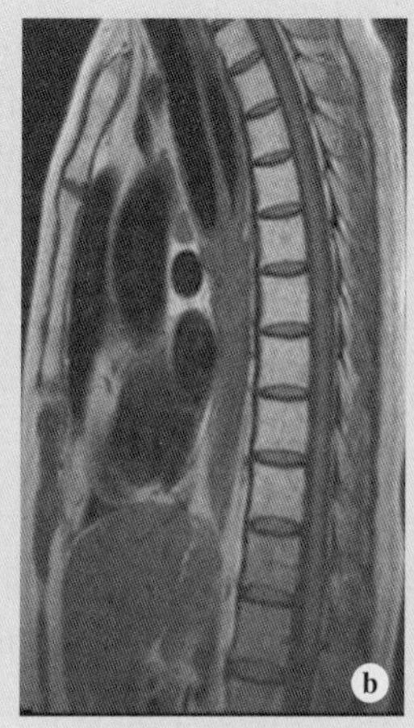
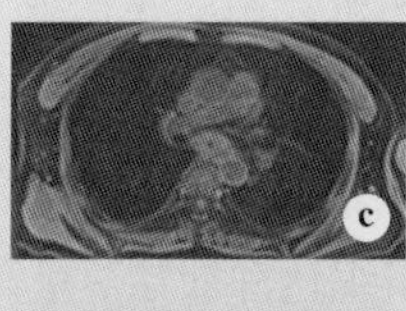
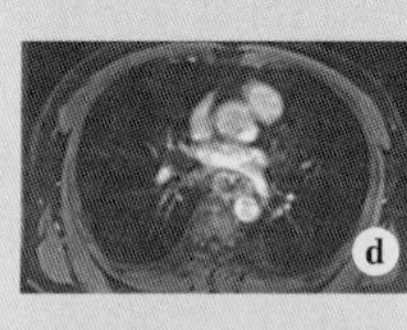
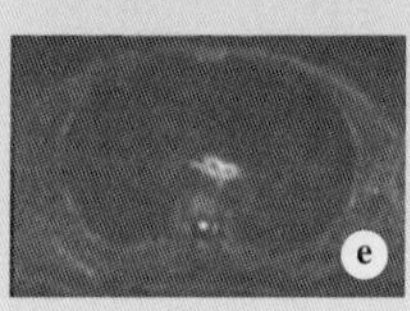
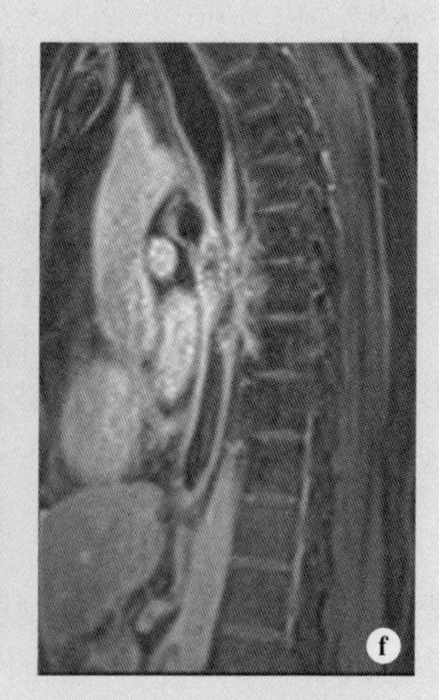

图 4-5-4-1　食管癌的 MRI 表现

a～d、f. 可见食管中段主动脉弓下水平管壁明显增厚、僵硬，管腔狭窄，伴有病变以上层面食管梗阻扩张，增强扫描明显强化。e. 可见增厚的食管病变区明显弥散受限呈高信号影

2. 中晚期食管癌的分型，以下选项不包括

A. 缩窄型；B. 蕈伞型；C. 溃疡型；D. 隐伏型；E. 髓质型

3. 食管癌与食管静脉曲张的主要鉴别点是

A. 管壁柔软；B. 管壁隆起；C. 管腔变窄；D. 强化；E. 食管下段

食管癌（esophageal carcinoma）是食管最常见的恶性肿瘤，其发病率北方高于南方，男性多于女性。发病年龄多在 40 岁以上。

（一）病因及分型

食管癌的病因尚无定论，与多种因素有关：①化学病因，如亚硝胺，在高发区的膳食、饮水中，测亚硝酸盐含量均高于较低发区。②生物性病因，如真菌，在某些高发区食管癌患者的上消化道中或切除的食管癌标本上，均能分离出多种真菌，其中部分真菌有致癌作用。③缺乏某些微量元素或缺乏维生素。④烟、酒、热食、热饮、口腔不洁等因素，长期饮烈性酒、嗜好吸烟，食物过硬、过热，进食过快，引起慢性刺激、炎症、创伤或口腔不洁、龋齿等均可能与食管癌的发生有关。⑤食管癌遗传易感因素。

食管癌一般可分为早、中、晚三期，常见的病理类型为鳞状上皮来源的鳞状细胞癌，其他类型癌少见，根据病程的长短，将食管癌分为早期及中晚期。

1. 早期　分以下四型。

（1）隐伏型：指病变略显粗糙、色泽变深、无发生无隆起和凹陷，易在食管镜检查中漏诊，经脱落细胞学检查可以发现是原位癌，为食管癌的最早期阶段。

（2）糜烂型：指病变黏膜轻度糜烂或略显凹陷，与周围组织边界清楚，病变长度半数在 2cm 以上，限于黏膜固有层，病变形状与大小不一。呈不规则地图样，糜烂面色红，呈细颗粒状，固有

膜炎症反应重。

（3）斑块型：指病变黏膜呈局限性肿胀隆起，呈灰白色斑块状，最大直径在 2cm 以内，边界清楚，食管纵行皱襞中断，横行皱襞粗、紊乱中断，表面可见轻度糜烂，侵及黏膜基层和黏膜下层。

（4）乳头型：指病变表现为外生结节性隆起，呈结节状、乳头状及息肉状突入管腔，直径为 1～3cm，基底有一窄蒂或宽蒂，与周围黏膜分界清楚，表面有糜烂及炎性渗出，切面呈灰白色均质状。

2. 中晚期 分以下四型。

（1）缩窄型：指癌肿呈环行生长、浸润食管全周，质地脆硬，易造成环行狭窄和梗阻，病变上段食管明显息肉状或带蒂向腔内生长，向食管外浸润较少。

（2）蕈伞型：指瘤体呈蘑菇样或卵圆形突入食管腔内，边缘隆起或内翻，表面有浅溃疡，顶部凹凸不平，瘤体大多仅占食管周径的一部分或大部分，切面肿瘤已浸润食管壁深层。

（3）溃疡型：主要指癌组织达深肌层，呈深陷而边缘清楚的大小与外形不一的溃疡，边缘可有隆起及悬空，底部凹凸不平，溃疡基部可穿透食管壁引起穿孔，多不引起食管梗阻。

（4）髓质型：指肿瘤累及管壁的各层，比较肥厚，边缘呈坡状隆起，表面有深浅不一的溃疡，多数侵入食管周径的全部或大部，管腔狭窄，肿瘤组织的切面呈白色，均匀致密，恶性程度最高。

（二）临床表现

食管癌早期症状常不明显，但在吞咽粗硬食物时可能有不同程度的不适感觉，包括咽下食物哽噎感，胸骨后烧灼样、针刺样或牵拉摩擦样疼痛。中晚期食管癌典型的症状为进行性吞咽困难，先是难以咽下固体食物，继而是半流质食物，最后水和唾液也不能咽下。

（三）MRI 影像学表现

食管癌病变表现为 T_1WI 等、稍低信号，T_2WI 稍高、高信号，管壁增厚、僵硬，管腔狭窄，矢状位可显示病变累及长度，DWI 序列呈弥散受限高信号，ADC 序列呈低信号。增强扫描病变可见明显强化表现。病变周围可伴有淋巴结的增大。

（四）鉴别诊断

食管癌常需与以下疾病相鉴别。

1. 食管炎 这类患者在 MRI 上常表现为局部管壁水肿增厚呈 T_2WI 稍高信号，可伴有管腔狭窄，但管腔尚能扩张，DWI 无明显受限，增强扫描强化不明显或轻度强化。

2. 食管良性狭窄 多为化学性灼伤的后遗症，可由误吞腐蚀剂、食管灼伤、异物损伤、食管胃手术引起，也可能由食管炎、慢性溃疡等引起的瘢痕狭窄所致。通过详询病史可做出诊断。

3. 食管静脉曲张 这类患者有肝硬化病史，MRI 上可见纡曲扩张的静脉丛呈蚯蚓状、串珠状 T_1WI 低信号、T_2WI 高信号，管壁柔软且无狭窄及梗阻征象。

4. 食管良性肿瘤 以食管平滑肌瘤常见，多见于下段食管，MRI 多呈较均匀 T_1WI 低信号、T_2WI 稍高信号影，边界清楚，局部管腔狭窄并可见其上食管腔梗阻扩张表现，DWI 无明显受限征象，增强扫描强化尚均匀。

5. 食管周围器官病变所致食管外压性改变，多由食管邻近的血管先天性异常、心脏增大、主动脉瘤、胸内甲状腺、纵隔肿瘤、纵隔淋巴结肿大、主动脉弓纡曲延长等所致，食管黏膜完整，一般可做出鉴别。

（五）治疗

手术是治疗食管癌的首选方法，辅以放射治疗、化学治疗，可提高疗效，或使食管癌患者症状缓解，存活期延长。

【案例 4-5-4-1 点评】

1. 选 D。DWI 序列病变区明显弥散受限呈高信号影。
2. 选 D。中晚期食管癌分缩窄型、蕈伞型、溃疡型及髓质型。
3. 选 A。食管癌与食管胃底静脉曲张的主要鉴别点是前者食管管壁僵硬，后者管壁柔软。

五、节细胞神经瘤

【案例 4-5-5-1】　患儿女性，3 岁，发现胸腔占位 20 天。①现病史：20 天前患者出现发热、咳嗽，于当地医院肺部 CT 示双肺炎症，左侧胸腔近脊柱旁占位，性质待定（肺隔离症？），建议转院，即至我院，门诊以“左侧胸腔占位”收入院。②既往史、个人史、家族史无特殊，预防接种随当地进行。患儿入院做了 MRI 检查，见图 4-5-5-1（a～f），请思考以下问题。

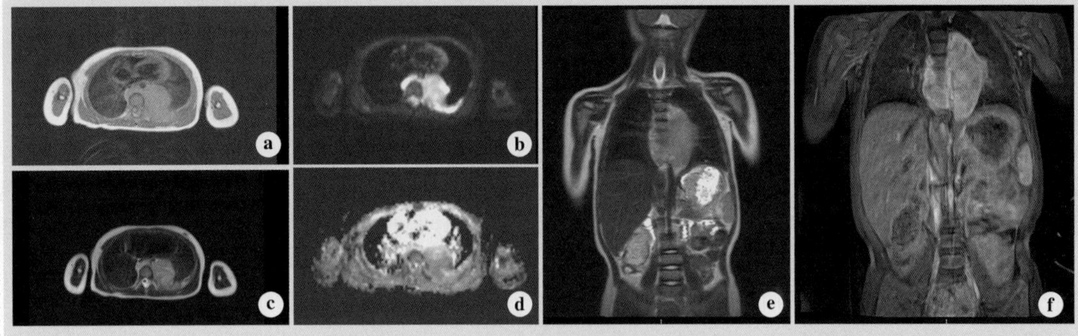

图 4-5-5-1　节神经细胞瘤 MRI 表现

思考题　1. 上述图显示有哪些 MRI 扫描序列？重点观察哪些序列？

2. 简述诊断要点。

3. 需要与哪些疾病鉴别？

（一）临床与病理

节细胞神经瘤（ganglioneuroma，GN）又称神经节细胞瘤、节细胞神经纤维瘤，是一种罕见的起源于交感神经系统的良性肿瘤，通常起源于脊柱旁的交感神经链，偶尔发生于肾上腺髓质，以后腹膜和后纵隔最常见，由分化好的神经节细胞、Schwann 细胞和神经纤维组成。GN 好发于儿童及青少年，男女发病率无差异。GN 发展缓慢，一般无明显临床症状，多数在体检或其他疾病检查时偶尔被发现，某些 GN 具有分泌功能，能分泌血管活性肠肽、儿茶酚胺、生长抑素和雄激素等，或因肿瘤体积较大，压迫相邻组织或器官，可出现相应的临床症状。另外，发现来源于纵隔的 GN 体积往往较大，和纵隔空间较大、结缔组织疏松有关。手术切除是治愈本病的主要手段。

GN 由分化好的神经节细胞、Schwann 细胞和神经纤维组成。病理上 GN 大多质软，大部分切面灰黄或灰白，大体标本界限清楚，有完整包膜，一般无坏死囊变区。显微镜下主要由梭形的 Schwann 细胞、圆形分化成熟的神经节细胞、神经纤维以及大量的黏液性基质组成。肿瘤细胞排列较疏松，部分间质见大量黏液基质，瘤内可见毛细血管。部分病例可见灶性钙化或脂肪基质。

（二）MRI 影像学表现

节细胞神经瘤为发生于椎旁交感神经链神经节的神经母细胞。交感神经链位于椎旁沟，交感神经节位于脊柱两旁及前方。GN 沿脊柱生长，向上可达颈深部，向下可进入膈肌脚后和腹膜后，这一特定解剖部位和肿瘤生长方式使其形态有一定特征性，肿瘤多呈半圆形或椭圆形，纵径比前后径和横径长，内缘稍扁平。GN 大部分都有包膜存在，因此肿瘤形态呈规则形，边缘光整，边界也较清，形态学符合良性肿瘤的一般特征。肿块多边缘并沿周围脏器及血管疏松结缔组织间隙嵌入性生长而呈“伪足”样，亦可钻入相邻椎间孔，呈“见缝就钻”生长特性，中轴旁病灶可跨中线生长，这与肿块质地较软有关。GN 的影像学表现与其病理改变密切相关。约 20%可伴钙化，也可有囊性变和脂肪变，很少发生出血和坏死。MRI 表现主要是 T_1WI 呈低信号，T_2WI 呈不均匀高信号。T_2WI 上肿瘤信号强度与瘤内黏液基质和细胞成分含量有关，明显高信号时表明瘤内黏液基质含量多，中等、高信号时表明瘤内细胞成分较多，细胞成分可强化，而黏液基质不强化。“漩涡征”这一征象对于 GN 的诊断具有一定的参考价值，即 T_2WI 高信号的肿块中存在曲线形或线形低信号，低信号代表纵横交错的 Schwann 细胞和胶原纤维。增强扫描由于肿瘤内部以黏液基质为主，因此强化以轻中度强化为主。后纵隔 GN 紧贴椎旁和后胸壁，可伴相邻胸膜增厚、胸腔积液。当肿瘤较大时可使周围结构受压，包括气管、食管、心脏以及肺组织等，引起相应症状，如吞咽困难、肺炎、继而出现肺不张肺实变等。

（三）鉴别诊断

后纵隔节细胞神经瘤，需与以下疾病进行鉴别。

1. 后纵隔节细胞神经母细胞瘤、神经母细胞瘤 后纵隔节细胞神经母细胞瘤、神经母细胞瘤和节细胞神经瘤均起源于交感神经链，生长方式也一样，有时鉴别比较困难，但节细胞神经母细胞瘤和神经母细胞瘤是恶性肿瘤，伴有恶性肿瘤征象，其肿块易出血、坏死、囊变和钙化，增强扫描时肿块均匀或不均匀强化，可侵犯邻近结构。由于神经母细胞瘤实性成分稍多而细胞外基质较少，因此与节细胞神经瘤相比平扫信号稍高且不均匀，并且肿瘤钙化、出血、坏死常见。

2. 神经纤维瘤、神经鞘瘤 神经鞘瘤及神经纤维瘤好发年龄较 GN 大，好发年龄为 20～50 岁，常呈圆形或椭圆形，对邻近结构呈压迫性改变，常经椎间孔侵入椎管内、外生长呈“哑铃状”，钙化罕见，神经鞘瘤内坏死、囊变多见，增强扫描呈不均匀强化，可为斑片状、团块状或环形强化。神经纤维瘤往往不均匀强化，且可出现多发纤维瘤病。

3. 副神经节瘤 后纵隔副神经节瘤多见于 40～50 岁成人，亦以单发为主，临床表现缺乏特异性。MRI 平扫 T_1WI 呈等/低信号，T_2WI 呈混杂高信号，肿瘤内可见明显流空信号，增强扫描强化明显，这与肿瘤血供丰富及瘤细胞团之间存在大量血窦相关。

【案例 4-5-5-1 点评】

1. 如图 4-5-5-1 所示，轴位 T_1WI 呈均匀低信号，跨越中线及椎间孔生长（a），轴位 T_2WI 呈混杂高信号（b），DWI 呈弥散受限高信号（c），对应 ADC 图呈低信号（d），冠状位 T_2WI 呈混杂高信号（e），冠状位 T_1WI 增强呈明显不均匀强化（f）。需要重点观察 T_2WI 和 DWI 以及增强后序列。

2. 诊断要点：女性患儿，偶然发现左侧胸腔占位，病灶定位后纵隔，跨越中线及椎间孔生长。MRI 平扫呈 T_1WI 低、T_2WI 混杂高信号影，DWI 呈弥散受限高信号，增强后明显不均匀强化。考虑后纵隔肿瘤性病变，节细胞神经瘤可能性大。

3. 需要与发生在后纵隔的节细胞神经母细胞瘤、神经纤维瘤、神经鞘瘤、副神经节瘤等进行鉴别。

（梁　波　孙文刚　柳　佳）

第五章 循环系统

【本章学习要求】

记忆：心脏磁共振常规检查技术；常见先天性心脏病的MRI表现及鉴别诊断。

理解：主动脉夹层及大动脉炎的MRI诊断要点；常见心脏肿瘤的MRI表现及鉴别诊断；缩窄性心包炎的MRI表现及鉴别诊断。

运用：急性及陈旧性心肌梗死的MRI表现及鉴别诊断；常见心肌病的MRI影像学表现及鉴别诊断。

第一节 心脏大血管MRI诊断基础

MRI是利用原子核在变化的强磁场内产生共振信号后进行图像重建的一种成像技术。自20世纪70年代开发出磁共振成像技术，使磁共振应用于临床医学领域，几十年来随着硬件设备和软件系统不断发展，心脏大血管磁共振现已成为十分重要的检查技术之一。

一、常用MRI序列和方法

（一）心脏磁共振成像的特殊性

与其他部位相比，心脏和大血管具有自身的特殊特征，如心脏搏动、呼吸运动等，如何解决这些因素对磁共振成像的影像是获得高质量心血管图像的关键。

1. 心脏搏动 由于心脏是不断运动的器官，心脏搏动成为心脏磁共振成像的主要决定因素。通过体表放置电极片或外周脉搏进行心电触发或门控采集，使得每一次数据采集与心脏的每一次运动周期同步，才能采集到高质量的心脏形态和功能的图像。因此确认心电导联放置点位置正确、心电信号准确稳定后，才能正式开始扫描。

2. 呼吸运动 呼吸及其相应器官的运动是心脏成像的第二大影响因素，呼吸运动与心脏搏动叠加，对图像质量产生重要影响。目前有呼吸触发及呼吸门控技术、单次屏气采集技术、3D呼吸导航技术等多种方法克服或减少呼吸运动的影响，提高心脏核磁共振图像的质量。

（二）心脏大血管基本成像序列

1. 平衡稳态自由序列（balanced steady-state free procession，SSFP） 该序列扫描得到心腔及大血管内的血液均为高信号，即“亮血”图像。成像快、空间分辨率高、运动伪影少，能够观察细小的解剖结构，包括瓣膜、腱索、肌小梁等结构。

2. 快速自旋回波序列（FSE） 该序列应用血液的流空效应，心脏和大血管呈现无信号区域，可以与心肌及血管壁形成对比，即“黑血”序列。结合T_1及T_2加权成像，能够显示出各心腔壁及大血管血管壁的信号改变。但当血流较慢或有湍流存在时，血液的流空效应不明显，会出现高低混杂的血流信号。该序列受到金属伪影的影响较小，故适用于心脏术后随访的患者。对于心肌和心包的疾病，可以结合脂肪抑制技术，得到“脂肪抑制”图像进行观察。

（三）心脏大血管功能学序列

1. 磁共振电影序列（cine-MRI） 电影序列可动态观察心室整体、局部的室壁运动并进行分析，观察室壁厚度，可以通过后处理准确计算心室容积、心肌重量、射血分数及心脏指数。电影序列可以获得不同层面的多层图像，可以在各个角度覆盖整个心腔，因此在对心脏心腔容积进行计算时，无须像超声心动图和心血管造影一样对于心腔进行数学模型假设。因此，通过电影序列计算得到的心脏功能指标更具优势。对于先天性心脏病引起心腔形态怪异时，电影序列在评估心室，尤其是右心室几何形态较其他影像学方法更为准确。

2. 心肌灌注显像（myocardial perfusion imaging）　在因冠状动脉病变引起心肌缺血时，心肌可能存在三种状态，即心肌顿抑、心肌冬眠和心肌梗死，三种状态可以单独发生，也可以合并存在。灌注的过程是毛细血管床的微观运动的过程，心肌灌注检查是利用顺磁性对比剂首次通过心肌血管床时，通过产生的弛豫增强效应形成信号变化，判断心肌血流的灌注状态。心肌顿抑和心肌冬眠发生时，心肌尚存活，故表现为心肌灌注的减低或延迟；心肌梗死发生时，局部心肌已经死亡，故变现为无灌注。一般灌注成像，要求按照 0.1mmol/kg 的体重给予顺磁性对比剂，在 5～8 秒注射完毕，之后给予 15～25ml 盐水进行冲洗，以保证在首次循环时间内完成对比剂的注射。

3. 心肌延迟强化（late gadolinium enhancement，LGE）**成像**　是能够在体显示心肌坏死和瘢痕组织，是目前无创性评估心肌活性最有效的影像学方法。瘢痕心肌会坏死心肌对于对比剂洗脱较慢，在正常心肌洗脱后仍呈现高信号。目前最常用的 LGE 序列是基于反转恢复预备脉冲技术（inversion recovery preparation，IR-Prep），可选择性抑制正常心肌的信号，此时瘢痕心肌与血池均呈高信号。此时心内膜下强化与亮血池间对比度较低，有些心内膜下的延迟强化观察欠佳。可在 IR-Prep 之前或之后额外施加一系列 T_2 预备脉冲（T_2-Prep），可抑制正常心肌与血池的信号，实现强化心肌与血池间更好的对比度。

4. 4D 血流　4D flow 是一种无创的可以对心腔及大血管血流进行定性和定量分析的新技术。与传统的 2D flow 相比，4D flow 同时对三个相互垂直的维度进行速度编码并获得三维相位对比电影，不仅可以三维直观显示心腔及大血管的血流特征，并能一次扫描即获得扫描范围内任意位置血流的方向、速度、剪切力等血流动力学参数。

5. 磁共振波谱成像（MRS）　MRS 利用的是化学位移原理。不同化学底物其化学位移波谱信号不同，因而可以区分。MRS 的敏感性极强，其浓度的敏感性可以达到毫摩尔每升的级别。MRS 在心血管方面的应用多集中在 ATP 等含 ^{31}P 的化合物上。心肌细胞的能量代谢比较丰富，这样的含 ^{31}P 化合物大多参与能量的代谢，因此 MRS 可以用来证实心肌的缺血性病变。

二、心脏大血管正常 MRI 表现

心脏大血管本身结构较为复杂，其正常轴向与身体本身所在轴向方向不一致，通常需要进行多个方位不同层面的成像才能准确显示其结构。

（一）基本成像平面

与身体纵轴平行或垂直的正交平面，包括标准横断面、矢状面和冠状面作为基本成像平面，这些平面在心脏大血管病变的检查中具有十分重要的价值。

（二）特殊成像平面

对心脏大血管进行测量和心脏功能的分析，以及一些复杂的先天性心脏病中，大血管与心腔连接的关系，需要采用特殊成像平面（图 5-1-2-1）。

1. 心脏四腔观　一般经采集与心脏膈面相平行的层面而得到，也可以通过采集从二尖瓣中点到左心室心尖连线的平面得到。该平面上可以很好地显示四个房、室腔，以及房、室间隔，二尖瓣和三尖瓣的观察也以此平面的观察为佳。

2. 左心室长轴观　这里指所谓心脏两腔位，即以横断位图像为定位像采集平行于二尖瓣瓣环中点到左心室心尖连线层面获得。对于左心室流入道及二尖瓣显示佳，对左心室功能分析具有一定的价值。

3. 左心室短轴观　一般在获取其他左心室长轴方向图像后，选择与其垂直的层面而得到，该平面能够很好地显示心肌及室间隔诸节段，是评价心功能和室壁节段运动所必需的层面。

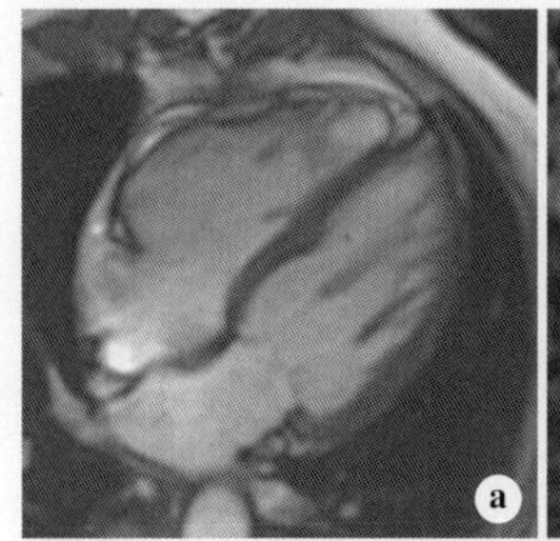
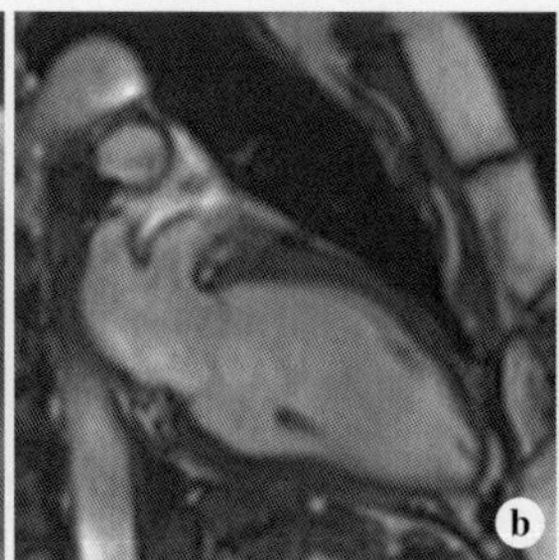
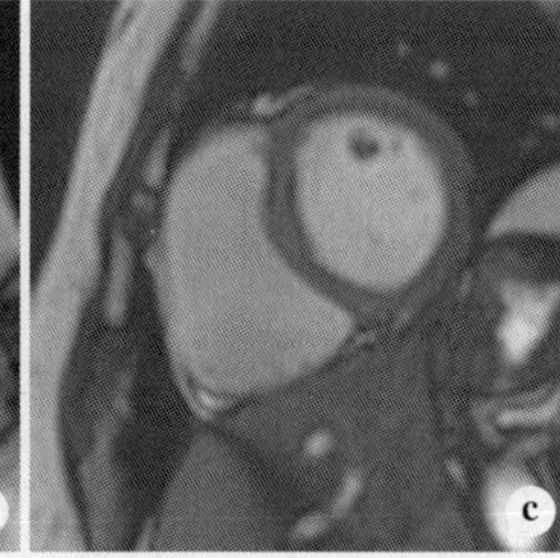
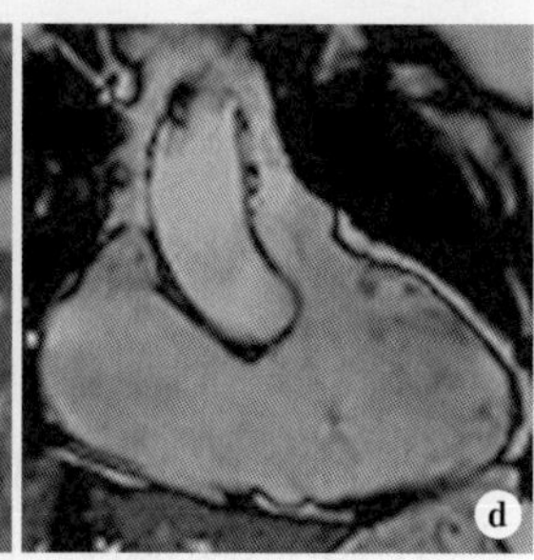

图 5-1-2-1 心脏特殊成像平面

a. 心脏四腔观；b. 左心室长轴观；c. 左心室短轴观；d. 肺动脉长轴平面

4. 肺动脉长轴平面 采用横断位或矢状位为定位像，采集平行于右心室流出道和肺动脉主干的层面获得。将肺动脉长轴和肺动脉汇合部在同一层面上显示，可以为肺动脉狭窄或闭锁提供重要的诊断依据。

（三）心脏大血管的结构

1. 心肌 正常的心肌呈现均匀一致的等信号，其 T_2 值较正常的骨骼肌稍长，故在 T_2WI 的图像上其信号强度稍高于骨骼肌。黑血序列上，在心内膜下缓慢血流信号呈现高信号，需与病变的异常高信号进行区分。为了方便多种成像方式在心肌病变上定位的一致性，2001 年美国心脏协会（AHA）规定了心脏的三个标准轴面：左心室短轴、左心室水平长轴、左心室垂直长轴。在左心室短轴位将心肌划分为三个水平：心底水平、左心室中部水平和心尖水平，其分界缘为二尖瓣游离缘、乳头肌中点和乳头肌远端为解剖标记，在此基础上将左心室划分为 17 个节段。

2. 心腔 左心室的形态和功能是心脏磁共振的重要评价指标。在舒张末期，左心室室壁和室间隔的厚度为 9～11mm，左心室内径最大为（4.62±0.48）cm。乳头肌位于左心室的前侧方和后下方。室壁节段运动的定性分析评价方法与超声心动和血池平衡后的心肌核素显像十分相似，评价包括正常、降低、消失和矛盾运动等。在收缩末期左心室的前壁、侧壁、下壁左心室心肌厚度增厚 35%～70%，室间隔的变化较左心室略低。左心室功能指标方面：舒张末期容积（115.37±26.71）ml，收缩末期容积（46.02±15.72）ml，心排血量（4.76±1.08）L/min，左心室射血分数（60.62±7.08）%。

右心室心肌较左心室薄，心室壁厚度为 3～5mm，舒张末期右心室横径为（2.65±0.48）cm。右心室内肌小梁粗糙，其心内膜边缘勾画不如左心室容易。在横断面上，右心的调节束表现为从室间隔远端呈对角走行到跨越游离心尖部位的小嵴影，有时右心乳头肌也可以延伸到三尖瓣区。

左心房的最大横径为（5.36±0.86）cm，左心房在横断面、冠状面和矢状面上显示均清晰。肺静脉呈水平走行，管壁薄，较为细小，呈直接进入左心房的血管影，在横断面上显示清晰。

右心房表现为很薄的信号影，正常右心房最大内径为（4.10±0.64）cm。在横膈水平横断面图像上冠状窦进入右心房水平比较容易识别，表现为弯曲的管腔状通道。

3. 瓣膜 心脏各瓣膜在亮血电影序列上，可以动态地显示瓣膜的结构、契合运动状态。当瓣膜存在狭窄和关闭不全状态时，可以观察到束状低信号的喷射血流或返血流信号。

4. 大血管 大动脉的观察关键在于其延续的血管。肺动脉在心底上方分为左、右动脉，可在横断面上和肺动脉长轴面上显示清楚（图 5-1-2-2）。正常主肺动脉干宽度为（2.54±0.23）cm，右肺动脉干（1.74±0.23）cm，左肺动脉干（1.77±0.29）cm，在电影序列上会

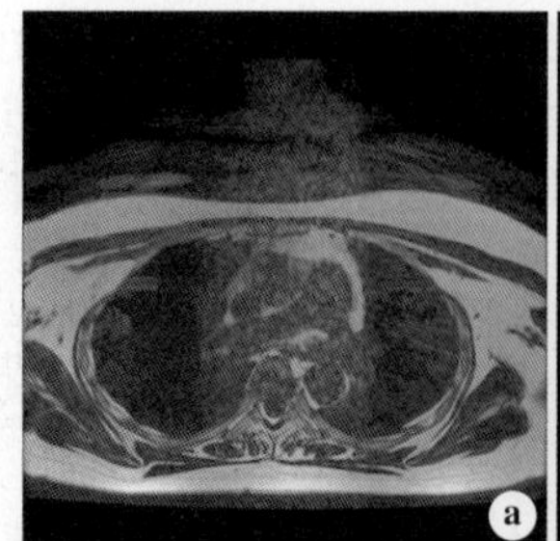
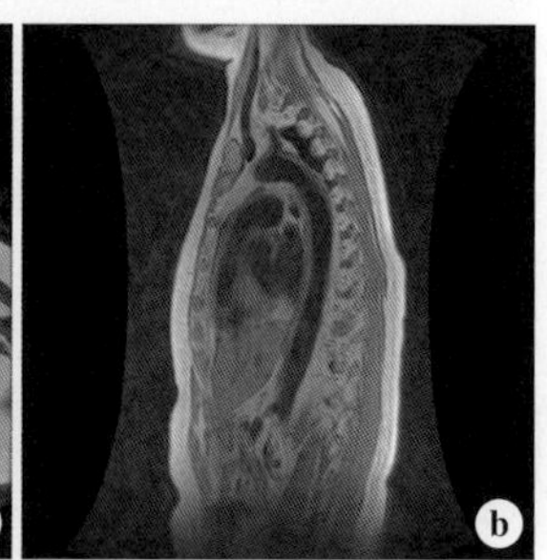

图 5-1-2-2 主肺动脉横断位以及降主动脉矢状位

a. 主肺动脉横断位 T_1WI；b. 降主动脉矢状位 T_1WI

显示稍宽。升主动脉延续形成主动脉弓，发出头臂干、左侧颈总动脉和锁骨下动脉，可在矢状面和主动脉长轴层面显示清楚。升主动脉宽度，舒张期为（3.08±0.35）cm，收缩期为（2.88±0.39）cm。

三、心脏大血管基本病变 MRI 表现

（一）非缺血性心肌病

心肌病变主要分为肥厚型、扩张型、限制型、心肌致密化不全、致心律失常型右心室心肌病。

1. 肥厚型心肌病 心肌的厚度可以在长轴或短轴图像中进行测量。肥厚型心肌病以舒张末期心室壁与正常心室壁厚度之比≥1.5 为 MRI 诊断标准。肥厚的心室壁和室间隔会引起心肌收缩期的增厚率下降。在收缩期，肥厚的心肌增厚率＜30%。室间隔肥厚明显时，肥厚的肌块向左心室方向凸出造成左心室流出道狭窄。垂直室间隔的左心室长轴位或左心室流出道层面可以在收缩期显示信号流空。因心肌肥厚，可引起心腔的缩小和变性。左心房可增大，而引起二尖瓣关闭不全，在电影序列中可见左心房内反流。如果肥厚的部位处于心尖部，则需要在长轴两腔心上进行观察，左心室心尖部缩小，心底部扩张，左心室呈现典型黑桃形改变。

2. 扩张型心肌病 扩张型心肌病主要表现为心脏扩大，心室壁和室间隔厚度大致正常，心肌信号无明显变化。电影序列上可以观察心室收缩和舒张的情况。扩张型心肌病的心脏扩大主要以左心室为主，以右心室扩张为主的较少。同时，在 MRI 图像中还可以显示瓣膜或心包疾病，可以显示其病因是瓣膜疾病还是缺血性心肌病引起的心脏扩大。在延迟强化方面，59%的患者可以无延迟强化；13%的患者可显示为心内膜下延迟强化影或者透壁样延迟强化，与冠心病引起的心肌梗死相鉴别较为困难；28%的患者显示为典型的心肌中层的延迟强化影。

3. 限制型心肌病 心室流入道和心尖部变形和闭塞，心室流出道表现为扩张，心内膜增厚，心腔内可见附壁血栓形成。心房可扩大，可以伴有房室瓣的关闭不全。在心室舒张期，由于心室舒张受限，心房内血液在进入心室的时候也受限，心房内充满缓慢的血流呈现高信号。心室收缩期内可见心房内由房室瓣反流引起的低信号。限制型心肌病与缩窄性心包炎的鉴别十分困难，主要的鉴别点在于心包有无增厚，心包有无钙化。在缩窄性心包炎中，心包的厚度一般≥4mm。另外，MRI 对于钙化的显示不佳，但 CT 对于钙化的分辨率比较高，因而可以结合 CT 图像进行鉴别诊断，但最终诊断均依赖于心内膜活检。

4. 心肌致密化不全 心脏磁共振成像对于心肌致密化不全相较超声心动图上有无可比拟的优势，尤其对于心尖病变的观察，MRI 能够更好地显示病变范围。其诊断标准至今仍未统一，有学者沿用超声心动图中的标准，在电影序列的收缩期，测量非致密化心肌与致密心肌的最大厚度比值，但在 MR 图像上，非致密心肌与致密心肌分界欠清，比较难以识别，不同测量者在进行测量时，存在较大误差。后有研究以舒张期非致密心肌厚度（NC）与致密心肌厚度（C）之比＞2.3 作为诊断标准，具有很高的敏感性和准确性，但在诊断过程中也需要对心室肌的形态和收缩活动进行评估。

5. 致心律失常型右心室心肌病 致心律失常型右心室心肌病表现为右心室前壁漏斗部、心尖部和后下壁心肌发育不良三角区的球形扩张和瘤样扩张，收缩期该部位运动减弱或消失。在发病过程中，心肌可能被脂肪组织代替。在 SE 序列上可以表现为 T_2WI 可清楚地显示右心室心肌内脂肪呈高信号，透壁样或局灶样脂肪沉积，同时在脂肪抑制序列上相应部位呈现低信号。在 SE 序列或者电影序列上显示为右心室局灶性膨隆或瘤样扩张伴运动障碍，在延迟强化序列上可以显示心肌内片状延迟强化。但需要注意的是罹患本病的患者，多伴有心律不齐，在进行 MRI 检查时容易产生伪影，影响观察，难以区分心肌内的脂肪信号和心包脂肪垫的脂肪信号。

（二）冠心病

对于冠心病，心脏磁共振成像可以明确心肌梗死部位与范围，明确心肌梗死的并发症，显示急性、亚急性和慢性心肌梗死的 MRI 信号与组织学特征，明确病变区域的心肌功能和心肌灌注变化。

当心肌缺血发生时，常规SE序列上往往没有异常发现，在心肌快速成像上往往可以检测出缺血心肌与正常心肌的信号差异。在T_1WI的心肌灌注上缺血心肌往往表现为低信号，对比剂增强后，正常心肌信号应增加30%～60%，而缺血心肌的信号上升速度则低于正常心肌。采用药物（如双嘧达莫）等可以增加正常心肌和缺血心肌的信号差异，故采用药物引导可以提高心肌少灌注和无灌注的病灶检出。此外，心肌缺血区的室壁节段运动异常也是心肌缺血的早期征象，可以表现为运动减弱、消失或者矛盾运动，室壁增厚率减低。

心肌缺血发生时间不长时，心肌的静息收缩功能出现异常，当缺血进一步发生时心肌因缺血死亡，这时出现心肌梗死。急性、亚急性心肌梗死区心肌梗死、静脉回流受阻。梗死心肌的T_2弛豫时间延长，T_1弛豫时间延长不明显，但在图像上，水肿尚有活性的心肌与梗死心肌无法进行区分，会过高估计梗死区域。增强T_1WI图像能够显著提高梗死区域与正常区域心肌的信号比，成像时间更短，图像伪影更少。

室壁瘤是心肌梗死发生时常见的并发症，在磁共振图像上表现为心室壁心肌显著变薄，心肌运动表现为无运动或反向运动。室壁瘤腔内可见附壁血栓形成，其信号特点与血栓形成的时间有关。

心脏MRI亦可以用来进行磁共振冠状动脉成像（coronary magnetic resonance angiography，CMRA）（图5-1-3-1）。但目前CMRA受限于检查成功率和诊断准确性而不能常规用于临床。MRI诊断冠状动脉狭窄不理想的主要原因是MRI的时间分辨力和空间分辨力较低，其次是目前的无对比剂CMRA技术只利用了冠状动脉中的自然血流信号，当冠状动脉发生病变，尤其有明显狭窄时，血流会明显减少而致MRI信号相应减低。所以，CMRA的发展有赖于呼吸导航技术的进步，呼吸、导航突破了屏气对扫描时间的限制，使获取大范围、高分辨力的冠状动脉图像成为可能。

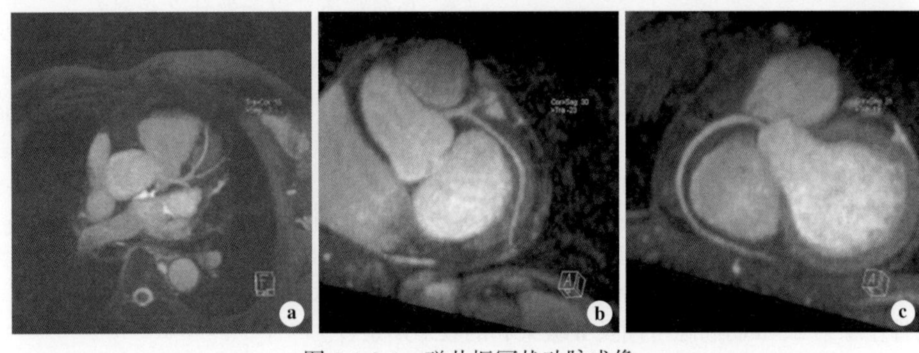

图5-1-3-1 磁共振冠状动脉成像

a. 心脏四腔观；b. 左室长轴观；c. 左室短轴观

（三）大血管病变

1. 动脉瘤 动脉瘤是指主动脉管腔的局部异常膨大，胸主动脉管径＞4cm可诊断为扩张，＞5cm可诊断为动脉瘤。如扩张发生在局部，则胸主动脉局部扩张＞4cm，腹主动脉局部扩张＞3cm则可诊断为动脉瘤。胸主动脉瘤和腹主动脉瘤可以同时存在。真性动脉瘤的瘤壁包括内、中、外三层，否则为假性动脉瘤。常规采用SE序列进行扫描，可以显示动脉瘤和分支动脉瘤之间的关系，显示动脉瘤对周围脏器的推移情况，判断主动脉瘤是否破裂、周围是否存在血肿。对于假性动脉瘤判断瘤腔与主动脉相连的关系。

2. 动脉夹层 MRI及MRA结合为观察动脉夹层的主要技术。采用SE序列结合心电门控行多角度扫描观察，可以确定内膜片、真假两腔、破口处、壁内血肿以及主动脉瓣关闭不全的形态。

3. 多发性大动脉炎 SE序列可以显示大动脉炎管壁的增厚、管腔狭窄和闭塞，以及管腔扩张和动脉瘤形成。受累血管可见血管壁增厚，最厚处可达10mm，如主动脉周围炎症过重，主动脉管壁轮廓可显示不清。在T_2WI序列上表现为受累血管壁环形影，其中环形低信号区为流空信号，是真正血管管径，紧贴血管腔 1～2mm 厚度的环形高密度影为血管内膜，其外层低信号增厚影为钙化或纤维化的血管中膜，最外层环形增高影为血管外膜。SE 序列对较小的血管分支病变显示较为困难。

（王怡宁　赵世华）

第二节　心脏常见疾病

一、先天性心脏病

房间隔缺损

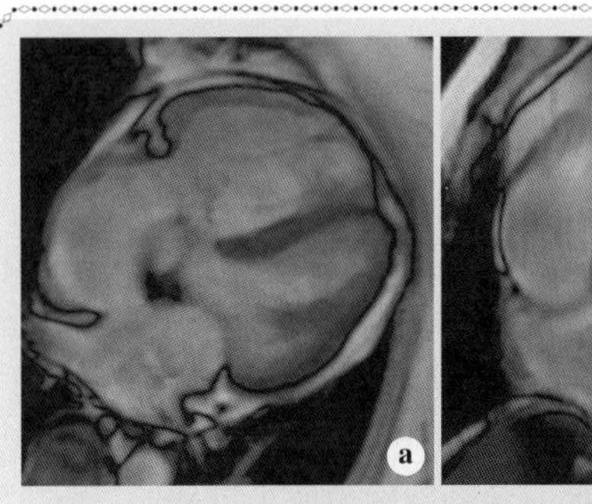
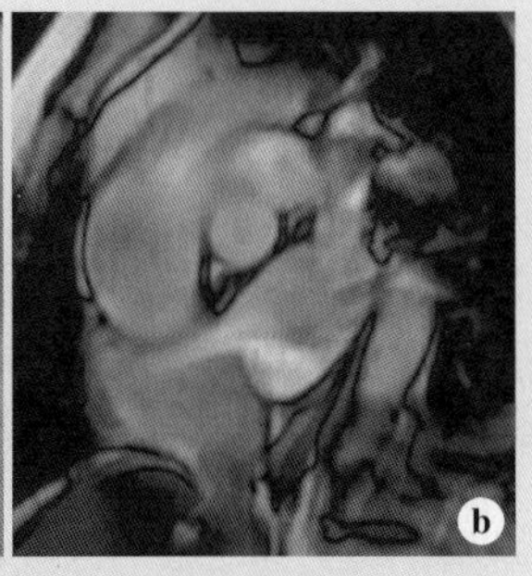

图 5-2-1-1　案例 5-2-1-1 患者影像学检查结果

【案例 5-2-1-1】　患者女性，59 岁，胸闷、咳嗽、气短 1 周。患者于 1 周前出现活动后胸闷、憋气、咳嗽及少量咳痰，夜间不能平卧。查体：于胸骨左缘第 2、3 肋间隙可闻及收缩期杂音。心脏超声：右心及左心房增大，三尖瓣大量反流，肺动脉高压，右心室收缩功能减低。行心脏 MRI 检查，见图 5-2-1-1。

思考题　1. 图 5-2-1-1 显示哪种 MRI 扫描序列，还可以加做什么序列？

2. 主要影像征象有哪些？

3. 可能的诊断是什么？需要与哪些疾病相鉴别？

（一）临床基础

房间隔缺损是最常见的成人先天性心脏病，女性稍多于男性，占先天性心脏病的 15%～20%。临床症状及血流动力学变化取决于缺损大小，患者早期可无明显症状，随年龄增长症状逐渐明显，以劳力性呼吸困难（exertional dyspnea）为主要表现，缺损较大者易反复发生呼吸道感染。常见体征是在胸骨左缘第 2、3 肋间隙可闻及Ⅱ级柔和的收缩期杂音。

缺损位于房间隔下部者为原发孔型，缺损位于房间隔中央即卵圆窝区域为继发孔性型，此型最为常见。当房间隔有缺损时，血液将流向阻力较低的右心房，形成左向右分流，从而导致不同程度的右房室扩大以及缓慢发生的肺动脉高压。

（二）MRI 影像学诊断

在横轴位和短轴位 SE 序列上，可直接显示房间隔的不连续。通常以连续两个层面或在两个定位不同的图像上观察到房间隔连续性中断，即可诊断为房间隔缺损。cine-MRI 上可清楚地显示从左向右的过隔血流，并明确缺损部位、大小和分流量。值得提出的是，房间隔较薄，信号强度较弱，所以有时候所反映的缺损大小并不可靠。当然 MRI 的大视野能够更清楚地显示缺损周围的解剖及其毗邻关系，因此往往能够发现右心房、右心室增大及肺动脉扩张等继发改变或并发的畸形。

（三）鉴别诊断

房间隔缺损有由左向右分流的血流动力学变化，需与以下疾病进行鉴别。

1. 小型室间隔缺损　患者症状不明显，胸骨左缘有全收缩期杂音。MRI 示室间隔连续性中断，cine-MRI 可见左向右分流量小，分流主要在收缩期，肺动脉和右心室压力轻度升高，右心室没有明显增大。

2. 肺静脉畸形引流 肺静脉部分或全部未直接引流至左心房，而是直接或间接通过体静脉引流至右心房系统。完全性肺静脉异位引流常并发房间隔缺损，CE-MRA 可清楚地显示肺静脉的异常连接。

【案例 5-2-1-1 点评】

1. 如图 5-2-1-1 所示：四腔心电影序列（a）；心房短轴电影序列（b）。还可以在心房短轴层面加扫血流序列，以测量分流量。

2. 四腔心电影序列提示右心房室扩大，而心房短轴电影显示房间隔连续性中断，并可见左向右过隔血流。

3. 诊断为房间隔缺损，该病需要与室间隔缺损、肺静脉畸形引流等具有左向右分流的血流动力学变化的先天性心脏病进行鉴别。

室间隔缺损

【案例 5-2-1-2】 患者男性，68 岁，发作性胸闷、气短十余年，加重半年。患者十余年前开始出现发作性胸闷、气短。十余年来，患者每年均因心力衰竭发作住院，伴双下肢水肿，夜间不能平卧。查体：在胸骨左缘第 3、4 肋间隙闻及Ⅲ～Ⅳ级粗糙的收缩期杂音并触及震颤。胸片：两肺血多，肺动脉段凸出，主动脉结不宽，左心室增大，心胸比为 0.68。行心脏 MRI 检查，见图 5-2-1-2。

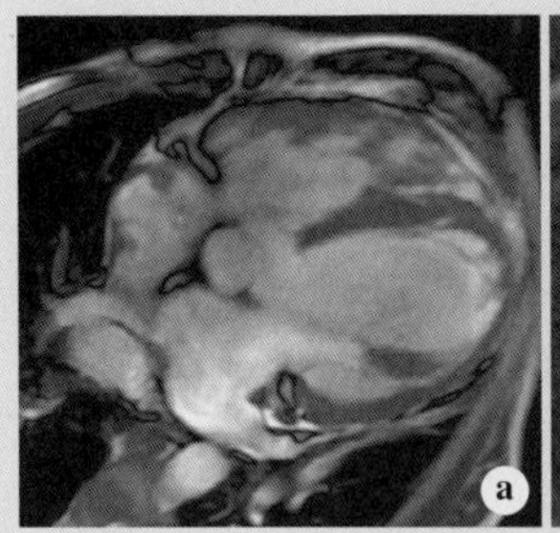

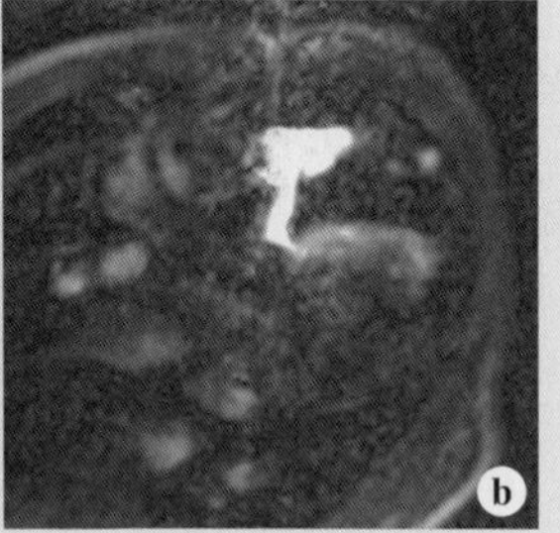

图 5-2-1-2 案例 5-2-1-2 患者影像学检查结果

思考题 1. 图 5-2-1-2 显示哪些 MRI 扫描序列？

2. 主要影像征象有哪些？

3. 可能的诊断是？需要与哪些疾病相鉴别？

（一）临床基础

室间隔缺损是常见的先天性心脏病之一，发病率占先天性心脏病的 20%，常见症状包括心悸、气短、活动受限、反复呼吸道感染，但一般不影响生长发育。轻症患者可无自觉症状，重症者可发生艾森曼格综合征。临床症状、血流动力学改变及预后等亦取决于缺损大小。如缺损小分流量少，对心肺功能可无任何影响。若缺损大，分流量亦大，可在很小年龄发生肺动脉高压。常见体征是在胸骨左缘第 3、4 肋间隙闻及Ⅲ～Ⅳ级粗糙的收缩期杂音和触及震颤。

室间隔缺损按照缺损部位分为膜周部、漏斗部及肌部 3 种类型，其中膜周型缺损约占 80%。双心室扩大，左心室扩大为主合并肺动脉高压为其主要病理生理学改变。晚期发生艾森曼格综合征时，则左心室缩小和右心室肥厚，此时基本上已经丧失治疗机会。

（二）MRI 影像学诊断

在 SE 序列图像上，通常以连续两个层面或在两个定位不同的图像上观察到室间隔连续性中断，即可诊断为室间隔缺损。cine-MRI 可结合多角度、多层面观察到室间隔连续性中断以及缺损部位的黑色过隔血流束，并能清楚地显示左半心腔和右心室扩大、肺动脉扩张等间接征象，可准确地诊断单纯的室间隔缺损，尤其在识别膜周部和肌部缺损方面敏感性较高。由于心脏磁共振（CMR）检查耗时、费用较高，主要应用于伴有复杂畸形的室间隔缺损。

（三）鉴别诊断

室间隔缺损常有左、右心室增大，大量分流时右心室增大明显，需与以下疾病进行鉴别。

1. 轻度肺动脉瓣狭窄 常见的先天性心脏病之一，占先天性心脏病的5%～10%，肺动脉瓣叶增厚、开放受限以及继发性右心室肥厚和主肺动脉扩张为肺动脉瓣狭窄的典型征象。cine-MRI 可清楚地显示肺动脉瓣叶开放受限（圆顶征）及通过肺动脉瓣口的高速血流信号（喷射征）。

2. 法洛四联症 患者有发绀的临床表现，喜蹲踞姿势，MRI 可见明显肥厚的右心室及狭窄的右心室流出道，矢状位上显示增大、前移的主动脉，室间隔的连续性中断。

【案例 5-2-1-2 点评】

1. 如图 5-2-1-2 所示：四腔心电影序列（a）；四腔心血流序列（b）。

2. 四腔心电影序列提示双室增大，以左心室为著，右心室壁增厚，肌小梁粗重。四腔心血流可见双向分流，以左向右分流为著。

3. 诊断为室间隔缺损，双向分流，肺动脉高压，该病需要与肺动脉瓣狭窄、法洛四联症进行鉴别。

动脉导管未闭

【案例 5-2-1-3】 患者女性，22 岁，活动后胸闷、胸痛、憋气 17 年。患者于 17 年前活动时出现胸闷、胸痛，位于心前区，呈闷痛，无放射性，伴乏力，9 年前出现活动耐力下降，每上一层楼或缓慢行走 1500m 左右后出现气短症状，休息可缓解。查体：在胸骨左缘第 2、3 肋间隙闻及连续性机器样杂音和触及震颤。胸片：两肺血多，双肺门动脉增宽，主动脉结不宽，肺动脉段轻凸，心胸比 0.44。行心脏 MRI 检查，见图 5-2-1-3。

思考题 1. 图 5-2-1-3 显示哪些 MRI 扫描序列？

2. 主要影像征象有哪些？

3. 可能的诊断是什么？需要与哪些疾病相鉴别？

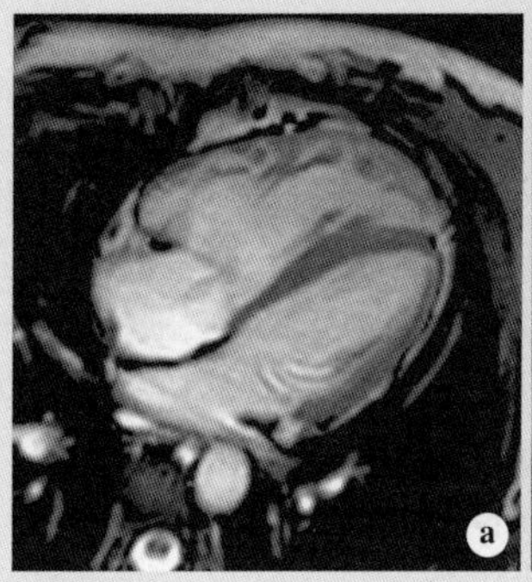

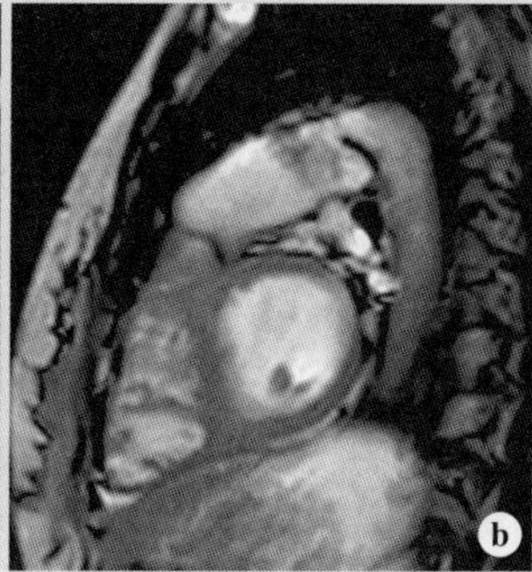

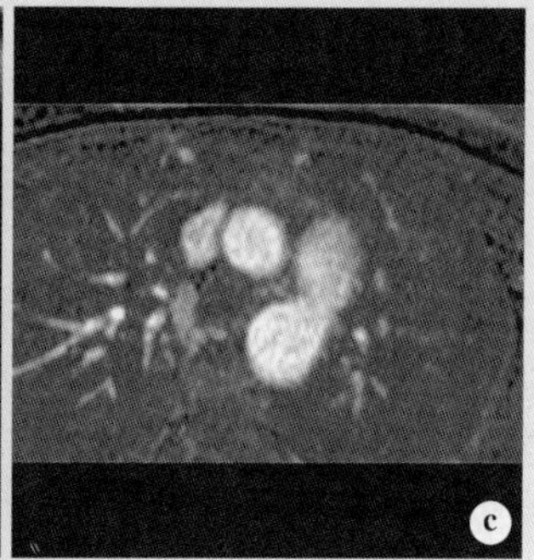

图 5-2-1-3 案例 5-2-1-3 患者影像学检查结果

（一）临床基础

动脉导管未闭是常见的先天性心脏病之一，其发病率居第二位。男女比率约为 1∶2。临床症状取决于分流量的大小。导管细、分流量小者，可无症状；分流量大者易发生呼吸道感染和肺动脉高压，重症者可发生艾森曼格综合征。典型体征是在胸骨左缘第 2、3 肋间隙闻及连续性机器样杂音和触及震颤，肺动脉瓣第二音亢进。

动脉导管是连接胎儿期肺动脉总干与降主动脉的交通血管，若在出生后持续未闭合，则有血流从主动脉进入肺动脉，即左向右分流。左心房和左心室增大伴肺动脉高压为其主要病理生理改变。

（二）MRI 影像学诊断

MRI 横轴位、冠状位和矢状位 SE 序列均可显示位于主动脉弓降部的未闭动脉导管，表现为降主动脉上段内下壁连续性中断，与主肺动脉或左肺动脉近段之间有管状低或无信号相连，还能观察到左心腔增大、肺动脉和升主动脉扩张等间接征象。cine-MRI 可见降主动脉和肺动脉间有异常连接的高速血流信号。沿主动脉长轴的斜矢状位是显示动脉导管的最佳位置，CE-MRA 能够更准确和清楚地显示动脉导管未闭以及主动脉缩窄等伴发畸形。

（三）鉴别诊断

动脉导管未闭可引起双期或连续性杂音，需与以下疾病进行鉴别。

1. 主动脉瓣关闭不全合并室间隔缺损 主动脉关闭不全多为风湿热导致的心脏瓣膜病变，若合并室间隔缺损，其舒张期与收缩期均有大量从左向右的分流。MRI 示主动脉瓣环扩大、升主动脉普遍扩张，室间隔连续性中断，cine-MRI 可见室间隔缺损处连续的过隔血流束。

2. 主动脉窦瘤破裂 先天性主动脉窦瘤随年龄增加而逐渐增大，未破裂时无任何症状。窦瘤破裂进入右心系统后会有大量左向右分流，而出现急性心功能不全症状和右心衰竭的表现。MRI 可见扩大的主动脉窦和右心心腔，cine-MRI 显示窦瘤裂口处有异常血流束。

【案例 5-2-1-3 点评】

1. 如图 5-2-1-3 所示：四腔心电影序列（a）；斜矢状位血流成像（b）；横轴位电影序列（c）。

2. 四腔心电影序列提示右心房室增大，以右心室增大更为显著，右心室壁增厚，肌小梁增粗，三尖瓣少量反流；矢状位血流成像示降主动脉近端与扩张的主肺动脉远端存在异常交通；横轴位电影序列可见主肺动脉至降主动脉的喷射血流。

3. 诊断为动脉导管未闭，肺动脉高压。该病需要与主动脉瓣关闭不全合并室间隔缺损以及主动脉窦瘤破裂相鉴别。

三尖瓣下移畸形

【案例 5-2-1-4】 患者女性，64 岁，活动后胸闷、头晕 2 年，加重半年。患者 2 年前出现活动后胸闷、头晕，无胸痛、放射痛，无夜间呼吸困难，无咯血。查体：胸骨左缘第 3 肋间左侧闻及收缩期杂音。行心脏 MRI 检查，见图 5-2-1-4。

思考题 1. 图 5-2-1-4 显示哪些 MRI 序列？

2. 主要影像征象有哪些？

3. 可能的诊断是什么？需要与哪些疾病相鉴别？

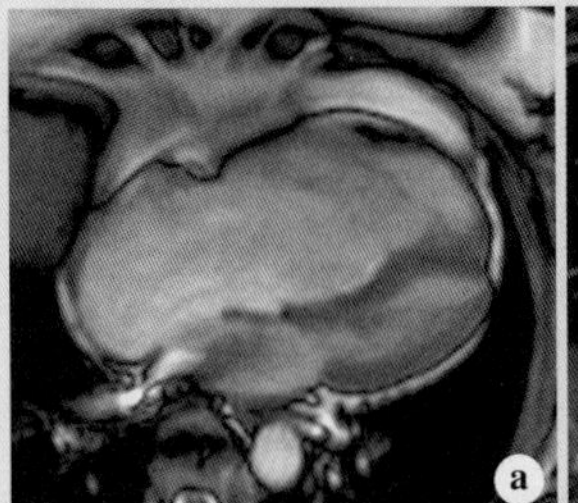

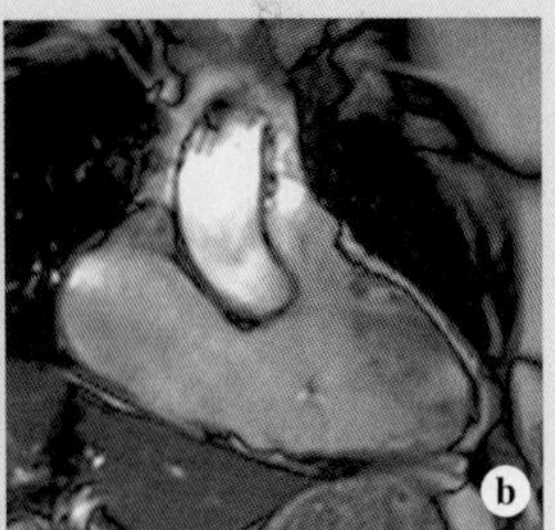

图 5-2-1-4 案例 5-2-1-4 患者影像学检查结果

（一）临床基础

三尖瓣下移畸形即所谓的 Ebstein 畸形，虽不是常见的先天性心脏病，但大多可活至成年，故在成人中并不少见。患者自觉症状轻重不一，以发绀、心悸气短、活动受限和心律失常为主要临床表现。

主要特征是三尖瓣隔叶和后叶抵止点下移，下移的隔叶和后叶常常附着于室间隔或右心室的不同部位，多伴有畸形或发育不全。三尖瓣前叶位置正常，但通常发育成呈风帆样的大瓣，常合并房间隔缺损或卵圆孔未闭。由于三尖瓣抵止点近心段右心室房化，结果导致右心室功能部分变小，右心房明显扩大，三尖瓣大量反流。

（二）MRI 影像学诊断

MRI 冠状位和四腔位可以显示抵止点下移的三尖瓣隔叶和后叶，较前瓣细小，三尖瓣环一般仍保持在正常部位。cine-MRI 常常可清楚地显示下移的三尖瓣隔瓣和（或）后瓣，以及呈风帆样的前瓣，即“帆样征”，此为三尖瓣下移畸形的特异性表现。此外，还可见心室收缩期右心房内来自三尖瓣的大量反流，以及巨大的右心房和变薄的房化右心室室壁，右心房与右心室可出现矛盾运动。

（三）鉴别诊断

三尖瓣下移畸形常有扩大的右心房，需与以下疾病进行鉴别。

1. 三尖瓣闭锁 少见的发绀属复杂先天性心脏病，其基本的病理解剖是右侧房室瓣闭锁，右侧房室之间没有直接的交通，MRI 示右心室多伴有发育不全，左心室则肥厚和扩张，常合并室间隔缺损和肺动脉狭窄。

2. 扩张型心肌病 以左心室或双侧心室腔扩张和室壁运动功能降低等改变为主，可在任何年龄发病，30～50 岁多见，病因不明。病理上多表现为弥漫性心肌细胞萎缩、代偿性心肌细胞肥大和不同程度的间质纤维化。MRI 示心脏扩大、左心室各节段普遍变薄和收缩功能下降，此外延迟强化时主要以心肌壁内线状强化为主。

【案例 5-2-1-4 点评】

1. 如图 5-2-1-4 所示：四腔心电影序列（a）；右室流入流出道电影序列（冠状位）（b）。

2. 四腔心电影序列提示右心房室明显增大，左心房室相对减小，室间隔向左侧偏移；三尖瓣隔叶向心尖部明显移位，前叶抵止位置正常，呈风帆样改变，形成较大房化右心室。右心室流入流出道电影序列示三尖瓣后叶亦向心尖部明显移位，三尖瓣重度关闭不全。

3. 诊断为三尖瓣下移畸形。该病需要与单纯三尖瓣关闭不全、三尖瓣闭锁以及扩张型心肌病进行鉴别。

主动脉缩窄

【案例 5-2-1-5】 患者男性，52 岁，活动后胸闷、气短 28 年，加重 1 年。患者 28 年来反复出现活动后胸闷、气短，无胸痛、放射痛，近 1 年加重。血压 165/63mmHg。胸片示：两肺淤血，主动脉弓降部局限性膨凸，肺动脉段平直，左房室增大。行心脏 MRI 检查，见图 5-2-1-5。

思考题 1. 图 5-2-1-5 显示哪些 MRI 扫描序列？

2. 主要影像征象有哪些？

3. 可能的诊断是什么？需要与哪些疾病相鉴别？

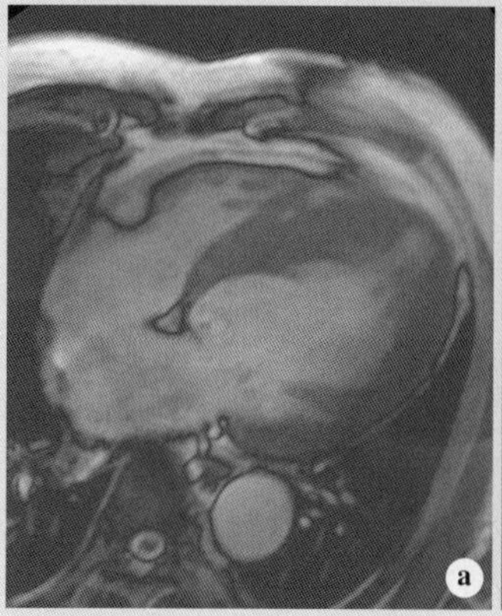

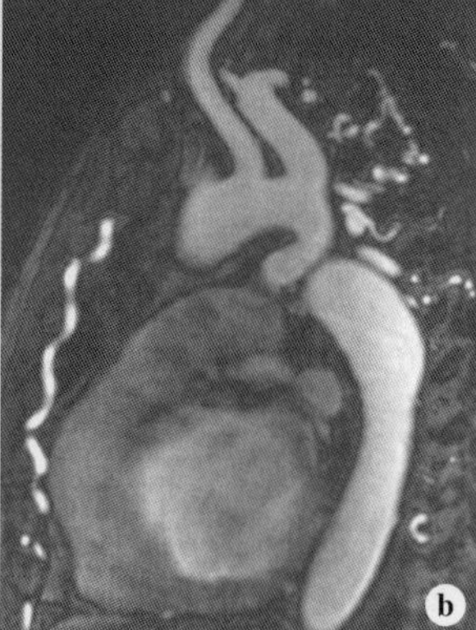

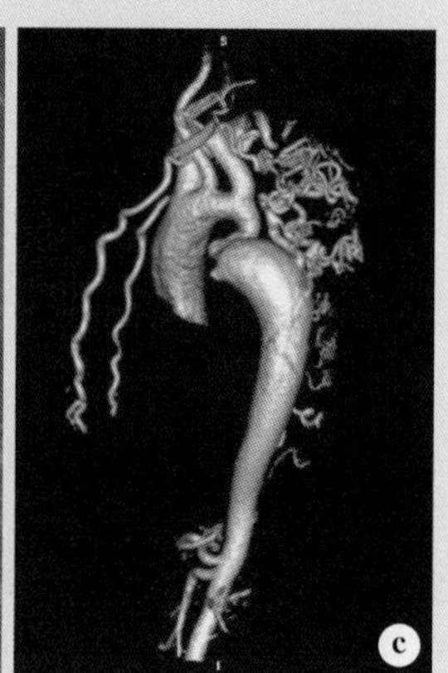

图 5-2-1-5 案例 5-2-1-5 患者影像学检查结果

（一）临床基础

主动脉缩窄指局限性主动脉管腔狭窄，约占先天性心脏病的 6%～10%，为先天性心脏大血管畸形。临床症状取决于缩窄程度及是否合并其他畸形，缩窄严重者表现为上肢高血压、下肢低血压，胸背部闻及连续性血管杂音，左心室增大。

绝大多数发生在左锁骨下动脉开口远端，即动脉导管或韧带附近，并根据是否合并其他畸形分为两型：仅有主动脉缩窄，动脉导管已经闭合，不合并其他畸形者为单纯型；合并动脉导管未闭或其他心内畸形者为复杂型。

（二）MRI 影像学诊断

MRI 或 CE-MRA 可以清晰地显示主动脉缩窄的部位、程度和类型，以及是否合并动脉导管未闭和其他心内畸形。若 MRI 体轴横断位图像上观察到升主动脉直径小于降主动脉直径，提示有主动脉缩窄的可能。在 SE 序列中与主动脉弓平行的方向，可清楚、直观地显示主动脉的缩窄情况。cine-MRI 和流速图还可以进行流速测定，计算压差等。诊断主动脉缩窄最理想的成像方式是 CE-MRA，一次扫描即可直接获得整个主动脉的全部信息。

（三）鉴别诊断

主动脉缩窄有局限性的管腔狭窄区域，缩窄上下的主动脉扩张，需与以下疾病进行鉴别。

1. 大动脉炎 一种以血管中膜损害为主的非特异性全层动脉炎，可引起主动脉及其主要分支的狭窄、阻塞，病变特点为广泛和多发，腹主动脉、降主动脉、头臂动脉和肾动脉为其常见的好发部位。青年女性为好发人群，30 岁以前发病约占 90%。MRI 显示狭窄、阻塞的动脉多累及开口部或近心段，部分病例可见管腔扩张性改变，主动脉壁增厚。

2. 主动脉瓣狭窄 主动脉瓣上狭窄多为先天性，常常是 Willams 综合征表现之一。主动脉瓣下狭窄可为先天性隔膜型狭窄，也可继发于梗阻性肥厚型心肌病。cine-MRI 可直接显示主动脉瓣最大开放程度，还可观察到中段升主动脉扩张、左心室腔不大、左心室壁向心性肥厚等继发改变。

3. 动脉导管未闭 肺动脉与主动脉间的交通血管持续开放，发病率占先天性心脏病的 10%～20%，SE 序列可见降主动脉和肺动脉之间有管状低信号或无信号相连，cine-MRI 显示为异常血流束，还可见左心室腔增大、肺动脉和导管附着的主动脉侧局限性扩张等间接征象。

【案例 5-2-1-5 点评】

1. 如图 5-2-1-5 所示：四腔心电影序列（a）；对比增强磁共振血管成像（矢状位，主动脉期）（b）；曲面重建（c）。

2. 四腔心电影序列提示左心增大，左心室壁普遍增厚；对比增强磁共振血管成像及曲面重建示主动脉弓降部明显褶曲缩窄，远端主动脉扩张，周围可见大量的侧支形成。

3. 诊断为主动脉缩窄。该病需要与大动脉炎、主动脉瓣狭窄及动脉导管未闭相鉴别。

法洛四联症

【案例 5-2-1-6】 患儿男性，2 岁，体检发现心脏杂音。患儿 11 个月前因“感冒”发现心脏杂音，患儿平素易感冒，安静时发绀，哭闹时发绀加重，生长较同龄儿稍缓。查体：胸骨左缘可闻及收缩期杂音及震颤，肺动脉第二音减弱。胸片示：心影呈“靴状”，心尖圆钝上翘，肺动脉段凹陷，两肺纹理减少。行心脏 MRI 检查，见图 5-2-1-6。

思考题 1. 图 5-2-1-6 显示哪些 MRI 扫描序列？

2. 主要影像征象有哪些？

3. 可能的诊断是什么？需要与哪些疾病相鉴别？

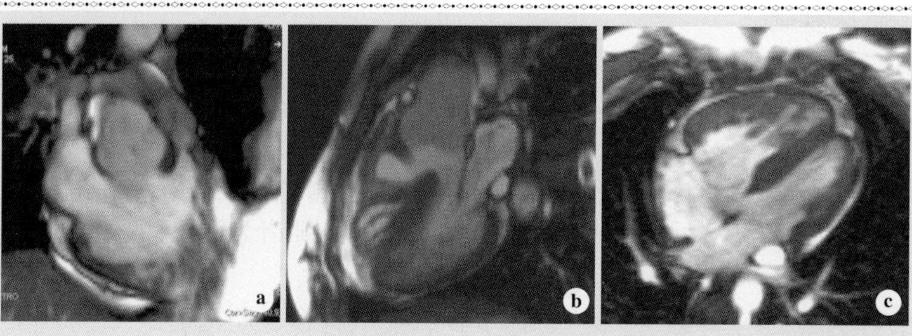

图 5-2-1-6 案例 5-2-1-6 患者影像学检查结果

（一）临床基础

法洛四联症是最常见的发绀，属先天性心脏病，其发生率占全部先天性心脏病的 12%～14%。早在 1888 年法国医师 Fallot 就指出该畸形的四个部分为肺动脉狭窄、室间隔缺损、主动脉骑跨和右心室肥厚。以发绀、发育迟缓、活动能力下降为其主要临床表现，且发绀程度随着右向左分流的增加而加重，并伴有杵状指和蹲踞。胸骨左缘可闻及收缩期杂音及震颤，肺动脉第二音减弱甚至消失。

从胚胎发育角度来看，典型的法洛四联症最基本的病理改变是漏斗部狭窄合并室间隔缺损。主动脉骑跨和右心室肥厚则是继发性改变。除上述四项基本畸形外，法洛四联症常有其他一些并存畸形，如外周肺动脉狭窄、冠状动脉畸形、右位主动脉弓、动脉导管未闭、房间隔缺损、体-肺侧支形成及一侧肺动脉缺如等。

（二）MRI 影像学诊断

SE 序列和多角度 cine-MRI 在法洛四联症诊断中具有重要作用，可清晰地显示出室间隔缺损的大小和部位、右心室流出道狭窄、右心室壁肥厚以及骑跨于室间隔之上的升主动脉。CMR 的主要优势在于可清晰地显示出肺动脉的闭锁和狭窄情况、扩张的支气管动脉以及体-肺动脉的侧支循环血管，这有助于制订合适的手术方案。cine-MRI 还可测量出伴有心室发育不良患者的左心室舒张末容量和左心室射血分数。

（三）鉴别诊断

法洛四联症是合并多种畸形的复杂先天性心脏病，需与以下疾病进行鉴别。

1. 右心室双出口 是较少见的复杂先天性心脏病，可分为 4 种类型。①主动脉瓣下室间隔缺损；②肺动脉瓣下室间隔缺损；③两大动脉瓣下室间隔缺损；④远离两大动脉的室间隔缺损。MRI 观察到一条大动脉的全部和另一条大动脉开口的 50%以上起源于形态右心室者即可诊断，其中多角度 cine-MRI 具有重要的作用。

2. 大动脉转位 是指大动脉与形态学心室连接不一致的一组复杂先天性心脏病，即主动脉与形态学右心室相连接，而肺动脉与形态学左心室相连接，通常分为 2 种：心房与心室连接一致，但心室与大动脉连接不一致者称为完全型；心房与心室连接以及心室与大动脉连接均不一致者称为矫正型。多角度 cine-MRI 可确定解剖心房、心室的位置，通常形态学右心室的肌小梁粗糙、乳头肌数量多。

3. 单心室 是一种比较少见的发绀，属先天性心脏病，通常按心室肌小梁结构将其分为 3 种类型：左心室型、右心室型和未定型。MRI 可见左、右心房或共同心房借两组或共同房室瓣与单一心室相连，并根据主心腔的形态结构，确定分型。还可显示并存的输出腔和小梁囊、肺动脉狭窄程度以及主干和（或）分支的受累情况。

【案例 5-2-1-6 点评】

1. 如图 5-2-1-6 所示：右心室流入流出道电影序列（右心室冠状位）（a）；左心室流出道电影序列（斜位）（b）；四腔心电影序列（c）。

2. 右心室流入流出道电影序列可见肺动脉瓣及右心室流出道狭窄；左心室流出道电影序列可见主动脉骑跨及膜周部室间隔缺损；四腔心电影序列示右心增大及右心室肥厚。

3. 诊断为法洛四联症。该病需要与右心室双出口、大动脉转位及单心室相鉴别。

二、冠状动脉粥样硬化性心脏病

【案例 5-2-2-1】 患者女性，61 岁，活动后气短 1 年余，加重 1 个月余。患者 1 年前无明显诱因出现活动后气短，骑车 500m 即感呼吸困难，休息 3～5 分钟后好转；1 个月前夜间平卧休息出现气短、大汗及呼吸困难，予硝酸甘油 15 分钟后症状缓解。查血心肌酶正常范围；心电图：窦性心律，Ⅲ、aVF 导联 ST 段轻度抬高，Ⅰ、V_3、V_4、V_5 导联 ST 段轻度压低，aVL 导联 T 波倒置，HR 78 次/分；超声心动图：LVEF 50%，室壁运动普遍减低，心肌病变，左心室肥厚，左心房增大，二尖瓣关闭不全。

思考题

1. 该患者进行了心脏 MRI 检查，以下选项不是该检查禁忌证的是

A. 既往 MRI 用钆对比剂过敏者；B. 心律不齐通过药物仍无法控制心率至 70 次以下者；C. 严重肾功能不全者；D. 体内装有不兼容的金属置入物；E. 严重幽闭恐惧症

2. 该患者进行了心脏 MRI 检查，结果如图 5-2-2-1，对于影像学表现下列描述错误的是

A. 图中所示层面为短轴两腔心；B. 病变区域主要位于左心室侧壁、下壁；C. 左心室侧壁心肌略变薄；D. 左心室侧壁、下壁心内膜下心肌片状延迟强化；E. 病变区域为前降支供血区

3. 该患者进行了心脏 MRI 检查，结果如图 5-2-2-1，该患者最有可能的诊断是

A. 缺血性心脏病；B. 心肌炎；C. 肥厚型心肌病；D. 心肌淀粉样变；E. 扩张型心肌病

4. 为进一步明确心肌病变原因，应选择的检查是

A. 超声心动图；B. 冠状动脉 CTA；C. 心电图；D. 胸部增强 CT；E. 心内膜活检

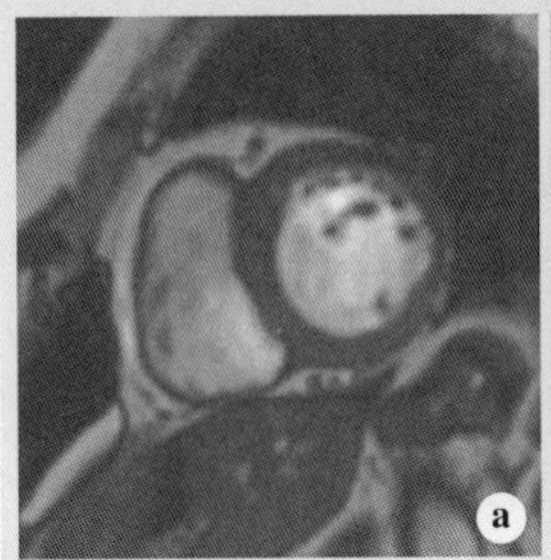

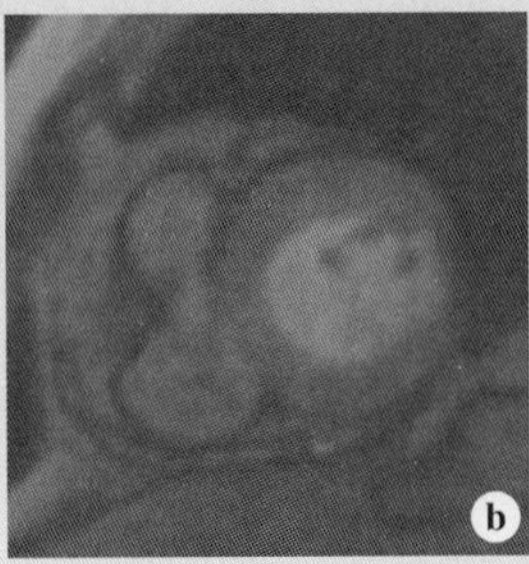

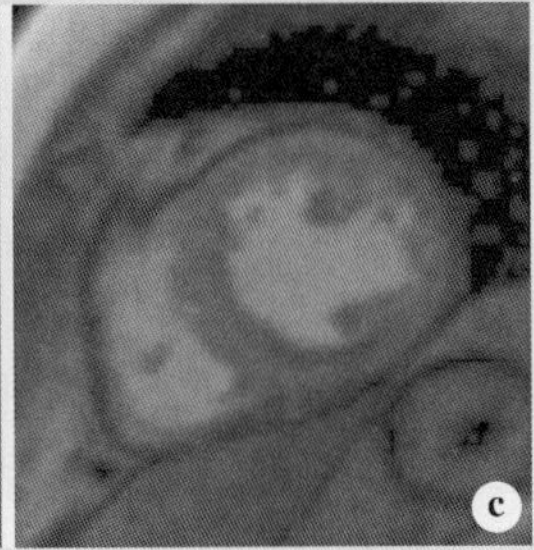

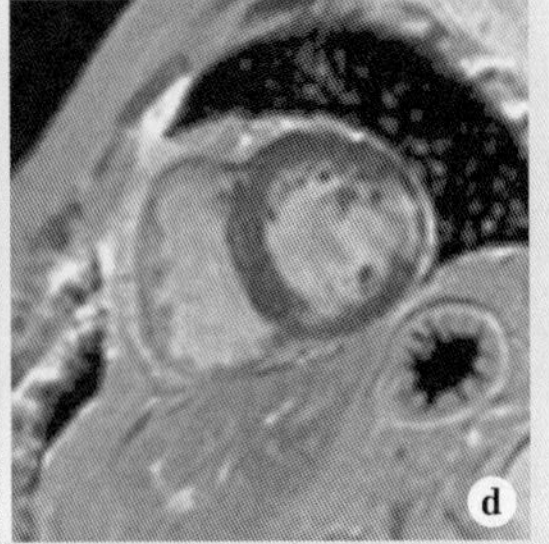

图 5-2-2-1 患者心脏 MRI 影像学检查结果

a. 磁共振电影序列，短轴两腔心层面舒张末期图像；b、c. 心肌静息首过灌注图像；d. 心肌延迟强化图像

【案例 5-2-2-2】 患者男性，28 岁，间断胸痛 1 周，加重 1 天，向咽部放射伴大汗，休息后无缓解，急诊就诊查心电图提示：窦性心律，V_1-V_3 导联 ST 段异常改变，V_1-V_6 导联 T 波倒置；血心肌肌钙蛋白明显增高，考虑急性冠脉综合征或病毒性心肌炎可能。

思考题

1. 该患者进行了心脏 MRI 检查，结果如图 5-2-2-2，下列描述错误的是

A. 心肌 T_2 信号升高提示局部水肿；B. 病变主要位于室间隔；C. 心肌缺血一定会发生心肌静息灌注减低；D. 患者下一步需完善冠状动脉造影或冠状动脉 CTA 明确诊断；E. 心内膜下灶状延迟强化提示局部心肌梗死

2. 下列选项最能提示发生心肌梗死为急性期的是

A. 心肌节段性运动异常；B. 心肌局部 T_2 信号增高；C. 心内膜下心肌延迟强化；D. 心肌局部变薄；E. 心肌静息灌注减低

3. 该患者最有可能的诊断是

A. 急性心肌梗死；B. 陈旧性心肌梗死；C. 可逆性心肌缺血；D. 病毒性心肌炎；E. 扩张型心肌病

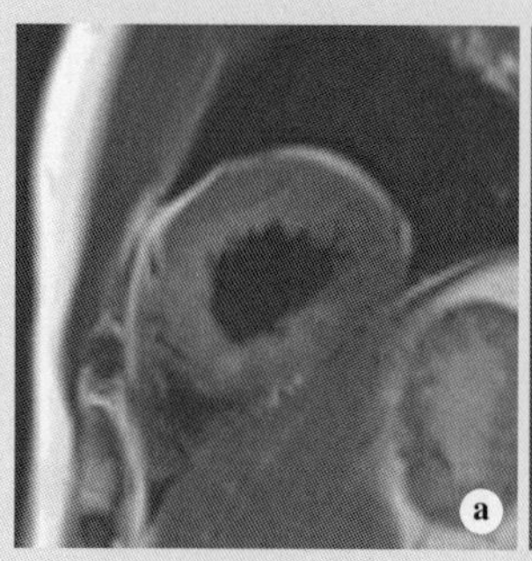

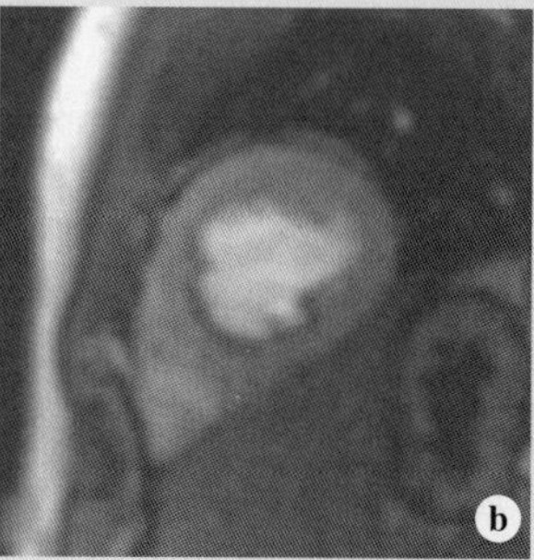

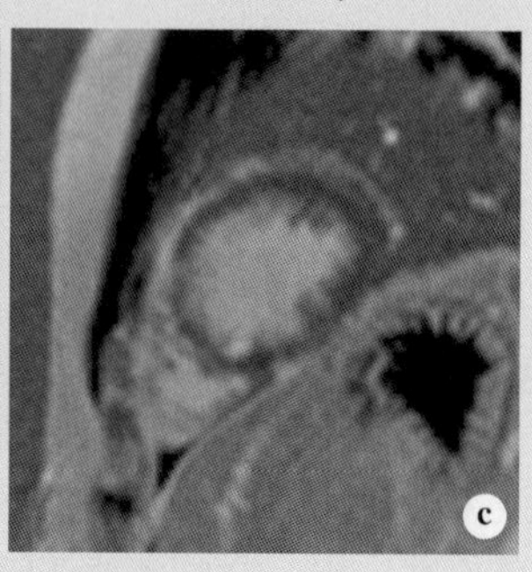

图 5-2-2-2　患者心脏 MRI 影像学检查结果

a. 短轴两腔心 T_2 黑血序列；b. 短轴两腔心心肌静息灌注；c. 心肌延迟强化序列

（一）临床基础

冠状动脉粥样硬化性心脏病（coronary atherosclerotic heart disease）简称冠心病（coronary heart disease，CHD），是缺血性心脏病（ischemic heart disease，IHD）的主要代表性疾病，是指冠状动脉粥样硬化所致的管腔狭窄或阻塞，导致心肌缺血而引起的心脏病变，包括从稳定性心绞痛到心源性猝死在内的多种临床疾病。冠心病是临床常见病、多发病，也是后天性心脏病的最常见类型。近年来，冠心病已经成为全球致死率最高的疾病之一，在我国的发病率亦不断上升，并出现年轻化趋势。冠心病多发于中老年（＞40 岁），男性多于女性，最常累及前降支，其次为左回旋支、右冠状动脉及左主干，病变主要位于内膜，导致冠状动脉狭窄，典型的粥样硬化斑块多由脂质核和纤维帽构成。

根据临床症状和心电图表现可将冠心病分为 5 种临床类型。①隐匿型或无症状型：患者冠状动脉有狭窄，但无临床症状，心电图可出现心肌缺血改变。②稳定性心绞痛：患者冠状动脉有狭窄，且存在胸骨后或心前区疼痛等临床症状，服用硝酸甘油后症状缓解，考虑为一过性心肌供血不足。③急性冠脉综合征：冠状动脉斑块破裂、出血和（或）血栓形成造成冠状动脉管腔狭窄或闭塞引起急性心肌严重缺血，患者出现剧烈且持久的胸骨后疼痛，心电图出现异常改变，血清心肌酶水平升高。④缺血性心肌病：长期心肌缺血导致心肌变形、纤维化，主要临床症状为心力衰竭，常伴有心律失常。⑤猝死型：多由心肌缺血引起电生理紊乱，患者突发心搏骤停而猝死。

（二）常用 MRI 序列

1. 磁共振电影序列　显示心脏的形态、运动及功能，可发现缺血心肌的节段性室壁运动异常、心肌变薄、室壁瘤形成等征象。

2. 平扫 T_2WI 序列　常用 T_2WI 黑血序列，心肌内高信号提示心肌水肿，提示心肌急性缺血、梗死。

3. 心肌灌注成像　心肌灌注成像采用静脉“团注法”注射对比剂，使用钆对比剂，用量推荐 0.05～0.1mmol/kg，注射速率 3～7ml/s；使用快速动态 T_1 加权像增强扫描，对比剂注入后 1 分钟内完成扫描，传统心肌灌注扫描采用 T_1 Turbo FLASH 序列，其特点是对“去相位”不敏感，但信噪比和时间分辨率较低；采用回波链 EPI 或杂合 EPI 序列可进一步提高时间分辨率并提高信噪比，但是对“去相位”效应和涡流敏感。心肌灌注成像的评估方法通常有定性法、半定量法和定量法 3 种。钆对比剂进入心肌组织后 T_1 弛豫时间缩短导致信号增高，缺血心肌信号较正常心肌呈相对低信号，表现为与“肇事”冠状动脉供血区域相符的节段性心肌强化减低或延迟。

为提高诊断敏感性，需结合运动或药物负荷试验，目前临床常用的负荷药物有腺苷受体激动剂（包括腺苷、腺苷三磷酸、瑞加德松等）及多巴酚丁胺等，其中前者半衰期短，安全性高，主要作用为扩张冠状动脉，临床应用更为广泛。由于冠状动脉血流储备的代偿作用，即使存在冠状动脉狭窄，部分冠心病患者在静息时冠状动脉血流可以维持在正常水平。通常只有在冠状动脉严重狭窄（程度达 85%～90%）时，才可能检测到心肌灌注异常。但在冠状动脉狭窄为 50%～85%时，通过施加运动负荷、给予有正性肌力刺激的药物（如多巴酚丁胺）使心肌氧耗量增加，或者应用血管扩张剂（如腺苷或腺苷三磷酸）负荷试验增加心肌血供，会引发心肌灌注异常，即“肇事”血管所对应的区域出现灌注减低或缺损。通过进一步定量分析还可计算峰值信号强度（peak signal intensity，PSI）、对比剂到达峰值时间（time of peak signal intensity，TPSI）、对比剂的平均通过时间（mean transit time，MTT）、信号-时间曲线上升支斜率（signal intensity time curve upslope，SITCU）等。

4. 钆对比剂延迟强化成像 通常于完成首过法心肌灌注扫描后，再追加半量对比剂，10 分钟后实施对比剂延迟扫描。传统采用 T_1W Turbo FLASH 序列，需要手动选择 TI 时间，操作烦琐、耗时较长。使用相位敏感反转恢复（phase sensitive inversion recovery，PSIR）技术可在一定范围内自动确定 TI 值，获得良好组织对比度的延迟增强图像。扫描层面一般包括一层左心室两腔心、一层四腔心切面和 6～8 层左心室短轴切面。

5. 冠状动脉磁共振成像 近 20 年，磁共振冠状动脉血管成像得到了较快的发展，具有无创、无辐射、软组织对比度好等优势，无对比剂 MRA 的发展亦为肾功能不全及对比剂过敏患者提供了新的可行检查模态；但目前冠状动脉 MRA 仍存在扫描时间长、空间分辨率较低、图像伪影明显等不足，尚未获得广泛临床应用。

（三）MRI 影像学诊断

心肌缺血梗死病变区域的分布往往与“肇事”血管的供血区域相一致，心肌心内膜下最先受累，向心外膜扩展可呈透壁病变，不同时期的心肌缺血性病变有其各自的 MR 影像特点。

1. 可逆性心肌缺血（图 5-2-2-3）

（1）可出现节段性室壁运动异常。

（2）心肌首过灌注异常：静息状态下不一定出现心肌灌注异常，通常只有在冠状动脉严重狭窄（狭窄程度＞85%）时可检测到静息血流灌注异常，在冠状动脉狭窄 50%～85%时，药物（腺苷、腺苷三磷酸等）负荷状态下可检测到“肇事”血管对应区域出现血流灌注异常，除主观观察图像可见的心肌灌注缺损区域信号减低外，可计算多种灌注定量参数，缺血心肌 PSI 降低，TPSI 延迟，MTT 增加，STICU 降低。

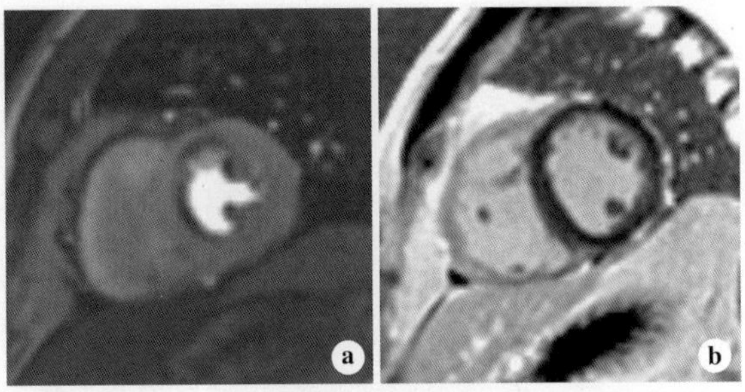

图 5-2-2-3 ATP 负荷心肌灌注成像示可逆性心肌缺血

患者男性，55 岁，间断性活动后心前区疼痛 3 个月余。a. 短轴两腔心 ATP 负荷心肌首过灌注成像显示左心室前壁及室间隔心内膜下灌注缺损；b. 同层面心肌延迟强化图像未见心肌延迟强化，提示患者左心室前壁及前室间隔（LAD 供血区）存在可逆性心肌缺血

（3）室壁厚度、房室腔大小通常无明显异常，平扫及延迟强化扫描心肌信号与正常心肌均无明显差异，部分患者较大的负荷首过灌注缺损区域内可见散在心内膜下小灶延迟强化，提示小梗死灶（图 5-2-2-4）。

2. 急性心肌梗死

（1）急性期梗死心肌厚度常在正常范围，常伴不同程度节段性室壁运动异常。

（2）由于炎症、水肿等因素，梗死心肌在 T_2WI 呈高信号。

（3）梗死心肌节段性首过灌注缺损。

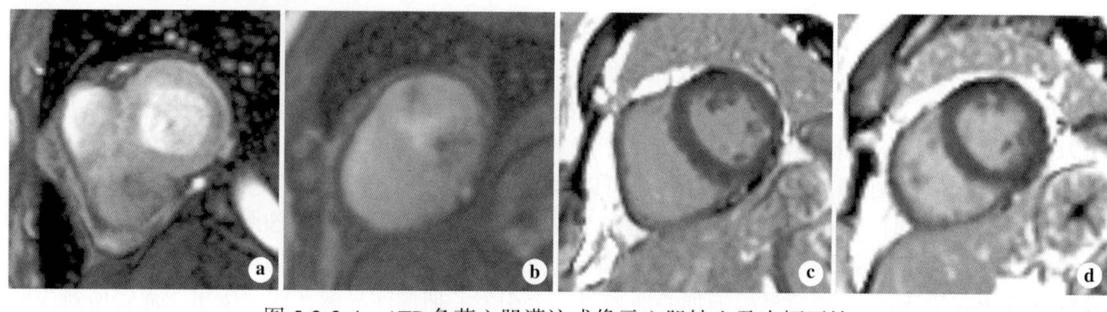

图 5-2-2-4　ATP 负荷心肌灌注成像示心肌缺血及小梗死灶

患者男性，61 岁，间断活动后胸痛 1 年。a、b. 左心室下侧壁、前壁及下壁 ATP 负荷灌注减低提示心肌缺血；c、d. 左心室下侧壁及前壁心内膜下灶状延迟强化提示心肌缺血区域内小梗死灶

（4）梗死心肌延迟强化：根据梗死范围不同多表现为心内膜下延迟强化或透壁延迟强化。在类似透壁延迟强化的背景下，可出现心内膜下或心肌中心的低信号区，称为“无复流”（no-reflow）现象，代表在透壁心肌梗死的基础上心肌无法全部恢复再灌注，原因包括微循环障碍、心肌坏死或严重水肿压迫壁间血管等，是不良左心室重构的预测因子。

3. 陈旧性心肌梗死（图 5-2-2-5）

（1）节段性心肌变薄及室壁运动异常，可伴心腔扩大、室壁瘤形成。

（2）病变心肌无明显 T_2WI 高信号。

（3）节段性心肌血流首过灌注减低、延迟或缺损。

（4）梗死心肌延迟强化：从心内膜下向心外膜下分布，与“肇事”血管供血区域对应。坏死的心肌组织经过炎症反应而逐渐被清除，最终形成以纤维瘢痕组织为主的陈旧性心肌梗死，病变可只限于心内膜下，亦可贯穿整个心室壁。若纤维瘢痕组织占心壁厚度一半以上，称为陈旧性透壁性心肌梗死。

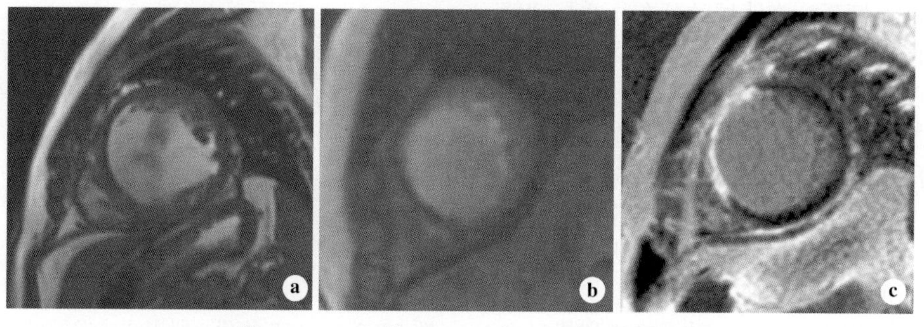

图 5-2-2-5　心脏 MRI 显示心肌陈旧性梗死

a. 磁共振电影序列显示室间隔及左心室前壁心肌局部变薄；b. 伴静息灌注减低；c. 延迟强化显示病变心肌透壁强化，提示透壁性心肌梗死

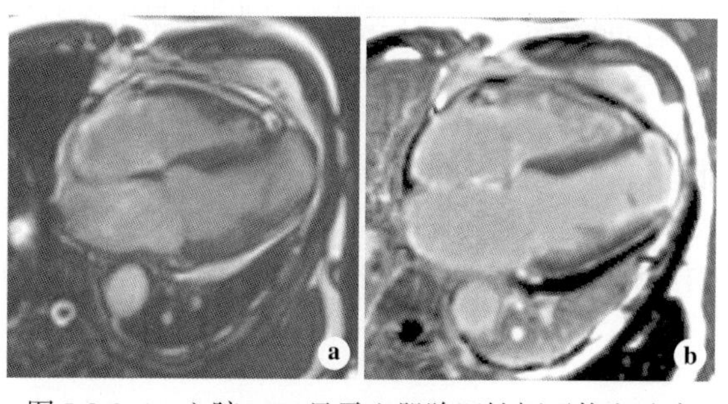

图 5-2-2-6　心脏 MRI 显示心肌陈旧性梗死伴室壁瘤形成

a. 磁共振电影序列显示心尖部心肌变薄，并向外膨出；b. 延迟强化显示病变心肌呈透壁延迟强化

4. 心肌梗死并发症

（1）室壁瘤：通常表现为真性室壁瘤（图 5-2-2-6）和假性室壁瘤两种，真性室壁瘤瘤壁以纤维瘢痕组织为主，假性室壁瘤为心室壁破裂后，被外面的心包粘连包裹所致。典型真、假室壁瘤通过影像诊断一般无太大困难，但对非典型患者，心脏 MR 具有一定的优势。真性室壁瘤 MRI 影像学特点：①受累节段室壁变薄，收缩期室壁增厚消失，无运动或矛盾运动；②瘤体与左心室相通，瘤口较大；③瘤壁延迟强化，与正常左心室延

续无中断。假性室壁瘤 MRI 影像学特点：①瘤壁与正常左心室连续性中断，瘤口较小；②瘤壁无明显延迟强化；③瘤体内几乎均见附壁血栓。

（2）附壁血栓：易发生于室壁瘤及室壁运动严重障碍区的毗邻心腔，MRI 易识别，亮血序列中血栓呈低信号或混杂信号，增强后无明显强化。附壁血栓需要与无复流或低复流心肌相鉴别，因为两者均表现为无信号。主要鉴别要点：①无复流居心肌内，附壁血栓位于心腔内；②无复流多位于室间隔心内膜下，血栓多位于室壁瘤腔内，特别是心尖部；③无复流边缘规则，与周围心肌连续呈光滑弧形，血栓表面多不规则，体积大；④无复流仅见于急性或亚急性心肌梗死，血栓多发生在慢性梗死患者中。

（3）心脏破裂：心脏破裂多见于急性透壁性心肌梗死，好发于左心室前壁和侧壁邻近心尖的区域，少数发生于肌部室间隔，而导致室间隔穿孔。破裂口大多在梗死区的中央，少数在梗死区与“正常”区的交界处。

（4）乳头肌梗死：乳头肌梗死多发生于左心室乳头肌。单纯乳头肌梗死少见，多与乳头肌基部相应部位的心肌梗死并存，并累及整个乳头肌，较大范围的侧壁心肌梗死可以累及前、后两组乳头肌。乳头肌梗死可导致乳头肌功能不全，急性乳头肌梗死还可导致乳头肌断裂（多见于乳头肌尖端近腱索处），引起急性二尖瓣关闭不全、急性左心功能衰竭和肺水肿等。

（四）鉴别诊断

1. 心肌炎 不典型的急性冠脉综合征需重点与心肌炎相鉴别，急性心肌炎以左心室游离壁受累最多见，病变心肌在 T_2WI 成像中成斑片状高信号，增强后早期强化，延迟扫描典型表现为心外膜下心肌的点片状增强，部分病例可见室间隔的局灶性增强；慢性心肌炎主要表现为心肌壁内延迟强化。心肌炎的延迟增强机制可能与心肌梗死相似，急性期反映了心肌细胞坏死和局部组织水肿，慢性期反映了瘢痕的形成。此外，急性心肌炎延迟增强的范围和形式具有动态变化的特点，在治疗过程中延迟增强灶会在几天或几周之内逐渐消散，并有可能在治愈后消失。

2. 应激性心肌病 应激性心肌病，又称 Tako-tsubo 心肌病。患者以女性居多，其主要特征包括：①严重的心理或生理创伤；②急性胸痛伴心电图 ST 段升高和（或）T 波倒置，且能在短期内恢复；③选择性冠状动脉造影未见具有临床意义的狭窄；④左心室大面积收缩功能异常，主要累及左心室中远段，尤其是心尖部；⑤心肌酶学变化与左心室受累程度不相符合；⑥受累的左心室节段收缩功能具有可恢复性；⑦适时对症治疗，预后良好。应用 MRI 电影序列能够全面显示受累节段运动障碍，典型者左心室中下段呈球形扩张，首过心肌灌注扫描无灌注缺损，DE-MRI 无明显强化或轻度延迟强化，与左心室受累程度不符。此外，MRI 有助于定期随访，观察病变的进展和恢复。

3. 扩张型心肌病 表现为左心室心肌常弥漫受累，左心室增大、心肌变薄，收缩运动减弱，典型的扩张型心肌病延迟强化呈“非缺血性增强”，延迟强化多位于肌壁内且不与特定冠状动脉的灌注区域相吻合，其增强的主要表现形式为局限于心室肌壁内的点片状或线状增强，多见于室间隔。

（五）治疗

冠心病早期可以通过调节生活习惯配合药物治疗，病变较重或药物治疗效果不佳时最为有效的治疗措施是心肌血运重建术，包括冠状动脉旁路移植手术（CABG）和介入治疗，可以改善心肌供血，挽救濒死心肌。药物治疗是所有治疗的基础。主要治疗方法包括如下。①治疗性生活方式干预，控制冠心病危险因素：戒烟限酒，低脂低盐饮食，适当体育锻炼，控制体重等；②药物治疗：抗血栓（抗血小板、抗凝），减轻心肌氧耗（β 受体阻滞剂），缓解心绞痛（硝酸酯类），稳定斑块（他汀类调脂药）；③血运重建治疗：包括介入治疗（血管内球囊扩张成形术和支架置入术）和外科 CABG。

【案例 5-2-2-1 点评】

1. 选 B。心律不齐及心率较快可影响心脏磁共振图像质量，但并非心脏磁共振检查的绝对禁忌证，目前可采用 real-time 或压缩感知等技术减少心律不齐及心率过快对图像质量的影响。

2. 选 E。前降支供血区主要位于左心室前壁及室间隔前 2/3。

3. 选 A。检查图像所示左心室侧壁局部心肌变薄，伴心内膜下延迟强化，左心室下壁心内膜下片状延迟强化，符合心肌梗死表现。

4. 选 B。该患者磁共振检查提示左心室侧壁、下壁心肌梗死可能，为明确病因需进一步行冠状动脉 CTA 检查以明确冠状动脉血管情况。

【案例 5-2-2-2 点评】

1. 选 C。可逆性心肌缺血可以不发生静息态心肌灌注减低，通常采用药物负荷灌注成像可以提高检查的阳性率，更好地检出心肌缺血。

2. 选 B。T_2 信号升高提示心肌水肿，而陈旧性心肌梗死不会出现 T_2 信号升高。

3. 选 A。检查所示室间隔心肌 T_2 信号增高，心内膜下静息灌注减低伴灶状延迟强化，符合急性心肌梗死表现。

三、心　肌　病

扩张型心肌病

【案例 5-2-3-1】　患者男性，45 岁，发作性胸闷憋气 20 天。患者于 20 天前夜间睡眠中突发胸闷憋气，持续约半小时，无胸痛、头晕、晕厥、恶心。胸片示心影增大，双侧胸腔积液；心脏超声示左心增大并左心功能减低。化验 NT-proBNP 474 ng/L。行心脏 MRI 检查，见图 5-2-3-1。

思考题　1. 图 5-2-3-1 显示哪些 MRI 扫描序列？

2. 主要影像征象有哪些？

3. 可能的诊断是什么？需要与哪些疾病相鉴别？

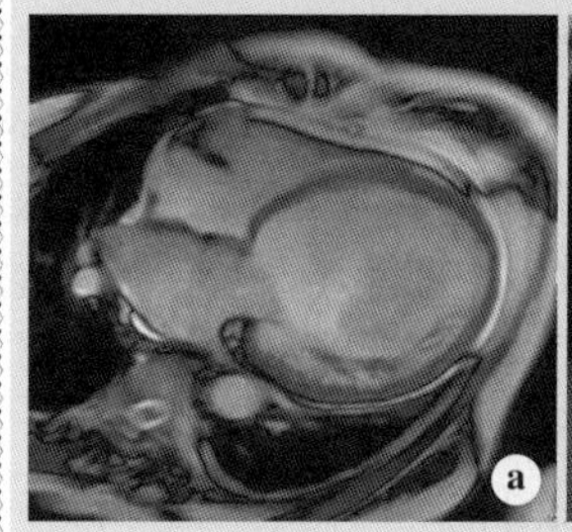

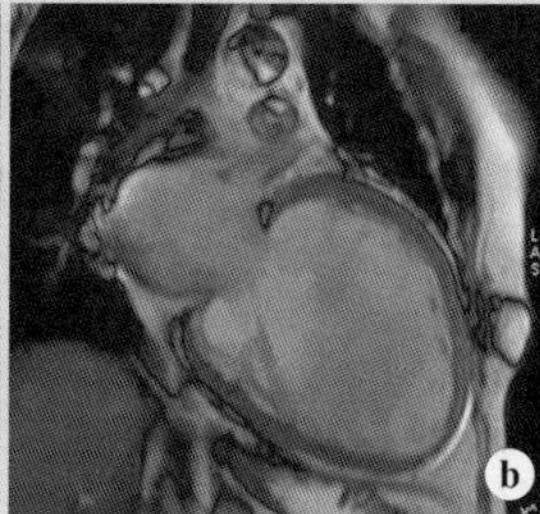

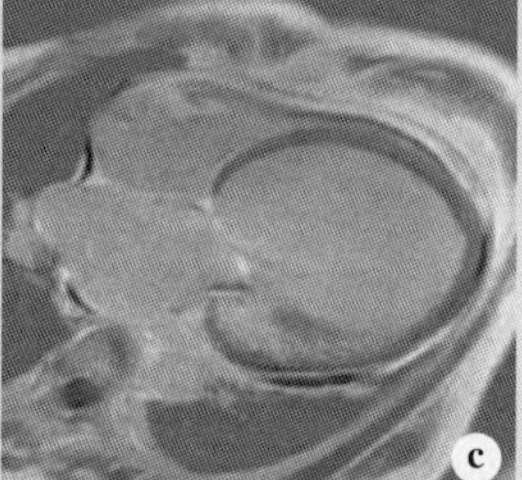

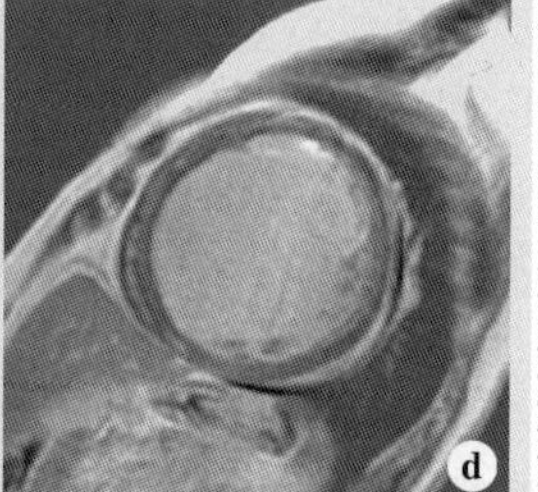

图 5-2-3-1　案例 5-2-3-1 患者影像学检查结果

（一）临床基础

扩张型心肌病（dilated cardiomyopathy，DCM）临床特点包括：起病缓慢患者年龄较轻，以青壮年居多，多因反复出现心力衰竭、心律失常或心脏扩大而就诊。主要病理改变为全心扩大，以左心室为著，心肌细胞肥大、变性或坏死，心肌间质纤维组织增生。本病可继发房室瓣相对关闭不全。根据病变累及部位，DCM 可分为左室型、右室型和双室型三个亚型，其中左室型为常见，占全部病例的 70%～80%，右室型较少见，占 15%～25%，双室型罕见，约占 5%。

（二）MRI 影像学诊断

全心扩大，以左心室为著。受累室壁厚度多在正常范围之内，室壁增厚率普遍下降，心室壁运动普遍减弱，收缩力减低，表现为心室舒张末期和收缩末期容积显著增加和左心室射血分数下降（＜50%）。磁共振电影序列上可见房室瓣反流，严重者合并主动脉瓣反流。心腔内可出现附壁血栓。部分 DCM 患者可见心肌中层“线状”钆对比剂延迟强化，提示心肌坏死和纤维化病灶。

（三）鉴别诊断

DCM 的诊断首先需要排除其他已知原因心脏病，“原因不明”与“心脏扩大、壁薄和收缩功能下降”是诊断的关键。DCM 需与缺血性心肌病相鉴别，后者多表现为与冠状动脉供血区域相对应的节段性室壁变薄及运动幅度下降，并且延迟强化以心内膜下或透壁性强化为主。此外，DCM 有左心室壁过度小梁化倾向，需与左心室致密化不全（LVNC）相鉴别，左心室游离壁非致密心肌/致密心肌＞2.3，以及心尖部受累，是 LVNC 的磁共振诊断要点。

【案例 5-2-3-1 点评】

1. 如图 5-2-3-1 所示：四腔心磁共振电影序列（a）；两腔心磁共振电影序列（b）；四腔心钆对比剂延迟强化（LGE）（c）；短轴 LGE（d）。

2. 四腔心及短轴磁共振电影序列示左心室明显增大，左心室壁普遍变薄且收缩运动弥漫性减弱，钆对比剂延迟强化示室间隔壁间线状强化。

3. 诊断为扩张型心肌病。该病需要与其他继发原因所致心脏扩大相鉴别，如缺血性心脏病，左心室心肌致密化不全，代谢性疾病等。

肥厚型心肌病

【案例 5-2-3-2】 患者女性，67 岁，头晕胸闷 2 个月，晕厥 1 次。2 个月前患者低头、俯身等情况下出现头晕、胸闷，无心悸、胸痛、恶心、呕吐等不适，持续数分钟后自行缓解，并于晨起坐位时突发晕厥一次。行心脏 MRI 检查，见图 5-2-3-2。

思考题 1. 图 5-2-3-2 显示哪些 MRI 扫描序列？

2. 主要影像征象有哪些？

3. 可能的诊断是什么？需要与哪些疾病相鉴别？

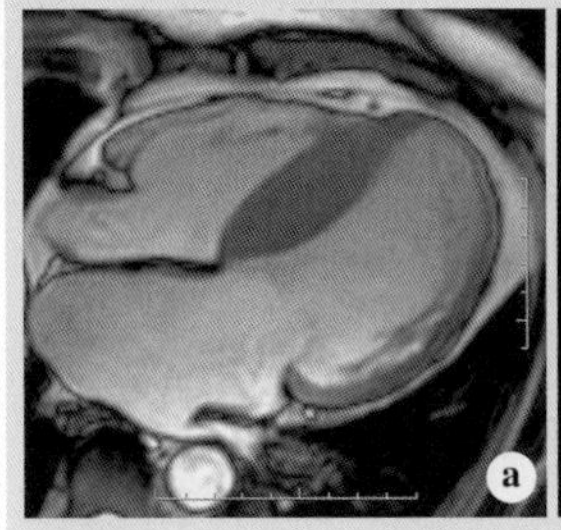

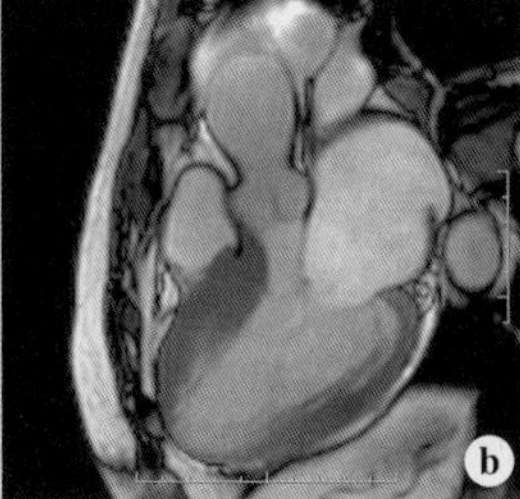

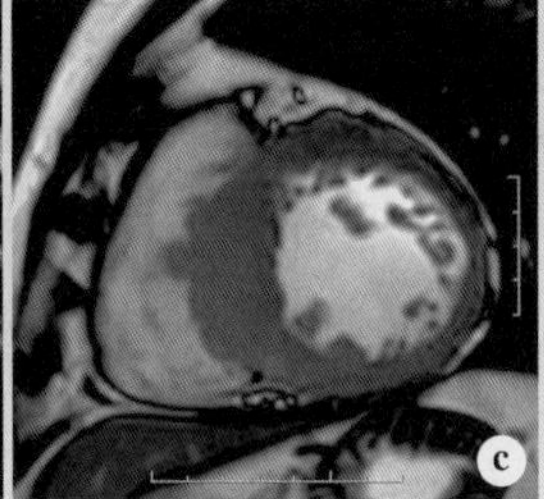

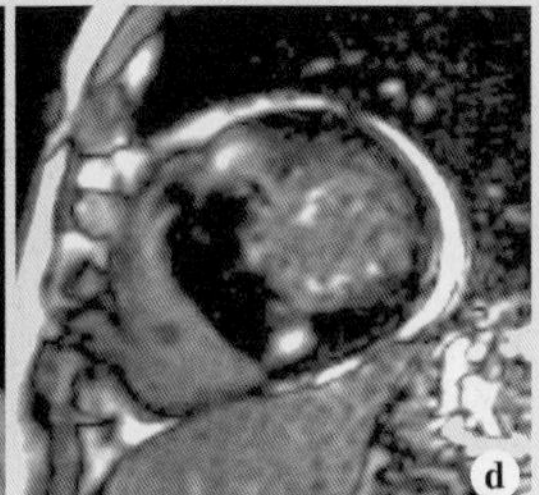

图 5-2-3-2 案例 5-2-3-2 患者影像学检查结果

（一）临床基础

肥厚型心肌病（hypertrophic cardiomyopathy，HCM）的发病率是 0.2%，约 60%的患者携带致病基因突变，多为常染色体显性遗传，主要为肌小节蛋白相关基因突变，5%～10%与代谢异常、浸润性心肌病、药物诱导等相关，25%～30%病因未明。主要症状为劳累后胸闷、心绞痛、晕厥、心悸，少数以猝死为首发症状，失代偿期表现为心力衰竭。病理学改变为心肌细胞肥大，排列紊乱，间质纤维增生等。左心室流出道与主动脉压差≥20mmHg（左心导管检查）或≥30mmHg（超声心动图）具有重要意义，这类患者为梗阻性 HCM，否则为非梗阻性 HCM。

（二）MRI 影像学诊断

左心室壁增厚（常≥1.5cm），左心室舒张功能受限，左心房可扩大，合并二尖瓣关闭不全，收缩功能增强，呈“高动力状态”。左心室流出道狭窄时，收缩末期测量左心室流出道内径小于 18mm，梗阻性 HCM 主要累及室间隔和左心室前壁基底段，同时二尖瓣前叶收缩期向前运动（systolic anterior motion，SAM），引起左心室流出道梗阻。心肌延迟强化提示预后不良。

（三）鉴别诊断

室壁厚度≥15mm，收缩功能增强，左心室流出道狭窄及家族史是判定非失代偿期 HCM 的诊断要点。HCM 需与高血压心肌病、主动脉瓣狭窄或其他原因所致左心排血受阻疾病相鉴别，后者室壁多呈对称向心性增厚（多<1.3cm），射血分数常不增高，少有延迟强化，很少合并左心室流出道梗阻。

【案例 5-2-3-2 点评】

1. 如图 5-2-3-2 所示：四腔心磁共振电影序列（a）；左心室流出道磁共振电影序列（b）；短轴磁共振电影序列（c）；短轴 LGE（d）。

2. 四腔心及短轴磁共振电影序列示左心房增大，室间隔及毗邻左心室前壁、下壁增厚，左心室流出道狭窄，二尖瓣可见“SAM”征；延迟扫描示室间隔左、右心室壁交界处明显灶状强化。

3. 诊断为梗阻性肥厚型心肌病。该病需要与其他继发原因所致的心肌肥厚相鉴别，如高血压、主动脉瓣狭窄、主动脉缩窄等。

限制型心肌病

【案例 5-2-3-3】 患儿女性，12 岁，发热、咯血 6 个月余。患儿 3 个月前因发热、咯血入院，心脏超声提示双房增大，左心室舒张功能减低，二尖瓣脱垂并中大量反流。无明确家族史。行心脏 MRI 检查，见图 5-2-3-3。

思考题 1. 图 5-2-3-3 显示哪些 MRI 扫描序列？

2. 主要影像征象有哪些？

3. 可能的诊断是什么？需要与哪些疾病相鉴别？

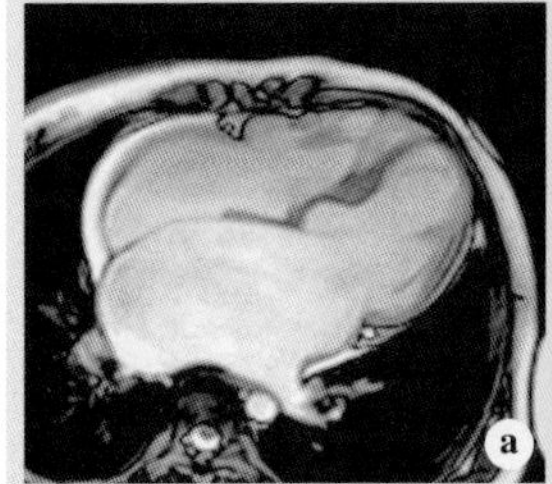

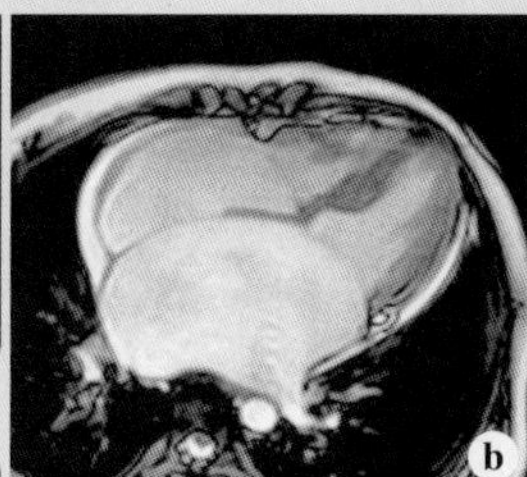

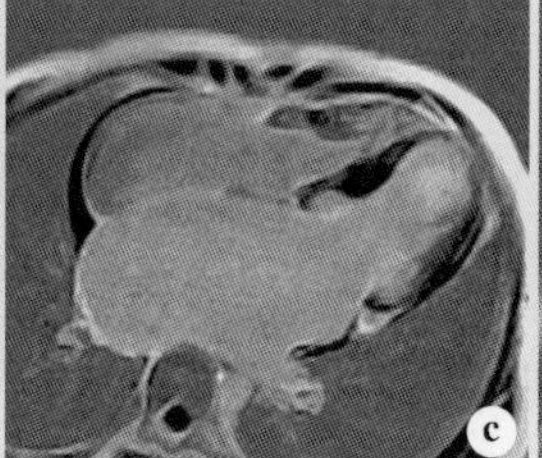

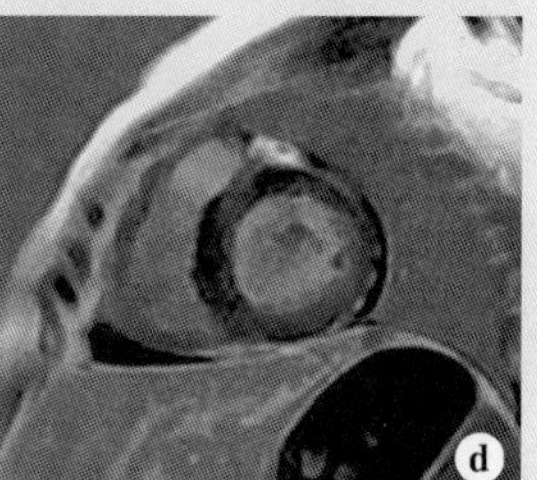

图 5-2-3-3 案例 5-2-3-3 患者影像学检查结果

（一）临床基础

限制型心肌病（restrictive cardiomyopathy，RCM）是较为罕见的疾病，发病率约占全部心肌病的 5%，可以是特发性、遗传性或继发性。继发因素包括心肌淀粉样变、结节病及心内膜纤维化等。心内膜心肌活检可以帮助认定 RCM 的病因。

RCM 心肌损害主要为心肌间质纤维化，偶见心肌细胞排列紊乱，但心肌本身无异常改变。通常表现为心室壁厚度正常、心室收缩功能正常，但受累室壁僵硬，使心室充盈受限、心室舒张末期容积减小，心室充盈受损，导致心室压力升高，引发心力衰竭，RCM 多为双心室受累。本病预后较差，尤其儿童患者通常须行心脏移植。

（二）MRI 影像学诊断

形态评估：心室腔大小正常或缩小，室壁厚度正常或轻度增厚；一般心房明显扩大，房室大小不呈比例，心包无增厚，常可见心包积液。

功能评估：收缩功能正常或接近正常，而充盈受限，顺应性降低，房室瓣继发性关闭不全为常见征象，利用相位对比流速编码电影数据所测得的 E/A＞2 时，提示舒张功能显著受损。

心肌纤维化：患者可见不同形态的强化（弥漫性强化、粉尘状强化、“花瓣样”强化等），以心内膜下或肌壁间多见。

（三）鉴别诊断

磁共振可以帮助提示部分类型 RCM 病因诊断：心肌淀粉样变性具有早期强化及双轨样强化特征；血色病性心肌病可通过 T_2*WI 序列观察铁沉积情况。RCM 主要需与缩窄性心包炎鉴别，二者均以双房扩大并大量心包积液为主要特征，但后者心包多增厚（＞4mm）、室间隔可见摆动征，钆对比剂延迟强化提示炎症活动期。

【案例 5-2-3-3 点评】

1. 如图 5-2-3-3 所示：四腔心磁共振电影序列舒张末期（a）；四腔心磁共振电影序列收缩末期（b）；四腔心 LGE（c）；短轴 LGE（d）。

2. 四腔心磁共振电影序列示双房明显增大，房室比例不协调，心室大小正常范围，室间隔中段室壁增厚，左心室整体收缩功能大致正常；延迟扫描心肌未见明显异常强化。心包少量积液。

3. 诊断为限制型心肌病，该病需要与缩窄性心包炎及其他限制表型的心肌病鉴别，如淀粉样变、血色病等。

致心律失常型右心室心肌病

【案例 5-2-3-4】 患者男性，20 岁，发作性心悸 9 年，加重 3 天。患者自 2009 年开始无明显诱因出现发作性心慌，持续十余秒可自行缓解，发作时伴大汗、憋气及面色苍白，无胸痛、晕厥、抽搐等。发作时心电图示室性心动过速。心内电生理检查提示为多种单形性右心室来源室性心动过速。家族史：弟弟心源性猝死。行心脏 MRI 检查，见图 5-2-3-4。

思考题 1. 图 5-2-3-4 显示哪些 MRI 序列？

2. 主要影像征象有哪些？

3. 可能的诊断是什么？需要与哪些疾病相鉴别？

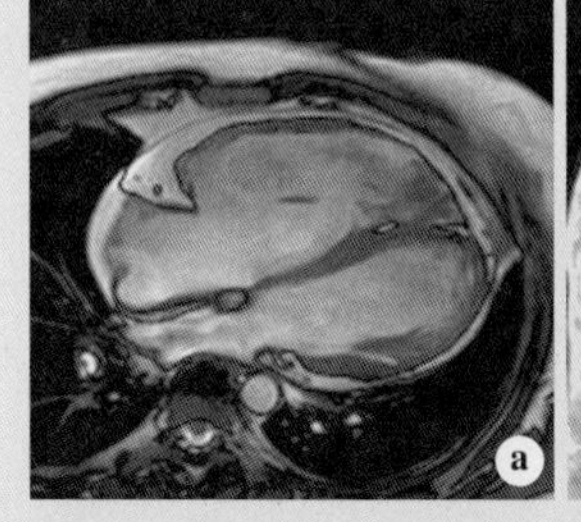

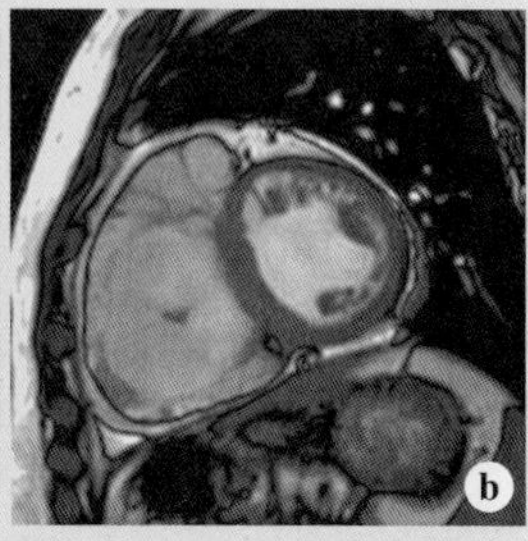

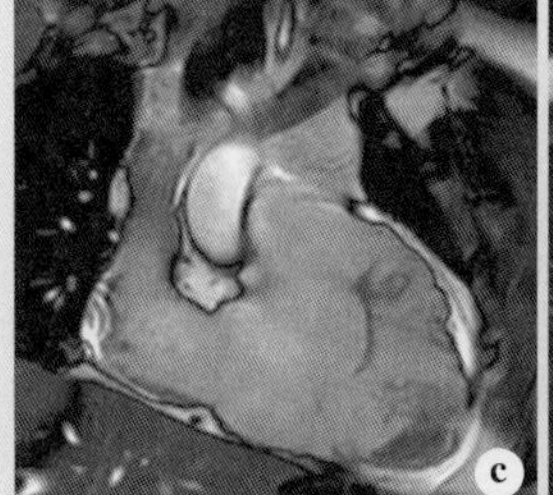

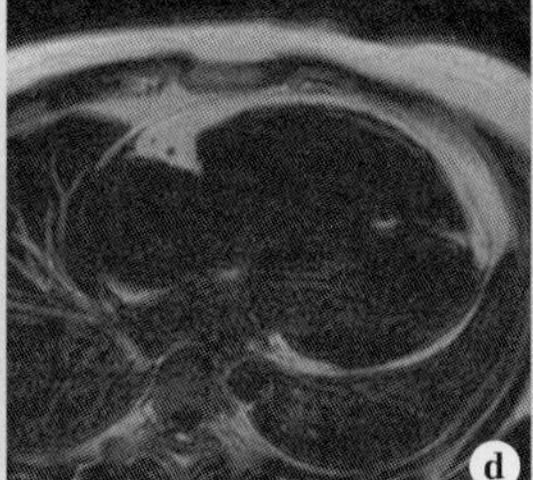

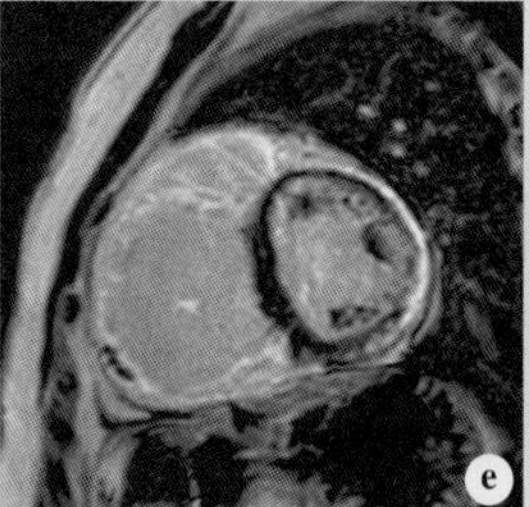

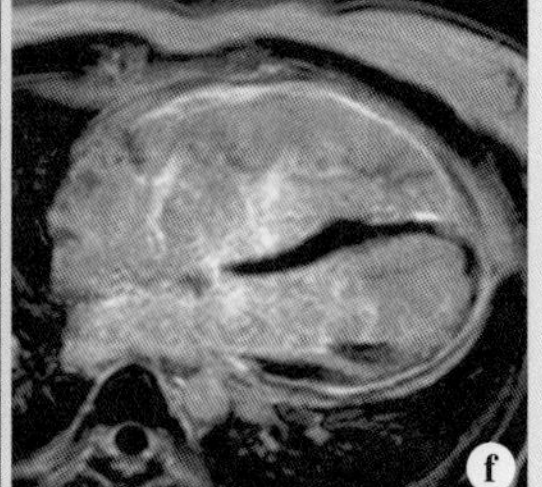

图 5-2-3-4 案例 5-2-3-4 患者影像学检查结果

（一）临床基础

致心律失常型右心室心肌病（arrhythmogenic right ventricular cardiomyopathy/dysplasia，ARVC/D）又称右心室心肌病、致心律失常型右心室发育不良，是青少年猝死的最常见原因之一，男女之比为 3∶1。30%～50%有家族史，多为常染色体显性遗传。主要症状为反复发作的右心室源性室性心律失常，进展期出现右心衰竭，终末期累及左心室导致双室泵功能衰竭。少数患者以猝死为首发症状。

病理大体观右心室扩大、室壁变薄，多局限于流出道；显微镜下观察室壁变薄部位心肌细胞消失，由脂肪或（和）纤维组织替代。病变主要位于前漏斗部、右心室心尖部与右心室膈肌面构成的"心肌发育不良三角"区。晚期可出现左心受累表现，亦有少部分患者以左心室纤维/脂肪替代，左心功能减低为主要表现或首发表现。

（二）MRI 影像学诊断

形态及功能学表现：右心室流出道扩张，右心室室壁变薄，右心室腔扩张，晚期双室受累或以左心室受累为主的患者可见左心室室壁变薄，左心室腔扩张。电影序列可见右心室室壁运动异常和心功能下降。室壁运动异常包括整体异常和局部异常。整体异常包括右心室扩张和收缩功能下降，局部异常包括室壁无运动、运动异常或收缩不协调。疾病早期三尖瓣下区域局部收缩不协调可见典型的"手风琴征"。CMR 诊断标准依据室壁运动异常结合容积和功能参数分为主要标准和次要标准（见表 5-2-3-1）。钆对比剂延迟扫描可见右心室游离壁广泛线状强化，左心室受累亦可出现室间隔肌壁间及左心室游离壁心外膜下强化。

（三）鉴别诊断

ARVC/D 的诊断难度较大，目前公认的诊断标准是 1994 年由欧洲心脏病协会制定的 ARVC/D 临床诊断标准，2010 年进行了更新。2010 版诊断标准仍需要满足两个主要因素，或者一个主要因素加两个次要因素，或者四个次要因素。

表 5-2-3-1 2010 年新修版 ARVC/D 临床诊断标准（Task Force Criteria）

诊断依据	主要因素	次要因素
家族史	一级亲属中按照目前诊断标准有明确诊断为 ARVC/D 的患者；一级亲属有尸检或手术确诊为 ARVC/D 的患者；经评估明确患者具有 ARVC/D 致病基因的有意义的突变	一级亲属中有可疑 ARVC/D 患者但无法证实，而就诊患者符合目前诊断标准；可疑 ARVC/D 引起的早年猝死家族史（<35 岁）
心肌去极化或传导异常	右胸导联 $V_{1\sim3}$ Epsilon 波	标准心电图无 QRS 波增宽，QRS 波时限<110 毫秒情况下，信号平均心电图至少 1/3 参数显示出晚电位：QRS 波滤过时程≥114 毫秒；<40μV QRS 波终末时程≥38 毫秒；终末 40 毫秒均方根电压≤20μV；无完全性右束支传导阻滞，测量 V_1、V_2 或 V_3 导联 QRS 波末端包括 R′波初始，QRS 波终末激动时间≥55 毫秒
心肌复极异常	右胸导联 T 波倒置（$V_{1\sim3}$），或 14 岁以上，不伴右束支传导阻滞，QRS 波时限≥120 毫秒	V_1 和 V_2 导联 T 波倒置（14 岁以上，不伴右束支传导阻滞），或 V_4、V_5 或 V_6 导联 T 波倒置；$V_{1\sim4}$ 导联 T 波倒置（14 岁以上，伴有完全性右束支传导阻滞）
心律失常	持续性或非持续性左束支传导阻滞型室性心动过速，伴电轴向上（Ⅱ、Ⅲ、aVF 导联 QRS 波负向或不确定，aVL 导联上正向）	持续性或非持续性右心室流出道型室性心动过速，左束支传导阻滞型室性心动过速，伴电轴向下（Ⅱ、Ⅲ、aVF 导联 QRS 波正向或不确定，aVL 导联上负向），或电轴不明确；Hoher 显示室性期前收缩大于 500 个/24 小时

续表

诊断依据	主要因素	次要因素
室壁结构和运动异常	二维超声： 右心室局部无运动、运动减低或室壁瘤，伴有以下表现之一（舒张末期）：胸骨旁长轴（PLAX）RVOT≥32mm 或 PLAX/BSA≥19mm/m²；胸骨旁短轴（PSAX）RVOT≥36mm 或 PSAX/BSA≥21mm/m² 或面积变化分数（FAC）≤33% 心脏磁共振： 右心室局部无运动、运动减低或右心室收缩不协调，伴有以下表现之一：单位体表面积右室舒张末期容积（RVEDV/BSA）≥110ml/m²（男）；≥100ml/m²（女）或右心室射血分数（RVEF）≤40% 右心室造影： 右心室局部无运动、运动减低或室壁瘤	二维超声： 右心室局部无运动或运动减低，伴有以下表现之一（舒张末期）：29mm≤PLAX RVOT＜32mm 或 16mm/m²≤PLAX/BSA＜19mm/m² 32mm ≤PSAX RVOT＜36mm 或 18mm/m²≤PSAX/BSA＜21mm/m² 或 33%≤面积变化分数＜40% 心脏磁共振： 右心室局部无运动、运动减低或右心室收缩不协调，伴有以下表现之一：（RVEDV/BSA）≥110ml/m²（男）；≥100ml/m²（女）或 40%≤ RVEF＜45%
组织学表现	至少一份心内膜活检标本形态学测量显示残余心肌细胞＜60%（或估计＜50%），伴有纤维组织取代右心室游离壁心肌组织，伴有或不伴有脂肪组织取代心肌组织	至少一份心内膜活检标本形态学测量显示残余心肌细胞 60%～75%（或估计 50%～65%），伴有纤维组织取代右心室游离壁心肌组织，伴有或不伴有脂肪组织取代心肌组织

值得注意的是，正常人随着年龄的增长，心外膜下脂肪沉积较多，甚至在心肌内亦可出现少许灶性脂肪组织，应加以甄别。本病还需与先天性右心室室壁瘤相鉴别，后者常无症状，年龄较大。

【案例 5-2-3-4 点评】

1. 如图 5-2-3-4 所示：四腔心磁共振电影序列（a）；短轴磁共振电影序列（b）；右心室流入流出道磁共振电影序列（c）；四腔心脂肪相（d）；短轴 LGE（e）；四腔心 LGE（f）。

2. 主要征象：右心室明显增大，右心室室壁菲薄且形态不规则，与心外膜下脂肪分界不清，右心室流出道增宽并可见局部室壁运动异常，右心室整体收缩功能减低。室间隔可见脂肪浸润，延迟扫描示右心室室壁广泛透壁性强化，左心室游离壁心外膜下亦可见广泛线状强化。

3. 诊断为致心律不齐性右心室型心肌病，双室受累。该病需要与右心室流出道来源心律失常所致心肌病以及巨细胞型心肌炎进行鉴别。此外，还需要与导致右心室扩张和右心室功能下降的先天性心脏病如房间隔缺损和三尖瓣下移畸形相鉴别。

左心室心肌致密化不全

【案例 5-2-3-5】 患者女性，38 岁，胸部紧缩感十余天。查体：血压 149/97mmHg，窦性心律，心率 101 次/分。既往史：2014 年重度子痫前期。无明确家族史。行心脏 MRI 检查，见图 5-2-3-5。

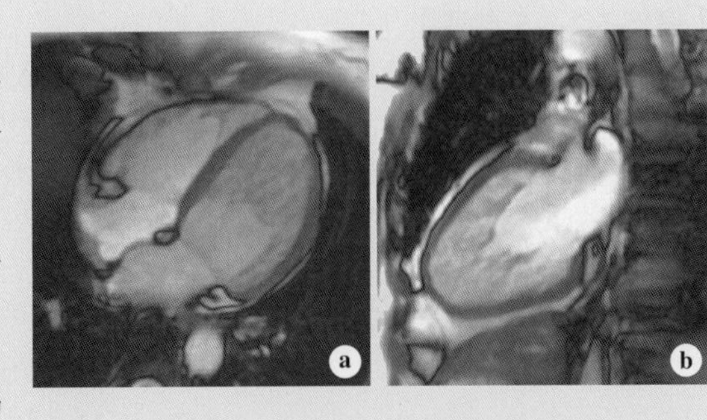

思考题 1. 图 5-2-3-5 显示哪些 MRI 扫描序列？

2. 病变的影像征象有哪些？

3. 可能的诊断是什么？需要与哪些疾病相鉴别？

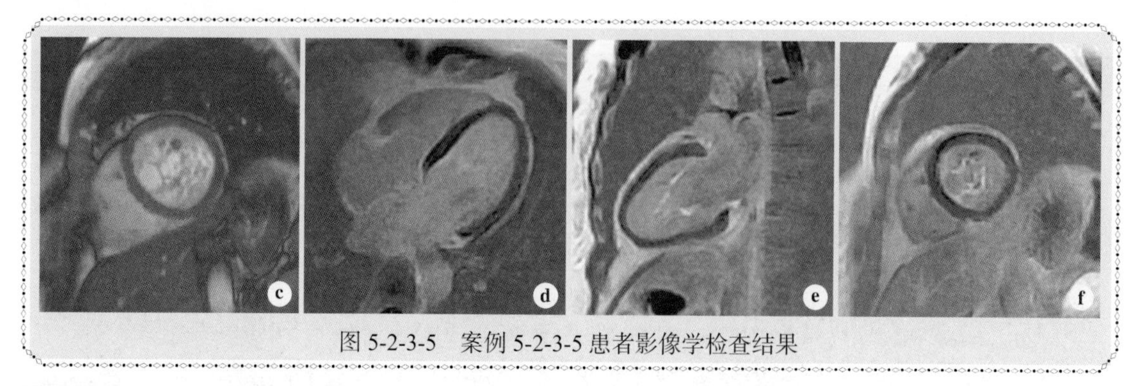

图 5-2-3-5 案例 5-2-3-5 患者影像学检查结果

（一）临床基础

左心室心肌致密化不全（left ventricular noncompaction，LVNC），又称“海绵状心肌”，可见于任何年龄段，男女比为 2∶1，部分患者有家族史。受累心室室壁增厚，由双层不同结构组成两个带，邻近心外膜的心肌均匀致密，而邻近内膜的心肌厚得多，由松散的肌小梁网状结构构成，心内膜深陷网格之中由肥大肌小梁所包裹。组织学观察，病变为多发肌小梁与深隐窝构成网状结构，通常位于近心尖的前 1/3 室壁，可累及心室中段，多数病例仅累及左心室，右心室或双心室受累均少见。受累心室多扩大，收缩功能下降。本病可单发或与其他先天性心脏病并发。患者可无症状，或出现心功能不全、心律失常、血栓栓塞，甚至猝死。

（二）MRI 影像学诊断

磁共振电影序列可以清楚地显示突出的肌小梁、深陷的小梁间隐窝和变薄的致密化心肌，并可以准确地判断小梁化心肌受累节段。小梁化心肌以心尖段、左心室中远段侧壁最易受累，而基底段和室间隔较少受累。患者可出现左心室扩大和收缩功能下降。其延迟强化常无特征性，非致密心肌及致密心肌均可出现异常强化或无强化。迄今为止 LVNC 还没有公认的心脏 MRI 诊断标准，Petersen 提出 LVNC 的 MRI 诊断标准为舒张末期非致密心肌厚度与致密心肌厚度的比值（NC/C）>2.3。中国医学科学院阜外医院总结 25 例 LVNC 患者得出结论，认为 LVNC 的 MRI 诊断标准为舒张末期 NC/C>2.5 较合适。

（三）鉴别诊断

LVNC 主要需与扩张型心肌病等继发过度小梁化相鉴别，要点在于后者 NC/C 比值常<2.3，且心尖部受累较少。

【案例 5-2-3-5 点评】

1. 如图 5-2-3-5 所示：四腔心磁共振电影序列（a）；两腔心磁共振电影序列（b）；短轴磁共振电影序列（c）；四腔心 LGE（d）；两腔心 LGE（e）；短轴 LGE（f）。

2. 主要征象：四腔心、两腔心及短轴磁共振电影序列示左心室游离壁中远段及心尖部肌小梁明显增多增厚，非致密心肌与致密心肌厚度比大于 2.5。延迟扫描心肌未见明显异常强化，增厚肌小梁呈混杂信号。

3. 诊断为左心室心肌致密化不全，该病需要与左心室心肌过度小梁化、扩张型心肌病等进行鉴别。

四、心脏肿瘤

【案例 5-2-4-1】 患者女性，72 岁，风湿性心脏病病史 30 年余，高血压、糖尿病病史十余年，定期复查超声，发现右心房占位 1 年。进一步行心脏 MRI 检查，见图 5-2-4-1。请思考以下问题。

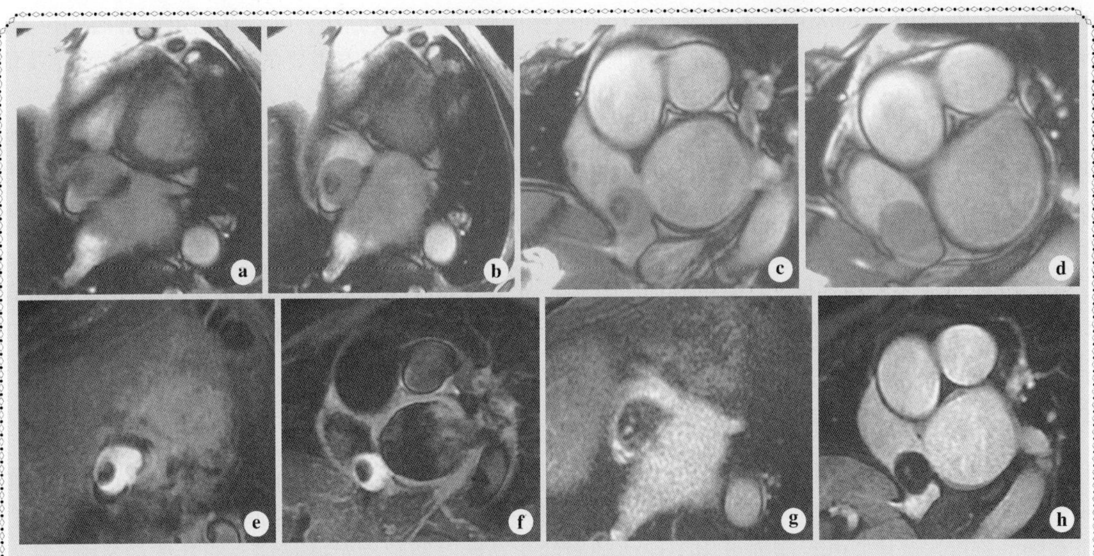

图 5-2-4-1 案例 5-2-4-1 患者心脏 MRI 影像学检查结果

思考题 1. 上述图显示哪些心脏 MRI 扫描序列？

2. 病变的影像征象有哪些？

3. 可能的诊断是什么？

【案例 5-2-4-2】 患者女性，63 岁，剑突下胀痛、憋气 5 个月，加重伴胸痛 2 个月。心包穿刺置管引流，引流液血性。既往病史无特殊。进一步行心脏 MRI 检查，见图 5-2-4-2。请思考以下问题。

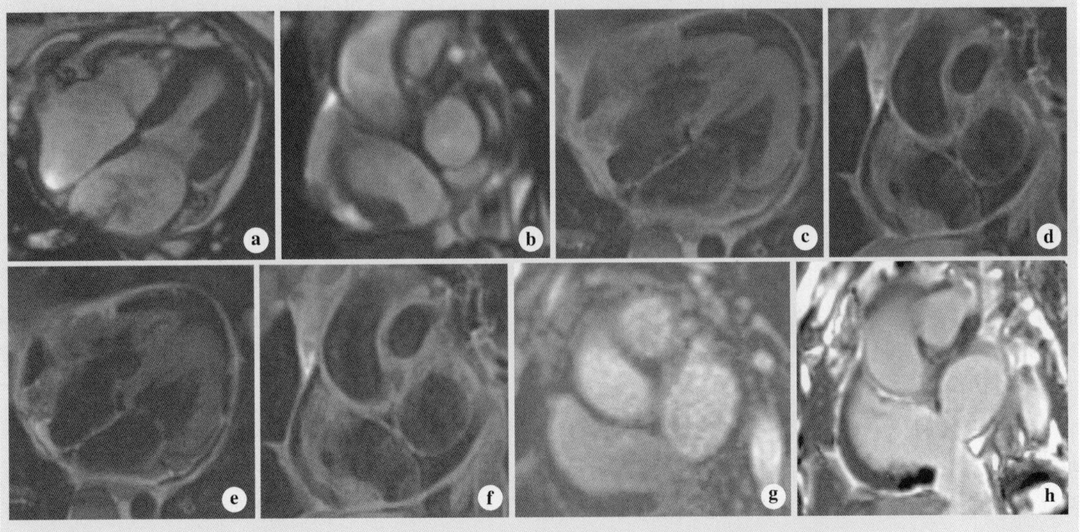

图 5-2-4-2 案例 5-2-4-2 患者心脏 MRI 影像学检查结果

思考题 1. 上述图显示哪些心脏 MRI 扫描序列？

2. 病变的影像征象有哪些？

3. 可能的诊断是什么？

（一）临床基础

心脏肿瘤的总发病率较低，尸检中其发病率为 0.002%～0.3%。一直以来，心脏肿瘤最主要的影像学检查方法是心脏超声，但因其分辨率、扫描野等的限制使心脏超声很难准确地显示心脏肿瘤的特点。心脏 MRI 作为无创、无辐射及多层面成像的影像学检查方法，可以准确定位肿瘤的位置、受累的程度及评估肿瘤的功能，因此，心脏 MRI 不仅在诊断中有着重要的作用，同时在治疗及预后方面也非常重要。

心脏肿瘤分为原发性心脏肿瘤和继发性心脏肿瘤。原发性心脏肿瘤很罕见，大部分原发性心脏肿瘤是良性的，其中黏液瘤是最常见的心脏良性肿瘤。而原发性恶性心脏肿瘤以肉瘤多见，成人以血管肉瘤最常见，儿童以横纹肌肉瘤最常见。继发性心脏肿瘤比原发性心脏肿瘤更常见，两者的比例大致是 40∶1，最常见心脏转移瘤是支气管肺癌。

心脏肿瘤临床表现多样，主要由肿瘤引起血流异常以及肿瘤侵犯心肌导致，常见的临床表现有心律失常、继发性体或肺循环栓塞等，有时也无任何的症状和体征。转移性心脏肿瘤多有原发性病灶的临床症状。

（二）MRI 序列

T_1WI 和 T_2WI 主要用于观察心脏结构和形态。黑血序列可以增加心包、心包脂肪、心肌、血池和周围结构的对比。黑血序列脂肪抑制技术可进一步区分脂肪瘤，评估肿瘤浸润的范围，显示心肌水肿的程度。磁共振电影序列可用于评估肿瘤的活动性以及肿瘤对瓣膜或心肌功能的影响。注射钆对比剂后通过肿块的不同强化可以显示肿块的组织特性及肿块的边界。尽管 40%～50%心脏良性肿瘤呈中等强化，但是中到明显强化特点更提示恶性肿瘤。

（三）MRI 影像学诊断和鉴别诊断

1. 原发性心脏良性肿瘤

（1）黏液瘤：黏液瘤是最常见的心脏原发性肿瘤，约占原发性心脏肿瘤的 50%，多见于成年女性，90%的发病年龄是 30～60 岁。大部分发生在左心房，多有蒂附着于房间隔近卵圆窝处。心脏黏液瘤多为散发，小部分也可见于家族性黏液瘤（Carney 综合征）。Carney 综合征是常染色体显性遗传疾病，发病年龄较小，可见多发皮肤色素沉着，也可伴有内分泌异常，即发生垂体腺瘤以及乳房纤维腺瘤。心脏黏液瘤患者临床上通常表现为心室充盈受限、外周血管栓塞以及疲劳、关节痛、心悸、体重下降以及贫血等全身症状。

黏液瘤 T_1WI 表现为低信号，T_2WI 表现为高信号。由于其内组织成分的多样性在 MR 上表现出不均匀信号。低信号可见于钙化及慢性出血。瘤内的亚急性出血是由于局部高铁血红蛋白成分在 T_1WI、T_2WI 上均为高信号。增强扫描黏液瘤多表现为不均匀强化，偶尔可见均匀强化。

黏液瘤主要与心房血栓以及心脏乳头状弹力纤维瘤相鉴别。MRI 很难鉴别心脏血栓和心脏黏液瘤，二者均可表现为伴有钙化的不均匀信号。但心脏黏液瘤更多发生在房间隔前部，而血栓多见于左心房的后壁。此外，黏液瘤可表现出强化而血栓多无强化。心脏乳头状弹力纤维瘤体积更小且信号不均匀。

（2）横纹肌瘤：横纹肌瘤是儿童最常见的良性肿瘤，在成人中罕见。横纹肌瘤经常被认为是一种错构瘤，横纹肌瘤与结节性硬化有关。据报道，多于 50%的结节性硬化患者伴有横纹肌瘤。心脏横纹肌瘤可能会早于皮肤和神经损伤，比如色素沉着的“灰叶”斑和室管膜下结节。大部分没有任何症状，部分患者因为左心室流出道受阻会有心力衰竭或心律不齐的表现。横纹肌瘤通常在儿童期会自发消失，如果没有症状则不需要外科手术治疗。

横纹肌瘤起源于心肌，多位于心室，90%的病例为多发。少数病例位于房室沟，可引起心律不齐。心脏横纹肌瘤 T_1WI 表现为中到高信号，T_2WI 表现为高信号，增强扫描横纹肌瘤强化较正常心肌减低。

如果心脏内有多个肿块或有结节性硬化征象则考虑心脏横纹肌瘤，多见于儿童，需要与纤维瘤、心脏黏液瘤相鉴别。纤维瘤多为单发病灶，常位于室间隔或左心室的游离壁，囊变、出血及坏死少见，钙化多见。心脏黏液瘤是成人最常见的原发性心脏肿瘤，儿童罕见，多位于左心房，形态不规则，可伴有纤维化和出血，因为肿块富含水分，T_1WI 表现为低信号，T_2WI 表现为高信号。

（3）纤维瘤：纤维瘤起源于结缔组织中的成纤维细胞，是儿童第二大常见的心脏原发性良性肿瘤，仅次于心脏横纹肌瘤。大部分纤维瘤好发于 1 岁以下的婴儿。3%～5%的 Gorlin-Goltz 综合征（又称为基底细胞痣综合征）伴有心脏纤维瘤。将近 1/3 的心脏纤维瘤无症状，通常偶然发现，部分会有心律失常、心力衰竭和猝死的临床表现。纤维瘤多为单发病灶，不会自动消退，因此心脏纤维瘤通常需要手术切除。

心脏纤维瘤多见于室间隔和左心室游离壁，边界清楚，钙化常见。心肌纤维瘤 T_1WI 表现为低、等信号，T_2WI 表现为低信号，增强扫描纤维瘤通常不强化或轻度强化，不均匀强化表现为病灶中心为低信号，边缘呈环状强化。

如果心脏内有单个、边界清楚、位于心室内、伴钙化的肿块则考虑心脏纤维瘤。本病需要与横纹肌瘤及恶性横纹肌肉瘤相鉴别。横纹肌瘤多为多个病灶，且常伴有结节性硬化。而恶性横纹肌肉瘤是儿童最常见的心脏恶性肿瘤，不伴钙化，发生于各个心腔，囊变及坏死常见，并可伴有肺静脉及相邻结构的受累。

（4）脂肪瘤：脂肪瘤具有完整包膜，是由成熟脂肪细胞构成的良性肿瘤，发病年龄广，男性多于女性，可以发生在心脏各个部分和心包。通常无症状，也可以压迫心脏引起相应的症状，压迫症状多见于发生在心包处的脂肪瘤。对于有症状的患者，应积极采取手术治疗。

脂肪瘤在 T_1WI 上表现为均匀一致的高信号，T_2WI 表现为稍高信号，脂肪抑制序列瘤体信号减低。瘤内可能见到细小分隔，但不会有软组织成分。增强扫描脂肪瘤无强化。

脂肪瘤主要与房间隔脂肪瘤样肥厚相鉴别。房间隔脂肪瘤样肥厚由大量聚集于房间隔的无包膜的成熟组织细胞形成，是一种良性病变。在影像上可表现为在房间隔中部跨越卵圆窝，呈哑铃状脂肪密度肿块。而脂肪瘤主要位于心壁或心包内，向心腔或心外突出，单独发生于房间隔较少见，鉴别不困难。

（5）副神经节瘤：副神经节瘤起源于副交感神经节，一般分布与副神经节的分布相当。根据其发生的部位分为肾上腺及肾上腺外两大类，同时还有功能性和非功能性之分。心脏副神经节瘤临床罕见，多位于左心房后壁或左心房顶部，通常发生于 30～40 岁成人。临床上通常表现出儿茶酚胺分泌过多引起的症状，包括高血压、头痛、心悸、出汗等。间位碘代苄胍（MIBG）是去甲肾上腺素类似物，常用于肾上腺外副神经节瘤的定位。

心脏副神经节瘤在 T_1WI 上通常表现为等、低信号，在 T_2WI 上多表现出高信号。肿瘤内部发生出血时 T_1WI 可表现出高信号。由于副神经节瘤血管丰富，注射对比剂后表现出明显强化。

副神经节瘤大多可以根据其临床信息进行诊断，其影像学表现没有特异性。副神经节瘤主要位于左心房，广基底与心脏相连，这些征象也可以见于其他原发性心脏肿瘤。

2. 原发性心脏恶性肿瘤

（1）血管肉瘤：心脏血管肉瘤是成人最常见的原发性心脏恶性肿瘤，是一项血管内皮细胞分化的间叶细胞来源的恶性肿瘤，肿瘤最常累及右心房，临床表现主要取决于肿瘤的位置、浸润范围及心脏被堵塞的程度。早期由于体积较小，对血流动力学影响较小，往往无明显临床症状，故不易被早期发现，造成早期诊断困难，确诊时经常有肺转移，预后较差。对于无明显转移征象的患者，应尽可能行手术切除，而对于已经发生转移的患者，应先行化疗或联合放疗，可延长患者生存期并有可能获得二期手术切除的机会。

心脏血管肉瘤 MRI 表现为突入右心房的肿块影伴或不伴心包浸润，肿块常位于右心房游离缘，出血、坏死常见，可伴有心包血性积液及心包增厚。T_1WI 表现为混杂信号，呈等信号、低信号及高信号，分别代表肿瘤组织、坏死及高铁血红蛋白。T_2WI 主要表现为不均质的高信号，增强扫描心脏血管肉瘤呈不均匀强化，边缘明显强化。

心脏血管肉瘤多见于成人，常位于右心房是其重要的特征，常见邻近心包的受累，临床上多表现为劳力性呼吸困难。本病需要与横纹肌肉瘤及未分化肉瘤相鉴别。横纹肌肉瘤多见于儿童，不伴钙化，发生于各个心腔，更易累及瓣膜，囊变及坏死常见，并可伴有肺静脉及相邻结构的受累。未分化肉瘤好发于左心房，可累及瓣膜，钙化少见，最主要的临床表现是肺充血。

（2）横纹肌肉瘤：胚胎性横纹肌肉瘤主要见于儿童，是儿童最常见的原发性心脏恶性肿瘤，多形性横纹肌肉瘤较少见，多见于成人。横纹肌肉瘤起源于心肌，发生于心肌的任何部位，比其他心脏肉瘤更容易累及瓣膜，常为多发，可侵犯心包。临床症状依肿瘤生长的部位与大小及心脏内梗阻的情况而表现不一，多表现为充血性心力衰竭症状。原发性心脏横纹肌肉瘤对放、化疗均不敏感，预后较差。

心脏横纹肌肉瘤 MRI 表现为大的浸润性肿块，边界不规则，伴有中心性坏死。T_1WI 表现为等信号。T_2WI 表现中心坏死呈高信号，增强扫描外周的实性成分均匀延迟强化。

心脏横纹肌肉瘤多见于儿童，多发，且发生在心肌的任何地方，比其他心脏肉瘤更容易累及瓣膜，且心包浸润常为结节性浸润。本病需要与血管肉瘤相鉴别。血管肉瘤多见于成人，好发于右心房，邻近心包的受累多为弥漫性浸润。

（3）原发性心脏淋巴瘤：原发性心脏淋巴瘤是指病变仅累及心脏或（和）心包的淋巴瘤。发病率低，病理类型通常为非霍奇金淋巴瘤。多发生于免疫功能不全患者，也可见于正常人群。本病临床表现无特异性，取决于肿瘤生长部位、生长速度及其所导致的继发性改变，常以心脏受累相关症状起病，包括心力衰竭、心包积液、上腔静脉压迫综合征、心律失常等。原发性心脏淋巴瘤预后相对较差，治疗方法主要有化疗、放疗及手术等。

原发性心脏淋巴瘤通常 T_1WI 表现为等信号，T_2WI 表现为不均匀高信号，增强扫描后肿瘤呈不均匀强化，中心部分强化程度低于外周。

原发性心脏淋巴瘤需要和心脏黏液瘤相鉴别。黏液瘤可发生于心脏各部位，以左心房多见，大多有蒂附着于房间隔近卵圆窝处。

3. 继发性心脏肿瘤 全身各部位恶性肿瘤转移至心脏并在心脏生长所形成的肿瘤称为心脏转移瘤。心脏转移瘤要比原发性心脏肿瘤的发病率高，为原发性心脏肿瘤的 20～40 倍。在尸检中，有 10%～12%的其他部位肿瘤可发现心脏受累。大多数肿瘤都可以发现心脏转移，最常见的是肺癌转移，亦可见于乳腺癌、黑色素瘤或白血病等。转移途径包括血性转移、淋巴道扩散、直接浸润以及种植转移。心脏转移瘤好发部位在心包，有时可伴有心肌受累，右心易被侵袭，这与周围静脉回流至右心有关。心脏转移瘤的临床表现与原发肿瘤的类型和心脏受累的部位或程度有关。当机体存在原发肿瘤，继而出现心包积液、心律失常或充血性心力衰竭时应怀疑心脏转移，有部分患者也可无症状。约 1/3 的心脏转移瘤患者的直接死因与心脏压迫或阻塞，充血性心力衰竭或冠状动脉受侵有关。恶性肿瘤发生心脏转移通常是晚期阶段，多采用支持治疗以缓解症状和延长生存期。

继发性心脏肿瘤的影像学表现无特异性。恶性肿瘤大部分在 T_1WI 表现为低信号，T_2WI 表现为不均匀高信号，增强扫描强化程度不一。值得注意的是，转移到心脏的黑色素瘤由于其内大量顺磁性的黑色素，在 T_1WI 及 T_2WI 上均表现为高信号。

继发性心脏恶性肿瘤通常是宽基底、形态不规则、呈浸润性生长，可侵犯心肌、心腔或向心外膜渗透，对周边组织构成压迫或阻塞。继发性心脏恶性肿瘤需要与原发性心脏肿瘤相鉴别，后者发病率低，无心外恶性肿瘤病灶。心包积液是较为常见的征象，需要与药物或放射反应引起的心包积液相鉴别。继发性心脏肿瘤心包积液通常是血性，在 T_1 上表现为高信号，而渗出液在 T_1WI 上表现为低信号。

【案例 5-2-4-1 点评】

1、2. 电影序列长轴四腔心（a、b）、电影序列短轴两腔心（c、d）显示右心房腔内类圆形占位，呈低信号，中心可见更低信号，位于房间隔旁，可见蒂与房间隔相连，其下缘达下腔静脉入口处，随心脏舒缩运动位置移动。脂肪抑制 T_2WI 黑血序列长轴四腔心（e）、脂肪抑制 T_2WI 黑血序列短轴两腔心（f）显示病灶信号不均，外周呈高信号，中央呈低信号。延迟强化长轴四腔心（g）、延迟强化短轴两腔心（h）显示延迟扫描病灶低至无强化。

3. 术后病理符合心房黏液瘤。

【案例 5-2-4-2 点评】

1、2. 电影序列长轴四腔心（a）、电影序列短轴两腔心（b）显示主动脉根部、右心房、右心室外侧（心包内）片状包鞘样异常信号，右心房略受压。脂肪抑制 T_1WI 黑血序列长轴四腔心（c）、脂肪抑制 T_1WI 黑血序列短轴两腔心（d）显示病灶信号不均，等 T_1 信号为主。脂肪抑制 T_2WI 黑血序列长轴四腔心（e）、脂肪抑制 T_2WI 黑血序列短轴两腔心（f）显示病灶信号不均，等 T_2 信号为主。静息首过灌注短轴两腔心（g）显示病灶呈不均匀低强化，其内可见无强化区。延迟强化短轴两腔心（h）显示病灶呈不均匀低强化，其内可见无强化区。

3. 活检病理符合血管肉瘤。

五、缩窄性心包炎

【案例 5-2-5-1】　患者男性，24 岁，胸痛、双下肢水肿、多浆膜腔积液 2 个月余。查体：颈静脉怒张，胸廓左侧塌陷，左下肺呼吸音减弱，三尖瓣听诊区可闻及Ⅲ级收缩期吹风样杂音，肝肋下 3cm，移动性浊音阳性，双下肢及双足背对称性重度可凹性水肿。患者入院行心脏 MRI 检查，见图 5-2-5-1，请思考以下问题。

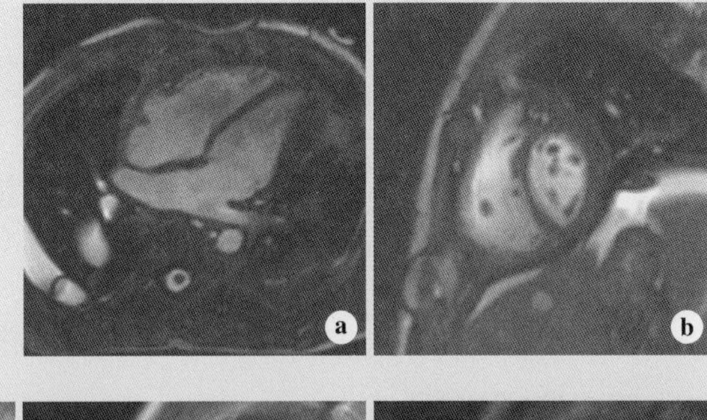

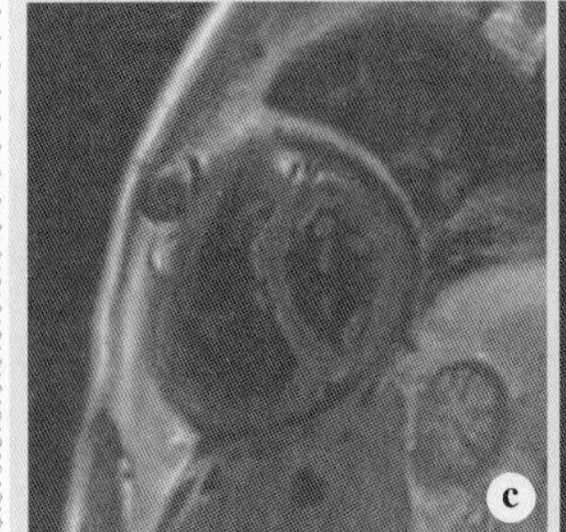

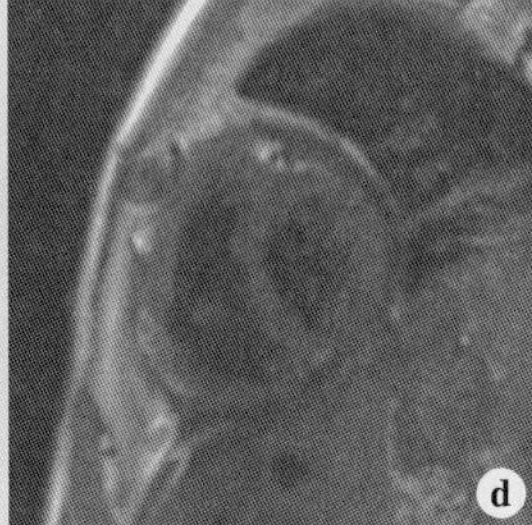

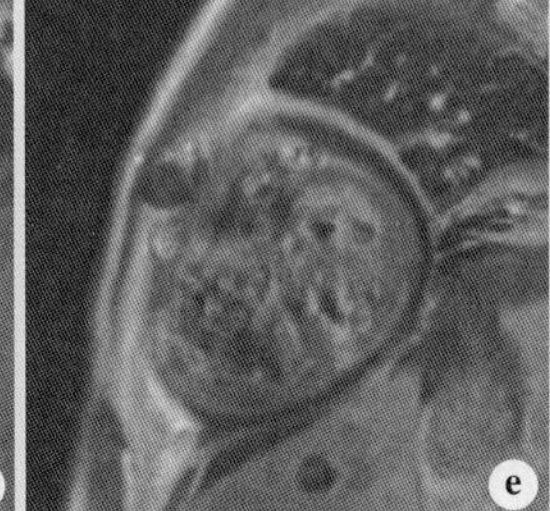

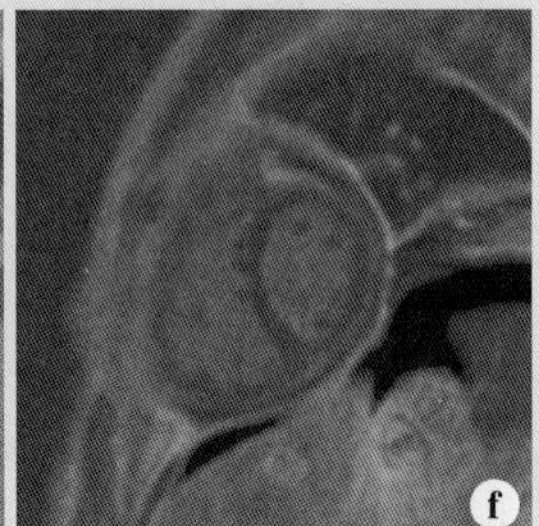

图 5-2-5-1　案例 5-2-5-1 心脏增强 MRI

a. 电影序列四腔心长轴层面（舒张期）; b. 短轴二腔心同层面电影序列舒张期图像; c、d. 平扫 T_2WI 及 T_1WI 黑血图像; e、f. 增强 T_1WI 黑血图像及延迟强化图像

思考题　1. 上述图显示所示的主要病变及其影像征象有哪些？

2. 可能的影像诊断是什么？

3. 主要鉴别诊断有哪些？

（一）临床基础

缩窄性心包炎（constrictive pericarditis）是临床常见的心包疾病，多数继发于化脓性、出血性或干酪样心包炎或心外科手术后，病变主要局限于心包，由于心包腔内渗出物的机化和瘢痕组织形成、玻璃样变和钙化等，发生心包增厚粘连、心包腔闭塞，形成一个厚而硬的结缔组织囊包绕心脏周围，形似盔甲，最终导致心脏舒张功能严重受限，出现类似限制型心肌病的临床和病理生理变化。缩窄性心包炎时心脏收缩功能正常，但心室舒张充盈受限，心室充盈压增高导致舒张早期充盈增加，即“伪正常”状态，但心室舒张末期充盈受损，在心脏容积到达缩窄心包所限定的极限时，心室充盈骤降；右心室充盈受限使得体静脉压力增高，静脉回心血量下降，至腔静脉扩张、肝大、多浆膜腔积液、下肢静脉水肿等症状，左心室受压及充盈受限可致肺淤血、舒张期回流左心室血量及心排血量均下降、脉压差缩小。

缩窄性心包炎在我国仍以结核性最常见，其次为化脓性和创伤性心包炎后演变而来，少数与心包肿瘤、急性非特异性心包炎及放射性心包炎有关，部分患者病因不明。劳力性呼吸困难和腹胀常为最早和最常见的临床症状；查体可见体静脉压增高、脉压差缩小、心尖冲动减弱、心音低钝及心包叩击音、颈静脉怒张及 Kussmaul 征（+）。

（二）MRI 影像学诊断

1. MRI 直接征象

（1）心包弥漫或局限性不规则增厚，脏、壁层分界不清，多见于房室沟、右心室前壁和心脏膈面，可有少量心包积液；通常认为正常心包厚度≤2mm，厚度≥4mm 时提示有心包缩窄，厚度≥5～6mm 时诊断心包缩窄具有较高准确性，但需要注意的是有约 20%的心包缩窄患者心包可能正常或接近正常。

（2）增厚心包平扫时在 T_1WI 上常呈等或低信号，T_2WI 及电影序列呈低信号。

（3）注射对比剂后，一般情况下缩窄心包在 T_1WI 增强序列和延迟强化序列均不增强，若心包炎症处于活动期时，病变心包可出现线样强化。

2. 间接征象

（1）心室受压变形，严重者呈管状或三角形，由于心包增厚最易累及右心室游离壁，且右心室壁较薄，因此，右心室受压变形更显著。

（2）电影序列可见心室舒张受限，舒张早期室间隔平直或突向左心，舒张末期心室充盈骤降，舒张期室间隔抖动，吸气相室间隔向左室侧偏曲（呼气相偏向右室侧）。

（3）右侧或双侧心房扩大。

（4）腔静脉、肝静脉继发性扩张，肝大、胸腔积液及腹水等。

（三）鉴别诊断

1. 限制型心肌病 两者的临床表现和病理生理学特征十分相似，但治疗方式不同，缩窄性心包炎早期采用心包剥脱手术疗效好，而限制型心肌病只能采用内科保守治疗，故二者的鉴别具有重要临床意义。缩窄性心包炎多表现为心包增厚或钙化可伴粘连，限制型心肌病心包形态正常；大部分缩窄性心包炎患者电影序列常可观察到心室舒张早期室间隔变平或反向凹陷，即凸向左心室腔，舒张期“室间隔抖动”，限制型心肌病患者无此表现；缩窄性心包炎可有心室的形状改变，心房增大程度较轻，限制型心肌病常有心房重度扩大及相对较高的房室瓣反流；限制型心肌病可见心肌内多发延迟强化，而缩窄性心包炎心肌信号多正常。

2. 心包积液 由于心包积液和纤维性心包增厚的密度相近，CT 很难鉴别，MRI 软组织分辨率可很好区分二者，纤维性心包增厚在磁共振电影序列及 T_2W 像中表现为低信号，而心包积液表现为高信号。

（四）治疗

缩窄性心包炎是一种进行性加重的慢性疾病，早期行彻底的心包剥脱术可使大部分患者获得满意疗效，少数患者因病程较长出现明显心肌萎缩或心源性肝硬化等并发症，预后不良。

【案例 5-2-5-1 点评】

1. 四腔心磁共振电影图像（a）显示心包弥漫增厚，心室受压左心室呈三角形，室间隔平直，左右心房增大，双侧胸腔积液；（b）两腔心短轴层面见心包弥漫增厚，增厚的心包电影序列呈稍低信号，（c）平扫 T_1WI 呈等信号，（d）T_2WI 呈低信号，（e）增强 T_1WI 及（f）延迟强化心包均未见明显强化，室间隔平直。

2. 影像诊断：影像学表现主要为心包弥漫增厚、心室充盈受限伴双侧胸腔积液，结合临床病史、查体诊断考虑缩窄性心包炎。

3. 缩窄性心包炎主要需要与限制型心肌病进行鉴别。患者心包增厚、心肌未见异常信号及延迟强化，不支持限制型心肌病。

第三节 大动脉常见疾病

主动脉夹层

【案例 5-3-0-1】 患者男性，50 岁，突发胸部疼痛 4 个月。患者 4 个月前无明显诱因突发胸部胀痛，伴呼吸困难，疼痛逐渐持续加重，急诊入院，查体血压 190/100。行心脏 MRI 检查，见图 5-3-0-1。

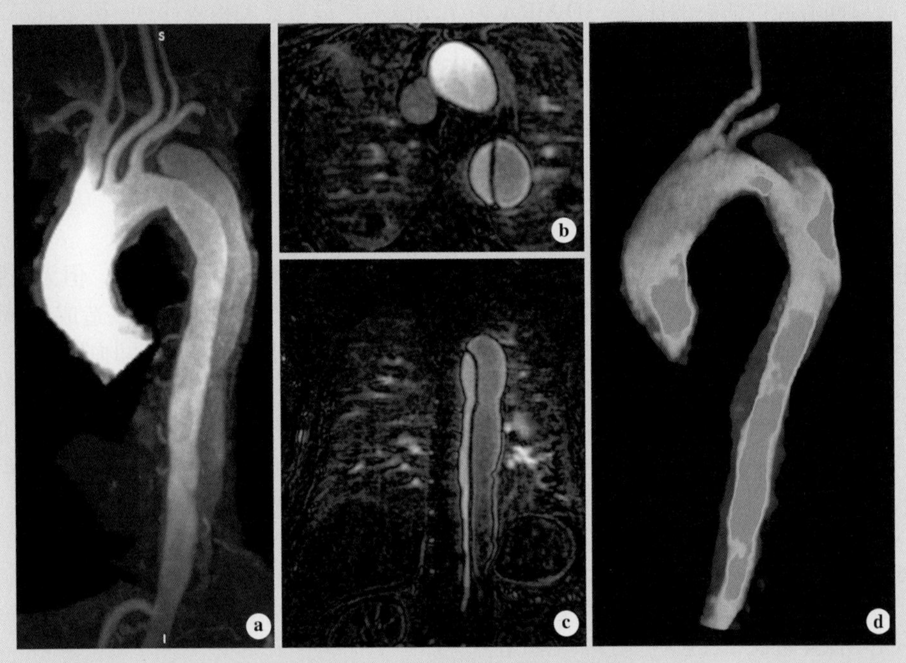

图 5-3-0-1 患者影像学检查结果

思考题 1. 图 5-3-0-1 显示哪种 MRI 扫描序列？
2. 主要影像征象有哪些？
3. 可能的诊断是什么？需要与哪些疾病相鉴别？

（一）临床基础

主动脉夹层（aortic dissection，AD）是指主动脉腔内的血液通过内膜撕裂的破口进入主动脉壁中层而形成的血肿。常见撕裂部分在升主动脉近端主动脉瓣上方或主动脉峡部，在远端往往还有一个再破口，结果形成由内膜片分隔并存在交通的真假“双腔”。主动脉夹层有两种临床分型。第一种是按夹层原发内破口起源与夹层累及范围来分型，即传统的 DeBakey 分型：Ⅰ型内破口位于升主动脉，范围广泛，累及降主动脉或更远；Ⅱ型内破口位于升主动脉，夹层范围局限于升主动脉；Ⅲ型内破口位于锁骨下动脉以远降主动脉。第二种则是根据病变累及部位和范围来分型，即 Stanford 分型：A 型病变系升主动脉受累，而不管其破口何处；B 型病变则升主动脉不受累。目前以 Stanford 分型较常用，旨在适用于外科手术和介入治疗的选择。

主动脉夹层的病理学基础是主动脉中膜退行性改变或囊性坏死，高血压病和动脉粥样硬化是常见且重要的致病因素，占 AD 病例的 1/2～2/3 其中以Ⅲ型夹层居多，老年多见。马方综合征（Marfan 综合征）为先天性动脉管壁发育不良，约占 AD 病例的 20%，其中以Ⅱ型更常见，约占该型的 2/3，青年多见。其他一些致病因素包括主动脉瓣狭窄、主动脉缩窄、Ehler-Danlos 综合征、妊娠、医源性等。

（二）MRI 影像学诊断

在黑血序列上，主动脉夹层表现为受累主动脉扩张，可见真假腔和内膜片，一般真腔小，假腔大。真、假腔均表现为信号流空；内膜片则为在信号流空的主动脉管腔内可见一线样或弧线样略高信号影。假腔内可因血流较慢或血栓形成，表现为不均匀的中等偏高信号。磁共振电影序列可动态显示“真假腔”和内膜片。真腔血流快，血流信号较高，假腔血流慢，信号较低，内膜片则呈飘带状负性阴影。有针对性地选择某些层面，常常能够显示破口位置，表现为内膜片连续性中断，真腔内血流经破口向假腔内喷射的征象。3D MRA 为主动脉夹层最重要的检查序列，可全程显示主动脉夹层的范围、程度、内膜破口以及头臂动脉和腹主动脉主要分支等受累情况。通常早期真腔信号强度高于假腔；晚期真腔内信号渐低，而假腔内信号逐渐升高。当假腔内出现附壁血栓时，则表现为低信号区。内膜片则呈飘带状负性阴影。

（三）鉴别诊断

主动脉夹层主要需与以下疾病进行鉴别。

1. 主动脉壁间血肿 该疾病是指主动脉壁内出血或主动脉壁内局限性血肿，但无内膜破口且不与管腔相通。最常见原因是主动脉中膜滋养血管破裂或动脉粥样硬化斑块溃疡造成内膜断裂，血液溢出至中膜外层靠近外膜的部分，因此主动脉腔无明显受压变小。主动脉壁间血肿可进展成主动脉夹层或破裂，但大部分可吸收，预后相对较好。

2. 主动脉穿透性溃疡 是指主动脉粥样硬化斑块穿透内膜或内弹力板，侵及中膜，脱落后呈溃疡样改变，通常位于外膜下，常伴有周围血肿形成。部分可进展形成主动脉夹层或假性动脉瘤，甚至破裂。常见于 60 岁以上的老年患者，病因为严重的动脉硬化。

【案例 5-3-0-1 点评】

1. 如图 5-3-0-1 所示：胸主动脉 CE-MRA 最大密度投影（MIP）（a）；CE-MRA 短轴位（b）；CE-MRA 冠状位（c）；4D-Flow（d）。

2. CE-MRA 示降主动脉呈双腔结构，假腔较大，真腔变窄，三支头臂血管均未受累。4D-flow 可清晰地显示内膜的破口，以及经破口从真腔向假腔喷射的血流。

3. 诊断为主动脉夹层（DebakeyⅢ型），该病需要与主动脉壁间血肿及主动脉穿透性溃疡相鉴别。

（王怡宁　赵世华）

第六章　消化系统和腹膜腔

【本章学习要求】

记忆：肝脏、胆系、胰腺、脾、胃肠道及腹膜腔常见病变的 MRI 表现。

理解：肝脏、胆系、胰腺、脾、胃肠道及腹膜腔 MRI 检查技术、正常 MRI 表现及基本病变。

运用：肝脏、胆系、胰腺、脾、胃肠道及腹膜腔病变 MRI 鉴别诊断及其与临床联系。

第一节　肝脏常见疾病

一、MRI 影像诊断基础

【案例 6-1-1-1】 患者男性，65 岁，偶有右上腹痛，发现上腹部包块 1 个月，在当地医院就诊，B 超显示肝脏占位性病变。

思考题

1. 进行 MRI 检查时，如果患者能较好屏气但不能均匀呼吸，则应选择 T_2WI 的序列是

A. 呼吸触发中短回波链 FSE；B. SE；C. SS-FSE 或 HASTE；D. 长回波链屏气 FSE

2. 若行进一步 MRI 检查，以下选项最可能为恶性肿瘤的征象是

A. T_2WI 表现为灯泡征；B. 钆塞酸二钠增强扫描肝胆期呈等或高信号；C. T_1WI 为低信号，T_2WI 为高信号，增强扫描表现为延迟强化；D. 多期增强扫描表现为“快进快出”

MRI 检查广泛应用于临床，是诊断肝脏疾病、制订治疗方案和评估疗效的重要手段。

（一）肝脏 MRI 检查技术

肝脏 MRI 平扫序列常包括冠状位 T_2WI、横轴位 T_2WI 及脂肪抑制 T_2WI、同反相位 T_1WI 以及 DWI 序列；增强扫描序列为横轴位快速梯度回波三维 T_1WI 动态容积屏气采集序列。

1. T_1WI　SE T_1WI 序列用于不能屏气但可以均匀呼吸的患者；扰相 GRE 序列为目前最常用的肝脏序列，常结合同相位/反相位技术，适合屏气较好的患者。

2. T_2WI

（1）呼吸触发中短回波链 FSE T_2WI 序列：作为腹部 T_2WI 首选序列，但对于呼吸不均匀的患者会有严重运动伪影。

（2）长回波链屏气 FSE T_2WI 序列：主要用于不能均匀呼吸但可较好屏气的患者。

（3）SS-FSE 或 HASTE T_2WI 序列：用于不能屏气又不能均匀呼吸的患者。

3. 化学位移成像　又称同相位（in phase）/反相位（out of phase）成像，可用于脂肪肝的诊断和鉴别诊断，判断肝脏局部病灶内是否含脂肪变性等。

4. 脂肪抑制序列　脂肪抑制技术已广泛应用于腹部 MRI，适当应用脂肪抑制序列可增加图像对比度，减少运动伪影、化学伪影及其他伪影，提高图像质量。

5. DWI　DWI 采集序列包括 SE、FSE、GRE 和 EPI 等序列，其中单次激发自旋回波平面成像（SS-EPI）序列是临床中最常用的序列。①对于肝脏局灶性病变的检出，可以提高病变检出率（图 6-1-1-1）；②对于肝脏局灶性病变的良、恶性鉴别有一定价值（图 6-1-1-2）。

6. 增强扫描序列　至少采集动脉期、门脉期、延迟期图像，采用肝特异性对比剂需要采集肝胆期图像。

7. 其他技术　如 SWI、PWI、MRS、MRE，在肝脏的应用较少。

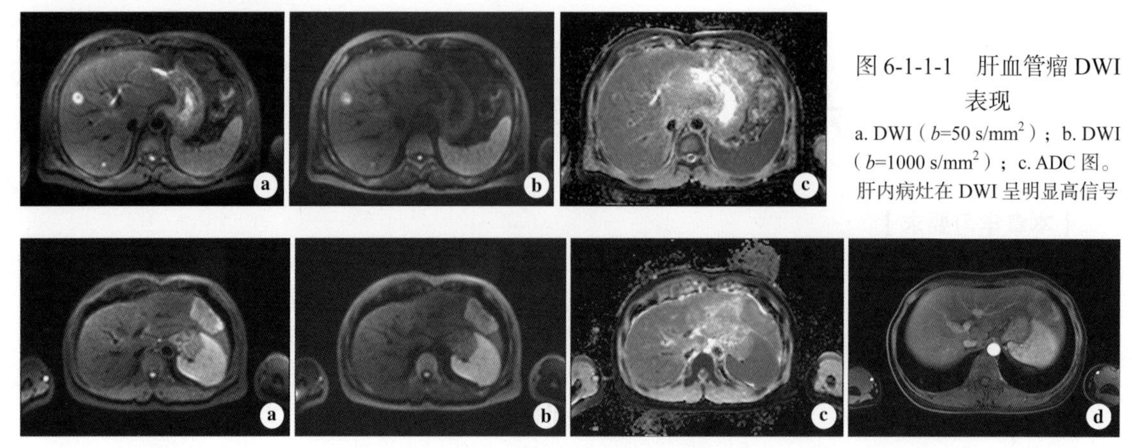

图 6-1-1-1 肝血管瘤 DWI 表现

a. DWI（b=50 s/mm^2）；b. DWI（b=1000 s/mm^2）；c. ADC 图。肝内病灶在 DWI 呈明显高信号

图 6-1-1-2 肝癌 DWI 和增强 MRI 表现

a. DWI（b=50 s/mm^2）；b. DWI（b=1000 s/mm^2）；c. ADC 图；d. 增强后动脉期图像。肝左叶病灶 DWI 呈高信号，动脉期病灶呈高信号

（二）肝脏 MRI 对比剂

按照对比剂在体内的分布特点，肝脏 MRI 对比剂主要分为非特异性对比剂和特异性对比剂，前者为细胞外间隙分布的对比剂（主要为钆螯合物），后者又分为肝胆细胞特异性对比剂（主要为 Gd-BOPTA 和 Gd-EOB-DTPA）、网状内皮系统特异性对比剂（主要为 SPIO）和血池性对比剂。

【案例 6-1-1-1 点评】

1. 选 D。呼吸触发中短回波链 FSE T_2WI 序列作为腹部 T_2WI 首选序列，但对于呼吸不均匀的患者会有严重运动伪影。SE 序列伪影多，一般不用于 T_2WI。SS-FSE 或 HASTE T_2WI 序列仅用于不能屏气又不能均匀呼吸的患者。长回波链屏气 FSE T_2WI 序列主要用于不能均匀呼吸但可较好屏气的患者。

2. 选 D。原发性肝癌在 MRI 动态增强扫描中表现为“快进快出”。

二、原发性肝癌

【案例 6-1-2-1】 患者男性，47 岁，乙肝病史 20 年，未接受规律治疗。自觉腹部不适 2 个月，体检发现甲胎蛋白（AFP）升高，行腹部 CT 平扫发现肝右叶结节。

思考题

1. 若下一步行 MRI 扫描以明确诊断，下列不需要的序列是

A. 常规 T_1WI；B. 常规 T_2WI；C. T_2WI 脂肪抑制；D. DWI；E. TOF-MRA

2. 该患者接受 MRI 平扫检查，结果如图 6-1-2-1（a～i）所示，下列描述不正确的是

A. 病变解剖位于肝右叶；B. 病灶边界较清晰；C. 肿瘤内部有出血；D. DWI 上呈稍高信号；E. 还需进一步动态增强检查

3. 为进一步明确诊断，该患者需进行 MRI 动态增强扫描，鉴别肝硬化结节与原发性肝癌有意义的 MRI 对比剂是

A. 超顺磁性氧化铁颗粒 SPIO；B. 血池对比剂；C. 碘对比剂；D. Gd-EOB-DTPA；E. Gd-BOPTA

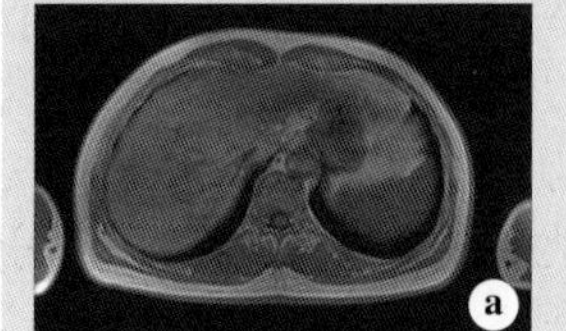

4. 该患者需应用 Gd-EOB-DTPA 进行 MRI 动态增强扫描，下列对于肝胆期表现描述正确的是

A. T_2WI 上病灶信号呈相对高信号；B. T_2WI 上病灶信号呈相对低信号；C. 病灶在 T_1WI 上呈相对低信号；D. 病灶在 T_1WI 上呈相对高信号；E. 病灶在 T_1WI 上呈等信号

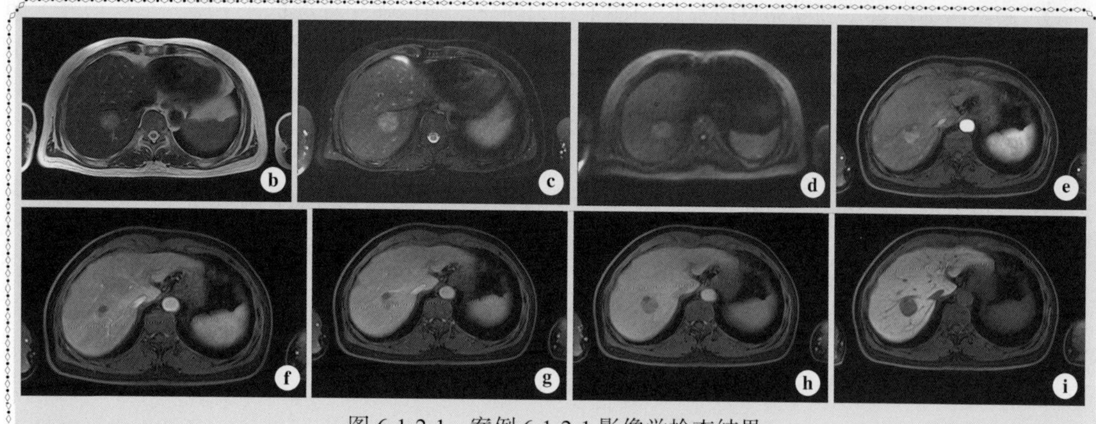

图 6-1-2-1 案例 6-1-2-1 影像学检查结果

a. T_1WI；b. T_2WI；c. T_2WI 脂肪抑制；d. DWI；e～i. 分别为钆塞酸二钠增强 MRI 动脉早期、动脉晚期、门脉期、延迟期及肝胆期图像

（一）临床基础

原发性肝癌（primary hepatocellular carcinoma，HCC）是我国常见恶性肿瘤之一，其死亡率在消化系统恶性肿瘤中列第三位，仅次于胃癌和食管癌。本病好发年龄为 30～60 岁，男性多见。发病与乙型和丙型肝炎及肝硬化密切相关。

1. 病因及病理分型 肝癌的发生由多种因素协同作用所致，病毒性肝炎是最主要的致病因素。肝癌患者大多具有肝硬化背景。饮酒、微量元素、遗传因素、癌基因、亚硝胺、药物等也与肝癌的发生有关。

在病理学上肝癌分为三型。①巨块型：直径≥5cm，单块、融合块或多块，呈圆形、椭圆形或不规则形；②结节型：直径＜5cm，单结节、融合结节或多结节，病变呈圆形、边缘模糊；③弥漫型：直径不超过 2cm，大小不等的小结节弥漫分布于整个肝脏，病灶间无明显分界。小肝癌一般指直径≤3cm 的单发结节，或 2 个结节直径之和不超过 3cm 的肝癌。

正常肝组织的血供由肝动脉和门静脉双重供给，其中门静脉供血占 75%，肝动脉供血占 25%，而原发性肝癌以肝动脉供血为主，且 90%的病例为血供丰富的肿瘤。肿瘤一般呈膨胀性生长，压迫周围肝实质，导致周围纤维组织增生包绕肿瘤，形成假包膜。肿瘤生长较大时容易侵犯门静脉和肝静脉而引起血管内癌栓或肝内、外血行转移；侵犯胆道引起阻塞性黄疸；淋巴转移可引起肝门区、腹膜后等处淋巴结增大；晚期可发生肺、骨骼等远处转移。

2. 临床表现 肝癌早期多无明显的症状和体征，多是体检时发现。出现症状时肿瘤往往较大，多已属中晚期，主要表现为肝区疼痛、腹胀、食欲减退、消瘦乏力、腹部包块。脾大、腹水、黄疸、上消化道出血为晚期症状。甲胎蛋白（AFP）是肝癌重要的肿瘤标志物，60%～90%的肝癌患者 AFP 升高。

（二）MRI 成像序列

MRI 平扫序列包括 T_1WI、T_2WI、DWI 序列，动态增强扫描序列包括动脉期、门脉期、延迟期图像；肝特异性对比剂肝胆期图像对疾病的诊断及鉴别诊断具有重要意义。

（三）MRI 影像学诊断

1. MRI 平扫 肿瘤在 T_1WI 上多呈略低或等信号，肿瘤内部出血或脂肪变性表现为高信号，坏死囊变则为低信号区；T_2WI 上肿瘤多呈稍高信号；DWI 呈高信号；假包膜呈 T_1WI 及 T_2WI 低信号；门脉瘤栓表现为正常门脉流空效应消失，出现 T_1WI 低 T_2WI 高信号影像，瘤栓也可累及下腔静脉与肝静脉。

2. 动态增强检查 动脉期呈明显均匀或不均匀强化，随后强化程度迅速下降，呈低信号，即“快进快出”强化特点；可有假包膜；静脉瘤栓在管腔内可见充盈缺损；应用 SPIO 时肝癌病灶于 T_2WI 表现为相对高信号；应用肝细胞特异性对比剂时，肝胆期 T_1WI 肿瘤为低信号。

（四）鉴别诊断

1. 肝血管瘤 T_2WI 上呈亮白高信号，多呈“快进慢出”的强化特点；肝癌呈“快进慢出”强化特点。

2. 肝脏转移瘤 多有原发肿瘤病史，增强扫描多表现为环形强化，可见“靶征”。

3. 肝局灶性结节增生（FNH） 典型的 FNH 中心有星状瘢痕，增强扫描延迟强化；FNH 含有 Kuffer 细胞，注射 SPIO 后 T_2WI 信号显著降低；FNH 含有正常肝细胞，肝细胞特异性对比剂肝胆期呈高信号。

4. 肝细胞腺瘤 肝细胞腺瘤动脉期呈相对均匀强化，延迟期多为等信号，多见于年轻女性，有服用避孕药史。

（五）治疗

肝癌的治疗方法很多，包括外科手术、局部治疗和肝移植等。手术是治疗肝癌的首选。对不能切除的肝癌可根据具体情况采用局部治疗措施，包括术中肝动脉结扎、肝动脉化疗栓塞、射频、冷冻、激光、微波等，有一定的疗效。原发性肝癌也是行肝移植手术的指征之一。其他治疗方法还包括放疗、中医中药治疗及靶向治疗等。

【案例 6-1-2-1 点评】

1. 选 E。T_1WI、T_2WI 序列有助于进行病灶的定位及形态学分析，DWI 可提供病灶内部成分信息。

2. 选 C。病灶在 T_1WI 上信号较均匀，未见高信号区，不伴有出血。

3. 选 ADE。超顺磁性氧化铁颗粒 SPIO 及 Gd-EOB-DTPA、Gd-BOPTA 均为肝特异性对比剂，有助于原发性肝癌的检出。

4. 选 C。正常肝细胞可摄取 Gd-EOB-DTPA，肝胆期 T_1WI 上信号增高，而肝癌不含正常肝细胞，不能摄取，肝胆期 T_1WI 上呈相对低信号。

三、肝脏转移瘤

【案例 6-1-3-1】 患者女性，63 岁。腹痛腹胀 3 天，临床可疑肠梗阻，急诊腹部及盆腔 CT 平扫示回盲部肠壁增厚，肝内多发低密度病变。

思考题

1. 该患者首选 CT 检查，以下尚不能确定的是

A. 了解是否有肿瘤；B. 了解梗阻原因；C. 了解梗阻部位；D. 了解梗阻范围；E. 了解是否有肝转移

2. 若想通过 MRI 检查以明确诊断，必选序列不包括的选项是

A. T_1WI；B. T_2WI；C. DWI；D. TOF-MRA；E. MRI 动态增强检查

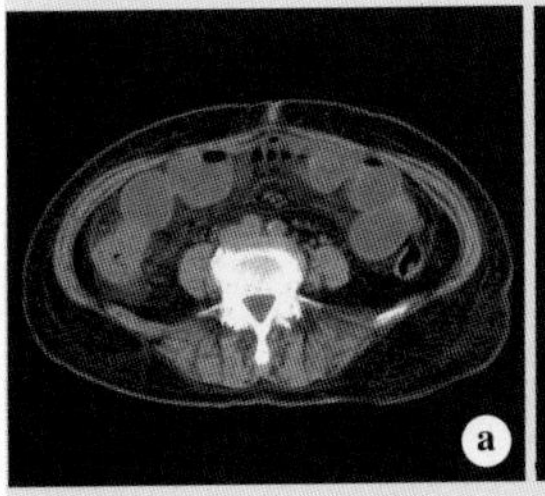

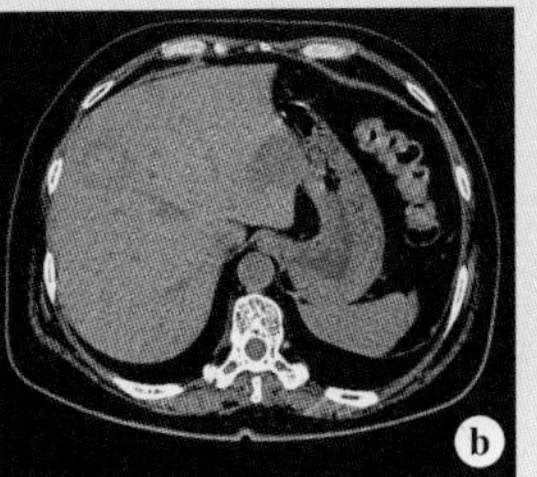

3. 该患者 MRI 平扫+动态增强检查结果如图 6-1-3-1 所示，以下说法与 S4 段病灶不符的是

A. 病灶内信号不均匀；B. T_2WI 呈“灯泡征”；C. 环形强化；D. 内部强化不均匀；E. 肝胆期呈低信号

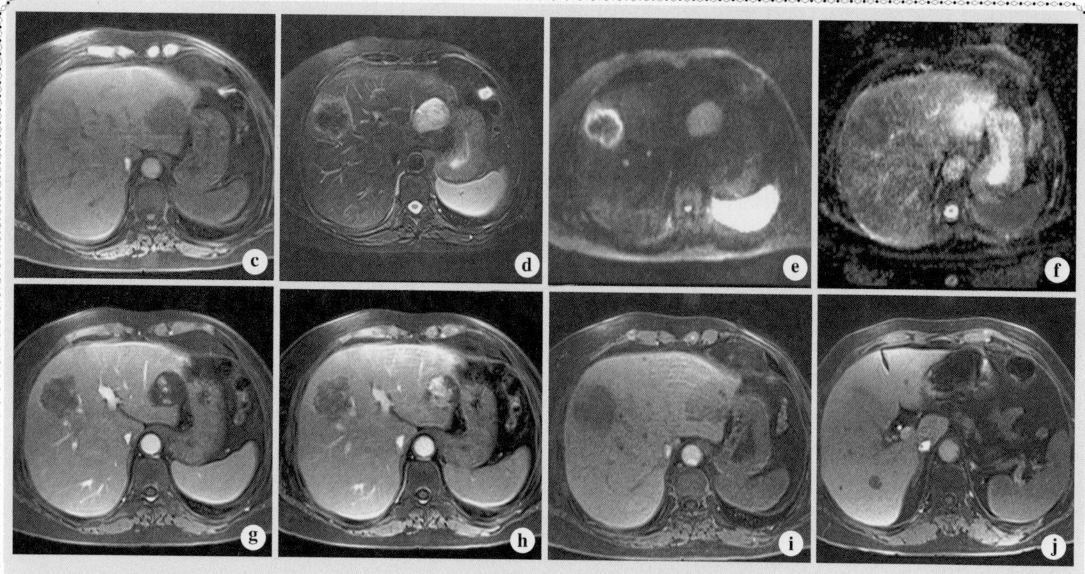

图 6-1-3-1　案例 6-1-3-1 影像学检查结果

a、b. 盆腔及腹部 CT 图像；c～f. T_1WI、T_2WI、DWI、ADC 图；g～j. 钆塞酸二钠动态增强检查动脉晚期、门脉期、移行期、肝胆期图像

4. 对于该病例，以下说法不正确的是

A. S4 段、S2 段病灶强化行为不同，前者为转移瘤，后者为血管瘤；B. DWI 及 ADC 值有助于鉴别 S4 段、S2 段病灶的性质；C. T_2WI 信号高低有助于区分血管瘤与转移瘤；D. 肝胆期、DWI 序列有助于更多转移瘤病灶的显示；E. 肝胆期低信号可区分血管瘤与转移瘤

（一）临床基础

肝脏转移瘤（liver metastases）为肝脏最常见恶性肿瘤之一。肝是位居第二的转移性肿瘤好发部位，仅次于肺。全身各组织器官的恶性肿瘤有 30%～50%可转移到肝。肝脏因同时有肝动脉和门静脉双重血供，因而成为恶性肿瘤（特别是消化系统恶性肿瘤）远处转移的好发部位。

1. 病因及病理　肝脏转移瘤多为门静脉系统所引流脏器的恶性肿瘤转移而来（结肠、胃、胰腺等），乳腺癌、肺癌、肾癌、卵巢癌也常转移至肝。病理上常为肝多发结节，亦可单发，易坏死、囊变、出血，少数可见钙化，大小不等。

2. 临床表现　除原发肿瘤症状外，肝脏转移瘤早期无明显症状。转移灶较大或较多时可伴肝脏症状，症状同其他肝脏肿瘤，无特异性。肝脏肿瘤表现为肝大、肝区疼痛、消瘦、黄疸、腹水及恶病质，预后不良。

（二）MRI 成像序列

MRI 平扫序列包括 T_1WI、T_2WI、DWI 序列，动态增强扫描序列包括动脉期、门脉期、延迟期图像；肝特异性对比剂肝胆期图像对疾病的鉴别诊断有一定意义。

（三）MRI 影像学诊断

肝脏转移瘤多表现为肝内大小不等、圆形或类圆形、MRI 表现相近的多发结节或肿块，其 MRI 表现与诸多因素有关，包括病灶组织学类型、血供、大小及病灶内是否存在坏死、纤维化、钙化与出血。原发肿瘤病史对于诊断尤为重要。

1. MRI 平扫　T_1WI 上多数呈边缘较清晰的稍低信号灶，信号均匀或不均匀，如瘤内伴新鲜出血或转移性黑色素瘤可呈高信号。T_2WI 多呈稍高信号灶，DWI 多呈高信号。25%的肿瘤呈现“靶征”，即瘤灶中央呈圆形 T_1WI 低信号、T_2WI 高信号，为中心性坏死或含水量增加。

2. 动态增强检查 增强 MRI 能发现更多、更小的病灶，最常见强化方式为病灶周边持续性环形强化；肝细胞特异性对比剂肝胆期转移瘤呈低信号。

（四）鉴别诊断

其他部位原发肿瘤诊断明确，如肝内发现多发结节，肝脏转移瘤的诊断较容易。若原发肿瘤不明而见到肝内多发结节，需要根据影像学关键征象与肝癌、肝血管瘤、FNH、肝细胞腺瘤等进行鉴别诊断。

（五）治疗

肝脏转移瘤相关治疗方案多样，需兼顾原发灶能否根治性切除、肝转移数目及大小和残余肝脏可代偿与否、患者的身体状况等进行个体化综合治疗，包括手术治疗或非手术治疗。

【案例 6-1-3-1 点评】

1. 选 E。该患者进行腹盆部 CT 检查后，发现回盲部肿物范围及部位、管腔狭窄伴以上肠管扩张，尚不能确定肝内多发肿物的性质，故不能确定是否均为转移瘤。

2. 选 D。DWI 序列联合动态增强检查能够发现患者更多、更小的肝脏转移瘤病灶，TOF-MRA 为非必选序列，故选 D。

3. 选 B。该患者 MRI 平扫+动态增强检查，病灶内信号不均匀，增强后动脉期及门静脉期可见环形强化，内部强化不均匀，肝胆期呈低信号。而 T_2WI 呈“灯泡征”为海绵状血管瘤 MRI 表现，与此病例不符。

4. 选 E。S4 段、S2 段病灶强化行为不同，前者为转移瘤，表现为早期环形强化，后者为血管瘤，动脉期周边结节状强化，随时间延长向中央蔓延。DWI 序列海绵状血管瘤 ADC 值更高，有利于将其与多数肝内实性恶性肿瘤相区分。多发血管瘤 T_2WI 表现为均匀更高信号，呈“灯泡征”；且随回波时间延长信号强度增高。多数肝脏恶性肿瘤肿瘤包括转移瘤在 T_2 权重增加时，都表现为信号减低。肝胆期、DWI 序列可对更小病灶更敏感，能显示更多、更小的病灶，但 S4 段、S2 段病灶及其他肝内转移瘤与肝胆期均呈低信号，对鉴别二者帮助不大。

四、肝 血 管 瘤

【案例 6-1-4-1】 患者男性，55 岁，体检 B 超发现肝内结节，无法准确定性，欲行进一步检查。无临床症状，肝功能正常。

思考题

1. 若患者存在肾功能障碍，则该患者首选的诊断方法为

A. CT 平扫；B. B 超；C. MRI 平扫+动态增强；D. MRI 平扫；E. DSA

2. 若患者已行 B 超筛查，以下征象对病变有定性诊断作用的是

A. 均匀低回声；B. 高回声团或筛网状结构；C. 无回声区；D. 等回声；E. 混合回声

3. 若患者预行 MRI 以明确诊断，以下征象对病变有定性诊断作用的是

A. 肿块信号均匀；B. 灯泡征；C. 增粗供血动脉；D. 瘤内纤维化；E. 中央纤维瘢痕

4. 该患者进行 MRI 检查，结果如图 6-1-4-1（a～h）所示，下列描述不正确的是

A. T_1WI 呈均匀低信号，T_2WI 呈均匀稍高信号；B. T_2WI 随回波时间延长，信号逐渐增高，重 T_2WI 信号更高；C. T_2WI 不易与明显高信号的富血供转移瘤（嗜铬细胞瘤、类癌、胰岛细胞瘤）区分；D. 瘤内囊变、血栓或纤维化信号可不均匀；E. 动态增强呈快进快出强化

5. 关于该病变的强化行为，错误的是

A. 早期病变周边结节强化，逐渐向中央扩展；B. 对比剂完全填充肿块的时间取决于其大小；C. 较大病灶中心纤维化、血栓延迟强化呈高信号；D. 延迟 10～15 分钟仍保持类似于血池信号强度；E. 血管瘤可由于出血、透明样变而呈现其他非典型 MRI 表现

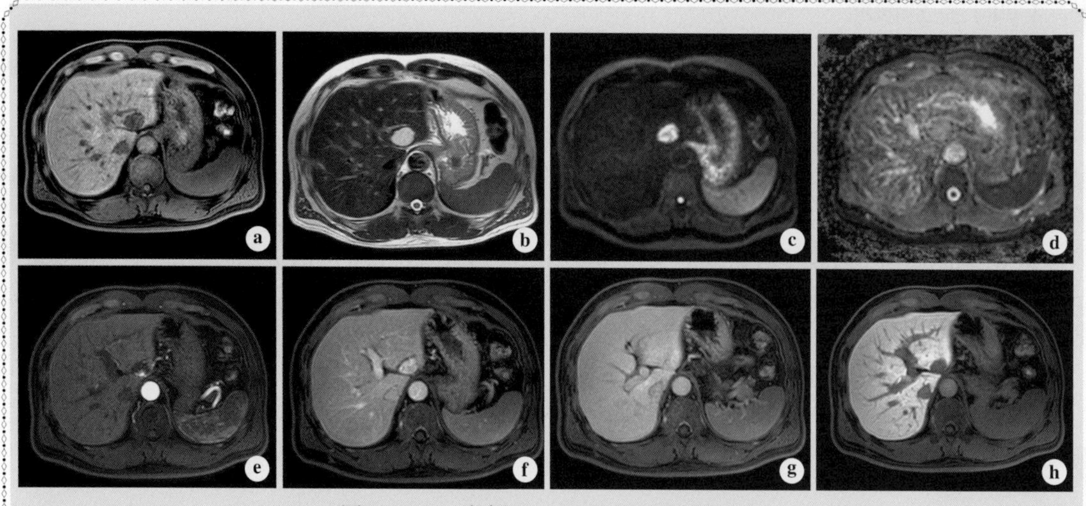

图 6-1-4-1 案例 6-1-4-1 影像学检查结果

a. T_1WI；b. T_2WI；c. T_2WI 脂肪抑制；d. DWI；e～h. 分别为钆塞酸二钠增强 MRI 动脉早期、动脉晚期、门脉期、延迟期及肝胆期图像

（一）临床基础

肝血管瘤（liver hemangioma）为肝脏常见的良性肿瘤，占肝良性肿瘤的 80%左右，女性多于男性。任何年龄段均可发病，以 30～50 岁多见。多数为单发，少数为多发，多位于肝脏周边部分。

1. 病因及分型 确切发病原因尚不明确。病理上由扩展的异常血窦间以纤维间隔形成海绵状结构，充满新鲜血液。其血供来自肝动脉系统，内部血流缓慢，较大血管瘤内可出现血栓、钙化及瘢痕形成及动脉-门脉分流。依据其纤维组织的多少，病理上可分为四型。①海绵状血管瘤：最为常见；②硬化性血管瘤；③血管内皮细胞瘤；④毛细血管瘤：此型少见。

2. 临床表现 患者多无任何症状，多为行其他检查时偶然发现。约 10%的病例可出现巨大瘤灶，生长快，可由于肝大、上腹肿块压迫邻近脏器出现肝区痛、上腹部胀痛。瘤体较大伴出血时可引起急性上腹部剧痛以及出血和休克症状，为最严重的并发症。

（二）MRI 成像序列

MRI 平扫序列包括 T_1WI、T_2WI、DWI 序列，动态增强扫描序列包括动脉期、门脉期、延迟期以及肝特异性对比剂肝胆期图像；T_2WI 及动态增强扫描对疾病的诊断及鉴别诊断尤为重要。

（三）MRI 影像学诊断

1. MRI 平扫 T_1WI 呈均匀低信号，边界清楚，直径较大者（超过 4cm）由于出血、血栓、纤维化、透明样变或囊变而导致信号不均匀。T_2WI 表现为均匀更高信号，且随回波时间的延长而信号强度增高，呈“灯泡征”，肝血管瘤 DWI 呈高信号，与其他恶性病变（如肝细胞癌、肝脏转移瘤）相比较，具有更高的 ADC 值。另外，T_2 透射效应在血管瘤中较常见。

2. 动态增强检查 典型血管瘤表现为动脉期肿瘤边缘出现结节状强化灶，逐渐向中央扩展，延迟期充盈整个肿瘤，不伴边缘廓清征。总体表现为 3 种类型。①Ⅰ型：动脉期快速均匀强化，延迟期为等或稍高信号；②Ⅱ型：早期周围结节状强化，对比剂渐进性向内填充及结节状强化融合，最终为均匀性填充；③Ⅲ型：动脉期周边结节状强化，对比剂渐进性向内填充，但最终中心仍为低信号；肝特异性对比剂肝胆期血管瘤呈低信号。血管瘤较大伴瘤内出血、钙化、血栓及透明样变性时，影像学表现可不典型。

（四）鉴别诊断

肝血管瘤应与动脉供血为主的肝脏富血供病变进行鉴别，如 FNH、肝细胞腺瘤、肝细胞癌和富血供转移瘤。

1. FNH ①血管瘤 T_2WI 为明显高信号，而 FNH 呈略高或等信号；②强化时血管瘤一般从周边开始呈结节状或环形向中心扩展，门脉期强化范围增多、增大，信号仍高于正常肝组织，与 FNH 自中央向外周的明显均匀强化不同；③FNH 肝胆期病变多为等或高信号，而血管瘤多为低信号。

2. 肝细胞腺瘤 好发于育龄期妇女，和口服避孕药有关；T_1WI 上可呈稍高信号，T_2WI 上常表现为稍高信号；肝细胞腺瘤可含脂质，在 MRI 反相位序列中信号减低；动脉期呈相对均匀明显强化，门脉期强化减退，延迟期多呈等信号。

3. 肝癌 详见肝癌相关章节。

4. 转移瘤 有原发肿瘤病史，多表现为环形强化。

（五）治疗

多数患者都可采用保守治疗。肝血管瘤的治疗方法主要有血管瘤切除术、血管瘤缝扎术、肝动脉结扎术、微波固化术、射频治疗、肝动脉栓塞术等。极少数情况下，对于有并发症、大的血管瘤或广泛的、无法切除的血管瘤，可能需要肝移植。

【案例 6-1-4-1 点评】

1. 选 C。CT 平扫无法确切定性病灶，鉴于患者存在肾功能障碍，应首先 MRI 平扫+动态增强检查。

2. 选 B。呈现高回声团或筛网状结构典型表现对部分血管瘤具有定性诊断作用。

3. 选 B。血管瘤 MRI 平扫具有特征性“灯泡征”表现，多数病变无须增强即可确诊，联合动态增强检查，诊断敏感性及特异性提高。

4. 选 E。动态增强呈快进快出快进慢出强化。

5. 选 C。较大病灶中心纤维化、血栓呈持续性低信号。

五、肝　囊　肿

【案例 6-1-5-1】 患者女性，29 岁，无不适，体检 B 超发现肝内病变。

思考题

1. 患者为年轻女性，有生育要求，进一步明确肝内病变适宜选用的检查是

A. CT 平扫；B. CT 平扫及增强；C. MRI 平扫，必要时增强；D. DSA；E. X 线平片

2. 该患者选择 MRI 检查，结果如图 6-1-5-1 所示，下列描述不正确的是

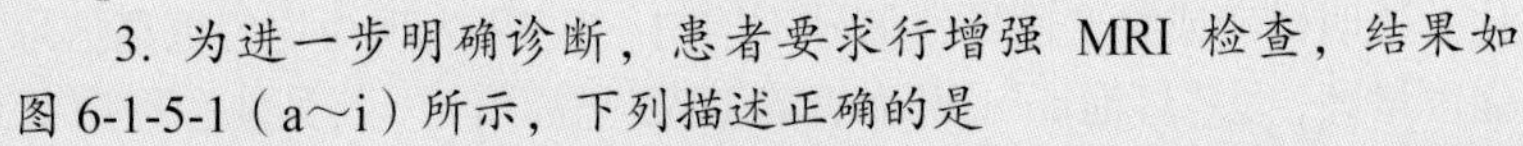

A. 病变位于肝右叶；B. 边界清晰，边缘光滑；C. T_1WI 呈低信号；D. T_2WI 呈高信号；E. DWI 上明显弥散受限

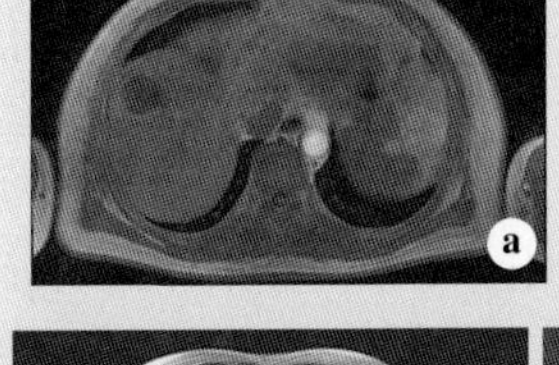

3. 为进一步明确诊断，患者要求行增强 MRI 检查，结果如图 6-1-5-1（a～i）所示，下列描述正确的是

A. 动脉期明显强化；B. 动脉期环形强化；C. 病变呈延迟强化；D. 病变各期无强化；E. “快进慢出”强化特征

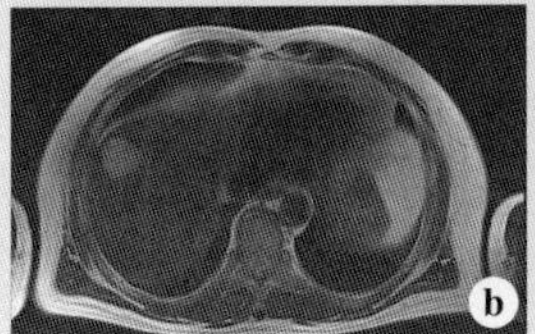
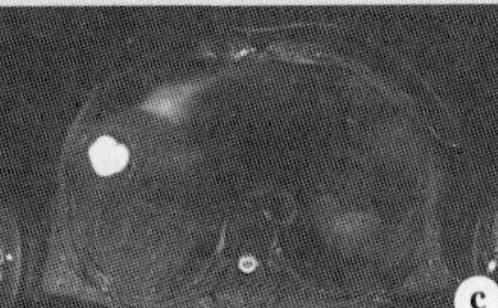
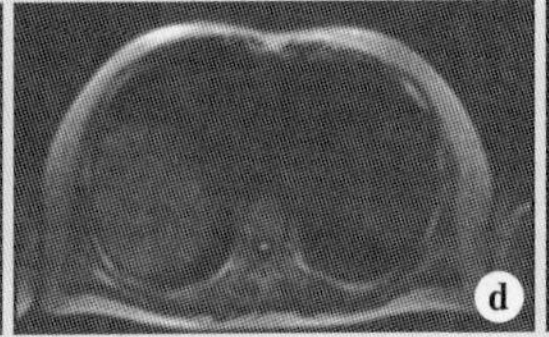
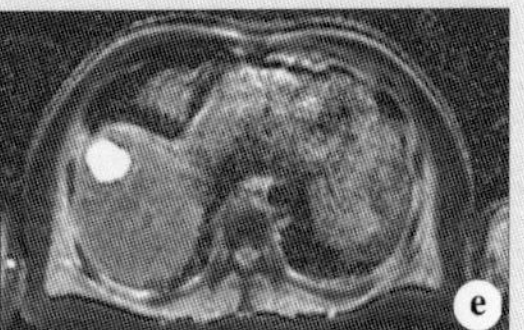

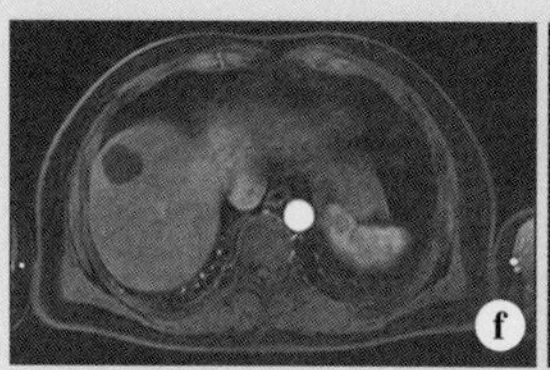
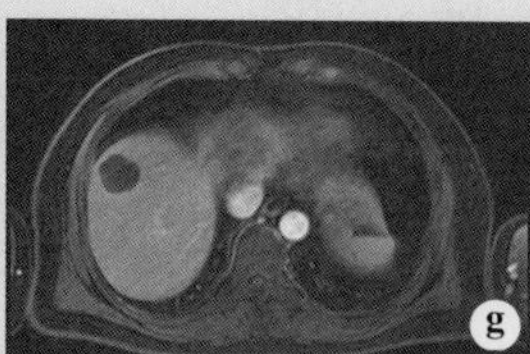
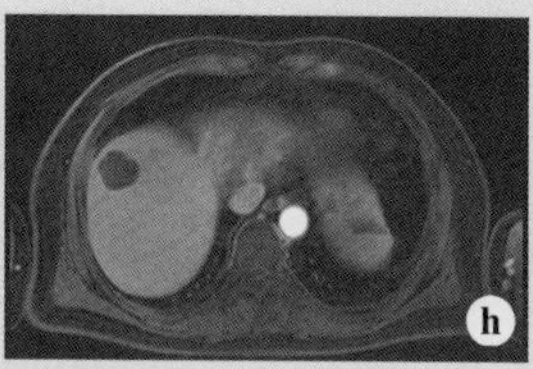
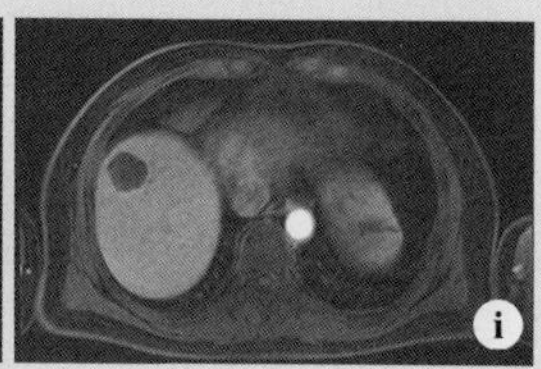

图 6-1-5-1　案例 6-1-5-1 影像学检查结果

a. T_1WI；b. T_2WI；c. T_2WI 脂肪抑制；d. DWI；e. ADC；f～i. 分别为钆塞酸二钠增强 MRI 动脉早期、动脉晚期、门脉期、延迟期及肝胆期图像

（一）临床基础

肝囊肿（hepatic cyst）是一种常见的肝脏疾病，通常所说的肝囊肿为先天性肝囊肿，不包括创伤性、炎症性、寄生虫性和肿瘤性囊肿。

1. 病因及病理　先天性肝囊肿病因不清，认为与胚胎期肝内胆管和淋巴管发育异常有关。病理上肝囊肿一般呈圆形或椭圆形，可有分隔。囊壁很薄，内衬分泌液体的上皮细胞，外层为纤维胶原组织。囊液多为清亮无色或淡黄色，含有蛋白质、胆红素等成分，合并出血时呈咖啡色。

2. 临床表现　肝囊肿常无症状，与囊肿大小、部位、生长速度、是否合并出血或感染而有很大差异。合并出血感染会有上腹疼痛、畏寒发热、白细胞升高。囊肿破裂可引起腹膜炎。

（二）MRI 成像序列

MRI 平扫序列包括 T_1WI、T_2WI、DWI 序列，动态增强扫描序列包括动脉期、门脉期、延迟期以及肝特异性对比剂肝胆期图像。

（三）MRI 影像学诊断

MRI 平扫显示肝实质内单个或多个、圆形或椭圆形病灶，边缘光滑锐利，边界清楚，T_1WI 上多呈低信号，若囊肿内蛋白含量较高或有出血时，可呈等信号或高信号；T_2WI 上呈高信号，内部信号均匀。增强后无强化，囊肿轮廓更加清晰。DWI 上呈低信号。

（四）鉴别诊断

1. 肝包虫囊肿　以囊性表现为主，当肝囊肿合并出血、感染时与包虫囊肿鉴别有一定的困难。肝包虫囊肿患者常有牧区生活史；表现为单房或多房性囊性肿块，可见“囊内囊”，其壁及内容物常见钙化；囊肿内囊破裂分离时可见“浮莲征”或“飘带征”，此为肝包虫囊肿的典型征象。

2. 先天性肝内胆管囊肿　先天性肝内胆管囊肿的多发囊肿与胆管相通，常合并胆管扩张，内部常出现点状软组织影像，称为“中心点征”。

（五）治疗

肝囊肿的治疗应视其大小、性质及有无并发症而定。当伴有囊肿破裂、囊蒂扭转、囊内出血或囊肿巨大压迫邻近器官影响进食者需外科手术治疗。

【案例 6-1-5-1 点评】

1. 选 C。患者为年轻女性，有生育要求，应选择对身体无辐射的 MRI 检查。

2. 选 E。MRI 显示病灶位于肝右叶，边缘光滑清楚，T_1WI 呈低信号 T_2WI 呈高信号，DWI 上呈等信号，ADC 呈明显高信号，提示病灶内部弥散不受限。

3. 选 D。增强扫描病灶内部及其壁于增强各期未见强化，提示肝囊肿的诊断。

六、肝 硬 化

【案例 6-1-6-1】 患者男性，50 岁，既往乙肝病史 15 年，消瘦乏力、营养不良、精神不振、食欲缺乏 1 年余，今晨起出现黑便。

思考题

1. 该患者需要进行的检查是

A. 腹部 B 超；B. 胃镜；C. 实验室检查（肝功能、肿瘤标志物等）；D. 腹部 CT 及 MRI；E. 以上都是

2. 结合病史，引起黑便的病因有

A. 十二指肠溃疡；B. 胃溃疡；C. 胃占位性病变；D. 食管胃底静脉曲张破裂、出血；E. 以上都是

3. 引起食管胃底曲张的根本原因是

A. 肝硬化、门静脉高压；B. 脾大；C. 静脉血栓形成；D. 占位性病变压迫所致；E. 血管畸形

4. 肝硬化的影像学表现有

A. 肝脏呈结节状改变、边缘呈波浪状；B. 肝裂增宽；C. 肝脏比例失调；D. 肝左叶、肝尾叶增大和右叶缩小；E. 以上都是

5. 影像学检查提供的信息是

A. 了解肝脏情况，是否合并占位性病变；B. 了解脉管系统，是否伴有扩张、闭塞、血栓等情况；C. 印证引起出血原因（食管胃底静脉曲张）；D. 了解其他脏器累及的程度；E. 以上都是

6. 患者行 MRI 检查，结果如图 6-1-6-1（a～f）所示，图像中有什么病变

A. 肝硬化、肝多发再生结节；B. 脾大、腹水；C. 脾多发铁沉积；D. 食管胃底静脉曲张、脾-左肾静脉分流；E. 以上都是

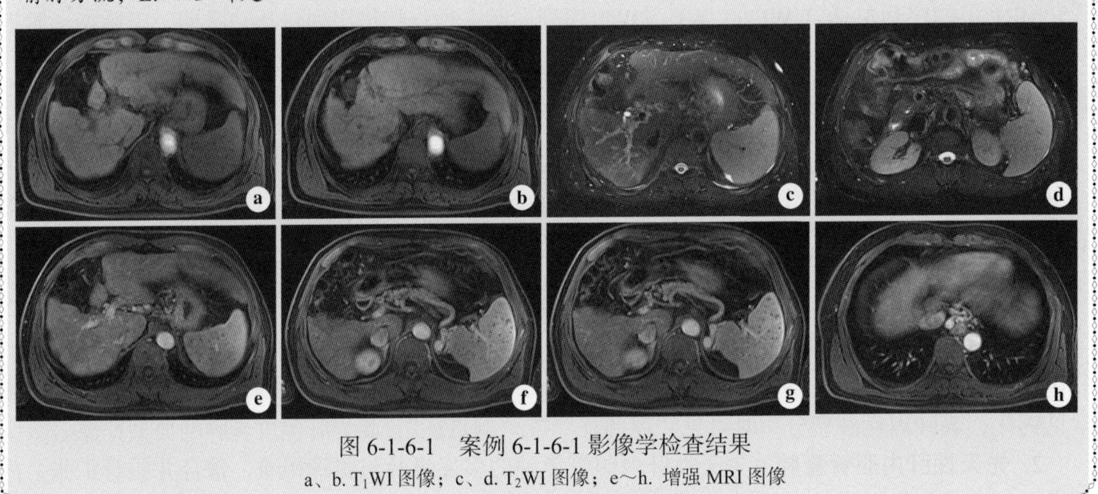

图 6-1-6-1 案例 6-1-6-1 影像学检查结果

a、b. T_1WI 图像；c、d. T_2WI 图像；e～h. 增强 MRI 图像

（一）临床基础

肝硬化（liver cirrhosis）是一种由不同病因引起的肝脏慢性、进行性、弥漫性病变。其主要病理变化是在肝细胞广泛变性坏死的基础上肝脏纤维组织大量增生，并形成再生结节和假小叶，导致正常肝小叶结构和血管解剖的破坏。

1. 病因及分型 肝硬化的病因很多，包括病毒性肝炎、慢性酒精中毒、非酒精性脂肪性肝炎、化学毒物或药物、遗传代谢性疾病、肝淤血、自身免疫性疾病、长期胆汁淤积及营养不良、感染等。在我国以乙型病毒性肝炎最为常见，而在国外，尤其是欧美，则以酒精性肝病最为常见。

2. 临床表现 根据临床表现将肝硬化分为代偿期和失代偿期。代偿期症状较轻、缺乏特异性，可表现为轻度乏力、消瘦、食欲缺乏、腹胀、厌油、上腹部不适、右上腹隐痛等；失代偿期症状明显加重，患者主要表现为门脉高压、肝细胞功能减退所致的两大综合征，同时可有全身各系统症状，并出现腹水、消化道出血和肝性脑病等多种并发症。

（二）MRI 成像序列

MRI 平扫序列包括 T_1WI、T_2WI、DWI 序列，动态增强扫描序列包括动脉期、门脉期、延迟期图像；T_2WI、DWI 及动态增强扫描对肝脏结节性病变的诊断及鉴别诊断具有重要意义。

（三）MRI 影像学诊断

肝脏形态学改变

（1）早期肝硬化：肝脏体积正常或增大，无 MR 信号改变。

（2）中晚期肝硬化：可出现肝叶增大和萎缩，也可表现全肝萎缩，肝各叶大小比例失调；肝裂增宽；肝边缘显示凹凸不平，呈结节状、波浪状；MRI 呈弥漫性或不均匀信号改变，T_1WI 上表现为肝脏内弥漫网状、花边状低信号，而在 T_2WI 上呈低信号结节伴稍高信号网格，严重时可引起强化程度减低。较大而多发的不典型增生结节可表现为散在的 T_1WI 高信号结节，可伴有脾大、门静脉高压、腹水（图 6-1-6-2）。

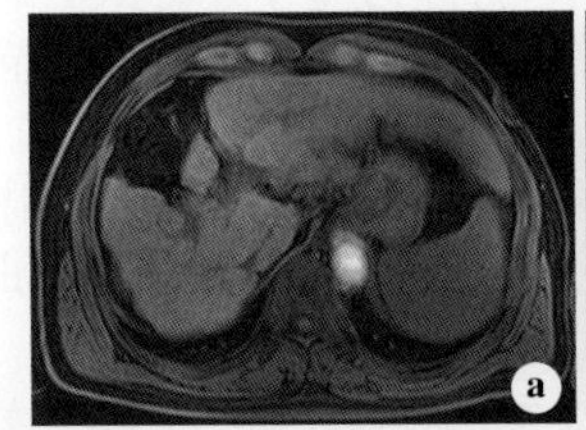
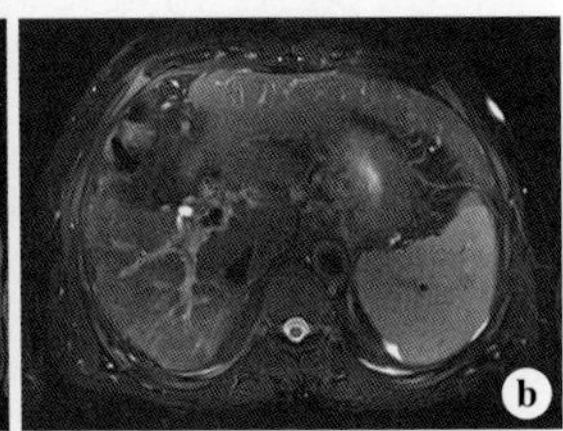
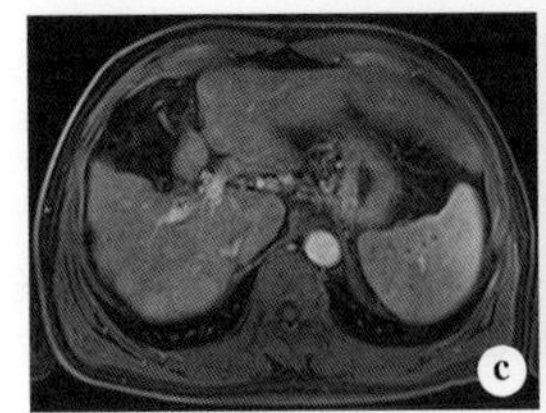
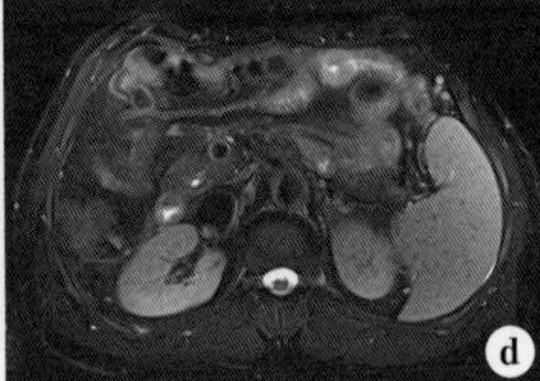
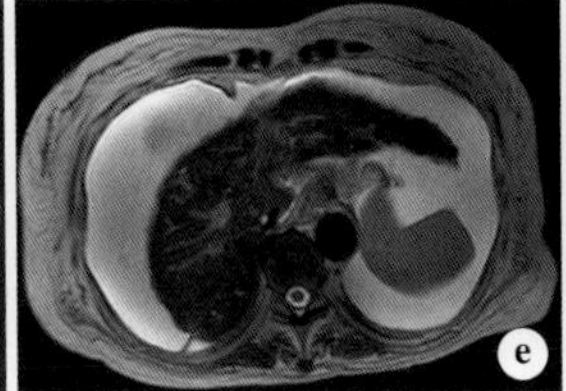
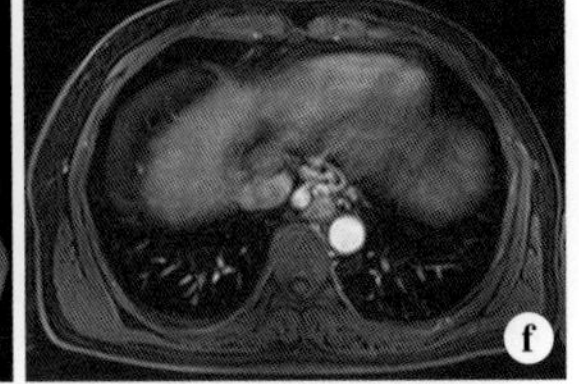

图 6-1-6-2　肝硬化 MRI 表现

a. 平扫 T_1WI；b. T_2WI 示肝裂增宽，肝缘呈波浪状；c. 增强扫描肝内呈多发结节状改变；d. T_2WI 示脾大；e. 腹水；f. 增强扫描示食管下段静脉曲张

（四）鉴别诊断

早期肝硬化可能只表现肝大，影像学缺乏特异性。中晚期肝硬化出现典型的肝脏大小、形态、轮廓、信号异常以及脾大、门静脉高压的征象，影像学易于做出诊断。但肝硬化合并肝癌，诊断中必须提高警惕，肝癌的发生是一个渐进化的过程，从再生结节、不典型增生结节到肝癌，所以临床工作中需将再生结节（regenerating nodule，RN）、不典型增生结节（dysplastic nodule，DN）与 HCC 相鉴别（表 6-1-6-1）。

表 6-1-6-1　RN、DN 与 HCC 鉴别诊断要点

	RN	DN	HCC
包膜	无	无	70%～80%出现假包膜
T_1WI	大多数呈等或略高信号，少数呈低信号	等或略高信号	信号不定 部分含脂呈高信号
T_2WI	等或略低信号	大多数呈等信号 少数低信号	略高信号 部分含脂呈高信号
强化方式	一般无强化或轻度延迟强化	一般无强化，部分表现为动脉期明显强化，而延迟期仍保持强化	快进快出
肝细胞特异性对比剂肝胆期	等信号	低级别 DN 呈等信号 高级别 DN 呈等、低信号	低信号

（五）治疗

对于肝硬化患者针对病因加强治疗，可以在一定程度上有效地延缓肝硬化的进展，减少感染等相关并发症，最终提高患者的生活质量。

对于肝硬化失代偿期患者以对症治疗、改善肝功能和抢救并发症为主，对于内科常规的保肝和对症治疗不能延长患者生存期，可采用原位肝移植。

【案例 6-1-6-1 点评】

1. 选 E。患者既往有乙肝病史，现出现消化道出血，应该行胃镜及影像学检查探究病因，以及评估肝脏功能状态。

2. 选 D。肝硬化继发门静脉高压，从而引起食管胃底静脉曲张，容易破裂、消化道出血，引发黑便。

3. 选 A。肝硬化、门静脉高压可引发食管胃底静脉曲张。

4. 选 E。肝硬化的影像学表现为肝脏呈结节状改变、边缘呈波浪状；肝裂增宽；肝脏比例失调；肝左叶、肝尾叶增大和右叶缩小。

5. 选 E。影像学检查可以了解肝脏形态学特点，是否合并病变；了解脉管系统，是否伴有扩张、闭塞、血栓等情况；同时帮助印证引起出血的原因，如食管胃底静脉曲张破裂引起的出血；了解腹部其他脏器的累及情况。

6. 选 E。行 MRI 检查，可见肝硬化、肝多发再生结节；脾大、腹水；脾多发铁沉积；食管胃底静脉曲张、脾-左肾静脉分流。

七、肝　脓　肿

【案例 6-1-7-1】 患者男性，72 岁，4 天前突发持续发热，体温最高 38.5℃，间断寒战，上腹部不适、肝区肿胀感。实验室检查：白细胞计数增高。

思考题

1. 为明确病因，患者需要选择的检查是

A. 腹部 B 超、CT 及 MRI；B. 胃镜；C. 实验室检查（肝功能、肿瘤标志物等）；D. 穿刺活检；E. 以上都是

2. 最可能的病变部位是

A. 肝；B. 胆囊；C. 胃；D. 脾；E. 胰腺

3. 根据其临床病史，推测肝脏最可能的病变类型是

A. 肝脏感染性病变；B. 肝脏肿瘤样病变；C. 肝脏外伤引发的病变；D. 肝脏先天性病变；E. 肝脏血管源性病变

4. 属于肝脏感染性病变的有

A. FNH；B. 肝脓肿；C. 肝囊肿；D. 肝细胞肝癌；E. 肝血管瘤

5. 肝脓肿的最常见致病因子为

A. 细菌；B. 真菌；C. 溶组织性阿米巴；D. 胆石症；E. 以上都是

6. 肝脓肿的典型影像学表现有

A. 靶环征；B. 渐进性强化；C. 粗大钙化；D. 强化方式：快进快出；E. 合并出血

7. 患者行 MRI 检查，结果如图 6-1-7-1（a～h）所示，图像中有什么异常发现：

A. 肝右叶多发肿块、胃底肿块；B. 脂肪肝；C. 脾血管瘤；D. 胃壁增厚；E. 以上都是

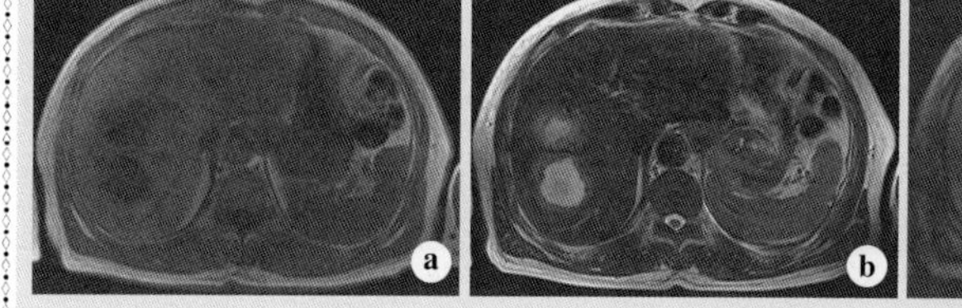

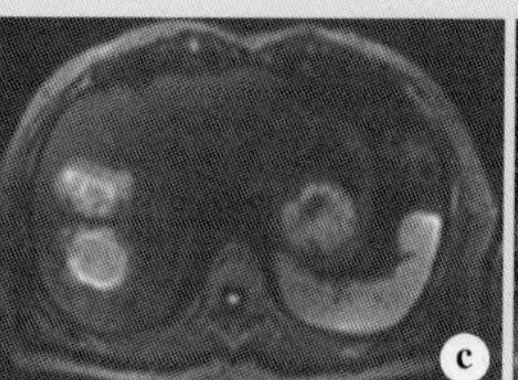

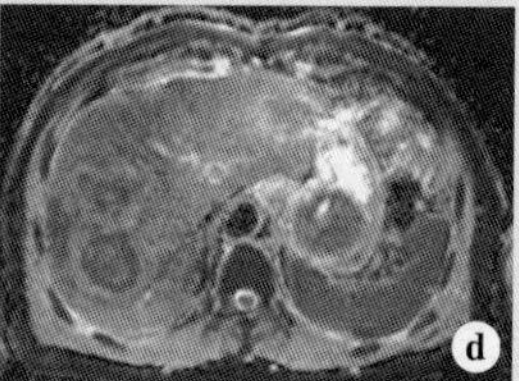

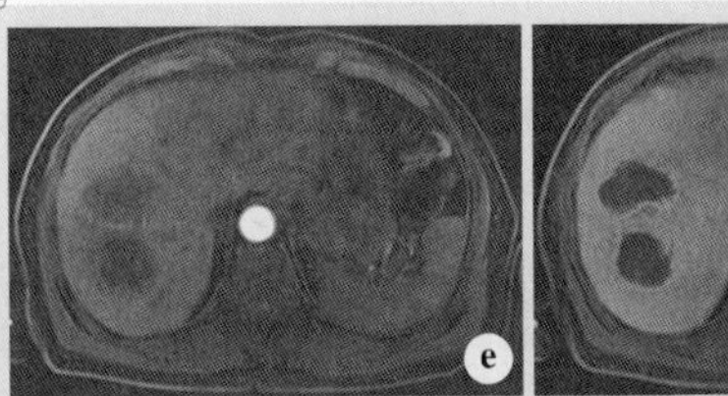
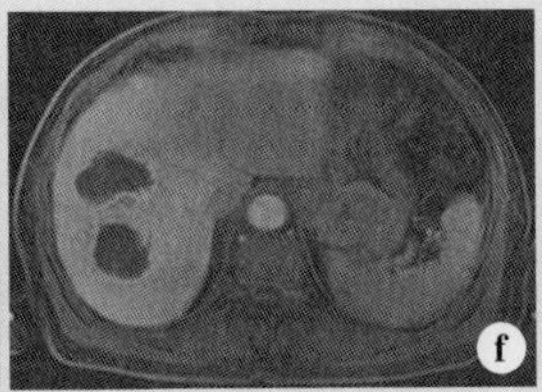
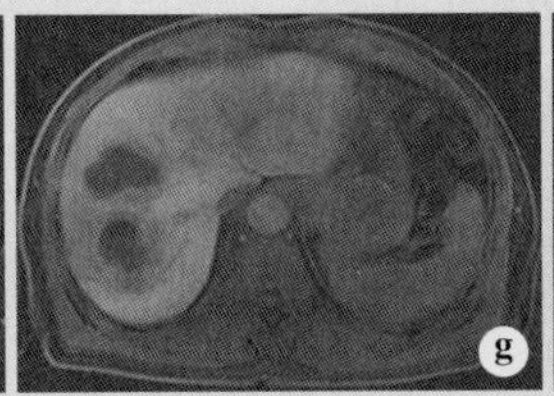
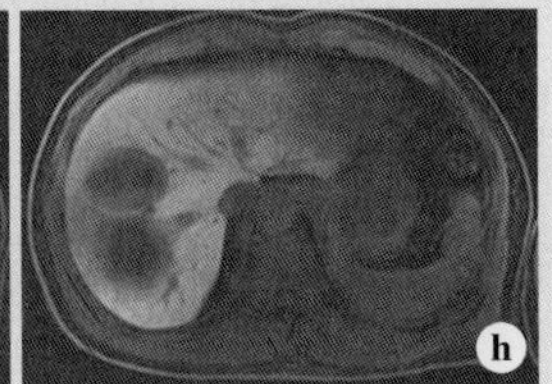

图 6-1-7-1　案例 6-1-7-1 影像学检查结果

a. T_1WI；b. T_2WI；c. T_2WI 脂肪抑制；d. DWI 图像；e～h. 分别为钆塞酸二钠增强 MRI 动脉早期、动脉晚期、门脉期、延迟期及肝胆期图像

（一）临床基础

肝脓肿（hepatic abscess）是指致病微生物通过各种途径迁移到肝脏所致的肝内化脓性疾病。临床上最常见的两种类型是细菌性肝脓肿和阿米巴性肝脓肿。

1. 病因及病理　细菌性肝脓肿主要感染途径有胆道、门静脉、肝动脉、邻近器官化脓性炎症直接蔓延等。形成过程大致可分为化脓性炎症期、脓肿形成初期和脓肿形成期三个阶段。化脓性炎症期病理改变为肝组织的局部炎症、充血、水肿；脓肿形成初期肝组织开始坏死，部分液化；脓肿形成期脓腔坏死液化彻底，脓肿壁形成，脓肿壁由纤维肉芽组织或炎症充血带形成，脓肿周围肝组织往往伴有充血性水肿。

阿米巴肝脓肿的病原体是溶组织性阿米巴，主要经肠道病变处血流进入门脉系统，再进入肝脏。阿米巴肝脓肿多数发生在阿米巴痢疾 30～40 天后，原虫在门静脉内繁殖阻塞，造成肝细胞梗死，以及溶组织酶直接破坏肝实质形成脓肿，本质并非真性脓肿，而是肝组织液化性坏死，脓液为呈巧克力色半液体状态的坏死组织，外周未完全坏死的肝实质和间质成分常呈破棉絮状。

2. 临床表现　细菌性肝脓肿中毒症状明显，肝区疼痛，肝大，寒战高热，多为弛张热，血白细胞升高，以中性粒细胞增多为主，脓液呈黄色，细菌培养阳性，晚期可出现黄疸。阿米巴性肝脓肿患者发病前有痢疾或腹泻病史，而后出现发热和肝区疼痛。

（二）MRI 成像序列

MRI 平扫序列包括 T_1WI、T_2WI、DWI 序列，动态增强扫描序列包括动脉期、门脉期、延迟期图像；DWI 及动态增强扫描对病变的诊断及鉴别诊断具有重要意义。

（三）MRI 影像学诊断

不同病理阶段肝脓肿的形态学表现呈多样性，影像学表现亦然。

1. 炎症期和脓肿形成初期　平扫 T_1WI 为不均匀低信号，T_2WI 表现多样，可为高信号或等信号或低信号。动态增强扫描可表现为小空腔型，直径多＜2cm，轻度不均匀强化，呈簇状、花瓣状或蜂窝状，可见融合（图 6-1-7-2）。

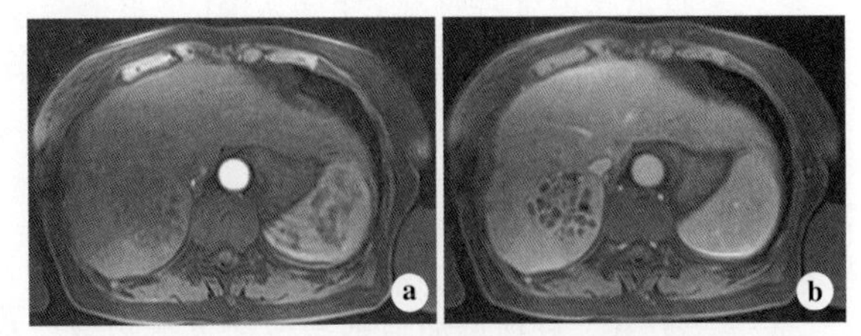

图 6-1-7-2　肝脓肿形成初期 MRI 表现

图像示肝右叶脓肿呈蜂窝状改变。a. 增强扫描动脉期；b. 门脉期

2. 脓肿形成期　平扫 T_1WI 脓腔呈类圆形或分叶状低信号，T_2WI 呈不均匀高信号。DWI 呈明显高信号，ADC 值减低；周围因炎症充血带及纤维肉芽组织而呈等或稍高信号，即“靶环征”。增强扫描动脉期脓肿壁即可出现强化，但程度较轻；而脓肿周围肝实质因充血可见明显片样强化，脓腔坏死组织不强化，呈“晕环样”；门脉期及延迟期与肝实质呈等信号，脓肿壁仍有持续强化（图 6-1-7-3）。

3. 脓肿吸收期　脓腔内纤维组织增生，脓肿壁不完整、塌陷。平扫呈 T_1WI 低信号、T_2WI 高信号，无特异性。增强扫描可见病灶内部出现轻度强化（图 6-1-7-4）。

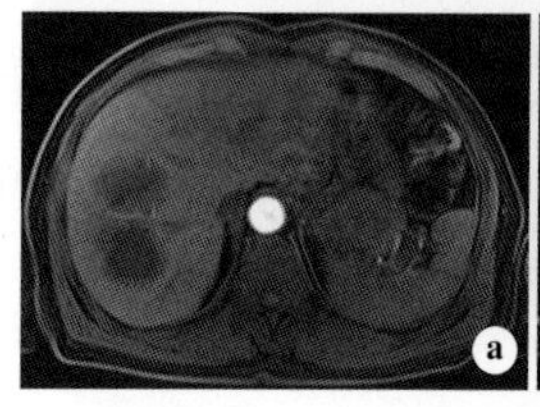
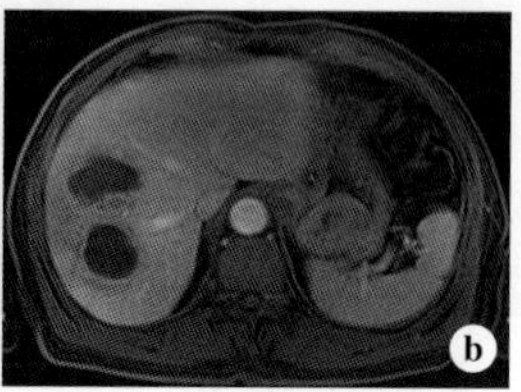

图 6-1-7-3 肝脓肿形成期 MRI 影像学表现

a. 增强扫描动脉期；b. 门脉期图像示肝右叶脓肿壁强化，脓腔无强化

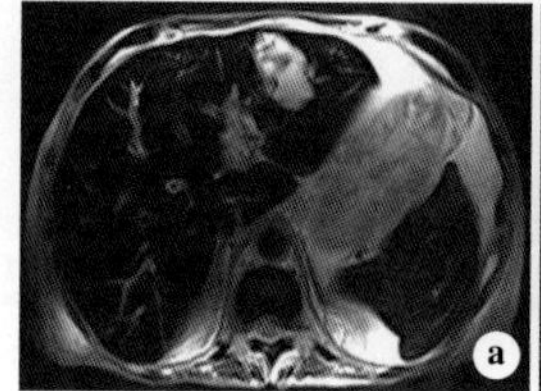
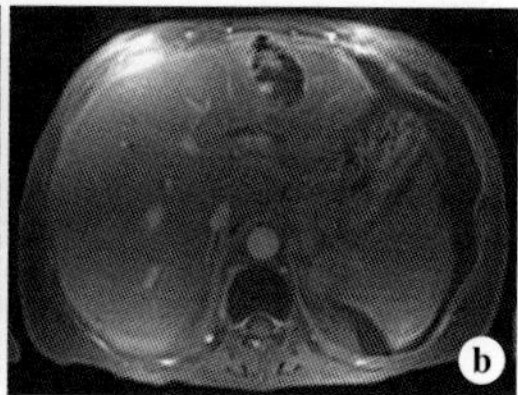

图 6-1-7-4 肝脓肿吸收期 MRI 影像学表现

a. 肝左叶病灶 T_2WI 呈高信号；b. 增强扫描脓肿内部轻度强化

4. 慢性期 T_1WI 呈低信号，T_2WI 信号较多样。增强扫描脓肿壁及分隔持续明显强化，可出现“花瓣征”。

（四）鉴别诊断

典型的肝脓肿 MRI 表现特点显著，结合病史诊断多可明确。不典型的肝脓肿有时需要与原发性 HCC、肝脏转移瘤、胆管细胞癌、孤立性坏死结节等相鉴别。

1. HCC 大的 HCC 中心常有液化坏死，其内缘不规则，增强扫描边缘有强化，病灶与正常组织分界较清楚，如伴有门脉癌栓、后腹膜及肝门淋巴结肿大、AFP 升高、肝炎和肝硬化病史等则有利于 HCC 的诊断。

2. 肝脏转移瘤 肝脏转移瘤患者有明确的原发肿瘤病史，临床无发热等感染症状，MRI 上 T_2WI 图像信号不及脓肿高，呈稍高信号，转移瘤伴囊变坏死时，在 DWI 上信号低于肝脓肿，其 ADC 值较高。

3. 胆管细胞癌 病变远端多伴发肝内胆管扩张，动态增强扫描常表现为片絮状的延迟强化。

4. 孤立性坏死结节 在 T_1WI 呈相对于肝实质的低信号，边缘清楚，T_2WI 上为等或略低信号。增强扫描病灶内部无强化，周围包膜呈轻中度强化。

（五）治疗

对于急性肝局限性炎症，脓肿尚未形成或多发性小脓肿，应行保守治疗。对于较大脓肿，在全身应用抗生素的同时，应积极进行脓肿外科切开引流术。对于慢性厚壁脓肿，切开引流脓腔壁不易塌陷，而药物治疗又无效，或脓肿切开引流后形成难以治愈的残留无效腔或窦道者，可采用部分肝切除术。

【案例 6-1-7-1 点评】

1. 选 A。患者上腹部肝区不适、肿胀疼痛，伴有高热寒战等症状，最后可能为肝源性病变，未明确病因可行腹部 CT 或 MRI 等影像学检查。

2. 选 A。根据患者临床病史、发病部位，最有可能为肝脏病变。

3. 选 A。确定病变可能的位置为肝脏，患者表现为急性炎症的临床症状，最可能为肝脏感染性疾病。

4. 选 B。肝脓肿属于肝脏感染性疾病，其余为肿瘤或肿瘤样病变。

5. 选 A。肝脓肿最常见的致病因子为细菌。

6. 选 A。肝脓肿的典型影像学表现为靶环征。内层为坏死组织形成的脓液，未见强化；中层脓肿壁为纤维肉芽组织，富含血管，可见轻度延迟强化；外层为正常肝脏充血水肿，强化程度较正常肝实质减低。

7. 选 A。患者行 MRI 检查，图像中可见肝右叶多发类圆形 T_1WI 低、T_2WI 高信号影，厚壁，边界尚清，DWI 图像病变内部呈明显高信号；胃底亦可见类圆形团块影，边界可，于 DWI 图像呈明显高信号。

（刘爱连 沈 文 李 倩）

第二节　胆系常见疾病

一、MRI影像诊断基础

（一）MRI检查技术

快速MRI扫描技术和三维采集技术的出现，使MRI成为评价胆囊和胆道疾病的一种有效方法。相控阵表面线圈可获得优质胆系图像，包括以下序列。

1. 横轴位同相位和反相位屏气梯度回波 T_1WI 图像　可以发现胆固醇性结石，发现病变内的脂质成分，为增强的基线图像。

2. 横轴位和冠状位屏气稳态快速自旋回波 T_2WI 图像　观察胆系全貌，发现胆色素性结石，了解管壁情况、病变 T_2WI 信号特征。

3. 横轴位呼吸触发的快速脂肪饱和 T_2WI 图像　发现胆系胆固醇性结石。

4. 二维或三维磁共振胆胰管成像（magnetic resonance cholangiopancreatography，MRCP）　可全程观察胆系解剖，以区分正常结构和病变，评价腔内和腔外胆道梗阻，评价整个肝外胆道系统。

5. 动态增强扫描　可以提高病变的检出和鉴别能力，并可用于描绘血管形态，在大多数胆系适应证的MRI检查中，需常规使用动态增强扫描评价胆囊壁的情况，确定炎症和肿块，评价胆管肿瘤的分期和术前评价，监测治疗疗效。

6. DWI　胆囊癌组织内细胞数目多，组织间隙小，水分子自由弥散受限，DWI表现为弥散受限的高信号，ADC值偏小。并且DWI对于恶性病变的敏感性较高，可以发现小病灶及增大的淋巴结。

（二）胆系正常解剖

正常胆囊的MRI表现取决于胆汁的浓度和成分。禁食状态下，胆汁表现为 T_1WI 低信号，T_2WI 高信号。胆汁可有分层（稠厚的胆汁沉积于下层，稀薄的胆汁位于上层）。MRCP上，肝内和整个肝外胆管表现为高信号的分支、管状结构。正常情况下，仅肝门区的肝内胆管可显示，直径≤3mm。右后肝管（Ⅵ/Ⅶ段）几乎水平走行；右前肝管（Ⅴ/Ⅷ段）大多垂直走行；左肝管（Ⅱ/Ⅳ段）与右肝管汇合形成肝总管；Ⅰ段独自引流。肝外胆管直径≤7mm（胆囊切除术胆总管可达10mm）。胰管直径≤3mm，约45%存在副胰管。

（三）胆系基本病变

1. 胆囊大小、数目和位置异常

胆囊增大：胆囊横径＞5cm，常为急性胆囊炎或胆系梗阻所致。

胆囊缩小：常伴有胆囊壁增厚，见于慢性胆囊炎。

胆囊壁增厚：胆囊壁厚度＞3mm，可见于胆囊炎、胆囊肿瘤性病变。

胆囊位置、数目异常：位于肝门部胆囊床以外的胆囊为异位胆囊，还可发现双胆囊或无胆囊，较为少见，均为先天异常。

2. 胆系钙化灶　胆系钙化灶多为结石所致，大部分胆囊和胆管内结石在 T_1WI 和 T_2WI 上均表现为低信号，部分胆系结石 T_1WI 及 T_1WI 脂肪抑制均呈高信号；T_2WI 及MRCP是观察胆系结石的最佳序列，表现为高信号的胆汁中圆形、类圆形低信号充盈缺损。

3. 胆管扩张　胆管扩张可为先天性和后天性。先天性胆管扩张表现为肝内或肝外单发或多发的局部胆管梭形或囊状扩大，与正常胆管相通。后天性胆管扩张由其远端梗阻引起。T_2WI 及MRCP可清晰地显示扩张胆管的情况。

（1）肝内胆管扩张：表现为自肝门处向外周呈树枝状分布的管状影像（图6-2-1-1），可根据扩张范围分为三级：轻度，仅在肝门附近胆管扩张；中度，既有肝门又有外周胆管扩张；重度，肝门及外周胆管均明显扩张。亦可根据肝内胆管分支扩张程度分三级：轻度，直径5mm；中度，直径

6～8mm；重度，直径 9mm 及以上。

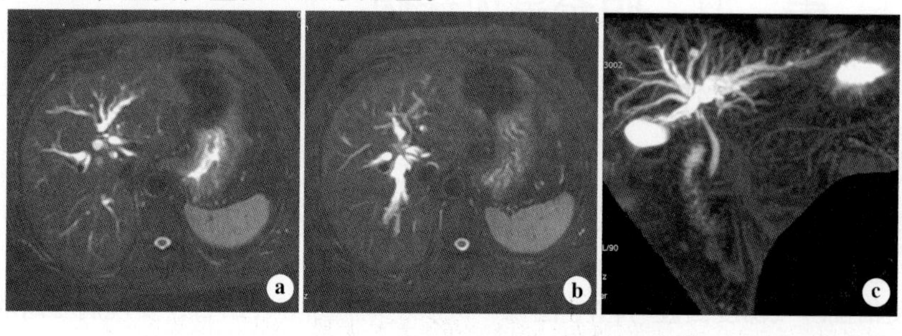

图 6-2-1-1　肝内胆管扩张 MRI 表现

a、b. T_2WI 脂肪抑制序列；c. MRCP 示肝内胆管可见多发增宽

（2）肝总管扩张：正常直径为 3～5mm，超过 5mm 为扩张（图 6-2-1-2）。

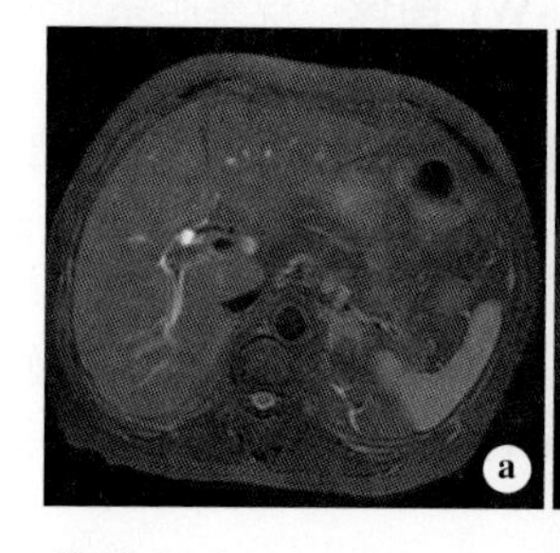

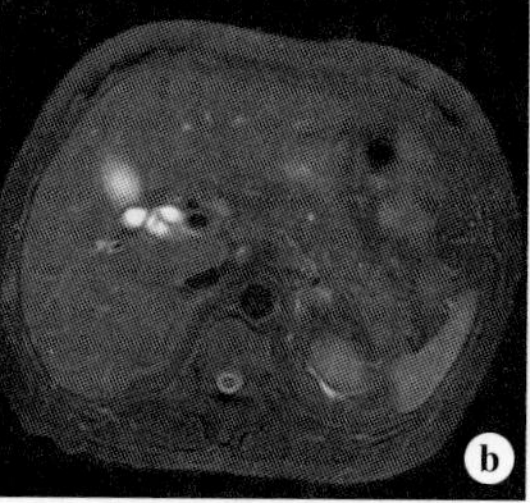

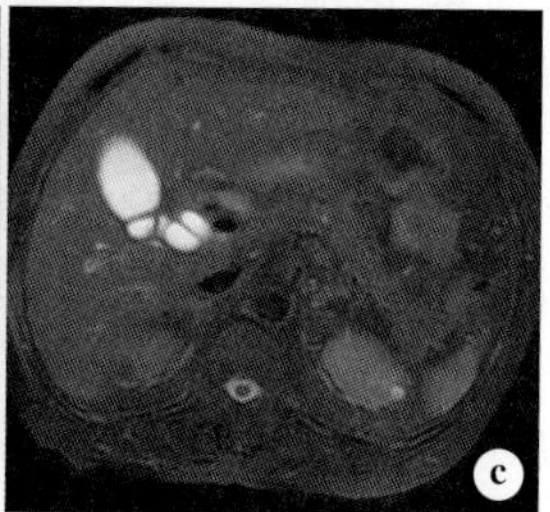

图 6-2-1-2　肝总管扩张 MRI 表现

a～c. T_2WI 脂肪抑制序列示位于肝门区左后部类椭圆形低信号为门静脉，其右前方类圆形高信号为扩张的肝总管

（3）胆总管扩张：正常直径小于 6mm；6～10mm 可疑扩张；大于 10mm 为扩张。表现为肝门和胰头右后部的类圆形 T_2WI 高信号，根据梗阻的部位不同可见到的环影数目不同，可用来判断梗阻的水平（图 6-2-1-3）。

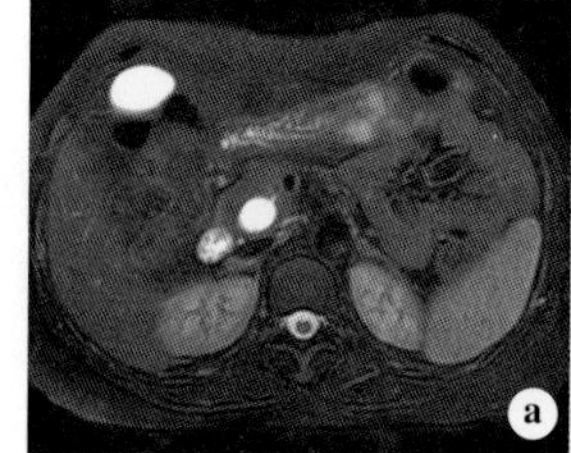

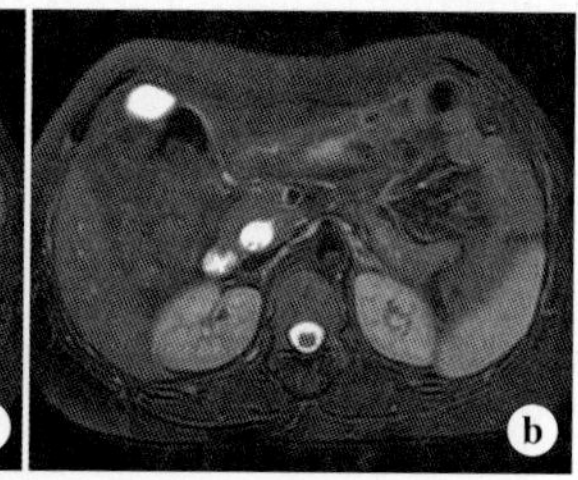

图 6-2-1-3　胆总管扩张 MRI 表现

a、b. T_2WI 脂肪抑制序列示胰头右后方可见明显扩张的胆总管，其内可见点状 T_2WI 低信号，为胆总管小结石

4. 胆管狭窄或梗阻　最常见的原因包括结石、肿瘤、炎症。MRCP 显示更为清晰。结石常致胆管腔偏心性狭窄或杯口状突然截断，阻塞上方的胆管不同程度扩张；肿瘤引起的局部胆管偏心性或向心性狭窄，或突然截断，其上方胆管明显扩张；炎症引起胆管狭窄呈鼠尾状或漏斗状狭窄，边缘光滑，狭窄段可以很长。

5. 充盈缺损　结石或肿瘤均可造成充盈缺损，通常结石所致充盈缺损边缘光整，而肿瘤所致充盈缺损边缘多不规则。

二、胆囊炎、胆管炎、胆系结石

急性胆囊炎

【案例 6-2-2-1】　患者男性，29 岁，右上腹痛半年，阵发加重伴发热 1 天。专科检查：Murphy 征阳性；右上腹轻压痛。

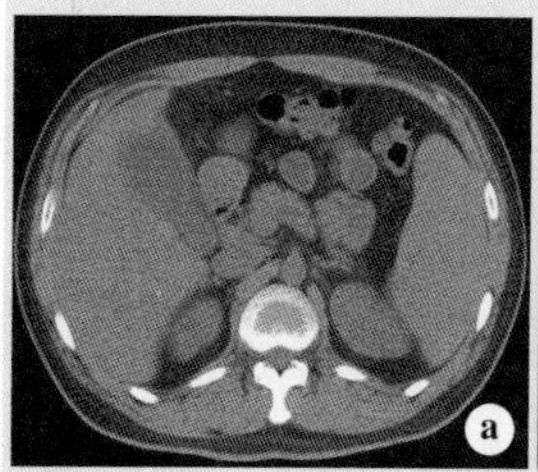

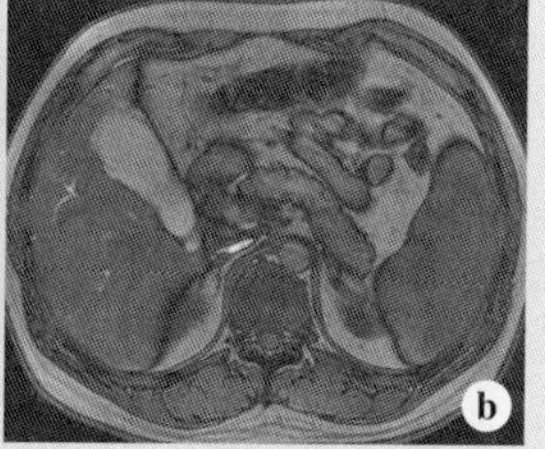

思考题

1. 根据该患者的临床表现，首选的检查方法为

A. 超声；B. CT 增强；C. MRI；D. CTA；E. MRCP

2. 该患者超声检查后，进行上腹部 CT 和 MRI 检查，结果如图 6-2-2-1（a～f）所示，

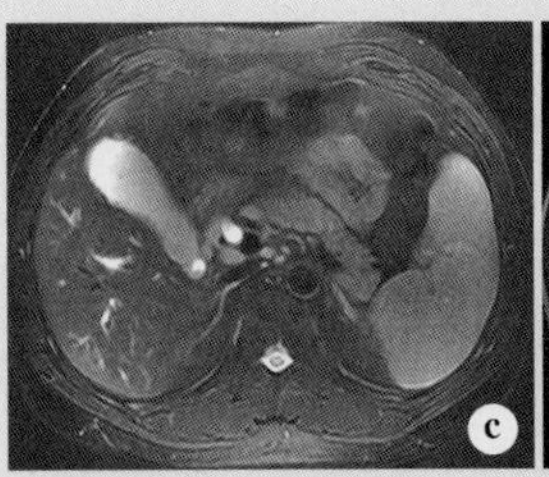

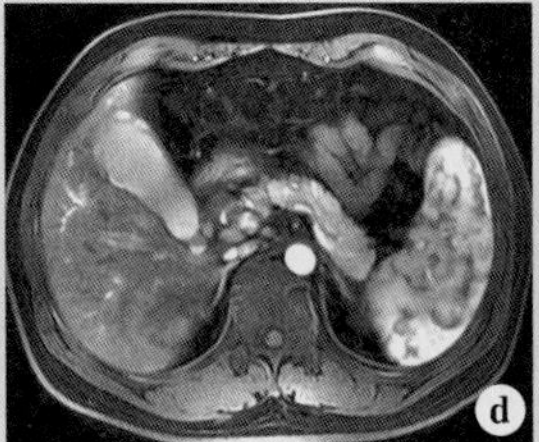

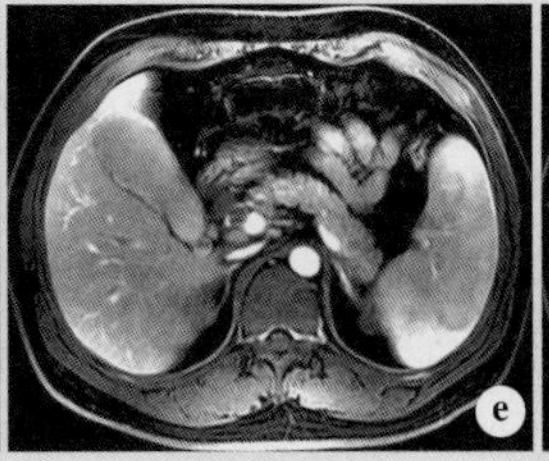

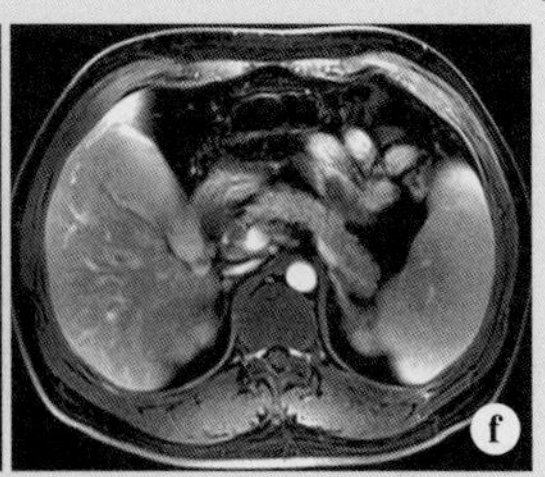

图 6-2-2-1　案例 6-2-2-1 影像学检查结果

a. CT 平扫图像；b～f. MRI 双回波反相位序列、T_2WI 脂肪抑制序列及增强序列动脉期、静脉期、延迟期图像

下列描述正确的是

A. CT 显示胆囊长径增大；B. 胆囊周围模糊；C. 反相位提示胆囊腔内信号增高；D. T_2WI 显示胆囊壁增厚；E. 增强显示胆囊壁轻度均匀强化

（一）临床基础

急性胆囊炎（acute cholecystitis）指胆囊被细菌感染或发生结石阻塞后，胆囊出现一系列的炎性病变，多合并胆结石。本病多发于 40 岁以上人群，居急症腹部外科疾病的第二位，仅次于急性阑尾炎。

1. 病理分型　急性胆囊炎病理改变主要为胆囊局部水肿、炎症及出血。分 3 种类型：①单纯性急性胆囊炎，表现为胆囊黏膜充血、水肿，胆囊轻度肿胀；②化脓性急性胆囊炎，胆囊壁内弥漫性白细胞浸润形成广泛蜂窝织炎，胆囊肿大，胆囊壁增厚，浆膜纤维素性、脓性渗出，发生胆囊周围粘连或脓肿；③坏疽性急性胆囊炎，胆囊高度肿大，胆囊壁缺血、坏死、出血，甚至穿孔，引起胆汁性腹膜炎。如为产气细菌感染，则胆囊坏疽的同时，胆囊内和胆囊壁积气，为气肿性急性胆囊炎。

2. 临床表现　急性胆囊炎发病较急，且进展较快，主要症状为腹部绞痛，可伴右肩背部放射痛、呕吐恶心等。如果不能得到及时有效的治疗，病情会急速恶化，可引发胆囊坏疽和穿孔、急性胰腺炎、肝脓肿等并发症，而穿孔易引起腹膜炎，最终造成中毒性休克，增加疾病治疗难度及病死风险。

（二）MRI 成像序列

因急性胆囊炎发病突然，因此常用的检查手段为方便快捷的超声和 CT 扫描，而 MRI 因其扫描时间较长，不作为首选检查方法。与超声、CT 相比，MRI 和 MRCP 能直接观察到管腔内外病变的情况，并根据病变部位、形态进行病因的判断，定性诊断准确率达 64%～98%，是外科行胆囊切除术前了解胆囊、胆管情况的有利方法，尤其在解释急性胆囊炎合并黄疸的原因上更胜一筹。常用的 MRI 序列包括 T_1WI、T_2WI、MRCP，有并发症鉴别困难时需要动态增强扫描。

（三）MRI 影像学诊断

急性胆囊炎依据不同病理分型其 MRI 表现有所不同。

1. 单纯水肿性急性胆囊炎　MRI 表现可以从以下三个方面来进行概括。

（1）胆囊壁改变

1）胆囊轮廓：胆囊周围脂肪炎性肿胀，导致胆囊轮廓模糊不清。

2）胆囊壁增厚：胆囊壁增厚＞3mm。胆囊在正常充盈情况下囊壁失去正常细线样结构即视为胆囊壁增厚，多为均匀性增厚，也可不均匀增厚。胆囊壁水肿增厚 T_2WI 上黏膜层多显示为光滑低信号，浆膜层多显示不光滑，有时与囊周积液融为一体，界限不清。

3）胆囊壁强化：快速动态增强 MRI 扫描上，显著增厚的胆囊壁可呈三层结构，内层（黏膜层）

和外层（浆膜层）因充血显著强化，中间层为水肿区，强化不明显呈低信号。

（2）胆囊腔改变

1）胆汁信号：T_1WI 信号增高。此征象可能与出血性胆囊炎、胆汁黏稠、黏膜脱落等因素有关。T_1WI 信号增高和 CT 胆汁密度增高有助于急性胆囊炎的诊断。

2）胆囊扩张：胆囊体积增大。

3）合并胆囊及胆囊管结石：急性胆囊炎常常合并胆系结石。T_2WI 表现为结节状、点状低信号，增强后无强化。由于胆固醇类结石的密度有时与胆汁相仿，因此 CT 检查很容易漏诊。而胆固醇结石 T_1WI 为高信号、T_2WI 为低信号。因此，MRI 能够检出 CT 阴性的胆固醇结石。

（3）胆囊周围改变

1）胆囊周围积液：胆囊周围积液发生率为 31%，代表小的胆囊壁穿孔或局限性腹膜炎。胆囊周围积液多分布在胆囊一侧，极少呈环形包绕胆囊，且积液具有一定的流动性。

2）胆囊周围粘连或脂肪肿胀：浆膜面纤维素性、脓性渗出常常造成与周围结构的粘连，表现为脂肪抑制序列胆囊周围脂肪信号增高，胆囊壁与肝床、十二指肠球部、胃窦、结肠肝曲等分界不清，胆囊轮廓模糊。

3）胆囊床邻近肝组织动脉期一过性强化：动脉期增强脂肪抑制 T_1WI 上表现为胆囊壁、胆囊周围脂肪和肝内门静脉周围组织的斑片状、条片状强化。其发生与邻近肝组织的充血、水肿以及局部肝动脉血流量增加有关，是急性胆囊炎特征之一。

2. 化脓性胆囊炎 MRI 更容易发现胆囊内积脓和发现胆囊颈部嵌顿的结石，这些均有助于急性化脓性胆囊炎的诊断。化脓性胆囊炎为脓性胆汁，T_1WI 呈稍低或低信号，T_2WI 呈稍高或高信号，与高信号的胆汁相比可见分层及分隔现象。DWI 示胆囊积脓为明显高信号。

3. 坏疽性胆囊炎 MRI 多方位成像可以发现胆囊壁不规则或不对称增厚，增强扫描局部胆囊壁不强化是其特异性表现。

气肿性胆囊炎是在急性胆囊炎的基础上，胆囊壁发生缺血或坏死加上产气杆菌感染形成的，除可显示类似坏疽性胆囊炎的表现外，也可发现胆囊腔内或壁内气体（各序列均为低信号），对诊断很有帮助。MRCP 上胆囊腔上部或肝外胆管上部多发的漂浮状信号缺失的气泡为管腔内气体的特异征象。

4. 并发症 胆囊穿孔是急性坏疽性胆囊炎最常见的并发症，临床症状和体征是非特异性的，好发部位为胆囊底部。胆囊壁断裂提示胆囊穿孔，增强扫描可以更清楚地显示囊壁欠完整。当穿孔的胆囊与周围的肠管相通时，则形成胆肠瘘，肠道内的气体可经瘘管进入胆囊腔，胆囊腔内可见低信号积气。

（四）鉴别诊断

根据典型的临床表现、体征及 MRI 表现，可以做出急性胆囊炎的诊断。坏疽性胆囊炎胆囊壁不规则增厚及不均匀性强化的患者，需要与胆囊癌进行鉴别。

（五）治疗

目前，保守治疗及外科手术为临床用于急性胆囊炎的常用治疗措施。随着医师操作技术的提高和腔镜技术的发展，腹腔镜胆囊切除术在急性胆囊炎中的应用价值已逐渐得到临床广泛重视。对于部分高龄、基础状态较差或病情较重的急性胆囊炎患者，快速、简单、有效的胆囊引流减压成为这类患者的重要治疗方法。

【案例 6-2-2-1 点评】

1. 选 A。根据该患者临床表现，怀疑急性胆囊炎，超声为急性胆囊炎的首选检查方法。
2. 选 ABCDE。该五项为急性胆囊炎的 CT 和 MRI 表现。

慢性胆囊炎、胆囊结石

【案例 6-2-2-2】　患者女性，43 岁，反复上腹痛 2 年，再发加重 7 天。于本院急诊行腹部 CT 示胆总管末端截断伴低位胆道梗阻征象，胆囊炎、胆囊结石，给予抗炎对症治疗后好转，为进一步判断是否合并胆管炎进行 MRI 检查。

思考题

1. 对于胆囊炎患者，以下情况下需要进一步行 MRI 检查的是

A. 超声显示胆囊结石，CT 未发现结石者；B. 判断是否合并胆管炎；C. 鉴别良、恶性疾病；D. 是否合并胆总管恶性肿瘤者

2. MRI 应该选择的序列是

A. 常规 SE T_1WI；B. 常规 SE T_2WI；C. DWI；D. 动态增强；E. MRCP

3. 患者行上腹部 MRI 检查，结果如图 6-2-2-2（a～f）所示，下列描述正确的是

A. T_1WI 序列示胆囊体积减小；B. T_2WI 序列显示胆囊内信号不均；C. 增强动脉期显示胆囊壁无强化；D. 增强门静脉期示胆囊壁不均匀性强化

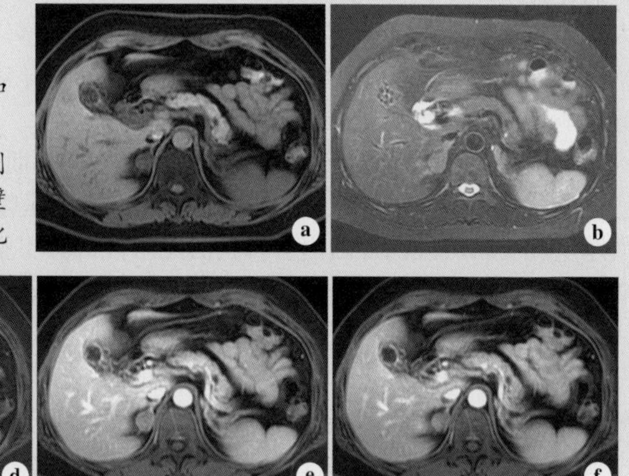

图 6-2-2-2　案例 6-2-2-2 影像学检查结果

a. T_1WI 脂肪抑制序列；b. T_2WI 脂肪抑制序列；c～f. 分别为 T_1WI 增强序列动脉早期、动脉晚期、静脉期、延迟期图像

（一）临床基础

慢性胆囊炎（chronic cholecystitis）是消化系统常见病，多由结石刺激、胆固醇代谢紊乱、微生物感染及急性胆囊炎迁延所致。慢性胆囊炎的发病率在成人中达 10%，老年人中达 40%，40 岁以上的肥胖者易发病，其中女性多于男性。慢性胆囊炎病情迁延，易反复发作为其特点。

1. 病因及分型　根据病理变化及病因的不同，本病可分为慢性结石性胆囊炎和慢性非结石性胆囊炎。慢性结石性胆囊炎由于胆囊中的结石阻塞胆囊管导致胆汁排泄不畅，并对胆囊黏膜形成损害，表现胆囊壁炎症、纤维组织形成和胆囊功能受损；慢性非结石性胆囊炎的病因包括胆固醇代谢紊乱、感染、胆囊壁血管的病变、胆道运动与（或）十二指肠乳头括约肌的功能障碍、寄生虫及病毒感染、饮食失常等。

2. 临床表现　临床表现常不典型，大多数患者有急性胆囊炎反复发作以及胆绞痛病史，而后有厌油腻饮食、腹胀、嗳气等消化不良的症状，也可有右上腹部隐痛。查体胆囊区有轻压痛或不适，Murphy 征阳性。

（二）MRI 成像序列

结石在 T_2WI 上表现为低信号，在高信号的胆汁衬托下，显示更为清晰；胆固醇泥沙样结石，T_1WI 为高信号，T_1WI 脂肪抑制序列呈低信号。MRCP 结合常规 MR 多序列、多方位成像及动态增强，可观察胆囊内及胆囊周围结构的变化。

（三）MRI 影像学诊断

慢性胆囊炎的 MRI 表现如下。①胆囊壁改变：胆囊正常大小或缩小，胆囊壁均匀或不均匀增

厚，但内外壁平滑，规则。胆囊黏膜线完整，增强后胆囊壁可呈均匀性强化；②胆囊腔改变：可并发胆囊结石，T_2WI 成像高信号胆汁内不规则形、砂粒状、小圆形低信号影；T_1WI 等信号、低信号、高信号均可，增强扫描无强化；③胆道梗阻：以胆管低位梗阻多见，合并胆管炎症时表现为胆管壁增厚。MRCP 图像可以观察到肝内胆管、结石近端的胆道扩张，胆道内的结石呈低信号充盈缺损表现。

（四）鉴别诊断

根据典型的临床表现、体征及 CT、MRI 表现，可以做出慢性胆囊炎的诊断。

1. 胆囊癌 慢性胆囊炎与厚壁型胆囊癌的影像学表现相似，需要对二者进行鉴别。厚壁型胆囊癌往往呈现出胆囊壁结节样不规则或局限性增厚，增厚最大可达 20mm 以上，囊壁多僵硬，且内壁不光滑；慢性胆囊炎一般囊壁表现为均匀增厚，囊壁比较柔软。胆囊癌比较容易侵犯胆囊窝脂肪组织以及相邻的肝组织，引起胆囊周围及肝脏异常信号改变；慢性胆囊炎浸润区域不大，不会明显影响到肝脏与胆囊的界限。

2. 胆囊腺肌增生症 胆囊腺肌增生症为胆囊肌层增生、胆囊壁黏膜增生，为非肿瘤性、非炎症性的一类病变，好发于女性。表现为胆囊底部呈帽状、半环状或扁平状轻度增厚，或胆囊底部壁增厚呈乳头状向腔内外凸出，黏膜面局限性凹凸不整，浆膜面与肝脏分界尚清，壁厚 4～8mm；多期增强可显示增厚胆囊壁内散在大小不等的罗-阿窦（Rokitansky-Aschoff sinus，RAS），大小为 1～6mm，部分与胆囊腔相通。慢性胆囊炎胆囊壁增厚、完整，内腔欠光滑，边界尚清，常伴有结石存在，增强扫描呈明显持续强化，增厚的胆囊壁内一般无 RAS。

（五）治疗

首先应该改变饮食习惯和生活习惯，低脂肪、低胆固醇饮食。无胆石症症状者可选择保守治疗，主要是抗感染治疗。对内科治疗难以治愈，反复发作的胆绞痛，尤其是伴随有结石者，应进行手术医治。微创保胆手术可作为首选，极少数患者的胆囊萎缩及癌变，则应当行胆囊开腹腹腔镜胆囊切除术。

【案例 6-2-2-2 点评】

1. 选 ABCD。超声对于胆囊结石的显示最为敏感，临床为获得客观资料，进行 CT 检查，对于透 X 射线结石（又称阴性结石）者，CT 不能显示，MRI 的 T_2WI 成像可以清晰地显示胆囊阴性结石。MRI 可以判断胆总管是否合并炎症，将胆囊炎和胆囊癌进行鉴别，并判断远端胆道情况。

2. 选 ABCDE。MRI 应选择常规 T_1WI、T_2WI 序列，功能 DWI 序列，动态增强扫描以及 MRCP 成像。T_1WI、T_2WI 观察胆囊壁是否增厚，T_2WI 还可以观察胆道内的低信号结石；DWI 序列观察是否有弥散受限的肿瘤性病变；动态增强扫描可以发现异常强化病灶；MRCP 成像可以观察胆道扩张的情况，以及判断其内是否含有结石信号。

3. 选 AB。该病例为慢性胆囊炎，胆囊体积有所缩小，各序列均可观察到。该例患者伴随多发的胆囊结石，在 T_2WI 成像上显示为多发结节样的低信号影，因此造成 T_2WI 信号不均。增强扫描胆囊壁呈均匀强化。

原发性硬化性胆管炎

【案例 6-2-2-3】 患者男性，60 岁，于 1 周前无明显诱因出现上腹痛，呈阵发性绞痛，自觉发热，未测体温。4 天前发现皮肤及巩膜黄染，伴皮肤瘙痒，尿呈浓茶色，便陶土色，遂来我院就诊。发病来精神可，饮食少，血淀粉酶升高，碱性磷酸酶（ALP）升高。

思考题

1. 诊断原发性硬化性胆管炎的最佳检查序列为

A. T_2WI；B. T_1WI；C. MRCP；D. DWI；E. CT 增强

2. 患者行上腹部 MRI 检查，结果如图 6-2-2-3（a～d）所示，下列描述正确的是

A. MRCP 显示肝内外胆管同时扩张；B. MRCP 显示肝内胆管扩张与正常交替出现；C. MRCP 显示肝内扩张胆管呈“修剪树”样；D. MRCP 显示胆囊内结节样充盈缺损，为结石；E. 胆囊内 T_1WI 脂肪抑制序列高信号、T_2WI 脂肪抑制序列低信号为胆囊结石

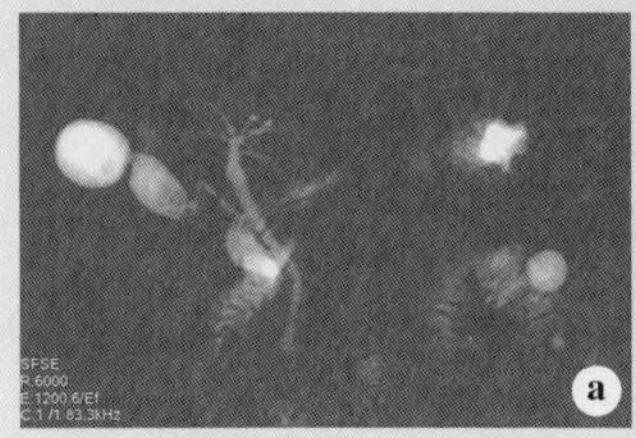
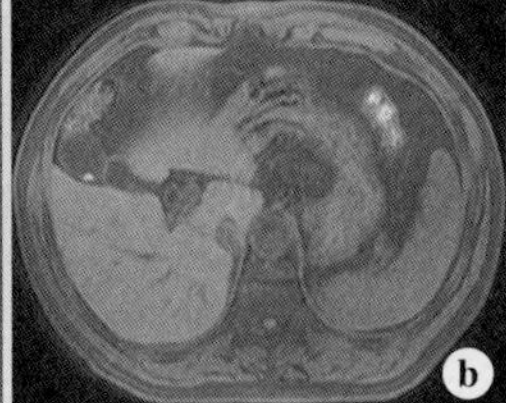
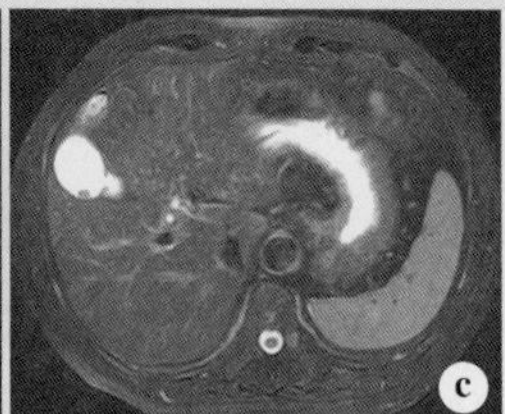
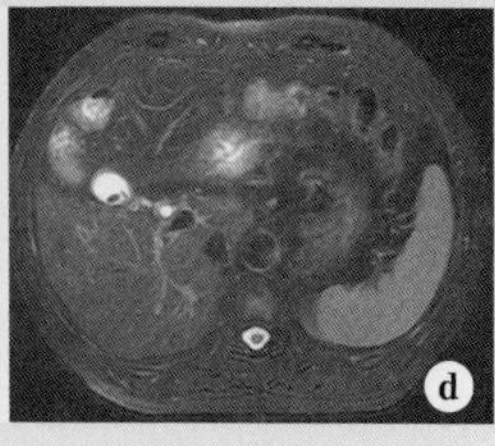

图 6-2-2-3　案例 6-2-2-3 影像学检查结果

a. MRCP；b. T_1WI 脂肪抑制序列；c. T_2WI 脂肪抑制序列（胆囊底层面）；d. T_2WI 脂肪抑制序列（胆囊颈层面）

（一）临床基础

原发性硬化性胆管炎（primary sclerosing cholangitis）是一种以特发性肝内外胆管炎症和纤维化导致多灶性胆管狭窄为特征、慢性胆汁淤积病变为主要临床表现的自身免疫性肝病。

1. 病因　原发性硬化性胆管炎的发病机制目前尚未完全阐明，多认为是遗传易感者发生的免疫异常疾病，可能是遗传和环境因素相互作用的结果，反复发生的细菌感染亦可能是病因之一。

2. 临床表现　临床表现多样，多起病隐匿，15%～55% 的患者诊断时无症状，仅在体检时因发现肝功能慢性胆汁淤积指标（ALP）升高而诊断，或因炎性肠病进行肝功能筛查时诊断；出现慢性胆汁淤积者大多数已有胆道狭窄或肝硬化。

最常见的症状为乏力，但无特异性，常被忽略而影响早期诊断。其他症状及体征包括体重减轻、瘙痒、黄疸和肝脾大等。黄疸呈波动性，突然发作的瘙痒提示胆道梗阻。患者可伴有反复发作的右上腹痛及发热，酷似胆石症和胆道感染。

并发症包括门静脉高压、脂溶性维生素缺乏症、代谢性骨病等，还可伴有与免疫相关的疾病，如甲状腺炎、红斑狼疮、风湿性关节炎、腹膜后纤维化等。出现临床症状的患者中位生存期（死亡或进行肝移植）约为 9 年，而无症状患者为 12～18 年。

（二）MRI 成像序列

对怀疑原发性硬化性胆管炎的患者，常规序列包括 T_1WI、T_2WI 脂肪抑制序列、MRCP、增强扫描序列。其中 MRCP 应作为首选的影像诊断方法，也是最佳的检查方法，应在干预治疗或支架置入之前进行。冠状位成像覆盖了从前到后的大部分肝脏，是充分评估外周胆管的首选方法。增强扫描有助于发现合并的胆管恶性肿瘤。

（三）MRI 影像学诊断

原发性硬化性胆管炎可以通过典型的胆管造影表现诊断，显示为有特征性的肝内、外胆管呈串珠状改变，并且要除外继发性因素。典型的 MRCP 表现包括肝内、外胆管弥漫性、多灶性短节段狭窄和轻度扩张，与正常胆管交替出现，有时产生串珠样外观；随着纤维化进展，狭窄恶化，周围胆管闭塞，以致 MRCP 显示困难，表现为“修剪树”样外观；胆管的憩室样外突是原发性硬化性胆管炎的另一特征性表现，发生率高达 27%，约为 50%的患者存在不同程度的胆管壁不规则，导致凹凸不平或结节样外观。原发性硬化性胆管炎通常同时累及肝内外胆管（占 75%），而仅累及肝外胆管的病例少见（占 10%），孤立地累及肝内胆管占 15%，合并胆管结石占 8%。

T_1WI、T_2WI 可以检出胆管结石，多出现在狭窄部位前和扩张的胆管中。

（四）鉴别诊断

在诊断为硬化性胆管炎之前，关键需要排除恶性胆管狭窄，特别是当一个单节段胆管壁增厚和（或）狭窄时。以下影像特征支持恶性胆管狭窄而非硬化性胆管炎：①门静脉期相对肝实质明显的强化狭窄节段；②范围较大的狭窄长度（>12mm）；③明显的胆管壁增厚（>3mm），不清楚的外边缘；④管腔不规则及不对称狭窄。

排除恶性胆管狭窄后再区分是原发性还是继发性硬化性胆管炎。这种单纯依靠影像学特点区别硬化性胆管炎是具有挑战性的，对于不确定的诊断，需病理学证实，如必要的活检。

（五）治疗

目前，尚无任何药物被证实能改善原发性硬化性胆管炎的无移植生存期。内镜治疗能有效改善狭窄状态和患者预后，具体方法包括球囊扩张术和支架置入术。对于进展至终末期的患者，肝移植为唯一有效的治疗方法，5 年生存率可达 85%左右，但 15%～25%的患者出现移植后复发。

【案例 6-2-2-3 点评】

1. 选 C。临床怀疑原发性硬化性胆管炎的患者，MRCP 为最佳的检查方法，可以观察肝内、外胆管的扩张情况。T_1WI、T_2WI 主要观察胆道内结石，结合增强观察是否合并胆管癌。

2. 选 ABCDE。该五个选项为原发性硬化性胆管炎的 MRI 表现，本例与之相符。

胆系结石

【案例 6-2-2-4】 患者女性，60 岁，于 4 天前无明显诱因出现上腹阵发性绞痛，无腰背部放射，弯腰抱膝位可减轻，伴恶心、无呕吐。5 小时前再次发作，伴畏寒、发热，体温最高达 39.3℃，来我院急诊就诊。

思考题

1. 该患者为确定诊断首选的检查方法为

A. CT；B. 超声；C. MRI；D. 胃镜；E. 肠镜

2. 患者行上腹部 CT 及 MRI 检查，结果如图 6-2-2-4（a～f）所示，下列描述正确的是

A. CT 图像显示胆总管内结节样高密度影，胆囊增大；B. T_1WI 脂肪抑制序列显示胆总管内结节样等高混杂信号；C. 增强扫描结节无强化；D. T_2WI 显示胆总管内结节样明显低信号，胆囊增大；E. MRCP 显示胆总管内多枚低信号结节，呈中心性充盈缺损

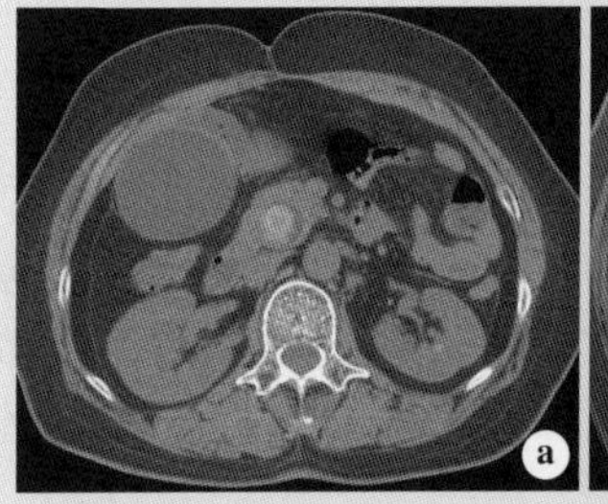

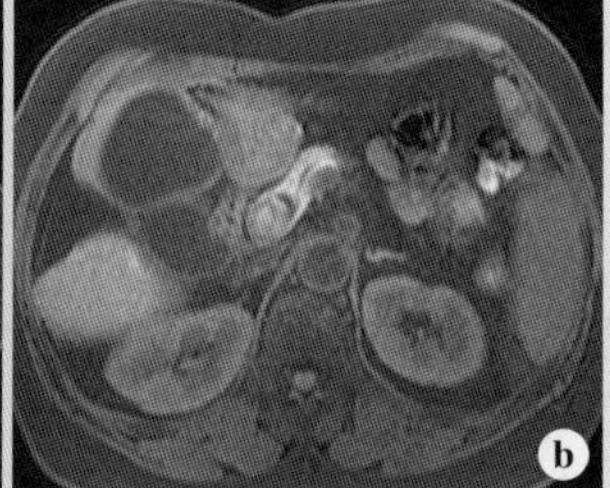

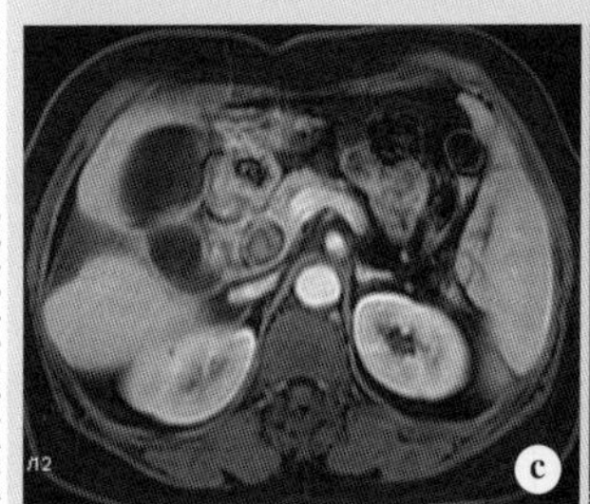

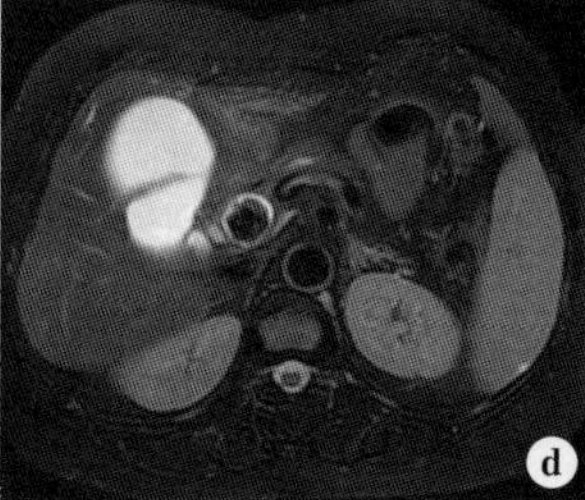

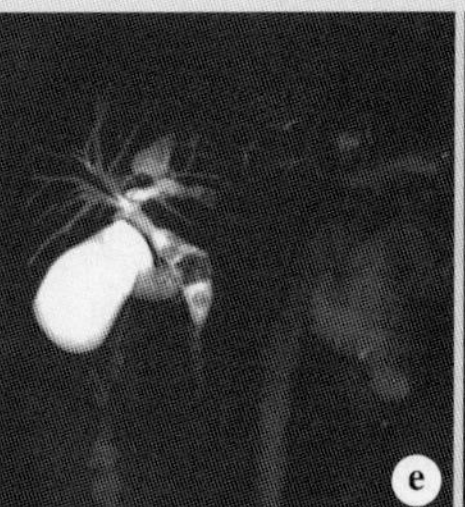

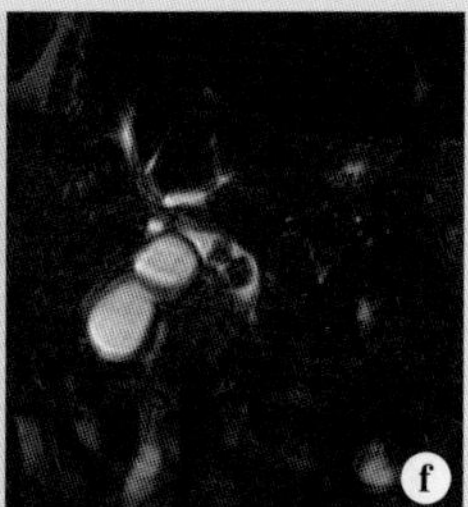

图 6-2-2-4 案例 6-2-2-4 影像学检查结果

a. CT 平扫图像；MRI：b. T_1WI 脂肪抑制序列；c. T_1WI 增强序列静脉期；d. T_2WI 脂肪抑制序列；e. MRCP 重建图像；f. MRCP 原始图像

（一）临床基础

胆系结石又称胆石症（cholelithiasis），是发生在胆囊和胆管内结石的统称，由胆管内一些胆汁的成分（如胆固醇、胆色素、钙以及黏液物质等）在各种原因的作用下析出、凝聚成石而形成，是一种常见并高发的胆道疾病。在发达国家，胆石症的患病率高达 10%～20%，我国普通人群胆石症的患病率为 10%左右，且在近几年也出现了逐年增长的趋势。胆石症的患病率随年龄增长而上升，并在 40～60 岁达到峰值，女性较男性多见。

1. 病因和分型 胆石症的成因较为复杂，是由多种因素混合作用所致。年龄、性别、职业、饮食习惯、行为方式以及胆石症相关疾病在内的危险因素，均会引起胆石症。胆石症按照发病部位不同，分为胆囊结石和胆管结石。胆管结石又包括肝内胆管结石和肝外胆管结石；按照结石成分不同，胆管结石可分为胆固醇结石、胆色素结石及混合性结石。

2. 临床表现 约 80%的胆石症患者是无症状的，且其中大多数人在一生中不会出现症状。对于症状性胆石症患者，并发症发生率每年可达 1%～3%，而无症状患者仅为 0.1%～0.3%。症状性胆囊结石患者临床表现主要包括胆源性腹痛并伴有恶心、呕吐等症状，需要用止痛药物缓解。当胆石症患者出现胆绞痛症状时，其复发概率会明显增加。

（二）MRI 成像序列

相控阵表面线圈可使胆囊和胆道系统获得最佳成像。标准的序列包括横轴位双回波序列、横轴位和冠状位屏气稳态快速自旋回波 T_2WI 序列、横轴位呼吸触发的快速脂肪饱和 T_2WI 序列。

MRCP 技术不断完善和推广应用，已成为临床诊断胆石症的重要手段。目前推崇的是 FSE 和 HASTE 序列，其具有成像快，薄层扫描，无位移伪影，提高信噪比、对比噪声比及空间分辨率等优势。

动态增强扫描有助于评价胆囊壁的情况，确定是否合并炎症和肿块及发现肝脏病变。

（三）MRI 影像学诊断

MRCP 表现为高信号胆汁包裹下的低信号影，可为圆形、类圆形、不规则形的充盈缺损，部分可呈铸型，内部不均匀高信号；T_2WI 为低信号，增强扫描无强化；T_1WI 可为低信号，亦可为高信号；胆管结石还表现为梗阻端以上胆管扩张，部分呈典型“倒杯口征”及“切断征”；结石周围可残留含胆汁的胆管腔，胆管壁完整，并且结石可随体位移动（图 6-2-2-5）。

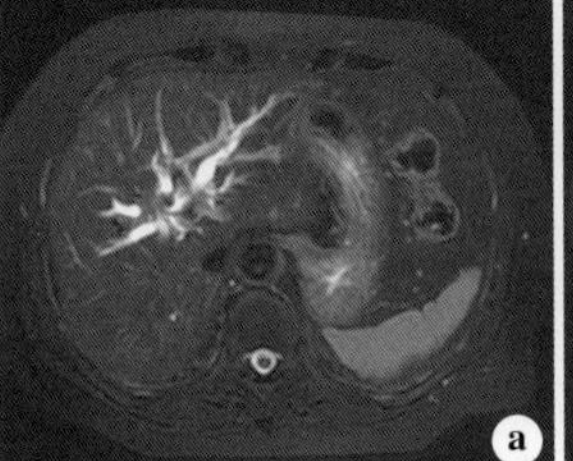

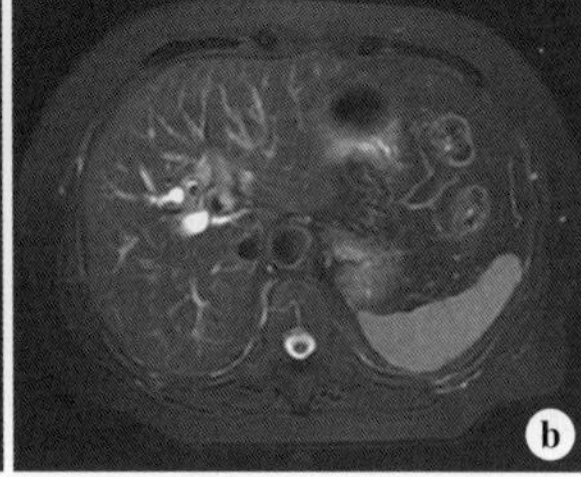

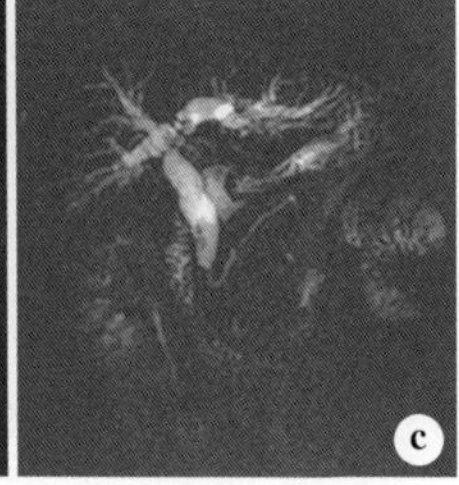

图 6-2-2-5 肝门区胆管结石
患者女性，82 岁，诊断胆管结石收入院。a、b. T_2WI 显示肝内胆管扩张，肝门区胆管内可见低信号结节；c. MRCP 显示肝内胆管、胆总管均扩张，肝门区胆管内可见低信号结节，周围环绕高信号胆汁，同时，胆总管下段亦见低信号充盈缺损

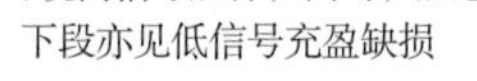

（四）鉴别诊断

胆囊结石主要应与胆囊息肉进行鉴别。胆囊息肉多发于胆囊底，T_2WI 多为高信号，增强后可见强化，并且位置固定。胆囊结石位于胆囊最低位置，T_2WI 为低信号，增强后无强化，位置可随体位变化。

胆系结石需要与胆管癌、胆系腺瘤、气体进行鉴别。胆管癌和腺瘤 T_2WI 为高或稍高信号，DWI 为高信号，增强后可见强化。气体可上升，多位于较高位置。

（五）治疗

有症状的胆囊结石患者，首选胆囊切除治疗。无症状的胆囊结石患者，先行药物治疗。

胆管结石推荐内镜下括约肌切开取石，可进行术中 ERCP 或腹腔镜下胆道探查联合胆囊切除术。如果取石失败，可进行体外冲击波碎石术、液电碎石术或激光碎石术治疗。如果内镜治疗失败，应进行胆道探查联合胆囊切除术或术中行 ERCP。

【案例 6-2-2-4 点评】

1. 选 B。临床怀疑胆系结石的患者，超声为其首选的检查方法。CT 和 MRI 为胆系结石的手术治疗提供更多的帮助。

2. 选 ABCDE。该五个选项为胆总管结石的 CT 和 MRI 表现，本例与之相符。

三、胆 系 肿 瘤

肝内胆管细胞癌

【案例 6-2-3-1】 患者女性，63 岁，无明显诱因阵发性胀痛 3 个月，伴恶心，食欲差、无呕吐，无发热，无皮肤巩膜黄染，自服消炎利胆片后好转，加重 1 个月来院就诊。

思考题

1. 患者行上腹部 CT 检查，结果如图 6-2-3-1（a～d）所示，下列描述正确的是

A. CT 平扫示肝左叶团片状稍低密度影，边界不清，伴肝内胆管扩张；B. CT 平扫示肝左叶多发低密度占位性病变；C. 胆总管末端结石，胆总管扩张；D. CT 增强扫描示病灶边缘轻度延迟强化；E. CT 增强扫描示病灶填充式强化

2. 根据 CT 检查结果，肝内占位考虑诊断结果可能是

A. 肝细胞癌；B. 肝内胆管细胞癌；C. 肝脓肿；D. 肝血管瘤；E. 转移瘤

3. 为进一步明确诊断，行 MRI 扫描，应该选择序列有

A. 常规 T_1WI；B. 常规 T_2WI；C. MRCP；D. 动态增强扫描；E. DWI

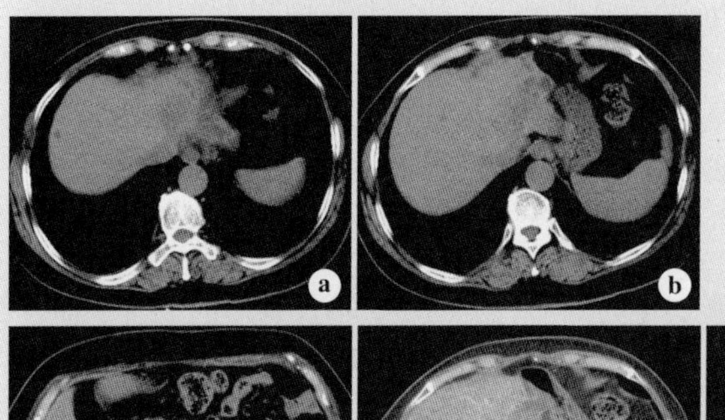

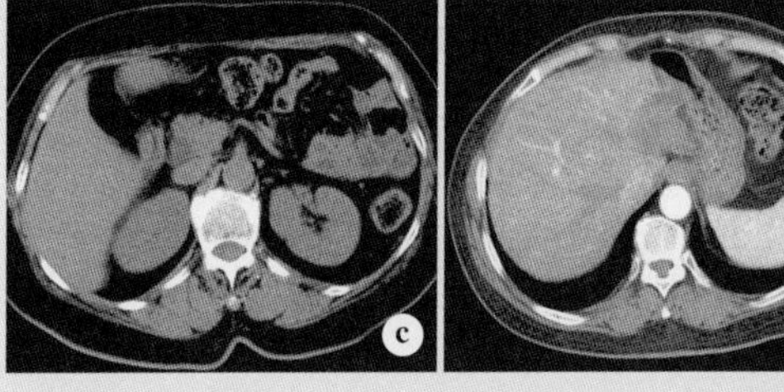

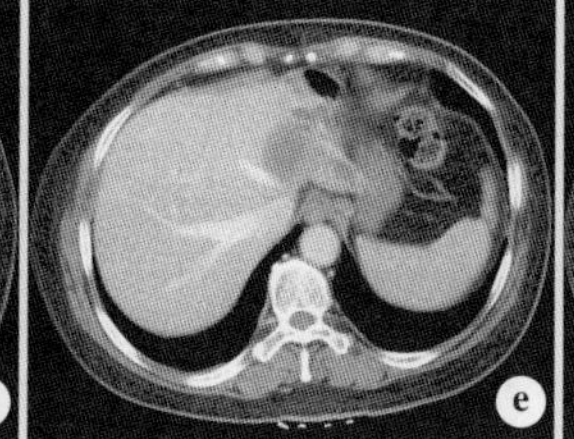

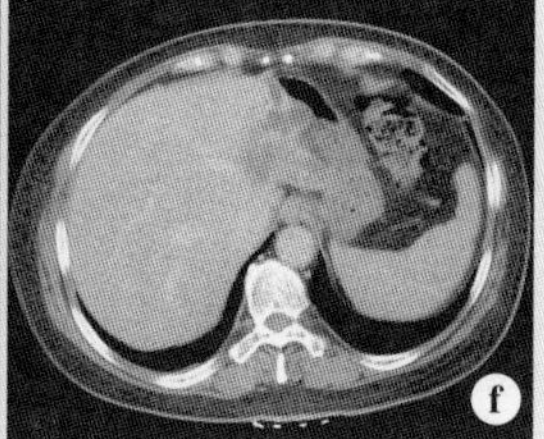

图 6-2-3-1 案例 6-2-3-1 影像学检查结果

a～c. CT 平扫图像，d～f. CT 增强扫描动脉期、门脉期及延迟期图像

（一）临床基础

肝内胆管细胞癌（intrahepatic cholangiocarcinoma，ICC）是指发生在包括二级胆管在内的末梢侧原发性胆管细胞癌，发病率占原发性肝癌的 5%～10%。

1. 病因及分型 ICC 发病原因仍无明确定论，已确定的危险因素包括：①年龄，约超过半数患者确诊时年龄＞65 岁；②慢性胆结石，尤其在亚洲地区多见，超过 10%患者由肝内胆管结石发展而来；③胆管腺瘤、胆管乳头状瘤病、胆管囊肿和 Caroli 病；④肝吸虫病。此外，大量病理学研究结果提示胆管炎症、胆汁淤积及肝脏硬化均倾向于恶性肿瘤的发生。

2003 年，日本肝癌研究组（LCSGJ）根据肿瘤生长特点，将肝内胆管细胞癌分为团块型、胆管壁浸润型、腔内生长型，其中团块型最常见，约占 60%。

2. 临床表现 肝内胆管细胞癌临床表现非特异性，早期通常无症状，影像学检查时偶尔发现病灶，晚期可能会出现体重减轻、腹部不适、黄疸、肝大或腹部明显肿块。肝内胆管细胞癌患者很

少发生胆道梗阻。

（二）MRI 成像序列

常规平扫序列包括 T_1WI、T_2WI 及多期动态增强扫描，DWI 序列能显示肿瘤水分子的弥散情况。MRCP 可更好地观察胆管受累范围。

（三）MRI 影像学诊断

不同生长分型的肝内胆管细胞癌 MRI 表现不同。

1. 团块型 主要表现为分叶状或不规则形，无包膜，边界多清楚，好发于肝左叶；T_1WI 呈不均匀低信号，少数可见斑点状、片状高信号影，可能与瘤内出血或含胆汁、黏液成分有关；T_2WI 呈混杂高信号，部分中心见局灶性星芒状、条状或片状低信号，病灶内多见囊变、坏死，呈明显 T_2WI 高信号；DWI 呈高信号；肝内胆管细胞癌多为乏血供肿瘤，多期增强扫描病灶不均匀轻度强化，动脉期边缘轻中度强化，门脉期及延迟期渐进性强化，病灶有缩小趋势，呈“慢进慢出”的特点。病灶周围可见卫星灶。小部分患者中可见肿瘤自身纤维化所致的肝包膜皱缩。部分患者合并有胆管结石、胆管慢性炎症等改变；伴有远端胆管扩张（图 6-2-3-2）。

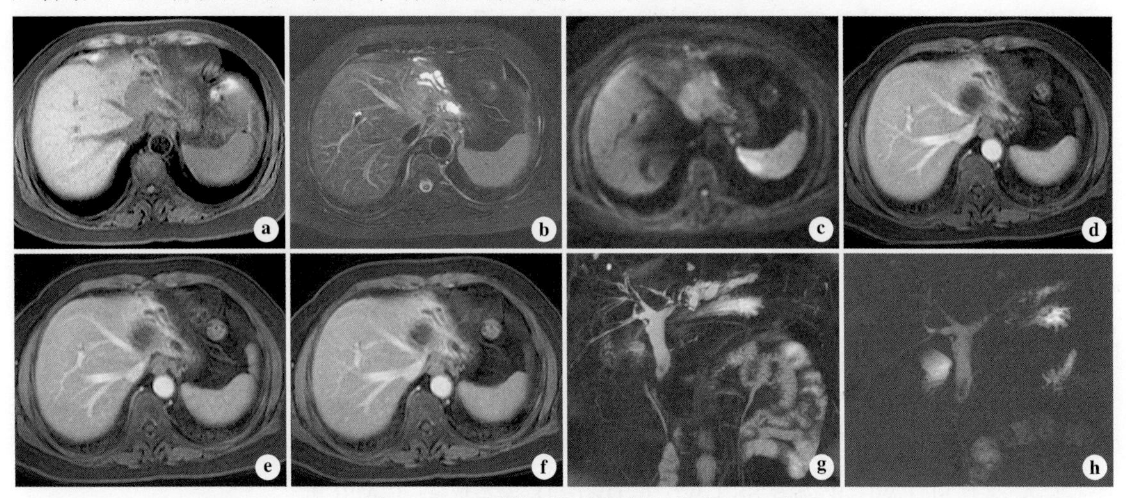

图 6-2-3-2 团块型肝内胆管细胞癌 MRI 表现

患者女性，63 岁，上腹不适 3 个月，加重 1 个月。a. 肝左叶见类圆形 T_1WI 低信号；b. T_2WI 不均匀稍高信号影；c. DWI 呈高信号；d～f. 边界较清，无包膜；增强扫描病灶不均匀轻度延迟强化，病灶周围见扩张的胆管，肝左叶萎缩，腹膜后见小淋巴结影，DWI 呈高信号；g、h. MRCP 示胆总管末端结石

2. 胆管壁浸润型 主要表现为远端肝内胆管扩张，有时肿瘤本身仅表现为局限性胆管壁增厚，在周围扩张胆管的衬托下可显示出中间无管腔结构的肿瘤。

3. 腔内生长型 主要表现为扩张的胆管内软组织肿块影，可呈结节状、乳头状或菜花状，T_1WI 为低、稍低信号，T_2WI 为高、稍高信号，DWI 为高信号，增强扫描早期表现为轻中度强化，而无延迟强化，是因为腔内生长型肿瘤不含纤维组织成分。

MRCP 能更好地观察到经内镜逆行胰胆管造影（endoscopic retrograde cholangiopancreatography，ERCP）可能未充分观察到的病变附近胆管受累范围，精确度达 71%～96%，表现为高信号胆管内结节状、乳头状或菜花状充盈缺损。

肝内胆管细胞癌的病理特点为无包膜、纤维组织浸润性生长，因此多会出现淋巴结转移，另外转移至肺、胸腹膜也较常见，还可出现门脉包绕。MRI 通常对转移瘤有较高的诊断价值。

（四）鉴别诊断

1. 肝细胞癌 肝细胞癌患者一般有肝炎病毒感染史及肝硬化病史，动态增强扫描呈“快进快出”表现，肿瘤常伴有“假包膜征”、门静脉癌栓形成，而淋巴结转移少见，常常无肝包膜回缩、瘤体邻近胆管无明显受累。肝内胆管细胞癌多不会形成门静脉癌栓，但可包绕、侵犯邻近血管，而后可通过门静脉系统侵犯肝脏，可形成癌周卫星结节灶，卫星灶 MRI 表现一般与原发病灶相似。

2. 肝脓肿 部分肝脓肿与肝内胆管细胞癌不易鉴别，特别是早期肝脓肿，两者都可合并肝内胆管结石，都伴有肿瘤标志物 CA19-9 升高，但脓肿壁内缘较清楚，外缘较模糊，中央部分脓腔呈 DWI 明显高信号，而肝内胆管细胞癌病灶中央区坏死部分呈 DWI 低信号，中央坏死区的壁不规则。

（五）治疗

手术切除是目前唯一可能治愈肝内胆管细胞癌的方法。有效切除病灶后，患者 5 年生存率达 20%～40%，治愈率为 10%～20%。大部分肝内胆管细胞癌患者确诊时已处于晩期，无法手术切除。对于不可切除的肝内胆管细胞癌患者，可选择基于肝动脉的治疗，如肝动脉灌注（HAI）、经导管动脉化疗栓塞（TACE）、载药微球（DEB）- TACE、钇-90（90Y）栓塞等。

【案例 6-2-3-1 点评】

1. 选 ACD。肝内胆管细胞癌 CT 表现为边界不清的稍低密度灶，邻近肝内胆管可见扩张；增强扫描时边缘轻度强化，呈延迟强化；胆总管末端见高密度结石影。

2. 选 B。肝细胞癌多呈“快进快出”的强化方式；肝脓肿可见囊壁，且内壁光滑，外壁模糊，临床表现多有发热；肝血管瘤呈“填充式”强化，强化明显；转移瘤多数为多发，增强扫描见“牛眼征”。

3. 选 ABCDE。

胆管癌

【案例 6-2-3-2】 患者男性，57 岁，腹痛半年，加重 1 个月来诊。CT 上腹部增强扫描显示肝门处胆管肿块影，累及左肝管、右肝管及肝总管，诊断为肝门区胆管癌（累及左右肝管及肝总管），伴肝门区淋巴结肿大，为进一步明确病变范围行上腹部 MRI 扫描。

思考题

1. MRI 应该选择的序列有

A. 常规 SE T_1WI；B. 常规 SE T_2WI；C. DWI；D. 动态增强；E. MRCP

2. 患者行上腹部 MRI 检查，结果如图 6-2-3-3（a～f）所示，下列描述正确的是

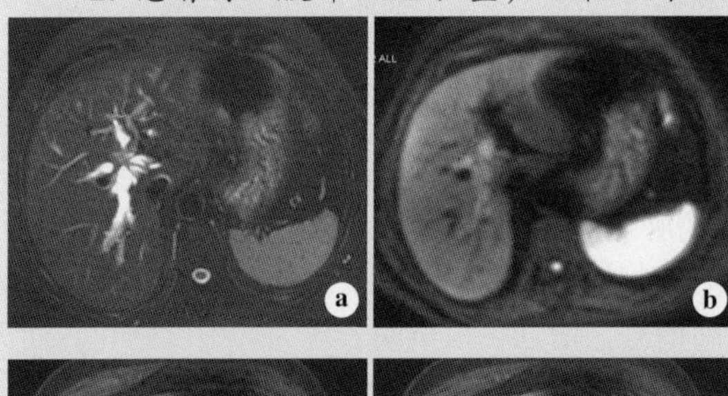

A. T_2WI 序列示肝门部稍高信号软组织结节影，形态不规则，伴肝内胆管明显扩张；B. DWI 序列示肝门部肿块呈低信号；C. 增强动脉期示肝门部肿块轻度强化；D. 增强门静脉期示肝门部胆管环壁强化，增强延迟期示肝门部结节持续强化，强化幅度增高；E. MRCP 示肝门部胆管突然截断，断端不规则，肝内胆管呈“软藤状”扩张

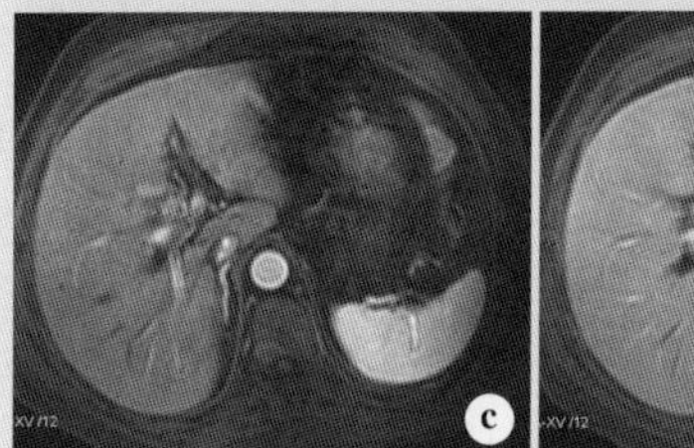

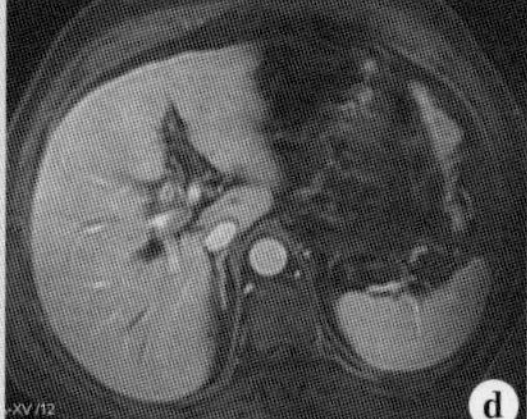

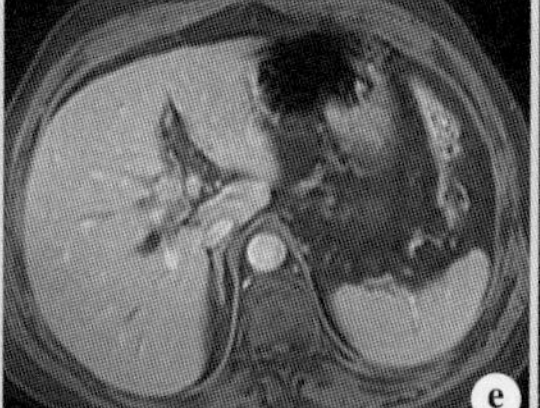

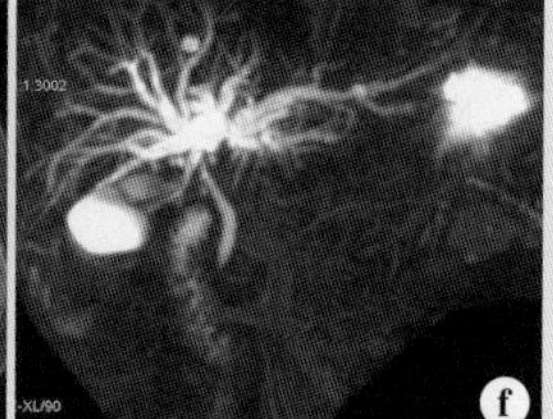

图 6-2-3-3 案例 6-2-3-2 影像学检查结果

a. T_2WI 脂肪抑制序列；b. DWI；c～e. T_1WI 增强动脉期、门静脉期、延迟期；f. MRCP

【案例 6-2-3-3】 患者男性，55 岁，反复右上腹痛 8 天来诊。入院查体：皮肤巩膜黄染及瘙痒，前胸、后背大量红色斑疹，右上腹压痛明显。腹部超声提示胆总管扩张，胆总管内占位，为进一步明确病变范围行上腹部 MRI 扫描。

思考题

1. MRI 扫描应该选择的序列有

A. T_1WI；B. T_2WI；C. DWI；D. MRCP；E. 动态增强

2. 患者行上腹部 MRI 检查，结果如图 6-2-3-4（a～f）所示，下列描述正确的有

A. T_2WI 示胆总管内结节状稍高信号影，形态不规则，伴胆总管扩张；B. DWI 示胆总管内占位呈高信号；C. MRCP 示胆总管内结节状充盈缺损；D. 增强扫描动脉期示胆总管内占位轻度强化；E. 增强扫描门延迟期示胆总管内占位持续强化，强化幅度增高

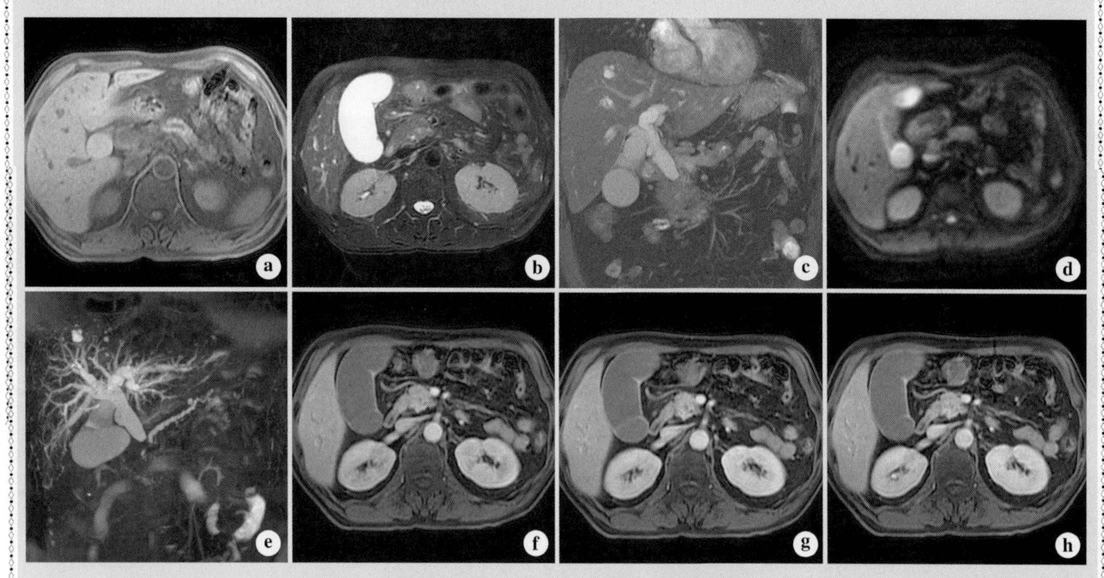

图 6-2-3-4 案例 6-2-3-3 影像学检查结果

a. T_1WI 脂肪抑制序列；b. T_2WI 横轴位脂肪抑制序列；c. FIEAST 冠状位序列；d. DWI；e. MRCP；f～h. 分别为 T_1WI 增强扫描序列动脉期、门静脉期、延迟期图像

（一）临床基础

胆管癌（cholangiocarcinoma）是指发生于肝外胆管（含左右肝管主干至胆总管下端）的恶性肿瘤，好发年龄为 50～70 岁，男性多于女性。按照发生部位胆管癌分为上段胆管癌、中段胆管癌和下段胆管癌。上段胆管癌又称肝门部胆管癌、高位胆管癌或近端胆管癌，是指发生于左右肝管、汇合部及肝总管的胆管癌，占胆管癌的 58%～75%，主要侵犯肝总管及其分叉部的左右肝管，误诊率高，是外科治疗上的难题。中段胆管癌指肝总管和胆囊管汇合部以下至胆总管中段的肿瘤。下段胆管癌为胆总管下段、胰腺段和十二指肠壁内段的肿瘤。

1. 病因及分型 胆管癌发病原因目前尚不明确，危险因素包括高龄、接触化学致癌物、胆管结石、原发性硬化性胆管炎、胆管囊肿、HBV 及 HCV 感染、胆道寄生虫感染（特别是华支睾吸虫）等，并与遗传、环境等多种因素有关，其重要特征是胆管上皮存在慢性炎症，导致异常增生性病变。胆管癌按照病理形态学类型分为管壁浸润型、结节型和腔内乳头型。

2. 临床表现 肝门部胆管癌由于位置特殊，在胆管未被肿瘤完全阻塞前常无特殊临床表现，患者可出现上腹不适、胀痛、食欲缺乏、恶心、呕吐、乏力及体重减轻等非特异症状，多数患者以进行性加重的梗阻性黄疸而就诊，伴全身皮肤瘙痒，陶土色大便及胆管感染的表现。中下段胆管癌临床表现不典型，起病隐匿，早期缺乏临床症状，少数患者可表现为纳差、厌油腻、上腹闷胀不适等，缺乏特异性，易被误诊为“胃病”。随着病情进展，逐渐出现进行性梗阻性黄疸表现，部分患

者可有畏寒、发热等胆管炎症状，病程较长者可出现胆汁性肝硬化及门静脉高压症。

（二）MRI 成像序列

对于 40 岁以上并有进行性加重黄疸的人群，要高度怀疑胆管癌可能，需进行上腹部 MRI 检查，常规平扫序列包括 T_1WI、T_2WI、FIEAST，DWI 序列显示肿瘤水分子的弥散情况，MRCP 对胆道系统进行成像，可以清楚完整地显示扩张的胆道系统。多期增强扫描可明确异常强化的肿瘤。

（三）MRI 影像学诊断

1. 管壁浸润型 胆管壁局限或弥漫性增厚，边缘毛糙不整，管腔不规则狭窄，T_1WI、T_2WI 及 FIEAST 呈等信号，DWI 呈稍高信号，增强扫描呈逐渐强化；胆管周围脂肪间隙模糊；MRCP 可更好地显示病变范围，显示胆管不均匀狭窄、中断，梗阻端呈锥形或不规则形，内壁不光整，胆管无明显移位（图 6-2-3-5）。

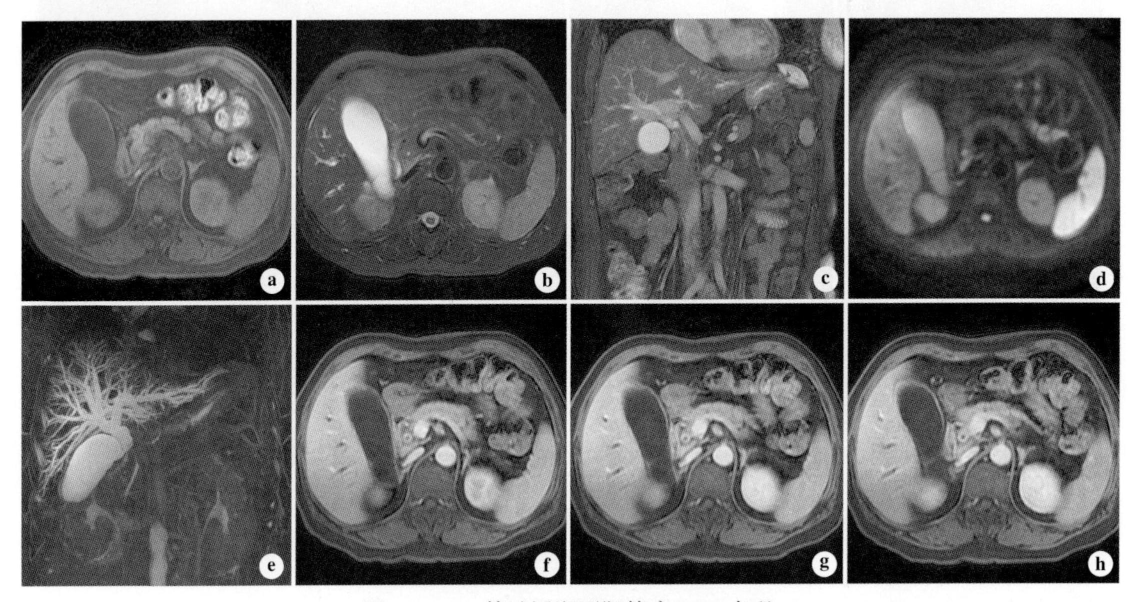

图 6-2-3-5 管壁浸润型胆管癌 MRI 表现

患者女性，64 岁。1 个月前进食后出现右上腹阵发性绞痛。胆总管壁不均增厚，a. T_1WI；b. T_2WI；c. FIEAST 冠状位呈等信号；d. DWI 呈稍高信号；e. MRCP 示胆总管不均匀狭窄，内壁不光整；f～h. 增强扫描示胆总管壁持续强化

2. 结节型 胆管壁见不规则结节向腔内突出，T_1WI 为等或稍高信号、T_2WI 为等信号，DWI 呈高信号，MRCP 可见结节状充盈缺损，增强后结节呈逐渐强化，上端胆管扩张（图 6-2-3-6）。

3. 腔内乳头型 胆管内肿块影，边缘不光整，较大者可充满胆管，管腔狭窄或截断，T_1WI 呈稍高或等信号，T_2WI 呈等信号，DWI 呈高信号，增强扫描后呈逐渐强化，究其原因可能与肿瘤富含纤维成分有关，邻近胆管壁增厚，上端胆管扩张；MRCP 可清晰地显示胆管内不规则形充盈缺损，胆管骤然截断。

肝门部胆管癌 MRI 直接征象表现为肝门处不规则软组织肿块，在 T_2WI 上呈略高或等、高信号。如胆管内胆固醇沉着或胆汁中蛋白质含量高，则肝门部软组织肿块在 T_2WI 上呈略低信号，扩张的胆管内可见 T_1WI 低信号影。

间接征象包括肝门部胆管狭窄，肝门部胆管截断，肝内胆管呈“软藤状”扩张，肝左叶不同程度萎缩，门静脉侵犯包埋在病变中、受压、变窄或闭塞，以及淋巴结肿大，DWI 对于观察肿大的淋巴结非常敏感，因弥散受限表现为高信号。多期动态增强扫描可以判断淋巴结的强化方式。

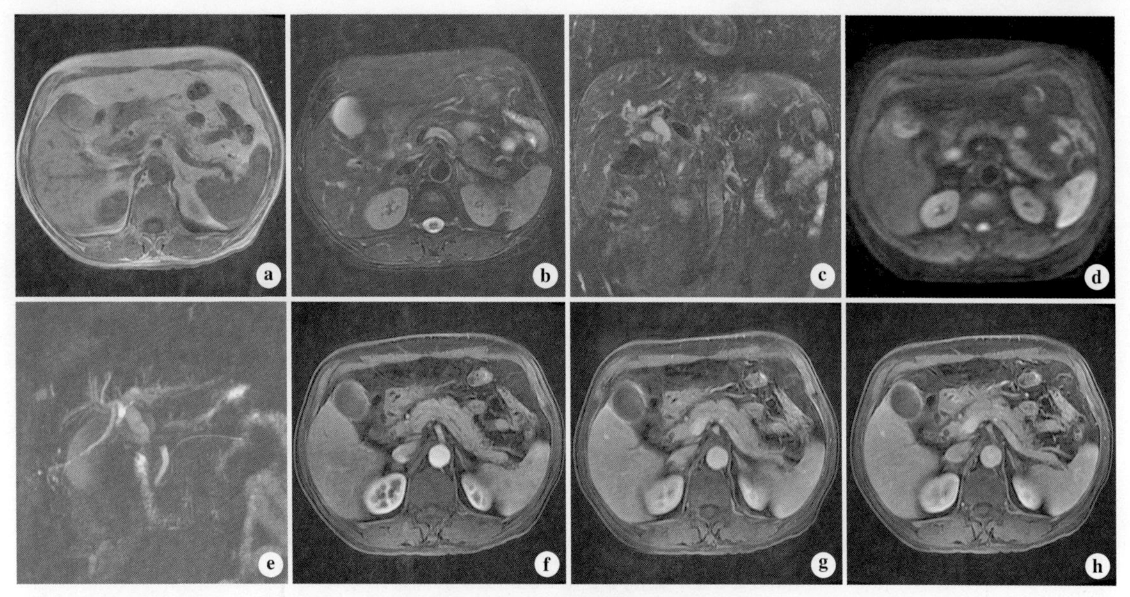

图 6-2-3-6　结节型胆总管癌 MRI 表现

患者男性，74 岁。发现皮肤黄染、尿色加深、便色变浅 4 天。胆总管内见一结节影，形态不规则，a. T_1WI；b. T_2WI；c. 冠状位 FIEAST 序列呈等信号；d. DWI 呈明显高信号；e. MRCP 见结节状充盈缺损；f～h. 增强扫描结节逐渐强化

（四）鉴别诊断

1. 胆道结石　典型表现为 T_1WI、T_2WI 均为低信号，MRCP 上表现为胆道内低信号区，增强后不强化。

2. 胆管炎　胆总管壁均匀增厚，边缘光整，MRCP 示胆总管逐渐变细、狭窄，轮廓光滑、柔软，呈“鼠尾征”、“尖削征”；梗阻上方胆管扩张相对较轻，肝内胆管分支轻度扩张，呈“树枝状”；常可合并胆管结石。

（五）治疗

胆管癌主要采取手术治疗，包括根治性手术治疗及不能切除的胆管癌姑息性手术治疗。根治性手术治疗根据 TNM 分期决定手术适应证及手术的基本原则。姑息性手术治疗主要包括减黄手术及胃空肠吻合术。对于不能手术切除或伴有转移的胆管癌患者，还可以进行化疗/放疗。

【案例 6-2-3-2 点评】

1. 选 ABCDE。MRI 应选择 T_1WI、T_2WI、DWI、动态增强扫描及 MRCP。
2. 选 B。肝门区病灶 DWI 呈明显高信号，弥散受限。

【案例 6-2-3-3 点评】

1. 选 ABCDE。常规平扫序列包括 T_1WI、T_2WI、FIEAST，DWI 序列显示肿瘤水分子的弥散情况，MRCP 对胆道系统进行成像，可以清楚完整地显示扩张的胆道系统；增强扫描可作为诊断及鉴别诊断。
2. 选 ABCE。动态增强扫描胆总管癌呈逐渐强化。

胆囊癌

【案例 6-2-3-4】　患者女性，56 岁，上腹痛反复发作 6 个月余，呈阵发性胀痛，程度剧烈，伴恶心，无呕吐、发热。曾于当地医院就诊，给予抗炎对症治疗后好转，但反复发作，为进一步

诊治来院就诊。入院超声检查提示胆囊明显增大，胆囊内胆汁淤积，占位不除外，胆囊壁毛糙，胆囊多发结石。

思考题

1. 患者行腹部 CT 检查结果如图 6-2-3-7（a～d）所示，下列描述正确的有

A. 肝实质密度低于同层面脾脏密度；B. 胆囊底部见类圆形高密度影，胆囊壁未见增厚；C. 胆囊底部见不规则形软组织密度影，邻近胆囊壁增厚；D. 增强扫描示胆囊底部病灶未见强化；E. 增强扫描示胆囊底部病灶不均匀强化

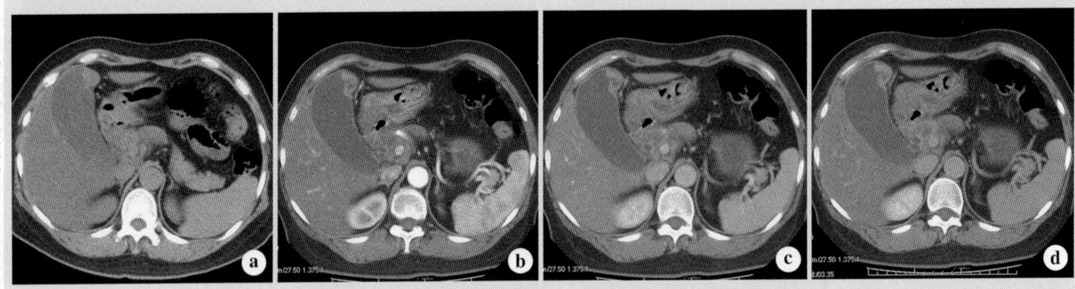

图 6-2-3-7 案例 6-2-3-4 CT 影像学检查结果

a～d. CT 平扫、动脉期、静脉期、延迟期图像

2. 为进一步诊治，患者行腹部 MRI 检查，结果如图 6-2-3-8（a～f）所示，下列描述正确的有

A. 胆囊底部占位，呈 T_1WI、T_2WI 等信号，DWI 呈高信号；B. 增强扫描示胆囊底部占位不均匀强化；C. 增强扫描示胆囊底部占位均匀强化；D. 胆囊壁未见增厚；E. 胆囊底部壁增厚

3. 关于胆囊病变诊断正确的有

A. 胆囊息肉；B. 胆囊癌；C. 胆囊结石；D. 胆囊炎；E. 胆囊腺瘤

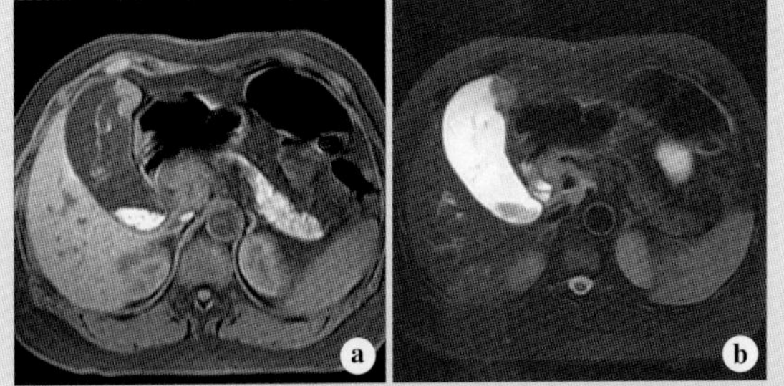

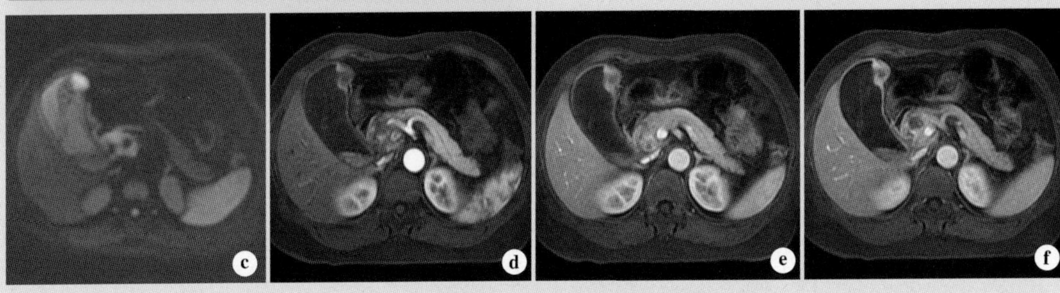

图 6-2-3-8 案例 6-2-3-4 MRI 影像学检查结果

a. T_1WI；b. T_2WI；c. DWI 图像；d～f. 分别为 T_1WI 增强扫描动脉期、门脉期、延迟期图像

（一）临床基础

胆囊癌（gallbladder carcinoma）为发生于胆囊底、体、颈部及胆囊管上皮细胞的恶性肿瘤。本病好发于中老年人，平均发病年龄为 65 岁，男女比例约为 1∶3；位列消化系统恶性肿瘤第六位，胆道系统恶性肿瘤第一位，发病率占胆道肿瘤的 2/3。

1. 病因及分型 胆囊癌病因及主要流行病学危险因素包括胆囊结石、炎症、息肉、胰胆管汇合异常、遗传、肥胖症和糖尿病、年龄和性别等。胆囊癌影像学分型包括肿块型、厚壁型、腔内型。

2. 临床表现 早期多无特殊症状。中、晚期可有腹部隐痛、食欲减退等慢性胆囊炎症状，亦可有饱胀不适、胆绞痛、发热等急性胆囊炎症状。晚期累及胆囊管侵及肝门，或肝门淋巴结转移压迫胆管，可有进行性加重的黄疸、尿色及大便颜色变化、体重减轻、明显皮肤瘙痒及腹部包块。

（二）MRI 序列

常规平扫序列包括 T_1WI、T_2WI，DWI 序列显示肿瘤水分子弥散情况。采用多期动态增强序列观察强化形式。MRCP 观察病变形态及范围。

（三）MRI 影像学诊断

根据形态胆囊癌分为厚壁型、腔内型及肿块型，以肿块型最多见。

1. 肿块型胆囊癌 胆囊内肿块影，边缘不光整，较大肿块甚至可充满胆囊或占据胆囊窝，T_1WI 为低或等信号，T_2WI 为等、高信号，DWI 呈高信号，MRCP 胆囊不显影或显示不清，增强后呈不均匀显著持续强化，邻近胆囊壁增厚（图 6-2-3-9）。

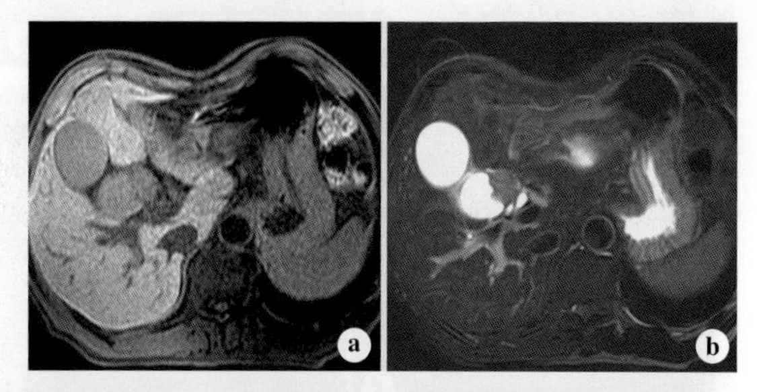

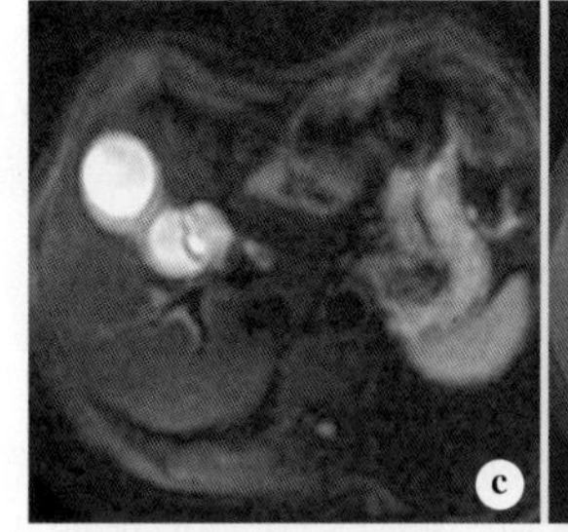

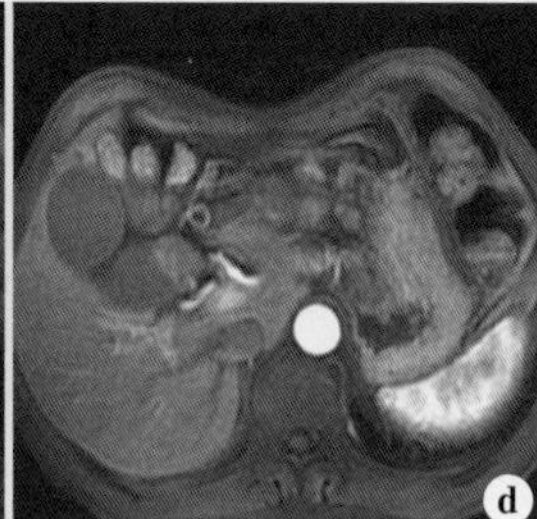

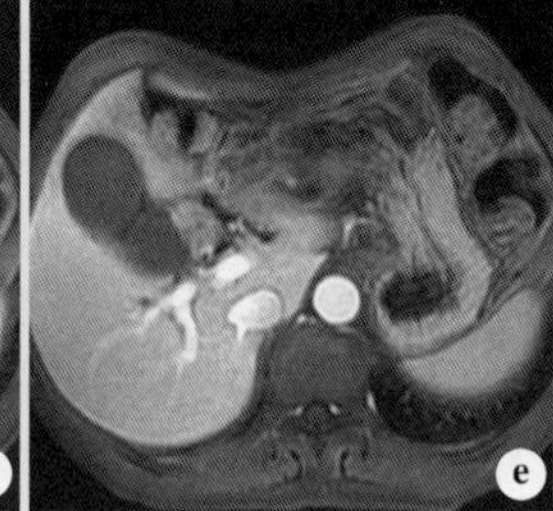

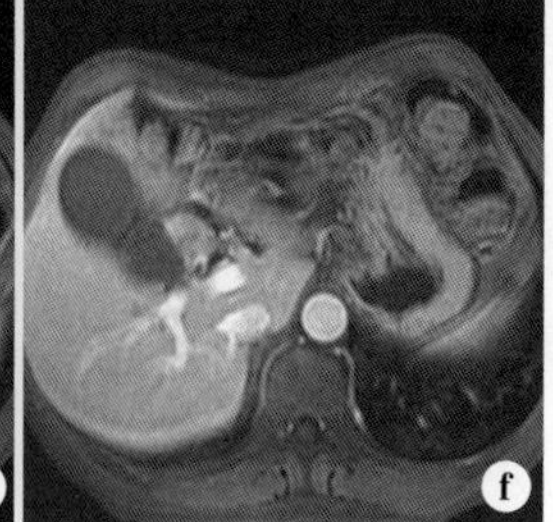

图 6-2-3-9 肿块型胆囊癌 MRI 表现

患者男性，70 岁，体检发现胆囊肿物 6 个月余。胆囊内见团块影，a. T_1WI 呈稍低信号；b. T_2WI 呈等信号；c. DWI 呈高信号；d～f. 增强扫描见不均匀显著持续强化

2. 厚壁型胆囊癌 胆囊壁局限或弥漫性增厚，大于 5mm，胆囊内壁毛糙不整或凸凹不平，T_1WI 低信号或等信号，T_2WI 为等、高信号，DWI 呈高信号，MRCP 显示不佳或为充盈缺损，增强后肿瘤呈显著持续不均匀强化（图 6-2-3-10）。病变可侵及周围肝实质。

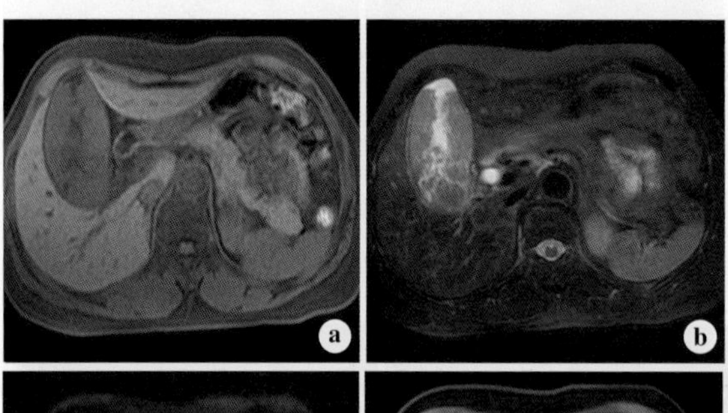

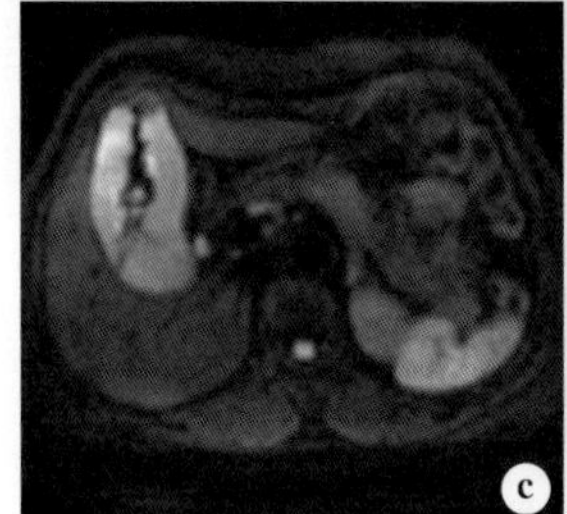

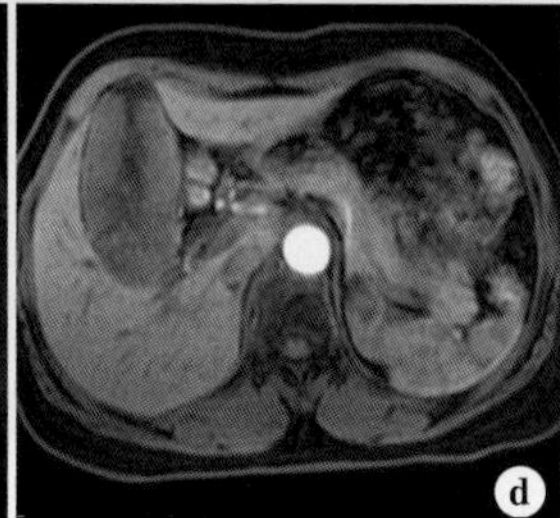

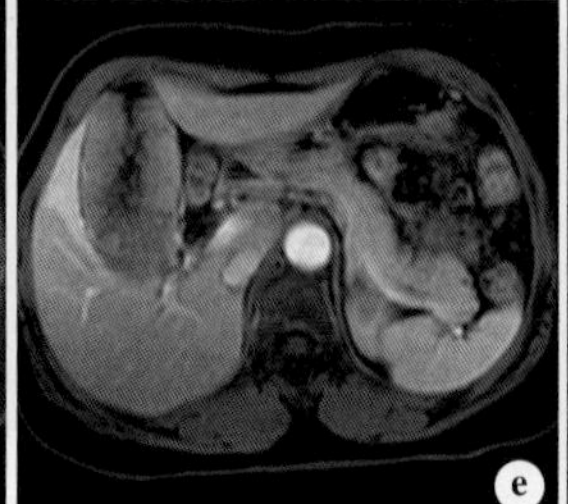

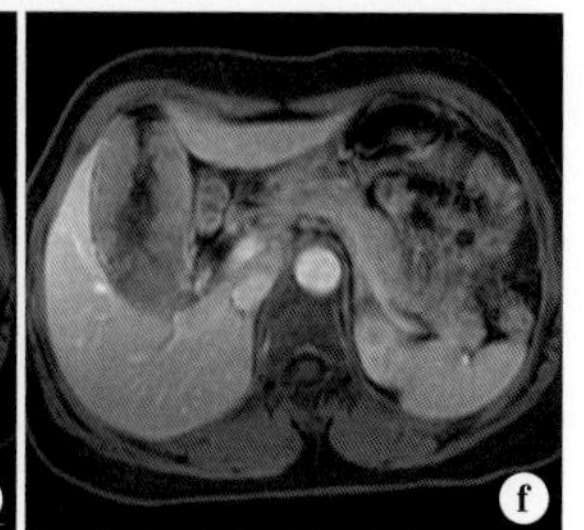

图 6-2-3-10 厚壁型胆囊癌 MRI 表现

患者女性，59 岁，右上腹痛反复发作 3 个月余。胆囊壁明显不均匀弥漫性，囊壁僵硬，内壁毛糙，a. T_1WI 稍低信号；b. T_2WI 稍高信号；c. DWI 呈明显高信号；d～f. 增强扫描呈不均匀显著持续强化

3. 腔内型胆囊癌 胆囊壁呈不规则结节或肿块向腔内突出，T_1WI 为低或等信号，T_2WI 为等、高信号，DWI 呈高信号，增强后结节或肿块呈显著持续强化（图 6-2-3-11），肿块基底部胆囊壁平直或内陷，MRCP 见结节状充盈缺损。

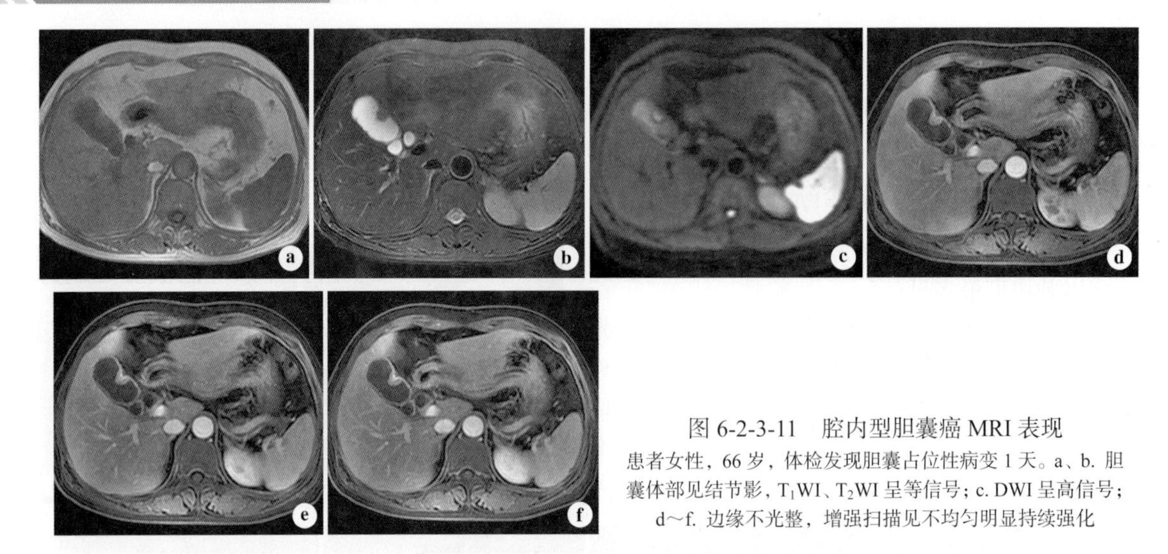

图 6-2-3-11 腔内型胆囊癌 MRI 表现
患者女性，66 岁，体检发现胆囊占位性病变 1 天。a、b. 胆囊体部见结节影，T_1WI、T_2WI 呈等信号；c. DWI 呈高信号；d～f. 边缘不光整，增强扫描见不均匀明显持续强化

胆囊癌可累及邻近肝脏，表现为胆囊窝周围肝实质内斑片状异常信号影，边界不清，呈 T_1WI 低信号、T_2WI 高信号，DWI 呈高信号，增强扫描不均匀强化；或表现为胆囊窝周围肝实质异常灌注。胆囊癌最常出现肝门区淋巴结转移，DWI 对转移淋巴结检查较为敏感。

（四）鉴别诊断

1. 慢性胆囊炎 厚壁型胆囊癌应与慢性胆囊炎进行鉴别。慢性胆囊炎胆囊壁均匀增厚，囊壁厚度小于 5mm，胆囊腔可缩小；常常合并胆囊结石；可合并胆囊周围脓肿；增强扫描增厚的胆囊壁均匀强化；无恶性肿瘤影像征象，如淋巴结肿大、肝脏转移（图 6-2-3-12）。

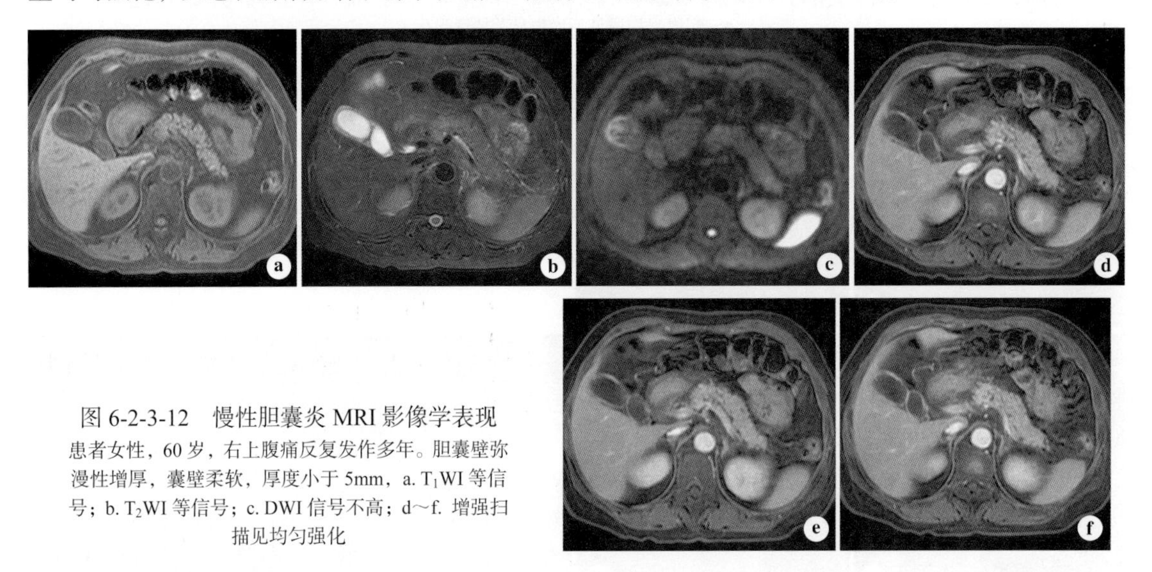

图 6-2-3-12 慢性胆囊炎 MRI 影像学表现
患者女性，60 岁，右上腹痛反复发作多年。胆囊壁弥漫性增厚，囊壁柔软，厚度小于 5mm，a. T_1WI 等信号；b. T_2WI 等信号；c. DWI 信号不高；d～f. 增强扫描见均匀强化

2. 胆囊腺瘤型息肉 胆囊癌应与胆囊腺瘤型息肉进行鉴别。胆囊腺瘤型息肉多单发，直径为 0.5～2.0cm，呈乳头状、菜花状、分叶状，表面光整或不光整呈“桑椹征”；病灶均为窄基底，在 T_1WI 和 T_2WI 上为均匀等信号，增强扫描动脉期轻、中度均匀强化（图 6-2-3-13）。局部癌变病灶增强扫描动脉期明显均匀或不均匀强化，附着处胆囊壁局限性增厚，可侵犯肝脏。

（五）治疗

早期以手术切除为主要治疗方法；晚期行支架置入以减轻胆管梗阻及全身化疗症状。5 年生存率为 5%。

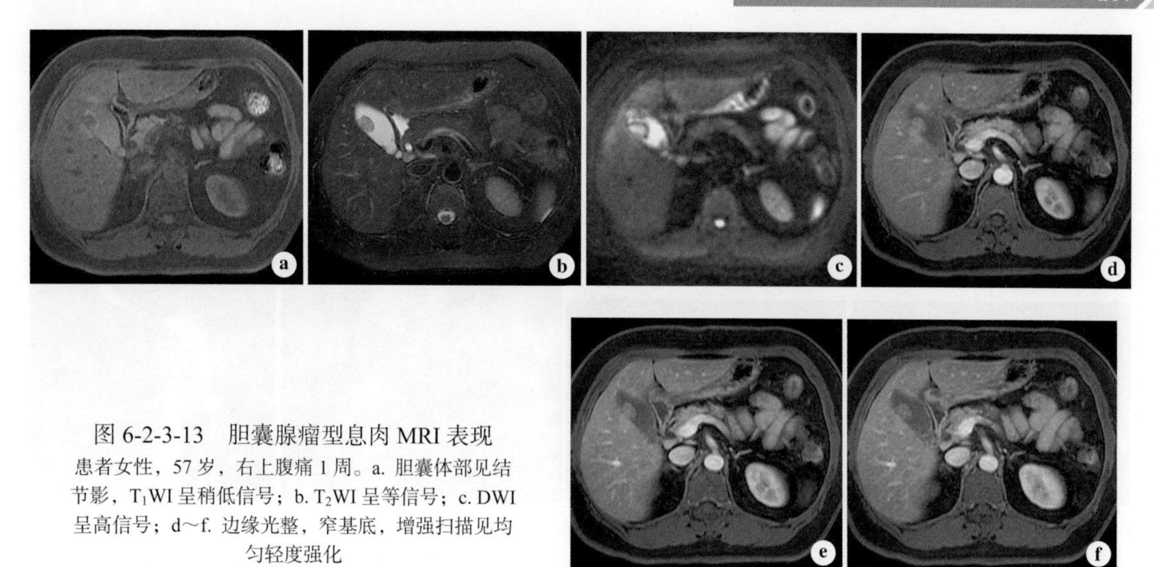

图 6-2-3-13 胆囊腺瘤型息肉 MRI 表现
患者女性，57 岁，右上腹痛 1 周。a. 胆囊体部见结节影，T_1WI 呈稍低信号；b. T_2WI 呈等信号；c. DWI 呈高信号；d～f. 边缘光整，窄基底，增强扫描见均匀轻度强化

【案例 6-2-3-4 点评】

1. 选 ACE。
2. 选 ABE。
3. 选 BC。胆囊见斑片状 T_1WI 高信号、T_2WI 低信号影，增强扫描未见明显强化。

（刘爱连　刘静红）

第三节 胰腺常见疾病

一、MRI 影像学诊断基础

MRI 因其较高的组织分辨率，结合无创性 MRCP，在胰腺小病灶或 CT 等密度病灶的检出方面更具优势。胰腺常规 MRI 扫描序列包括：T_2WI 单次激发快速自旋回波、T_1WI 同相位及反相位梯度回波、T_2WI 脂肪抑制自旋回波、3D T_1WI 脂肪抑制扰相位梯度回波、MRCP、DWI 以及动态增强 3D T_1WI 脂肪抑制扰相位梯度回波序列。

脂肪抑制非增强及动态增强 T_1WI 是评价胰腺的最佳检查序列。T_2WI 序列适合于观察胰、胆管结构，胰腺及胰周水肿，囊性肿瘤及内分泌肿瘤，腹水等。对于胰腺局灶性肿块，非增强及早期钆增强 T_1WI，即胰腺实质期是显示病变的最佳组合序列，而门静脉期及延迟期适于发现胰周及门脉周围淋巴结肿大及腹膜转移灶。

MRCP 能够在生理状态下完整地显示胰管的全程及肝内、外胆管，对于诊断胰胆管结石、狭窄，胰腺囊性病变是否与胰管相通等有很大价值，在诊断上可与 ERCP 媲美，且具有无创性、无放射线损伤、无对比剂过敏、简便易行等优势。不足之处为空间分辨率低，且不能在检查的同时进行治疗。

DWI 可以作为常规胰腺 MRI 检查序列的有效补充，有助于胰腺肿瘤及转移灶的早期发现，但是其在鉴别病灶良恶性方面的价值有限。

正常胰腺 MRI 表现：在脂肪抑制 T_1WI 序列中，胰腺由于富含液性蛋白而表现为均匀高信号，等于或稍高于肝实质信号；T_2WI 序列中胰腺信号表现不一。脂肪抑制钆增强 MRI 扫描中，由于胰腺血供丰富，增强早期强化高于腹部其他脏器，延迟期与肝实质信号相似（图 6-3-1-1）。

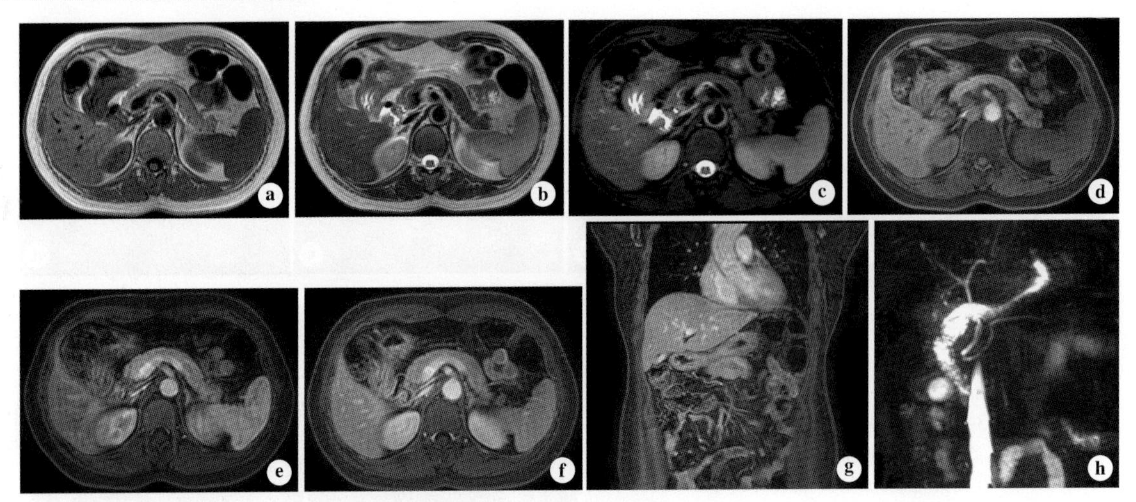

图 6-3-1-1 正常胰腺 MRI 表现

a. 非脂肪抑制 T_1WI 图像；b、c. 非脂肪抑制及脂肪抑制 T_2WI 图像；d～g. 脂肪抑制增强 MRI 图像，分别为增强前、胰腺实质期、门静脉期轴位及延迟期冠状位；h. MRCP 图像

二、胰 腺 炎

【案例 6-3-2-1】 患者男性，58 岁，6 周前出现上腹痛，血尿淀粉酶增高，外院诊断胰腺炎并非手术治疗后无明显好转而就诊，平扫 CT 见胰尾区低密度包块，进一步行增强 MRI 检查。

思考题

1. 该患者 MRI 检查如图 6-3-2-1（a～d）所示，最具诊断意义的征象是

A. 胰周积液；B. 胰腺体部混杂信号包块、无强化；C. 胰管扩张；D. 肝脾周积液；E. 胰腺强化减低

2. 胰腺体部包块诊断为

A. 急性胰周积液（APFCs）；B. 假性囊肿；C. 急性坏死物聚集（ANCs）；D. 包裹性坏死（WON）；E. 胰腺囊肿

3. 结合诊断，应采取的治疗方式为

A. 穿刺引流；B. 内镜手术清创；C. 继续非手术治疗；D. 胆囊切除

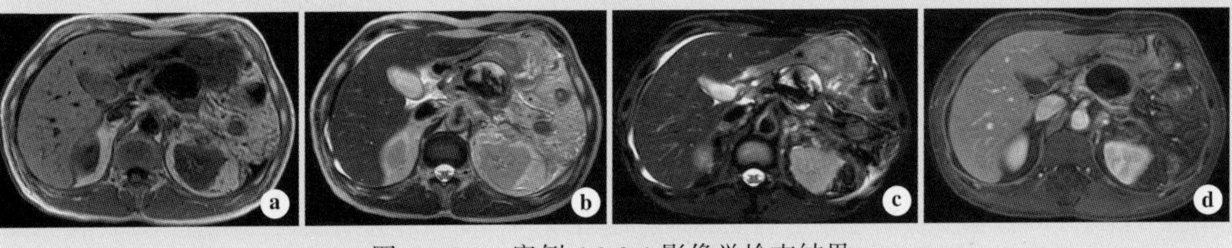

图 6-3-2-1 案例 6-3-2-1 影像学检查结果

a～d. 非脂肪抑制 T_1WI、T_2WI 及脂肪抑制 T_2WI、增强（门静脉期）图像

（一）临床基础

1. 病因及分型 胰腺炎（pancreatitis）分为急性胰腺炎及慢性胰腺炎。

急性胰腺炎指胰腺的急性炎症，是最常见的胰腺疾病，也是常见的急腹症的一种。大部分急性胰腺炎为间质水肿型，少数为坏死型（占 10%～20%）。发病机制不十分清楚，最常见的诱发因素包括酗酒及胆石症（占所有病因的 80%）。

慢性胰腺炎指胰腺持续或反复的炎性病程导致的胰腺组织及胰管系统的不可逆破坏，伴有不同程度的胰腺外分泌或内分泌功能障碍（后者出现较前者晚）。慢性胰腺炎的病因是多方面的。国外报道的主要诱发因素为酗酒及吸烟等，另外，各种原因引起的胰管阻塞也是慢性胰腺炎的病因。国内报道半数左右患者是由急性炎症反复发作引起的。

自身免疫性胰腺炎（autoimmune pancreatitis，AIP）是一种少见的特殊类型胰腺炎，可分为Ⅰ型（系统性 IgG4 相关疾病的胰腺病变）和Ⅱ型（胰腺特异性疾病，与 IgG4 无关）。

2. 临床表现　急性胰腺炎的症状主要为腹痛，多局限于上腹部，半数患者疼痛可向背部放射，常伴有恶心、呕吐、发热等，实验室检查血尿淀粉酶及脂肪酶不同程度增高。

慢性胰腺炎最主要的症状是腹痛，还包括一些胰腺功能不全导致的症状，如脂肪泻、糖尿病等。

自身免疫性胰腺炎症状包括波动性梗阻性黄疸，腹部隐痛，体重下降，脂肪泻及糖尿病等。Ⅰ型多见于老年人，男性多见，多为全身系统性病变的一部分，可见胰腺外病变，如唾液腺肿胀、肾积水及淋巴结增大等，实验室检查常见血清 IgG4 增高。Ⅱ型多见于年轻人，为胰腺特异性疾病而非系统性疾病，不伴有血清 IgG4 增高，急性胰腺炎及炎性肠病比Ⅰ型多见。二者激素治疗均有效。

（二）MRI 成像序列

常规序列包括伴及不伴脂肪抑制的 T_1WI、T_2WI 序列，以及动态增强扫描序列，用来观测胰腺形态、信号、胰周改变及胰腺强化方式。MRCP 对于胰管的显示及评估尤为重要。

（三）MRI 影像学诊断

1. 急性胰腺炎

（1）急性间质水肿型胰腺炎：胰腺局灶性或弥漫性增大。脂肪抑制 T_1WI 上胰腺实质信号稍低或正常（轻症），T_2WI 信号增高，增强后呈正常均匀或略不均匀强化。脂肪抑制 T_2WI 上可见胰周高信号渗出、积液。MRCP 显示胰管正常或轻度受压（胰腺实质水肿所致）（图 6-3-2-2）。

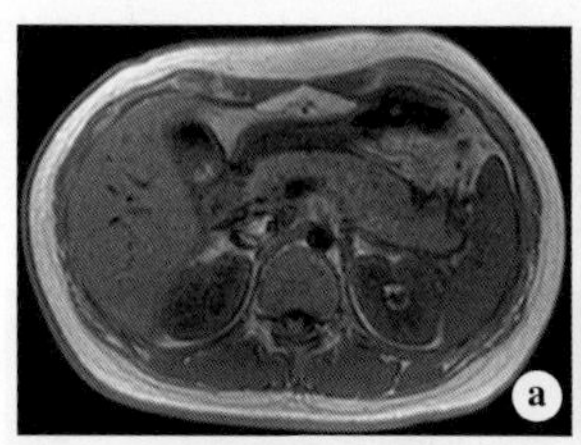
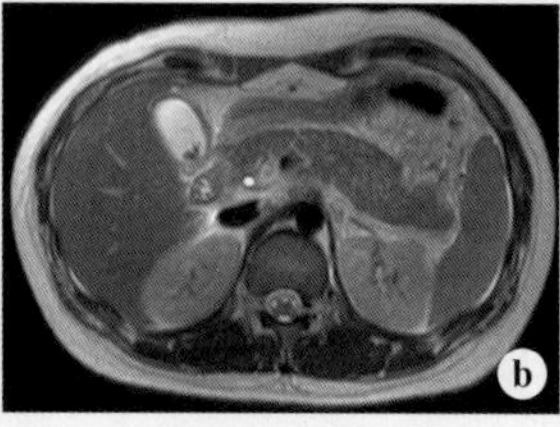
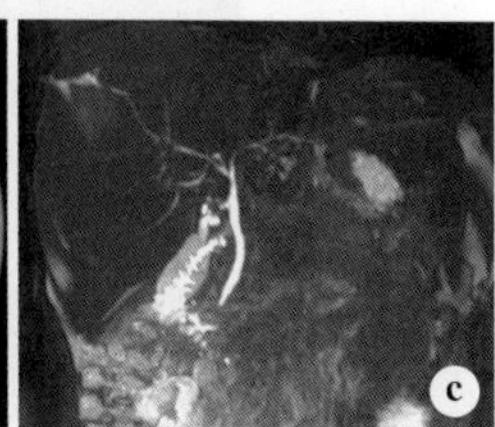

图 6-3-2-2　急性间质水肿型胰腺炎 MRI 表现
胰腺弥漫性肿胀，伴胰周渗出。a. T_1WI 上胰腺实质信号稍低；b. T_2WI 信号不均匀增高；c. MRCP 上胰管显示不清（胰管受压所致）

（2）急性坏死型胰腺炎：胰腺实质或胰周出血表现为脂肪抑制 T_1WI 上点状及斑片状稍高信号（图 6-3-2-3）。坏死的胰腺或胰周组织信号多变，取决于坏死区的液化程度，液化部分 T_1WI 呈低信号，T_2WI 呈高信号，增强后无强化，其内可见呈混杂信号的残存坏死胰腺或脂肪组织（详见胰腺内及胰周积液）。坏死区可呈局灶性、节段性或弥漫性。

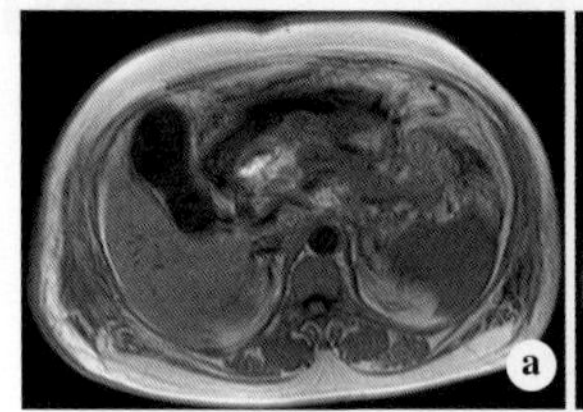
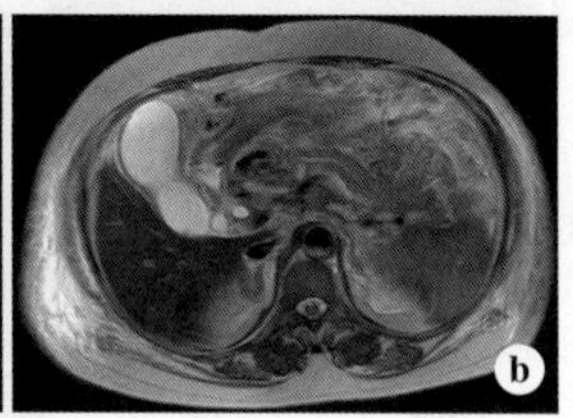

图 6-3-2-3　急性坏死型胰腺炎 MRI 表现
a. T_1WI；b. T_2WI；显示胰头区不均匀 T_1WI 高、T_2WI 低信号包块，提示出血

（3）胰腺内及胰周积液分类：依据 2012 年 Atlantic 分类，胰腺内及胰周积液可分为四类。间质水肿型胰腺炎胰周积液分为急性胰周积液（acute peripancreatic fluid collections，APFCs）和假性囊肿两类，前者表现为胰周均匀液性信号，无包膜，多发生在水肿型胰腺炎发病后 4 周内（图 6-3-2-4）；而后者表现为胰腺外单房或多房的均匀液性信号，有包膜，与胰管相通或不相通，多发生在胰腺炎发病 4 周后（图 6-3-2-5）。急性坏死型胰腺炎的积液分为急性坏死物聚集（acute necrotic collections，ANCs）和包裹性坏死（walled-off necrosis，WON）两类，由坏死组织及液性成分组成。前者发生在胰腺炎发病 4 周内，之后可以吸收或周围形成囊壁结构而发展为包裹性坏死。MRI 可以较好地显示此类积液中的实性坏死组织成分，后者可见强化囊壁结构（图 6-3-2-6）。以上四类积液均可为无菌性或合并感染。

2. 慢性胰腺炎

（1）胰腺实质改变：多表现为胰腺萎缩，也可见胰腺弥漫或局限性增大。胰腺实质由于纤维化

而表现为脂肪抑制 T_1WI 信号减低，增强早期胰腺实质强化减低，后期可见延迟强化；如有较大钙化灶表现为低信号。部分病例可见胰周未吸收假性囊肿或包裹性坏死（图 6-3-2-7）。

（2）胰管改变：主胰管及侧支不规则扩张、狭窄，有时可见胰管内结石（图 6-3-2-7）。胰管改变可先于胰腺实质的信号改变，当出现分支胰管不规则扩张而主胰管正常时，应怀疑早期慢性胰腺炎。

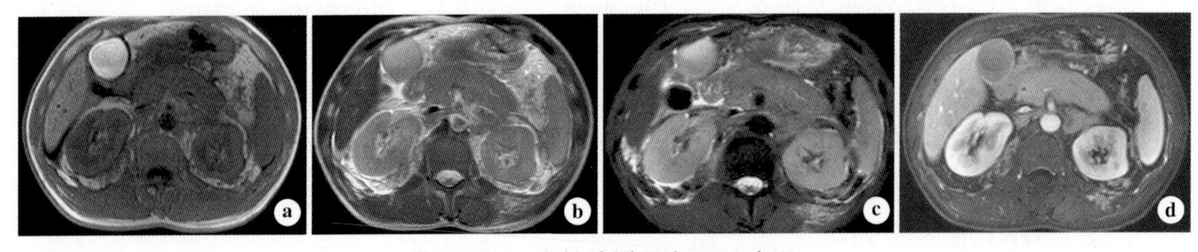

图 6-3-2-4　急性胰周积液 MRI 表现

a. T_1WI；b. T_2WI 非脂肪抑制；c. T_2WI 脂肪抑制；胰头周围少量不规则 T_1WI 低信号、T_2WI 高信号；d. 增强后无强化

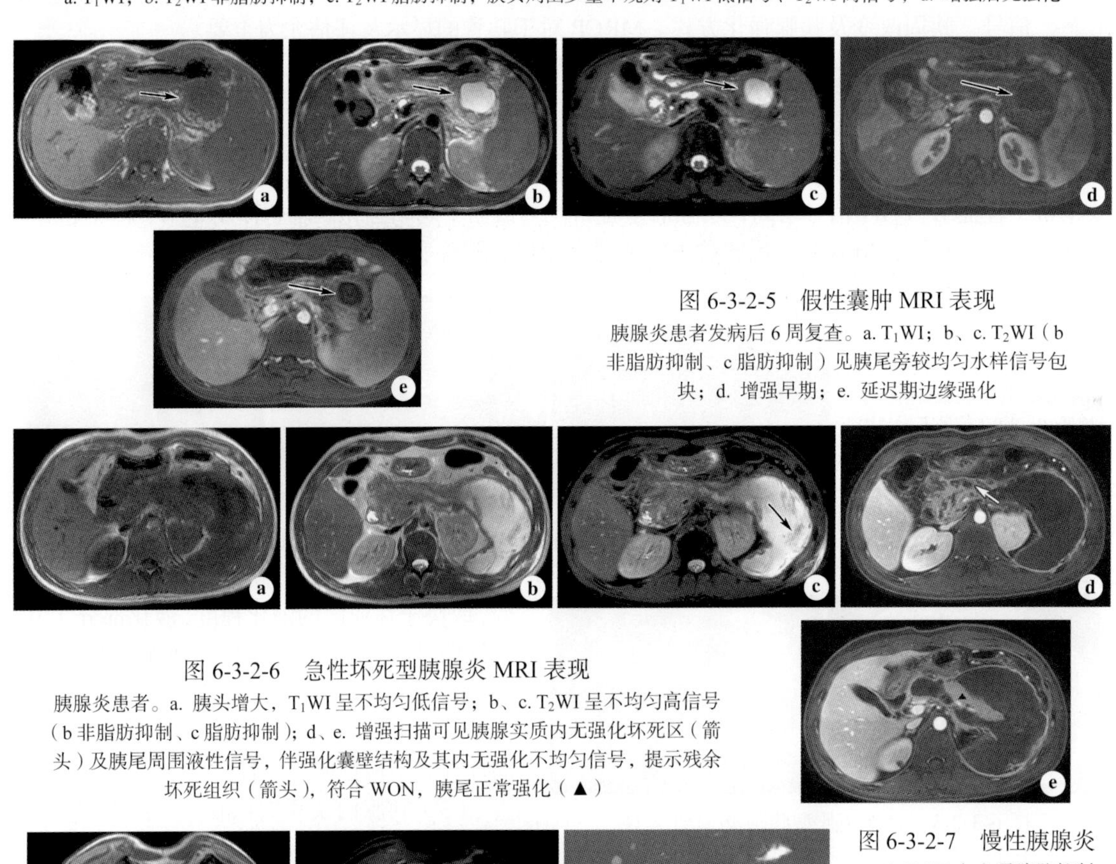

图 6-3-2-5　假性囊肿 MRI 表现

胰腺炎患者发病后 6 周复查。a. T_1WI；b、c. T_2WI（b 非脂肪抑制、c 脂肪抑制）见胰尾旁较均匀水样信号包块；d. 增强早期；e. 延迟期边缘强化

图 6-3-2-6　急性坏死型胰腺炎 MRI 表现

胰腺炎患者。a. 胰头增大，T_1WI 呈不均匀低信号；b、c. T_2WI 呈不均匀高信号（b 非脂肪抑制、c 脂肪抑制）；d、e. 增强扫描可见胰腺实质内无强化坏死区（箭头）及胰尾周围液性信号，伴强化囊壁结构及其内无强化不均匀信号，提示残余坏死组织（箭头），符合 WON，胰尾正常强化（▲）

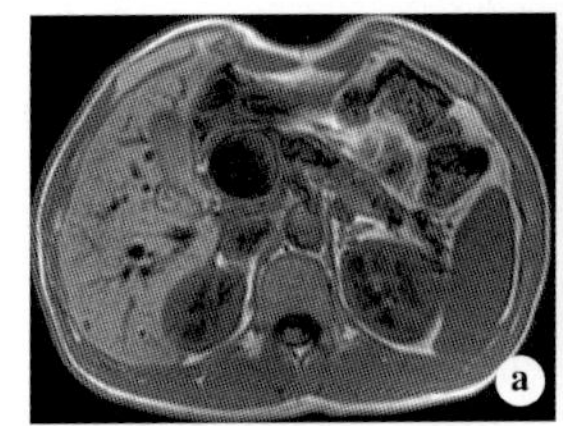

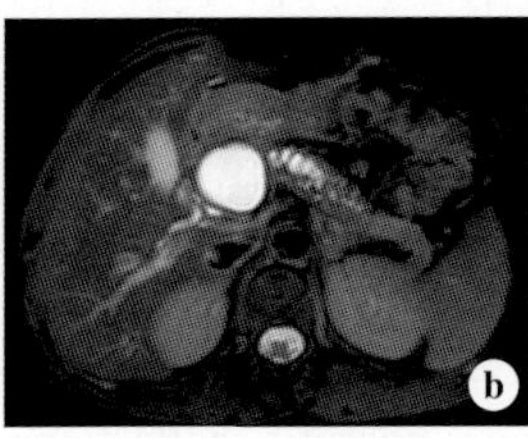

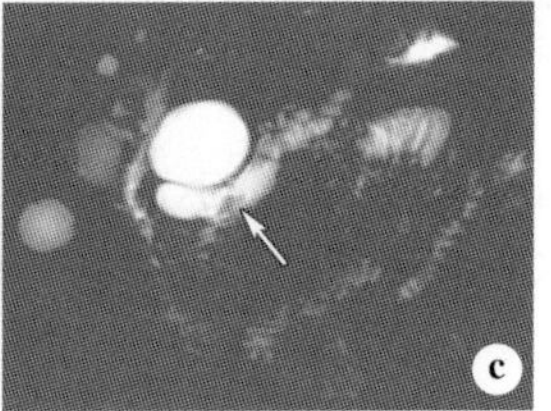

图 6-3-2-7　慢性胰腺炎

a、b. T_1WI（a）及脂肪抑制 T_2WI（b）显示胰腺萎缩，胰管不规则扩张，胰头旁见 T_1WI 低信号、T_2WI 高信号假性囊肿；c. MRCP 显示胰管内结石（箭头）

3. 自身免疫性胰腺炎　AIP 分为弥漫型和局灶型。弥漫型 AIP 典型表现为胰腺弥漫性肿大，边缘失去正常分叶状结构，似腊肠样改变；胰腺实质 T_1WI 呈稍低信号，T_2WI 上呈稍高信号，Gd 增强扫描呈延迟强化，DWI 呈高信号；胰腺周围炎症反应及纤维化形成鞘膜样结构包绕胰腺，脂肪抑制 T_1WI 为低信号，T_2WI 为稍高信号，增强后呈延迟强化。MRCP 典型表现为主胰管弥漫性、节段性或局灶性不规则狭窄；如累及胆总管可表现为胆总管狭窄或闭塞，上游胆道扩张

（图 6-3-2-8）。局灶型 AIP 可表现为胰腺局部增大，信号同上，伴或不伴上游胰管扩张及胰腺萎缩，易误诊为胰腺肿瘤（图 6-3-2-9）。两种类型 AIP 在影像上难以鉴别。

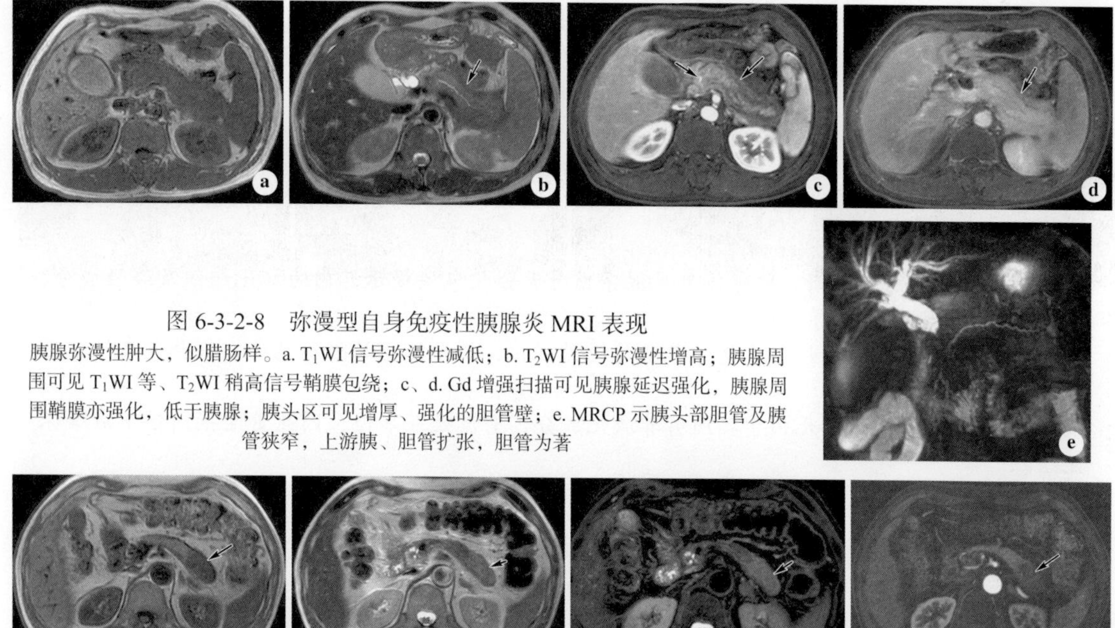

图 6-3-2-8　弥漫型自身免疫性胰腺炎 MRI 表现

胰腺弥漫性肿大，似腊肠样。a. T_1WI 信号弥漫性减低；b. T_2WI 信号弥漫性增高；胰腺周围可见 T_1WI 等、T_2WI 稍高信号鞘膜包绕；c、d. Gd 增强扫描可见胰腺延迟强化，胰腺周围鞘膜亦强化，低于胰腺；胰头区可见增厚、强化的胆管壁；e. MRCP 示胰头部胆管及胰管狭窄，上游胰、胆管扩张，胆管为著

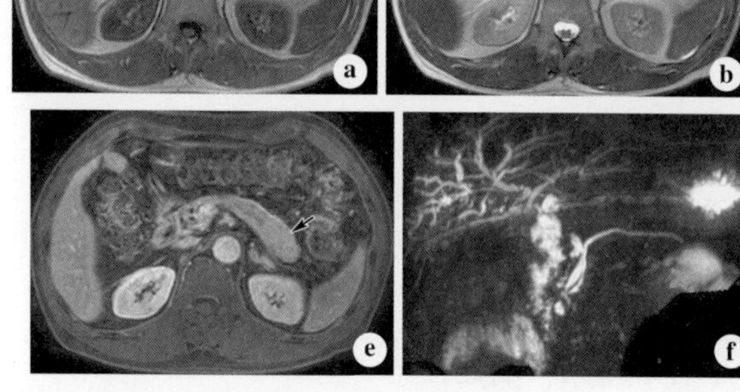

图 6-3-2-9　局灶型自身免疫性胰腺炎 MRI 表现

胆肠吻合术后患者。肝内胆管扩张，肝门部胆管及胆总管上段粗细不等伴管壁稍厚。a. 胰尾部增粗，T_1WI 低信号；b、c. T_2WI（b 非脂肪抑制、c 脂肪抑制）稍高信号灶；d. 增强早期呈弱强化；e. 延迟期明显强化；f. 胰管未见狭窄

（四）鉴别诊断

1. 急性胰腺炎　胰腺内及胰周积液要注意与胰腺囊性肿瘤相鉴别。前者多有胰腺炎病史及相关实验室检查数据的改变。另外，坏死物质沉积形成的分层影像学表现有助于坏死积液而非囊性肿瘤的诊断。

2. 慢性胰腺炎　弥漫性胰腺萎缩符合慢性胰腺炎。如果萎缩仅局限于胰体、尾部，而胰头却增大，应怀疑胰头占位。局灶性增大的慢性胰腺炎（肿块型慢性胰腺炎），特别是发生在胰头者需与胰头癌相鉴别。两者均可呈 T_1WI 稍低信号、T_2WI 不均匀稍高信号，可见延迟强化及弥散受限，均可导致胆总管、胰管的扩张并见胰周脂肪层索条等。提示肿块型胰腺炎诊断的征象包括以下几点：胰头增大但外形光滑，无明显分叶；胰腺肿块内见斑片状钙化（低信号）或周围见假性囊肿；肿块在静脉期及延迟期强化与正常胰腺趋于一致；胰管形态不规则及胰管穿通征（胰管可以穿过病灶，管径正常或逐渐狭窄）等。提示胰腺癌诊断的征象包括扩张胰管突然于肿块处截断，肿块上游胰腺萎缩，胰周血管受侵狭窄或闭塞，胰周淋巴结增大等。由于胰腺癌可以继发于慢性胰腺炎，增加了二者鉴别的难度，应结合临床综合全面分析。

3. 自身免疫性胰腺炎　典型的 AIP 多为胰腺弥漫性增大，可见包鞘样边缘，胰腺周围渗出没有急性胰腺炎显著。局灶性 AIP 更易与胰腺癌混淆，如果病灶呈多发、地图样形态、延迟强化、ADC 值减低，周围可见强化的包鞘样边缘，伴有胆总管或主胰管的节段性狭窄等，结合血清中 IgG4 增高及激素治疗后病情缓解，有助于 AIP 诊断。

（五）治疗

1. 急性胰腺炎 治疗主要为禁食水、胃肠减压，纠正水电解质紊乱，支持治疗，抑制胰腺外分泌或应用胰酶抑制剂等。后期治疗主要为维护脏器功能及局部或全身并发症的处理。

2. 慢性胰腺炎 非手术治疗方法为戒酒、控制饮食、补液、抗炎和酶替代。内镜下引流取石术也是常用的治疗方法。手术治疗以缓解或消除腹痛仍是慢性胰腺炎治疗的最终手段。

3. 自身免疫性胰腺炎 AIP 无须手术，激素尤其是泼尼松是 AIP 治疗的主要用药，免疫抑制剂的应用也有报道。

【案例 6-3-2-1 点评】

1. 选 B。胰腺炎患者，胰腺体部见混杂信号无强化包块提示其内为坏死组织及液性成分，符合坏死型胰腺炎影像学表现。

2. 选 D。发病时间大于 4 周，包块边缘见强化，提示坏死局限、包裹，符合包裹性坏死（WON）。

3. 选 B。包裹性坏死由于其内有非液化成分，引流效果不佳，因此更主张内镜下清除坏死组织。

三、胰 腺 肿 瘤

胰腺癌

【案例 6-3-3-1】 患者女性，67 岁，右上腹痛反复发作 18 年余，再发加重 1 个月。实验室检查 CA19-9 明显增高。

思考题

1. 下一步为协助诊断进行影像学检查应针对的脏器是

A. 肝脏；B. 胰腺；C. 卵巢；D. 胃肠道；E. 乳腺

2. 该患者增强 MRI 检查结果如图 6-3-3-1（a～e）所示，病灶位于

A. 胰腺钩突部；B. 胆总管末端；C. 十二指肠乳头；D. 肾脏；E. 升结肠

3. 下列疾病可能性最小的是

A. 肿块型慢性胰腺炎；B. 自身免疫性胰腺炎；C. 实性假乳头状瘤；D. 神经内分泌肿瘤；E. 转移瘤

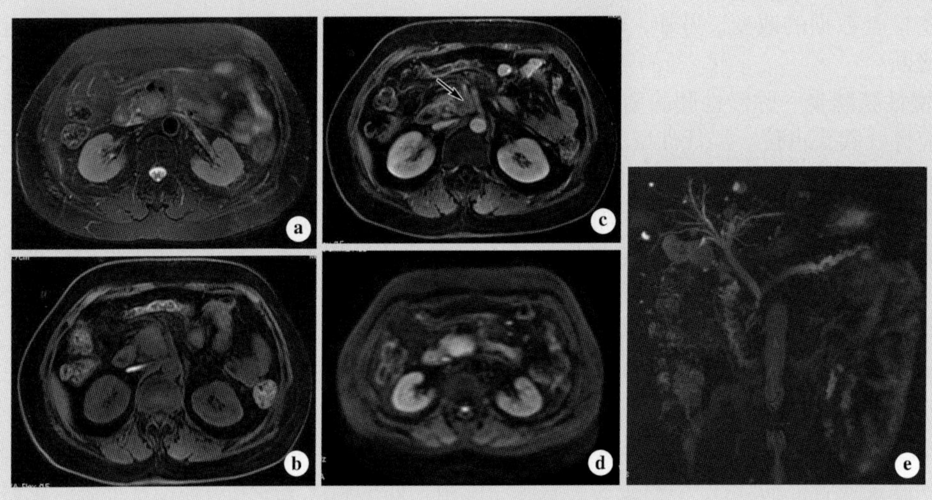

图 6-3-3-1 案例 6-3-3-1 影像学检查结果

a. 脂肪抑制 T_2WI；b. 脂肪抑制 T_1WI；c. 增强（胰腺实质期）；d. DWI；e. MRCP

（一）临床基础

胰腺癌通常指胰腺导管腺癌，占胰腺肿瘤的85%～90%。其预后差，5年存活率小于5%。

1. 病因 胰腺癌的病因及危险因素都不很明确，吸烟及遗传性胰腺炎已被证实是胰腺癌患病的危险因素，其他因素尚需进一步确定。胰腺上皮内瘤变、导管内乳头状黏液性肿瘤及黏液性囊性肿瘤被认为是一定高危人群的癌前病变。

2. 临床表现 大部分胰腺导管腺癌患者为老年人，男性常见。胰腺癌60%～70%发生于胰头，20%左右发生在胰体，10%发生在胰尾，累及全胰者仅占5%。位于胰头的肿瘤通常引起胰管阻塞，导致临床上出现进行性黄疸，半数患者伴有疼痛、体重减轻和瘙痒；而发生于胰体、尾部的肿瘤则较为隐蔽，常表现为背痛，发现时通常已是晚期。

（二）MRI 成像序列

常规序列包括伴及不伴脂肪抑制的 T_1WI、T_2WI 序列，DWI 及动态增强扫描序列，用来观测病变形态、信号及强化方式。MRCP 对于胰胆管的显示及评估尤为重要。

（三）影像诊断

1. 直接征象 局灶性肿块，边界不清。脂肪抑制 T_1WI 上为稍低信号，T_2WI 上可表现为不均匀稍高信号。胰腺实质期（或增强早期）肿块呈弱强化，可见延迟强化，但仍低于周围胰腺组织，有时可见边缘强化（图 6-3-3-2）。肿块近端胰腺可因胰管梗阻继发的炎症、纤维化及萎缩而导致 T_1WI 信号减低。DWI 上表现为高信号。

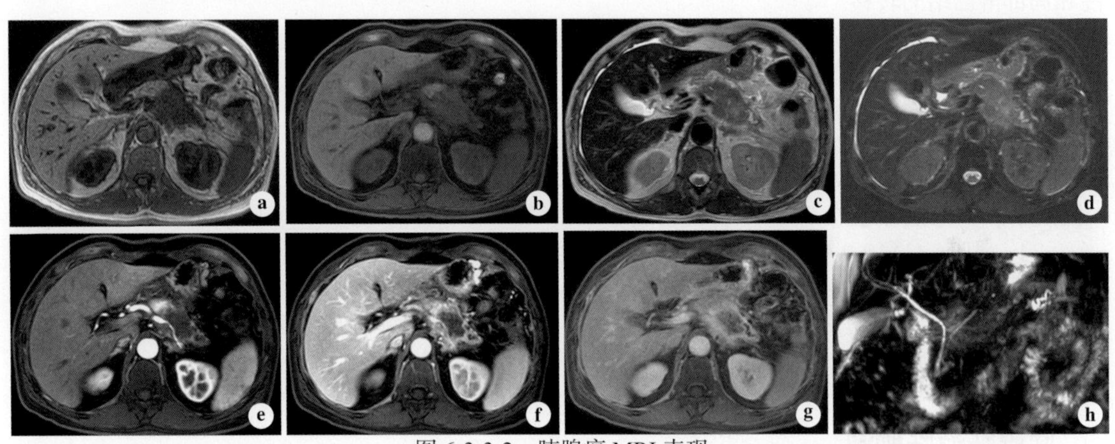

图 6-3-3-2 胰腺癌 MRI 表现

a～d. T_1WI（a 非脂肪抑制、b 脂肪抑制）、T_2WI（c 非脂肪抑制、d 脂肪抑制）显示胰体尾部肿块，边界模糊；e～g. 增强（e～g 分别为胰腺实质期、门静脉期及延迟期）呈弱强化，可见肿块延迟强化及边缘强化，但始终低于正常胰腺实质，邻近脾动脉受侵，上游胰尾部萎缩伴胰管扩张；h. MRCP 显示肿块局部胰管闭塞

2. 间接征象 胰头癌可以引起上游胆管和胰管扩张构成“双管征”，MRCP 上显示较清晰（图 6-3-3-3）。肿瘤可侵犯周围血管，也可发生周围及远处转移等。不可切除的血管侵犯包括肠系膜上动脉、腹腔干、肠系膜上静脉与门静脉汇合处、门脉主干受侵等，增强 MRI 表现为血管变形、闭塞，血管周围脂肪层浸润，肿瘤与血管接触范围大于180°等。肝脏转移灶在非增强脂肪抑制 T_1WI 上表现为低信号，T_2WI 上为稍高信号，增强早期可见不规则边缘强化，弥散受限。腹膜转移灶在增强晚期显示最佳。

（四）鉴别诊断

1. 肿块型慢性胰腺炎及 AIP 与胰腺癌的鉴别见本节“胰腺炎”相关内容。

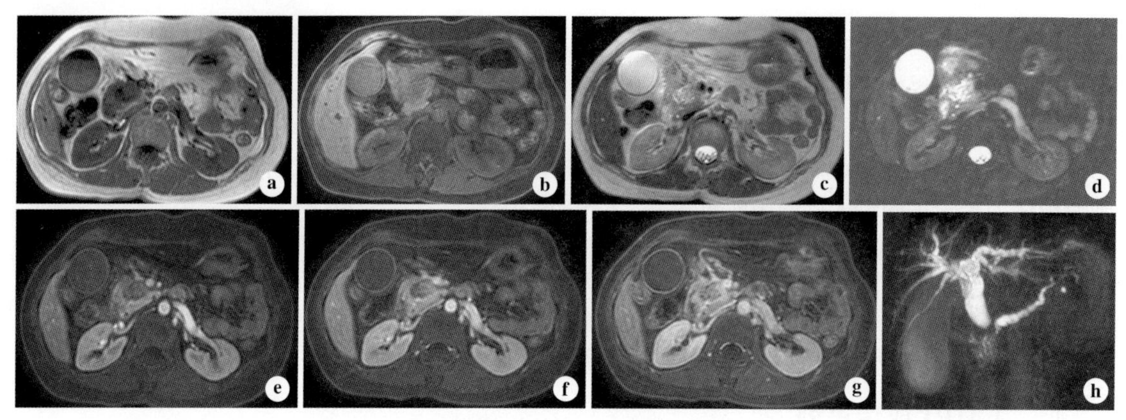

图 6-3-3-3 胰头癌 MRI 表现

a、b. 胰头部肿块呈 T_1WI（a 非脂肪抑制、b 脂肪抑制）稍低，边界模糊；c、d. T_2WI（c 非脂肪抑制、d 脂肪抑制）稍高信号，边界模糊；增强（e～g）呈弱强化，肿块侵及胰头部，局部胰胆管闭塞，上游胰胆管明显扩张；h. MRCP 显示为“双管征”

2. 胰腺内分泌肿瘤 胰腺内分泌肿瘤典型表现为边界清晰，动脉期快速强化，持续时间较长，可与胰腺癌乏血供特点相鉴别。

3. 胰腺囊腺瘤及囊腺癌 二者都以囊样改变为主，需与胰腺癌内坏死、囊变相鉴别。胰腺癌坏死、囊变的 MRI 表现具有胰腺癌的特征，如胰腺肿大和局部肿块形成，远端腺体萎缩和胰、胆管的梗阻扩张等。坏死、囊变位于肿块的中心或周边并常可见到胰周脂肪间隙消失以及周围血管受侵和局部淋巴结的转移。

（五）治疗

胰腺癌的治疗取决于肿瘤的分期。对于可完全切除的胰腺癌，外科治疗仍是目前治疗方案中最重要、最有效的方法。而对于局部进展期及已发生远处转移的胰腺癌则可以进行放、化疗。

【案例 6-3-3-1 点评】

1. 选 B。CA19-9 明显增高最多见于胰腺癌，结合患者上腹痛病史应对胰腺进行检查。

2. 选 A。胰腺钩突部见一 T_1WI 稍低、T_2WI 稍高信号灶，边界模糊，弱强化。

3. 选 D。胰腺钩突部 T_1WI 稍低、T_2WI 稍高信号灶，边界模糊，弱强化，伴双管征，结合 CA19-9 增高，考虑胰腺癌。神经内分泌肿瘤多为富血供肿瘤。

胰腺黏液性肿瘤

【案例 6-3-3-2】 患者，女，66 岁，体检发现上腹部肿物 2 个月，增强 MRI 检查如图 6-3-3-4（a～e）所示。

思考题

1. 病变定位在

A. 肾脏；B. 肾上腺；C. 胰腺；D. 结肠；E. 腹膜后非实质脏器起源

2. 最可能的诊断为

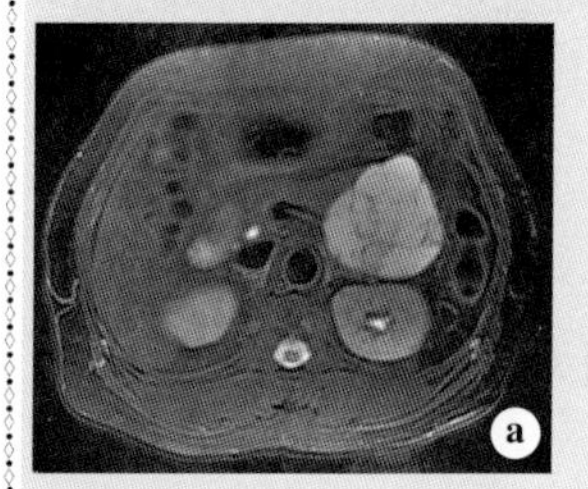

A. 浆液性囊腺瘤；B. 黏液性囊腺瘤；C. 假性囊肿；D. 导管内乳头状黏液性肿瘤；E. 实性假乳头状瘤

3. 本病例较难鉴别诊断的疾病为

A. 大囊型浆液性囊腺瘤；B. 微囊型浆液性囊腺瘤；C. 混合型浆液性囊腺瘤；D. 浆液性囊腺癌；E. 假性囊肿

4. 本病的治疗原则是

A. 药物治疗；B. 不采取任何处理；C. 手术；D. 胰腺移植

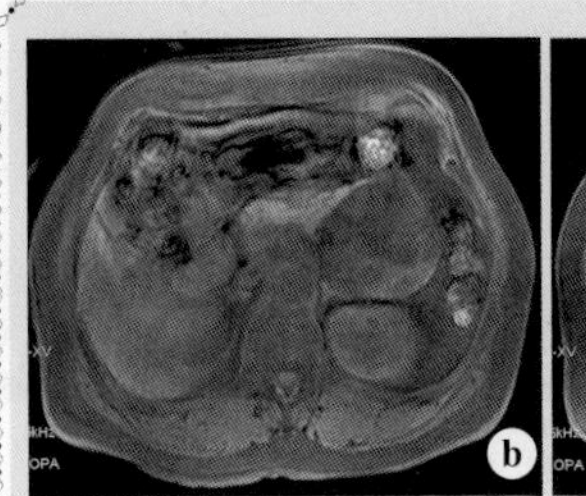
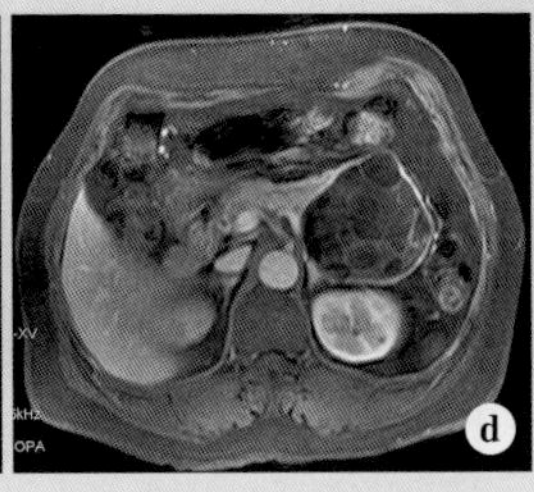
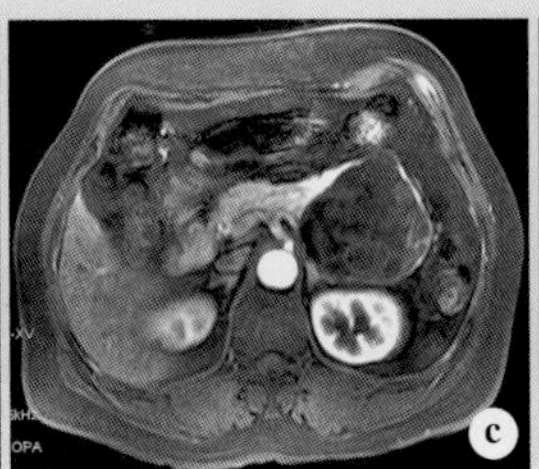
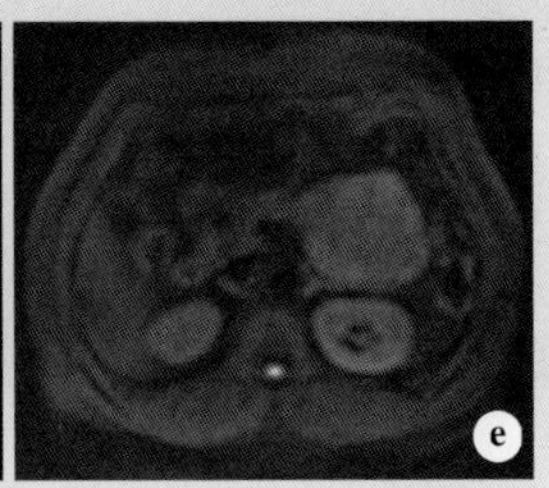

图 6-3-3-4 案例 6-3-3-2 影像学检查结果

a. 脂肪抑制 T_2WI；b. 脂肪抑制 T_1WI；c. 增强胰腺实质期；d. 门静脉期；e. DWI 图像

（一）临床基础

胰腺黏液性囊性肿瘤（mucinous cystic neoplasm of the pancreas，MCNs）占胰腺囊性肿瘤约10%，文献中 6%～36%为恶性。绝大部分患者为女性，好发年龄为 40～60 岁。

1. 病因及分型 病因不明。所有的胰腺 MCNs 都被视为具有潜在恶性，根据异型性程度可分为黏液性囊腺瘤、交界性囊腺瘤、侵袭或非侵袭性囊腺癌。

2. 临床表现 临床症状取决于肿瘤的大小：较小的肿瘤没有症状，多为偶然发现；较大的肿瘤会因为压迫周围结构而产生症状或腹部可触及包块。

（二）MRI 成像序列

常规序列包括伴及不伴脂肪抑制的 T_1WI、T_2WI 序列，DWI 及动态增强扫描序列，用来观测病变形态、信号及强化方式。MRCP 对于胰胆管的显示及病变与胰管关系的评估尤为重要。

（三）MRI 影像学诊断

典型表现为具有单个或多个囊腔的胰腺囊性病变，囊腔多较大，胰体尾部多见。病灶边界清晰，常可见延迟强化的稍厚囊壁及分隔结构，囊腔表现为 T_1WI 低信号，T_2WI 高信号，与单纯囊肿相似（图 6-3-3-5），有时因囊内出血或高蛋白成分可表现为 T_1WI 高信号。如见到强化的实性成分应考虑恶性（图 6-3-3-6）；邻近脂肪层模糊提示肿瘤的局部侵犯。MRCP 显示囊性包块不与胰管相通，但是可以引起胰管梗阻。DWI 及 ADC 有助于发现病变中弥散受限的实性壁结节成分。

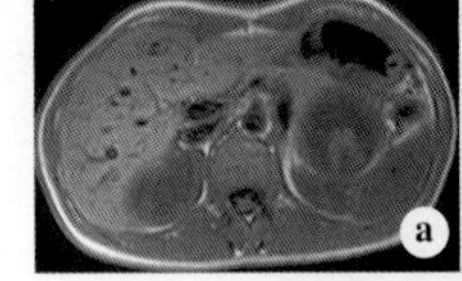
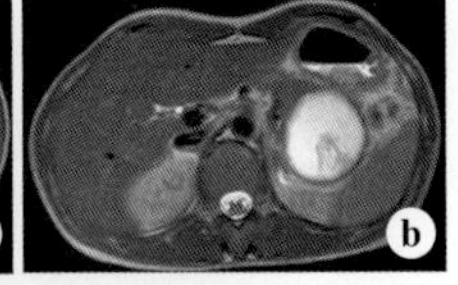
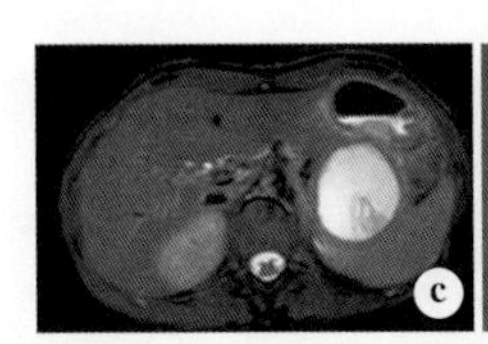
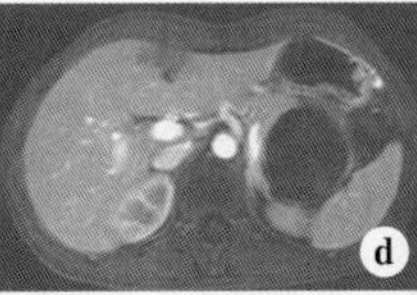
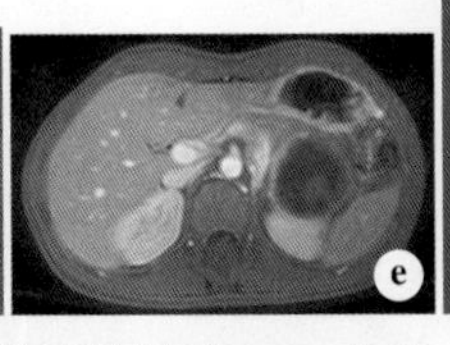
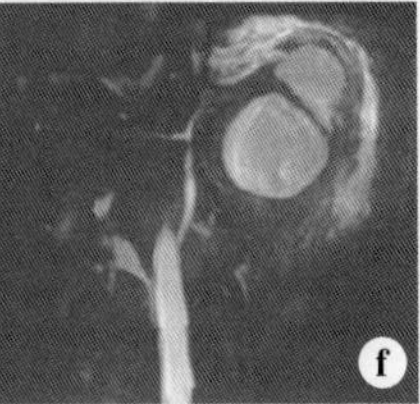

图 6-3-3-5 胰腺黏液性囊性肿瘤 MRI 表现

胰尾部见以囊性为主的包块。a. T_1WI 呈低信号；b、c. T_2WI 呈（b 非脂肪抑制、c 脂肪抑制）高信号，可见稍厚囊壁及其内分隔；d、e. 增强后囊壁及分隔可见强化；f. MRCP 示包块未与胰管相通

（四）鉴别诊断

1. 胰腺导管内乳头状黏液性肿瘤（IPMNs） MCNs 与分支型 IPMNs 有很多相似之处，两者都含有囊性病变，都分泌黏液，都有潜在恶性变倾向，不同之处在于前者不与胰管相交通，常为寡囊，而后者与胰管交通，常为多囊。IPMNs 好发于男性。

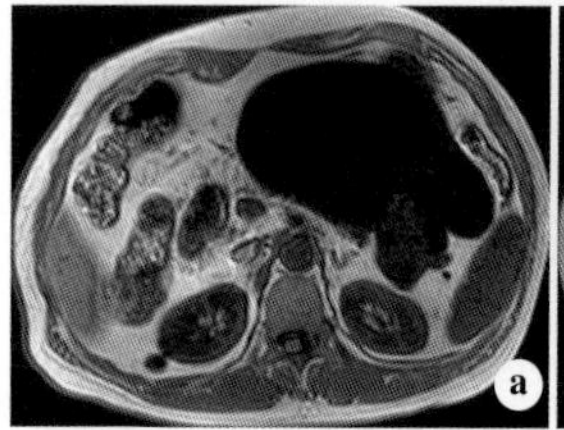
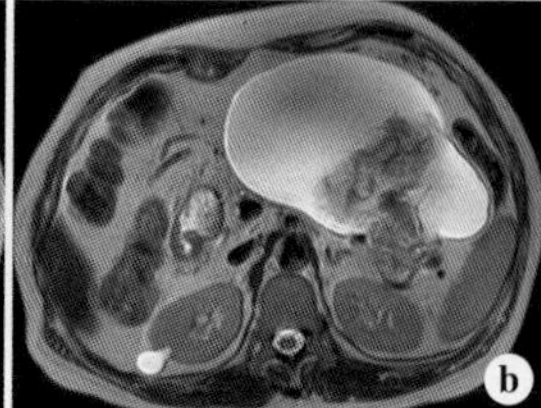
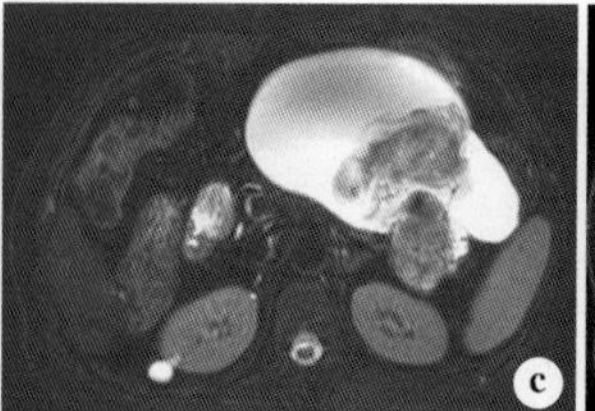
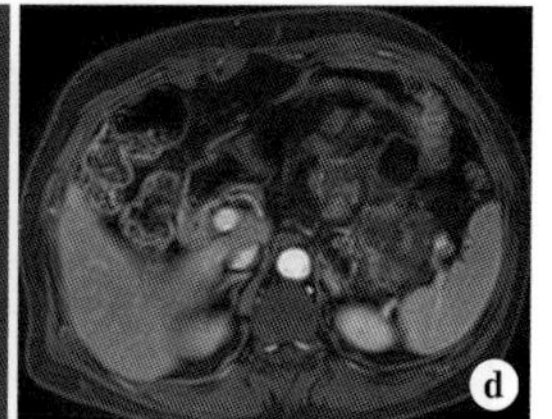

图 6-3-3-6 恶性胰腺黏液性囊性肿瘤 MRI 表现

胰腺区见以囊性为主的包块。a. 非脂肪抑制 T_1WI 呈低信号；b、c. T_2WI（b 非脂肪抑制、c 脂肪抑制）呈高信号，其内见实性成分；d. 增强扫描实性成分不均匀明显强化

2. 胰腺假性囊肿 有急性或慢性胰腺炎病史。细针穿刺有助于二者的鉴别：假性囊肿囊液淀粉酶增高，而 MCNs 囊液 CEA 及 CA19-9 增高。

3. 浆液性囊腺瘤（SCAs） 典型的微囊 SCAs 不难与 MCNs 鉴别，部分少见的大囊 SCAs 可表现为与 MCNs 相似。应注意 SCAs 好发年龄晚于 MCNs。

（五）治疗

由于 MCNs 有较厚的囊壁及分隔，在影像上很难发现较小的浸润性癌灶，因此临床及影像疑诊 MCNs 时应考虑手术切除。

【案例 6-3-3-2 点评】

1. 选 C。胰尾增宽，与肿瘤关系呈“抱球样”而非推挤移位，提示胰腺起源。

2. 选 B。胰尾部多囊性病变，囊腔较大，病灶边界清晰，可见延迟强化的稍厚囊壁及分隔结构，囊内 T_1WI 低信号，T_2WI 高信号，未见确切强化壁结节。

3. 选 A。大囊型浆液性囊腺瘤表现为单个或多个直径大于 2cm 的囊性灶。T_2WI 表现为均匀高信号，无壁结节或乳头状突起及钙化。由于囊腔较大，有时与潜在恶性的黏液性囊性肿瘤表现相似。

4. 选 C。由于胰腺黏液性肿瘤有较厚的囊壁及分隔，在影像上很难发现较小的浸润性癌灶，因此临床及影像疑诊 MCNs 时应考虑手术切除。

浆液性囊性肿瘤

【案例 6-3-3-3】 患者女性，59 岁，左上腹部疼痛半年余，增强 MRI 检查如图 6-3-3-7（a～d）所示。

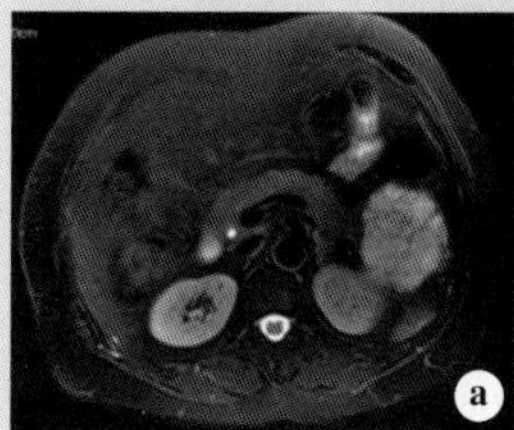
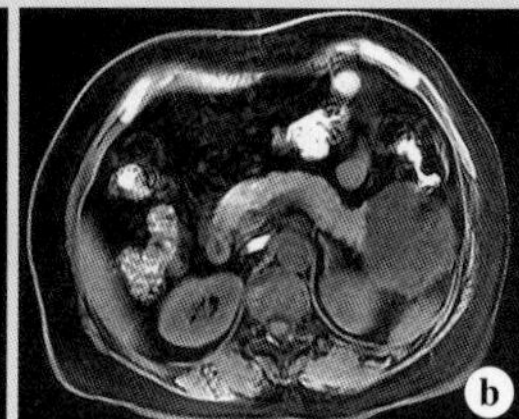
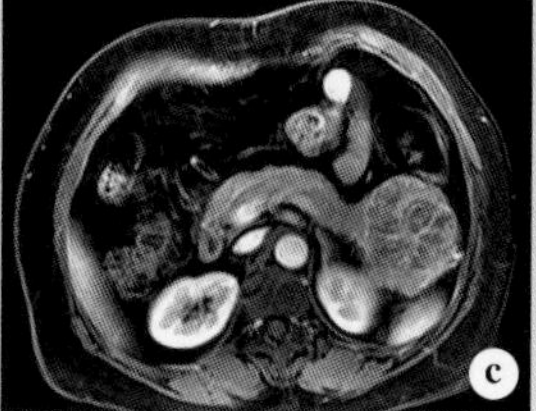
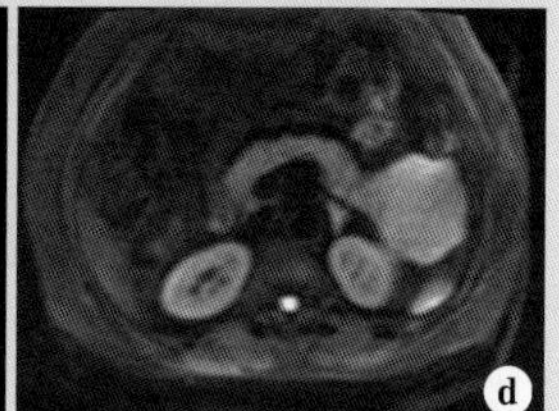

图 6-3-3-7 案例 6-3-3-3 影像学检查结果

a. 脂肪抑制 T_2WI；b. 脂肪抑制 T_1WI；c. 增强；d. DWI 图像

思考题

1. 最可能的诊断是

A. 浆液性囊腺瘤；B. 黏液性囊腺瘤；C. 假性囊肿；D. 导管内乳头状黏液性肿瘤；E. 实性假乳头状瘤

2. 本病分类应属于

A. 大囊型；B. 微囊型；C. 混合型

3. 以下选项不是该病常见征象的是

A. 成簇分布囊性灶；B. 伴有纤细分隔，部分病灶可见中心纤维瘢痕；C. 囊性灶与胰管相通；D. 增强可见囊壁、分隔及中心瘢痕不同程度强化；E. 部分病灶呈蜂窝状

（一）临床基础

胰腺浆液性囊性肿瘤包括良性的浆液性囊腺瘤（serous cystadenomas，SCAs）及恶性的浆液性囊腺癌，后者比较罕见。本部分内容主要介绍浆液性囊腺瘤。浆液性囊腺瘤是胰腺第二常见囊性肿瘤，为良性肿瘤，好发于老年女性，平均年龄 62 岁，可发生于胰腺各个部位，胰头多见（>50%）。

1. 病因及分型　无明确病因。依据病变的大体表现分为三类：微囊、大囊及混合型。

2. 临床表现　50%的 SCAs 没有症状，为偶然发现。有症状者多见于大于 4cm 的肿瘤，与肿瘤压迫有关。实验室检查没有特异性肿瘤标志物或与肿瘤生物学特征相关的实验室指标。

（二）MRI 序列

常规序列包括伴及不伴脂肪抑制的 T_1WI、T_2WI 序列，DWI 及动态增强扫描序列，用来观测病变形态、信号及强化方式等，其中增强扫描对于病灶囊壁、结节、分隔等的显示尤为重要。MRCP 可以显示病变与胰管的关系。

（三）MRI 影像学诊断

典型的微囊型囊腺瘤多表现为成簇分布 T_1WI 低信号、T_2WI 高信号囊性灶，多小于 2cm，伴有纤细分隔（图 6-3-3-8）；30%的病灶可见中心纤维瘢痕，如瘢痕含有粗大钙化则呈低信号；偶有囊内出血表现为由细纤维分隔分开的多个 T_1WI 高信号小囊。囊性灶不与胰管相通，多无胰管扩张。增强 T_1WI 上可见囊壁、分隔及中心瘢痕不同程度的强化，部分病灶呈蜂窝状。部分微囊病灶由于囊性结构较小，以至于在 MRI 显示不清，表现类似实性肿瘤，可见较明显强化，需与其他胰腺实性肿瘤相鉴别。

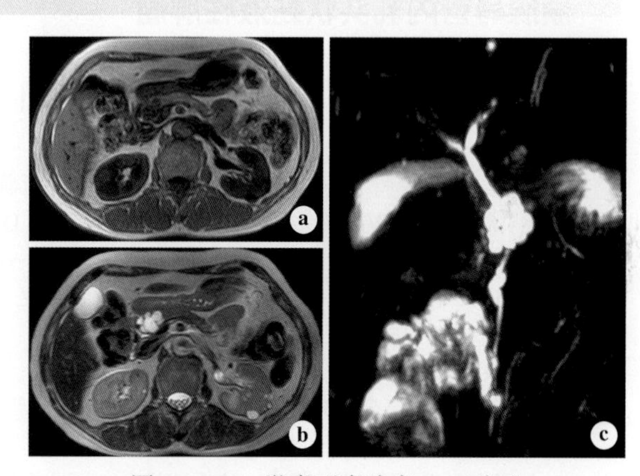

图 6-3-3-8　微囊型囊腺瘤 MRI 表现

a. 胰颈部见成簇分布 T_1WI 低信号；b. T_2WI 高信号小囊，伴有纤细分隔；c. MRCP 示胰管未见扩张

大囊型浆液性囊腺瘤表现为单个或多个直径大于 2cm 的囊性灶。T_2WI 表现为均匀高信号，无壁结节或乳头状突起及钙化。由于囊腔较大，有时与潜在恶性的黏液性囊性肿瘤表现相似（图 6-3-3-9）。

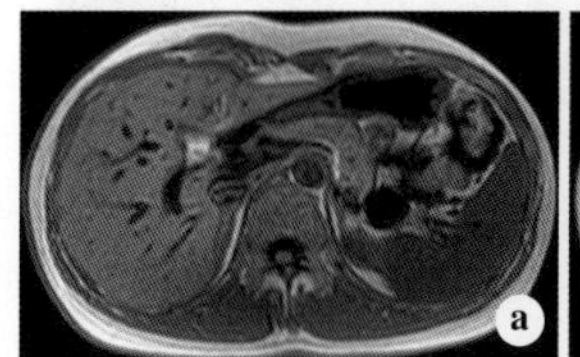
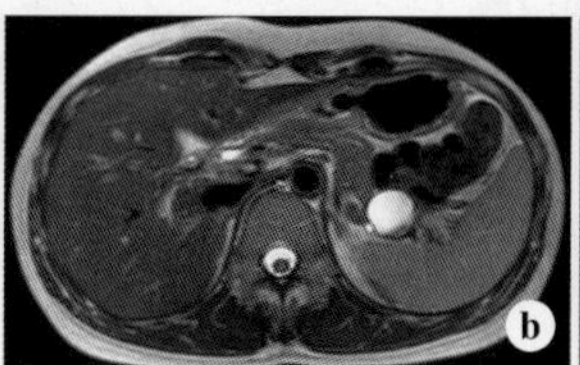
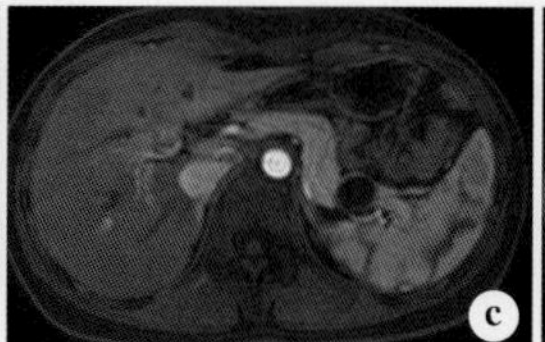
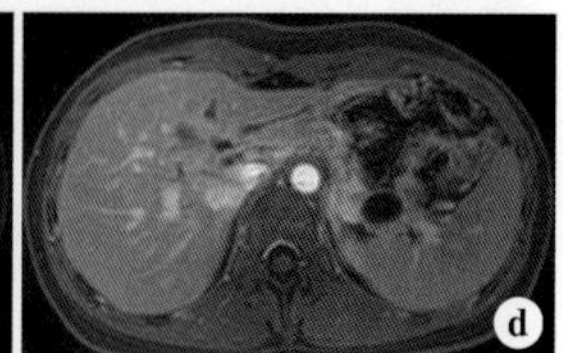

图 6-3-3-9　大囊型浆液性囊腺瘤 MRI 表现

胰尾部囊性灶。a. T_1WI 低信号；b. T_2WI 高信号，无明显壁结节；c、d. 增强后无强化

混合型浆液性囊腺瘤由大囊及微囊构成，大囊位于周边（>2cm），微囊位于中心，较具诊断特点。

（四）鉴别诊断

1. IPMNs 浆液性囊腺瘤不与胰管相通，而 IPMNs 与胰管相通。

2. MCNs 寡囊-大囊型（囊性灶＜6 个，直径＞2cm）较难与黏液性囊性肿瘤相鉴别。囊壁上出现小乳头状突起或结节怀疑交界性黏液性囊腺瘤或黏液性囊腺癌，这些结节可见强化。必要时需要超声内镜及 CT 引导下的囊液穿刺进行鉴别。

3. 假性囊肿 单囊浆液性囊腺瘤需与假性囊肿相鉴别。有无胰腺炎相关临床病史及实验室检查有助于鉴别。另外，影像上假性囊肿常伴有胰腺的炎性改变、萎缩及钙化、胰管扩张及胰管内结石等。假性囊肿更多见于胰体尾部，T_1WI 表现为低信号，T_2WI 表现为高信号。

（五）治疗

取决于临床症状及患者的身体状态。有症状的患者需要手术治疗。病灶较小的，没有症状的患者可以影像随诊复查。对于较难与黏液性囊性肿瘤相鉴别的病灶可以考虑超声或 CT 引导下的细针囊液穿刺或部分胰腺切除。

【案例 6-3-3-3 点评】

1. 选 A。
2. 选 B。此病灶虽然较大，但是由多个小囊组成，可见其内强化分隔，部分区域呈蜂窝样。
3. 选 C。浆液性囊腺瘤不与胰管相通，多无胰管扩张。

胰腺导管内乳头状黏液性肿瘤

【案例 6-3-3-4】 患者男性，60 岁，腹部不适 1 个月，外院 CT 胰头部囊性包块伴胰管扩张。

思考题

1. 若下一步行 MRI 扫描，以下序列对诊断提示意义较大的是

A. 常规 SE T_1WI；B. 常规 SE T_2WI；C. PWI；D. DWI；E. MRCP

2. 该患者 MRI 检查结果如图 6-3-3-10（a～d）所示，最具诊断意义的征象是

A. 胰头部分叶状囊性包块；B. 囊性包块内可见分隔；C. 主胰管扩张；D. 胰头部囊性包块与主胰管相通；E. 胰头部囊性包块分隔可见强化

3. 该病最可能的诊断是

A. 浆液性囊腺瘤；B. 黏液性囊腺瘤；C. 导管内乳头状黏液性肿瘤；D. 慢性胰腺炎；E. 胰腺潴留囊肿

4. 除 MRI 外，下列检查对诊断本病更具意义的是

A. X 线；B. CT；C. 超声；D. ERCP；E. PET/CT

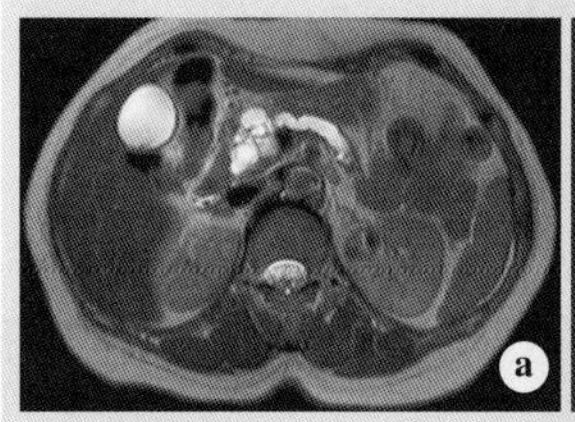

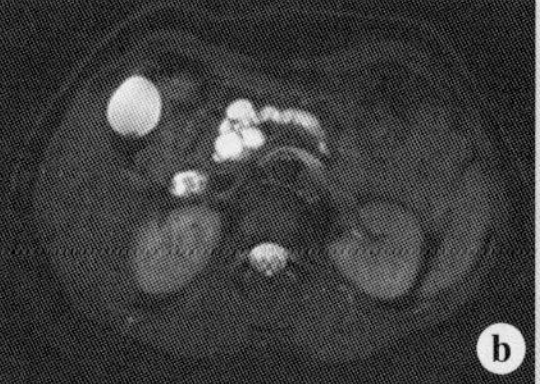

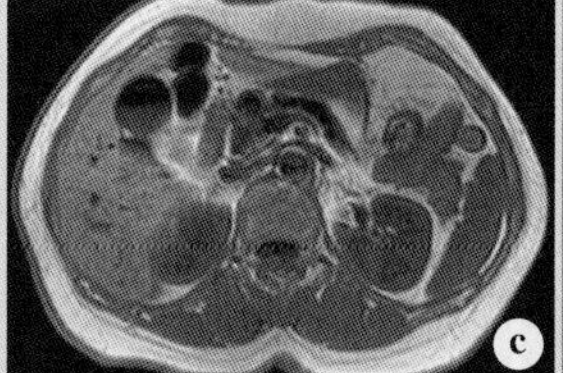

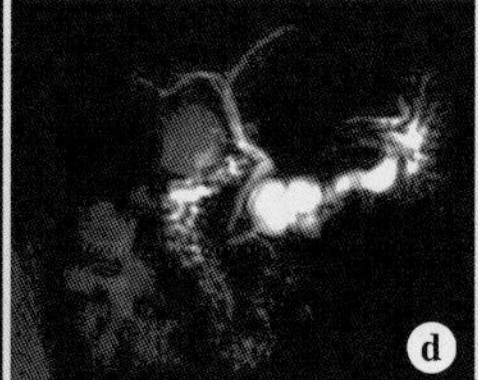

图 6-3-3-10 案例 6-3-3-4 影像学检查结果

a. 分别为 T_2WI 非脂肪抑制；b. T_2WI 脂肪抑制；c. T_1WI 非脂肪抑制；d. MRCP 图像

（一）临床基础

胰腺导管内乳头状黏液性肿瘤（intraductal papillary mucinous neoplasms of the pancreas，IPMNs）是指胰腺导管上皮肿瘤性增生并伴有黏液分泌为特征的一种胰腺囊性肿瘤，好发于中老年男性，50～70 岁多见，是一种低度恶性或有恶性倾向的肿瘤。

1. 临床表现　本病临床表现缺乏特异性，常见的症状有腹痛、体重下降，也可以表现为恶心、呕吐、脂肪泻等。由于肿瘤生长于主胰管多见，因此可表现为反复发作的急性胰腺炎或慢性阻塞性胰腺炎。

2. 病理及分型　IPMNs 病理上包括从导管内乳头状黏液腺腺瘤、交界性 IPMNs 到导管内乳头状黏液腺癌等不同恶性程度的一系列疾病，多种病理成分可共存于同一个肿瘤中。根据受累部位 IPMNs 可分为三型，即分支型、主胰管型和混合型，其中主胰管型及混合型发展为恶性的风险要高于分支型。病变区胰管上皮呈肿瘤性增生，形成扁平或乳头状壁结节，有时可合并钙化。同时病变胰管上皮可分泌大量黏液，导致主胰管和（或）分支胰管因黏液潴留而扩张，且扩张的胰管均与主胰管相通，这是本病特征性的病理表现。

（二）MRI 序列

常规序列包括伴及不伴脂肪抑制的 T_1WI、T_2WI 序列，DWI 及动态增强扫描序列，用来观测病变形态、信号及强化方式。MRCP 对于病灶与胰管关系的显示尤为重要。

（三）MRI 影像学诊断

临床怀疑 IPMNs 的病例，MRI 是首选的检查手段，在其诊断和随访中发挥了重要作用，特别是 MRCP 序列，可以更好地显示病变与胰管的关系及扩张胰管内的充盈缺损。

1. 分支型　表现为单发或多发的多房囊性肿块，T_1WI 呈低信号，T_2WI 呈高信号，囊壁的厚度和强化与肿瘤浸润和炎症反应有关，簇状扩张的分支胰管通常呈分叶状（“葡萄状”），其内可见分隔，常位于胰腺钩突部，病变可突向十二指肠。分支型 IPMNs 诊断的关键是病变与主胰管相通（图 6-3-3-11）。

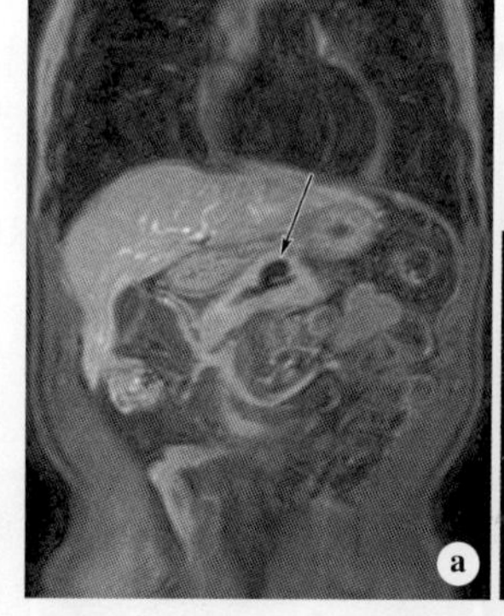

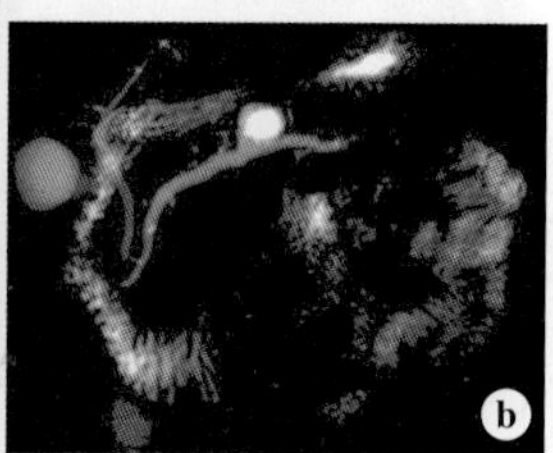

图 6-3-3-11　分支型胰腺导管内乳头状黏液性肿瘤 MRI 表现

a. 冠状位增强扫描示胰腺体部囊状扩张包块与主胰管相通（箭头）；b. MRCP 示高信号囊状包块与增宽的主胰管相通

2. 主胰管型　表现为主胰管弥漫性或局灶性囊性扩张（主胰管直径≥5mm），且不伴有下游主胰管梗阻。胰腺实质可表现为萎缩。扩张胰管内的壁结节或黏液栓有助于诊断，二者都可以表现为胰管内充盈缺损，增强后前者可见强化，后者无强化。

3. 混合型　表现为单发或多发的分支胰管的囊状扩张与主胰管广泛扩张同时存在。

IPMNs 是一种具有恶性倾向的肿瘤，出现以下征象时应考虑恶性可能：主胰管直径≥1cm，囊性成分直径≥3cm，出现直径＞3mm 强化壁结节，囊壁增厚、强化等。

（四）鉴别诊断

分支型 IPMNs 主要与浆液性囊腺瘤相鉴别，前者与主胰管相通，为特征性影像学表现，腔内可伴有壁结节和黏液栓；后者可表现为多囊状包块，其内可见纤维间隔，囊壁和中心可出现钙化，中心放射状钙化具有特征性，增强扫描囊壁和纤维间隔可见强化。

主胰管型 IPMNs 主要与慢性胰腺炎鉴别，两者都可以表现为胰腺实质萎缩。扩张胰管内的壁结节和黏液栓有助于主胰管型 IPMNs 的诊断；胰腺实质脂肪抑制 T_1WI 信号减低和延迟强化有助于慢性胰腺炎诊断。

（五）治疗

IPMNs 为癌前病变，是否需要手术取决于病变类型、患者年龄、症状等很多因素。一般认为主胰管型及混合型 IPMNs 发展为恶性的风险较大，应及时手术，而分支胰管型在没有恶性特征提示的情况下，可选择非手术治疗，进行密切的定期随访。具有恶性变的 IPMNs 在完全切除后容易复发，因此建议每年进行一次术后监测。

【案例 6-3-3-4 点评】

1. 选 E。MRCP 可以无创性显示胰腺导管，直观地显示胰头部囊性包块与胰管的关系。

2. 选 D。胰头部囊性包块与主胰管相通是诊断 IPMNs 的特异性征象。

3. 选 C。中老年男性患者，胰头囊性包块，与胰管相通且伴胰管扩张，伴或不伴有囊内结节，符合 IPMNs 的表现。

4. 选 D。ERCP 可以在内镜下见乳头溢出黏液样物，注射对比剂后容易显示壁结节和黏液栓造成的充盈缺损。

胰腺神经内分泌肿瘤

【案例 6-3-3-5】 患者女性，40 岁，发现腹部包块 1 个月，来院行 MRI 增强检查。

思考题

1. 最常见的胰腺神经内分泌肿瘤是

A. 胰岛素瘤；B. 胰高血糖素瘤；C. 胃泌素瘤；D. 生长抑素瘤；E. VIP 瘤

2. 以下选项不是胰腺神经内分泌肿瘤影像特点的是

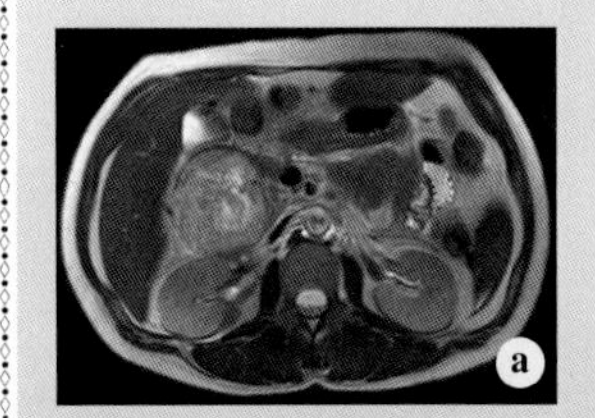

A. 易发生转移；B. 大部分呈囊性；C. 增强早期明显强化；D. 可以具有内分泌功能；E. 发生转移的患者仍可以考虑手术

3. 该患者进行 MRI 检查，结果如图 6-3-3-12（a～e）所示，下列描述不正确的是

A. 病变位于胰头部；B. T_1WI 呈稍低信号，T_2WI 呈稍高信号；C. 增强扫描呈明显不均匀强化；D. 还需进一步 MRCP 检查；E. 病变应采取手术治疗

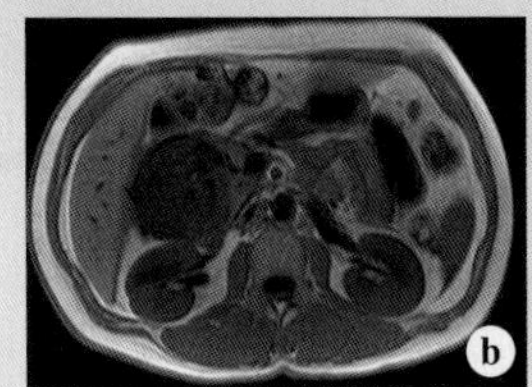
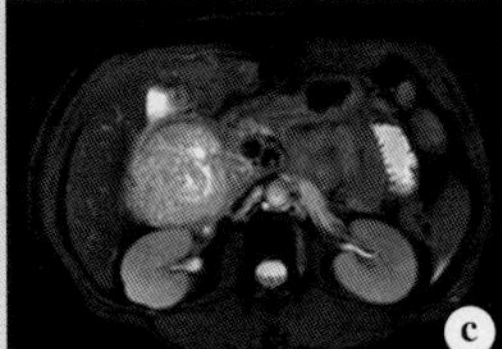
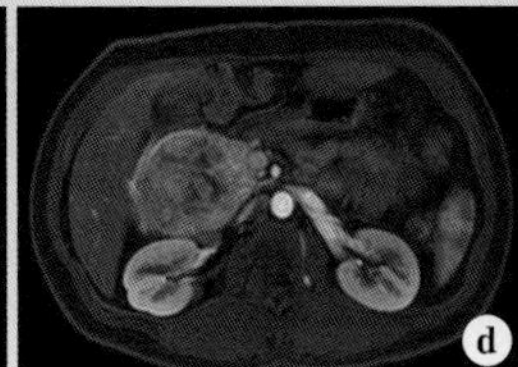
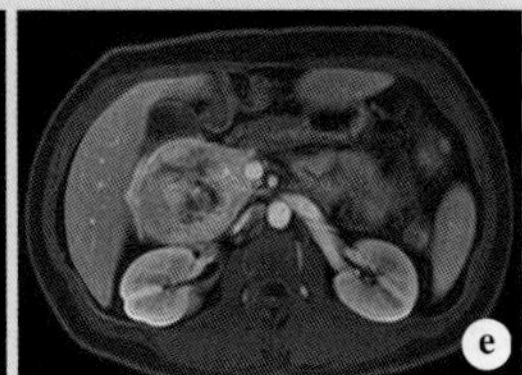

图 6-3-3-12 案例 6-3-3-5 影像学检查结果

a. T_2WI；b. T_1WI；c. 脂肪抑制 T_2WI 序列；d、e. 增强（动脉期及胰腺实质期）

（一）临床基础

胰腺神经内分泌肿瘤（neuroendocrine tumors，NETs）是胰腺少见肿瘤，占胰腺原发性肿瘤的 2%～10%。该病没有年龄或性别的差异，可发生于胰腺的任何部位。尽管 NETs 比胰腺腺癌的恶性度低，肝转移的发生率却很高，除了胰岛素瘤外，50%～60%的 NETs 在诊断时就发生了肝转移。

1. 病因及分型 大部分胰腺 NETs 为散发肿瘤，有 10%～30%的 NETs 与遗传疾病综合征相关，如多发性内分泌肿瘤或 von Hippel-Lindau 综合征。临床上根据有无内分泌功能将 NETs 分为功能性及非功能性。非功能性 NETs 最常见，占 60%～80%。功能性胰腺内分泌肿瘤分别以各自分泌的活性激素来做肿瘤的名称，其中胰岛素瘤和胃泌素瘤是最常见的两种。

2. 临床表现 临床上非功能性 NETs 主要症状与局部压迫或转移灶相关。而功能性 NETs 则与内分泌激素的种类相关。以胰岛素瘤为例，因胰岛素分泌过量导致反复发作性低血糖是本病的特征，往往发生于空腹或剧烈活动后，表现为心慌、出汗、头晕、乏力、恶心、手颤等，严重时可出现明显的中枢神经系统症状。

（二）MRI 序列

常规序列包括伴及不伴脂肪抑制的 T_1WI、T_2WI 序列，DWI 及动态增强扫描序列，用来观测病变形态、信号及强化方式，其中增强扫描除了常规的胰腺实质期、门静脉期、延迟期外还应采集动脉早期图像，更有助于发现早期强化的富血供病变。MRCP 可以显示病变与胰管的关系。

（三）MRI 影像学诊断

大多数 NETs 在 T_1WI 和脂肪抑制 T_1WI 上表现为低信号，T_2WI 表现为高信号。Gd-DTPA 动态增强早期肿瘤表现为明显强化，可均匀强化，也可为环状或不均匀强化，不均匀或环状强化可能与病灶内有较多的纤维组织、坏死、囊变或钙化有关。DWI 呈高信号，ADC 值减低。在检测 NETs 时，T_1WI 脂肪抑制、T_2WI 和动态增强 MRI 联合应用是非常重要的，尤其是检测小于 2cm 的肿瘤（图 6-3-3-13）。

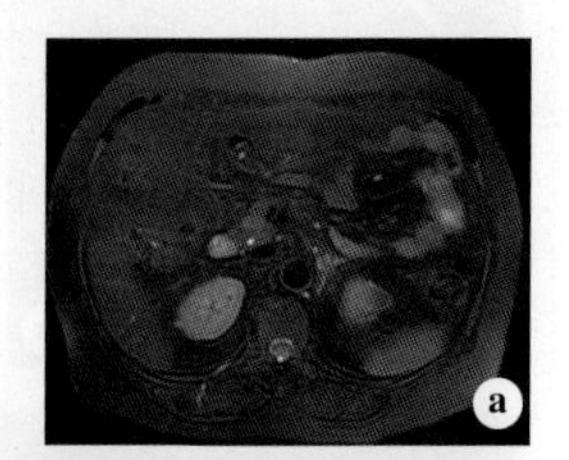

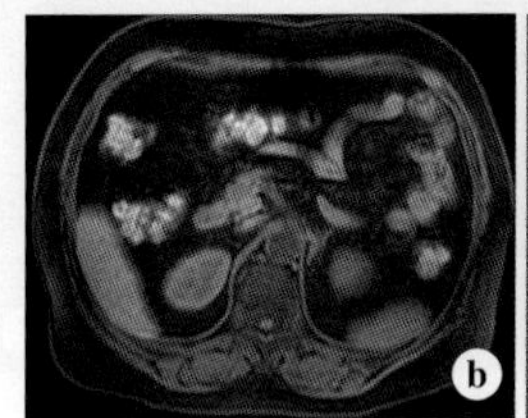
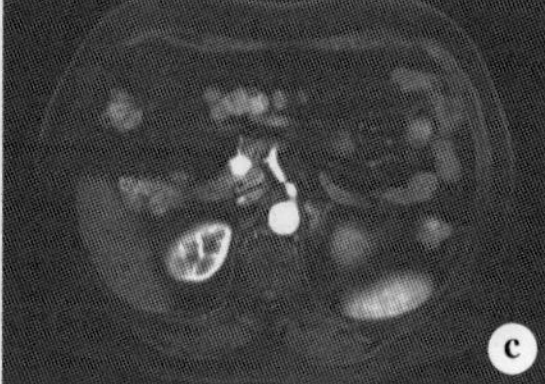
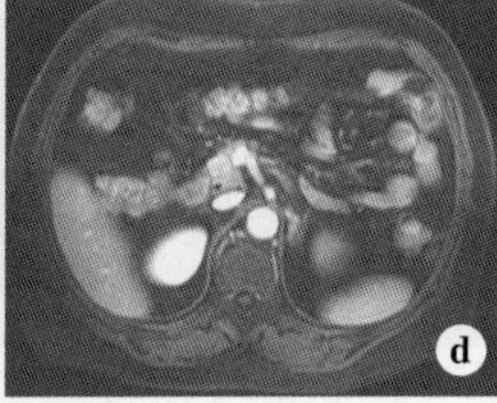
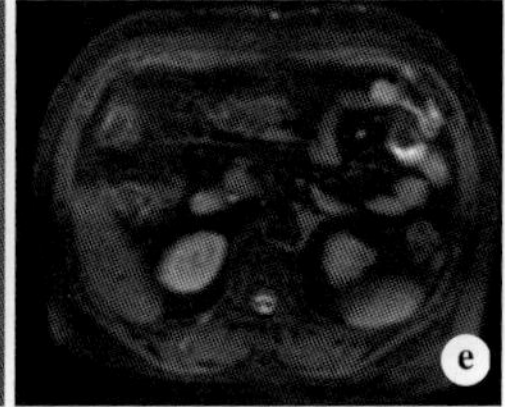

图 6-3-3-13 胰腺神经内分泌肿瘤 MRI 表现

a. 胰头 T_2WI 稍高信号；b. T_1WI 稍低信号肿瘤；c、d. 增强后动脉期呈明显强化，随后强化相对减低；e. DWI 呈稍高信号

NETs 易发生转移，肝脏是最常见的转移部位，转移灶影像学表现与原发灶特征相关，多表现为在 T_1WI 低信号、T_2WI 高信号，增强后动脉期明显强化，增强后期相对稍低信号。

（四）鉴别诊断

1. 胰腺癌 NETs 动态增强扫描早期肿瘤强化明显，高于胰腺实质，而胰腺癌为乏血供肿瘤，呈相对低信号。NETs 很少引起胰腺主导管的阻塞，也很少侵犯血管。

2. 囊性 NETs 需与黏液性囊性肿瘤、浆液性囊腺瘤等其他胰腺囊性肿瘤相鉴别，囊性 NETs 常可见动脉期明显强化的囊壁或壁结节，鉴别困难时需细针穿刺活检病理诊断。

（五）治疗

局限性胰腺NETs的主要治疗手段是根治性手术，发生了远处转移无法接受根治性手术的患者，最合适的治疗模式是多学科综合治疗，而手术仍然占有十分重要的地位。

【案例 6-3-3-5 点评】

1. 选 A。胰岛素瘤（insulinomas）是最常见的胰腺神经内分泌肿瘤。

2. 选 B。胰腺神经内分泌肿瘤肝转移的发生率很高。大部分病灶呈实性，少部分呈囊性。影像上多表现为增强早期明显强化。功能性神经内分泌肿瘤可以具有内分泌功能。发生转移的患者仍可以考虑手术切除原发灶及肝转移灶。

3. 选 D。病变诊断明确，不需行 MRCP 检查。

胰腺实性假乳头状瘤

【案例 6-3-3-6】 患者女性，40 岁，发现腹部包块 1 个月，来院行 MRI 增强检查。

思考题

1. 诊断胰腺实性假乳头状瘤的检查方法，下列选项应除外

A. CT；B. MR；C. 超声；D. PET-CT；E. ECT

2. 该患者进行 MRI 检查，结果如图 6-3-3-14（a～f）所示，下列描述不正确的是

A. 病变位于胰体部；B. T_1WI 及 T_2WI 呈混杂信号；C. 增强扫描呈明显不均匀强化；D. 病变内有出血；E. 病变呈实性

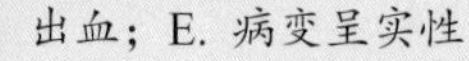

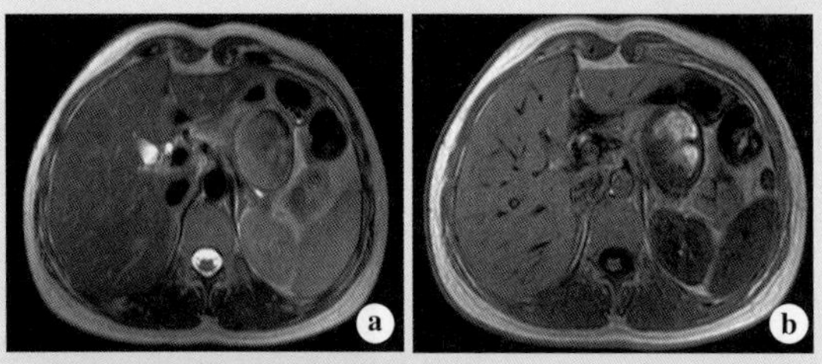

3. 下列选项胰腺实性假乳头状瘤的特点应除外

A. 发病部位无特殊性，可发生于胰腺各部位；B. 肿瘤组织由实性部分和囊性部分按不同比例混合而成；C. 实性成分主要位于周边，囊性区域多位于中心；D. 肿瘤内出血多见；E. 一般无钙化

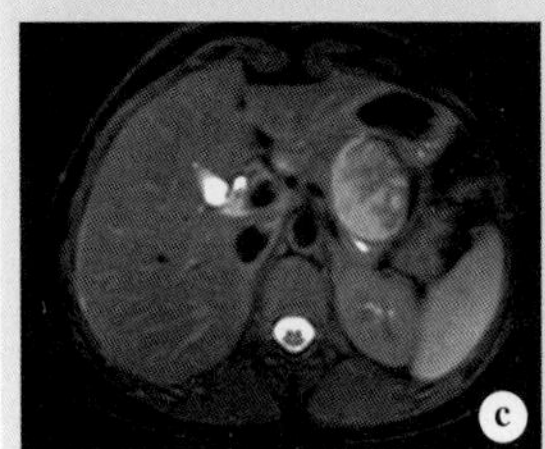
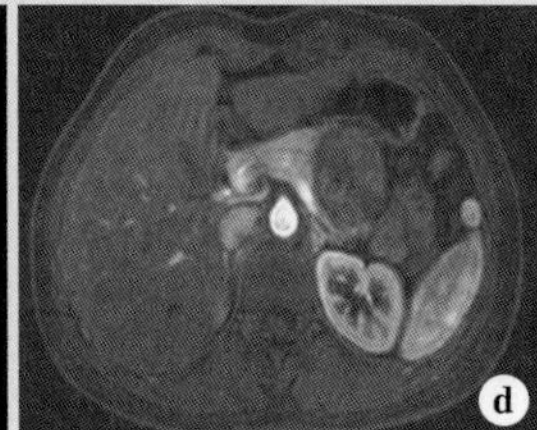
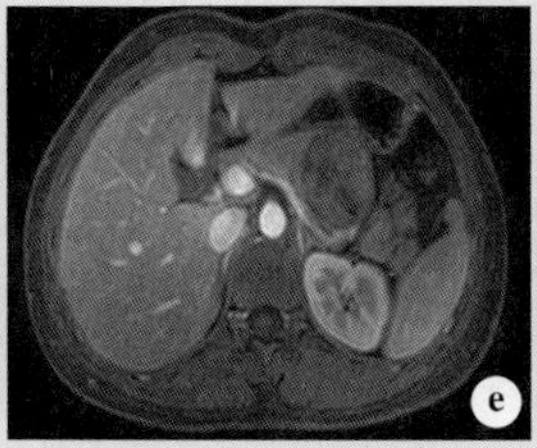
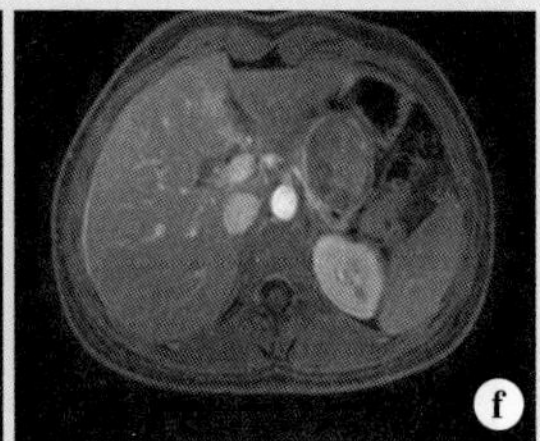

图 6-3-3-14　案例 6-3-3-6 影像学检查结果

a～c. T_2WI、T_1WI、T_2WI 脂肪抑制图像；d～f. 动态增强图像（胰腺实质期、门静脉期及延迟期）

（一）临床基础

胰腺实性假乳头状瘤（solid-pseudopapillary tumor，SPT）是一种罕见的胰腺外分泌肿瘤，占胰腺肿瘤的 0.9%～2.7%，囊性肿瘤的 4%。本病为低度恶性肿瘤，较少发生局部及远处转移，术后预后较好。

1. 病因及分型　本病好发于中青年女性，平均年龄为 25～30 岁。临床上，任何青春期或年轻女性发现胰腺囊性或部分囊性的肿块应考虑本病可能。肿瘤可发生于胰腺的任何部位。其组织发生目前尚不清楚，有导管细胞起源、泡细胞起源、多潜能干细胞起源、内分泌细胞起源等学说。

2. 临床表现　临床上常表现为腹部不适、疼痛、腹部肿块等，部分患者可有黄疸。有的患者无任何临床症状，仅在常规检查时发现有胰腺包块。

（二）MRI 成像序列

常规序列包括伴及不伴脂肪抑制的 T_1WI、T_2WI 序列，DWI 及动态增强扫描序列，来观测病变形态、信号及强化方式。MRCP 有助于显示病变与胰管的关系。

（三）MRI 影像学诊断

SPT 影像学表现与肿瘤大小有关。较小的肿瘤（直径＜3cm）多呈实性，边界清晰，T_1WI 呈低或等信号，T_2WI 呈稍高信号，增强后可见早期、不均匀、渐进性强化，周围的包膜及肿瘤内出血少见。大于 3cm 的病灶多因出血及囊性变而表现为囊、实混合性，边界清晰，可见较厚包膜。肿瘤实质区呈 T_1WI 低或等信号，T_2WI 略高信号。增强扫描，实质部分及分隔强化，动态增强时，早期强化程度低于晚期强化程度（图 6-3-3-15）。

（四）鉴别诊断

该肿瘤需要与有囊实性表现的胰腺肿瘤（如胰腺浆液性囊腺瘤和胰腺黏液性囊腺瘤、无功能性胰岛细胞瘤、胰母细胞瘤等）相鉴别。

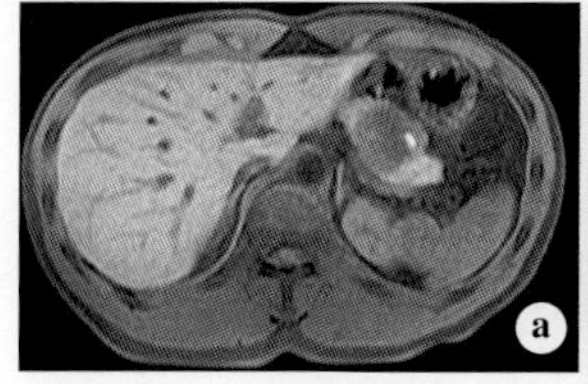

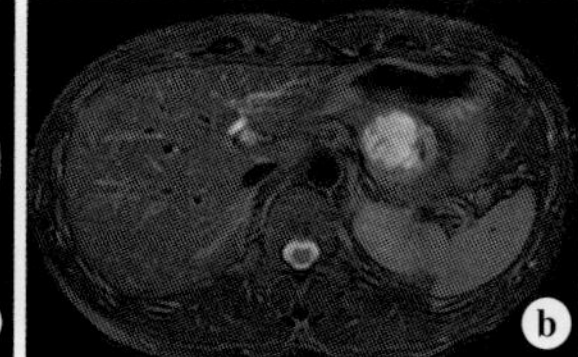

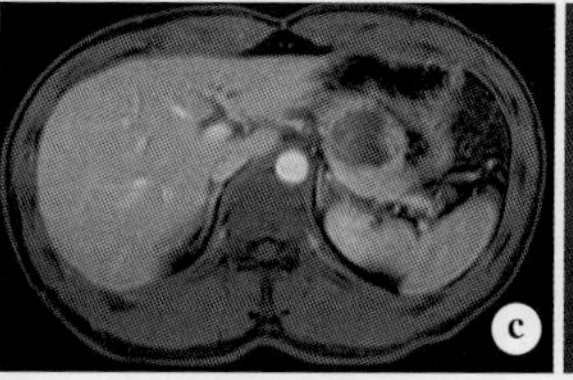

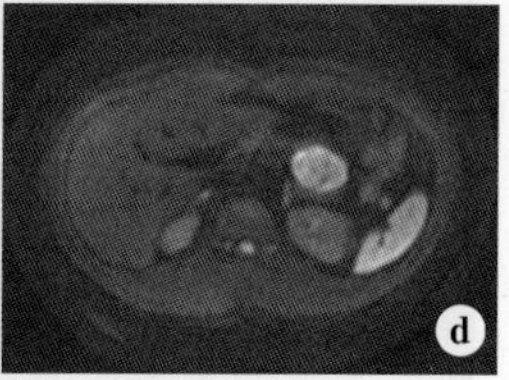

图 6-3-3-15 胰腺实性假乳头状瘤 MRI 表现

a. 胰尾部 T_1WI 低信号；b. T_2WI 高信号肿瘤；c. 其内可见不规则分隔并见强化，边缘见 T_1WI 高、T_2WI 低信号出血灶；d. DWI 显示高信号

1. 黏液性囊腺瘤 多位于胰腺体尾部，囊腔多较大，病灶边界清晰，常可见稍厚囊壁及分隔结构，可造成胰管受压伴上游胰管扩张。

2. 浆液性囊腺瘤 多表现为多发微囊，边缘分叶状，纤维条索间隔呈放射状或蜂窝状排列，可见伴或不伴钙化的中心纤维瘢痕，这些均有别于 SPT。

3. 无功能性胰岛细胞瘤 发生于中年以上的人群，无女性发病倾向。由于不引起内分泌症状，发现时往往瘤体较大，可表现出肿块中心坏死、囊变、出血及钙化，恶性者肝内可有转移，这些表现易与 SPT 混淆，有时需手术病理和免疫组化染色予以证实。

4. 胰母细胞瘤 发生在儿童的 SPT 需与胰母细胞瘤相鉴别，后者多在 7 岁左右发病，无性别差异，由于中央坏死，病理检查可见囊性成分，其比 SPT 更有侵袭性，常伴有肝脏转移。

（五）治疗

SPT 属于具有恶性潜能的良性肿瘤、交界性肿瘤或低度恶性肿瘤，生长缓慢，对放、化疗均不敏感，手术切除是最有效的方法。即使对于已有局限性肝转移或局部复发的患者，手术切除也可收到很好效果。只要肿瘤被完整切除，预后均良好。

【案例 6-3-3-6 点评】

1. 选 E。除了 ECT 之外其余检查方法均可对胰腺实性假乳头状瘤做出定位及定性诊断。

2. 选 E。病变呈囊实混合性，其内可见出血，增强扫描明显不均匀强化，囊变出血区未见强化，包膜明显强化。

3. 选 E。当年轻女性，发现胰腺囊实性占位，边缘清楚，有出血、钙化时应高度考虑本病可能。该病 30%左右于肿瘤周边可见钙化。

（刘爱连 任 莹）

第四节 脾脏常见疾病

一、MRI 影像学诊断基础

（一）MRI 检查技术

MRI 检查多参数成像，在脾脏肿瘤性病变的检出率方面有明显的优势，尤其对 CT 平扫不能确诊，又不能行 CT 增强的病例尤其重要。

脾脏 MRI 检查的标准序列包括平扫和增强。通常行横轴位和冠状位 T_1WI 和 T_2WI 成像，必要时辅以脂肪抑制技术，以进一步鉴别病灶内是否含有脂肪组织。DWI 对于发现肿瘤性病变的敏感性较高。增强扫描常规注入 Gd-DTPA，行脾脏 T_1WI 多期增强检查，以明确病灶的血供特征，强化程度、强化方式与周围血管的关系，有助于病变的定性诊断。

（二）脾脏正常解剖

脾脏呈长椭圆形，多似橘瓣样或蚕豆样，可分为膈面和脏面，脏面中央凹陷处为脾门，有脾静脉、神经和淋巴管出入。脾脏位于腹膜腔内左季肋部后外侧，处于第 9～11 肋腋前线与腋后线之间，其长轴与第 10 肋骨一致。脾面前方与胃底及胃体相邻，其后方与左肾及左肾上腺相贴，其下方与结肠脾曲相接，脾门与胰尾相邻。脾脏的 T_1、T_2 弛豫时间比肝脏长，因此，T_1WI 信号低于肝脏，T_2WI 信号高于肝脏，且信号均匀。DWI 为高信号。增强扫描动脉期呈明显的图样强化，静脉期及延迟期强化逐渐均匀（图 6-4-1-1）。

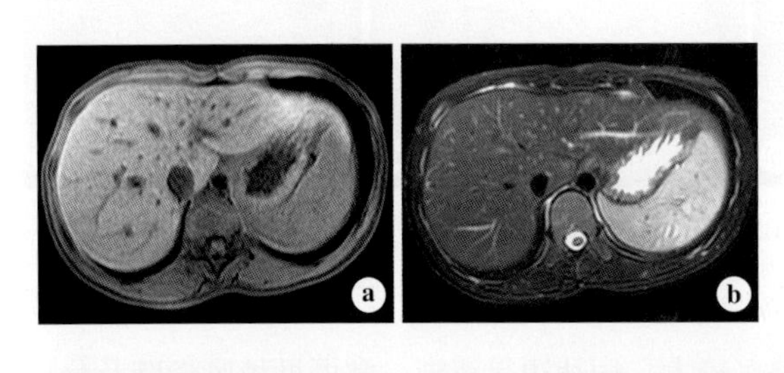

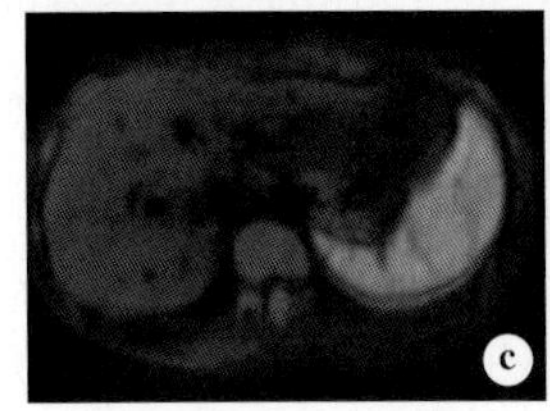

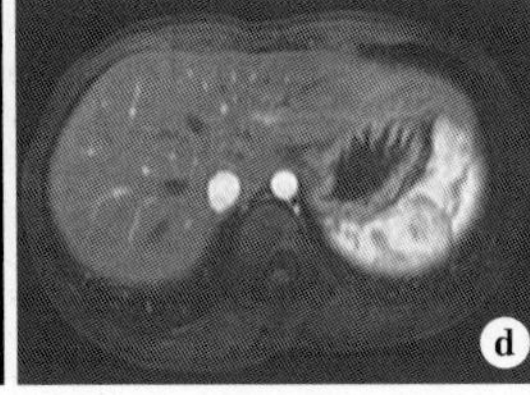

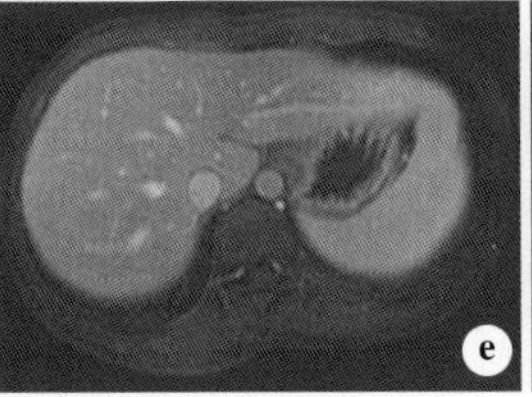

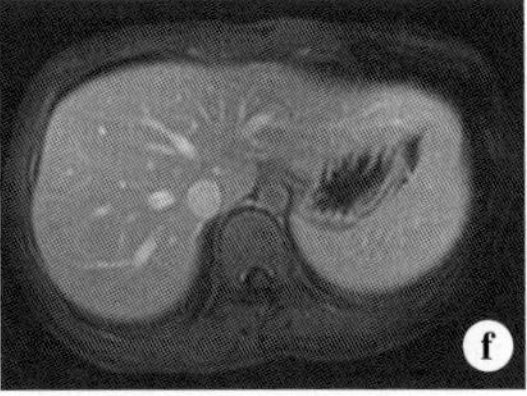

图 6-4-1-1　正常脾脏的 MRI 表现

a. 脾脏 T_1WI 信号低于肝脏；b. 脾脏 T_2WI 信号高于肝脏；c. 脾脏 DWI 为高信号；d. 增强扫描动脉期为明显地图样强化；e、f. 静脉期及延迟期强化逐渐均匀

（三）脾脏基本病变

1. 脾脏数目、位置、大小和形态异常　脾脏数目增多如副脾和多脾。副脾较为常见，为先天性异位脾组织，与主脾结构相似，具有一定的功能。副脾占尸检的 10%～30%，多为单发，常位于脾门或沿脾血管分布，也可沿脾脏的悬韧带分布。约有 20%的副脾发生在腹部或后腹膜的任何地方，通常无临床症状，较大者可于上腹部触及肿块。MRI 检查形态上呈圆形或椭圆形，信号特征与主脾相同，增强扫描副脾与主脾的强化一致（图 6-4-1-2）。

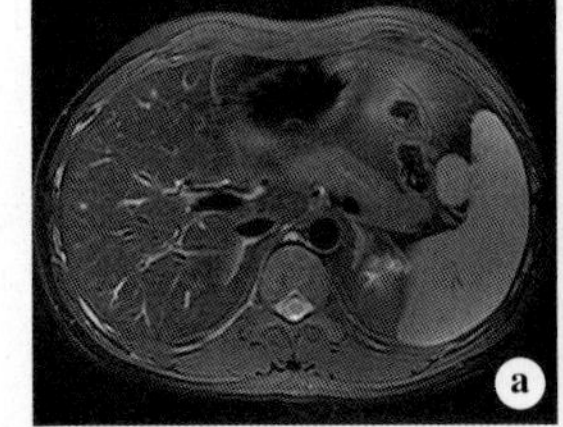

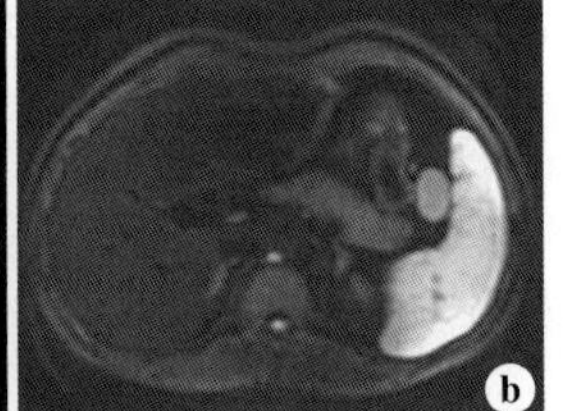

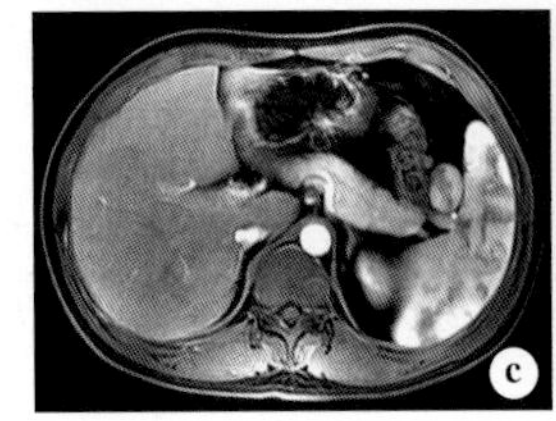

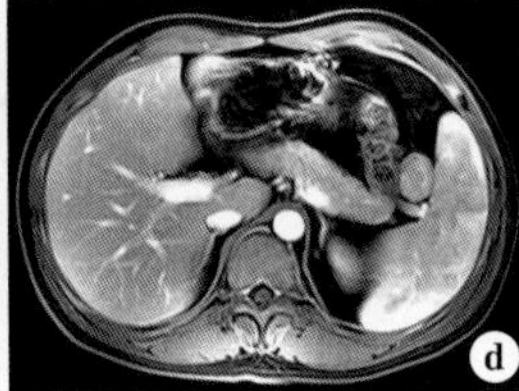

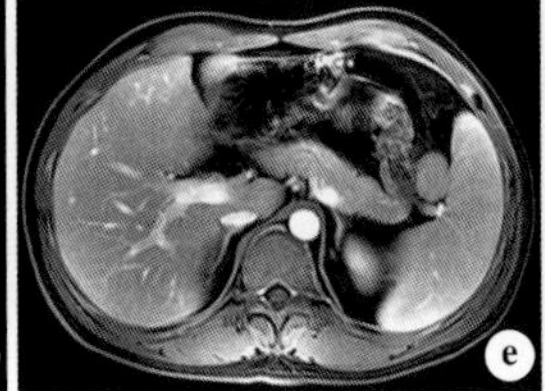

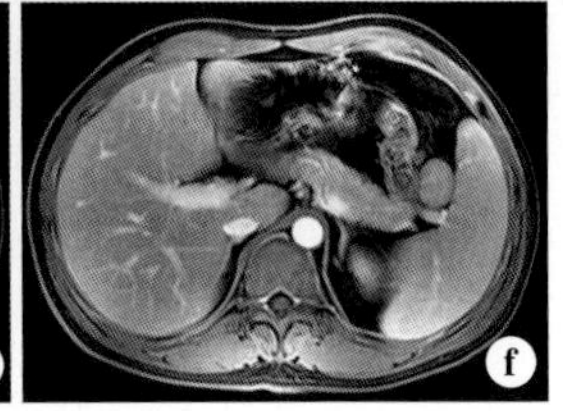

图 6-4-1-2　副脾 MRI 表现

脾门区可见一类圆形结节。a、b. T_2WI（a）、DWI（b）信号与脾脏一致；c～f. 增强扫描动脉期、静脉期、平衡期及延迟期示脾门区结节强化方式与脾脏完全相同

脾脏数目减少如脾缺如。位置异常如异位脾和游走脾，都为脾脏先天发育异常。脾脏增大表现为脾脏各径线超过正常值范围，包括横轴位上脾脏的最大截面脾的外缘超过 5 个肋单元，或肝脏下缘消失层面仍见脾脏显示。

2. 脾脏信号异常　脾脏不同局限性病变表现为不同的信号强化及强化方式。如脾囊肿为 T_1WI 低信号，T_2WI 高信号，增强无强化；脾梗死多为楔形，T_1WI 呈低信号，T_2WI 呈高信号，无强化；脾脏肿瘤性病变表现为不同的信号强度及强化方式。

二、脾淋巴瘤

【案例 6-4-2-1】　患者女性，77 岁，发现颈部肿块 5 个月，周身多处肿块 2 个月伴周身乏力，未系统诊治，近期肿块逐渐增大，进食差，无发热。入院详查。

思考题

1. 该患者需要考虑的疾病有

A. 转移瘤；B. 淋巴瘤；C. 神经纤维瘤病；D. 黑色素瘤；E. 淋巴结结核

2. 该患者需要进行的实验室检查有

A. 肿瘤标志物；B. 血常规；C. 骨髓象；D. 肝炎病毒；E. 结核菌素试验

3. 该患者首选的影像学检查为

A. 超声；B. CT；C. MRI；D. PET/CT；E. X 线

4. 该患者进行 MRI 检查进一步确诊，结果如图 6-4-2-1（a～f）所示，下列描述正确的是

A. 脾多发结节样病变；B. T_2WI 脂肪抑制序列示病灶呈低信号；C. DWI 示病灶呈明显高信号；D. 动态增强序列示病灶明显强化；E. 腹膜后、腹腔多发肿大淋巴结

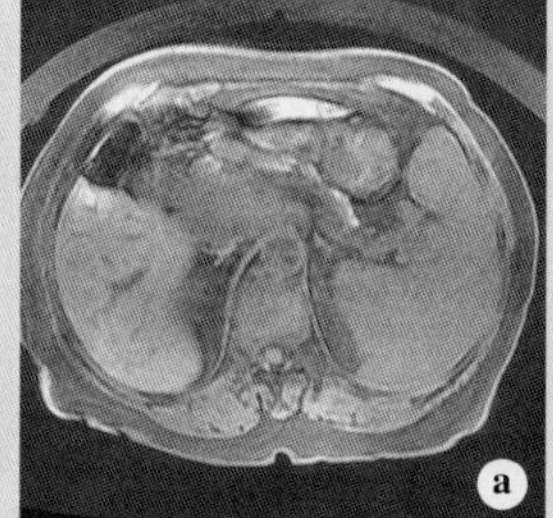

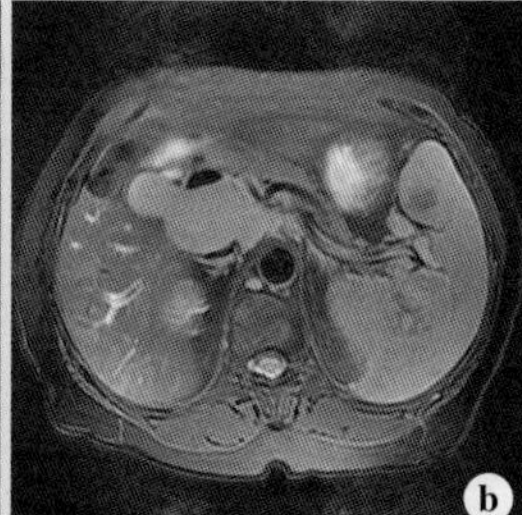

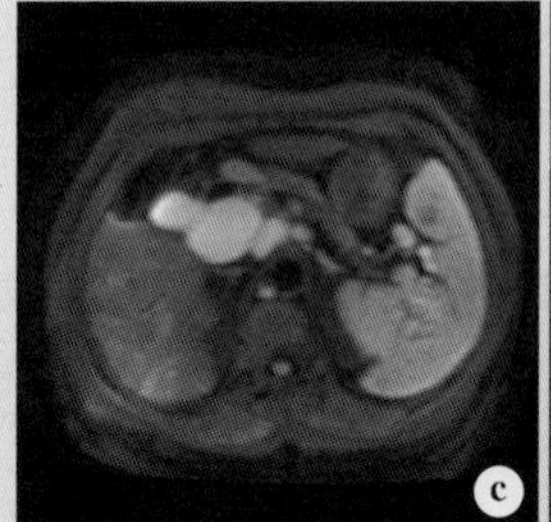

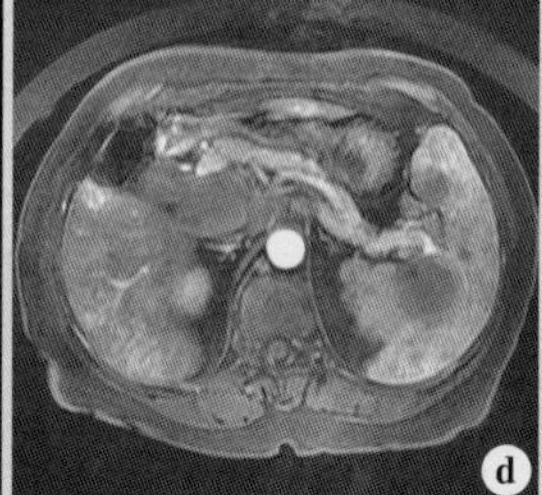

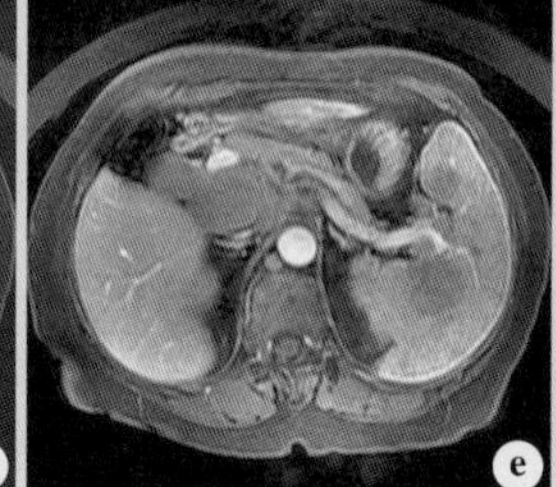

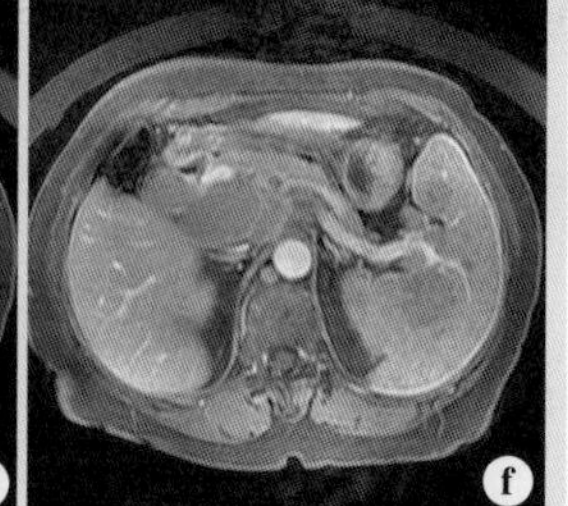

图 6-4-2-1　案例 6-4-2-1 影像学检查结果

a～c. T_1WI 脂肪抑制、T_2WI 脂肪抑制、DWI 序列图像；d～f. 动态增强序列动脉期、静脉期、延迟期图像

（一）临床基础

脾淋巴瘤（splenic lymphoma）为脾脏最常见的恶性肿瘤，分为原发性脾淋巴瘤和继发性脾淋巴瘤。原发性脾淋巴瘤（primary splenic lymphoma，PSL）是指病变首发于或主要局限于脾脏及其局部淋巴结。继发性脾淋巴瘤是指恶性淋巴瘤侵及脾脏，与 PSL 病理与影像学检查相似。1996 年 Ahmann 将 PSL 分为三期：Ⅰ期肿瘤仅限于脾脏；Ⅱ期除脾之外已累及脾门淋巴结；Ⅲ期已累及肝脏或脾门组织以外的淋巴结。本部分内容将详细讲解原发性脾淋巴瘤。

1. 病因及分型　由于丙型肝炎病毒的嗜淋巴性，丙型肝炎病毒在原发性脾脏恶性淋巴瘤的发生上起着重要的作用。原发性脾淋巴瘤的影像学表现与病理大体相似，因此根据分型标准和影像学特征，PSL 分为以下三型：①弥漫浸润和粟粒结节型；②巨块型；③多发肿块型。

2. 临床表现　临床上原发性脾淋巴瘤以中老年人多见，男性多于女性。实验室检查可见白细胞、血小板减少，红细胞沉降率（血沉）加快等，骨髓象可见淋巴瘤细胞浸润。当出现以下症状及体征时要高度怀疑脾淋巴瘤：①无明显诱因的急性左上腹痛；②无外伤史的腹腔内出血；③不明原因持续性脾大。

（二）MRI 成像序列

常规平扫序列包括 T_1WI、T_2WI、DWI，增强扫描采用动态序列，采集动脉期、静脉期、延迟期序列，来观测病灶形态及强化方式。

（三）MRI 影像学诊断

原发性脾淋巴瘤影像学表现为脾脏体积增大，其内可见单发或多发结节、肿块、巨块样病灶，病灶可相互融合，T_1WI 呈等或等、低信号，T_2WI 呈稍高或稍低信号，DWI 呈高信号；增强扫描病灶轻度强化，边界清楚，也可模糊；弥漫浸润型表现为动脉期脾脏正常“地图样”明显强化消失，呈不均匀强化（图 6-4-2-2）。常伴脾门、腹腔及腹膜后淋巴结肿大并且可融合成团，也可出现邻近器官（如结肠、胰腺）受侵犯。继发性脾淋巴瘤与原发性脾淋巴瘤表现相似。

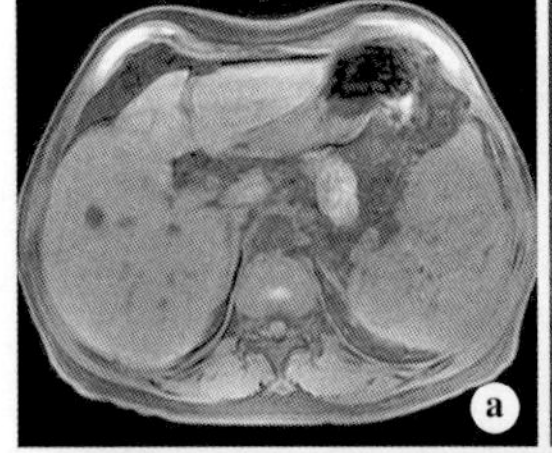
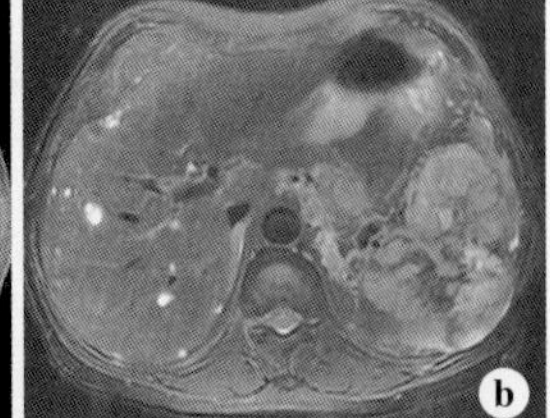
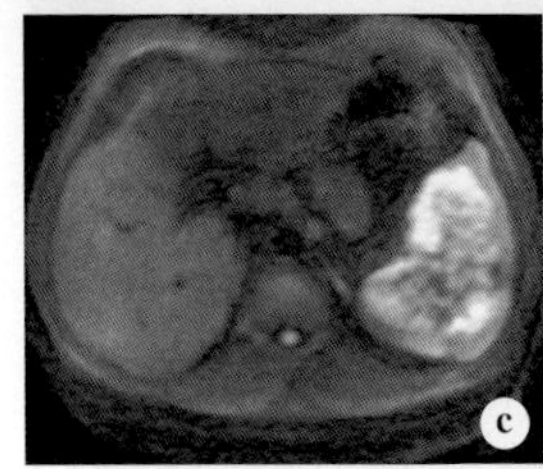
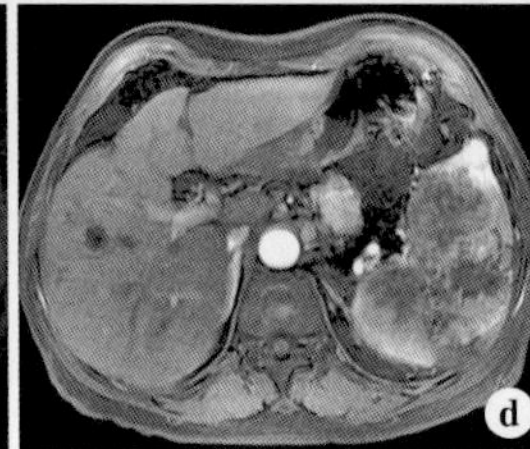
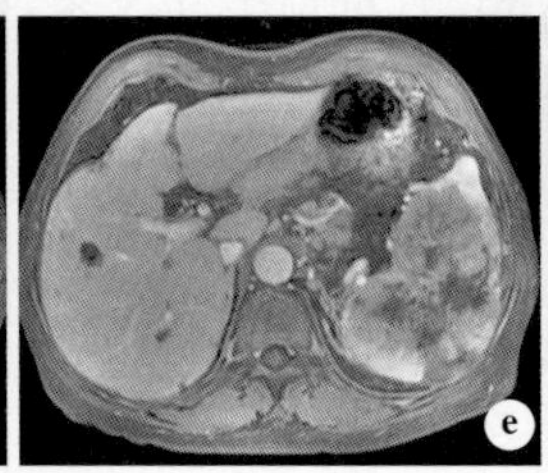
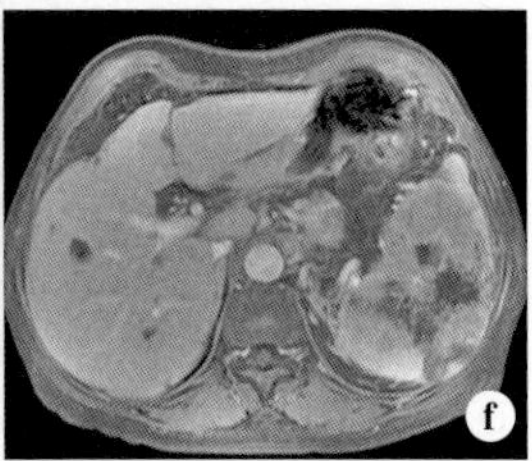

图 6-4-2-2 脾淋巴瘤 MRI 表现

患者男性，69 岁，体检发现脾脏肿物 1 个月，脾脏体积增大，内可见团块状混杂信号影。a. T_1WI 脂肪抑制序列呈稍低信号；b. T_2WI 脂肪抑制序列呈混杂高低信号；c. DWI 以高信号为主；d～f. 增强扫描动脉期、静脉期及延迟期病灶呈不均匀轻度强化

（四）鉴别诊断

脾淋巴瘤为乏血供肿瘤，需要与脾囊肿、脾转移瘤、脾淋巴管瘤、脾血管瘤进行鉴别。

1. 脾囊肿 边界清楚，边缘锐利，增强扫描无强化（图 6-4-2-3），T_2WI 信号较淋巴瘤更高、均匀，无周围组织的侵犯及腹膜后淋巴结肿大。

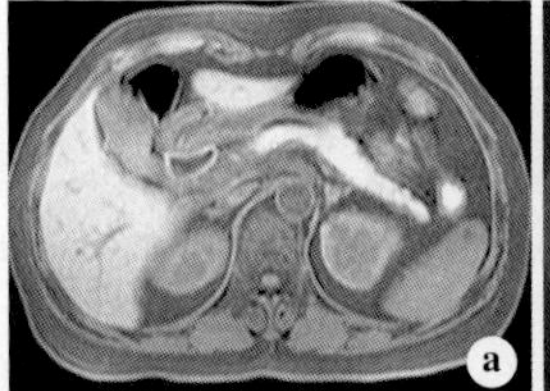
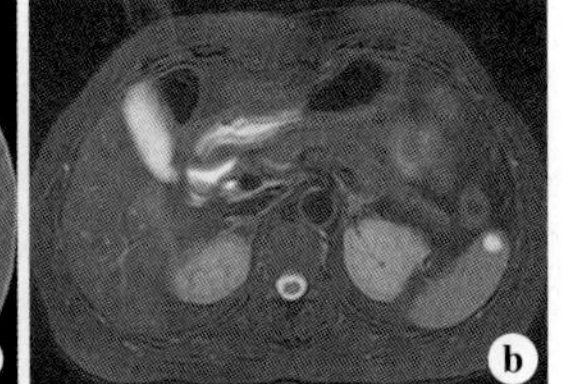
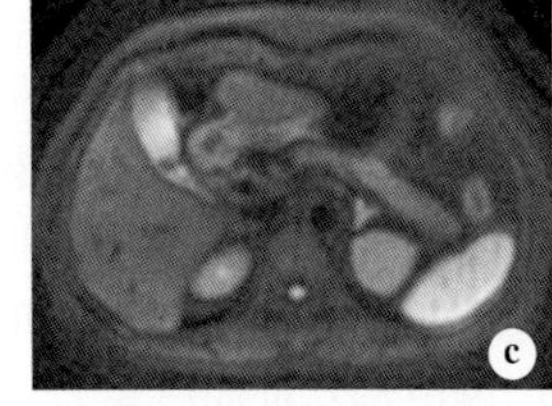
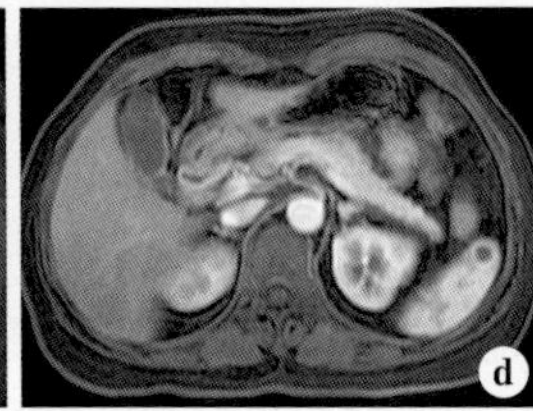
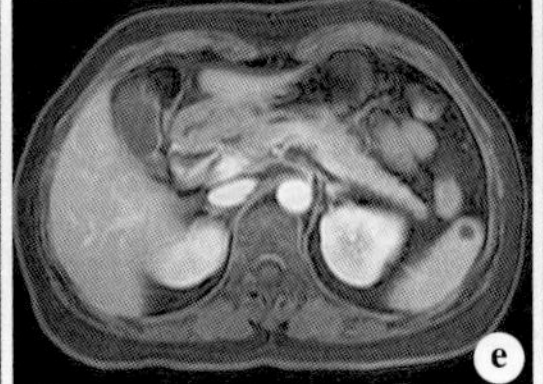
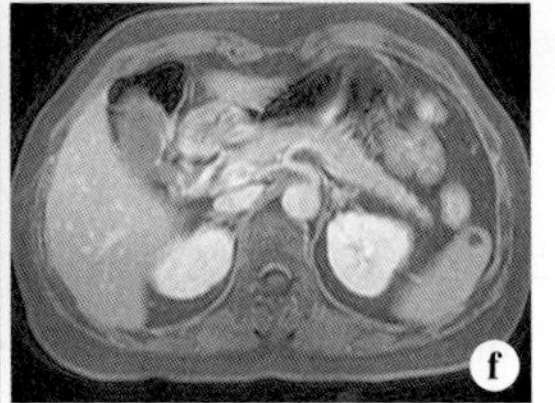

图 6-4-2-3 脾囊肿 MRI 表现

患者女性，60 岁，上腹部不适 2 个月；脾脏内可见类圆形均匀信号影，边缘锐利。a. T_1WI 脂肪抑制序列呈低信号；b. T_2WI 脂肪抑制序列呈高信号；c. DWI 呈稍低信号；d～f. 增强扫描动脉期、静脉期及延迟期病灶无强化

2. 脾脏转移瘤 继发性脾淋巴瘤与脾转移瘤很难鉴别，两者皆可表现出全身各脏器及淋巴结肿大；脾淋巴瘤 T_2WI 呈等、稍高、稍低信号，而转移瘤一般以高或稍高信号为主；典型转移瘤可见环形强化，脾淋巴瘤呈轻度强化；脾转移瘤相互之间很少融合，脾淋巴瘤可相互融合成团；另外脾淋巴瘤常伴脾大，可作为两者的鉴别点。

3. 脾淋巴管瘤 为脾内单发或多发散在 T_1WI 低信号、T_2WI 高信号影，病灶呈单房或多房改变，边界清楚，增强扫描囊壁及分隔强化，囊内无强化，为与脾淋巴瘤的鉴别点（图 6-4-2-4）。

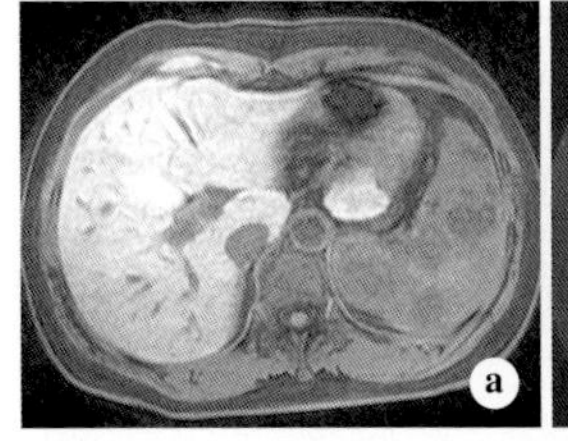
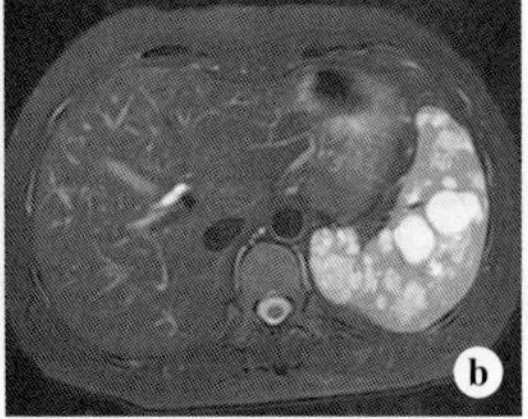

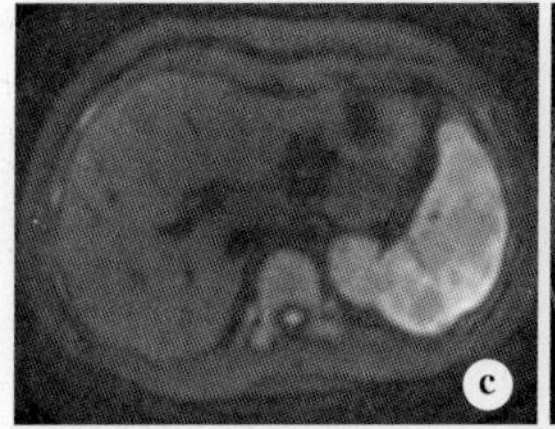
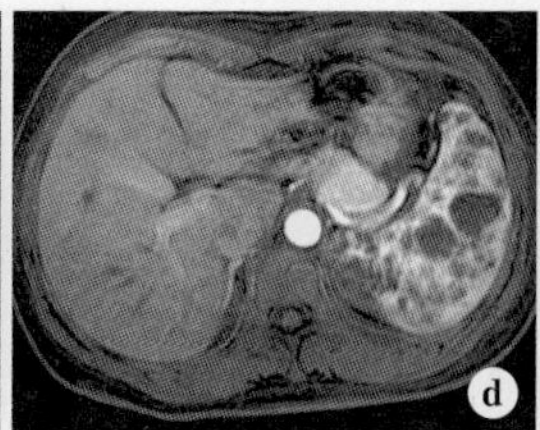
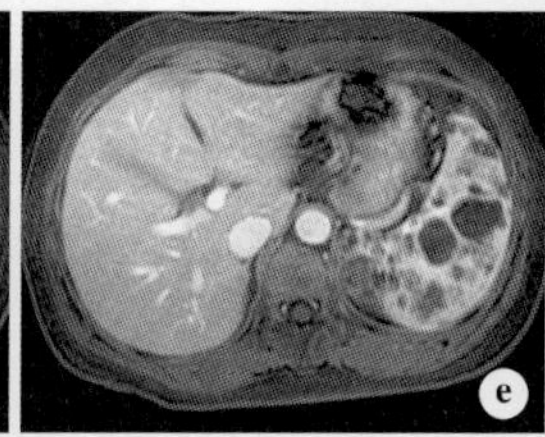
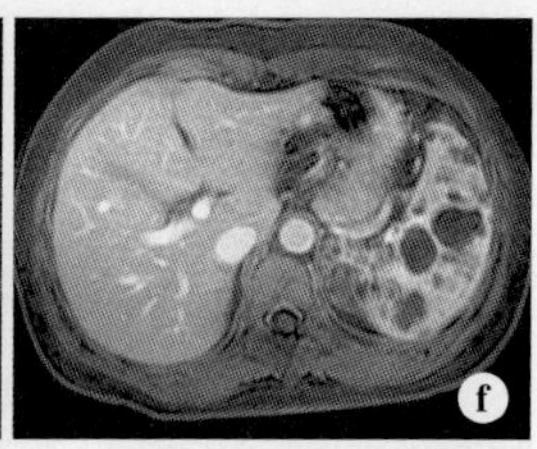

图 6-4-2-4　脾淋巴管瘤 MRI 表现

患者女性，41 岁，体检发现脾内占位；脾脏内可见多发囊状异常信号影，病灶表现不同，呈单房或多房改变，边界清楚。a. T_1WI 脂肪抑制序列呈低信号；b. T_2WI 脂肪抑制序列呈高信号；c. DWI 呈低信号；d～f. 增强扫描动脉期、静脉期及延迟期病灶囊壁及分隔强化，囊内无强化

4. 脾血管瘤　脾血管瘤一般情况下延迟扫描明显强化，边界清楚，不伴有淋巴结肿大、脾大。

（五）治疗

脾淋巴瘤首选治疗方法为脾切除术，术中可明确外侵的范围，常规行肝及腹腔淋巴结活检，术后可获得明确病理，根据组织病理学、免疫组化结果再进行放化疗多学科综合治疗，这样不仅可以明确诊断，亦可避免因误诊而失去及时早期治疗的机会，为日后化疗提高耐受力，也为术后分期、分型及放化疗提供依据以提高近远期疗效。

【案例 6-4-2-1 点评】

1. 选 ABCDE。转移瘤、淋巴瘤、神经纤维瘤病、黑色素瘤、淋巴结结核皆可出现全身肿物。

2. 选 ABCDE。肿瘤标志物有助于筛查特异性恶性肿瘤；血常规、骨髓象可检查血、骨髓内细胞的异常；肝炎病毒检查有助于诊断肝炎病毒相关性疾病；结核菌素试验有助于排除结核。

3. 选 B。CT 平扫及增强扫描相对于其他检查，范围覆盖面广，对全身各脏器可进行很好的诊断、评估。

4. 选 ABE。DWI 示病灶为低信号，增强扫描呈轻度强化。

三、脾 转 移 瘤

【案例 6-4-3-1】　患者女性，56 岁，结肠癌术后一年半，CT 复查发现肝、脾占位 1 周，考虑转移，入院行 MRI 检查确认肿瘤数量及侵及范围，预估治疗疗效。

思考题

1. 该患者首选 CT 检查，其目的最有可能是

A. 了解是否有新发病变；B. 了解是否有腹腔内脏器转移、网膜转移；C. 了解是否有骨转移；D. 了解是否有腹水；E. 检查方便、快速，易评估全身脏器情况

2. 行 MRI 扫描用于转移瘤疗效评估，应该首先选择的序列是

A. T_1WI 脂肪抑制序列；B. T_2WI 脂肪抑制序列；C. DWI；D. 动态增强序列；E. 双回波序列

3. 该患者进行 MRI 检查，结果如图 6-4-3-1（a～f）所示，下列描述正确的是

A. 肝、脾多发病变，腹水；B. T_2WI 脂肪抑制序列示病灶以高信号为主；C. DWI 示病灶呈明显高信号；D. 动态增强序列示病灶呈环形强化，“牛眼征”；E. 腹膜后、腹腔多发肿大淋巴结

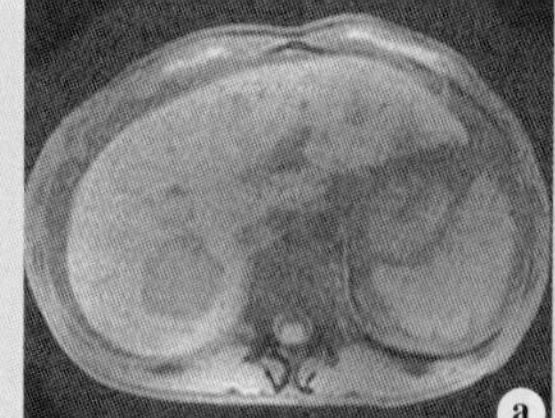
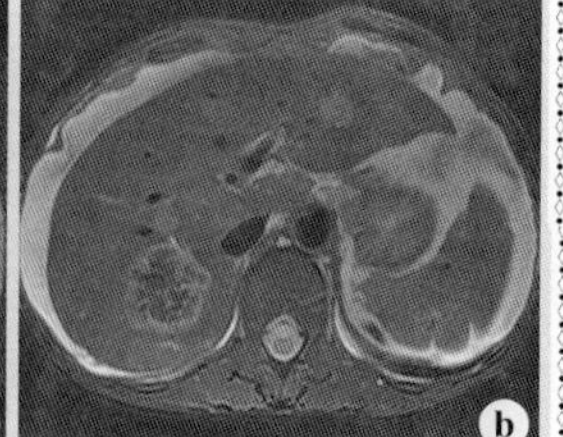

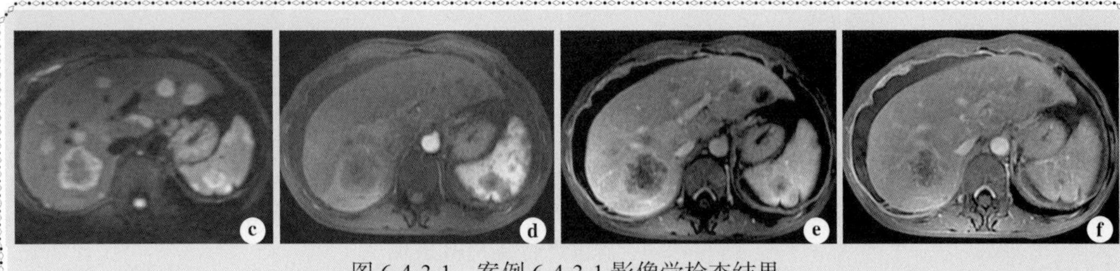

图 6-4-3-1 案例 6-4-3-1 影像学检查结果

a～c. T_1WI 脂肪抑制、T_2WI 脂肪抑制、DWI 序列图像；d～f 分别为动态增强序列动脉期、静脉期、延迟期图像

（一）临床基础

脾转移瘤（splenic metastasis）是指继发于其他部位的恶性肿瘤，以肺癌、乳腺癌、肝癌、肾癌、胃肠道及妇科原发肿瘤等恶性肿瘤为主，少数可见脾脏本身恶性肿瘤转移。脾脏原发性肿瘤及转移瘤均少见。

1. 病因及分型 脾转移瘤继发于其他恶性肿瘤，主要通过血行转移，部分可经淋巴转移。脾转移瘤病理分型可分为结节型、弥漫型、粟粒型及被膜型，其中结节型多见，粟粒型少见，一般不会造成巨脾症。组织学类型与原发癌的来源相关。

2. 临床表现 脾转移瘤患者常以其他恶性肿瘤病史就诊偶然发现，无脾区明显症状，有症状者多表现为上腹部持续或反复隐痛、胀痛或压痛，可触及左上腹包块或不同程度脾大，其中少数病例还伴有消瘦、发热和恶心、呕吐。

（二）MRI 成像序列

对于具有恶性肿瘤病史的人群，要排除脾转移瘤，需进行上腹部 MRI 检查，常规平扫序列包括 T_1WI、T_2WI，DWI 序列对于转移瘤的显示敏感，可提高检出率，另外，对于腹膜后的淋巴结转移尤为敏感。增强扫描采用动态序列，采集动脉期、静脉期、延迟期序列。

（三）MRI 影像学诊断

脾转移瘤影像学表现复杂，“牛眼征”是其特征性表现。T_1WI 为不规则低信号区，出血则为高信号；T_2WI 为稍高或高信号，若中心坏死可见中心性高信号区，也可以为混杂信号；DWI 呈明显高信号；增强扫描大多数病灶在早期强化不明显，增强后期或延迟期肿瘤边缘可见轻中度强化，呈“牛眼”状强化；病灶周围可见 T_1WI 低信号、T_2WI 高信号的水肿区（图 6-4-3-2）。另外，部分病灶呈囊性信号改变。结合以下几点有助诊断：①患者年龄多较大，常伴脾脏轻度增大；②病灶多较小，单发或多发，边界较清；③有原发恶性肿瘤病史，常伴有邻近脏器和腹膜后淋巴结转移及腹水征象。

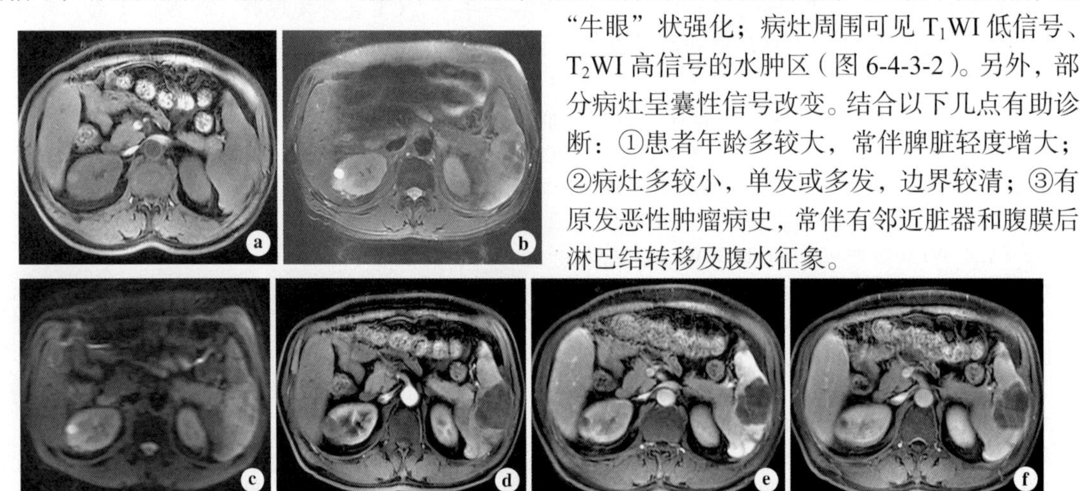

图 6-4-3-2 脾转移瘤 MRI 表现

患者男性，68 岁，确诊肺癌入院后完善检查。a、b. 脾脏内可见团块状 T_1WI、T_2WI 混杂信号影；c. DWI 以高信号为主；d～f. 增强扫描动脉期、静脉期及延迟期病灶边缘可见轻中度强化

（四）鉴别诊断

脾转移瘤根据恶性肿瘤病史及其他脏器多发病变容易诊断，当病史不清、病变单发或首发于脾脏的转移瘤需要与脾血管瘤、淋巴瘤、脾脓肿、脾囊肿及脾梗死进行鉴别。

1. 脾血管瘤　为圆形或类圆形边界清楚的异常信号灶，T_1WI 呈低信号，T_2WI 呈高信号，增强扫描病变内部延迟期强化程度接近或略高于正常脾脏。

2. 脾淋巴瘤　T_1WI 呈等信号或等、低混杂信号，T_2WI 示病灶信号稍高于脾，有时也可略低于脾脏，增强扫描早期病灶显示不清，延迟扫描由于脾脏增强明显，病灶轻度强化，可呈“地图”样分布。

3. 脾脓肿　多发生脾脏边缘区，T_1WI 呈低信号，T_2WI 呈高信号，增强扫描可见清楚的环壁强化，周围可见水肿带（图 6-4-3-3），与转移瘤的环形边缘强化不同，另外脾脓肿患者往往合并发热症状。

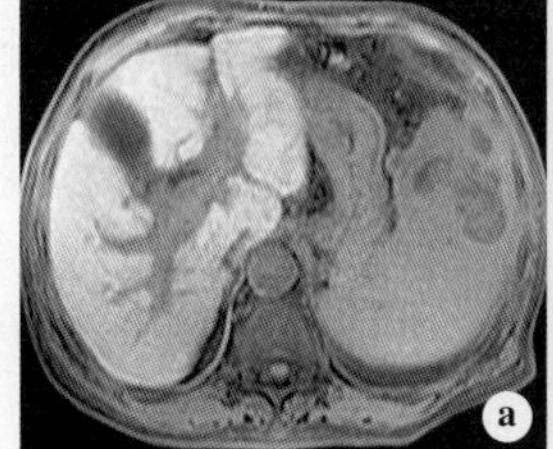
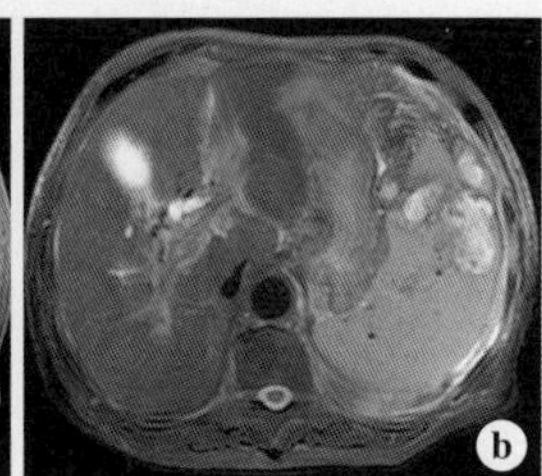
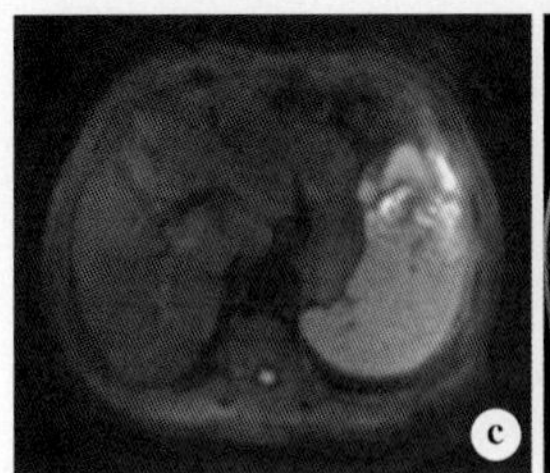
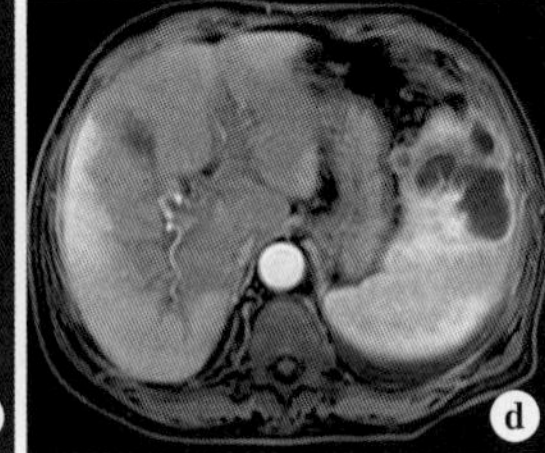
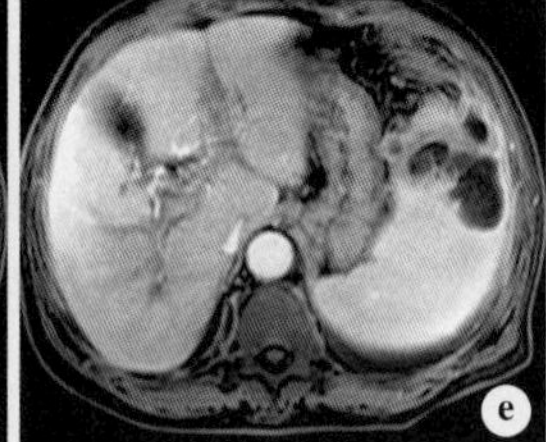
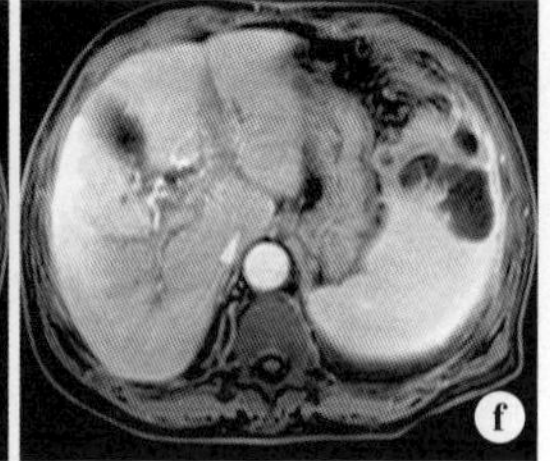

图 6-4-3-3　脾脓肿 MRI 表现

患者男性，76 岁，间断发热 2 个月，抗感染治疗后好转，随诊病灶明显减小。a、b. 脾脏内可见片状 T_1WI 低信号、T_2WI 高信号影，周边可见环状稍低信号影；c. DWI 中心高信号、边缘低信号；d～f. 增强扫描动脉期、静脉期及延迟期病灶边缘可见厚壁强化，中心不强化

4. 脾囊肿　病灶边缘清晰，内壁光整，水样信号且不强化为其特点。

5. 脾梗死　常为多灶性病变，与转移瘤较难鉴别，但脾梗死常发生于脾包膜下，尖端指向脾门的楔形或条形异常信号区，增强扫描无强化或轻度强化，形态学的改变有助于两者的鉴别。

（五）治疗

若原发病灶已经根治性切除或手术探查发现原发癌能够根治性切除时，并且脾转移瘤局限于脾脏，可行脾切除，术后给予综合治疗。而当原发灶已有全身广泛转移，或者已有腹内外多处转移，则无须针对脾脏再进行手术。当脾转移瘤自发性破裂时，应予急症手术，施行脾切除，以期达到控制出血的目的。

【案例 6-4-3-1 点评】

1. 选 ABCDE。恶性肿瘤术后需定期随诊，CT 检查时间短、扫描范围广，常用于临床新发病变、转移、并发症的检出及全身情况的评估。

2. 选 D。动态增强序列不仅能够显示病灶的具体形态、数量，对病灶血供、坏死情况的评估具有很大优势，为肿瘤疗效的评估提供影像学依据。

3. 选 ABCDE。病例图像示肝、脾多发病变，T_2WI 及 DWI 病灶主要以高信号为主，增强扫描示病灶为典型的“牛眼征”；腹腔内可见大片状游离 T_1WI 低信号、T_2WI 高信号影为腹水；另外 DWI 可清楚地显示腹膜后、腹腔内多发淋巴结肿大，结合病史及其他病变，考虑转移。

四、脾血管瘤

【案例 6-4-4-1】 患者女性，76 岁，腹胀、胃灼热十余年，间断腹痛 3 年，再发 1 年，无恶性肿瘤病史。入院详查，行上腹部 CT 检查发现脾脏占位性病变，结果如图 6-4-4-1（a～d）所示。

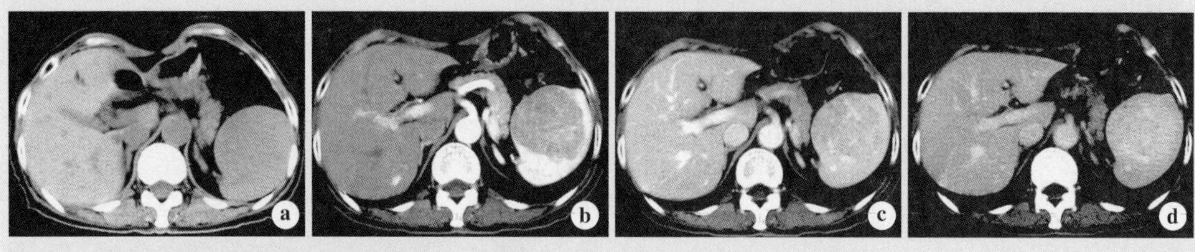

图 6-4-4-1　案例 6-4-4-1 CT 影像学检查结果

a. 平扫 CT 值 54 Hu；b. 动脉期 CT 值 124 Hu；c. 静脉期 CT 值 139 Hu；d. 延迟期图像，CT 值 126Hu

思考题

1. 该患者行 CT 检查，可见到的征象为

A. 平扫示脾脏边缘球形膨大；B. 动脉期病灶内明显强化；C. 延迟期病灶强化程度略高于周边正常脾组织；D. 病灶边界不清；E. 病灶边缘环形强化

2. 下列疾病需要考虑的是

A. 脾转移瘤；B. 脾血管瘤；C. 脾肉瘤；D. 脾淋巴瘤；E. 脾淋巴管瘤

3. 若下一步行 MRI 扫描以明确诊断，下列序列需要进行扫描的是

A. 双回波序列；B. T_2WI 脂肪抑制序列；C. 重 T_2WI 序列；D. DWI 序列；E. 动态增强序列

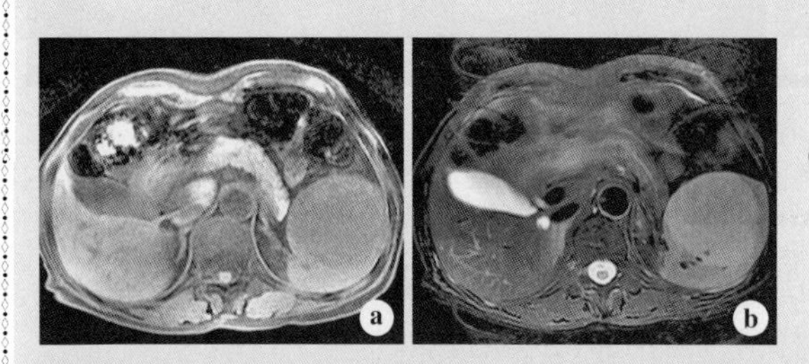

4. 该患者行 MRI 检查，结果如图 6-4-4-2（a～f）所示，下列征象不正确的是

A. T_2WI 脂肪抑制序列呈高信号；B. DWI 呈等信号；C. 病灶边界清楚；D. 增强扫描持续强化，延迟期强化程度不低于正常脾实质；E. 腹膜后可见淋巴结肿大

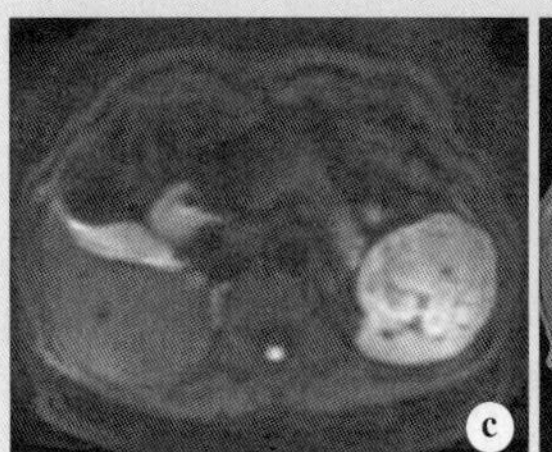
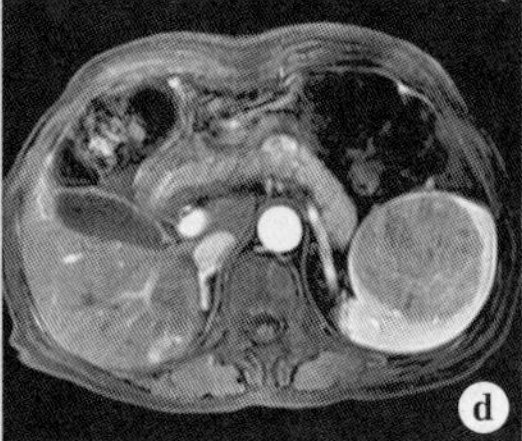
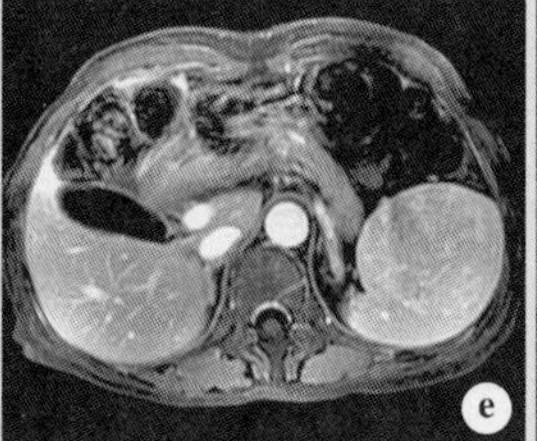
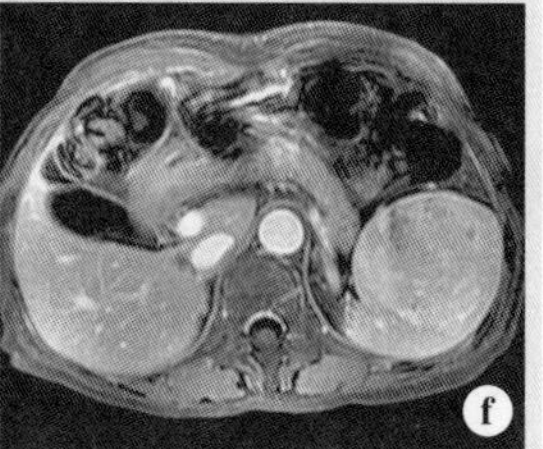

图 6-4-4-2　案例 6-4-4-1 MRI 影像学检查结果序列图像

a. T_1WI 脂肪抑制；b. T_2WI 脂肪抑制；c. DWI；d. 动脉期；e. 静脉期；f. 延迟期

（一）临床基础

脾血管瘤（splenic hemangioma）是脾脏最常见的良性肿瘤，但仍少见，发病率为 0.03%～14%，多发于女性。当影像学检查不典型时，常常与其他脾脏原发性肿瘤很难鉴别。

1. 病因及分型　脾血管瘤一般认为其发生的基础是脾血管组织发育异常所致。病理类型可分为海绵状血管瘤、毛细血管瘤、混合性血管瘤、窦岸细胞血管瘤等。临床上以海绵状血管瘤多见，呈圆形或类圆形，中央可见纤维瘢痕影；脾脏窦岸细胞血管瘤由大小不等、相互贯通的窦状腔隙构成，并与周围正常脾血窦相吻合，有含铁血黄素沉积。脾血管瘤可发生于脾脏的任何位置，多表现为单发病灶，无明显包膜。弥漫型脾血管瘤可侵犯整个脾，使脾脏呈海绵样改变甚至呈囊性改变。

脾血管瘤也可发生梗死、感染、纤维化等继发性改变，严重者可发生破裂出血。

2. 临床表现　脾血管瘤临床表现无特异性，常因其他疾病检查或体检发现，可单发或多发。病灶较小时无症状，病灶巨大者常表现脾大、左上腹不适、疼痛，或者因胃肠道受压出现恶心、呕吐、嗳气、腹胀、便秘及腹泻等症状，偶伴有贫血、腹水、血小板减少等。

（二）MRI 成像序列

对于疑似脾脏血管瘤的患者，需进行上腹部 MRI 检查以明确诊断，常规平扫序列包括 T_1WI、T_2WI，DWI 序列对病变的鉴别具有一定意义。增强扫描采用动态序列，采集动脉期、静脉期、延迟期序列，特别是延迟期，对于脾血管瘤的诊断价值高。

（三）MRI 影像学诊断

脾血管瘤多呈结节状、团块状，边界清楚。脾海绵状血管瘤于 MRI 上表现为 T_1WI 低或等信号，T_2WI 为高或等信号，DWI 呈等信号。增强扫描后，早期病灶从周边开始结节状、斑片状强化，随着时间发展，对比剂逐渐向中心扩散，可完全或不完全充填，信号高于正常脾组织（图 6-4-4-3）。典型脾血管瘤强化者少见，一般情况下病灶动脉期内部即开始强化；若有病灶纤维化及囊性变，增强扫描强化不明显或不强化，保持低于脾脏强化程度的低信号；脾窦岸细胞血管瘤由于含铁血黄素沉积，因此 T_1WI、T_2WI 呈低信号，DWI 呈等信号，增强扫描程度及形式与海绵状血管瘤相仿，T_2WI 低信号为两者的鉴别点（图 6-4-4-4）。

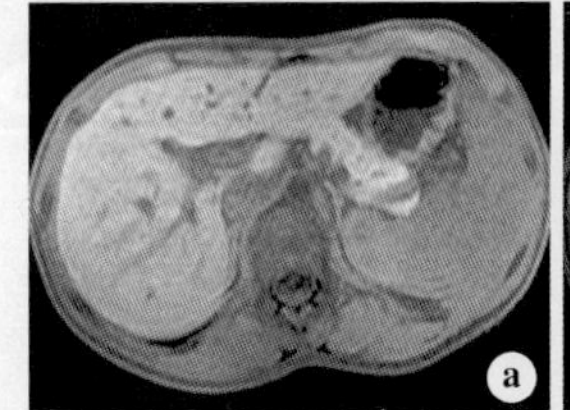
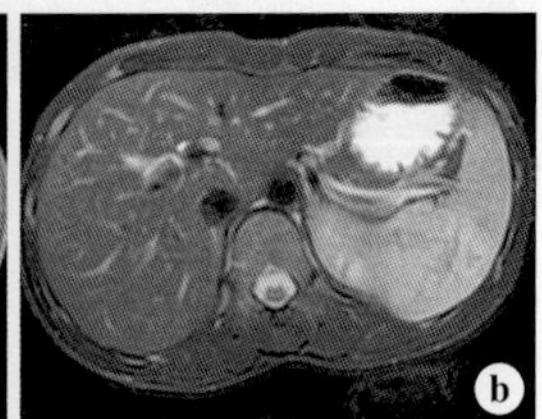
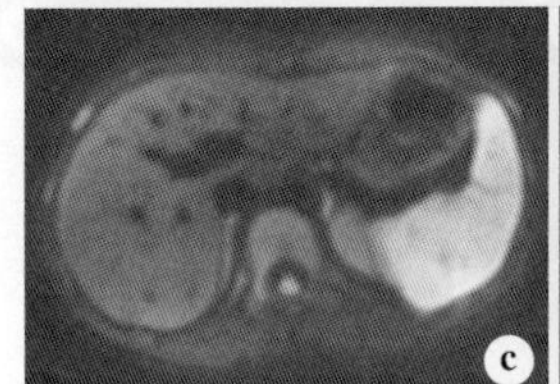
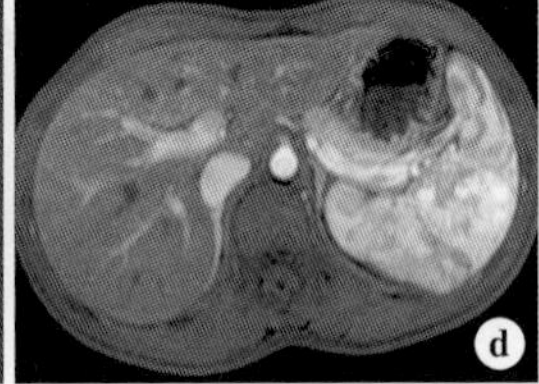
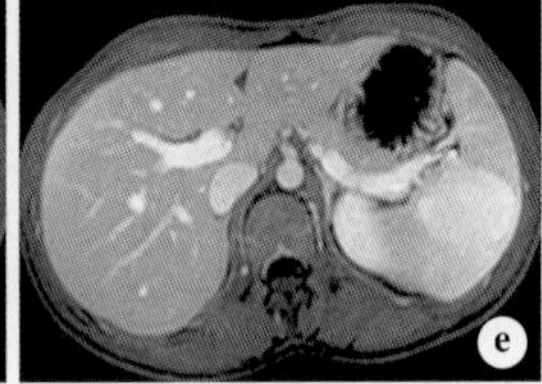
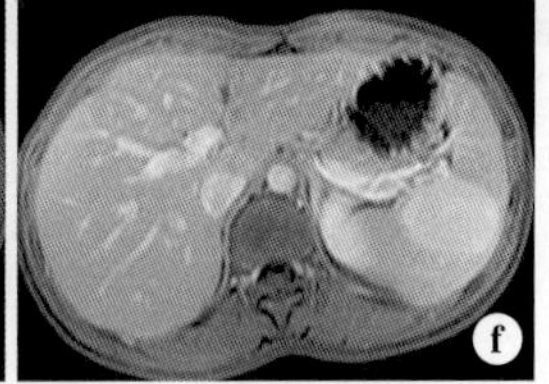

图 6-4-4-3　脾海绵状血管瘤 MRI 表现

患者女性，25 岁，体检发现脾内占位。脾内类圆形肿块影。a. T_1WI 脂肪抑制序列呈低信号；b. T_2WI 脂肪抑制序列呈等信号；c. DWI 呈等信号；d～f. 增强扫描动脉期病灶内不均匀结节状强化，静脉期及延迟期均匀强化，强化程度高于周围脾组织

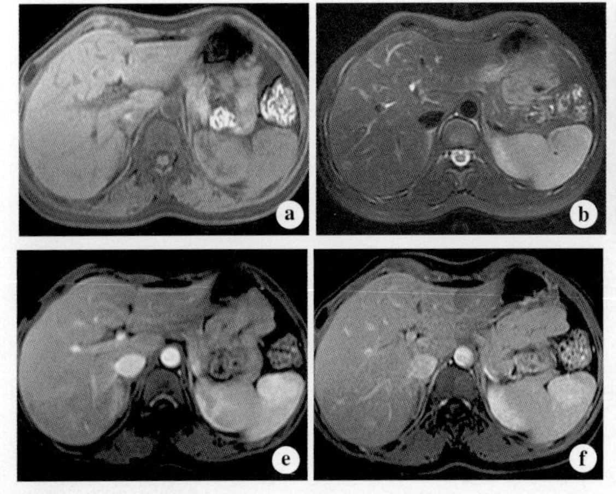
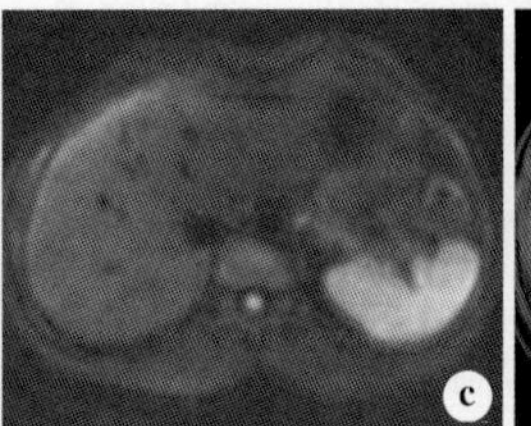
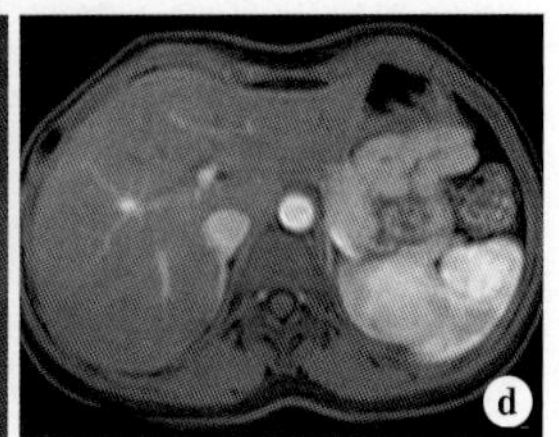

图 6-4-4-4　脾窦岸细胞血管瘤 MRI 表现

患者女性，36 岁，体检发现脾内占位，脾内类圆形肿块影。a. T_1WI 脂肪抑制序列呈低信号；b. T_2WI 脂肪抑制序列呈低信号；c. DWI 呈等信号；d～f. 增强扫描动脉期病灶内不均匀强化，静脉期及延迟期均匀强化，强化程度高于周围脾组织

（四）鉴别诊断

脾血管瘤为良性病变，常为体检或因其他疾病检查发现，需要与淋巴瘤、转移瘤、脾肉瘤、脾

淋巴管瘤进行鉴别。

1. 脾淋巴瘤 强化程度低，纤维化的脾血管瘤无典型血管瘤的强化特点，需要与之鉴别；脾脏淋巴瘤常伴有脾大及腹膜后淋巴结肿大。

2. 脾转移瘤 为脾内单发或多发病灶，患有恶性肿瘤的患者，要高度怀疑脾转移瘤的可能，典型转移瘤 MRI 表现出“牛眼征”。

3. 脾肉瘤 恶性程度高，常伴肝转移，病灶易坏死、囊变、出血及短时间内病灶增大，是其与其他病变的主要鉴别点（图 6-4-4-5）。

4. 脾淋巴管瘤 为脾脏良性肿瘤，为囊状、边界清楚的异常信号灶，T_1WI 呈低信号，T_2WI 呈高信号影，其内可见 T_2WI 低信号分隔影；增强扫描囊壁和分隔可轻中度强化，囊腔不强化，是与脾血管瘤的主要鉴别点。

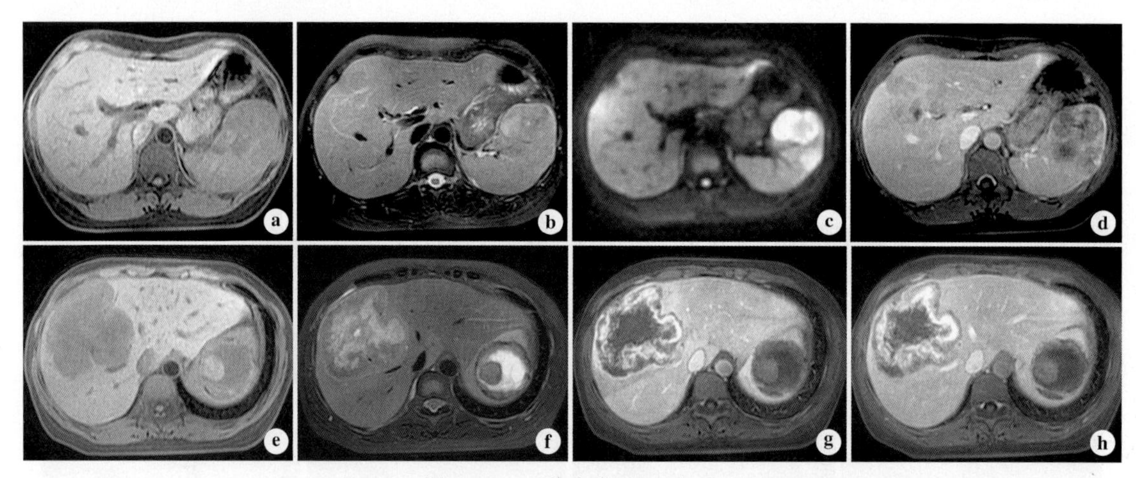

图 6-4-4-5 脾肉瘤 MRI 表现

患者女性，36 岁，3 周前自觉肩部不适，行上腹部 CT 检查示肝、脾占位，脾内病变。a. T_1WI 脂肪抑制序列呈低信号；b. T_2WI 脂肪抑制序列呈等信号；c. DWI 呈高信号；d. 增强扫描呈“花环”样不均匀强化；e～h. 其周围可见囊状 T_1WI 低信号、T_2WI 高信号影，内可见结节状 T_2WI 低信号影，增强扫描无强化，肝内可见与脾脏病变信号及强化形式相仿的病灶

（五）治疗

脾血管瘤为脾脏常见的良性肿瘤，对于肿瘤较小、无临床症状的影像学诊断明确的脾血管瘤患者，建议选择观察治疗。当肿瘤较大，凸出脾包膜，近期迅速增大时，建议手术治疗。另外，当有自发破裂倾向的脾血管瘤患者应进行脾切除术。

【案例 6-4-4-1 点评】

1. 选 ABC。CT 平扫未见明确高、低密度影，但发现脾脏形态改变，要考虑占位可能；增强扫描动脉期病灶内可见明显强化，延迟期强化程度稍高于正常脾实质，这是脾血管瘤常见的 CT 征象；动脉期及静脉期相对于正常脾实质背景，病灶边界显示清楚；病灶周边为正常脾实质的增强改变，未见明显环形强化。

2. 选 ABC。从 CT 图像可知，病灶为富血供肿瘤，因此脾淋巴瘤及淋巴管瘤不考虑；典型脾转移瘤可见环形强化，但脾实质血供丰富，会掩盖病灶周围的改变；脾血管瘤及脾肉瘤为明显的富血供肿瘤，增强扫描可见明显强化。

3. 选 ABDE。T_2WI 序列检出病灶，双回波序列检测病灶脂肪成分，DWI 序列对于病灶及转移的检出具有高度敏感性，动态增强序列对于病灶定性尤为重要。

4. 选 E。DWI 序列示腹膜后未见明显高信号影。

五、脾 梗 死

【案例 6-4-5-1】 患者男性，63 岁，凌晨突发腹痛，伴恶心、呕吐，对症治疗症状无缓解，且持续加重。行 CT 检查示脾脏、左肾局部条片状低密度影，入院详查。

思考题

1. 该患者需要进行的实验室检查有

A. 肿瘤标志物；B. 血常规；C. 凝血象；D. 尿常规

2. 若患者凝血象纤维蛋白原持续性升高，该患者下一步首先需要进行的影像学检查是

A. 超声；B. MRI；C. CTA；D. DSA

3. 若该患者进行 MRI 检查，结果如图 6-4-5-1（a～d）所示，下列描述不正确的是

A. T_1WI 脂肪抑制序列示脾脏未见明显异常信号；B. T_2WI 脂肪抑制序列示脾脏病灶呈高、低信号；C. 增强扫描示脾内病变无强化；D. 病灶边界清楚，沿脾血管走行方向分布

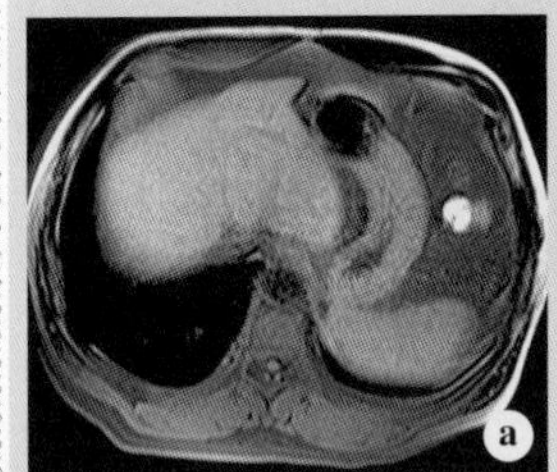

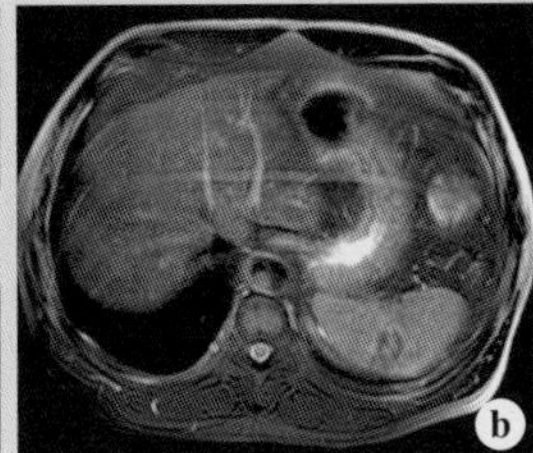

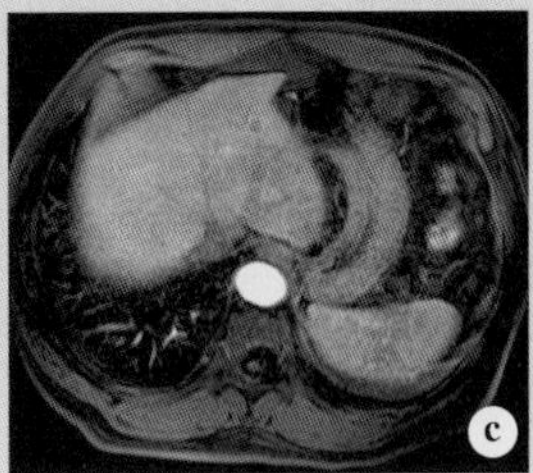

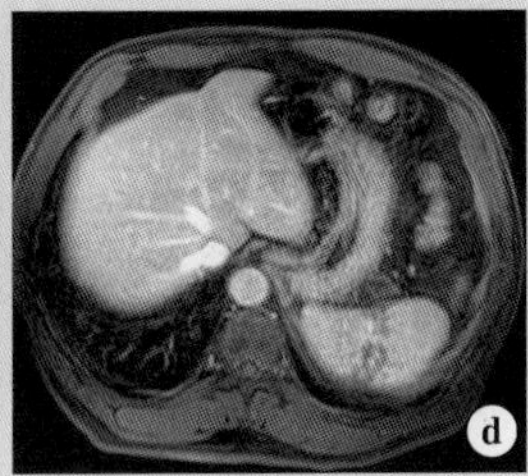

图 6-4-5-1 案例 6-4-5-1 影像学检查结果

a、b. T_1WI 脂肪抑制序列、T_2WI 脂肪抑制序列；c、d. 增强序列动脉期、静脉期图像

（一）临床基础

脾梗死（splenic infarction）主要是由于脾动脉及其分支的突然梗死，并且未能及时建立侧支循环或及时治疗恢复血供，分支供血区域脾脏局部灌注减低，继而引起脾脏的缺血性坏死。常继发于二尖瓣疾病、血液病、骨髓增生性疾病、动脉疾病等，特别当伴有门静脉高压而引起脾大时，脾梗死更容易出现。

1. 病因及分型 脾梗死多为缺血性梗死，主要病因有：①脾动脉内栓塞形成；②脾动脉及分支动脉硬化，伴管腔狭窄；③肿瘤细胞侵犯动脉引起动脉管壁内皮损伤，导致血栓加速形成；④微血管栓塞及血栓栓子脱落。脾动脉缺乏吻合支，因此小动脉的栓塞即可引起所供血脾脏部分梗死，形态呈楔形，尖端指向脾门，基底部位于脾包膜下。病灶常可多个病灶同时出现并融合成片，呈不规则地图样改变，有时可伴发出血。梗死后坏死组织被纤维组织替代，由于纤维瘢痕组织收缩，可使脾边缘局部凹陷。当坏死灶较大时，由于不能完全纤维化，病灶中央部可见坏死形成包裹性囊腔。脾梗死按照发生的时间可分为急性脾梗死及慢性脾梗死。

2. 临床表现 脾梗死患者大多数无明显症状，常因体检或其他疾病检查偶然发现。部分患者可有发热、左上腹疼痛及胸痛，并进行性加重，向左背部、左肩胛区、左上臂、放射，可伴有腹水。脾梗死有自愈倾向。

（二）MRI 序列

对于具有肿瘤及血液系统疾患者群怀疑脾梗死，首先要行腹部增强 CT 检查，若病灶 CT 征象不典型，需进行上腹部 MRI 检查以进一步确诊。常规平扫序列包括 T_1WI、T_2WI，其中 T_2WI 序列对脾梗死的分期具有一定作用，增强扫描采用动态序列，采集动脉早期、动脉晚期、静脉期、延迟期序列，能够对病灶内的血供情况及其他伴随病变的显示具有重要作用。

（三）MRI 影像学诊断

脾梗死在不同时期会有不同的 MRI 表现。急性期脾梗死病灶信号均匀，边界不清，T_1WI 呈等

信号或稍低信号，T_2WI 呈稍高信号，当梗死灶伴有液化坏死时，则表现为 T_1WI 低信号、T_2WI 明显高信号影，增强扫描早期呈不均匀斑片状强化，延迟期时病灶中心不强化，边缘可见轻度强化，典型者病灶形态呈楔形或扇形。慢性期脾梗死病灶边缘清晰，T_1WI 呈低信号，T_2WI 呈高信号，增强扫描无强化（图 6-4-5-2），后期可形成包裹性囊腔。当脾梗死形成瘢痕机化时，脾脏萎缩，体积减小，边缘局部凹陷，T_1WI 和 T_2WI 皆呈低信号。少数病灶合并出血时，病灶内或边缘可见点状、斑片状 T_1WI 和 T_2WI 高信号影。另外，脾梗死可伴发脾脓肿，脾周可伴有包膜下积液。

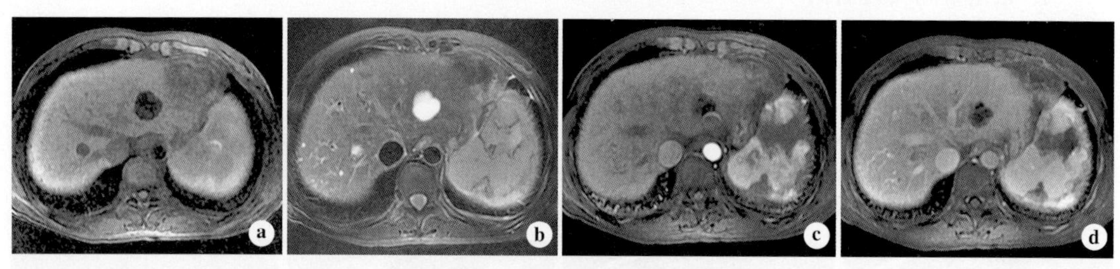

图 6-4-5-2　脾梗死 MRI 表现

患者女性，49 岁，腹胀、周身乏力 9 个月，半个月及两个月前分别因肝癌行肝动脉化疗栓塞术；脾内多发斑片灶，基底部位于脾包膜下，尖端指向脾门。a. T_1WI 脂肪抑制序列呈低信号；b. T_2WI 脂肪抑制序列呈高信号，边缘可见低信号；c、d. 增强扫描动脉期、延迟期未见强化

（四）鉴别诊断

脾梗死为脾动脉及其分支的梗死，其病变血供明显减少，特别是时间较长的梗死，需要与脾囊肿、脾脓肿及转移瘤进行鉴别。

1. 脾囊肿　边界清楚，边缘光整、锐利，呈类圆形改变，T_1WI 呈低信号，T_2WI 呈高信号，增强扫描无强化（图 6-4-5-3）。脾梗死后期可形成包裹性囊腔，但病灶位于楔形病灶内，体积小，一般情况下形态不规则，沿脾血管走行区分布，可与脾囊肿进行鉴别。

2. 脾脓肿　多发生于脾脏边缘区，类圆形，壁厚并见强化，T_1WI 呈低信号，T_2WI 呈高信号，周围可见水肿带，有时可见气体及液平。

3. 脾转移瘤　常多发，伴有腹腔内及腹膜后淋巴结肿大及其他脏器转移，边缘可见强化，有恶性肿瘤病史者要注意转移瘤的可能。

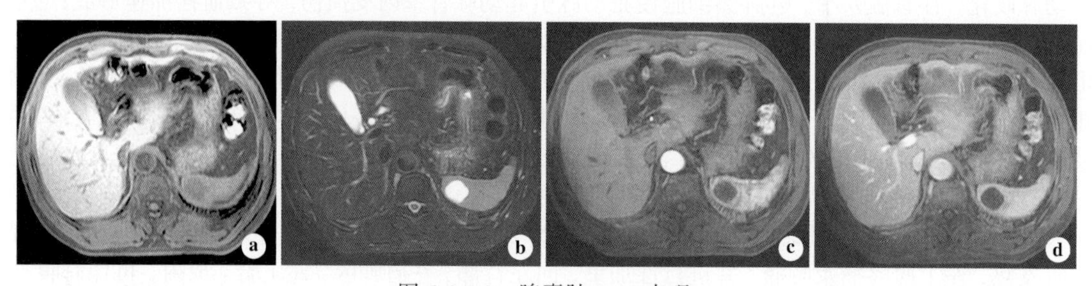

图 6-4-5-3　脾囊肿 MRI 表现

患者男性，67 岁，体检发现脾内占位；脾内圆形异常信号灶，边缘光整、锐利，边界清楚。a. T_1WI 脂肪抑制序列呈低信号；b. T_2WI 脂肪抑制序列呈明显高信号；c、d. 增强扫描动脉期、延迟期未见强化

（五）治疗

由于部分患者脾梗死灶可以自愈，所以对于发现较早以及局灶性脾梗死的患者建议首选非手术治疗，包括针对病因的治疗，以及镇痛、监护、补液、吸氧、预防感染等对症治疗。而对于诊断较晚、梗死面积较大的患者应首选脾切除手术；如出现脾脓肿，目前多主张进行穿刺引流，必要时行脾脏切除术。

【案例 6-4-5-1 点评】

1. 选 ABCD。排除肿瘤性病变及血液系统、肾脏疾病。

2. 选 C。患者凝血象纤维蛋白原持续性升高，凝血功能异常导致血凝程度增高，首先进行 CTA 排除动脉栓塞。DSA 对小动脉栓塞显示最优，但由于是有创操作，只在必要时行 DSA 检查，同时可进行介入治疗。

3. 选 C。脾内病灶边缘及中心可见条状强化影。

（刘爱连　陈安良）

第五节　胃肠道及腹膜腔常见疾病

一、MRI 影像学诊断基础

MRI 软组织分辨率高，可以更好地评价病变处黏膜及黏膜下情况，更利于显示早期病变，准确判断肿瘤的浸润深度、周围侵犯、远处转移等情况。常用序列包括 T_2WI、T_1WI 平扫及动态增强序列，需要同时扫描横轴位及冠状位，电影序列可用于评估小肠运动功能。功能成像技术（DWI 等）在评估胃癌、结直肠癌新辅助放化疗疗效、淋巴结转移等方面具有重要价值。

MRI 可以准确地显示消化道的管壁增厚、管腔狭窄及腔外改变，大多可以根据这些征象做出病因诊断，如肿瘤、炎症等。炎性肠病（如 Crohn 病）的肠壁增厚常不均匀且肠壁层次和管腔外结构模糊不清（图 6-5-1-1）。肿瘤所致管壁增厚多为局限性、向心性增厚，管壁层次消失，甚至形成团块（图 6-5-1-2）。炎症可造成肠系膜水肿，血管影增多。恶性肿瘤穿越浆膜层可造成周围脂肪层模糊、消失，淋巴结肿大，邻近器官浸润和远处转移。

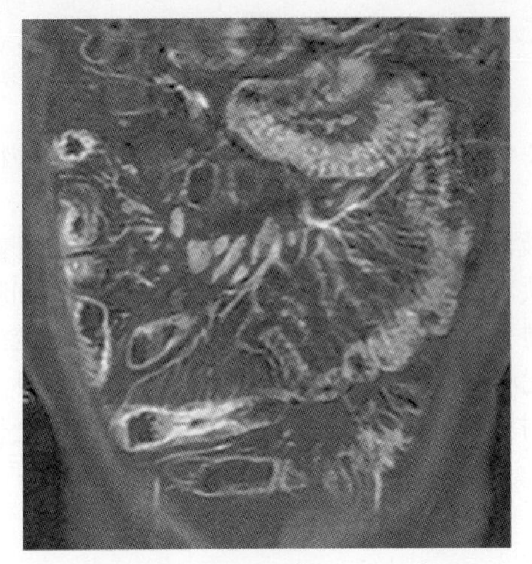

图 6-5-1-1　Crohn 病的 MRI 表现

增强 T_1WI 冠状位示回肠壁增厚，肠腔狭窄，肠系膜内直小血管影增多，呈“木梳征”

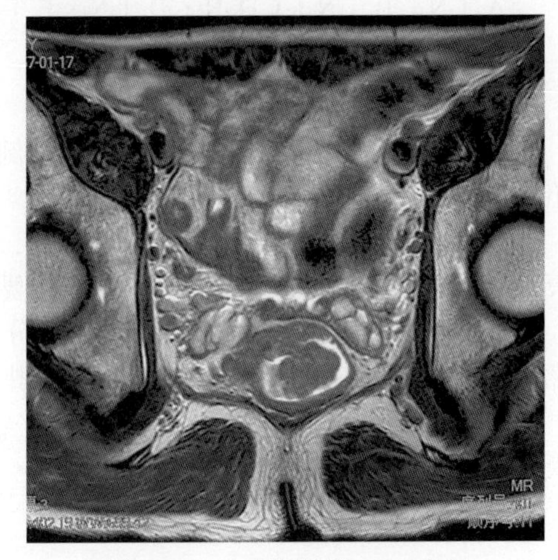

图 6-5-1-2　直肠肿瘤 MRI 表现

高分辨 T_2WI 横轴位示直肠腔内带蒂息肉样肿块，致肠腔狭窄。病理证实为绒毛状腺瘤

二、胃　肿　瘤

【案例 6-5-2-1】　患者女性，72 岁，1 个月前无明显诱因下进食固体食物后出现梗阻感，无恶心呕吐、呕血、黑便，伴消瘦。1 个月来症状持续无缓解，医院胃镜检查示胃癌，为进一步治疗入院。影像学检查结果如图 6-5-2-1（a～g）所示。

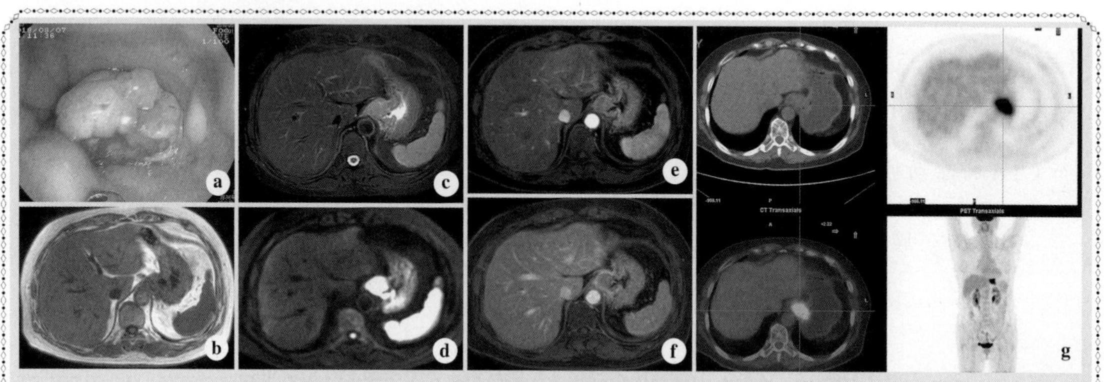

图 6-5-2-1　案例 6-5-2-1 影像学检查结果

a. 胃镜检查图像；b～f 分别为 T_1WI、T_2WI、DWI 及增强动脉期、静脉期图像；g. PET-CT 图像

思考题

1. 患者胃镜检查已诊断为胃癌，下一步应做的临床处理是

A. 手术切除；B. 放疗；C. 化疗；D. 腹腔镜探查；E. 进一步明确该肿瘤累及范围及周围侵犯程度

2. 该患者首选的影像学检查是

A. 超声造影；B. 超声内镜；C. 上消化道钡剂造影；D. CT/MRI；E. PET-CT

3. 患者进行 MRI 检查，说法不正确的是

A. 明确病理组织学类型；B. 明确病灶部位及生长范围；C. 明确是否有肌层/浆膜浸润；D. 明确淋巴结的转移情况；E. 明确实质性脏器的转移情况

4. 该患者 MRI 表现，描述正确的是

A. 病灶位于胃底贲门部；B. 病灶血供丰富；C. 病灶细胞增殖活跃；D. 病灶周边脂肪间隙清晰；E. 未见明确淋巴结转移

5. 根据该患者的 MRI 表现，最可能的诊断分期是

A. T_1N_0；B. T_2N_0；C. T_3N_0；D. T_2N_1；E. T_3N_1

（一）临床基础

胃癌发病率居恶性肿瘤第三位，男女比例约为 2∶1，5 年生存率为 20%。贲门癌是一种特殊部位的胃癌，近年来发病率明显提高。

1. 病因及病理　胃癌病因至今尚待查证，但临床反映其与饮食因素、环境因素及幽门螺杆菌感染等有密切关联。组织学上 90%为腺癌，主要分为乳头状腺癌、管状腺癌、黏液腺癌、印戒细胞癌等。早期胃癌仅局限于黏膜和黏膜下层，可分为隆起型、表浅型和凹陷型。进展期胃癌指病变深度已经超过黏膜下层，按照 Bormann 分型分为肿块型、无浸润溃疡型、浸润溃疡型和弥漫浸润型。

2. 临床表现　早期胃癌多无明显症状，后期可有持续性腹痛、吞咽困难、上消化道出血、消瘦等。

（二）MRI 成像序列

MRI 是 CT 检查的重要补充，对于胃壁侵犯的显示优于 CT。胃 MRI 检查的常规序列包括 T_1WI、T_2WI、T_2WI 脂肪抑制及 DWI 和动态增强 T_1WI 序列，以呼吸触发快速自旋转回波序列最常用。另外，非脂肪抑制序列显示胃周脂肪间隙内的浸润情况，以 T_2WI、DWI 和动态增强最为重要。

充分的检查前准备非常重要，主要是胃腔充盈、体位配合及呼吸训练。检查前一般禁食 6 小时以上，检查前 30 分钟口服温水 500～1000ml，检查前 5～10 分钟肌内注射山莨菪碱 20mg 以抑制胃肠道蠕动，保持胃形态固定。

（三）MRI 影像学诊断

充分充盈时正常胃壁可表现为典型三层结构：最内层对应黏膜层，为 1～3mm，T_1WI 呈高信号，T_2WI 呈低信号；中间为黏膜下层，厚度不一，T_1WI 呈低信号，T_2WI 呈高信号；最外层为肌层和浆膜层，信号强度与最内层相仿。

胃癌 T_1WI 多呈等、低信号，T_2WI 信号特征对病理成分具有提示意义：低信号代表纤维化，高信号提示瘤周水肿，超高信号提示有黏液湖存在。

高分辨 T_2WI 对 T 分期至关重要，可以显示浆膜面细节，可见两侧高信号（黏膜和脂肪）衬托中心低信号（肌层与浆膜），有助于显示胃周脂肪间隙内的浸润情况及腹膜网膜的转移情况（表 6-5-2-1）。冠状位和矢状位有助于观察腔外生长和网模侵犯。CT 对 T_1～T_2 期的准确性较低，为 37.5%～48%，MRI 要高于 CT，为 50%～60%；对于 T_3～T_4 期二者无显著性差异。

表 6-5-2-1 胃癌 T 分期

T_1	胃壁无增厚，增高强化的黏膜层与等强化肌层间存在低强化黏膜下层
T_2	增强序列或高分辨率 FSE T_2WI，癌肿累及胃壁全层厚度＞50%
T_3	增强序列或 FSE T_2WI 癌肿累及胃壁全层，浆膜面光滑
T_4	T_{4a}：非脂肪抑制 FSE T_2WI 癌肿侵出浆膜，浸润胃周脂肪间隙，如毛刺索条，结节外突，如浆膜面中断、模糊则提示预后不良；T_{4b}：癌肿侵及邻近脏器

淋巴结转移最常见于胃小弯侧、大弯侧，胃左韧带，肝总韧带，腹腔干，脾动脉旁，远处转移主要位于主动脉旁及锁骨上区。DWI 对于淋巴结显示具有优势（表 6-5-2-2）。

表 6-5-2-2 胃癌 N 分期

N_0	无淋巴结转移	N_3	≥7 个区域淋巴结
N_1	1～2 个区域淋巴结	N_{3a}	7～15 个淋巴结
N_2	3～6 个区域淋巴结	N_{3b}	＞16 个

肿瘤沿着胃周韧带是特殊的网膜转移形式，主要包括肝胃韧带，以食管胃连接区、小弯侧、胃窦肿瘤多见；肝十二指肠韧带，以胃窦和幽门肿瘤多见；脾胃韧带，以胃底和大弯侧上部肿瘤多见；脾肾韧带，以大弯侧肿瘤多见；胃结肠韧带和网膜，以大弯侧肿瘤多见。胃周韧带的侵犯提示浆膜外侵犯（T_3 期以上），属于局部进展期胃癌，多数需要开腹手术，术前新辅助化疗可以提高存活率。

（四）鉴别诊断

1. 胃淋巴瘤 多数为高级别 B 淋巴瘤。表现为浸润性、息肉状、结节状肿块，胃壁明显增厚（＞4cm）、淋巴结明显增大、增大淋巴结达肾门水平以下则提示淋巴瘤。

2. 胃间质瘤 起源于胃壁肌层，倾向于腔外生长，好发于胃体部，呈类圆形，明显不均匀强化；肿瘤内可有空腔形成，通常与胃腔相通。

3. 胃神经鞘瘤 非常少见，发生部位主要胃黏膜下，其次见于浆膜下和肌层。一般好发于 40～60 岁的女性，病灶大部分位于胃体，少数位于胃窦或胃底。表现为圆形或类圆形跨壁生长，边界比较清楚，增强后渐进性强化，胃腔面黏膜可发生溃疡和出血，坏死、囊变钙化少见。

（五）治疗

手术是胃癌的首选治疗，效果取决于浸润深度和扩散范围。早期胃癌可以行内镜下黏膜/黏膜下切除术、腹腔镜下或开腹胃部分切除术等；进展期胃癌推荐胃癌根治术、扩大根治术或联合脏器切除术等。放化疗效果较差。

【案例 6-5-2-1 点评】

1. 选 E。胃癌诊断明确后，应进一步行影像学检查进行术前分期，以了解肿瘤的累及范围及周围侵犯的程度。

2. 选 A。超声对空腔脏器显示效果较差；上消化道造影只能显示腔内情况，无法用于评估胃外结构侵犯；PET-CT 主要用于评价有无远隔脏器转移；CT 和 MRI 可以准确评估肿瘤局部的侵犯情况，在临床工作中，CT 因操作便捷而更为普及。

3. 选 A。MRI 主要用于评估肿瘤的侵犯情况，相对于 CT 其组织分辨率更高，对于淋巴结转移的显示更有优势。组织学类型评估依赖胃镜活检病理学检查。

4. 选 B。病灶中等强化，血供不丰富。

5. 选 C。肿瘤侵犯胃壁全层，但浆膜面及胃周脂肪间隙尚光整，未见明确转移淋巴结。

三、小 肠 肿 瘤

【案例 6-5-3-1】 患者男性，70 岁，发现黑便 1 周，于外院就诊，查粪便隐血（+++），予非手术治疗，症状无明显改善。患者发病以来，神清，精神可，胃纳可，小便正常，体重无明显减轻。MRI 检查结果如图 6-5-3-1（a～f）所示。

思考题

1. 该患者入院行 MRI 扫描，病变定位于

A. 胃窦；B. 十二指肠；C. 胰腺；D. 肾上腺；E. 后腹膜腔

2. 关于病变生长方式描述不正确的是

A. 呈浅分叶状；B. 腔外生长为主；C. 起源于黏膜层；D. 无周围结构侵犯；E. 未引起消化道梗阻

3. 关于病变影像学描述不正确的是

A. T_1WI 呈稍低信号（相对于肠壁）；B. T_2WI 呈稍高信号（相对于肠壁）；C. DWI 呈高信号；D. 动脉期显著强化；E. 门脉期及延迟期呈延迟强化

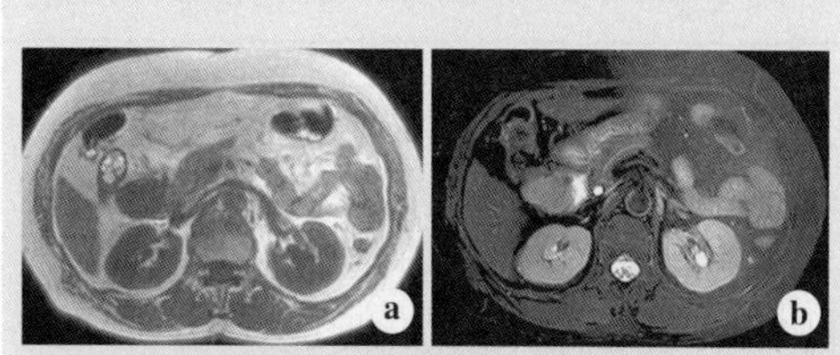

4. 该患者最可能的影像学诊断为

A. 间质瘤；B. 平滑肌肉瘤；C. 神经鞘瘤；D. 淋巴瘤；E. 腺癌

5. 该患者首选的治疗方法为

A. 密切随访；B. 手术；C. 放疗；D. 化疗；E. 靶向治疗

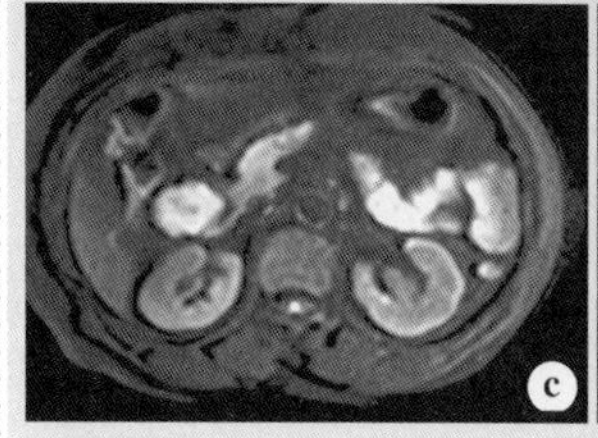
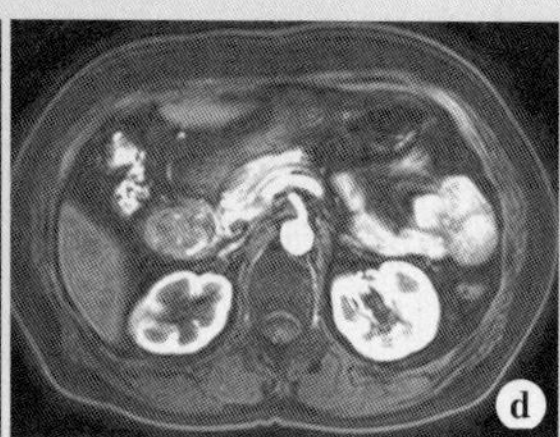
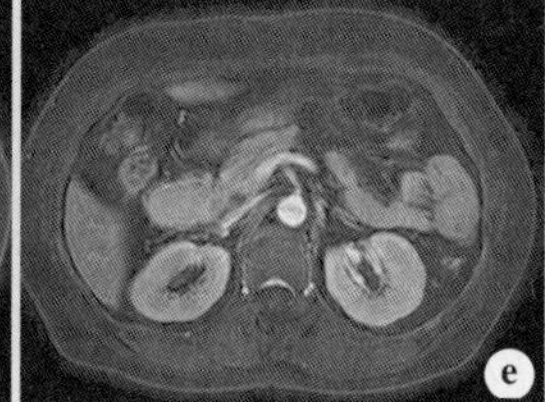
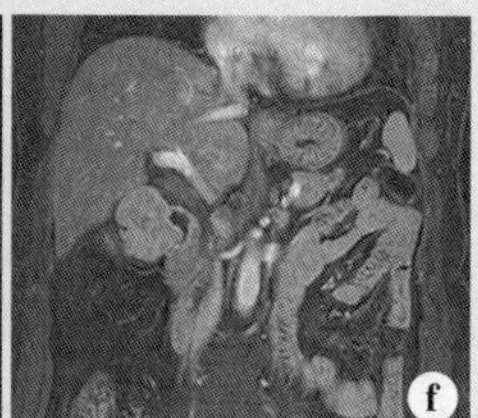

图 6-5-3-1 案例 6-5-3-1 影像学检查结果

a. T_1WI；b. T_2WI；c. DWI；d. 增强动脉期；e. 静脉期；f. 延迟期冠状位图像

（一）临床基础

胃肠道间质瘤（gastrointestinal stromal tumor，GIST）是一类独立的来源于胃肠道、网膜及肠系膜原始间叶组织的非定向分化的肿瘤，具有潜在的单项（肌源性或神经源性）或双项（肌源性和神经源性）分化能力。发病率为（1～2）/10 万，占全部胃肠道肿瘤的 0.1%～3%。发病中位年龄在 55～65 岁，男女比例相当。发病部位依次为胃、小肠、结直肠及食管，极少数 GIST 可以位于网膜、系膜或后腹膜。

1. 病理及分型 大体上，肿瘤多呈膨胀性生长，圆形、卵圆形或分叶状，边缘光滑，质地柔软，有包膜，切面呈灰白色或鱼肉状，可有出血、坏死。肿瘤可位于黏膜下、肌壁间或浆膜下生长。

组织学上，胃肠道间质瘤依据细胞形态分为三大类：梭形细胞型（70%）、上皮样细胞型（20%）和混合型（10%）。免疫组织化学上，CD117、CD34、SMA 可表达阳性。

GIST 危险度可以分为极低危、低危、中危和高危，评估指标主要依据肿瘤的大小、核分裂象计数、原发部位和是否破裂评估。

2. 临床表现　GIST 无特异性临床表现，常见症状有腹痛、包块及消化道出血、梗阻等。

（二）MRI 序列

主要包括 T_1WI、T_2WI、T_2WI 脂肪抑制、DWI 和动态增强 T_1WI 序列。检查前禁食 6～12 小时，分时段口服 2.5%等渗甘露醇来充盈肠腔，检查前 5～10 分钟肌内注射山莨菪碱 20mg 以抑制肠道蠕动。

（三）MRI 影像学诊断

MRI 可以全面显示肿瘤的位置、大小、形态、边界、内部结构及其与周围组织的关系，判断有无远处转移。

GIST 通常单发，少数也可多发，肿瘤向腔外膨胀性生长，多呈圆形或椭圆形，少数形态可为不规则肿块。约 50%的肿瘤可见病变肠道黏膜面溃疡，少数情况下可致肿瘤与肠腔交通产生气液平面。约 10%的 GIST 可继发肠梗阻，有时也可因侵犯黏膜下神经丛引起肠腔动脉瘤样扩张。

肿块 T_1WI 呈等或稍低信号，T_2WI 呈等或略高信号；内部出现坏死或出血时，信号较为混杂，出血呈 T_1WI 高信号、T_2WI 高或低信号，坏死呈 T_1WI 更低信号、T_2WI 更高信号。DWI 呈高信号，ADC 值减低。强扫描肿块多富于血供，动脉期呈中度强化，静脉期和延迟期持续强化。高危 GIST 强化多不均匀，中央可见坏死、出血，与邻近脏器分界不清。

胃肠道外 GIST 通常较大（＞10cm），呈分叶状或不规则形肿块，上下径常大于横径，可能与肿瘤生长受重力向下牵引以及周围脏器限制等因素有关。MRI 信号多不均匀，常有出血、囊变；增强后实性成分多明显强化；肿瘤内可见条状、簇状血管影，供血血管增粗，病灶周围血管可呈“抱球征”环绕。肿瘤常压迫周围器官使之移位变形，侵犯周围结构时，组织交界面模糊不清，甚至沿腹膜后间隙浸润生长，一般无淋巴结转移及肠梗阻。恶性 GIST 约占 GIST 的 20%，发生于胃肠道外者比例更高。肿瘤＞5cm、分叶状轮廓、周围组织受侵及实性成分不均匀强化常提示恶性。

（四）鉴别诊断

1. 小肠腺癌　多表现为肠壁增厚，易于出血坏死，伴有肠腔狭窄，近端肠道多有扩张。

2. 小肠淋巴瘤　淋巴瘤一般呈分叶状，其相邻部位的肠壁常明显增厚，且邻近淋巴结明显肿大，增强后病灶呈轻中度强化，强化程度较间质瘤低。

（五）治疗

GIST 对传统放化疗效果极差，手术切除是首选治疗方法。甲磺酸伊马替尼是一种分子靶向治疗药物，可用于晚期不能切除或复发转移的患者。

【案例 6-5-3-1 点评】

1. 选 B。病灶与十二指肠壁关系最为密切，提示十二指肠来源。位于右侧肾前筋膜前方，与胰头分界清晰，可以排除肾上腺、胰腺起源。

2. 选 C。病灶向腔外生长为主，未引起消化道梗阻，提示壁内起源，而非黏膜起源。

3. 选 D。病灶动脉期中等强化，门脉期及延迟期呈持续强化。

4. 选 A。根据患者病灶解剖部位、生长方式、信号、血供特征，最符合间质瘤。

5. 选 B。病变范围较为局限，未见周围结构侵犯及转移征象，故首选手术切除。

四、直 肠 肿 瘤

【案例 6-5-4-1】 患者男性，71 岁，下腹部不适伴大便带血 2 个月余，肠镜检查病理报告示直肠中分化腺癌。MRI 检查结果如图 6-5-4-1（a～d）所示。

思考题

1. 疑为直肠癌的患者应首选的检查是

A. MRI；B. CT；C. 肠镜；D. 直肠指诊；E. 腔内超声

2. 患者行 MRI 检查的目的，不正确的是

A. 完善鉴别诊断；B. 进行 T 分期；C. 明确有无淋巴结转移；D. 明确有无肠壁外血管侵犯；E. 明确有无直肠系膜筋膜侵犯

3. 对直肠癌分期最基本、最有价值的序列是

A. 高分辨横轴位 T_1WI；B. 高分辨横轴位 T_2WI；C. 矢状位 T_1WI；D. 矢状位 T_2WI；E. 动态增强 T_1WI

4. 该患者 T 分期最可能属于

A. T_0；B. T_1；C. T_2；D. T_3；E. T_4

5. 关于局部浸润深度，最可能的是

A. EMVI（−），MRF（−）；B. EMVI（−），MRF（+）；C. EMVI（+），MRF（−）；D. EMVI（+），MRF（−）；E. EMVI（+），MRF（+）

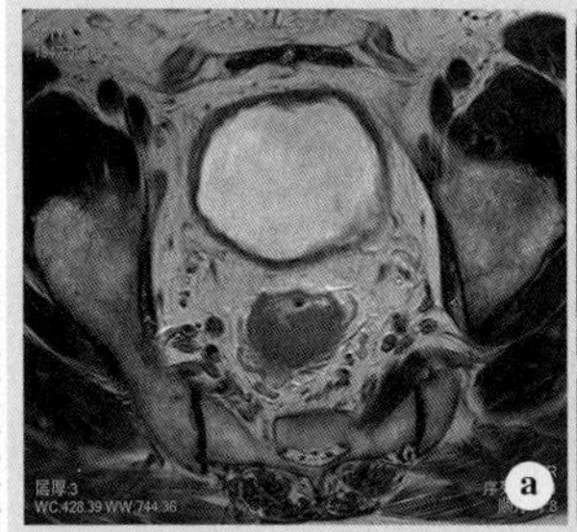

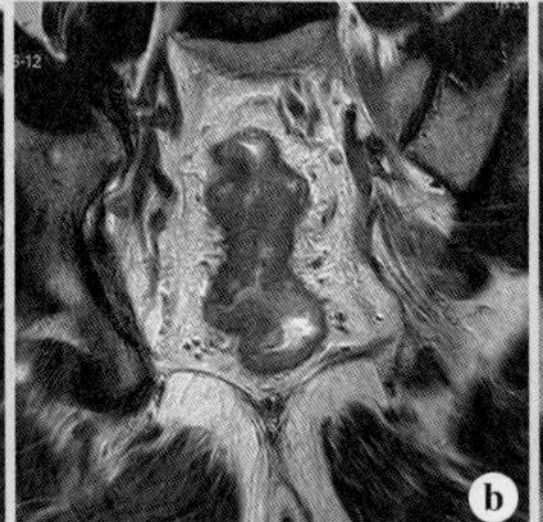

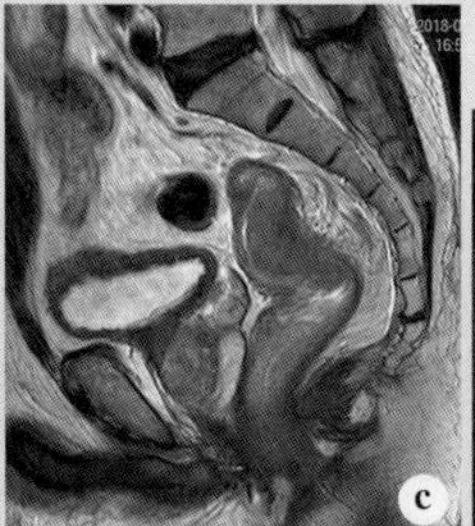

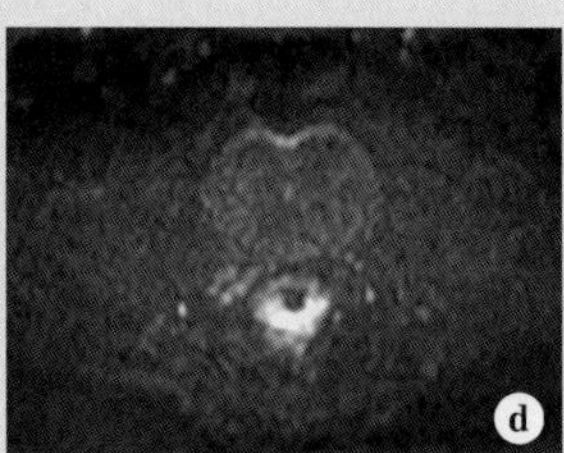

图 6-5-4-1 案例 6-5-4-1 影像学检查结果

a. T_2WI 横轴位；b. 冠状位；c. 矢状位图像；d. DWI 图像

（一）临床基础

直肠癌是消化道最常见的恶性肿瘤之一，居全部恶性肿瘤第五位。

1. 病因及病理 直肠癌发病原因主要与溃疡性结肠炎、结直肠息肉、Crohn 病、家族性腺瘤性息肉病等有关。大体上分为溃疡型、隆起型、浸润型。组织学上分为三类：腺癌（包括管状腺癌、乳头状腺癌、黏液腺癌和印戒细胞癌）、腺鳞癌、未分化癌。

2. 临床表现 早期无明显症状，中晚期可出现排便习惯、粪便性状改变（变细、血便、黏液便等）等。

（二）MRI 序列

检查前 3 小时排空直肠，不建议使用对比剂（包括生理盐水），因为拉长的肠壁有可能导致分期高估。应采用高分辨率 MRI 成像，先行矢状位定位，在肿瘤中心层面与肠壁垂直采集横轴位图像，冠状位图像应垂直于横轴位图像。

MRI 是直肠癌局部定位、分期、危险性评估的首选检查，应包括横轴位、冠状位及矢状位小视野 T_2WI 序列。

1. 矢状位 T_2WI 明确肿瘤位置，判断与腹膜反折的关系。

2. 冠状位 T_2WI 有助于显示肿瘤与肛周复合体的关系。

3. 横轴位高分辨 T_2WI 判断肠壁浸润深度、是否侵犯浆膜层以及周围淋巴结的转移情况。扫

描范围包括直肠全段，垂直于肿瘤长轴，无须脂肪抑制，小视野，薄层（3mm 层厚，0.3mm 层间距）。

4. 横轴位 DWI　有助于 N 分期、放化疗疗效评估、鉴别术后复发与纤维瘢痕等。

5. 全盆腔横轴位 T_1WI　有助于发现盆腔及骨盆转移灶。

（三）MRI 影像学诊断

直肠癌表现为孤立的肿块或肠壁不均匀增厚，在 T_1WI 上信号低于直肠壁，在 T_2WI 呈等信号，DWI 呈高信号，增强扫描多为轻中度强化。

盆腔 MRI 的主要价值在于明确肿瘤侵犯范围，进行精准术前分期。评估应包括肿瘤部位、T 分期、N 分期、侧方淋巴结、直肠系膜筋膜（mesorectal facia，MRF）以及壁外血管侵犯（extramural vascular invasion，EMVI）。对直肠局部的临床分期，直肠 MRI 在判断肿瘤侵犯深度、与盆腔结构关系及环切缘状况等方面具有显著的优势。

1. 肿瘤位置　自直肠外括约肌下缘连线向上折线测量肿瘤下缘与肛缘距离，低位：0～5cm，中位：5～10cm，高位：10～15cm。超过 15cm 一般认为属于乙状结肠肿瘤。

2. T 分期　直肠癌 T 分期见表 6-5-4-1。

表 6-5-4-1　直肠癌病理 T 分期与 MRI 征象对照

病理分期		MRI 征象
T_1	肿瘤侵犯黏膜下层	肿瘤信号未超出黏膜下层
T_2	肿瘤侵犯固有肌层	肿瘤信号深入肌层，但肌层与周围脂肪交界面完整
T_3	肿瘤侵犯浆膜下层（浆膜覆盖段）或侵犯直肠系膜（无浆膜覆盖）或内外括约肌间隙	肿瘤信号超出肌层，伸入肠周脂肪，肌层与周围脂肪的界面消失
T_4	肿瘤侵犯脏层腹膜（浆膜覆盖段）、邻近脏器或结构	肿瘤信号明显侵入周围结构或脏器

3. N 分期　淋巴结不规则增大、边界不清、信号不均匀，是转移淋巴结的主要征象。推荐转移淋巴结诊断标准如下。＜5mm 者：具备 3 个恶性征象；5～9mm 者：具备 2 个恶性征象；≥10mm 者：N_0，无可疑恶性淋巴结；N_1，1～3 个可疑恶性淋巴结；N_2：≥4 个可疑恶性淋巴结。高分辨率 MRI 诊断转移性淋巴结的准确性在 85%。MRI 除了可以发现系膜内淋巴结外，还可显示系膜外盆腔淋巴结。

4. 肠壁外血管侵犯　正常情况下，直肠壁外较大的血管呈匍匐状分布，这些血管在 T_2WI 上由于血管内血液流动造成信号缺失，称为流空现象。出现以下征象时可诊断 EMVI：①直肠壁外血管管腔扩大，轮廓不规则，流空现象消失、为肿瘤信号代替；②肿瘤直接穿透肠壁，浸润小血管根部，造成血管腔增宽。

5. 直肠系膜筋膜　MRF（直肠系膜）由疏松的结缔组织构成，位于直肠前方，其内富含淋巴、血管组织，外表覆盖一层脏层筋膜，从直肠后方和两侧 3 个方向包绕直肠。全直肠系膜切除术（total mesorectal excision，TME）是直肠癌的主要手术方式，理想的 TME 应切除所有直肠系膜组织，切除标本表面应平滑光整，无切口、缺损或裂缝。环周切缘（circumferential resection margin，CRM）为伴随 TME 出现而产生的概念。CRM（+）指 TME 术后直肠系膜筋膜含有癌细胞，或者原发肿瘤、转移淋巴结或癌结节距环周切缘≤1mm，是局部复发的高危因素。

（四）鉴别诊断

在临床实践中，直肠癌的诊断主要依赖于内镜检查及病理活检，无须依靠 MRI 进行鉴别诊断。MRI 的价值主要在于明确肿瘤的侵犯范围，进行术前可切除性评估。

（五）治疗

手术治疗是直肠癌的主要治疗方式，主要有 4 种手术方式：局部切除术，腹会阴联合直肠癌根治术（Miles 手术），经腹直肠癌切除术（Dixon 手术），经腹直肠癌切除、近端造口、远端封闭手术（Hartmann 手术）。术前新辅助放化疗可以提高手术切除率、降低术后局部复发率。

【案例 6-5-4-1 点评】

1. 选 D。直肠指诊是诊断直肠癌最重要的方法，由于中国人直肠癌约 70%为低位直肠癌，能在直肠指诊时触及。

2. 选 A。病理学已经明确诊断，无须鉴别诊断。MRI 主要用于术前精准分期评估，为临床决策提供依据。

3. 选 B。高分辨横轴位 T_2WI 是最基本的序列，以此为基础多平面综合观察分析，可以提高分期诊断的准确性。

4. 选 D。该患者已经突破浆膜面，但未累及邻近脏器，属于 T_3。

5. 选 D。肿瘤穿透直肠壁，呈条状延伸，邻近血管腔扩大，提示 EMVI（+）；肿瘤至 MRF 的距离大于 1mm，提示 MRF（-）。

五、腹 膜 肿 瘤

【案例 6-5-5-1】 患者 2 个月余前无明显诱因下出现下腹部阵发性针刺样疼痛，伴腹胀及纳差。超声示双附件区及盆腔多发性占位。影像学检查结果如图 6-5-5-1（a～d）所示。

思考题

1. 关于患者影像学表现描述不正确的是

A. 腹腔大量积液 ；B. 网膜及肠系膜增厚；C. 网膜多发结节；D. 结节明显强化；E. 结节 PET-CT 高摄取

2. 最可能的诊断是

A. 腹膜间皮瘤；B. 腹膜假性黏液瘤；C. 腹膜癌；D. 腹膜转移癌；E. 腹膜平滑肌瘤

3. 腹膜原发肿瘤不包括的类型是

A. 腹膜间皮瘤；B. 腹膜假性黏液瘤；C. 腹膜癌；D. 腹膜肉瘤；E. 腹膜平滑肌瘤

4. 关于腹膜转移癌，说法不正确的是

A. 指肿瘤直接种植于腹膜腔；B. 多见于卵巢癌、胃癌和结直肠癌；C. 常见部位是大网膜、膈下间隙、盆腔；D. 肠表面及肠系膜不常见；E. 多伴有腹水

5. 关于腹膜假性黏液瘤，下列说法错误的是

A. 多见于中年女性；B. 是一种特殊形式的腹膜转移癌；C. 最易累及肠道浆膜面；D. 最常源于阑尾肿瘤破裂；E. 肝脾表面呈扇贝样压迹

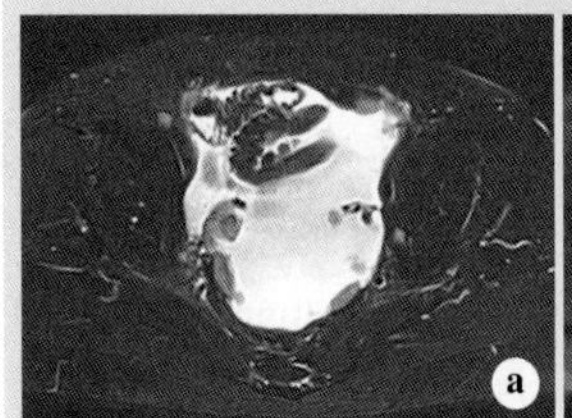

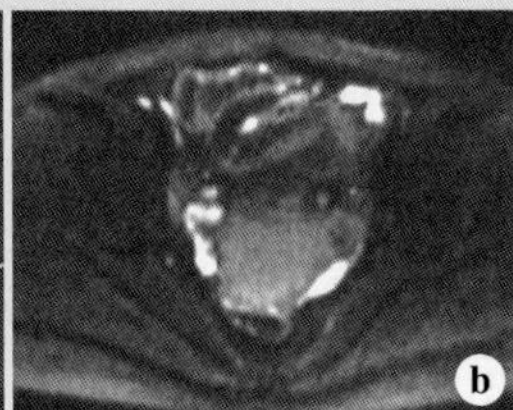

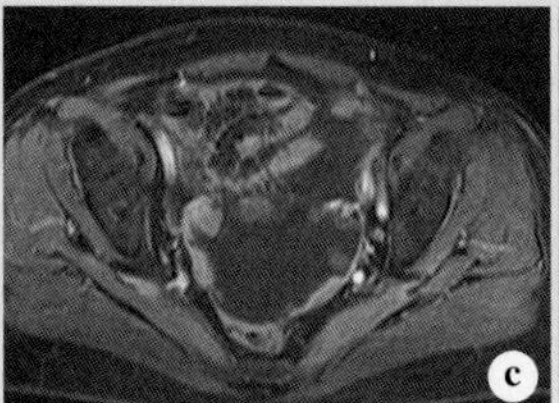

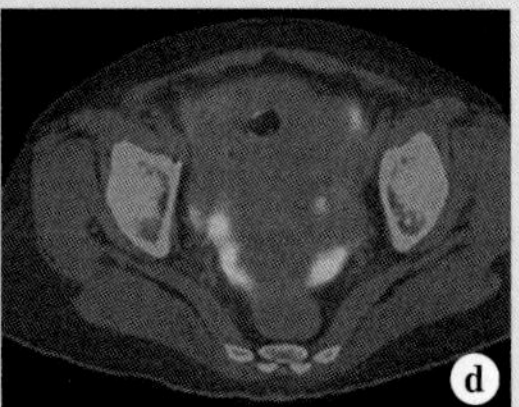

图 6-5-5-1 案例 6-5-5-1 影像学检查结果

a. T_2WI；b. DWI；c. 增强扫描图像；d. PET-CT 图像

（一）临床基础

腹膜原发肿瘤非常少见，良性肿瘤主要包括平滑肌瘤、血管瘤、淋巴管瘤、纤维瘤等，恶性肿瘤主要包括淋巴瘤、间皮瘤、腹膜癌等。

1. 病因 腹膜肿瘤绝大多数是转移性的，也称为腹膜转移癌（peritoneal metastatic carcinoma），多为恶性肿瘤细胞经血管、淋巴管转移至腹膜腔或者直接腹膜种植。

2. 临床表现　腹膜转移癌常以其他恶性肿瘤病史就诊发现，最常见的体征或症状有腹胀腹痛、体重下降、腹水，严重时可导致肠梗阻。腹水脱落细胞或穿刺细胞学检查阳性可帮助诊断。

（二）MRI 序列

腹膜结构较为纤细，正常难以显示。正常情况下，MRI 上腹膜通常不能显示，或者有时可在腹腔内脂肪衬托下显示为断续细线状影，网膜上可见到条状低信号血管影。

常用序列主要包括 T_2WI、DWI 和动态增强序列。不建议抑制脂肪，因为高信号背景脂肪信号可衬托微小的转移灶。DWI 和增强序列可清晰地显示小病灶或扁平病灶。

（三）MRI 影像学诊断

1. 好发部位　腹膜转移灶常见部位是大网膜、肝周间隙、脾脏表面（双侧膈下间隙负压较高）、盆腔（特别是直肠子宫/膀胱陷凹）。

2. 影像学表现　腹膜、肠系膜、网膜等不规则增厚，软组织结节、肿块，T_1WI 多呈等信号，T_2WI 呈稍高低信号，DWI 呈高信号，增强后中等至明显强化，可伴有系膜淋巴结肿大。腹水是常见伴随征象，发生率为 50%～81%，其中分房腹水占 40%。腹水的有无对发现腹膜转移非常重要，其流动性是腹腔种植转移的主要机制，需要根据腹水的分布查找。腹水可衬托出腹膜病灶，有时也可掩饰微小病灶。

腹膜假黏液瘤（pseudomyxoma peritonei，PMP）是一种特殊形式的腹膜转移癌，由分泌黏蛋白的良性或恶性肿瘤破裂致腹腔内大量黏蛋白性腹水积聚及再分布引起。PMP 主要累及膈腹膜及大网膜，肠道浆膜面极少受累。它常起源于阑尾肿瘤，也可见于卵巢、结肠、脐尿管和胰腺。影像学上，腹水形态较为固定，信号与黏液蛋白含量有关，总体上呈 T_1WI 低、T_2WI 高信号，增强延迟扫描多数可见腹膜延迟强化。肝脾实质表面呈扇贝样压迹，肠管受压不能到达前腹壁，肝十二指肠韧带、肠系膜、小肠浆膜可受侵犯，可伴有腹腔内钙化，极少引起肠梗阻。假性黏液瘤不侵及实质脏器，且不经过淋巴结和血性转移，不会出现肠系膜淋巴结肿大和腹膜结节。

（四）鉴别诊断

1. 间皮瘤　患者多有石棉接触史，表现为广泛腹膜结节或肿块，大小不一，分布无规律，后期可向腹腔实质脏器浸润。

2. 结核性腹膜炎　好发于青壮年，可有低热、消瘦等全身性症状，腹膜、系膜和网膜增厚多为光滑增厚，多伴有肠系膜淋巴结肿大。

（五）治疗

腹膜转移属于肿瘤晚期表现，预后较差。目前治疗以全身性化疗为主，但是由于腹膜-血浆屏障的存在，化疗药物经静脉注射后到达腹膜的浓度较低，目前多推荐全身性加腹腔内区域性化疗。

【案例 6-5-5-1】点评

1. 选 D。结节中等强化。
2. 选 D。
3. 选 B。腹膜假性黏液瘤属于特殊类型的腹膜转移癌。
4. 选 A。腹膜转移癌可经血管、淋巴管转移至腹膜腔或者直接腹膜种植。
5. 选 C。腹膜转移癌很少累及肠道浆膜面。

（刘爱连　李若坤）

第七章　泌尿系统和腹膜后间隙

第一节　肾脏常见疾病

一、MRI 影像学诊断基础

（一）肾脏 MRI 检查技术

肾脏 MRI 扫描常采用横断面和冠状面扫描，必要时加矢状面扫描，层厚 5mm。横断面序列包括自旋回波 T_1 加权成像（T_1WI）、快速梯度回波 T_1WI（水-脂同反相位）及 FSE T_2 加权成像（T_2WI）（在设备性能允许的情况下加弥散加权成像序列联合应用脂肪抑制技术有利于病灶的显示及含脂病灶的鉴别诊断）、冠状面扫描快速自旋回波 FSE T_2WI 序列。增强扫描通常在照射常规剂量钆对比剂（GD-DTPA）后行 3D 动态增强，层厚 3～5mm，采用横断面快速梯度回波三维 T_1WI 序列行三期或多期扫描，低场设备可行二维扫描，并补充冠状面扫描；增强扫描分别显示皮质期、髓质期及肾盂期影像，并根据需要提供三维 T_1WI 增强三期扫描的重建血管图像。

磁共振尿路造影（magnetic resonance urography，MRU）：可采用闭气单次激发二维 MRU 序列和呼吸触发三维 MRU 序列。单次激发二维 MRU 序列应分侧进行多角度成像，多激发三维 MRU 序列应进行 MIP 重组多角度旋转的三维尿路影像。MRU 不宜单独进行，应结合平扫和（或）三维动态增强扫描技术。

（二）正常 MRI 表现

MRI 一般不作为肾脏病变的首选影像学检查方法。但肾脏 MRI 可以进行多方位、多序列成像，冠状位对显示肾脏内部结构及其周围组织甚为有利，这是优于 CT 的一面。因此，有一部分病例在 B 超和 CT 定性有困难时，会进一步行 MRI 检查。

MRI 平扫横断面图像上肾脏为边缘光滑的近圆形、椭圆形或有分叶的软组织信号影。在冠状面上，可见肾脏的排列为上极向内、下极向外，可以清楚地测量肾脏长轴与正中线的夹角。正常肾实质表现为等信号，较肾周围的肌肉信号略高，较肾周围的脂肪信号远远为低。T_1WI 上肾皮质表现为等信号，肾髓质由于含有较多的自由水，T_1 较长、T_1WI 上信号低于肾皮质，在预饱和脂肪抑制 T_1WI 序列上，肾皮、髓质信号强度差异更加明显，于是成为天然存在的皮、髓质分辨现象。在 T_2WI 序列上，肾皮、髓质均呈较高信号而多难以分辨，有时髓质信号可稍高于皮质。MRI 动态增强肾脏的强化表现为三个期相：皮质期肾血管和肾皮质明显强化，强化的肾皮质还向肾实质内伸入，即所谓的肾柱（Bertin 柱），而髓质仍维持较低的密度，因而可清楚地分辨出肾皮、髓质；髓质期皮髓质强化程度类似或髓质略高于皮质，分界不清；肾盂期扫描肾实质强化程度下降，而肾盂和肾盏由于对比剂的代谢而发生明显强化。

肾窦脂肪组织在 T_1WI 和 T_2WI 分别呈高信号和等、高信号，脂肪抑制序列上呈低信号，冠状位显示较轴位更清楚，其正常解剖形态也容易辨识。肾盂内多含有尿液，呈类似游离水的长 T_1 低信号和长 T_2 高信号，用冠状位可以更好地观察，而正常肾盏若含有尿液亦可显示。

在肾的中部层面可见肾门内凹，指向前内，其内可见血管蒂。肾血管蒂内结构由前向后分别为肾静脉、肾动脉、肾盂。肾动、静脉血流速度较快，由于流空效应常表现为无信号或低信号影，轴位、冠状位及矢状位均可清晰显示。增强扫描皮、髓质期可以显示肾血管的明显强化。

肾周围自内向外被三层包膜（纤维膜、脂肪囊和肾筋膜）包绕。纤维膜为贴敷于肾实质表面的一层致密结缔组织膜，薄而坚韧，在 MRI 上不能显示；由于化学位移伪影的存在，肾周脂肪和肾皮质之间常可见低信号条带影，不要误认为是肾纤维膜。脂肪囊位于纤维膜的外面，为肾周围的脂肪层，与肾窦脂肪相延续，为短 T_1 长 T_2 组织，故围绕肾形成一圈极高信号的组织，与肾组织形成良好对比；脂肪囊内血管极少，故增强扫描时无明显强化。肾筋膜为脂肪囊外的致密纤维组织，偶尔可以显示，在常规 T_1WI 和 T_2WI 序列上表现为肾周脂肪囊与肾旁脂肪之间纤细的线状低信号影。

MRU 无须对比剂，正常含尿液的肾盂、肾盏、输尿管和膀胱在重 T_2 加权成像时表现为明显的高信号，周围软组织等背景结构皆为极低信号，犹如静脉肾盂造影所见并可进行多个角度观察。

二、肾囊肿

【案例 7-1-2-1】 患者男性，47 岁，CT 检查发现右肾上极囊肿征象，左肾上极见类圆形均匀稍高密度影。

思考题

1. 患者行 MRI 扫描，对左肾上极病灶成分起决定作用的序列是

A. T_1WI 和抑制 T_1WI；B. T_2WI 和抑制 T_2WI；C. 双回波序列；D. DWI 序列；E. MRI 动态增强

2. 患者肾脏 MRI 检查结果如图 7-1-2-1（a～f）所示，对双肾病变描述不正确的是

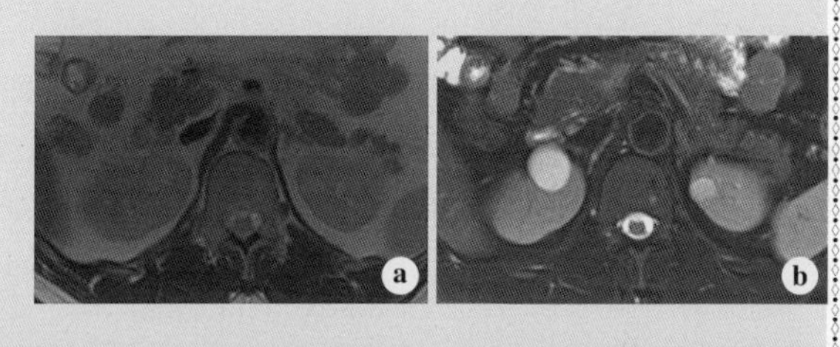

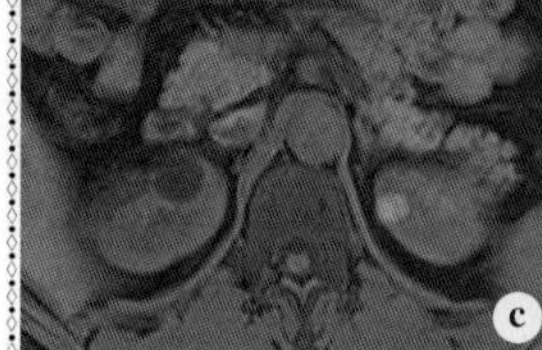

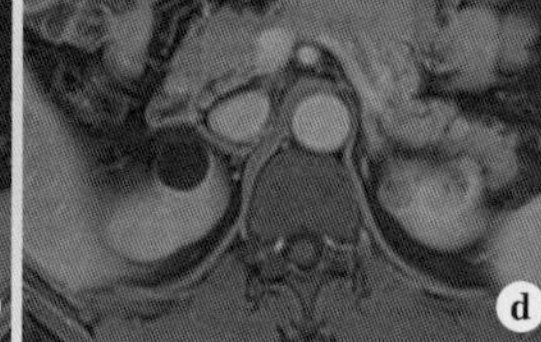

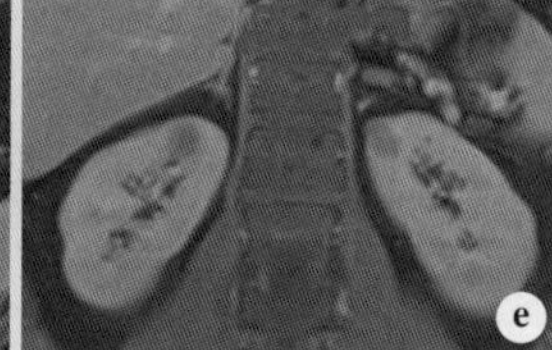

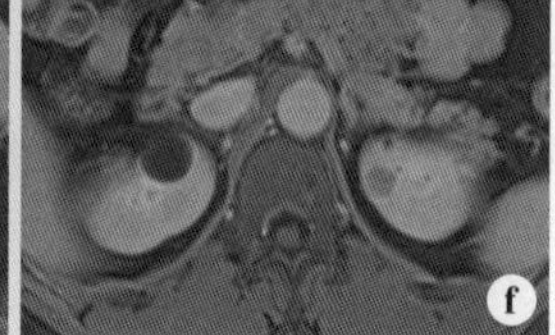

图 7-1-2-1 案例 7-1-2-1 MRI 检查结果

A. 右肾上极病灶呈无强化均匀长 T_1 长 T_2 信号，Ⅰ级单纯良性囊肿诊断明确；B. 左肾上极病灶 T_1WI 及 T_2WI 均为高信号，病灶为含脂肪病变；C. 左肾上极病灶 T_2WI 为高信号，脂肪抑制 T_2WI 信号未见下降，应排除为含脂肪病变；D. 左肾上极病灶脂肪抑制 T_1WI 为高信号，不支持含脂肪病变；E. 左肾上极病灶 MRI 动态增强扫描无强化，可排除肾细胞癌诊断

3. 根据肾脏 MRI 结果对双肾病灶作出正确诊断，说明处理原则。

（一）疾病基础

1. 病因及分型 Bosniak 将肾囊肿（renal cyst）分为四级。Ⅰ级为单纯良性囊肿，影像学检查容易确诊；Ⅱ级为比较复杂囊肿，也是良性囊肿，包括分隔囊肿、轻度钙化囊肿、高密度囊肿（如出血性囊肿、钙乳性囊肿）及囊肿合并感染；Ⅲ级为非常复杂囊肿，往往含有一些恶性征象，难以鉴别，需穿刺活检确诊；Ⅳ级为明显的囊肿恶变或恶性肿瘤囊变样表现。

肾囊肿较为常见。文献统计，55 岁以上者约 50%有肾单纯性囊肿，30 岁以下者则很少发生，无性别差异。单纯肾囊肿不是先天性或遗传性肾脏疾病，而是后天形成的。近年的研究说明它由肾小管憩室发展而来。随着年龄的增长，肾小管憩室越来越多，到 90 岁时，每条集合管憩室数可达 3 个，因此可以解释单纯肾囊肿发病率随年龄增长的趋势。

2. 病理生理特点 肾囊肿是成人肾脏最常见的一种结构异常，可以为单侧或双侧，一个或多个，直径一般 2cm 左右，也有直径达 10cm 的囊肿，多发于男性。一般位于皮质深层或髓质，起于皮质者常突向肾外，直径一般为 2cm 左右，也有直径达 10cm 的囊肿。Ⅰ级肾囊肿显微镜下囊壁薄呈半透明状，被单层扁平上皮覆盖；囊内为浆液，与血浆滤出液类似，囊液更新率高达每天 20 次之多；囊内偶有分隔而呈分房状；囊壁偶可发生钙化。Ⅱ级肾囊肿在镜检时可发现囊壁有纤维变性、

玻璃变性及钙化区域或囊内出血等。

3. 临床表现 Ⅰ级和Ⅱ级肾囊肿临床上一般没有症状，常属意外发现。较大的囊肿可有季肋部不适或可触及的肿块。

（二）MRI 影像学诊断

Ⅰ级肾囊肿表现为肾内边缘锐利的圆形水样长 T_1 低信号和长 T_2 高信号，常突向肾外，壁薄而不能显示，可以单发或多发，累及一侧或双侧肾脏；增强检查，病变无强化。出血性囊肿由于囊液内蛋白含量较高或有出血性成分，而在 T_1WI 上可呈不同程度的高信号，而 T_2WI 上仍表现较高信号，如图 7-1-2-1（a～c）。肾囊肿钙化则在 T_2WI 和 T_1WI 均呈低信号或无信号。囊肿合并感染则表现为囊壁增厚、境界不清。Ⅲ级肾囊肿壁厚及有分隔，增强扫描显示囊壁及分隔强化。Ⅳ级病变则较多含有可强化的软组织成分。

（三）鉴别诊断

Ⅰ级肾囊肿易于诊断，一般 B 超和 CT 检查即可明确。Ⅱ级肾囊肿因成分不一、信号较复杂，有时诊断较困难，甚至需与囊性肾细胞癌相鉴别。囊性肾癌的壁不均匀，有较厚而不规则的实性成分，此部分常有强化。而Ⅱ级肾囊肿内分隔较纤细，无实性成分，强化亦不明显。

（四）治疗

肾囊肿是否需要治疗，要依据囊肿的分型、大小和数量以及是否有症状来决定。Ⅰ级和Ⅱ级肾囊肿小于 4cm，定期观察即可；若大于 4cm，可行囊液抽取术并囊内注射硬化剂；而直径超过 10cm 的，可能需要开放手术和腹腔镜微创手术处理。Ⅲ级肾囊肿建议细胞学检查或手术探查。Ⅳ级几乎均为恶性，建议及早手术治疗。

【案例 7-1-2-1 点评】

1. 选 AB。囊肿内出血在 T_1WI 和 T_2WI 均为高信号，且脂肪抑制后扫描仍呈高信号。

2. 选 B。右肾为单纯良性囊肿，诊断容易；左肾病灶内含有出血，脂肪抑制后信号不降低可与脂肪成分鉴别。

3. 右肾囊肿为Ⅰ级；左肾诊断为Ⅱ级出血性囊肿。双肾囊肿均小于 4cm，定期观察即可。

三、多 囊 肾

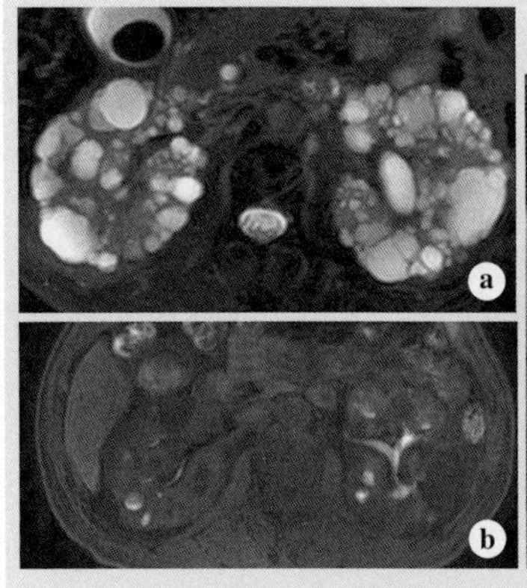

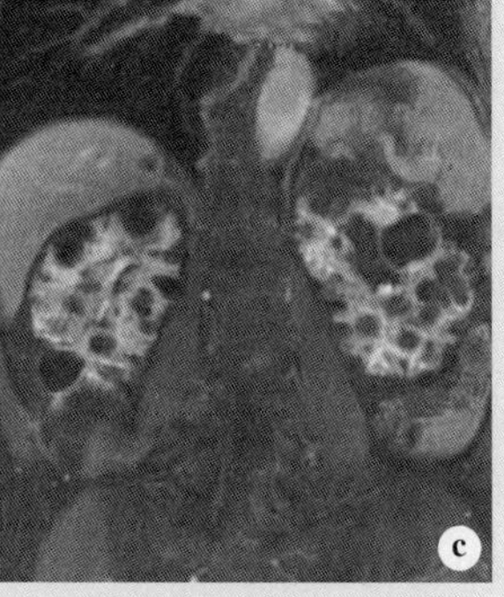

图 7-1-3-1 案例 7-1-3-1 MRI 检查结果

a. 脂肪抑制 T_2WI；b. 脂肪抑制 T_1WI；c. 增强实质期

【案例 7-1-3-1】 患者男性，69 岁，血压升高 3 年，腹部隐痛 1 周。

思考题

1. 患者肾脏 MR 结果如图 7-1-3-1（a～c）所示，描述所见影像学表现。

2. 思考本案例与多发肾囊肿鉴别之处及其预后。

（一）疾病基础

1. 病因及分型 多囊肾即多囊性肾病（polycystic kidney disease），为人类最常见的单基因遗传性肾脏疾病，按遗传方式可分为常染色体显性遗传性多囊肾（autosomal dominant polycystic kidney disease，ADPKD）（成人型）和常染色体隐性遗传性多囊肾（autosomal recessive polycystic kidney disease，ARPKD）（婴儿型）。其中，ARPKD较为罕见，常在出生前和新生儿期由超声显示双肾回声异常识别出来，患儿大多在早年就会死亡，ADPKD多数在成年后得以诊断。

2. 病理生理特点 病理上，ADPKD表现为两侧肾实质内无数个大小不等的潴留性囊肿且逐渐发展，肾脏体积进行性增大，早期囊肿间仍有正常肾实质，晚期全部肾实质几乎完全为大小不等的囊肿所替代，囊内容物为尿液及浆液，并有出血。约1/2病例合并多囊肝。

3. 临床表现 本病虽为遗传性病变，但临床上幼年时很少出现症状，一般至30岁以后方出现症状。多数ADPKD患者在很长一段时间内病程进展缓慢，临床特征并不明显。随着囊肿的不断发展，肾脏体积进行性增大，肾小球滤过率逐步降低，常出现高血压、腹痛、血尿、蛋白尿、囊肿或尿路感染、肾结石等并发症。通常在40岁以后，当大多数肾单位被破坏时，肾功能下降，典型症状就会出现，最终导致终末期肾病（end-stage renal disease，ESRD）。此外，ADPKD属多系统性疾病，35岁以上患者中超过90%合并肝囊肿、颅内动脉瘤、胰腺囊肿、结肠憩室或心脏瓣膜异常。其中肝囊肿是最常见合并症，颅内动脉瘤虽然发病率较低，但却是最可能导致患者急性死亡的合并症。

（二）MRI影像学诊断

双肾布满多发大小不等圆形或卵圆形水样长T_1低信号和长T_2高信号病变，但部分囊肿内可呈出血性信号，如图7-1-3-1（a～b）。增强检查病变无强化。肾的外形和大小早期大致正常，随病变进展，囊肿增大且数目增多，肾的体积增大，边缘呈分叶状。常伴有多囊肝表现。

（三）鉴别诊断

成人型多囊肾的MRI检查有典型表现，即双肾布满多发类圆形水信号灶，常并有多囊肝，具有特征，不难诊断。需与双侧多发单纯性囊肿相鉴别，后者肾脏增大不明显、囊肿数目相对较少，且无阳性家族史，易于鉴别。

应当指出，对于成人型多囊肾尤为疾病晚期患者，由于肾功能严重受损，要慎用MRI增强检查，通常平扫检查即可满足诊断。

（四）治疗

目前，ADPKD的治疗尚无特异性药物，主要针对其症状及并发症采取措施以延缓疾病进展。囊肿较大时可行穿刺抽液固化术和去顶减压术，可以很快缓解症状，但是容易反复。终末期ADPKD患者可选择血液透析或腹膜透析行替代治疗，如果具备一定条件，也可以行活体肾移植。

【案例7-1-3-1点评】

1. 本患者MR显示双肾布满多发大小不等囊性灶，部分囊肿伴出血。

2. 本案例病灶为双肾弥漫多发，且伴有肾实质破坏，晚期会导致肾衰竭，需选择血液透析或腹膜透析行替代治疗，而多发肾囊肿不伴有肾功能损害，较大者才需要手术治疗。

四、肾细胞癌

【案例7-1-4-1】 患者男性，55岁，血尿3天。

思考题

1. 患者MR结果如图7-1-4-1（a～e）所示，本案例病灶强化模式为

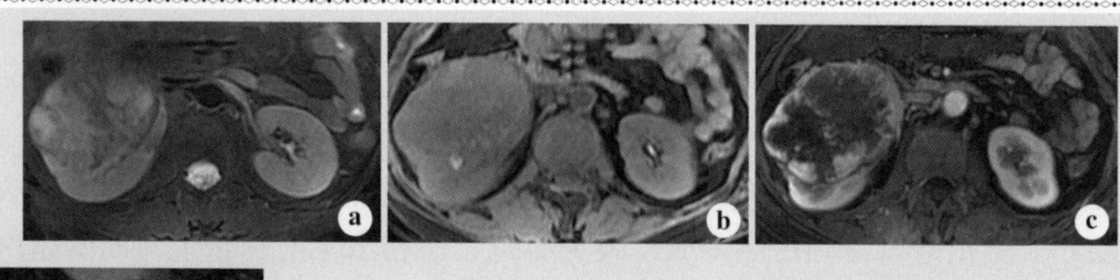

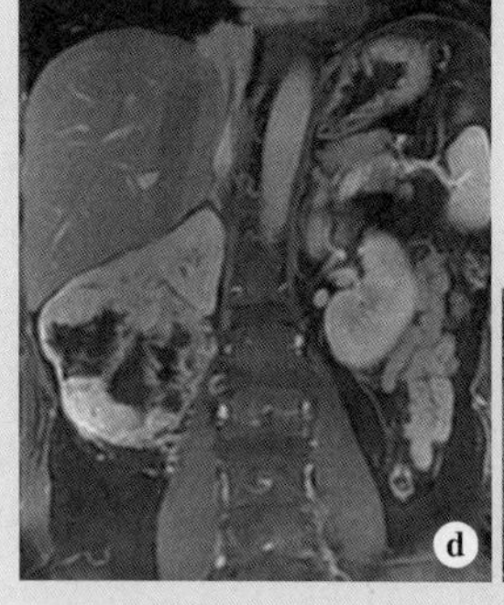

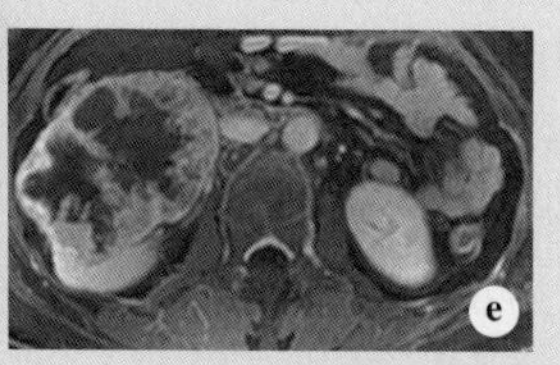

图 7-1-4-1　案例 7-1-4-1 MRI 检查结果

a. 脂肪抑制 T_2WI；b. 脂肪抑制 T_1WI；c. 增强皮质期；d、e. 增强实质期

A. 渐进性强化；B. 快进慢出；C. 快进快出；D. 持续性强化；E. 均匀强化

2. 下列对 MRI 表现中，对本案例组织学亚型鉴别有意义的是

A. T_1WI 呈不均匀低信号；B. T_2WI 呈不均匀高信号；C. 病灶有不完整包膜；D. 病灶内含有不规则坏死区；E. 动态增强呈"快进快出"明显强化

【案例 7-1-4-2】　患者男性，55 岁，上腹部不适十余天。

1. 案例 7-1-4-2 患者 MR 结果如图 7-1-4-2（a～e）所示，对比案例 7-1-4-1，本患者的 MR 特征表现为

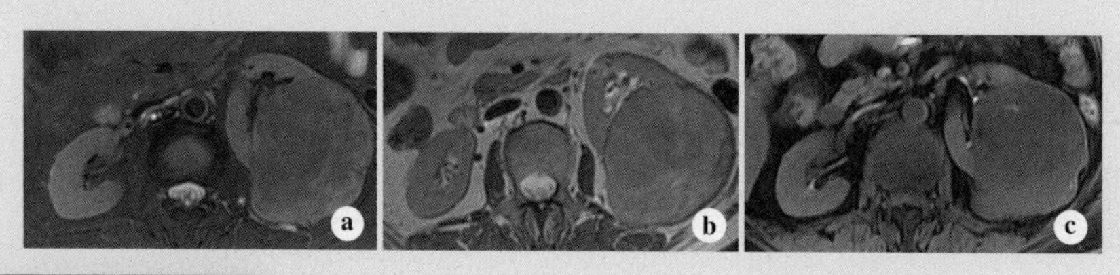

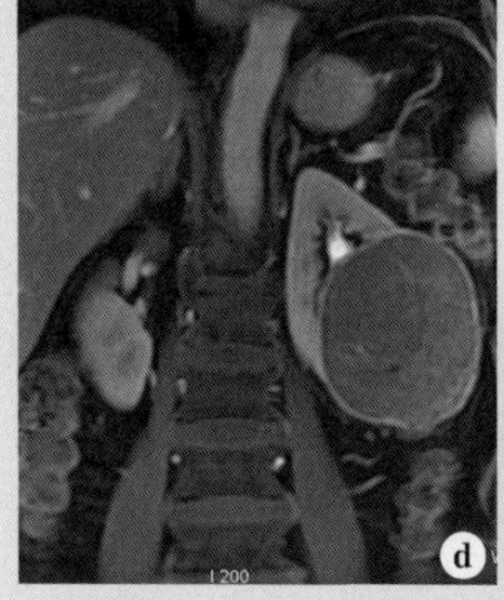

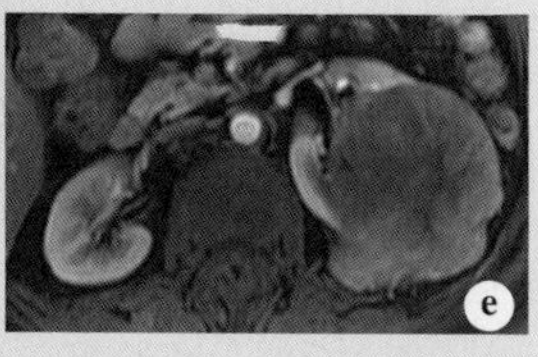

图 7-1-4-2　案例 7-1-4-2 MRI 检查结果

a. 脂肪抑制 T_2WI；b. T_2WI；c. 脂肪抑制 T_1WI；d. 增强皮质期；e 增强肾盂期

A. T_2WI 呈等、低信号；B. 病灶有较完整包膜；C. DWI 序列呈高信号；D. 病灶内含有坏死区；E. 动态增强呈中度强化

2. 根据两者的 MR 结果表现，考虑两者诊断有何区别？

（一）疾病基础

1. 病因及分型　肾细胞癌（renal cell carcinoma，RCC）是成人肾脏最常见的实性恶性肿瘤，约占全部肾脏恶性肿瘤的 85%，占全身恶性肿瘤的 2%～3%。发病年龄大多超过 40 岁，发病率随年龄的增长而增加，男女比例为 3∶1。肿瘤通常为散发，但也可为遗传性，后者发病年龄较轻、男女比例类似且肿瘤常为多发。

2. 病理生理特点 肾细胞癌起源于肾小管上皮。最常见的三种亚型根据发病率的高低依次分别是透明细胞癌（约占 75%）、乳头状肾细胞癌（占 10%～15%）、嫌色性肾细胞癌（约占 5%）。透明细胞癌以薄壁血管网和透明细胞为特点。乳头状肾细胞癌、嫌色性肾细胞癌恶性程度较低，很少发生远隔转移，预后较好。

肾细胞癌易发生在肾脏上下两极，表现为肾实质内肿块，周围可有假包膜，血管多较丰富（主要为透明细胞癌），较大者易发生出血和坏死，进展期肿瘤常侵犯肾周组织器官、肾静脉和下腔静脉，并发生局部淋巴结转移和（或）远隔部位转移。病理上肾癌假包膜为压缩变性、纤维化的肾组织，其内可见许多移位的肿瘤血管。

3. 临床表现 临床上，常见表现为无痛性肉眼血尿、肋腹部痛和腹部肿块，但患者同时具有这三种表现者少见（不足 10%），多数为体检发现或偶发瘤；另有少数患者表现为副肿瘤综合征（paraneoplastic syndrome），如红细胞增多症或高钙血症等；具有遗传综合征的肾癌患者，还有其他相应临床表现，例如 von Hipple-Lindau 病的小脑成血管细胞瘤所产生的症状。

（二）MRI 影像学诊断

肾细胞癌的 MRI 表现与其组织性亚型及病理分期相关。

RCC 平扫通常表现为肾实质内的单发肿块，少数为多发，呈类圆形或分叶状，常造成局部肾轮廓外突。T_1WI 上，三种亚型肿瘤的信号强度常等于或低于肾皮质，肿瘤较大发生坏死时信号不均匀，可见较低信号甚至水样低信号。T_2WI 对鉴别透明细胞癌及非透明细胞癌非常重要，透明细胞癌实性部分呈高或稍高信号，少部分呈等信号，且肿瘤血管结构丰富，可见纡曲扩张的流空血管影；坏死区呈明显高信号。而乳头状肾细胞癌和嫌色性肾细胞癌实性部分均呈 T_2 低信号图 7-1-4-2（a～b）。T_2WI 有时肿块周边可见低信号环，代表肿瘤的假包膜，具有一定特征。肾细胞癌伴有出血时 T_1WI、T_2WI 均呈高信号。肿瘤内有钙化时 T_1WI、T_2WI 均呈低信号。化学位移成像对细胞内脂质的检出非常敏感，表现为在反相位图像上信号的降低。透明细胞癌和乳头状肾细胞癌可含有细胞内脂质，而嫌色性肾细胞癌很少含有细胞内脂质。

GD-DTPA 动态增强扫描在肾细胞癌评价方面发挥着重要作用。透明细胞癌的实性部分在动脉期信号增强最明显，程度类似肾皮质，并于静脉期强化程度迅速减低，强化程度低于肾皮质，呈所谓“快进快出”型，图 7-1-4-1（c～e）。乳头状肾细胞癌及嫌色性肾细胞癌皮质期呈轻度至中度强化，随后逐渐增强，延迟期略降低，且三期均明显低于肾皮质的强化程度，图 7-1-4-2（d、e）。因此，透明细胞癌是血供最为丰富的亚型，但容易发生坏死，大多为不均匀强化；而乳头状肾细胞癌、嫌色性肾细胞癌强化程度较低，且大多均匀强化。

进展期的透明细胞癌、部分乳头状肾细胞癌易累及肾窦，并常向外侵犯，致肾周脂肪密度增高、消失和肾筋膜增厚，进而侵犯邻近组织器官；肾静脉和下腔静脉发生瘤栓时，管径增粗，于增强检查动脉期，瘤栓内血管呈不规则点状、线状强化，静脉期则表现为充盈缺损，而不同于正常血管强化，MR 的冠状面图像可以清晰地显示瘤栓的范围（图 7-1-4-3）；淋巴结转

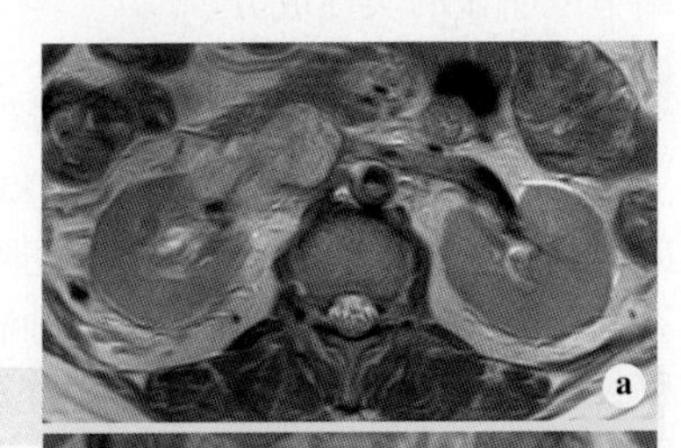

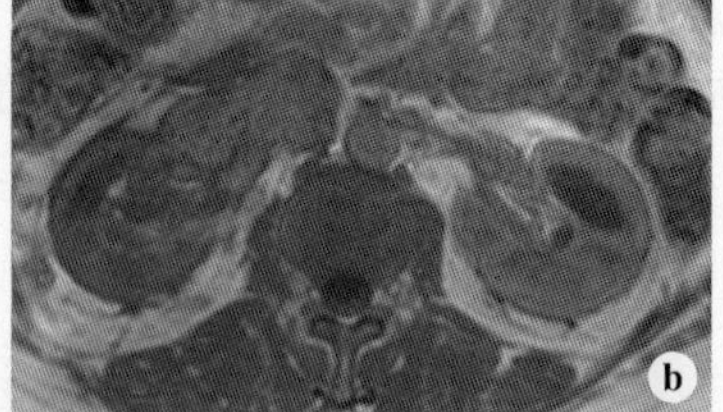

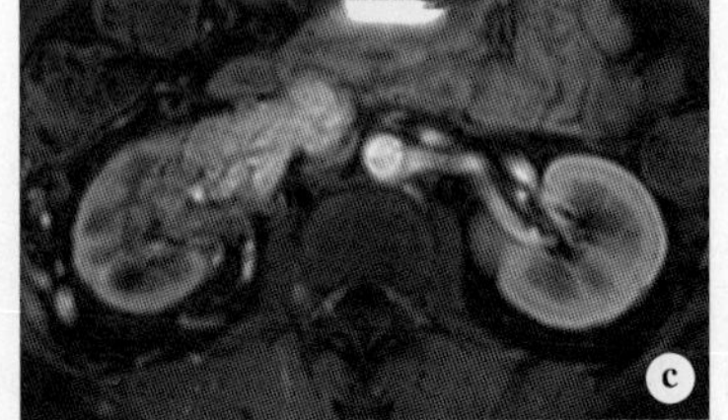

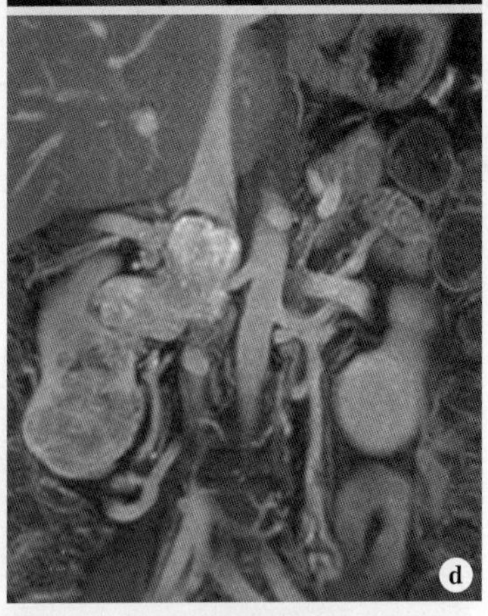

图 7-1-4-3 进展期透明细胞癌 MRI 检查结果

患者女，58 岁，腹部疼痛 1 个月余，诊断为右肾透明细胞癌伴右肾静脉、下腔静脉瘤栓。T_2WI 及 T_1WI 见右肾静脉及下腔静脉增粗，内见不均匀稍长 T_1 长 T_2 信号（a、b），增强皮质期显示病灶明显不均匀强化（c），冠状面可以更清晰地显示瘤栓范围（d）

移常位于肾血管及腹主动脉周围，呈多个类圆形软组织密度结节；远隔组织和器官发生转移时，增强检查表现为显著强化的病灶（主要为透明细胞癌）。

（三）鉴别诊断

根据上述 MRI 表现特征，结合临床资料，一般诊断并不难。RCC 诊断困难时，需与以下病变相鉴别：①乏脂肪的肾血管平滑肌脂肪瘤，采用 MR 预饱和脂肪抑制技术检查及双回波扫描可显示少量脂肪信号，多数肿瘤能明确诊断；②肾盂癌，病变主要位于肾窦区，一般不造成肾轮廓的改变，且强化程度不及大多数 RCC；③良性复杂性肾囊肿，其壁和分隔薄而均一，无确切强化的壁结节或明显的实性成分。

（四）治疗

RCC 患者的预后除与其组织学亚型有关外，主要取决于肿瘤的病理分期。到目前为止，肾癌最有效、最标准的治疗仍是根治性肾切除术。肾静脉、下腔静脉有癌栓者应在行肾癌根治术的同时取出，否则很容易发生肺栓塞而死亡或肿瘤播散。但对于那些侵犯下腔静脉壁的癌栓患者需要切除部分静脉壁，手术难度增大，预后也相对较差。肾癌细胞对放疗与化疗均不敏感，这与肾癌细胞的生物学特性及多重耐药有关。既往应用放疗、化疗均不能改善肾癌患者的 5 年生存率，故目前不主张肾癌细胞术后常规采用放疗或化疗来预防肿瘤的复发或转移。对于局部、孤立性转移病灶应尽可能争取手术切除。

【案例 7-1-4-1 点评】

1. 选 C。本案例为透明细胞癌，呈明显“快进快出”强化。

2. 选 B、E。T_2WI 高信号及“快进快出”强化提示透明细胞癌。

【案例 7-1-4-2 点评】

1. 选 A、B、E。本病灶为嫌色性肾细胞癌，恶性程度较低，信号均匀且 T_2WI 为低信号、包膜相对完整、中度强化。

2. 两病例皆为肾细胞癌，但组织学亚型不同，前者为透明细胞癌，后者为嫌色性肾细胞癌，后者恶性程度较低，因此两病例 MRI 表现亦不同。

五、肾血管平滑肌脂肪瘤

【案例 7-1-5-1】 患者男性，29 岁，CT 检查发现实性结节伴强化，为排除肾癌行 MRI 检查。

思考题

1. 患者行 MRI 检查确定病灶含，下列成分对鉴别诊断起决定作用的是

A. 血管；B. 钙化；C. 出血；D. 坏死；E. 脂肪

2. 患者 MRI 检查结果如图 7-1-5-1（a～f）所示，对病灶描述错误的是

A. T_2WI 内见斑点状高信号，脂肪抑制后信号减低；B. 脂肪抑制 T_1WI 信号不均匀；C. 病灶境界清楚；D. 病灶有假包膜；E. 病灶不均匀明显强化

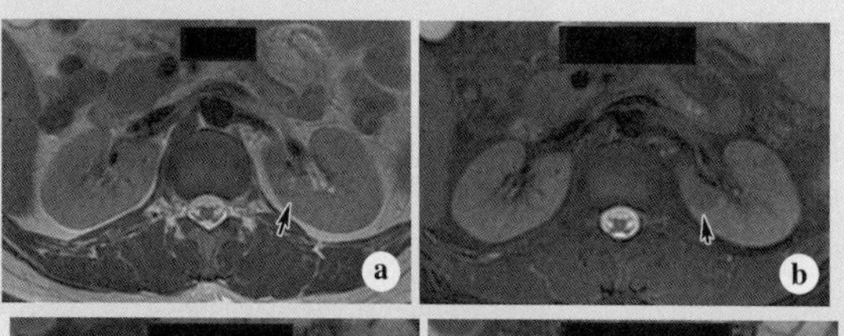

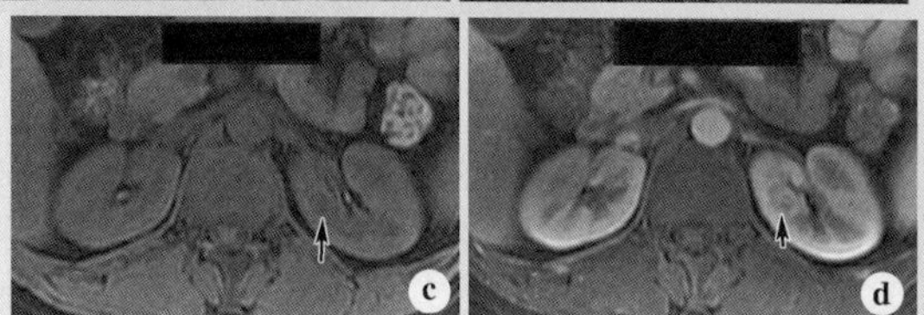

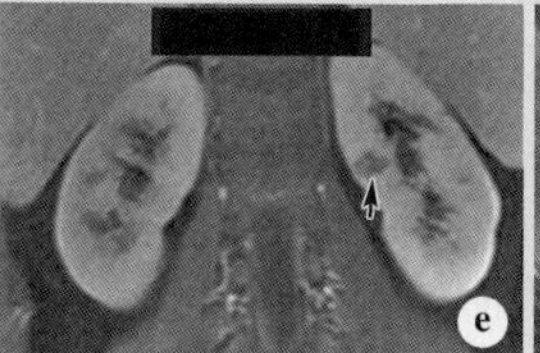

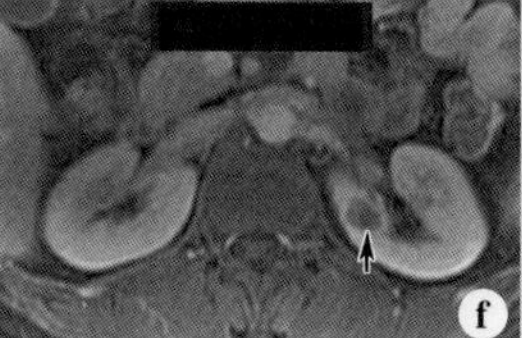

图 7-1-5-1 案例 7-1-5-1 影像学检查结果

a. T_2WI；b. 脂肪抑制 T_2WI；c. 脂肪抑制 T_1WI；d. 增强皮质期；e、f. 增强实质期

（一）疾病基础

1. 病因及分型 肾血管平滑肌脂肪瘤（renal angiomyolipoma，RAML）又称为肾错构瘤，是肾脏较为常见的良性肿瘤。本病病因尚不清楚，分为两种类型：①不伴有结节性硬化症者，约80%患者属于该类型，多单侧单发，常见于40～60岁的女性。②结节性硬化症伴发肾血管平滑肌脂肪瘤者，约占20%，肿瘤多为双侧，且多发，瘤体大小不等，可发生在任何年龄。

2. 病理生理特点 病理上，血管平滑肌脂肪瘤为一种无包膜的组织错构性肿块，由不同比例血管、平滑肌和成熟脂肪构成。肿瘤大小不等，可自数毫米直至20cm以上。

3. 临床表现 临床症状的有无或其程度取决于肿瘤的大小、位置、数目、对周围器官或组织有无压迫、是否伴有肿瘤内出血或破裂出血以及是否伴有结节性硬化症。绝大多数患者没有明显的症状。肿瘤较大偶可触及肿块，可引起局部不适和其他压迫邻近器官症状。当较大体积的肿瘤破裂出血时，可导致突发腰腹疼痛、血尿、低血压、休克等。结节性硬化症伴发患者可表现为智力迟钝、癫痫、皮脂腺瘤等。

（二）MRI影像学诊断

肿瘤MRI表现取决于其内脂肪与非脂肪成分的比例。典型表现为肾实质内或突向肾外且边界清楚、没有包膜的肿块，大小不一，小者仅为数毫米，大者几乎完全替代正常肾实质并明显突向肾外。肿瘤在T_1WI和T_2WI均呈混杂信号肿块；瘤内含有成熟脂肪，在T_1WI和T_2WI分别呈高信号和等、高信号，且可为脂肪抑制技术所抑制而转变为低信号；细胞内脂肪在化学位移成像反相位图像上病变信号局部降低，多数乏脂肪RAML并不具有此征象。瘤内平滑肌及血管成分T_1WI和T_2WI分别呈稍低信号和低信号。并发出血为T_1WI高信号影，脂肪抑制T_1WI高信号仍存在。增强检查，肿块的脂肪性低密度区无强化，血管性结构发生较明显强化，而平滑肌成分轻度强化。

（三）鉴别诊断

典型病例诊断常无困难，但脂肪含量极少或平滑肌含量多时，易与其他肾实质肿瘤混淆，更需与肾癌做鉴别诊断。此外，发生在肾上极的血管平滑肌脂肪瘤应与肾上腺髓质瘤相鉴别，两者均含有脂肪成分，易于混淆，MRI冠状面图像显示肾上极皮质完整与否有助于两者鉴别。

（四）治疗

肾血管平滑肌脂肪瘤依据肿瘤大小及症状的严重程度而定。肿瘤直径小于4 cm且无临床症状的患者可随访观察。肿瘤大于4cm，且无症状或症状较轻者，每半年随访一次；若肿瘤增大，即使无症状，亦应采用保留肾组织手术或选择性动脉栓塞。肿瘤大于4cm，且伴有严重症状（出血，无法控制的疼痛）的患者，采用保留肾组织手术或动脉栓塞。由于选择性动脉栓塞能保留正常肾组织，使血管及平滑肌成分消失，脂肪成分液化或呈囊性改变，是肾血管平滑肌脂肪瘤的有效治疗方法。

【案例7-1-5-1点评】

1. 选E。本病灶为肾血管平滑肌脂肪瘤，确定含有成熟脂肪可确定诊断。
2. 选D。肾血管平滑肌脂肪瘤一般无包膜。

六、肾嗜酸细胞腺瘤

【案例7-1-6-1】 患者男性，72岁，CT检查发现左肾前唇结节灶，怀疑肾癌。

思考题

1. 患者影像学检查结果如图7-1-6-1（a～f）所示，不符合肾MRI征象的为

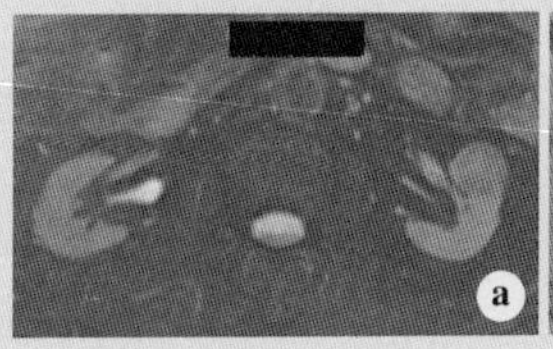

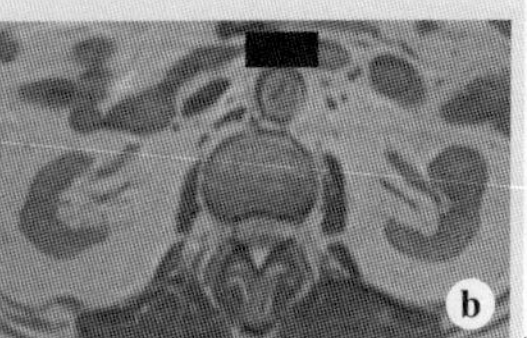

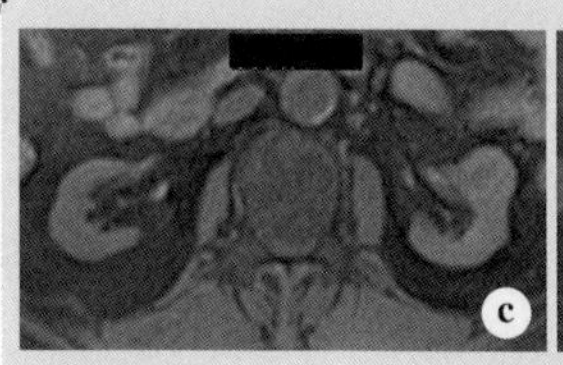
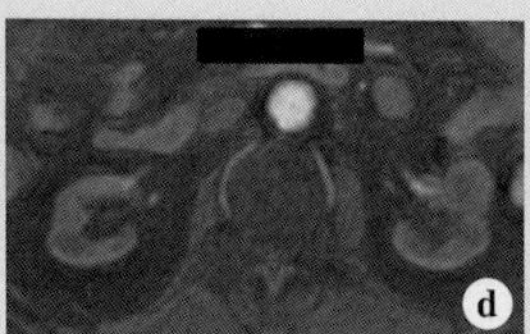
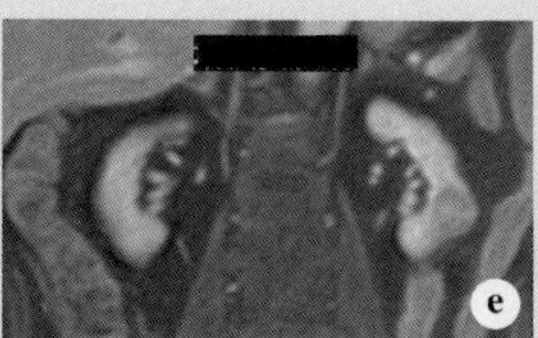
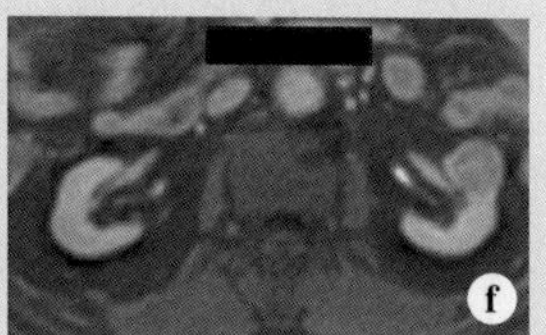

图 7-1-6-1 案例 7-1-6-1 影像学检查结果

a. 脂肪抑制 T_2WI；b. T_2WI；c. 脂肪抑制 T_1WI；d. 增强皮质期；e、f. 增强实质期

A. 病灶境界清楚；B. T_2WI 病灶信号不均匀，中央可见“星芒”状高信号；C. T_1WI 呈不均匀稍低信号；D. 病灶有包膜；E. 皮质期病灶周边强化，髓质期病灶中央强化、周边强化减弱

2. 图 7-1-6-1（a）脂肪抑制 T_2WI 病灶中央高信号所代表的是

A. 坏死；B. 出血；C. 蛋白成分；D. 纤维瘢痕；E. 肿瘤实性部分

（一）疾病基础

1. 病因及分型 肾嗜酸细胞腺瘤（renal oncocytoma，RO）起源于肾近曲小管上皮细胞，是一种少见的肾实质良性肿瘤，1976 年 Klein 和 Valensi 共同总结了 13 例肾嗜酸细胞瘤的临床及病理特点之后该病才获得认可。本病具体发病率不明，占肾脏肿瘤的 3%～7%，多为 60 岁以上中老年，男女比例为 3∶1。绝大多数该病患者为散发性发病，但也有家族性发病倾向，约有 6%的患者为双肾发病。

2. 病理生理特点 RO 组织学源于远曲小管和集合管。大体标本呈棕红色、棕黄色或棕褐色，质地均匀，包膜完整，无出血坏死，肿瘤大多局限于肾脏实质，很少侵犯肾包膜和血管。33%～80%的肿瘤中心可见纤维瘢痕，纤维瘢痕的出现与肿瘤大小无明显关系。光镜下肿瘤由典型的嗜酸性上皮细胞组成，胞质强嗜酸性是其特点，细胞核多位于细胞中央，呈光滑圆形，无明显核仁，无核分裂象或罕见。

3. 临床表现 临床上通常无明显症状和体征，多由体检偶然发现。少数患者可有腰部钝痛、腹部包块及镜下血尿。

（二）MRI 影像学诊断

多数肿瘤 T_1WI 表现为低信号，少数可表现为等信号。T_2WI 多发肿瘤表现为高信号，部分表现为等、低信号。另外，MRI 可清晰地显示肿瘤的假包膜以及中央瘢痕组织。肿瘤内的“星芒”状瘢痕被认为是肾嗜酸性细胞腺瘤的较特征性表现，可以是中心性也可以是偏心性；若中央瘢痕在 T_1WI 和 T_2WI 均为低信号，代表纤维化、硬化或钙化的瘢痕组织；如果新形成的瘢痕组织含有较多的水分，则在 T_2WI 可呈现较高的信号，图 7-1-6-1（a）。肿瘤内脂肪及钙化较少见，无瘤内出血，无深静脉侵犯或淋巴结及远处转移。

增强扫描时大多肾嗜酸细胞腺瘤内血管丰富，动脉期明显强化，静脉期强化降低；少部分肿瘤内有“轮辐”状分布的血管，皮质期可呈典型的“轮辐”状强化。大部分瘢痕组织有延迟强化，表现为髓质期病灶中心与周围强化程度翻转，图 7-1-6-1（d～f）。

（三）鉴别诊断

肾嗜酸性细胞腺瘤主要与肾细胞癌相鉴别。肾细胞癌瘤体信号不均匀，中心常见坏死、出血，甚至呈囊性肿块，肿瘤边缘多不清晰，包膜不完整；增强扫描肾细胞癌表现为不均质强化；而肾嗜酸性细胞腺瘤常见中央星形瘢痕。肾血管平滑肌脂肪瘤常因肿瘤内部有脂肪信号容易鉴别。

（四）治疗

肾嗜酸细胞腺瘤的治疗以手术切除为主，术前正确诊断对于患者治疗方式的选择及避免不必要的根治性手术有很大意义。如果 MRI 检查怀疑是肾嗜酸细胞腺瘤时，肿瘤的大小和部位不影响保留肾单位手术,但由于术前多数患者不能被明确诊断,往往被误诊为肾癌而实施了根治性肾切除术。因此，本病虽为良性病变，但术后亦应进行长期密切随访。

【案例 7-1-6-1 点评】

1. 选 BE。本病灶具有肾嗜酸细胞腺瘤的典型表现，中心有长 T_2 信号的中央纤维瘢痕，其在髓质期强化，与病灶周边强化翻转。

2. 选 D。肾嗜酸细胞腺瘤中央新形成的瘢痕组织含有较多的水分，在 T_2WI 可呈现较高的信号。

七、肾 盂 癌

【案例 7-1-7-1】 患者男性，80 岁，间断性肉眼血尿 1 周。

思考题

1. 患者影像学检查结果如图 7-1-7-1（a～d）所示，病灶位于

A. 肾上盏；B. 肾下盏；C. 肾盂；D. 肾实质；E. 肾盂-输尿管连接处

2. 下列对本病灶 MR 的描述，错误的是

A. 位于肾盏内；B. T_2WI 呈稍高信号；C. T_1WI 呈稍低信号；D. 病灶未累及肾实质；E. 病灶明显强化

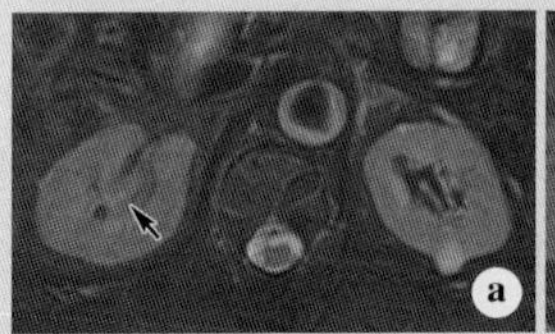
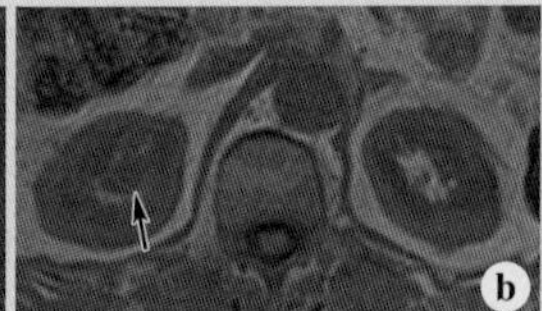
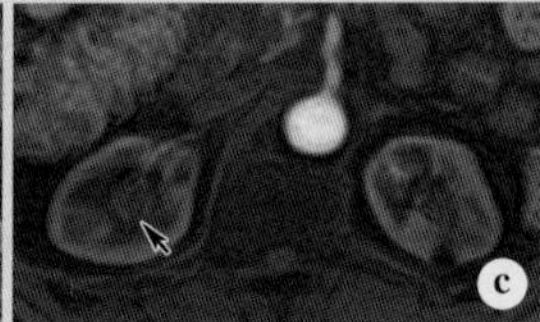
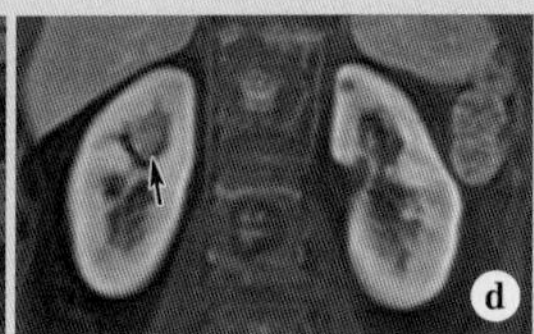

图 7-1-7-1 案例 7-1-7-1 影像学检查结果

a. 脂肪抑制 T_2WI；b. T_1WI；c. 增强皮质期；d. 增强实质期

（一）疾病基础

1. 病因及分型 肾盂癌（carcinoma of renal pelvic）是指发生在肾盂或肾盏上皮组织的尿路上皮恶性肿瘤，占肾脏恶性肿瘤的 8%～12%，发病年龄多在 40 岁以上，男多于女，男女比例约为 3∶1。发病部位左右无明显差异，两侧可同时发生。间质性肾炎患者长期使用镇痛药、慢性炎症或结石刺激、接触致癌化学物质常常是肾盂癌的诱发因素。

2. 病理生理特点 病理上属于尿路上皮肿瘤，其中移行上皮癌（transitional cell carcinoma）占 80%～90%，包括乳头状和非乳头状移行细胞癌。乳头状肾盂癌呈息肉状病变，非乳头状肾盂癌呈结节状或扁平状，表现为肾盂壁增厚，境界不清。肿瘤可向下种植至输尿管和膀胱。由于肾盂壁薄，周围有丰富的淋巴组织，肿瘤细胞容易向腹主动脉旁及颈部淋巴结转移。血行转移的主要脏器是肺、肝及骨骼等。

3. 临床表现 典型临床表现是无痛性全程血尿，并有肋腹部痛，大的肿瘤或并有肾积水时，还可触及肿块。可伴有全身不适、食欲减退、体重下降等肿瘤患者常有的全身性症状，部分患者还可伴有不同程度的发热、贫血或高血压。

（二）MRI 影像学诊断

肾盂癌 MRI 表现分为 3 种类型：Ⅰ型，肿块型；Ⅱ型，肿块浸润肾实质型，较为少见；Ⅲ型，肾盂肾盏壁增厚型。

1. MR 平扫 大部分肾盂癌呈乳头状或菜花状生长，故其早期表现为肾盂肾盏内实质性占位（Ⅰ型肾盂癌），与对侧正常空虚的肾盂对比鲜明，由于其 T_1、T_2 时间均较相邻肾皮质略长，所以常表现为 T_1WI 稍低信号（少数为等信号），T_2WI 为稍高信号（少数为等信号），且周围环绕更高信号尿液，显示异常分明清晰，图 7-1-7-1（a～b）。随着肿瘤进一步生长，部分肿瘤组织发生缺血性坏死、囊变、出血，表现为 T_1WI 混杂低信号，T_2WI 混杂高信号。出血的肿瘤组织中由于细胞外高铁血红蛋白缩短 T_1，可见小片状高信号。Ⅱ型肾盂癌表现为以肾盂为中心的生长肿块，由于其恶性程度高向周围肾实质浸润生长，故其信号不均匀，常表现为 T_1WI 混杂低信号，T_2WI 混杂高信号。Ⅲ型肾盂癌表现为肾盂壁不规则增厚或呈扁平状肿块，T_2WI 可表现为肾盂内高信号尿液周围见锯齿状或波浪状等信号肿瘤组织。

2. MR 增强 由于肾盂癌是乏血供肿瘤，故动脉期肾盂癌仅轻度或中度强化，较大囊变坏死肿瘤可不均匀强化，静脉期及延迟期肿瘤增强的信号提高有限，与相邻正常强化的肾实质相比可表现为低信号，图 7-1-7-1（c～d）。

MRU 能清楚地显示肿瘤导致的肾盂肾盏内充盈缺损。

（三）鉴别诊断

肾盂癌应与肾盏内阴性结石及血块相鉴别：阴性结石不强化，且在 CT 和超声检查上有典型特征；血块亦无强化，短期复查有明显变化。MRI 一般作为肾盂内肿块的辅助检查方法，适用于对碘对比剂过敏者。

（四）治疗

肾盂癌的治疗以手术为主。原则上行根治性切除术，需要切除患肾及全段输尿管以及输尿管开口旁的部分膀胱，但对于单发的、分期和分级较低的肿瘤也可采用保留器官的手术。肿瘤累及范围广、邻近器官已受累而不能切除时，可行姑息性肾动脉栓塞，辅以放疗和化疗。

【案例 7-1-7-1 点评】

1. 选 A。本病灶位于右肾上盏。
2. 选 E。病灶较小，为Ⅰ型肾盂癌。

（徐 凯 陈 峰）

第二节 输尿管常见疾病

一、MRI 影像学诊断基础

（一）输尿管 MRI 检查技术

无梗阻或扩张的输尿管一般 MRI 显示不佳，因此输尿管 MRI 检查主要用于尿路积水的诊断。输尿管的常规 MRI 扫描以横断面为主，辅以冠状位扫描，主要扫描序列为自旋回波 T_1WI 及 FSE T_2WI。

MRU 检查技术见本章第一节。

（二）正常 MRI 表现

T_1 加权或 T_2 加权横断面上，自肾盂连续向下追踪，在周围高信号或等信号的脂肪组织对比下，有可能识别出部分正常腹段输尿管，呈小圆形低信号影，而正常盆段输尿管难以识别。

MRU 表现见本章第一节。

二、输尿管癌

【案例 7-2-2-1】　患者男性，81 岁，肉眼血尿 2 天。

思考题

1. 图 7-2-2-1（a）为哪项 MRI 检查图像，可观察的征象是什么？
2. 结合 MR 平扫图像，如图 7-2-2-1（b～c）所示，怀疑输尿管的病变为

A. 输尿管结石；B. 输尿管炎症；C. 输尿管先天性狭窄；D. 输尿管周围病灶压迫；E. 输尿管癌

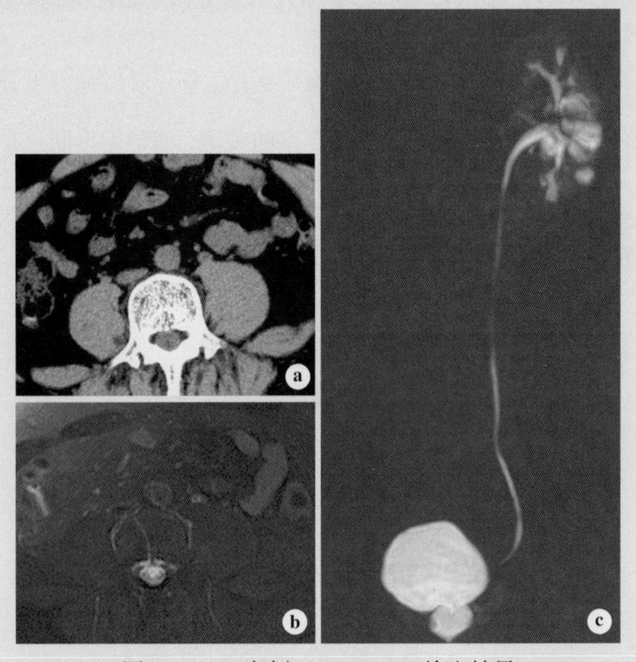

图 7-2-2-1　案例 7-2-2-1 MRI 检查结果

（一）疾病基础

1. 病因及分型　输尿管癌（carcinoma of ureter）来源于输尿管的尿路上皮，与肾盂癌合称上尿路上皮癌（urothelial carcinoma），临床上不常见。大多数输尿管癌发生在远端输尿管。输尿管癌更倾向于累及老年人，尤其在 50～80 岁，其发病率的高峰年龄为 60～65 岁，男性略多于女性。吸烟和职业因素是输尿管癌的共同危险因素。

2. 病理生理特点　病理上绝大多数为尿路上皮癌或以移行细胞为主的混合癌。由于尿路上皮被覆整个泌尿道，因此肾盂癌、输尿管癌和膀胱癌可同时或先后发生。罕见同时发生两侧输尿管癌。因此，输尿管癌患者在最初诊断时应该进行全泌尿系的检查，以除外多发尿路上皮癌。

3. 临床表现　输尿管癌发病位置较深且临床症状较为隐蔽。最常见的症状为血尿，可能为肉眼或镜下血尿，发生率为 70%～95%。腰痛并不常见，发生率为 8%～40%，可能是由于肿瘤自身或血块阻塞。其他的少见症状包括膀胱刺激、肿瘤本身症状或肿瘤相关综合征。还有一部分患者在诊断时可能无症状，常因体格检查时经超声发现肾积水而就诊。

（二）MRI 影像学诊断

输尿管癌的直接征象是显示梗阻水平的输尿管腔内或突出腔外软组织肿块和不规则的输尿管管壁增厚。肿瘤直径较大者，形态不规则，边缘不光滑；T_1WI 呈稍低信号，高于尿液信号；T_2WI 为稍高信号，低于尿液高信号。肿瘤信号较均匀，有时中心可见长 T_1 长 T_2 坏死区。增强扫描病变

轻度强化，CT 值增加 15Hu 左右。输尿管癌的间接征象为输尿管梗阻、肾积水。动态 MRI 增强扫描显示输尿管的血供并不很丰富，呈轻-中等度强化。

MRU 能准确显示输尿管梗阻的部位及程度，梗阻以下输尿管不显影，但不能显示病灶范围、形态，定性诊断困难，须结合常规扫描。

（三）鉴别诊断

输尿管梗阻的鉴别诊断首先须确定是腔内堵塞还是由外在压迫引起。输尿管梗阻为腔内堵塞，应与常见的凝血块、阴性结石、息肉相鉴别。肿瘤与前两者的鉴别，增强扫描有很大帮助，结石、凝血块不增强，而肿瘤有强化。

（四）治疗

早期诊断、早期治疗是提高输尿管癌长期生存率的关键，而早期诊断是早期治疗的前提。根治性肾输尿管全长切除及膀胱袖状切除术是治疗上输尿管癌的“金标准”，其经典的手术方法是开放性肾、输尿管（包括膀胱壁内段）全切除术。然而，对于低组织学分级和低病理分期的输尿管癌，内镜消融治疗和输尿管节段性切除的非手术治疗方式也是可选择的治疗方式。既保留了肾脏，也避免了根治性肾输尿管全长切除术相应的围手术期并发症。

【案例 7-2-2-1 点评】

1. MRU 能准确显示输尿管梗阻的部位及程度，本病例为右侧输尿管下段梗阻伴右肾积水。
2. 选 E。MR 平扫显示病灶为稍长 T_1 稍长 T_2 软组织信号，应怀疑为输尿管癌。

（徐　凯　武明辉）

第三节　膀胱常见疾病

一、MRI 影像学诊断基础

（一）膀胱壁组织学

膀胱壁的解剖构成由内向外依次为上皮层、固有层、肌层和外膜层。上皮层和固有层通常合称为黏膜层，固有层主要由疏松结缔组织构成，含有较多弹性纤维，其中有少量的纤细的、不连续的平滑肌束。肌层由内纵行、中环形和外纵行三层平滑肌构成，但在临床工作中难以准确辨别，通常根据肌层的厚度取 1/2 处，分为浅基层和深肌层。外膜除膀胱顶部为浆膜外，其余部位为疏松的结缔组织。

（二）膀胱壁 MRI 表现

黏膜层在 T_2WI 和 DWI（包括 ADC）上均不能显示，在多期增强扫描序列上呈现早期强化，为连续线状高信号影。肌层在 T_2WI 上显示为连续线状低信号影，在 DWI（包括 ADC）上显示为连续线状等信号影，在多期增强扫描序列上早期呈连续线状低信号影，随扫描时间的延迟缓慢且逐渐增强。

（三）膀胱 MRI 检查规范与要求

1. 磁场强度及设备　推荐使用 3.0 T 或 1.5 T MR 设备及多通道相控阵的表面线圈以采集出高空间分辨率和高信噪比的图像。

2. MRI 检查前准备　检查应在经尿道膀胱肿瘤切除术（TURBT）、膀胱组织活检术或膀胱腔内治疗前进行，或上述措施后 2 周进行。MRI 检查前可使用解痉剂减少肠道运动伪影的干扰。

在足够充盈的膀胱状态下，MRI 可以清晰地显示膀胱壁。最佳的膀胱充盈量为 300ml，指导患者在成像前 1～2 小时排尿，在检查前 30 分钟内开始饮用 500～1000ml 水。在没有足够的充盈状态下，膀胱壁表现为厚而不平坦的褶皱，可导致膀胱癌的误诊或高估肿瘤分期。对于没有足够充盈的膀胱，在患者饮用更多液体后 30～60 分钟重复扫描。膀胱过度膨胀状态会引起患者不适，而造成 MRI 运动伪影，从而不能明确肿瘤范围。如果膀胱充盈过满，患者应在重复扫描前排出部分尿液。肠管蠕动过度活跃可注射解痉剂。

3. 各序列的扫描参数

（1）T_1WI：可采用自旋回波（SE）或梯度回波（GRE）序列 T_1WI，膀胱肿瘤及膀胱壁各层次在 T_1WI 均呈软组织信号，膀胱内凝血块 T_1WI 呈高信号，借此可与肿瘤进行鉴别。

（2）T_2WI：通常利用二维（2D）快速自旋回波（FSE、TSE）采集多平面（轴面、冠状面和矢状面）T_2WI，建议层面厚度为 3～4mm。三维（3D）自旋回波采集（如 SPACE、CUBE、VISTA）可以用作 2D 采集的补充。如果使用各向同性体素采集，则可以重建出垂直于肿瘤基部的任意平面。

（3）DWI：建议采用轴面和矢状面、冠状面自由呼吸自旋回波平面回波成像（echo planar imaging，EPI）序列并结合频谱脂肪饱和技术。建议采用高 b 值（800～1000 s/mm^2）来获得膀胱癌与周围组织的高对比度。可采用的技术包括短回波时间的并行成像、增加激励次数以及调整矩阵和相应的体素大小。如果条件允许建议进行小野高分辨率 DWI 扫描。注意采用与 DWI 解剖位置匹配对应的 T_2WI 解剖位置，从而可以参考 T_2WI 解释 DWI。

（4）多期增强扫描：可以采用脂肪抑制的 2D 或 3D 梯度回波（gradient-echo sequence，GRE）序列 T_1WI。建议优选 3D 采集（如 VIBE、LAVA、THRIVE）。使用 MRI 对比剂并接着用等量生理盐水冲洗，以 0.1 mmol/kg 的剂量、1.5～2.0 ml/s 的流率注射。在注射开始后 30 秒获取初始图像，然后每 30 秒进行相同的序列 4～6 次采集，显示膀胱壁内层的早期增强和肿瘤增强。如果使用各向同性体素采集的 3D GRE，则可以重建垂直于肿瘤基底部的任意平面。

（5）磁共振尿路造影（MRU）：为可选项，能清晰地显示整个尿路系统，有利于多灶病变的显示。

二、膀 胱 肿 瘤

膀胱尿路上皮癌

【案例 7-3-2-1】 患者女性，76 岁。因血尿查体发现膀胱肿瘤。

思考题

1. MRI 检查结果如图 7-3-2-1（a～d）所示，下列描述不正确的是：C

A. T_1WI 如图 7-3-2-1（a）显示肿物呈等信号；B. T_2WI 如图 7-3-2-1（b）及 T_2WI 脂肪抑制如图 7-3-2-1（c）序列显示肿物呈等信号；C. T_2WI 及 T_2WI 脂肪抑制序列显示肌层呈等信号；D. DWI 如图 7-3-2-1（d）显示肿物呈高信号，根部可见低信号“蒂”；E. 从影像学判断病变未侵犯肌层

2. 患者进一步行增强扫描，结果如图 7-3-2-1（e～f）所示，下列描述不正确的是：B

A. 增强动脉期如图 7-3-2-1（e）肿瘤较明显强化；B. 肿瘤根部的“蒂”增强扫描未见强化；C. 肿瘤根部的“蒂”增强扫描明显强化；D. 从影像学判断肿瘤未侵犯肌层；E. MRI 较 CT 显示层次清楚，是分期的最佳影像学检查

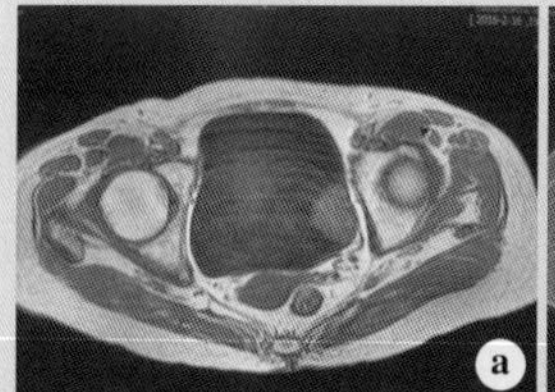

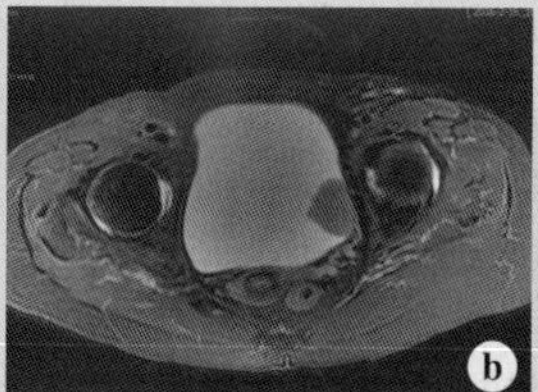

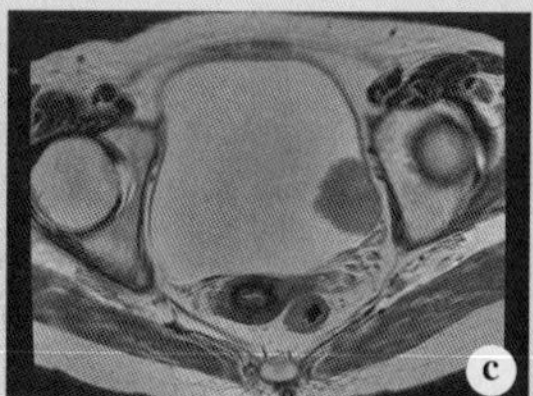

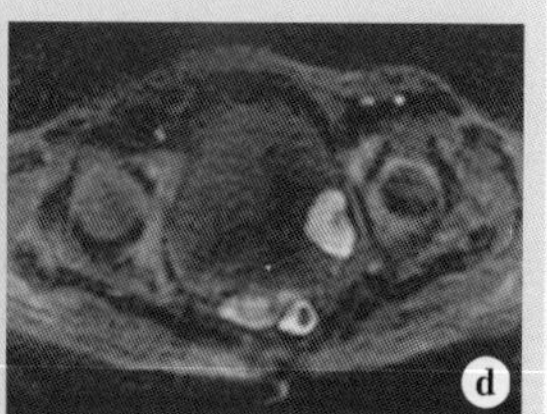

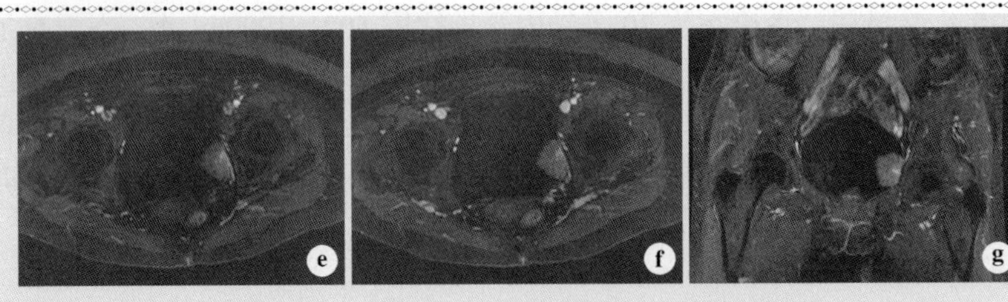

图 7-3-2-1　案例 7-3-2-1 患者影像学检查结果

【疾病概述】

膀胱癌是常见的癌症，位居世界肿瘤的第七位，以尿路上皮癌最为常见，约占膀胱癌的 90%，腺癌不足 2%。膀胱尿路上皮癌（urothelial carcinoma of the bladder）是起源于膀胱尿路上皮的恶性肿瘤，因尿路各部上皮均为移行上皮，因此又称为移行细胞癌（transitional-cell carcinoma）。发达国家（如美国、法国、意大利等）高发，东欧、北欧、非洲和亚洲发病率相对低。

（一）病因及分型

在已知和潜在引发尿路上皮癌的危险因素中，吸烟和职业接触芳香胺最为重要，另有报道镇痛剂（包括非那西汀）的滥用可增加尿路上皮癌的患病风险。环磷酰胺和慢性感染也是尿路上皮癌的病因之一。

尿路上皮癌以膀胱三角区及膀胱底部多发，大体可呈乳头状、息肉样、结节状、实性、溃疡性或弥漫透壁性生长。病变为孤立性或多灶性（30%～40%为多发病灶），周围的黏膜可正常或充血。

组织病理学上，尿路上皮癌可分为浸润性尿路上皮癌和非浸润性尿路上皮癌。多数 pT1 期癌是低级别、乳头状的，多数 pT2～pT4 期癌为高级别、非乳头状的。在组织学上无明确特征，表现为浸润性、有黏聚力的细胞巢，该细胞有中等量至大量的双嗜色性胞质和大的富含染色质的细胞核。在组织学上，尿路上皮癌有很多不同的变异型，最常见的是鳞状分化，其次是腺性分化。

（二）临床表现

本病多发生于 50～70 岁，男性患者多于女性，男女比例为 3～3.5：1，女性患者就诊时间通常晚于男性患者，预后也相对差。临床表现的类型和严重程度依赖于肿瘤发生的部位和扩散范围，绝大多数患者至少存在镜下血尿。最常见的临床表现是无痛性肉眼血尿，占患者总数的 85%。此外还可出现血凝块和尿痛。位于膀胱颈部或累及部位广泛的肿瘤可发生膀胱刺激症状。位于输尿管开口处可引起肾盂积水。

（三）常用 MRI 序列及影像学表现

MRI 序列的选择，主要用于原发病变分期，可有效指导下一步的诊疗决策。膀胱适度充盈，未充盈或过度充盈的膀胱均不利于病变的显示和分期。

（1）平扫序列

1）T_1WI：尿路上皮癌肿瘤呈等信号，对肿瘤分期价值有限。膀胱内凝血块 T_1WI 呈高信号，借此可与肿瘤进行鉴别。

2）T_2WI 及 T_2WI 脂肪抑制序列：尿路上皮癌肿瘤等信号，与高信号的尿液及低信号的膀胱肌层形成较高的对比。T_2WI 是观察膀胱肌层连续性的最有价值的序列，也是进行膀胱癌分期重要的序列，部分肿瘤可见“蒂”样结构，在 T_2WI 呈稍低信号。

3）DWI：最好采用小野高分辨 DWI 序列，如果可以应进行多角度 DWI 序列扫描，以便观察肿瘤基底部与膀胱壁的关系。肿瘤多呈明显高信号，提示肿瘤内水分子弥散受限程度显著，ADC 值明显低于膀胱壁，肿瘤的“蒂”样结构，在 DWI 上呈低信号。

（2）多期动态增强扫描：黏膜层早期增强明显，表现为线样高信号。肌层表现为线样低信号，并缓慢渐进强化。尿路上皮癌表现为早期较明显强化，且随时间延迟持续强化或稍退出，肿瘤的“蒂”样结构，在增强早期可见更明显强化。

（3）增强延迟期扫描：不同体位、不同角度观察肿瘤与周围组织的关系。

（4）磁共振尿路造影（MRU），能清晰显示整个尿路系统，有利于多灶病变的显示。

影像学上膀胱癌可表现为内生型（壁内生长）、外生型（腔内生长）、扁平型和混合型。外生型包括乳头状型、宽基底型或带蒂型；与乳头状无蒂或宽基底的癌相比较，带蒂的乳头状肿瘤通常病理分期较低，具有较好的预后。同期别肿瘤，带蒂病变通常大于无蒂病变。

（四）膀胱癌分期及膀胱癌多序列磁共振成像的 VI-RADS 报告系统

膀胱癌分期如下。

T_x：原发肿瘤无法评估。

T_0：无原发肿瘤证据。

T_a：非浸润性乳头状癌。

T_{is}：原位癌。

T_1：侵及上皮下结缔组织。

T_2：侵及肌层。又分为两期：pT_{2a}，侵及浅肌层（内 1/2）；pT_{2b}：侵及深肌层（外 1/2）。

T_3：侵及膀胱周围组织。又分为两期：pT_{3a}，镜下可见；pT_{3b}，肉眼可见。

T_4：侵及以下任何部位：前列腺，精囊，子宫，阴道，盆壁，腹壁。又分为两期：T_{4a}，侵及前列腺，子宫，阴道；T_{4b}，侵及盆壁，腹壁。

N_x：区域淋巴结无法评估。

N_0：无区域淋巴结转移。

N_1：单个真骨盆内淋巴结。

N_2：多个真骨盆内淋巴结。

N_3：髂总淋巴结。

M_0：无远处转移。

M_1：远处转移。

在临床上，术前准确判断膀胱癌是否有肌层浸润（即肿瘤是否达到 T_2 期）非常重要，这决定了膀胱癌是采用经尿道电切还是膀胱全切的手术方式。CT 扫描由于软组织分辨率低，对肌层侵犯的价值有限，其在膀胱癌分期中的价值主要体现在原发肿瘤的 T_3～T_4 分期、N 分期和 M 分期。经尿道超声对膀胱三角区及附近的膀胱癌分期有较好的判断力，但对发生在其他部位的膀胱癌显示有困难。MRI 在原发肿瘤的 T_3～T_4 分期方面诊断能力与 CT 相仿或略高。由于 MRI 具有较高的软组织分辨率以及设备及技术的进步，其在是否有肌层浸润（即 T_2 期）诊断方面展现出较强的能力。基于膀胱癌多序列磁共振成像的 VI-RADS（vesical imaging-reporting and data system）报告系统于 2018 年 4 月正式发表，并已经被日本腹部放射学会、欧洲泌尿学会和欧洲泌尿生殖放射学会共同认可。在这个报告系统中主要强调了 T_2WI、DWI、多期动态增强扫描序列的作用。用 T_2WI 评估肌层的完整性（因其具有高空间分辨率），用 DWI 和 DCE-MRI 确定有无肌肉受侵的存在。通过在 T_2WI、DWI 和 DCE-MRI 序列上评分，获得肌肉受侵的总体风险评分。

（五）鉴别诊断

1. 腺性膀胱炎 二者在影像学上表现较相似，腺性膀胱炎最为常见的表现是膀胱三角区的局限或弥漫性增厚，与膀胱癌常见的腔内乳头、结节或菜花样表现有差异，但由于二者均可有多种表现，因此单纯从影像学很难对二者进行鉴别，确诊需做病理检查。

2. 脐尿管癌 较非脐尿管腺癌年轻，主要位于膀胱前上壁脐尿管区，多数为腺癌，肿瘤在矢状位上显示最清楚。

3. 前列腺增生或前列腺癌 前列腺增生与膀胱三角区及颈部的肿瘤鉴别点在于病变呈光滑半球形与前列腺相连，前列腺增大，超声或 MRI 上可见膀胱壁受压移位尚连续。前列腺癌体积较大时可侵犯膀胱壁，二者界限消失，膀胱壁可见不规则增厚，但前列腺癌主体位于前列腺，与膀胱癌发生的位置不同。

4. 膀胱子宫内膜异位症 较少见，临床上可出现尿频、尿急、尿痛等症状，且周期性发生。多数患者合并盆腔子宫内膜异位症。膀胱充盈满意时，超声、CT 和 MRI 均能清楚地显示病灶，表现为膀胱壁局部增厚或结节状突起，增强扫描病灶轻、中度强化。MRI 组织对比好于 CT，能反映子宫内膜异位症复杂的信号改变，尤其是内部伴有不同时期的出血时。若盆腔内同时发现内膜异位结节或巧克力囊肿、组织器官粘连等，则对膀胱子宫内膜异位症的诊断有很大帮助。

5. 膀胱内血块 膀胱内血块形态多不规则，位于坠积部位，超声检查时可随体位移动，且无血流信号，CT 平扫可呈软组织密度，增强扫描无强化，MRI 检查可表现为不同时期出血的特征性信号。

（六）治疗及预后

肿瘤的分期和分级不同，治疗方法也不同。表浅的肿瘤（非肌层浸润性肿瘤）可行经尿道膀胱肿瘤电切术治疗，术后严密随诊监测肿瘤复发。膀胱根治性切除术伴尿流改道适用于肌层浸润性尿路上皮癌。化疗适用于术后复发或发生转移的患者。

多灶性肿瘤、直径大于 3cm、合并原位癌被认为是肿瘤复发和进展的危险因素。肿瘤浸润超过浆膜面、浸润输尿道口、淋巴结转移、全身扩散均提示肿瘤预后不佳。肿瘤浸润深度是判断 pT 分期最重要的预后指标。组织学分级对判断 pT_1 期肿瘤预后有重要意义，而 pT_2 及更高分期的肿瘤判断指标目前仍不明确。

膀胱平滑肌瘤

【案例 7-3-2-2】 患者女性，36 岁，排尿困难 2 个月。

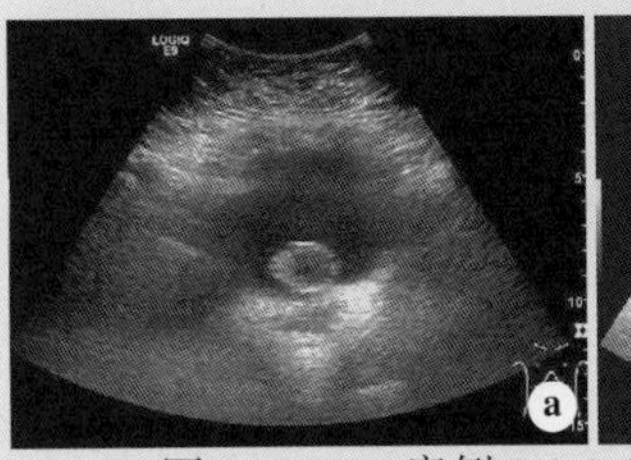
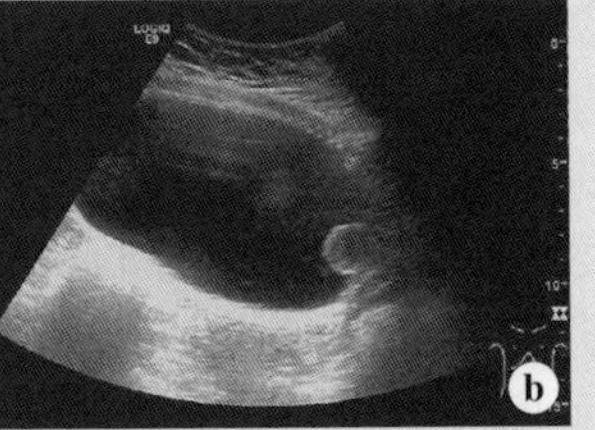

图 7-3-2-2 案例 7-3-2-2 患者超声检查结果

思考题

1. 据图 7-3-2-2，该患者可能的诊断中一定不包括的选项是：E

A. 膀胱癌；B. 膀胱内翻乳头状瘤；C. 膀胱内凝血块；D. 平滑肌瘤；E. 脐尿管癌

2. 患者进行下一步影像学检查，选项最佳的是：D

A. 胸部 X 线；B. CT；C. 腔内超声；D. MRI；E. PET-CT

3. 患者进一步行 MRI 检查，结果如图 7-3-2-3 所示，下列描述正确的是：E

A. T_1WI 图 7-3-2-3（a）显示肿物呈等信号；B. T_2WI 图 7-3-2-3（b）及 T_2WI 图 7-3-2-3（c）脂肪抑制序列显示肿物呈等信号；C. DWI 图 7-3-2-3（d）显示肿物呈高信号，根部可见低信号“蒂”；D. 增强扫描病变图 7-3-2-3（f～h）呈快进快出的强化方式；E. 增强扫描病变图 7-3-2-3（f～h）呈持续强化方式

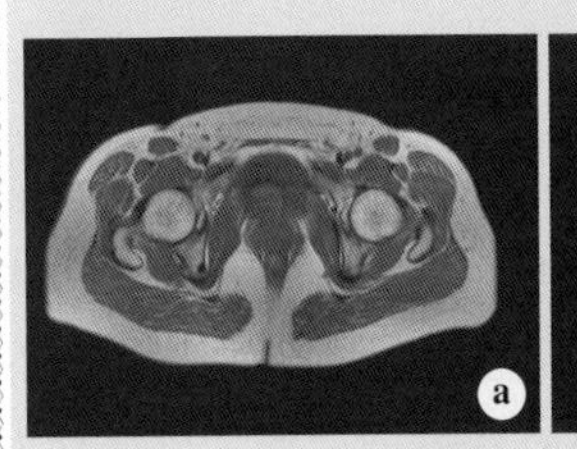
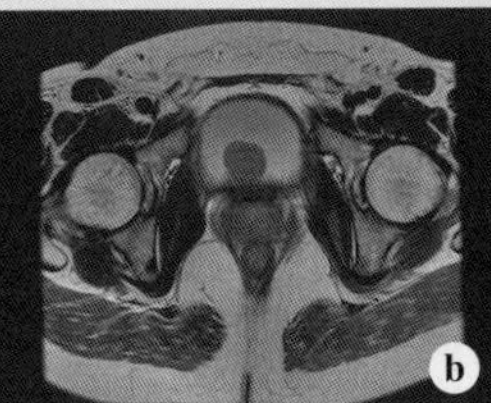
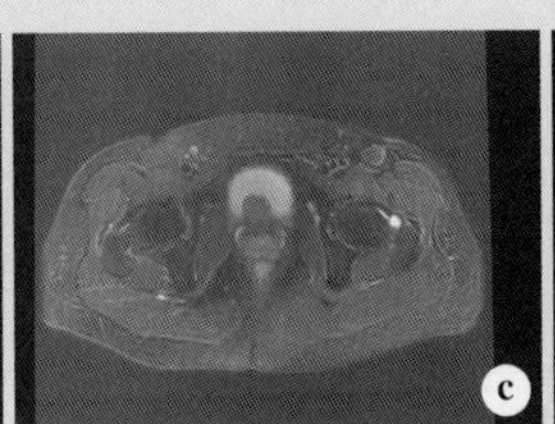
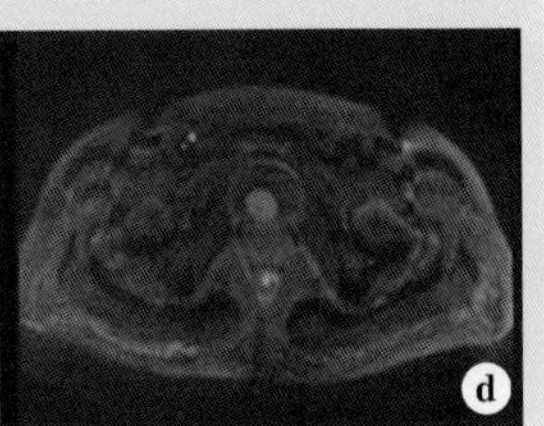

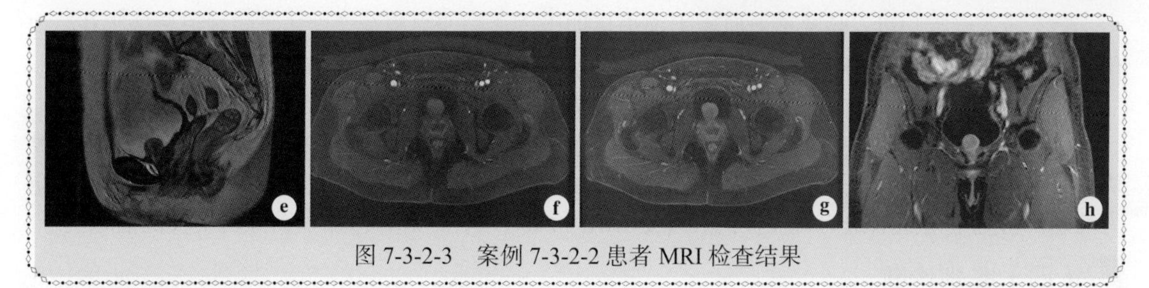

图 7-3-2-3 案例 7-3-2-2 患者 MRI 检查结果

【疾病概述】

膀胱平滑肌瘤（leiomyoma of bladder）是最常见的膀胱良性肿瘤，为膀胱非上皮细胞性肿瘤的一种。

（一）病因及分型

膀胱平滑肌瘤虽为膀胱最常见的良性肿瘤，但相对少见，约占全部膀胱肿瘤的 0.4%，膀胱颈部、膀胱三角区及两侧壁多发。膀胱平滑肌瘤的瘤体常呈圆形或椭圆形，可向腔内、外生长，对周围器官仅表现为压迫改变，肿瘤表面黏膜光滑。

膀胱平滑肌瘤可分为黏膜下型、浆膜下型、壁间型 3 种，黏膜下型约占 63%，浆膜下型约占 30%，壁间型约占 7%。

（二）临床表现

膀胱平滑肌瘤可发生于任何年龄，30～50 岁较常见，女性发病率略高于男性。临床常表现为排尿梗阻、排尿刺激症状，偶可出现血尿、下腹痛及腹部包块，部分患者可无症状，发生部位不同，临床症状也有差异。黏膜下型，多位于膀胱颈部，临床症状出现较早，以膀胱刺激症状及排尿梗阻为主要表现，症状严重者可出现压力性尿失禁，甚至因膀胱出口梗阻导致输尿管反流，引起梗阻性肾衰竭。浆膜下型位于膀胱顶部肿瘤，肿块较大，向盆腔凸出，一般临床症状出现较晚，以下腹痛及腹部包块为主要表现，病变与周围组织关系密切，不易确定肿瘤来源器官。

（三）常用 MRI 序列及影像学表现

MRI 常规成像序列即可满足膀胱平滑肌瘤的诊断需求。检查前注意保持膀胱适度充盈，并注意根据病变的位置选择合适的矢状位或冠状位显示病变与膀胱壁及周边器官、结构的关系。

（1）平扫序列

1）T_1WI 和 T_2WI：肿瘤信号与肌肉信号一致，即 T_1WI 和 T_2WI 图像均呈较低信号，具有特征性。当膀胱平滑肌瘤的瘤体较大时，可因坏死、囊变而致信号不均匀，但主体信号仍为肌肉信号；如图 7-3-2-4（b、d）所示。

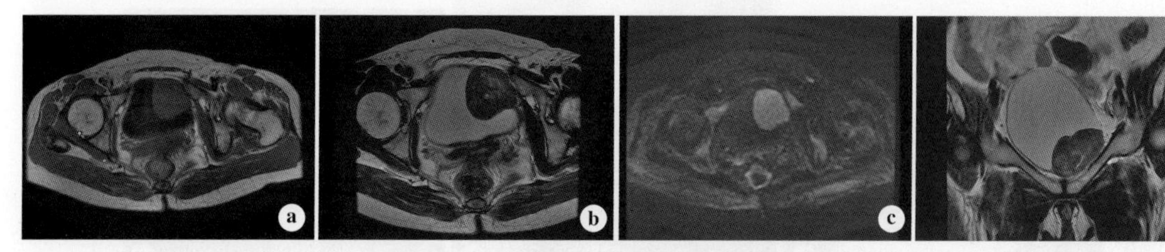

图 7-3-2-4 膀胱平滑肌瘤的瘤体较大时

患者女性，46 岁，间歇性尿频、尿急 6～7 年

2）DWI：最好采用小野高分辨 DWI 序列，如果可以应进行多角度 DWI 序列扫描，以便观察肿瘤基底部与膀胱壁的关系。肿瘤多呈明显高信号，提示肿瘤内水分子弥散受限程度显著，ADC 值明显低于膀胱壁。

（2）动态增强扫描：膀胱平滑肌瘤表现为早期中度或较明显强化，且随时间延迟持续强化，强化较均匀，边界清楚，当膀胱平滑肌瘤的瘤体较大时，可因坏死、囊变而致强化不均。

（3）增强延迟期扫描：不同体位、不同角度观察肿瘤与周围组织的关系。

CT 对手术前估计肿瘤的大小、部位及外侵情况有一定的作用。超声能够从多个切面来确定肿块在黏膜下的位置、生长部位以及与周围组织的关系，优于 CT，经阴道超声诊断膀胱平滑肌瘤更为准确。膀胱平滑肌瘤最为特征性的表现是 MRI 检查中 T_1 加权和 T_2 加权图像均呈较低信号。

（四）鉴别诊断

1. 膀胱癌 呈带蒂或广基向腔内突入的肿块或膀胱壁呈弥漫性局限性增厚，壁周脂肪间隙可受侵变模糊征象。膀胱癌 T_1WI 上的信号往往比肌肉的信号强度高，侵及膀胱壁时 T_2WI 上显示正常膀胱壁的低信号带断续，代之以原发肿瘤的高信号。

2. 膀胱嗜铬细胞瘤 起自膀胱壁内的交感神经节细胞。典型症状为排尿过程中或者排尿后几分钟出现心悸、头晕或出汗。膀胱嗜铬细胞瘤可发生于膀胱的任何部位；影像学表现为明显强化密度均匀的实性结节，通常位于黏膜下，肿瘤在 T_2WI 上呈等、高信号，增强扫描强化程度较高，与膀胱平滑肌瘤不同。

3. 膀胱横纹肌肉瘤 多见于幼儿，平滑肌肉瘤形态不规则。

（五）治疗及预后

手术是治疗膀胱平滑肌瘤的主要手段，手术即可根治肿瘤，预后良好。膀胱部分切除术、肿瘤剜除术及经尿道膀胱肿瘤切除术（TURBT）是常用的术式。TURBT 一般适合于较小或有蒂的肿瘤。肿瘤剜除术及膀胱部分切除术适用于较大的广基肿瘤。如果肿块较大，向膀胱外凸出明显，与周围组织粘连严重，必要时也可以一并切除，以根治肿瘤。对较小无症状的平滑肌瘤明确诊断后，也可暂不手术，严密随访。

三、膀胱感染性及炎性疾病

【案例 7-3-3-1】 患者男性，55 岁，低热十余天，偶有尿路刺激症状，膀胱置管导尿。

思考题

根据该患者膀胱超声和 MRI 图像（图 7-3-3-1）所见，下列选项不正确的是：D

A. 超声如图 7-3-3-1（a）示膀胱壁弥漫较均匀增厚；B. 矢状位 T_2WI 序列如图 7-3-3-1（b）示膀胱颈部病变，考虑前列腺增生；C. 横断位增强扫描如图 7-3-3-1（c）示膀胱壁弥漫轻中度强化；D. 鉴别诊断不包括膀胱癌；E. 该患者明确诊断需结合临床、实验室检查及膀胱镜

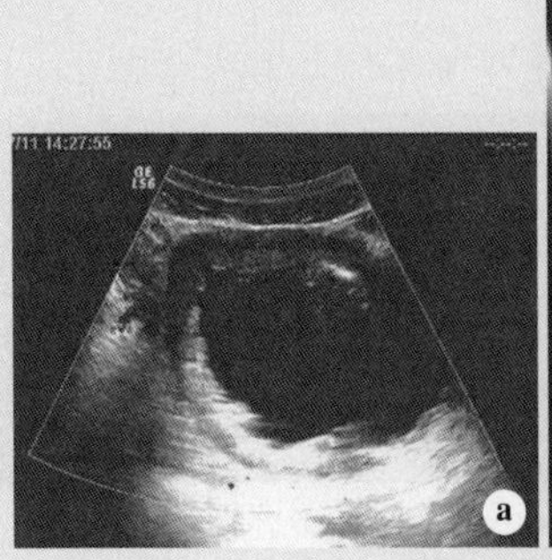

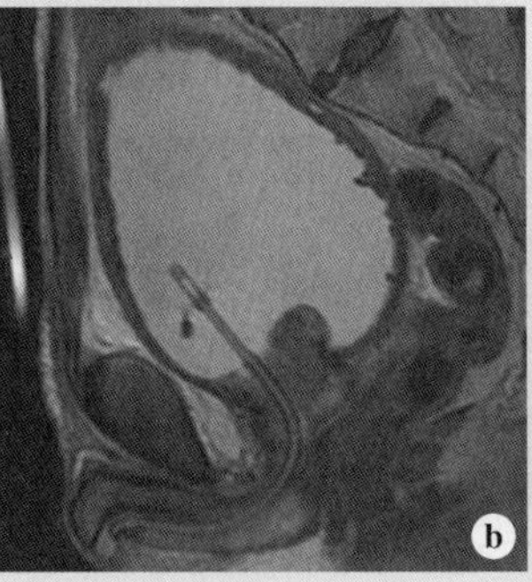

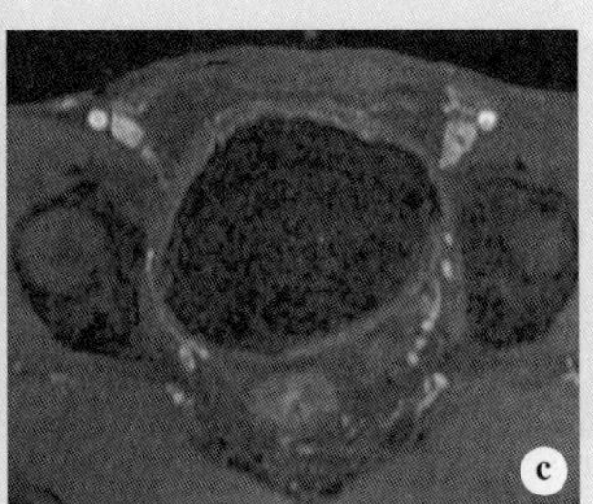

图 7-3-3-1 案例 7-3-3-1 患者影像学检查结果

膀胱上与输尿管、肾脏相连，下经尿道与体外相通，因此各种体内外因素常可导致膀胱炎性病变。膀胱炎的诊断主要依据临床表现和膀胱镜。影像学作为辅助诊断方法，可显示引起膀胱炎的潜在病因及并发症。根据不同的标准膀胱炎有不同的分类：急性膀胱炎和慢性膀胱炎；感染性膀胱炎

和非细菌感染性膀胱炎；原发性膀胱炎和继发性膀胱炎。

（一）病因及分型

膀胱炎病因学因素包括感染、化学因素、物理因素、结石、梗阻、其他（如创伤、长时间导尿等）。其中感染因素包括细菌、真菌、特殊感染（如结核分枝杆菌和血吸虫感染）。化学因素包括环磷酰胺等药物和酸类化学制剂等。物理性因素主要为放射。

大体病理及手术所见：急性炎症主要表现为黏膜充血、水肿、出血和浅溃疡；慢性炎症主要表现为膀胱壁一致性增厚，容积变小，多发憩室和小梁；放射性膀胱炎者溃疡通常较深，部分病例可见膀胱穿孔。

（二）临床表现

急性膀胱炎表现为尿频、尿急、尿痛，偶可出现血尿、脓尿、耻骨上区压痛，全身性症状较轻，尿常规及尿培养阳性。

慢性膀胱炎多由急性膀胱炎反复发作而来，病程长，症状时轻时重，尿常规及尿培养阳性，常伴有结石、梗阻或肾脏输尿管炎症。

（三）常用 MRI 序列

MRI 常规成像序列即可满足膀胱感染及炎性疾病的诊断需求。检查前注意保持膀胱适度充盈，并注意根据病变的位置选择合适的矢状位或冠状位以显示病变与膀胱壁及周边器官、结构的关系。

平扫序列：包括 T_1WI、T_2WI、T_2WI 脂肪抑制序列、DWI 序列，如合并梗阻需加做 MRU。

急性膀胱炎通常表现为壁弥漫增厚，部分病例膀胱层次显示不清楚，T_1WI 呈稍低信号，T_2WI 及 T_2WI 脂肪抑制呈等或稍高信号，部分可见分层，DWI 提示膀胱壁弥漫稍高信号，增强扫描可见膀胱壁弥漫增厚强化，亦可表现为黏膜较明显强化，肌层增厚水肿明显时强化不明显的分层状强化方式。

慢性膀胱炎可见膀胱体积缩小，多发憩室所致囊袋样改变，小梁增粗所致条状、结节状改变，通常边缘清楚光整，慢性期纤维增生为主，增强扫描强化程度较急性期减低。

MRI 检查对膀胱炎的潜在病因（结石、梗阻因素）和并发症（输尿管积水、膀胱瘘、窦道）的显示优于 X 线和超声。

（四）鉴别诊断

1. 弥漫性生长的膀胱癌（尤其是部分膀胱腺癌或鳞癌） 需与膀胱炎相鉴别，膀胱癌发病年龄较高，且男性居多，另外，临床症状膀胱癌通常以血尿为主诉，可同时伴有尿路刺激症状，膀胱炎常有全身的症状（如发热）。从影像学角度，膀胱癌的范围虽然弥漫但仍不均匀，可见局部肿物。当然仍有部分病变难以鉴别，需膀胱镜活检作出正确诊断。

2. 腺性膀胱炎 二者在影像学上表现较相似，腺性膀胱炎最为常见的表现是膀胱三角区的局限或弥漫性增厚，而普通膀胱炎症范围较之更广泛，临床感染症状也更典型。

（五）治疗及预后

本疾病为良性病变，消除结石、梗阻及慢性刺激因素，正规抗感染治疗后大部分即可好转。部分患者可出现并发症，包括膀胱输尿管反流、肾盂积水、膀胱挛缩、膀胱窦道、瘘等，需进一步治疗。

（张 瑾 赵心明）

第四节 肾上腺常见疾病

一、MRI 影像学诊断基础

肾上腺是复杂的内分泌器官，由皮质和髓质组成。肾上腺皮质可分为三部分：外层为肾小球带

（分泌醛固酮）、中层为束状带（分泌皮质醇和性类固醇）；内层为网状带（分泌皮质醇、雄激素和雌激素）。而肾上腺髓质则构成腺体的中心，主要分泌儿茶酚胺。

肾上腺位于肾周间隙内，肾脏的正上方，由两枚薄片样软组织结构融合而成，呈倒“Y”形或倒“V”形，其前端融合成岗样隆起，称为肾上腺结合部或体部，后端呈分叉状的两翼，分别称为内、外侧支，其周围被 Gerota 筋膜包围。在轴位和冠状位 MR 图像上，右侧肾上腺位于下腔静脉的后部、右肾上极的上方，可呈线形、倒“V”形或倒“Y”形。左侧肾上腺位于左肾上极前内侧、胰脏的后方，可表现为三角形，倒“Y”或倒“V”形。正常肾上腺的厚度在 2～6mm，长度在 2～4cm，边缘可平直或轻度凹陷。双侧肾上腺对称、信号均匀。T_1 加权成像（T_1WI）表现为等信号，T_2 加权成像（T_2WI）其信号强度与肝脏近似或略低于肝脏。

肾上腺常规 MR 扫描方案包括：①冠状位快速成像序列（如单激发快速自旋回波序列），可显示腹部整体解剖的概况。②梯度双回波 T_1 加权序列（化学位移成像），该序列是评价肾上腺结节的基础，包括同相位和反相位两种图像，可检测肾上腺病灶细胞内的脂质，表现为反相位图像上非线性信号降低。而宏观的脂肪组织则在反相位图像上表现为脂肪-水界面特征性的印墨样伪影。③轴位脂肪抑制 T_2 加权序列，该序列有助于评估典型的肾上腺囊肿和囊性病变，以及部分嗜铬细胞瘤的典型的“亮球征”。④多期对比增强扫描序列，多采用三维（3D）、脂肪抑制 T_1 加权梯度回波序列。由于 MRI 信号强度缺乏标准化的定量单位，在 CT 上所使用的肾上腺病灶清除率计算方法无法应用于磁共振成像。因此，磁共振成像对比增强主要用于肾上腺皮质癌等肾上腺恶性肿瘤患者供血动脉及血管侵犯的评估，而对肾上腺病变的鉴别诊断价值有限。

二、肾上腺肿瘤

肾上腺肿瘤按起源可分为两大类，即主质细胞（皮质和髓质）肿瘤和间质细胞肿瘤。皮质起源的肿瘤包括皮质腺瘤及皮质腺癌。髓质起源的肿瘤较多，其中良性肿瘤包括嗜铬细胞瘤、节细胞神经瘤、神经纤维瘤；恶性肿瘤包括恶性嗜铬细胞瘤、神经母细胞瘤、恶性神经鞘瘤、恶性神经纤维瘤。间质来源的良性肿瘤主要包括髓样脂肪瘤、血管瘤、脂肪瘤；间质来源的恶性肿瘤包括血管外皮瘤、恶性纤维组织细胞瘤。肾上腺肿瘤还可按是否具备内分泌功能分为功能性肿瘤和无功能性肿瘤。无功能肿瘤多于功能性肿瘤；功能性肿瘤中以嗜铬细胞瘤最常见，其次为原发性醛固酮增多症和肾上腺性库欣综合征。总体而言，肾上腺良性肿瘤中，以皮质腺瘤发病率最高。恶性肿瘤中，以转移癌和肾上腺皮质癌最为常见。

【案例 7-4-2-1】 患者男性，41 岁，四肢乏力 2 天。①现病史：患者于 2 天前受凉后感四肢乏力，以双下肢乏力为重，尚能活动及行走，无四肢麻木、疼痛及水肿，无四肢感觉减退。患者未予重视，未做治疗。1 天前，患者四肢乏力加重，活动度下降并不能行走，自觉体温升高，门诊血压 153/98mmHg，血清钾 1.69mmol/L。查头颅 CT 平扫未见明显异常。②既往史：高血压病史 13 年，最高血压 150/130mmHg。③患者入院后行上腹部 MRI 平扫及增强，见图 7-4-2-1（a～h）。

思考题

1. 图 7-4-2-1 扫描序列中，对该病变最具诊断价值的序列是

A. 常规 SE T_2WI；B. 常规 SE T_1WI；C. DWI；D. 化学位移成像序列；E. 稳态进动快速成像序列

2. 病变定位是

A. 右侧肾前间隙；B. 右肾；C. 右侧肾后间隙；D. 右侧肾周间隙；E. 肝右叶

3. 病变的特征性影像学表现是

A. T_2WI 为稍高信号；B. T_1WI 为等信号；C. 增强扫描延迟强化；D. DWI 为等信号；E. 化学位移成像反相位病灶信号降低

4. 病变可能的诊断是

A. 肾上腺腺癌；B. 肾上腺腺瘤；C. 肾上腺髓样脂肪瘤；D. 肾上腺增生；E. 肾上腺转移

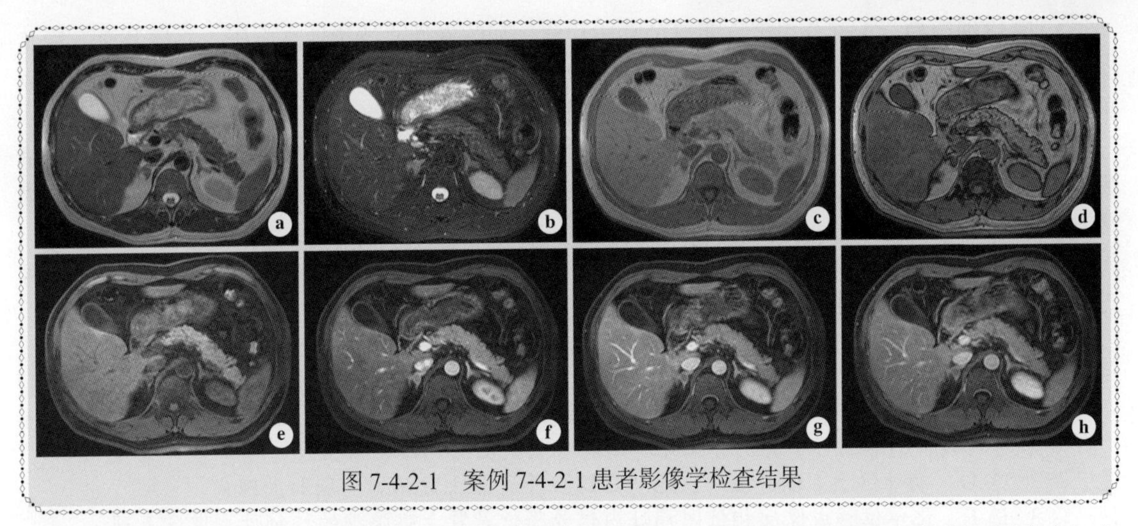

图 7-4-2-1 案例 7-4-2-1 患者影像学检查结果

肾上腺腺瘤（adrenal adenoma）是发生于肾上腺皮质的良性肿瘤，是最常见的肾上腺病变。在尸检中检出率约为 3%。各年龄段均可发病，随年龄增长，发病率增高。大多数肾上腺腺瘤大小为 2.0～2.5cm，极少数情况下，腺瘤可能表现为较大肿块。

（一）临床表现

在临床病例中，95%的腺瘤无功能，患者无明显临床症状。有功能者表现为库欣综合征（皮质醇过多）、康恩综合征（Conn syndrome，醛固酮过多）或性激素合成过多症状。

（二）病理表现

腺瘤由富含脂质的泡沫状透明细胞组成，边缘由纤维组织包膜包裹。光镜下可见腺瘤细胞间质较少，腺瘤细胞体积较正常细胞偏大，胞质疏松，内含丰富的类脂小滴。肿瘤组织成分测定结果显示腺瘤的甘油三酯含量明显高于其他肿瘤。根据细胞内脂类的不同，肾上腺素瘤可分为结构脂类和成分脂类，其中胆固醇、磷脂为膜脂，主要参与细胞膜和细胞器的构成。而甘油三酯主要分散在胞质和包涵体内，因此化学位移成像上信号的衰减主要由分散在胞质内的脂类小滴所致。

（三）影像学表现

肾上腺腺瘤瘤体直径一般较小，有功能腺瘤直径多小于 3cm。肿瘤呈类圆形或椭圆形，边缘规则。在 T_1WI 和 T_2WI 图像上，肿瘤的信号强度分别类似和高于肝实质。腺瘤最重要的特征是含细胞内脂质，因此化学位移成像是诊断肾上腺腺瘤最可靠的技术。大多数肾上腺腺瘤在化学位移成像反相位图像上表现出病灶内部信号强度的降低。有文献报道，腺瘤反相位信号强度下降超过 20%是诊断腺瘤的可靠依据。动态增强扫描腺瘤表现为特征性的早期轻、中度均匀强化，随后强化程度快速降低，动态强化曲线主要以速升速降或缓升速降两种类型为主。部分腺瘤内可见囊变及点状出血，但出血发生率较低，增强扫描可见周围细线样强化，中心无强化或强化较低。常规磁共振成像不能鉴别功能性和非功能性腺瘤。

（四）鉴别诊断

1. 髓样脂肪瘤 主要由成熟脂肪细胞和数量不等的骨髓外造血组织混合组成，大部分肿瘤有假包膜。依据病灶内所含脂肪组织量的多少，其 MRI 表现可分为脂肪型、软组织型和混合型。病灶内成熟的脂肪成分 T_1WI、T_2WI 均呈高信号，T_2WI 脂肪抑制可见脂肪成分信号明显降低，而化学位移成像反相位图像病灶信号无降低；骨髓样组织呈中等 T_1、长 T_2 信号，增强后髓样组织均匀轻度强化。

2. 嗜铬细胞瘤 大部分患者有明显的临床症状，如阵发性或持续性高血压、心悸及血、尿儿茶酚胺升高等。肿瘤信号不均匀，T_2WI 呈明显高信号，病灶出血、坏死较腺瘤常见。化学位移成像反相位病灶信号不会出现降低，增强扫描明显持续性强化是其特征。

3. 肾上腺皮质腺瘤 发病率较低，多数具有内分泌功能。患者可有库欣综合征、闭经、性早熟等临床表现。肿瘤较大，出血、坏死常见。T_1WI 和 T_2WI 均可见明显不均匀高信号，增强扫描表现为早期强化，缓慢下降。

4. 转移瘤 原发性肿瘤病史（以肺癌转移居多），可为双侧，通常化学位移成像反相位无信号改变，增强扫描强化不明显或不规则环状强化。

【案例 7-4-2-1 点评】

1. 选 D。肾上腺部分肿瘤含细胞内脂质或肉眼可见的脂肪组织，因此化学位移法、频率饱和法等脂肪抑制序列对于鉴别肾上腺肿瘤具有重要的鉴别诊断价值。

2. 选 D。病灶位于右侧肾上腺，而肾上腺位于肾脏上方的肾周脂肪间隙内。

3. 选 E。化学位移成像反相位图病灶内信号降低是肾上腺腺瘤的特征性影像学表现。

4. 选 B。该病例化学位移成像反相位图像可见病灶内信号部分降低，增强扫描早期强化，然后迅速降低，结合临床特点，故肾上腺腺瘤是最可能的诊断。

【案例 7-4-2-2】 患者男性，22 岁，体检发现右侧肾上腺结节 1 年。①现病史：患者 1 年前体检时，上腹部 CT 增强提示右侧肾上腺肿瘤性病变。半年前患者出现右侧腰部疼痛，为钝痛，程度轻微，休息后可自行缓解。②既往史：15 年前因创伤致右肾挫伤。家族史及预防接种史无特殊。③患者入院行腹部 MRI 检查，结果如图 7-4-2-2（a～h）所示。

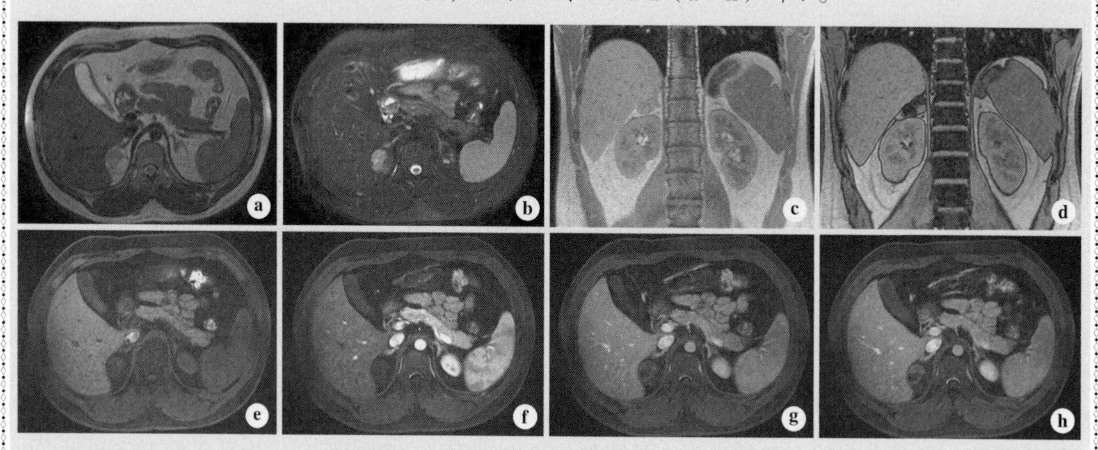

图 7-4-2-2 案例 7-4-2-2 患者 MRI 检查结果

思考题

1. 为明确诊断，MRI 平扫需重点观察的序列是

A. 常规 SE T_2WI 和 T_2WI 脂肪抑制；B. 化学位移成像和 T_2WI 脂肪抑制；C. 常规 SE T_1WI 和 T_2WI；D. 动态增强

2. 下列关于病灶 MRI 信号特点的描述，正确的是

A. 病灶的 T_1WI 为低信号；B. 病灶内不含有细胞内脂质；C. 病灶内不含有脂肪；D. 病灶内同时含有脂肪及细胞内脂质；E. 病灶增强扫描无强化

3. 病变可能的诊断是

A. 肾上腺腺癌；B. 肾上腺腺瘤；C. 肾上腺髓样脂肪瘤；D. 腹膜后脂肪肉瘤；E. 肾上腺髓外造血

4. 根据上面的影像诊断，下列关于该肿瘤的相关特点描述，错误的是

A. 造血系统功能正常；B. 起源于肾上腺髓质；C. 肿瘤由脂肪及骨髓样组织组成；D. 病灶可出现在眼部等其他脏器；E. 通常没有典型的临床症状

肾上腺髓样脂肪瘤（adrenal myelolipoma）是少见的良性肿瘤，起源于肾上腺皮质，多数为偶然发现，尸检发生率为0.08%～0.2%。肿瘤由脂肪和骨髓样组织按不同比例组成。根据世界卫生组织最新的内分泌肿瘤分类，肾上腺髓样脂肪瘤被列为肾上腺皮质间充质和间质类肿瘤。

（一）临床表现

肿瘤平均发病年龄约为51岁，无明显性别差异，肿瘤本身不产生内分泌症状，但可合并库欣综合征、先天性肾上腺增生症、原发性醛固酮增多症、高血压、2型糖尿病等。部分巨大髓样脂肪瘤患者可出现腹胀、腹痛等临床症状。肿瘤多见于右侧，双侧少见。髓样脂肪瘤生长缓慢，自发性破裂发生率约为4.5%，多见于瘤体直径大于10cm的病灶，引起腹膜后出血及失血性休克。

（二）病理表现

大体病理髓样脂肪瘤可为圆形或椭圆形，瘤体直径从几毫米到数十厘米不等，直径超过10cm者称为巨大髓样脂肪瘤。病灶常可见包膜或假包膜，切面呈黄色和红色/棕色，并可见出血。其中假包膜主要由压缩带、肾小球和束带构成。切面的黄色代表脂肪组织，红色或棕色代表造血组织。由于肿瘤内出血和脂肪组织与造血组织的比例不同，因此肿瘤的重量与直径相关性较差，尤其是较大的肿瘤。髓样脂肪瘤的典型光镜下表现为密集的脂肪组织，但该表现却并不常见。另一个主要组成成分是三系造血组织，具有丰富的红细胞、粒细胞/淋巴细胞以及巨核细胞。

（三）影像学表现

MRI可进行多方位成像扫描，有利于病灶的定位及了解其与邻近脏器的关系，特别是对于CT上难以定位、定性时，具有重要的临床应用价值。髓样脂肪瘤通常边界清晰，肿瘤内部信号不均匀。髓样脂肪瘤中的脂肪组织在MRI平扫的T_1WI图像上表现为高或较高信号，而骨髓样组织表现为中锋信号。在T_2WI图像上，脂肪和骨髓样组织均表现为高信号，脂肪抑制序列脂肪组织信号明显降低。增强扫描骨髓样组织呈均匀的轻度强化，具有一定的特征性。骨髓脂肪瘤可以继发于自发出血症状，根据出血时期的不同表现为不同信号表现。大的骨髓脂肪瘤可与其他腹膜后脂肪瘤（如脂肪肉瘤）相混淆。

（四）鉴别诊断

1. 肾上腺皮质腺瘤　其信号均匀，边缘规整，通常瘤体直径小于2cm，并具有相应的临床症状。在T_1WI图像上，腺瘤与肝脏的信号强化近似，高于脾脏，增强扫描早期明显强化，然后迅速廓清。

2. 肾脏血管平滑肌脂肪瘤　主要依靠与肾脏的关系进行鉴别。肾脏血管平滑肌肉瘤与肾脏关系较髓样脂肪瘤密切，可见“劈裂征”“匍匐征”等征象。根据病灶内血管、平滑肌及脂肪比例的不同，增强扫描可呈多种强化方式。

3. 肾上腺皮质癌　通常体积较大，边缘不规则多为分叶状，常伴囊性、坏死或出血性。可侵犯肝、肾、下腔静脉等邻近结构。

4. 肾上腺脂肪瘤　极为罕见。两者只能通过切除肿瘤的组织学检查进行鉴别，肾上腺脂肪瘤不包含骨髓成分。

5. 腹膜后脂肪肉瘤　恶性肿瘤，主要为不成熟的脂肪组织，增强扫描可见不规则、不均匀明显强化，同时伴有不同程度的侵袭症状。

（五）治疗

肾上腺髓样脂肪瘤若直径小于4cm，且无症状者可定期行影像学复查；若肿瘤直径>4cm、有临床症状、随访过程中有明显增大时，应手术切除，以防肿瘤自发性破裂致腹膜后出血等。对双侧发病者不宜做双侧肾上腺切除术，只需选择病灶较大者行肿瘤切除即可。

【案例 7-4-2-2 点评】

1. 选 B。肾上腺肿瘤的鉴别诊断可通过多种脂肪抑制序列对病灶内部的脂肪信号特点进行分析，判断是否为成熟脂肪或细胞内脂质。

2. 选 D。通过化学位移成像和频率饱和脂肪抑制序列图像的对比，病灶信号均可见明显降低，因此病灶内既包含成熟脂肪成分也包含细胞内脂质。

3. 选 C。病灶内脂肪成分丰富，增强扫描呈轻度不均匀强化，无明显特异性临床症状。因此，肾上腺髓样脂肪瘤可能性最大。

4. 选 B。髓样脂肪瘤起源于肾上腺皮质。

【案例 7-4-2-3】 患者男性，29 岁，B 超发现右侧肾上腺占位 1 天。①现病史：患者于 1 天前体检 B 超时发现：右侧肾上腺复合型包块。无特殊不适。②既往史：既往未检测血压，自述最高血压 140/88mmHg。家族史及预防接种史无特殊。③患者入院行腹部 MRI 检查，见图 7-4-2-3（a～h）。

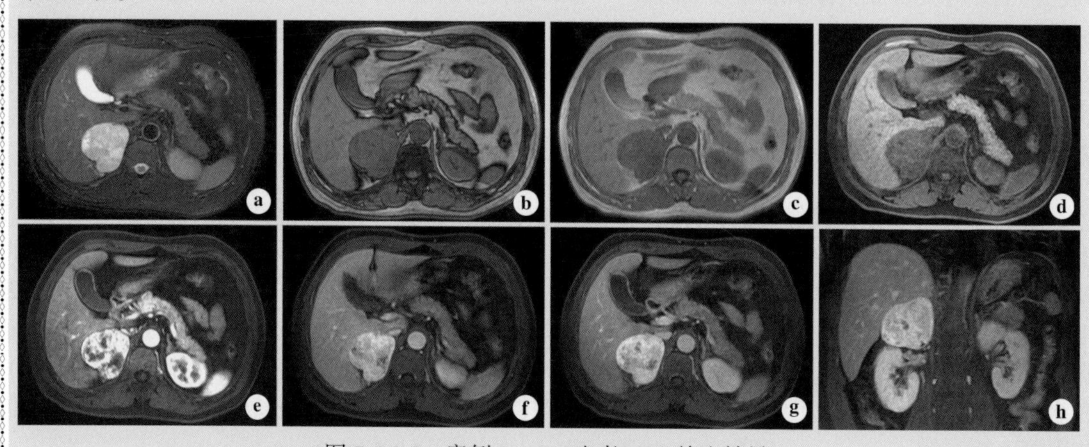

图 7-4-2-3 案例 7-4-2-3 患者 MRI 检查结果

思考题

1. 关于病灶的 MR 影像征象描述，错误的是

A. 病灶位于腹膜后；B. T_1WI 为稍低信号；C. T_2WI 为明显高信号；D. 化学位移成像反相位病灶信号不均匀降低；E. 病灶与肝脏分界清晰

2. 病灶的增强扫描特点是

A. 无强化；B. 早期无明显强化，后期明显强化；C. 早期轻度强化，后期明显强化；D. 早期明显快速强化，后期呈持续强化；E. 早期快速强化，后期廓清

3. 可能的诊断是

A. 嗜铬细胞瘤；B. 肾上腺腺瘤；C. 肾上腺髓质增生；D. 肾上腺腺癌；E. 肾上腺血肿

4. 除肾上腺外，该肿瘤还常发生的部位是

A. 小脑半球；B. 胃肠道；C. 卵巢；D. 膀胱；E. 四肢长骨

嗜铬细胞瘤（pheochromocytoma，PHEO），是肾上腺区较常见的肿瘤，又称副神经节瘤，起源于神经外胚层嗜铬细胞，自颅底到盆腔均可有嗜铬组织分布。嗜铬细胞瘤绝大多数（约 90%）发生在肾上腺髓质；少数源于肾上腺之外的嗜铬组织，包括腹膜后区、纵隔脊柱旁以及膀胱壁等处，称为副神经节瘤。嗜铬细胞瘤又被称为 10%肿瘤（大约 10%为双侧，10%位于肾上腺外，10%发生在儿童）。

（一）临床表现

嗜铬细胞瘤其病理生理特点是瘤体分泌大量的儿茶酚胺（肾上腺素和去甲肾上腺素）。最常见的临床表现是继发性高血压，高血压发作时伴有头痛、心悸和多汗三联征最具诊断价值，但少数病例可无任何症状。实验室检查（包括血浆和尿中儿茶酚胺及其代谢产物的定量分析）对于嗜铬细胞瘤的诊断具有非常重要的意义。影像学检查在肿瘤的定位、筛查及分期等方面具有十分重要的价值。

（二）病理表现

大体病理瘤体可见包膜，包膜可不完整，瘤体切面呈棕色或黄色，或杂色相间，切面常见出血、坏死或囊性变，瘤体基质具有丰富的血管。肿瘤细胞特征性地排列成轮廓分明的巢状，由纤细的纤维血管性间质包绕。光镜下肿瘤细胞的大小及形态变化很大，胞质为嗜碱性或嗜双色性，细胞核常常是圆形或卵圆形，核仁明显。部分肿瘤胞质内可能有脂质的累积，并导致与肾上腺皮质肿瘤在大体和光镜检查鉴别诊断有一定的难度。有研究表明，内皮素（ET-1）在肾上腺皮质腺瘤表达100%阳性，在嗜铬细胞瘤中不表达。嗜铬蛋白（CgA）在嗜铬细胞瘤中100%阳性表达，而在肾上腺皮质腺瘤不表达。因此，在皮质和髓质肿瘤的鉴别诊断中，CgA（+）、ET-1（−）的肿瘤提示嗜铬细胞瘤。

（三）影像学表现

T_1WI图像嗜铬细胞瘤表现为较肝实质稍低信号，如瘤内伴有出血，可表现为混杂的稍高信号；T_2WI呈明显不均匀高信号，多较肾实质信号高，甚至与脑脊液信号相仿，并且在T_2WI脂肪抑制序列上表现更明显。瘤内伴有囊性变时信号不均匀，可见T_1WI低信号及T_2WI更高信号区，增强扫描无强化或中等强化。T_2WI图像上明显高信号是嗜铬细胞瘤的特征性表现，但并不绝对。嗜铬细胞瘤可包膜完整，病变较大时常挤压周围结构，但与之分界清楚，无周围器官侵犯及远处转移。恶性程度较高者往往体积增大、形态不规则，包膜亦不完整，病灶内部坏死较多，可侵犯局部血管或邻近组织，病灶周围也可出现小的卫星结节，局部淋巴结及骨髓可见转移。增强扫描病灶的实性部分快速、明显强化，且呈持续性强化。伴有坏死、囊性变和出血时强化不均匀。有文献报道，嗜铬细胞瘤肿瘤间质成分的总量与其延迟强化程度明显相关，即肿瘤间质成分（包括血管成分、玻璃样变等）越多，延迟期强化程度越明显，可能与对比剂在间质成分中滞留时间相对较长有关。

（四）鉴别诊断

无功能性肾上腺嗜铬细胞瘤主要与无功能性腺瘤、肾上腺转移癌和肾上腺腺癌相鉴别。

1. 肾上腺无功能性腺瘤　最重要的特征是细胞内脂质，大部分肾上腺腺瘤在化学位移成像反相位上信号降低，信号强度减低超过20%，就可诊断为肾上腺腺瘤。动态增强扫描肾上腺腺瘤强化程度不如肾上腺嗜铬细胞瘤。

2. 肾上腺转移癌　绝大部分有原发肿瘤病灶，常为双侧，也可为单侧。T_1WI表现为低信号，T_2WI为高信号，增强扫描强化形式多样，呈渐进性强化，特征性表现是反相位上信号无减低，容易鉴别。

3. 肾上腺腺癌　原发性肾上腺腺癌罕见，以库欣综合征的临床表现为常见，肿块发现时一般较大，病灶可见出血、坏死，并侵袭周围组织。

4. 肾上腺髓质增生症　主要与功能性肾上腺嗜铬细胞瘤相鉴别，两种临床表现和定性诊断均可表现为儿茶酚胺症。肾上腺髓质增生症罕见，表现为一侧或双侧肾上腺体积增大、变圆，无明显肿块影，或结节状增大，无包膜，结节信号强度及强化程度与周围腺体相似。

【案例7-4-2-3点评】

1. 选D。PHEO几乎不含脂肪成分，因此化学位移成像正反相位无异常信号改变。

2. 选D。PHEO具有丰富的毛细血管网和血窦，故未发生坏死的瘤体实质常表现为增强扫描动脉期明显不均匀强化，部分瘤体类似动脉期“花斑脾”炎强化，门静脉期及平衡期仍保持强化。

3. 选A。青年患者，高血压病史。肾上腺肿瘤不含脂质成分，且动脉期、门静脉期及延迟期均呈明显持续强化。嗜铬细胞瘤可能性最大。

4. 选D。嗜铬细胞组织分布广泛，膀胱是其好发部位之一。

【案例 7-4-2-4】 患者男性，49 岁，反复胸痛 1 个月余，咳嗽、咳痰半个月。①现病史：1 个月前患者出现胸痛，以右侧为主，呈间断钝性疼痛，持续数分钟至数小时不等，运动及深呼吸后无明显加重，无发热、盗汗等不适。1 周前患者右侧胸痛较前加重，伴咳嗽、咳少量白色黏液痰，服用止痛药后胸痛症状较前稍缓解，但仍感咳嗽、咳痰。3 天前患者行胸部 CT 示：左肺上叶尖段占位及双肺多发结节。②既往史：无特殊。③患者入院行腹部 MRI 检查，结果见图 7-4-2-4（a～h）。

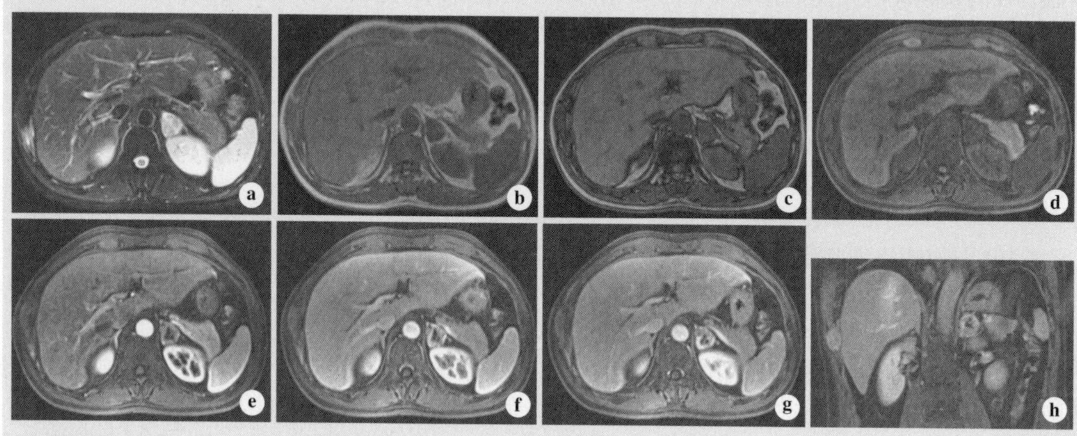

图 7-4-2-4 案例 7-4-2-4 患者 MRI 检查结果

思考题

1. 下列关于病变 MRI 表现描述正确的是

A. 病灶位于左侧肾前间隙；B. 病灶内部无强化区为脂肪变性；C. 病灶动脉期不均匀强化，静脉期迅速廓清；D. 病灶侵犯脾静脉；E. 右侧腹壁病灶强化与肾上腺强化近似

2. 根据临床及影像学表现，最有可能的诊断是

A. 肾上腺增生；B. 肾上腺嗜铬细胞瘤；C. 肾上腺转移癌；D. 肾上腺腺癌；E. 肾上腺腺瘤

3. 该病变发生的主要途径为

A. 淋巴转移；B. 直接侵犯；C. 血行转移；D. 种植转移

4. 肾上腺转移最常见的原发性肿瘤是

A. 肾癌；B. 乳腺癌；C. 肺癌；D. 甲状腺癌；E. 卵巢癌

（一）临床表现

肾上腺血供丰富，是恶性肿瘤最常见的转移部位，尸检发生率约为 9%，转移多发生在肾上腺髓质。在原发肿瘤中以肺癌最多，其次是乳腺癌、甲状腺癌、胃肠道肿瘤、淋巴瘤、肾癌、肝癌等，肾上腺转移癌以上皮来源恶性肿瘤为主。肾上腺转移癌可单侧或双侧发生，大小不一。随诊观察肿瘤增大或治疗后缩小为重要诊断依据。肾上腺转移癌常合并腹膜后淋巴结转移。肾上腺转移癌多无特殊临床症状。所以早期检出率较低。肾上腺与肝、脾、肾等脏器紧密相邻，且血运丰富，多种脏器、器官发生的恶性肿瘤均可经血行播散、淋巴系统播散或直接侵及肾上腺，其中以血行转移为主要途径。

（二）影像学表现

根据 MRI 扫描征象，结合临床表现及既往病史可对该病确诊，MRI 表现为：肾上腺区的不规则肿块，一般直径为 3～10cm。较小的肿瘤（≤3cm）往往形态规则、边界清晰。其形态学表现与腺瘤等肾上腺常见良性肿瘤相似，无法作出定性诊断。较大的肿瘤（≥5cm）形态不规则，肿块部分边界欠清晰，有坏死，生长速度快，与皮质腺癌类似。MRI 扫描病灶 T_2WI 多呈等、高信号，也可表现为等、低信号。增强扫描呈轻、中度不均匀强化，也可见环状不规则强化，延迟期对比剂廓清不明显。常伴有腹膜后淋巴结肿大及腹水征阳性。肾上腺转移癌的诊断关键在于结合临床病史及实验室检查。

（三）鉴别诊断

1. 肾上腺皮质腺瘤　腺瘤典型的细胞内脂质在化学位移成像反相位上表现为信号降低，动态增强扫描早期明显强化，然后迅速廓清。

2. 肾上腺腺癌　临床症状常伴有库欣综合征。MRI 表现与转移瘤有一定的重叠，主要依靠临床病史及表现加以鉴别。

（四）治疗

肾上腺转移癌的治疗主要包括手术和非手术治疗，后者主要包括放射治疗和微创治疗。临床研究表明，肾上腺转移癌手术切除的患者生存率高于非手术患者。部分患者术后 5 年生存率可达 31.00%～38.05%。肾上腺转移癌的手术治疗指征主要有：①孤立性肾上腺转移（单侧或双侧）；②原发肿瘤得到控制；③影像学提示肾上腺转移癌未浸润周围组织，并可切除；④患者全身情况可耐受手术。

【案例 7-4-2-4 点评】

1. 选 E。病变位于左侧肾上腺，故定位于肾周脂肪囊正确，如图所示化学位移成像病灶信号在同反相位图像上无明显变化；病灶与邻近脏器分界清晰，增强扫描动脉期不均匀强化，静脉期呈持续强化，同时右侧腹壁可见一强化近似结节。

2. 选 C。患者中年男性，反复咳嗽咳痰伴胸痛，对症治疗无明显缓解，CT 提示左肺占位伴双肺多发结节。结合临床资料及 MRI 表现可诊断肾上腺转移癌。

3. 选 C。肾上腺血供丰富，是最常见的转移脏器之一，且多经血行转移。

4. 选 C。肾上腺转移最常见的原发性肿瘤为肺癌。

【案例 7-4-2-5】　患者男性，51 岁，右上腹疼痛 1 个月余。①现病史：患者入院前 1 个月余无明显诱因突发右上腹疼痛，性质为绞痛，持续 5 分钟好转。病程期间疼痛次数逐渐增加，程度进行性加重。患者遂于本院就诊，行腹部 CT 示右侧肾上腺占位性病变，考虑恶性肿瘤可能，腺瘤待排。②既往史：2000 年患肺结核，已治愈。30 年前胸部受刀伤致血气胸。③患者进一步行腹部 MRI 检查，结果见图 7-4-2-5（a～h）。

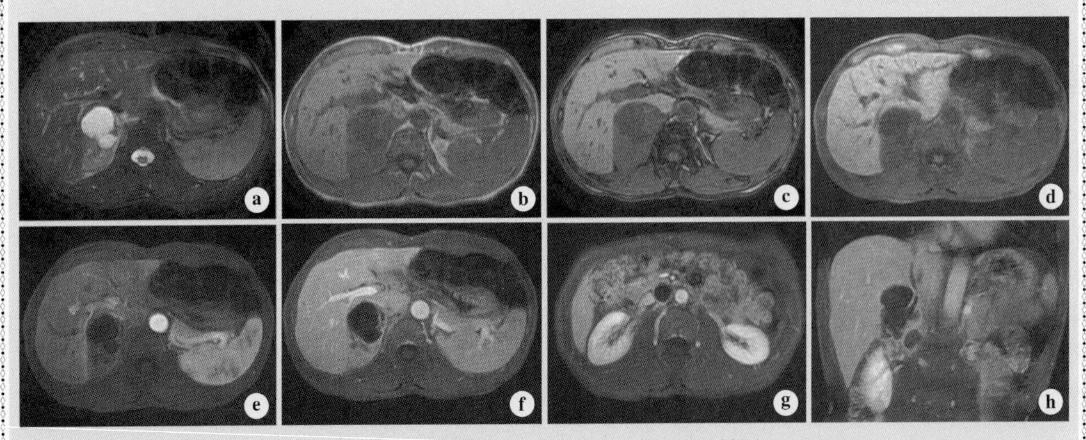

图 7-4-2-5　案例 7-4-2-5 患者 MRI 检查结果

思考题

1. 下列关于病变 MRI 表现的描述，正确的是

A. 右侧腹膜后淋巴结增大；B. 化学位移成像反相位病灶内部信号不均匀降低；C. 病灶动脉期明显不均匀强化；D. DWI 图像显示病灶内液性成分明显弥散受限；E. 肝右叶后段实质受侵

2. 根据临床及影像学表现，最有可能的诊断是

A. 肾上腺乏脂型腺瘤；B. 肾上腺嗜铬细胞瘤；C. 肾上腺转移癌；D. 肾上腺腺癌；E. 肾上腺结核

3. 对于该肿瘤，下列最有良、恶性鉴别诊断价值的检查是

A. 超声检查；B. CT 动态增强检查；C. MRI 增强检查；D. PET-CT 检查；E. 核素检查

4. 下列关于该肿瘤的说法，错误的是

A. 该肿瘤可转移至骨骼；B. 属罕见的恶性肿瘤；C. 有分泌功能的不足 50%；D. 常伴坏死、囊变和出血；E. 可有脂肪沉积

肾上腺皮质腺瘤（adrenocortical carcinoma，ACC）是一种罕见的起源于肾上腺皮质的恶性肿瘤，仅占所有肾上腺恶性肿瘤的 0.05%～0.2%，每年发病率为百万分之一。可发生于任何年龄段，发病年龄分布呈双峰，初峰在儿童人群，第二峰在 30～50 岁成人。性别以女性多见，约占 60%，并且多为典型功能性皮质腺癌，2%～10%可双侧发病。

（一）临床表现

有分泌功能的肾上腺皮质腺瘤占 50%以上，表现为库欣（Cushing）综合征、男性化、女性化或库欣综合征合并男性化或女性化；反之无激素异常分泌，则为无功能肾上腺皮质腺瘤。库欣综合征多由于皮质醇分泌增多引起，特征性的临床表现有向心性肥胖、满月脸、水牛背、四肢瘦小、多血质、皮肤菲薄以及瘀斑或脂纹、类固醇性糖尿病、高血压、低血钾。过多分泌雄激素引起临床症状在男性患者中不显著，但是在女性患者中则多会出现多毛，月经减少、不规则或停经，痤疮以及明显男性化。过多分泌雄激素相对少见。醛固酮增多在醛固酮皮质腺癌中很少见，可引起高血压和低血钾，但是这些症状在库欣综合征中也常表现，与肾素-血管紧张素系统激活及皮质醇可刺激盐皮质激素受体等因素有关。儿童以功能性肾上腺皮质腺瘤为主（85%以上），以雄激素升高引起性早熟及男性化多见。成人中，无功能性皮质腺癌占 65%～85%，患者多表现为大肿块和肿块引起的相应症状（如腹痛、腰痛、恶性呕吐等，占 55%）或可触及肿块（40%～50%）。部分小的无功能肾上腺皮质腺瘤因其他原因性腹部或胸部检查是偶然发现（0%～25%）。一些无功能性肿瘤患者可以一直没有症状直到出现转移征象或症状，如黄疸、胸痛、骨痛（约 30%）。转移以肝转移、肺转移最常见，其次是淋巴结及骨转移。

（二）病理表现

ACC 有成为大肿瘤的倾向（直径>5cm）。文献报道，肾上腺肿瘤体积越大，其恶性可能性越大。ACC 大体上可呈不规则结节或椭圆形，有不完整的包膜，多与周围脏器相似。腺癌组织质软，脆，易碎，切面黄色，出血坏死多见，光镜下，癌细胞均有不同程度的肥大，呈腺泡、索状或散在片状密集排列，以亮细胞和暗细胞混合存在，常见大的空泡核，分化较好的与腺瘤近似，分化较差的癌细胞核大、深染，核异型性明显，可找到核分裂象。ACC 常有宽大的纤维间隔，纤维间隔内可见相对粗大的肿瘤血管，血管内可见癌栓。Weiss 提出，经 Aubert 改良的肾上腺皮质良恶性肿瘤组织学诊断标准如下：①高度异型性；②大于 5/50 HPF；③病理性核分裂；④透明细胞占据全部肿瘤细胞<25%；⑤弥漫性结构（>33%肿瘤组织）⑥坏死；⑦静脉侵犯；⑧窦隙侵犯；⑨包膜侵犯。具有≥3 例上述征象考虑为恶性。

（三）影像学表现

无论是功能性或无功能性肾上腺皮质腺瘤，除核素检查外，其他影像学技术检查常有相似影像学表现。

肾上腺皮质腺瘤多为肾上腺区较大的肿块。磁共振成像冠、矢状位检查有助于确定肿块来自于

肾上腺。肿块的信号强度常常由于出血坏死而不均匀，T_1WI 实性成分主要呈低信号表现且信号强度低于肝实质，瘤内坏死或出血灶表现为更长 T_1 低信号或短 T_2 高信号；T_2WI 实性成分则以显著高信号为主，而瘤内坏死或出血灶表现为更长 T_2 高信号。动态和延迟增强检查，肿瘤常呈不均匀强化且强化程度下降缓慢，对比剂廓清延迟。但是当肾上腺皮质腺瘤直径<5cm 时，其信号强化也可较均一而无坏死灶，表现类似于良性皮质腺瘤。此时，行化学位移检查有助于两者鉴别。ACC 反相位图像信号无下降或仅有局灶性下降，与良性含脂腺瘤显著均匀性信号降低不同。MRS（MR 波谱）检查研究证实，肾上腺皮质腺瘤脂质含量（1.5%～3.5%）明显低于良性腺瘤脂质含量（13.4%～17.5%）。此外，MRI 增强检查能进一步确定下腔静脉内是否存在瘤栓。

（四）鉴别诊断

1. 肾上腺皮质腺瘤 ACC 肿瘤直径通常>5cm，而肾上腺皮质腺瘤较小，增强扫描腺瘤早期明显强化，然后迅速廓清。虽然腺癌和腺瘤均可表现为化学位移成像反相位信号改变，但腺癌往往内部更不均匀，而腺瘤坏死囊变极少见，形成假囊肿和网格状改变更少。ACC 还可侵犯包膜、血管及周围组织。

2. 肾上腺嗜铬细胞瘤 嗜铬细胞瘤 T_2WI 信号强度高于腺癌，化学位移成像信号无变化。虽然腺癌与嗜铬细胞瘤强化方式和转移相似，但增强扫描动脉期嗜铬细胞瘤强化比腺癌更明显，门静脉期强化趋于均匀。实验室检查两种的激素不同。

3. 肾上腺转移瘤 肾上腺腺癌与转移癌影像征象存在一定的重叠，可根据临床病史进行鉴别，且转移癌多双侧发生。

【案例 7-4-2-5 点评】

1. 选 A。病变位于右侧肾上腺，化学位移成像病灶信号在同反相位图像上无明显变化，DWI 显示病灶边缘弥散受限，内部无明显受限，增强扫描动脉期轻度不均匀强化；与肝右叶后段分界清晰，伴右侧腹膜后淋巴结增大。

2. 选 D。病灶体积较大，内部多发坏死，化学位移成像反相位图像信号无降低，增强扫描动脉期表现为不均匀稍低强化，以静脉期及延迟期强化为主。患者无明显内分泌异常症状，以腹痛为主，结合临床及影像学特点，肾上腺腺癌可能性最大。

3. 选 E。除核素检查外，肾上腺腺癌超声、CT、MRI 及 PET-CT 检查常常影像学表现相似。

4. 选 C。肾上腺腺癌属于罕见肿瘤，功能性肾上腺腺癌占比>50%，常可见囊变、坏死、出血和脂肪沉积，晚期可转移至肝、肺、腹膜后淋巴结及骨。

三、肾上腺囊肿

【案例 7-4-3-1】 患者男性，44 岁，因“体检发现左侧肾上腺肿瘤 2 年余”入院。①现病史：患者于 2 年前体检发现左侧肾上腺肿瘤，大小约 2cm×2cm×3cm，无腰胀、腰痛，无肉眼血尿及排尿困难、尿急、尿痛，偶有心悸、气短、胸闷、耳鸣，患者自发病以来，未进行相关治疗，且上述症状未见缓解；入院后行 CT 检查提示左侧肾上腺囊性占位。②既往史：患者有高血压病史 2 年余；个人史、家族史无特殊。③患者进一步行腹部 MRI 检查，见图 7-4-3-1（a～g）。

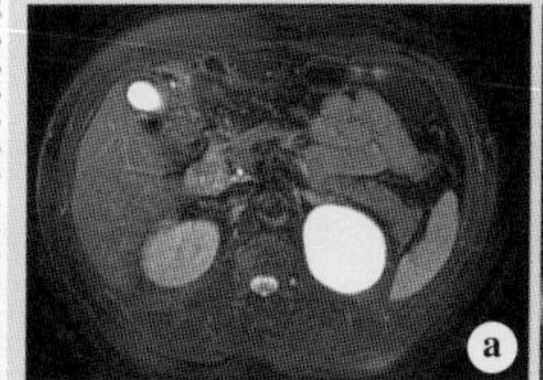

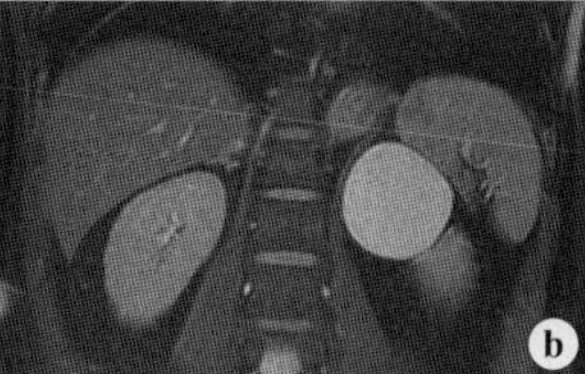

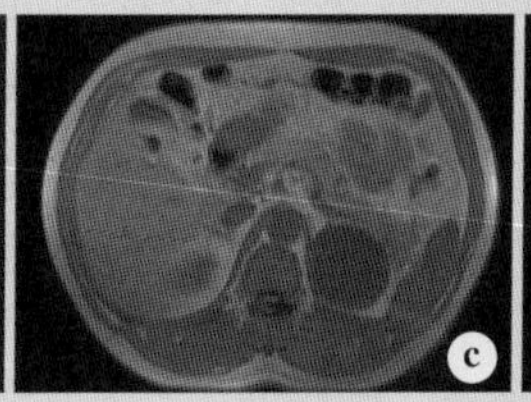

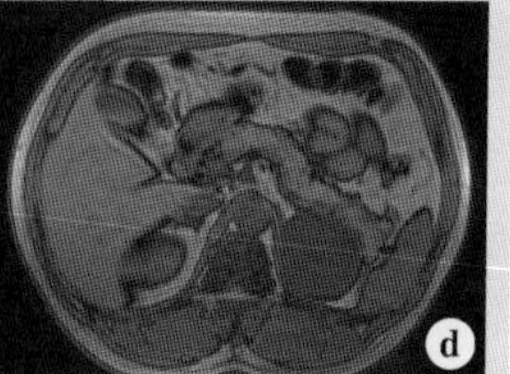

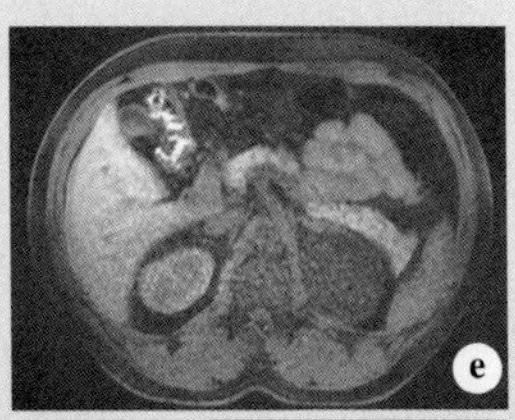
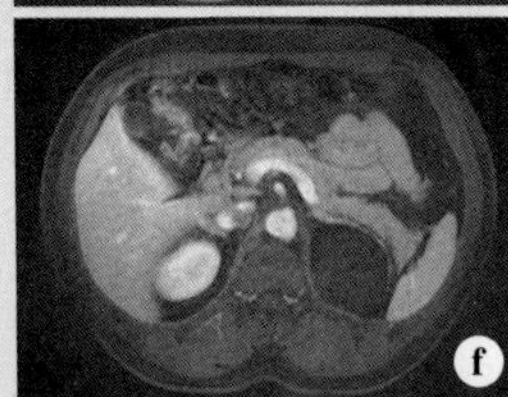
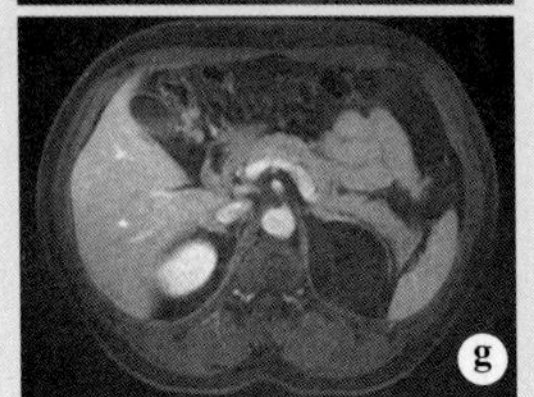
图 7-4-3-1 案例 7-4-3-1 患者 MRI 检查结果

思考题

1. 患者进一步行 MRI 检查，其相对 CT 检查的优势，以下叙述错误的是

A. MRI 具有较高的软组织分辨率，并且具有三维空间多层切面优势，对病灶与邻近器官的关系显示清晰，有助于病变定位诊断；B. MRI 信号特征能进一步反应病灶内容物成分特点，有助于定性诊断；C. 具有较高的密度分辨率，且对于出血、钙化等较 CT 更为敏感；D. 多参数成像，不仅能显示解剖结构，还能提供生化代谢信息

2. 下列有关该病变的 MRI 影像征象的描述，不正确的是

A. 左侧肾上腺区类圆形囊性占位，边缘光滑，呈长 T_1WI 长 T_2WI 信号；B. 病灶与左侧肾上腺内支分界欠清；C. 该病灶内信号均匀，增强后呈轻度边缘强化；D. 左肾上极呈轻度受压改变

3. 关于肾上腺囊肿，下列描述不正确的是

A. 超声检查是肾上腺囊肿的首选影像学检查方法；B. 较少见，呈水样密度或信号，可有分隔，增强扫描无明显强化，少数囊壁及分隔轻度强化；C. 囊壁光滑，且不易出现钙化；D. 一般无症状，病灶较大时可有压迫周围器官，并引起相应症状

4. 对于肾上腺囊肿的治疗，以下叙述正确的是

A. 一旦发现肾上腺囊肿，应立即行手术切除；B. 对于体积较小的囊肿也应尽早手术切除以防其恶变；C. 对于术前有内分泌功能或术中可疑有周围肾上腺组织病变者，可仅行囊肿除术；D. 囊肿体积较小、临床无症状、无内分泌功能并能排除肿瘤的患者可以严密观察随访

肾上腺囊肿（adrenal cyst）为较罕见的肾上腺良性病变，由 Greiseleus 于 1670 年首次报道。本病多发生于单侧，男女发病率之比为 1∶3。其临床症状取决于囊肿的大小及与周围组织的关系，小的囊肿可无任何症状和体征，较大囊肿可出现上腹部肿块并压迫周围器官，引起腰部或上腹部胀痛及相应受压的消化道症状；囊肿破裂出血可伴有发热、贫血、急腹症甚至休克等表现。

（一）病因及分型

在病理上可分为四类：①内皮囊肿（45%），其中大多数是淋巴管源性囊肿，有学者认为其发病是由淋巴管阻塞所致，其余是血管源性囊肿。②假性囊肿（39%），常由创伤、急慢性感染、肿瘤等原因导致肾上腺出血而形成，是肾上腺出血的囊性残余或既往肾上腺肿瘤的囊性变。组织学上囊壁由纤维组织形成而无内皮或上皮细胞覆盖，可有分隔，且囊壁和分隔可有钙化斑。③上皮性囊肿（9%），内壁为柱状上皮，由胚胎始基残余异常发育而来，包括真性腺样囊肿、胚胎性囊肿和囊性腺瘤。④包虫性囊肿（7%），寄生虫感染，常为包虫囊肿，其内可见子囊，壁较厚，多有钙化。

根据 CT 征象将肾上腺囊肿分为三类：①单纯囊肿，直径小于 6cm，均质水样密度，囊壁厚度小于 3mm；②复杂囊肿，密度高而不均质，病灶中央点状钙化或周围较厚的钙化或囊壁大于 5mm；③不确定性囊肿，呈单纯囊肿的征象而密度稍高于水（接近 30Hu），病灶直径大于 6mm 或囊壁厚且边界不清。

囊性肾上腺肿块还可分为肿瘤源性肾上腺囊肿和非肿瘤源性肾上腺囊肿两大类。肿瘤源性肾上腺囊肿的产生是由肿瘤发生坏死或囊变所致。

（二）MRI 影像学表现

肾上腺囊肿的 MRI 表现主要是 T_1WI 低信号，T_2WI 高信号灶；但随囊内容物的不同囊肿信号亦发生改变，如囊内出血，T_1WI、T_2WI 均为高信号。囊内可见分隔，囊壁一般光滑；增强后囊液不强化，囊壁和分隔多数不强化，少数可有轻度强化。囊肿较大者可使肾上腺内、外支受压移位，并将相邻肾脏、肝脏、胰腺、脾脏及下腔静脉等向四周推挤。对于较大囊肿定位困难时，MRI 具有优越性，能在三维空间做多层切面，对病灶与邻近器官的关系显示清晰。

（三）鉴别诊断

肾上腺囊肿还需要与其他肾上腺囊性病变相鉴别。在鉴别肾上腺囊肿与肿瘤囊变时，囊壁厚度有重要价值，肾上腺囊肿囊壁厚度多小于1mm，内外壁光整；肾上腺肿瘤囊变时，囊壁一般大于5mm。增强扫描肾上腺囊肿壁多数不强化，少数可有轻度强化；肿瘤囊变时，囊壁肿瘤组织多数强化较明显。然而，囊壁厚度在鉴别囊性病变的良、恶性时价值有限，有报道嗜铬细胞瘤囊壁可以很厚，而肾上腺皮质腺瘤囊壁可以很薄。囊内壁是否光整对于鉴别肾上腺良、恶性病变有一定价值，脓肿、嗜铬细胞瘤或神经鞘瘤囊变时，囊内壁多光整，原发肾上腺癌和转移肿瘤囊变时，囊内壁多不光整，可有壁结节。另外，肾上腺肿瘤性囊肿可有原发病的临床表现和相关实验室检查的改变，以供鉴别。

（四）治疗

目前一致认为囊肿体积较小、临床无症状、无内分泌功能并能排除肿瘤的患者可以严密观察随访，而对于以下任一种情况，均为手术适应证：①肾上腺囊肿直径＞5cm；②有临床症状或结构复杂的囊肿；③寄生虫性或并发囊内出血；④有内分泌功能，不能排除恶性变的。治疗以腹腔镜手术为主。对于术前明确诊断的单纯性囊肿，且与肾上腺有明确界限的行囊肿完整切除术；对于体积较大的单纯性囊肿，后腹腔镜下不易游离的，则先开窗吸除囊液，使囊肿变小，增大操作空间。对于术前有内分泌功能或术中可疑有周围肾上腺组织病变者，行囊肿及肾上腺全切除术；若囊肿与正常肾上腺组织有粘连，界限不清，但可排除恶性变者，视术中情况行肾上腺部分切除或全切除。

【案例 7-4-3-1 点评】

1. 选 C。MRI 相对 CT 具有较高的软组织分辨率，但密度分辨率及空间分辨率 CT 具有优势；MRI 信号可反应组织内成分，但磁共振成像对钙化不敏感。

2. 选 C。图像所示左侧肾上腺区囊性占位，与左侧肾上腺内支分界欠清，呈长 T_1WI 长 T_2WI 信号，增强后无明显强化。

3. 选 C。有文献报道 69%肾上腺囊肿可出现囊壁钙化，并提出囊壁蛋壳样钙化是诊断肾上腺囊肿的可靠征象。

4. 选 D。目前认为囊肿体积较小、临床无症状、无内分泌功能并能排除肿瘤的患者可以严密观察随访，而对于以下情况，应手术治疗。①肾上腺囊肿直径＞5cm；②有临床症状或结构复杂的囊肿；③寄生虫性或并发囊内出血；④有内分泌功能，不能排除恶性变。对于术前有内分泌功能或术中可疑有周围肾上腺组织病变者，行囊肿及肾上腺全切除术。

四、肾上腺结核

【案例 7-4-4-1】 患者男性，53岁，因“潮热、盗汗3个月余，发现右侧气胸7天”入院。①现病史：入院3个月余前，患者无明显诱因出现潮热、盗汗，伴干咳、活动后气促，气促进行性加重，不伴消瘦，不伴胸闷、胸痛、乏力，于外院治疗，考虑诊断“结核性胸膜炎”，并予以抗结核治疗，患者症状缓解不明显。②既往史、个人史、家族史无特殊。③患者进一步行腹部MRI检查，见图7-4-4-1（a～g）。

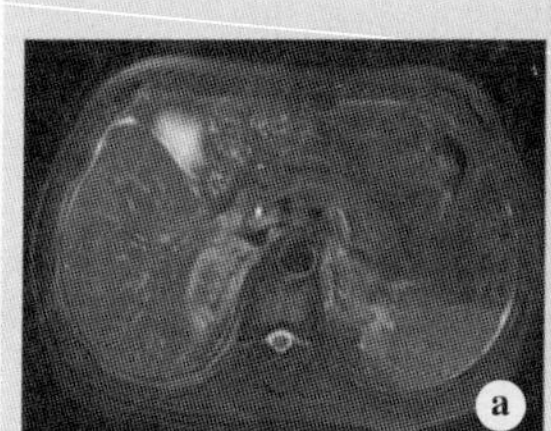

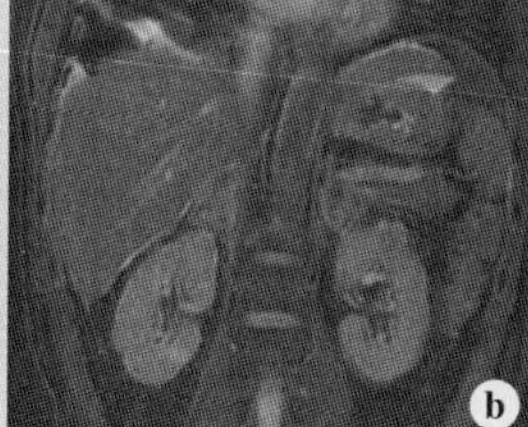

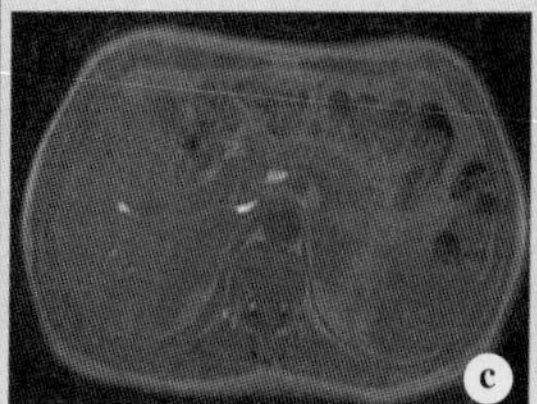

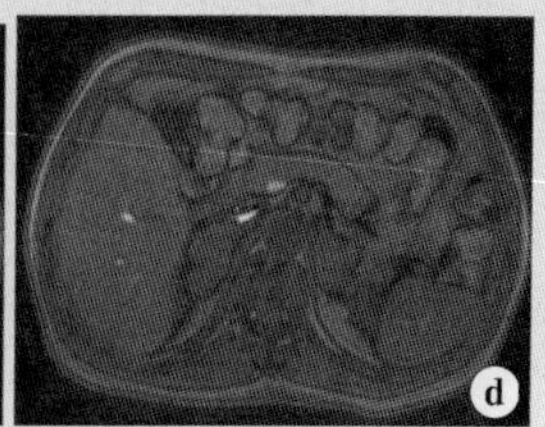

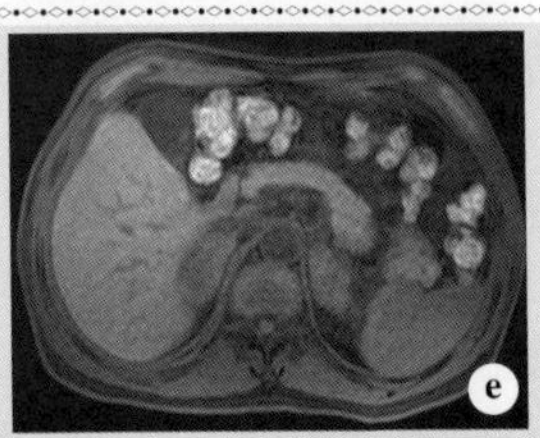
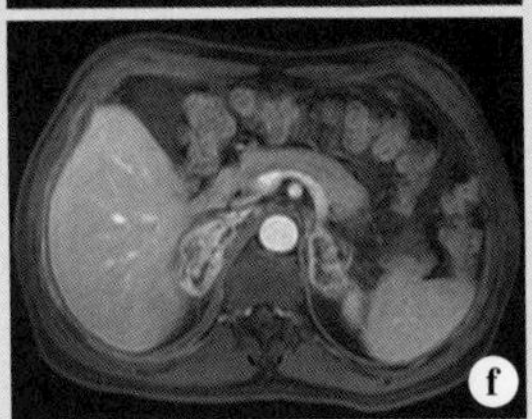
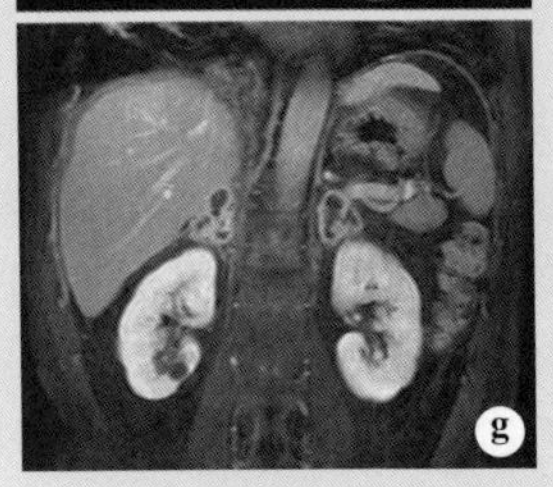

图 7-4-4-1 案例 7-4-4-1 患者 MRI 检查结果

思考题

1. 关于肾上腺结核的 MRI 特点，下列叙述有错误的是

A. 干酪化期双侧肾上腺增大，形成不规则肿块；B. 单侧肾上腺肿胀，伴巨大的信号不均匀肿块；C. 增强检查双侧肾上腺肿块周边和内隔发生强化，低信号区无强化；D. 钙化期双侧肾上腺弥漫性钙化，T_1WI、T_2WI 均呈低信号

2. 为辅助肾上腺结核诊断，还需结合相关实验室检查，以下正确的是

A. 结核抗体阴性；B. 不同程度的血浆 Na^+、皮质醇、尿 17-羟皮质类固醇增高；C. 血浆 K^+降低；D. 血浆促肾上腺皮质激素（ACTH）升高

3. 关于肾上腺结核的叙述，正确的是

A. 病程较短，常合并肺结核或腹腔结核；B. 肾上腺结核是肾上腺皮质功能亢进的常见原因之一；C. 病灶以双侧多见，多累及皮质及髓质；D. 肾上腺结核均会出现消瘦、食欲减退、皮肤黏膜色素沉着、低热及血压降低等艾迪生病的典型临床表现

4. 下列影像征象可作为提示肾上腺结核处于活动期的参考指标，应除外

A. 病灶体积进行性增大；B. 边缘渗出；C. 病灶强化逐渐增强；D. T_2WI 信号强化逐渐降低

肾上腺结核（adrenal tuberculosis）较为少见，多并发于其他脏器结核，为全身性结核的一部分，以双侧性多见，男性略多于女性。在发展中国家，肾上腺结核是肾上腺皮质功能减退的最常见原因。

（一）临床和病理

临床病程一般较长，长达数年或更长时间，常先有或同时有其他部位结核灶，可伴有低热、盗汗、乏力等症状；当 90%以上的肾上腺组织遭到破坏时可出现一系列临床表现，主要症状和体征是乏力、消瘦、食欲减退、皮肤黏膜色素沉着、腹痛、低热及血压降低等，为艾迪生病的典型表现，其中皮肤色素沉着是最主要的临床体征。实验室检查均显示有不同程度的血浆 Na^+、皮质醇、尿 17-羟皮质类固醇降低，血浆 K^+、血浆促肾上腺皮质激素（ACTH）升高。

肾上腺结核病变大多累及皮质和髓质，早期病理学基础为结节样肉芽肿和干酪样坏死，腺体肿胀；晚期伴有不同程度纤维化、钙化和瘢痕形成，有时腺体可萎缩。按病理可分为干酪样期和钙化期。

（二）MRI 影像学表现

肾上腺结核的不同 MRI 表现取决于其病理改变，包括结核肉芽肿、干酪样坏死、纤维化、瘢痕及钙化。当病灶中出现结核肉芽肿及干酪样坏死，累及肾上腺表现为肿块样肿大，T_1WI 低或等信号，T_2WI 高信号。病灶中心出现干酪样坏死可呈现边缘强化，而中心无坏死组织在增强 MRI 上呈现均匀强化。随着腺体内纤维、纤维瘢痕及钙化组织增多，腺体体积缩小或正常化，在 T_2WI 上会出现特异性的中心低或等信号，根据病灶内不同程度的纤维化、肉芽肿、干酪样坏死及钙化，可出现不均匀强化和边缘强化。当病灶完全被纤维或钙化组织取代时，腺体萎缩，T_1WI、T_2WI 均呈低信号，增强后无强化。T_2WI 低或等信号的特征有助于鉴别稳定期及潜伏期的感染。

（三）鉴别诊断

1. 肾上腺转移癌 多为双侧，钙化非常少见，极少造成肾上腺皮质功能低下。病灶出现坏死、囊变时增强检查呈不规则厚壁环形强化，需与本病相鉴别，但结合原发肿瘤病史和（或）其他器官转移病灶诊断并不难。

2. 肾上腺淋巴瘤　以非霍奇金淋巴瘤多见，50%～70%双侧肾上腺受累，肾上腺形态存在，表现为均质软组织肿块，增强后呈轻、中度均匀性强化，伴有肝大、脾大、淋巴结肿大。

3. 肾上腺出血　多发生于创伤、缺氧、败血症及抗凝治疗后，MRI 表现根据出血的不同阶段而不同，急性期呈 T_1WI 低信号，T_2WI 高信号，亚急性期 T_1WI、T_2WI 均呈高信号，慢性期 T_2WI 信号减低。短期随访具有很高价值。

4. 肾上腺结节性增生　表现为双侧肾上腺增大，边缘见结节，极少钙化，不会出现边缘强化，且肾上腺增生有相应的临床和生化表现。

5. 肾上腺嗜铬细胞瘤　单侧、双侧均可受累，较小者密度均匀，较大者发生囊变、坏死、出血，T_2WI 明显高信号，增强显著强化，实验室检查血、尿儿茶酚胺明显高于正常，有助于鉴别本病。

6. 肾上腺囊肿　少见，多继发于肾上腺出血后，可有分隔，边缘钙化发生率较高，增强后无强化。

7. 肾上腺组织胞质菌病　有一定的流行区域，在北美等国家较为多见，系土壤中真菌荚膜属的组织胞质菌感染所致，影像学上可有肾上腺结核相同的 MRI 表现，需病理活检才能明确诊断。

此外，肾上腺良、恶性肿瘤早期腺体局部增生膨大，最后侵犯整个腺体，并可持续生长，呈球形或不规则肿块，病灶较大时才发生坏死液化；而肾上腺结核常为双侧，急性期腺体弥漫肿胀，腺体肿胀到一定程度后即不再增大，且增强扫描呈分隔状多灶性坏死液化，与其他良、恶性肿瘤明显不同。

（四）治疗

肾上腺皮质功能不全由肾上腺结核导致者使用糖皮质激素尚存在争议，因激素可导致结核灶活动甚至播散，临床应用时应慎重，但研究显示在积极抗结核的情况下适当使用糖皮质激素以补充生理需要量，常能改善病情，遇到感染、应激等状况加大用量能有效避免肾上腺危象的发生，也可减少因肾上腺危象所导致的死亡。

肾上腺结核导致肾上腺皮质功能不全时，抗结核治疗不能恢复肾上腺的功能，值得注意的是抗结核药物中的利福平是有效的肝酶诱导剂，可作用于糖皮质激素的代谢产物，因此在抗结核药物和糖皮质激素联合应用时，应增加糖皮质激素的量，否则会引起肾上腺危象的发生。有研究发现，即便抗结核和激素治疗后影像学有好转的患者，肾上腺肿物可缩小，但肾上腺功能不能恢复，因此建议长期口服糖皮质激素治疗，每 6 个月复查相关指标。

【案例 7-4-4-1】点评

1. 选 C。肾上腺结核临床病程一般较长，长达数年或更长时间，常先有或同时有其他部位结核灶；是肾上腺皮质功能减退的最常见原因；当 90%以上的肾上腺组织遭到破坏时可出现艾迪生病的典型临床表现。

2. 选 D。实验室检查均显示有不同程度的血浆 Na^+、皮质醇、尿 17-羟皮质类固醇降低，血浆 K^+、血浆促肾上腺皮质激素（ACTH）升高。

3. 选 B。肾上腺结核以双侧多见，早期腺体肿胀，晚期伴有不同程度纤维化、钙化和瘢痕形成，有时腺体可萎缩。

4. 选 D。肾上腺结核经治疗后，处于静止期可表现为肾上腺体积缩小，渗出逐渐吸收，病灶内部钙化及纤维化增多，而纤维组织多表现为 T_2 低信号，故选 D。

（何晓静　郭大静）

第五节　腹膜后间隙常见疾病

一、MRI 影像学诊断基础

（一）腹膜后肿瘤概述

腹膜后肿瘤主要包括原发于腹膜后潜在腔隙的原发性腹膜后肿瘤以及由其他部位转移来的继

发性腹膜后肿瘤，临床上常说的腹膜后肿瘤通常情况下指原发性腹膜后肿瘤（primary retroperitoneal tumor，PRT）。原发性腹膜后肿瘤指起源于腹膜后潜在腔隙内的肿瘤，主要来自腹膜后间隙的脂肪、结缔组织、筋膜、肌肉、血管、神经、淋巴管和胚胎残留组织等，不包括源于腹膜后脏器及间位器官（如肝、十二指肠、胰腺、脾、肾、肾上腺、输尿管、骨骼等）的肿瘤及源于他处的恶性肿瘤的转移等。原发性腹膜后肿瘤临床上较为少见，病因不清，腹膜后腔由于解剖位置隐匿，发生于此处的肿瘤早期常缺乏自觉症状，当肿瘤长至较大时，患者常因触及腹部包块或因肿瘤压迫、刺激邻近脏器产生相应症状而就诊。原发性腹膜后肿瘤有良性和恶性两大类，其中 60%～85%为恶性肿瘤，占全身所有恶性肿瘤的 0.1%～0.2%，常见者有脂肪肉瘤、平滑肌肉瘤、纤维肉瘤及神经纤维肉瘤等；良性肿瘤中以纤维瘤、神经鞘瘤、畸胎瘤等为常见。腹膜后肿瘤中间叶组织肿瘤占 20%～60%，神经源性肿瘤占 10%～30%，胚胎残余组织肿瘤约占 10%。一般而言，腹膜后肿瘤，实性者多为恶性，囊性者常为良性。与其他部位肿瘤相比，腹膜后肿瘤有一些生物学特征：①腹膜后肿瘤一般呈膨胀性生长，多数肿瘤不具有浸润性；②一般有完整的包膜，这一特征为其完整切除提供了条件；③肿瘤远处转移率低，多为局部生长；④局部复发率高。

腹膜后肿瘤的准确定位尤为重要。腹膜后间隙是指腹膜壁层之外的潜在腔隙，位于腹膜壁层与腹后壁腹内筋膜和骨盆壁之间，该间隙上达膈肌，下至盆腔，内有大量疏松结缔组织、筋膜、腹主动脉及其分支、下腔静脉及其属支、淋巴管、淋巴结和神经等。腹膜后间隙包含的脏器有肾脏、肾上腺、输尿管、胰腺、十二指肠降部及水平部等，盆腔腹膜后间隙包含的器官有子宫、输卵管或前列腺、部分直肠。此外，肝脏、胆囊、升结肠、降结肠、膀胱等器官的三个面或大部分由腹膜覆盖，为腹膜间位器官；胃、十二指肠上部、空肠、回肠、脾脏、卵巢等器官各面均为腹膜被覆，为腹膜内位器官。在肾脏层面，腹膜后间隙分为三个间隙，即肾旁前间隙、肾周间隙和肾旁后间隙。盆腔腹膜后间隙包括膀胱前间隙、膀胱旁间隙和直肠旁间隙。

根据组织学发生及构成，将原发性腹膜后肿瘤分为间叶组织源性肿瘤、神经源性肿瘤、生殖细胞源性肿瘤、淋巴结源性肿瘤和其他来源的肿瘤（表 7-5-1-1）。

表 7-5-1-1　腹膜后肿瘤分类

组织学来源		良性肿瘤	恶性肿瘤
间叶组织源性肿瘤	脂肪组织	脂肪瘤、髓脂瘤、冬眠瘤	脂肪母细胞瘤、脂肪肉瘤
	肌肉组织	平滑肌瘤、平滑肌瘤病	平滑肌肉瘤、横纹肌肉瘤
	纤维组织	纤维瘤、硬纤维瘤	纤维肉瘤、肌成纤维细胞瘤、恶性纤维组织细胞瘤
	脉管组织	淋巴管瘤、血管瘤	血管外皮瘤、血管肉瘤
	其他间叶源性肿瘤	良性间叶瘤、恶性间叶瘤、黏液瘤	
神经源性肿瘤	神经鞘源性肿瘤	神经鞘瘤、神经纤维瘤	恶性神经鞘瘤、神经纤维肉瘤、神经母细胞瘤
	交感神经源性肿瘤	节细胞瘤	节细胞神经母细胞瘤、神经母细胞瘤
	副节瘤	副神经节瘤	
生殖细胞源性肿瘤		囊性畸胎瘤、皮样囊肿、	恶性畸胎瘤、内胚窦瘤、精原细胞瘤
淋巴结源性肿瘤			淋巴瘤
其他来源的肿瘤		胃肠道外间质肿瘤、间皮瘤、骨肉瘤、原始神经外胚层肿瘤、软骨肉瘤、滑膜肉瘤、黏液性囊腺瘤等	

（二）腹膜后肿瘤 MRI 影像诊断

CT 可以显示原发性腹膜后肿瘤与邻近结构的关系、周围脏器及血管的受压及浸润情况、淋巴结及周围骨质有无受累、转移，有助于腹膜后肿瘤的定性诊断及影像学分期，指导临床选择和制订治疗方案及预后判断，是目前评价腹膜后肿瘤最重要的方法之一，但是，CT 辐射剂量较大。此外，当腹膜后脂肪较少或肿瘤浸润生长与周围组织分界不清/密度相近时，CT 诊断价值受限。

MRI 是目前评价腹膜后肿瘤最重要的方法之一，腹膜后器官较少受人体生理运动的影响，MRI 具有组织分辨率高、多平面成像及无放射性损伤等优点，可提供比 CT 更详尽的信息，以前不能经 CT 轻易区分的肿瘤与正常组织，通过 MRI 可以区分开来。腹膜后肿瘤不同成分的 MRI 信号特征有所不同，有助于肿瘤的定性诊断及鉴别诊断，MRI 能显示肿瘤内血肿、积液、积脓、组织坏死和水肿等特征，对组织成分的判定有一定优势，有利于判定腹膜后肿瘤的良、恶性；在显示肿瘤是否转移，与邻近组织的关系及对病变进行影像学分期等方面 MRI 同样有较大的价值。但当腹膜后肿瘤过大时，对其来源的判断仍有一定难度。

MRI 矢状位和冠状位能够直观地显示腹膜后肿瘤的范围，冠状位扫描可显示下腔静脉、腹主动脉等血管的位置及有无受压。常用序列有自旋回波 T_1WI 和快速自旋回波 T_2WI，脂肪抑制 T_1WI 或 T_2WI、化学位移成像；常规 Gd-DTPA 增强扫描可用自旋回波序列，动态 Gd-DTPA 增强扫描可以采用快速梯度回波序列。对于腹膜后肿瘤，T_1WI 可较好地确定肿瘤与周围实质脏器的关系，T_2WI 最适用于显示腹膜后肿瘤邻近肌肉的侵犯情况。脂肪抑制的 T_2WI 像能够显示较小的腹膜后肿瘤，脂肪抑制的 T_1WI 像对腹膜后肿大淋巴结显示清楚。为显示腹膜后肿瘤与邻近重要血管或输尿管的关系，可做 MRA 或 MRU 等。

1. 腹膜后肿瘤良、恶性判断 腹膜后肿瘤良、恶性的判断是影像学检查的重要目的，但由于腹膜后肿瘤发现时往往已经较大，单纯依靠肿瘤的大小和外形判断其良、恶性是不准确的，需要结合肿瘤的边界、信号、与邻近结构的关系及有无转移等综合考虑。良性肿瘤一般轮廓光整，包膜完整，信号均匀，对周围结构可以造成推挤移位，但二者间的脂肪间隙存在。恶性肿瘤一般由于生长速度较快及异质性较强，多表现为形态不规则，分叶多见，信号不均，可侵犯邻近结构，肿瘤与周围结构界限不清，可出现淋巴结及远处脏器的转移。

2. 特殊的生长类型 由于腹膜后间隙范围较广，组织疏松，一些腹膜后肿瘤可在腹膜后间隙呈嵌入方式生长、扩散，有“见缝就钻”的趋势，病变的占位效应与自身的体积不成正比，此种生长方式主要见于淋巴管瘤和节细胞神经纤维瘤，这些特殊的生长方式对肿瘤的定性诊断有重要提示作用。

3. 特殊的生长位置、发病年龄及临床表现 腹膜后一些肿瘤有相对恒定的生长位置，这与其发病的解剖学基础或胚胎发育过程有关。神经源性肿瘤，如神经鞘瘤、神经节细胞瘤、神经母细胞瘤及副神经节细胞瘤，来源于神经的鞘膜细胞、交感神经链或副神经节等，这些结构主要位于脊柱两侧，因此，此类肿瘤多发于脊柱旁。生殖腺肿瘤或尿生殖嵴残留肿瘤多位于中线部位或略偏离中线部位，主要是在组织胚胎发育过程中，尿生殖嵴沿中线部位演变，因此在移动过程中，其残留部分可保留在身体背侧中线任何部位，进而演化为性腺外内胚窦瘤、精原细胞瘤或中肾管囊肿、米勒管囊肿等。淋巴瘤的好发部位与胚胎期 5 个淋巴囊（双侧颈囊、腹膜后囊及双侧后囊）分布有关。

腹膜后肿瘤多无特征性的临床表现，但功能性副神经节瘤较为特殊，它因分泌过多的儿茶酚胺类物质可引起阵发性或持续性高血压、头痛、头晕、心悸、多汗等症状，血、尿中儿茶酚胺类物质含量升高。部分腹膜后肿瘤常有特殊的临床病史，如平滑肌瘤几乎仅见于女性，常伴有子宫平滑肌瘤。另外，某些腹膜后肿瘤有较为好发的年龄阶段，如神经母细胞瘤、脂肪母细胞瘤等多见于 10 岁以下的小儿。

4. 肿瘤内特征性的成分 MRI 可以准确判断肿瘤内的某些成分，如脂肪、黏液基质等，为诊断提供重要线索。

（1）脂肪成分：脂肪成分在 MRI 上较有特异性，呈短 T_1 稍长 T_2 信号，脂肪抑制序列信号明显减低。对腹膜后含脂肪成分的肿瘤有提示作用，主要包括有脂肪瘤、脂肪母细胞瘤、脂肪肉瘤、畸胎瘤、腹膜后血管平滑肌脂肪瘤等。

（2）黏液基质：黏液基质呈长 T_1 长 T_2 信号，增强扫描呈延迟强化。含黏液基质的腹膜后肿瘤包括神经源性肿瘤、黏液性脂肪肉瘤和黏液性恶性纤维组织细胞瘤等。

（3）纤维/小圆细胞成分：纤维/小圆细胞成分在 T_1WI 呈较均匀的低信号，在 T_2WI 呈低或等信号，增强扫描轻度强化，有时可见延迟强化。腹膜后平滑肌肉瘤、平滑肌瘤、孤立性纤维瘤、硬纤维瘤、横纹肌肉瘤和恶性间质瘤等肿瘤多含纤维成分；淋巴瘤内可见小圆细胞。

（4）钙化/骨化：在 MRI 中，钙化/骨化信号较复杂，典型的呈长 T_1 短 T_2 信号。腹膜后良、恶性肿瘤均可出现钙化/骨化，但部分肿瘤内钙化/骨化形态具有特征性。

5. 肿瘤动态增强特点 动态增强扫描在一定程度上可反映肿瘤内部血管生成的情况，血供丰富的腹膜后肿瘤包括嗜铬细胞瘤、副神经节瘤、血管上皮细胞瘤等，乏血供肿瘤包括高分化脂肪肉瘤、淋巴瘤和脂肪瘤等。

原发性腹膜后肿瘤以恶性肿瘤常见，根据患者的年龄与性别、临床症状、全身情况及体格检查发现，常可提示腹膜后肿瘤的诊断，但多数情况下，仍需要实验室及影像学检查。原发性腹膜后肿瘤的种类繁多，在此仅介绍部分肿瘤。

二、脂 肪 肉 瘤

【案例 7-5-2-1】 患者男性，45 岁，体检发现腹部占位性病变 1 个月，为求进一步诊疗入院，无腹痛、腹胀，无恶心、呕吐，行上腹部 MRI 扫描，结果见图 7-5-2-1。

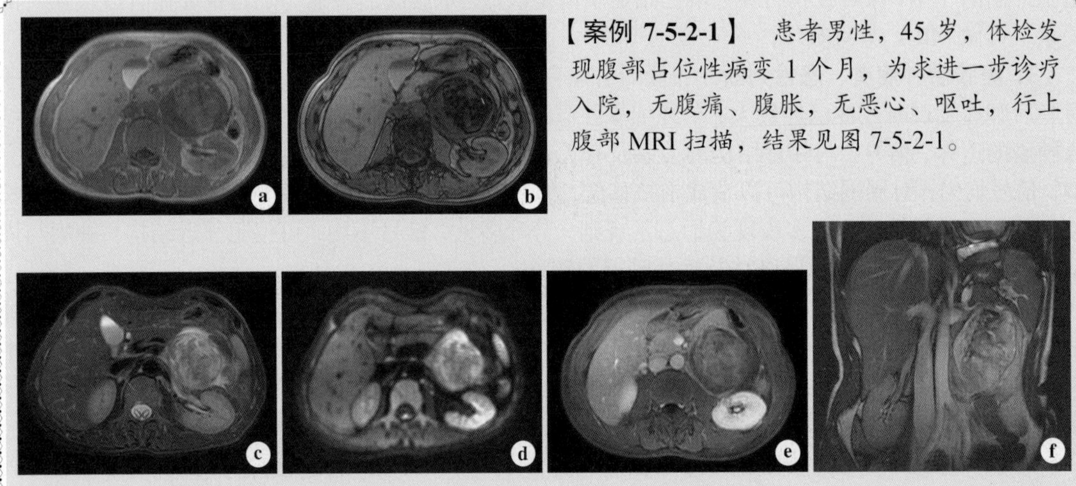

图 7-5-2-1 案例 7-5-2-1 患者 MRI 检查结果

思考题

1. 该患者行腹部 MRI 扫描，对疾病的确诊最重要的序列是

A. 常规 SE T_1WI；B. 常规 SE T_2WI；C. 同反相位；D. 3D LAVA 增强扫描；E. DWI

2. 该患者肿瘤应定位于

A. 腹膜腔；B. 腹膜后肾旁前间隙；C. 腹膜后肾周间隙；D. 腹膜后肾旁后间隙；E. 左肾

3. 关于该肿瘤的 MRI 表现，下列描述正确的是

A. 肿瘤起源于左肾；B. 肿瘤以长 T_1、长 T_2 信号为主，反相位肿瘤部分信号减低，提示有出血；C. 肿瘤侵犯下腔静脉并见癌栓形成；D. 肿瘤位于腹膜后，胰腺受压前移；E. 增强扫描肿瘤强化不明显

4. 关于该肿瘤的治疗，下列说法不正确的是

A. 手术切除效果好，不易复发；B. 以外科手术治疗为主，术后可辅以放疗；C. 肿瘤侵犯肾周筋膜时，需要考虑联合切除同侧肾脏；D. 该肿瘤的预后及术后复发率主要取决于肿瘤病理分型及是否能完整切除；E. 手术后定期随访对于排除早期肿瘤复发很重要

脂肪肉瘤（liposarcoma）是腹膜后间隙最常见的原发性恶性肿瘤，约占原发性腹膜后肿瘤的 33%，由分化、异型程度不等的脂肪细胞组成，好发于 50～60 岁，就诊时肿瘤一般较大，部分肿瘤伴有腹膜后间隙血管、神经及邻近脏器的侵犯，手术完全切除较困难，术后极易复发。

（一）病理分型

根据 WHO 2013 版软组织肿瘤分类标准，脂肪肉瘤分为具有局部侵袭性的非典型性脂肪瘤性肿瘤/高分化性脂肪肉瘤和恶性的去分化脂肪肉瘤、黏液样脂肪肉瘤、多形性脂肪肉瘤、混合型脂肪肉瘤、非特殊类型脂肪肉瘤。其中前两者恶性度较低，最为多见。非典型性脂肪瘤性肿瘤/高分化性脂肪肉瘤，是一种由近似成熟脂肪细胞组成的具有局部侵袭性的恶性间叶性肿瘤，占原发性脂肪肉瘤的40%～54%，从形态学上可分为4种主要亚型，即脂肪瘤样脂肪肉瘤、硬化性脂肪肉瘤、炎症性脂肪肉瘤和梭形细胞型细胞肉瘤，经常可见同一肿瘤中有多种亚型共存，尤其在腹膜后病变中。去分化脂肪肉瘤占脂肪肉瘤的15%～25%，肿瘤内含有分化良好型脂肪肉瘤区及突然过渡的非脂肪源性肉瘤区，其中非脂肪成分既可向脂肪细胞分化，亦可向纤维细胞、平滑肌细胞及软骨等方向分化，形成单一或多种成分的脂肪肉瘤。黏液样脂肪肉瘤是一种由圆形至椭圆形原始的非脂肪性间叶细胞构成的肿瘤，可见数量不等的小型印戒样脂肪母细胞、明显黏液样基质和特征性芽枝状血管，约占原发性脂肪肉瘤的 23%，黏液样脂肪肉瘤肉眼所见呈灰白色、灰红色，包膜完整，切面呈灰红胶冻样，有黏液感。肿瘤恶性程度高，瘤内少见出血、坏死及囊变，手术后复发率高，血行转移多见。多形性脂肪肉瘤约占脂肪肉瘤的5%，分化程度低，含有多泡型的脂肪母细胞，甚至含有相当程度的未分化脂肪细胞，肿瘤肉眼所见表现为质硬、多结节样的肿块，边界清晰或不清，切面灰白色或灰黄色，黏液样变和坏死区较多见。

（二）临床表现

原发性腹膜后脂肪肉瘤病程长短不一，可长达十余年之久；由于腹膜后间隙范围广，组织疏松，肿瘤生长缓慢，常无明显症状。腹部肿块是最常见的临床症状，发现之时肿瘤多已较大，肿块压迫邻近脏器可造成腹部不适、腹痛，但多为钝性疼痛。肿瘤可压迫消化道及泌尿系统导致梗阻症状。

（三）MRI 影像学诊断

腹膜后脂肪肉瘤的影像学表现与肿瘤病理类型有关。肿瘤常沿间隙侵袭性生长，体积较大，占位效应明显，对邻近脏器及大血管以压迫推移、包绕为主，常推移肠管向一侧移位，位于肾周者包裹并推移肾脏，位于肾前者可压迫肾脏向后移位。

1. 高分化脂肪肉瘤 非典型性脂肪瘤性肿瘤/高分化性脂肪肉瘤中的脂肪瘤样脂肪肉瘤及硬化性脂肪肉瘤影像学表现较具特征性。脂肪瘤样脂肪肉瘤边界清楚，形态不规则，肿瘤较大时可见分叶。肿瘤大部分区域的信号在 T_1WI、T_2WI 上均类似皮下脂肪，脂肪抑制序列可见信号减低，肿瘤内可见纤细的不规则间隔，瘤内非脂质的实性成分 T_1WI 呈稍低信号，T_2WI 相对于周围脂肪呈稍低/稍高信号，脂肪抑制序列无明显信号减低。增强扫描后瘤内间隔及实性成分可不同程度强化。硬化性脂肪肉瘤边界较清晰，呈圆形或不规则状，T_2WI 多呈较均匀的等或稍低信号，T_2WI 肿瘤呈较均匀的稍高信号，部分肿瘤可因坏死、钙化而信号不均，脂肪抑制序列肿瘤信号无明显减低。增强扫描动脉期强化不均匀，静脉期及延迟期呈持续性强化且强化程度较前增加并趋于均匀。

2. 去分化脂肪肉瘤 去分化脂肪肉瘤形态多不规则，境界可清晰，亦可局部侵及周围组织而境界欠清。T_1WI 可见大片状的脂肪高信号内混杂不规则片状等或稍低信号，T_2WI 表现为大片状的稍高信号内混杂不规则片状等信号区，脂肪抑制序列可见部分区域信号减低，原等/稍低信号区信号无明显降低。增强扫描去分化的实性部分可不均匀强化，延迟期强化趋于均匀，而分化良好的脂肪区域多无强化。

3. 黏液样脂肪肉瘤 黏液样脂肪肉瘤可呈圆形或不规则形，边界一般清晰，内容物以黏液为主，脂肪成分较少，T_1WI 以低信号为主，内可见斑片状高信号出血或脂肪成分，T_2WI 以高信号为主。增强扫描强化多不均匀，呈缓慢渐进性强化，病灶周边可见强化的血管影。

4. 多形性脂肪肉瘤 多形性脂肪肉瘤于 MRI 上多表现为等/稍低 T_1 信号、等/稍高 T_2 信号，无明显的脂肪信号，脂肪抑制序列一般无明显的信号减低区，可见坏死、出血区。增强扫描实性区域可见明显不均匀强化，坏死区无强化。

（四）鉴别诊断

腹膜后脂肪肉瘤由于组成成分多样，影像学表现也多变，含脂肪的脂肪肉瘤影像学表现具有特征性，化学位移成像及脂肪抑制序列可见信号减低区；乏脂肪的脂肪肉瘤由于缺乏脂肪成分，影像学表现缺乏特异性，需要和以下疾病进行鉴别。

1. 外生性肾血管平滑肌脂肪瘤 外生性肾血管平滑肌脂肪瘤多见于40～60岁女性，肿块与肾脏交界面的肾皮质鸟嘴状缺损、肿块内粗大血管、肾动脉分支供血及肿块内血管穿过肾实质走行在外生性肾血管平滑肌脂肪瘤中具有特征性；脂肪肉瘤发生于肾周脂肪囊时，对肾脏只要是包绕和压迫，局部肾实质可受累，但很少见肾皮质鸟嘴状的缺损。

2. 肾上腺髓样脂肪瘤 肾上腺髓样脂肪瘤多发生于肾上腺髓质，偶可发生于皮质，极少发生于肾上腺外组织，其内含成熟的脂肪成分和造血组织；多表现为肾上腺区类圆形肿块，边界清晰，脂肪抑制序列可见瘤内信号减低区，正常肾上腺结构可消失，易与脂肪肉瘤鉴别。

3. 脂肪瘤 腹膜后脂肪瘤发病率远低于脂肪肉瘤，其边缘光整，为均匀的脂肪信号，部分病灶内见线样分隔，增强扫描多无明显强化。高分化脂肪肉瘤类似于脂肪瘤，但有增厚、不规则的间隔或软组织结节影，增强后可强化。

4. 平滑肌肉瘤 平滑肌肉瘤在原发性腹膜后肿瘤中的发病率仅次于脂肪肉瘤，需要与乏脂肪的脂肪肉瘤相鉴别，平滑肌肉瘤多见于女性，体积较大，边缘多光滑，可见钙化、出血、囊变，易侵犯腹部大血管，增强扫描呈不均匀强化，部分可见延迟强化。

5. 恶性纤维组织细胞瘤 恶性纤维组织细胞瘤常见于中老年男性，需与乏脂肪的脂肪肉瘤相鉴别，恶性纤维组织细胞瘤常常较大并向周围呈浸润性生长，肿瘤内部坏死显著，瘤内出血常见，外周的团块状或环形钙化具有特征性，增强扫描轨道样强化较有特征。

（五）治疗

腹膜后脂肪肉瘤以外科手术治疗为主，目前应用放化疗的极少，且疗效不显著。外科手术有多种类型，主要分为活检术、部分切除术及全切除术。由于肿瘤往往较大，有时需经多脏器联合切除，如肿瘤累及血管，可能还需要行血管置换术。多次复发的脂肪肉瘤手术难度较大，所以应当强调脂肪肉瘤的首次治疗。

【案例 7-5-2-1 点评】

1. 选 C。图中可见同反相位中肿瘤内部分信号于反相位减低，提示肿瘤含有脂质，对脂肪源性肿瘤的定性诊断有重要提示意义。

2. 选 B。腹膜后间隙于肾脏平面分为肾旁前间隙、肾周间隙、肾旁后间隙，该肿瘤位于左侧肾旁前间隙。

3. 选 D。该肿瘤位于腹膜后间隙，左肾未见受累，无血管癌栓形成，反相位肿瘤信号部分减低，提示含脂质，胰腺受压前移是提示肿瘤定位于腹膜后的重要征象。

4. 选 A。脂肪肉瘤治疗手段以手术切除为主，复发多见。

三、平滑肌肉瘤

【案例 7-5-3-1】 患者女性，66岁，半年前体检发现腹腔占位，无腹痛、腹胀，无乏力、皮肤黄染等症状，行上腹部 CT 增强扫描，提示“右肾 Ca，压迫肝脏，肝脏受侵不除外”，进一步行上腹部 MRI 扫描，结果见图 7-5-3-1。

思考题

1. 该患者行上腹部 MRI 增强检查，以下选项其目的应除外

A. 帮助定性诊断；B. 判断肿块组织来源；C. 判断肿块与周围组织关系；D. 判断肿块供血动脉；

E. 了解肿块内部密度特征

2. 与 CT 比较，MRI 扫描在该患者中的优势主要在于

A. 检查手段先进；B. 多参数成像，成像质量更好；C. 判断肿块内部成分；D. 判断肿块与周围组织的关系；E. MRA 能不用对比剂行血管成像

3. 该患者经 MRI 增强扫描后右上腹肝肾间隙见软组织肿块，信号不均，中心见不规则囊变、坏死，边缘光整，与下腔静脉分界不清，增强扫描实性部分呈持续性渐进性强化（图 7-5-3-1）。根据上述征象，下列肿瘤不予考虑的是

A. 脂肪肉瘤；B. 平滑肌肉瘤；C. 未分化多形性肉瘤；D. 胰腺癌；E. 副神经节瘤

4. 关于该类肿瘤的定性诊断，下列 MRI 征象中对定性诊断意义最大的是

A. 肿瘤实性部分在 T_1WI 呈等信号，T_2WI 呈稍低信号，DWI 弥散受限；B. 肿瘤形态不规则，边缘可见分叶；C. 肿瘤包绕侵犯下腔静脉，并突入血管内形成瘤栓；D. 肿瘤内见大片囊变、坏死；E. 增强扫描肿瘤实性成分持续性渐进性强化

5. 关于该肿瘤的治疗，下列说法不正确的是

A. 手术整体切除是主要治疗手段；B. 手术切除易复发，对复发病灶可反复切除；C. 手术中需要扩大淋巴结清扫；D. 放、化疗治疗不敏感；E. 对于有化疗禁忌证的患者可使用帕唑帕尼等分子靶向药物

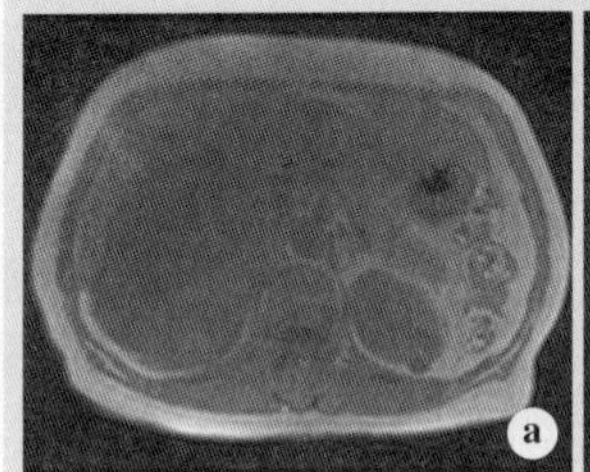

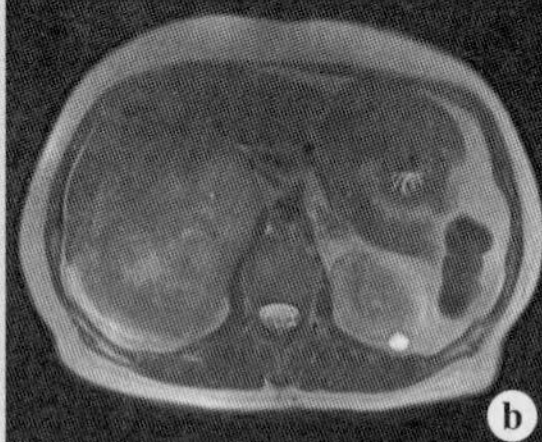

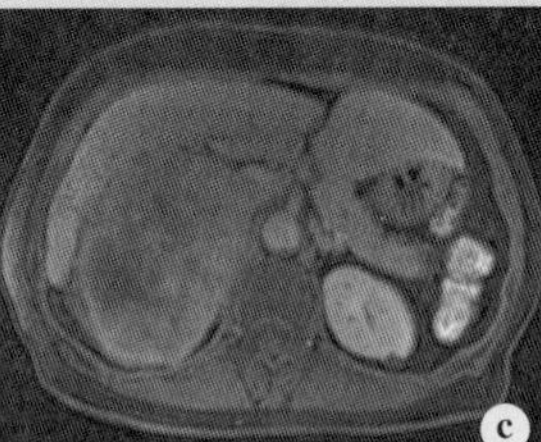

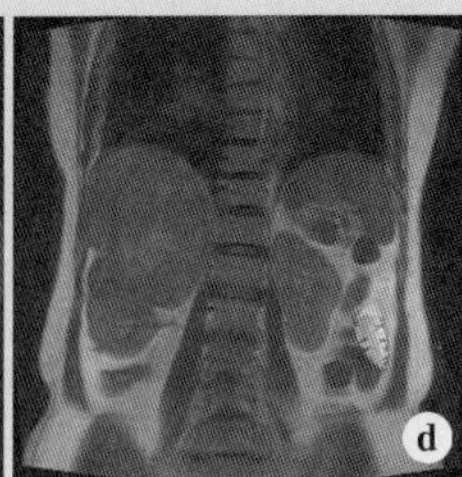

图 7-5-3-1 案例 7-5-3-1 患者 MRI 检查结果

原发性腹膜后平滑肌肉瘤起源于腹膜后潜在间隙平滑肌、血管平滑肌或胚胎残余平滑肌等，不包括肝、胰、脾、肾等脏器的平滑肌肉瘤及其他部位的平滑肌肉瘤转移，占全身软组织来源平滑肌肉瘤的 50%，发病率在原发性腹膜后肿瘤中仅次于脂肪肉瘤，约占 11%。肿瘤间质的结缔组织一般较少，但血管较丰富，故晚期主要通过血行转移，常转移到肺、肝，较少通过淋巴转移，该肿瘤易复发，预后极差。MRI 检查在腹膜后平滑肌肉瘤的定位、判断其与周围结构关系方面能提供更为准确、详细的信息，特别是在评价肿瘤边界、内部成分、血管丰富程度和血管侵犯等过程中，较 CT 更有价值。

（一）病理分型

腹膜后平滑肌肉瘤病理类型分为黏液型、上皮型、炎症型、颗粒细胞型和去分化型。

1. 大体病理 肿瘤切面肉眼观呈旋涡状，呈灰白、灰黄色，部分呈灰红色，质韧，编织状，可见散在灶性坏死，坏死多呈小囊腔样，部分条纹样分布。

2. 镜下表现 分化较好和分化中等的腹膜后平滑肌肉瘤可见交织条束状或平行束状排列的嗜伊红梭形细胞，核居中呈雪茄样，可见核分裂象，核分裂象＞1/10 HPF，瘤细胞内有纵行肌丝是其重要特征；分化差的肿瘤，瘤细胞呈现明显的多形性和异型性，细胞间排列紊乱，特征性的梭形细胞和纵行肌丝常缺失。镜下将平滑肌肉瘤分三类：①标准平滑肌分化，雪茄样梭形细胞束，细胞具有稀少到丰富的嗜酸性胞质。②黏液样分化，梭形细胞位于丰富的黏液样基质中。③上皮样分化，圆形细胞具有中位细胞核及透明的嗜酸性胞质。

3. 免疫组化 肌纤维标志物 SMA、Desmin、Calponin 和 Vimentin 表达弥漫或局灶阳性，其中 SMA 在该病的阳性率最高；非肌源性标志物 CD117、DOG-1、S-100、CD34、HMB45、CD31、AE1/AE3、Syn、CD21、CgA、CD23 和 ALK 等表达为阴性。

（二）临床表现

腹膜后平滑肌肉瘤好发于中老年患者，以 40～70 岁为高发，年轻人少见，儿童罕见，女性多于男性（2∶1）。由于腹膜后间隙宽大、疏松，肿瘤常呈隐匿性生长，肿瘤较小而无周围脏器侵犯时常无明显的临床症状和体征，肿瘤体积较大时，腹痛是最早出现的症状，腹部包块是最早出现的体征，此外还可有腹部不适、体重下降、恶心呕吐等非特异性表现。起源于大血管的平滑肌肉瘤可出现血管压迫症状，如下肢肿胀，压迫邻近神经时也可出现相应的神经系统症状，如压迫消化道可以引起上腹部饱胀不适感，进食后饱胀感觉加重，严重时可以出现梗阻症状，盆腔腹膜后的平滑肌肉瘤可以压迫后尿道及直肠引起排尿困难或直肠刺激症状，压迫骶尾部神经组织可以引起臀部、下肢疼痛感觉，晚期肿瘤发生远处转移时出现全身性症状，如恶病质、贫血、低热等。

（三）MRI 影像学诊断

1. 肿瘤信号 肿瘤实性部分在 T_1WI 多呈等信号，T_2WI 呈稍低信号，相对肌肉呈等或稍高信号；囊变坏死部分呈 T_1WI 低信号、T_2WI 高信号；当有黏液时，T_2WI 呈更高信号；由于肿瘤细胞致密、核质比大，在 DWI 上弥散明显受限。

2. 部位 腹膜后平滑肌肉瘤多位于左上腹膜后，盆底其次，发生于右侧腹膜后者少见，其分布与肿瘤起源有关，起源于腹膜后大血管（主要为低压血管）的平滑肌肉瘤，多分布于下腔静脉周围，肿块与血管接触面很大，而非血管起源肿瘤多位于肾脏周围等腹膜后其他间隙。

3. 大小和形态 腹膜后平滑肌肉瘤大小不等，多数肿瘤体积较大，一般大于 5 cm，与肿瘤恶性增殖速度快及腹膜后肿瘤隐蔽、缺乏临床特异性症状而就诊时间晚有关。有研究指出，腹膜后平滑肌肉瘤前后径大于左右径，该征象少见于其他腹膜后恶性肿瘤。肿瘤形态多不规则，可见分叶，肿瘤较小时可表现为圆形或椭圆形肿块。

4. 边界 肿瘤大多有包膜而边界清楚；肿瘤呈侵袭性生长时，边界不清。

5. 与周围组织及大血管的关系 肿瘤易推挤或侵犯周围结构，可累及输尿管、十二指肠、肾包膜及邻近大血管，邻近大血管多受推挤、包裹，甚者可穿透血管内膜进入血管腔并形成瘤栓，下腔静脉瘤栓较其他肿瘤多见，肿瘤对大血管的侵犯被认为是腹膜后平滑肌肉瘤具有较特征的生物学行为。

6. 囊变和坏死 腹膜后平滑肌肉瘤血供丰富，生长速度快，肿瘤内易出现不同程度囊变、坏死。有研究表明，瘤内坏死、囊变是肿瘤转移的重要预测因素，坏死面积越大，恶性程度越高。

7. 钙化和出血 肿瘤内钙化和出血少见，部分肿瘤在边缘见少量出血。

8. 增强特点 肿瘤实性部分轻、中度或明显强化，并且呈持续性渐进性强化，可能由于肿瘤富含纤维组织、肿瘤细胞多且体积大、肿瘤细胞间隙窄小、排列紧密延缓了对比剂灌注。另外，越靠近肿瘤的周边区域强化程度越高，提示肿瘤周边实质可能具有更高的微血管密度和细胞密度，肿瘤边缘生长活跃并容易突破包膜侵犯周围组织。动脉期病灶内可见增粗、纡曲的滋养血管，供血动脉来自邻近的动脉大血管，以肾动脉、腹腔干及肠系膜上动脉分支常见。

（四）鉴别诊断

1. 脂肪肉瘤 脂肪肉瘤是腹膜后原发肿瘤中最为常见的病理类型，高分化型脂肪肉瘤内含有脂肪成分较易鉴别；黏液型脂肪肉瘤表现为长 T_1、长 T_2 信号，肿块呈“假囊性改变”；去分化脂肪肉瘤，肿瘤细胞分化差，表现为软组织肿块，T_2WI 信号高于腹膜后平滑肌肉瘤，DWI 信号低于腹膜后平滑肌肉瘤，无脂肪成分，增强扫描为不均匀轻度强化，偶有囊变、坏死。

2. 淋巴瘤和巨淋巴细胞增生症 淋巴瘤多位于腹膜后主动脉旁和下腔静脉旁淋巴链区，在 T_2WI 和 DWI 序列信号与腹膜后平滑肌肉瘤相似，但淋巴瘤强化程度低于腹膜后平滑肌肉瘤，肿瘤组织包裹正常血管形成“血管漂浮征”，腹膜后平滑肌肉瘤肿瘤内为纡曲、增粗的新生血管。此外，淋巴瘤囊变、坏死少见，如有其他部位淋巴瘤则更有助于鉴别。巨淋巴增生症大多信号均匀，增强扫描显著强化，甚至血管样强化，并且有延迟强化的特点。

3. 未分化多形性肉瘤 未分化多形性肉瘤过去称为恶性纤维组织细胞瘤，以老年男性多见，恶性纤维组织细胞瘤成分复杂，含有实质部分、囊变、出血、黏液及纤维组织等，在 T_2WI 上呈"水果盘征"，并且在 T_2WI 边缘可见短而直的小毛刺。未分化多形性肉瘤的坏死、囊变较腹膜后平滑肌肉瘤更明显，囊变边缘可见结节样突起，可有出血和钙化，并多位于肿瘤周边且呈多形性，增强扫描实质强化显著。

4. 腹膜后恶性神经源性肿瘤 腹膜后恶性神经源性肿瘤主要是神经母细胞瘤和恶性神经鞘瘤，多位于脊柱旁、腰大肌前方或邻近腹主动脉及下腔静脉，沿神经走行生长，具有上下径大于前后径的形态特点。神经母细胞瘤主要发生于4岁以下的儿童，腹膜后平滑肌肉瘤好发于中老年人。恶性神经鞘瘤，边缘可见短毛刺征，增强扫描呈斑块状、网格状、岛屿状强化。

5. 卵巢癌 腹膜后平滑肌肉瘤发生在女性盆腔时，需与卵巢癌相鉴别。卵巢癌的囊变、坏死区范围较大，动态增强扫描卵巢癌动脉期一般比静脉期强化明显，且在囊壁或分隔上见明显强化结节。卵巢癌能较早引起大量腹水，腹膜后平滑肌肉瘤侵犯腹膜时也可引起腹水，但时间较晚。另外，卵巢癌常伴网膜种植和淋巴转移。

（五）治疗

手术整体切除是腹膜后平滑肌肉瘤的主要治疗手段，术前需借助影像学方法明确肿瘤的大小、部位及其与周围组织的关系，术中完整地切除肿瘤是避免局部复发的决定性因素。对包膜完整、无周围重要血管侵犯及远处转移的腹膜后平滑肌肉瘤，应采取根治性切除。腹膜后平滑肌肉瘤极少发生淋巴结转移，因此根治性切除中扩大淋巴结清扫并不重要。术后对患者定期进行随诊查体、影像学检查，以便于及早发现肿瘤是否复发或者转移。放、化疗在腹膜后平滑肌肉瘤治疗中的作用非常有限，对其他治疗方法无效的晚期病灶患者，化疗可能延缓肿瘤的进展。

【案例 7-5-3-1 点评】

1. 选 E。行上腹部 MRI 增强扫描可通过对病变影像学征象的分析判断肿块与周围组织的关系、供血动脉、肿块组织来源，并对定性诊断有很大帮助。

2. 选 D。MRI 软组织分辨率高，与 CT 比较更容易判断肿瘤与周围软组织的关系，尤其是与周围血管的关系，鉴别肿瘤是否破坏大血管壁，是否形成瘤栓，有助于肿瘤的定性诊断。

3. 选 D。胰腺癌是乏血供肿瘤，增强后不出现持续性渐进性强化。

4. 选 C。肿瘤对大血管的直接侵犯被认为是腹膜后平滑肌肉瘤具有较特征的生物学行为，除 C 选项外，其余征象腹膜后肿瘤均可出现。

5. 选 C。腹膜后平滑肌肉瘤极少发生淋巴结转移，根治性切除中扩大淋巴结清扫是不必要的。

四、副神经节瘤

【案例 7-5-4-1】 患者男性，43岁，于腹部彩超体检时发现腹膜后占位性病变，无明显腹部不适，查体腹部平坦，腹软，行上腹部 CT 增强，提示胰尾下方腹膜后占位，考虑肿瘤性病变；进一步行上腹部 MRI 扫描，结果见图 7-5-4-1。

思考题

1. 下列选项可导致血压升高的是

A. 副节瘤；B. 神经鞘膜瘤；C. 淋巴瘤；D. 胰岛细胞瘤；E. 肾上腺髓样脂肪瘤

2. 图中对病变的描述，以下选项正确的是

A. 肿瘤以长 T_1、短 T_2 信号为主；B. 肿瘤以短 T_1、短 T_2 信号为主；C. 肿瘤位于胰尾；D. 增强扫描肿瘤可见明显不均匀强化；E. 肿瘤向周围组织浸润性生长，左肾受侵

3. 有助于副节瘤与神经鞘膜瘤鉴别的最有价值的信息是

A. 肿瘤明显不均匀强化，内见多发血管影；B. 肿瘤呈卵圆形，边界光整；C. 肿瘤内见囊变、坏死区；D. DWI 上肿瘤呈高信号；E. 肿瘤侵犯周围脏器

4. 对该肿瘤最有价值的实验室检查结果是

A. 血糖明显升高；B. 肿瘤标志物 CA19-9 明显升高；C. 儿茶酚胺、高香草酸和香草扁桃酸水平升高；D. 血压轻微升高；E. 血、尿淀粉酶升高

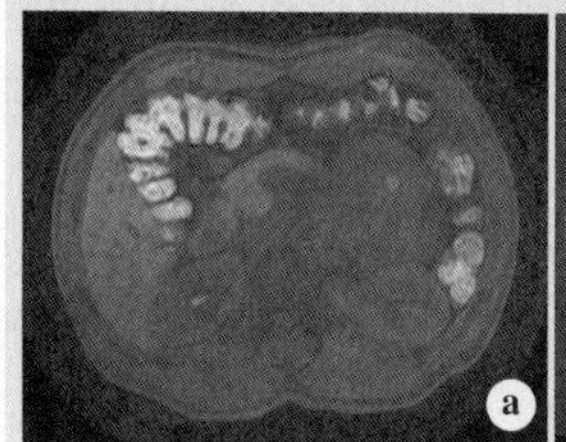

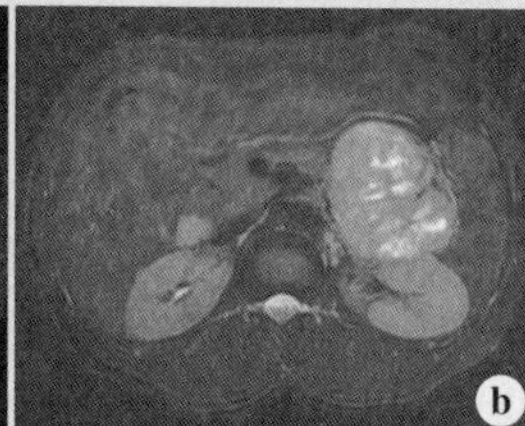

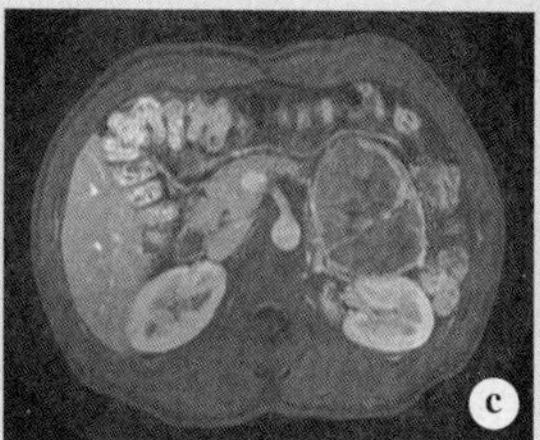

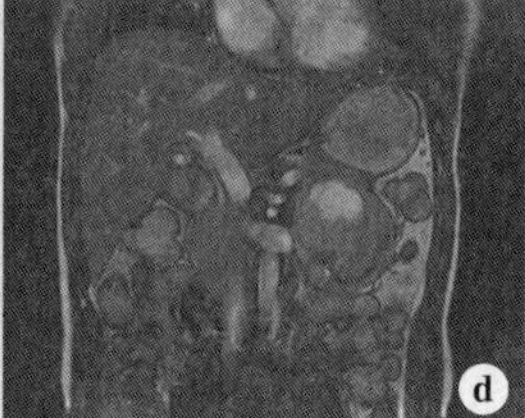

图 7-5-4-1 案例 7-5-4-1 患者 MRI 检查结果

副神经节瘤起源于副神经节组织，简称副节瘤，属于神经内分泌肿瘤。根据是否产生儿茶酚胺分为功能性和非功能性；依其肿瘤细胞对铬盐的反应，有嗜铬性与非嗜铬性之分，发生于肾上腺髓质的肿瘤习惯称为嗜铬细胞瘤，而非嗜铬性的副节发生的肿瘤往往称为副节瘤。该肿瘤可发生于颅底至盆腔底部等有副神经节聚集的任何部位，腹膜后副神经节起源于对称分布于主动脉轴线两侧、与交感神经链关系密切的副神经节，约 70%起源于腹膜后肠系膜下动脉水平，覆盖于腹主动脉表面的最大副神经节丛 Zuckerkandl 器，少数分布于主动脉及其分支的周围。部分副节瘤可表现为局部浸润性生长和远处转移，被认为是恶性，不具有上述生物学特性的为良性，但最新观点认为所有副节瘤均具有一定转移潜力，并且被 WHO（2017）内分泌器官肿瘤分类指定为恶性肿瘤，其转移途径有血源性、淋巴管源性，常见转移部位有肺、肝、肾、脑、骨骼及淋巴结等。目前认为，许多遗传综合征与嗜铬细胞瘤和副节瘤有关，比如多发性内分泌腺瘤 2 型、VHL 综合征、神经纤维瘤病 1 型、Carney-Stratakis 综合征等。

（一）病理特征

副神经节瘤大多为球形、卵圆形或略呈分叶状，体积小者包膜不明显，较大者多有完整包膜，新鲜肿瘤切面质地较硬、实性、可呈灰红色、棕红色或棕色，部分肿瘤切面可见新鲜出血灶。

（二）临床表现

副神经节瘤好发于 40～60 岁，无明显性别差异，临床表现缺乏特异性，生长慢、常有压迫症状。临床表现与肿瘤部位和儿茶酚胺增高水平有关。根据儿茶酚胺的水平副神经节瘤分为功能性副神经节瘤和非功能性副神经节瘤，功能性副神经节瘤占 10%～20%，主要表现为阵发性高血压、心悸、气短、头晕、出汗等症状，有时有恶心、呕吐、腹痛、视物模糊等；实验室检查可见儿茶酚胺及其代谢产物高香草酸和香草扁桃酸水平升高。

（三）MRI 影像学诊断

腹膜后副节瘤以位于腹膜后脊柱旁为主，MRI 平扫可见肿瘤呈卵圆形，部分呈分叶状，边界清楚，边缘光滑，由于囊变、坏死、出血、钙化等信号多不均匀，T_1WI 呈低、等混杂信号，有时可见点条状高信号；T_2WI 和 DWI 上实性成分均呈高信号，这可能与副节瘤细胞胞质丰富相关，周围有丰富的毛细血管与纤维，间隙狭窄，导致水分子自由扩散运动受限，T_2WI 囊变、坏死区呈高信号，纤维成分呈低信号。

MRI 增强扫描多数肿瘤呈明显不均匀强化，肿瘤内有丰富的血管网，且强化峰值时间出现早、持续时间长，其强化程度远远超过神经鞘膜来源肿瘤和交感神经节细胞来源肿瘤，瘤周及瘤内可见粗大血管，肿瘤内可见片状无强化的坏死、囊变区，肿瘤血供丰富及瘤内粗大的血管结构与肿瘤坏

死、囊变相矛盾，推测可能与肿瘤血管发育不成熟，末端分支少且易发生痉挛、闭塞有关，较大肿瘤内点、条状混杂信号的血管流空信号，增强扫描明显不均匀强化，呈典型的“盐和胡椒征”，具有特征性；静脉期肿瘤强化趋于均匀，且强化程度较前增加；延迟期肿瘤实性部分仍明显强化，强化程度稍减低；直接小于 20mm 的副神经节瘤信号相对均匀，增强扫描表现为明显均匀强化。

（四）鉴别诊断

腹膜后副神经节瘤多位于下腔静脉、腹主动脉、肾动脉及肠系膜动脉周围副神经节的分布区域，多呈圆形或椭圆形，边缘光滑，境界清楚，信号不均，增强扫描后呈明显的持续不均匀强化，主要应与神经鞘瘤、神经节细胞瘤、巨淋巴结增生相鉴别。

1. 神经鞘瘤 神经鞘瘤与副神经节瘤均好发于腹膜后脊柱旁，以肿瘤坏死囊变多见，但是副神经节瘤可有较为特征性的临床表现，增强扫描后强化明显；神经鞘瘤一般无明显临床症状，增强扫描后呈轻、中度强化。

2. 神经节细胞瘤 神经节细胞瘤信号多较均匀，囊变、坏死少见，增强扫描后多轻度强化；副神经节瘤囊变、坏死多见，增强扫描后强化明显。

3. 巨淋巴结增生 巨淋巴结增生边缘清晰，信号多均匀，坏死、囊变少见，T_2WI 信号低于副节瘤，增强扫描后明显均匀强化；而副神经节瘤信号多不均匀，坏死、囊变多见，增强扫描后明显不均匀强化。

（五）治疗

首选手术治疗，术前控制好血压十分必要，术后可辅以化疗或放疗。

【案例 7-5-4-1 点评】

1. 选 A。副节瘤按照是否分泌儿茶酚胺，分为功能性和非功能性，功能性的副节瘤分泌儿茶酚胺可引起血压升高。

2. 选 D。肿瘤位于腹膜后，边界清楚，以稍长 T_1 稍长 T_2 信号为主，增强扫描可见明显不均匀强化。

3. 选 A。副节瘤为富血供肿瘤，增强扫描可见明显不均匀强化，其内及周围可见纡曲血管影；神经鞘膜瘤增强扫描呈轻、中度强化。

4. 选 C。功能性的副节瘤表现为儿茶酚胺、高香草酸和香草扁桃酸水平升高。

五、脂 肪 瘤

【案例 7-5-5-1】 患者女性，56 岁，腰背部疼痛、发现腹部包块 1 年，既往 CT 检查提示腹膜后巨大脂肪密度占位，考虑脂肪瘤可能。现为求进一步治疗入院行 MRI，如图 7-5-5-1。

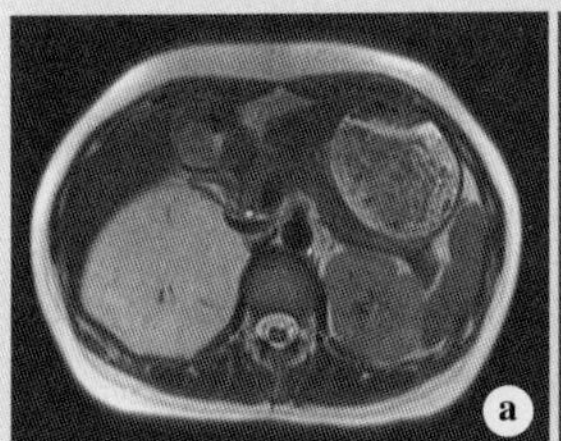

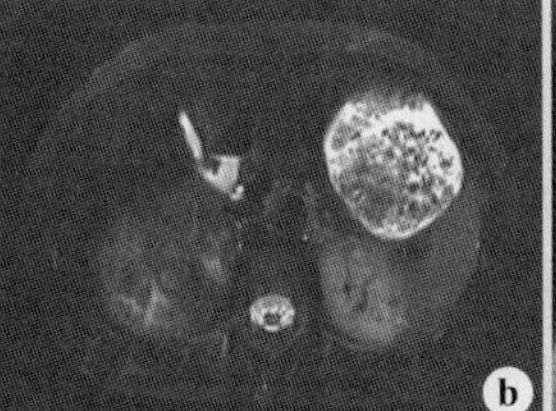

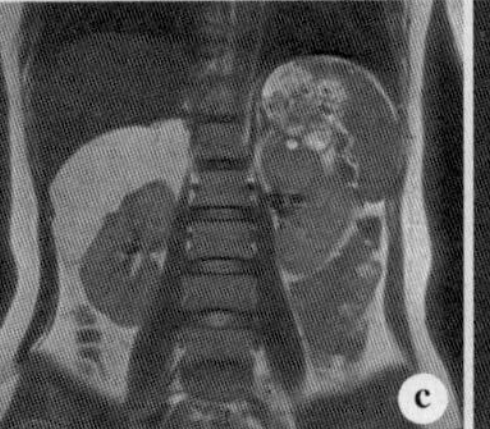

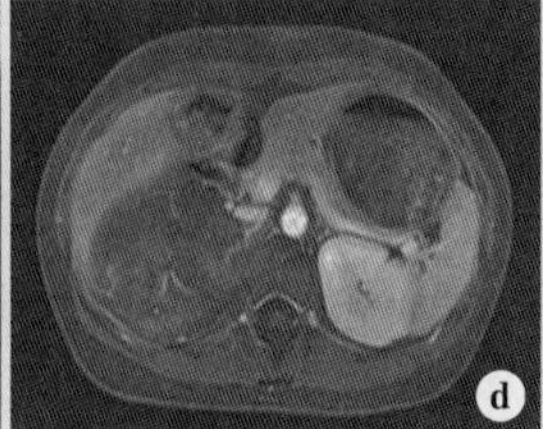

图 7-5-5-1 案例 7-5-5-1 患者 MRI 检查结果

思考题

1. 关于腹膜后脂肪瘤，下列描述正确的是

A. 脂肪瘤多见于青少年，多伴有明显的临床症状；B. 多发性脂肪瘤常有家族史；C. CT 分为实体型、混合型和假囊肿型；D. 界限多不清楚，表面多不光滑；E. 起源于腹膜后的实质脏器

2. 若下一步进行 MRI 检查，对病变定性诊断作用较大的序列是

A. 常规 SE T_1WI；B. 常规 SE T_2WI；C. DWI；D. T_2WI 脂肪抑制序列；E. 3D-LAVA

3. 脂肪瘤的典型信号特点是

A. T_1WI 为低信号，T_2WI 为低信号，STIR 序列为低信号；B. T_1WI 为高信号，T_2WI 为高信号，STIR 序列为低信号；C.T_1WI 为低信号，T_2WI 为高信号，STIR 序列为低信号；D.T_1WI 为高信号，T_2WI 为低信号，STIR 序列为高信号；E.T_1WI 为高信号，T_2WI 为低信号，STIR 序列为低信号

4. 关于脂肪瘤的 MRI 表现，下列说法错误的是

A. 脂肪瘤是最常见的间叶组织来源的软组织肿瘤，按肿瘤部位可分为浅表型和深部型；B. 肿块境界清楚，T_1、T_2 加权像均呈高信号，与皮下脂肪信号一致，脂肪抑制序列肿块呈低信号；C. 随着肿瘤所在的部位不同，肿瘤的形态不一，同时也可伴有邻近的结构变形和信号异常；D. 多数脂肪瘤表现为多发；E. 鉴别脂肪瘤与脂肪肉瘤的主要依据为肿瘤的分化程度

5. 关于脂肪瘤的治疗，下列说法不正确的为

A. 脂肪瘤切除后应送病理，进一步明确其性质；B. 多发脂肪瘤不行手术，仅取其一做病理检查；C. 无症状的皮下脂肪瘤应积极手术，以防恶变；D. 多数情况下，可不处理；E. 切除时，应尽量连同包膜一并切除

脂肪瘤是间胚层肿瘤中最常见的一种，腹膜后脂肪瘤亦称为原发性腹膜后脂肪瘤、原发性腹膜后腹源脏器外脂肪瘤，即来源于腹膜后分化成熟的原始脂肪细胞，不包括发生在肾脏、肾上腺、胰腺等实性脏器的脂肪瘤。

（一）病因及病理

腹膜后脂肪瘤病因不明。它是腹膜后间隙局限性脂肪组织增生形成的良性肿瘤。肿瘤大小不一，病程较长，呈匍匐性或渐进膨胀性生长，肿瘤生长到一定大小时，由于其生长的不均匀性致边缘呈分叶状。肿瘤常为单发，较少多发，有包膜，质地柔软，切面淡黄色，镜下结构与正常脂肪组织一样，主要区别在于有包膜、肿瘤分叶及有纤维组织间隔存在。

根据组织病理学特征，可以将脂肪瘤分为 5 个亚型，即纤维脂肪瘤、软骨样脂肪瘤、肌脂瘤、血管脂肪瘤、多形性脂肪瘤/梭形细胞脂肪瘤。其中，好发于腹膜后的脂肪瘤通常是以肌脂瘤为代表的组织学亚型，其他亚型的腹膜后脂肪瘤较少见。腹膜后脂肪瘤可发生于任何年龄，以 30～50 岁好发，男性多于女性。病程一般较长，可数月至数年不等。

（二）临床表现

腹膜后脂肪瘤临床表现无特异性，早期常无症状，瘤体生长到一定程度才出现症状。主要表现如下。

1. 占位症状 当肿瘤巨大时，患者可感腹胀，可影响呼吸，生长在盆腔时可有坠胀感。

2. 压迫邻近脏器所致症状 严重者可引起空腔脏器梗阻，胃肠道症状有恶心、呕吐、大便次数增多、里急后重，下坠感。泌尿系症状有尿频、尿急、血尿、排尿困难。如压迫神经则表现腰背、会阴部和下肢痛，还可出现相关神经支配区域感觉减退、麻木等。

3. 体征 大多数患者腹部可触及包块。

（三）MRI 影像学诊断

MRI 影像学检查可清晰准确地显示原发性腹膜后脂肪瘤的大小、形态、位置、数目、血供等，而且其极佳的软组织分辨力有利于显示与周围脏器的关系，因此可以为患者的术前定位、定性提供有力依据，已逐渐成为临床不可替代的检查手段。

1. 定位诊断 腹膜后脂肪瘤较小时定位容易，较大时则定位困难，MRI 多方位成像有助于显示腹膜后结构与肿瘤的关系，以下征象有助于肿瘤的定位诊断。①腹膜后器官及大血管前移和（或）侧移；②肝、脾受压向前、侧或向上移位；③肿瘤与相邻后腹壁或盆壁肌肉脂肪间隙不清晰；④肿瘤与腹腔内器官间存在间隙。

2. 影像诊断 大多数腹膜后脂肪瘤成分较均匀，影像学表现典型，表现为腹膜后边界清楚的类圆形肿块，肿瘤较大时可呈不规则分叶状，可见完整包膜，T_1WI 呈与皮下脂肪类似的均匀高信号，T_2WI 呈均匀中等偏高信号，脂肪抑制序列可见肿瘤信号降低，且脂肪间存在间隙，部分肿瘤内可见纤维间隔及细小血管，因此瘤内可见均匀高信号内纤细条索状、条片状低信号影，若肿瘤内出现坏死或黏液基质时，则表现为均匀高信号内出现不规则云絮状异常信号影；典型腹膜后脂肪瘤无明显强化征象，有时可见其内少许强化小血管影。

（四）鉴别诊断

典型腹膜后脂肪瘤成分单一，通常表现为边界清晰、有包膜且无强化的均匀脂肪信号肿块，较易与腹膜后其他含脂性肿瘤相鉴别。然而，由于部分脂肪瘤成分混杂，与以下疾病鉴别必不可少。

1. 脂肪堆积 与脂肪瘤差别在于无包膜存在；

2. 腹膜后脂肪肉瘤 如脂肪瘤影像学表现不典型，则较难准确鉴别脂肪瘤与脂肪肉瘤。腹膜后原发性脂肪肉瘤较常见，呈浸润性生长，边界多不清楚，包膜多不完整，且其内信号不均，包括高分化型、黏液型、圆形细胞型、多形性、去分化型。不同类型的脂肪肉瘤根据其成分差异可具有不同的影像学表现。高分化型脂肪肉瘤主要由脂肪瘤样和硬化性成分组成，脂肪瘤样成分的MRI信号与脂肪成分相似，而硬化性成分与肌肉的信号相似；黏液样脂肪肉瘤是交界性恶性肿瘤，在 T_1WI 上呈均一低信号，T_2WI 呈明显高信号，平扫病灶信号类似囊性病灶，但增强扫描呈渐进性网状强化，并且该亚型可与其他亚型的脂肪肉瘤并存；多形性与圆形细胞型表现为无明显脂肪，但存在灶性坏死的软组织肿块；去分化脂肪肉瘤表现为分化良好的脂肪瘤样成分与软组织肿块成分，二者分界清楚，增强扫描软组织成分明显强化。准确掌握脂肪肉瘤的病理类型有助于鉴别腹膜后脂肪瘤与脂肪肉瘤。

3. 腹膜后畸胎瘤 年轻人多见，性别无明显差异，多位于腹膜后间隙上部，可跨越中线，常与肝脏、胰腺、结肠、胃后壁关系密切，绝大多数为良性，含有三个胚层成分，内可见上皮、脂肪、牙齿、骨骼等成分，故肿瘤信号混杂，MRI 上显示含有脂肪、液体信号及钙化、骨化、牙齿影等多种成分的肿块是其特征。

4. 髓样脂肪瘤 根据 MR 信号特征，髓样脂肪瘤可分为以脂肪成分为主型、脂肪和髓样成分混合型、髓样成分为主型。肿瘤常较小，MRI 显示肾上腺区由脂肪组织形成的高信号肿块，边界清，其内可见多少不等的软组织成分，实性成分轻、中度强化。

5. 血管平滑肌脂肪瘤 肿瘤在组织学上主要由平滑肌、脂肪组织和异常血管 3 种成分构成，多发生于肾脏，MRI 表现为肾实质内边界清楚的含脂肪信号肿块，常为多房、分隔状表现，增强扫描肿块内软组织成分明显强化，脂肪成分不强化，内部可见增粗的血管影，常并发出血。

（五）治疗

腹膜后脂肪瘤如无明显症状时可不治疗，凡有临床症状或不能排除恶性病变存在时，均应手术切除。本病预后良好，极少有恶变者，且完整切除后可痊愈，部分切除亦可长期生存。也有认为巨大或多发性腹膜后脂肪瘤如切除不彻底，仍有复发的可能。要早期发现，早期治疗，防止腹膜后脂肪瘤并发症的发生。

【案例 7-5-5-1 点评】

1. 选 B。脂肪瘤为良性，多位于皮下、腹膜后，分叶状，界限清楚，表面光滑，多无明显症状，多发性脂肪瘤有家族史。

2. 选 D。脂肪瘤因其内含有脂肪成分，因此脂肪抑制序列可表现为显著信号降低。

3. 选 B。典型脂肪瘤 MRI 影像学表现为 T_1WI 为高信号，T_2WI 为高信号，STIR 序列为低信号。

4. 选 D。脂肪瘤大多数为单发，少数可见多发。

5. 选 C。脂肪瘤的治疗方式主要是手术治疗，如无临床症状，可选择随访，如伴随临床症状或怀疑恶性病变时，应行手术治疗。

（何晓静 郭大静）

六、淋 巴 管 瘤

【案例 7-5-6-1】 患者女性，46 岁，因发现盆腔包块 20 天入院，CA-125 无升高，行上腹部及盆腔 MRI 扫描，盆腔包块考虑卵泡或卵巢囊肿，另于腹膜后左肾前方发现多房囊性病灶，见图 7-5-6-1。

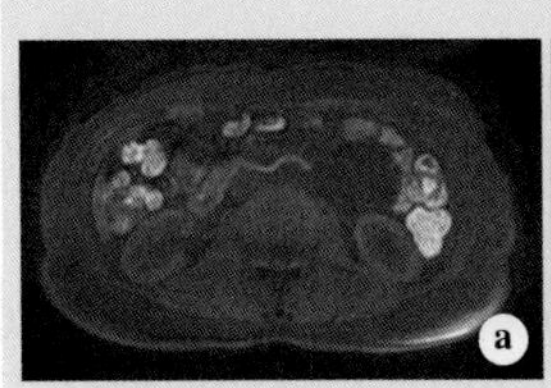

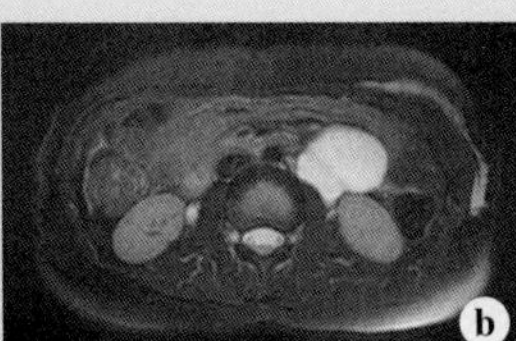

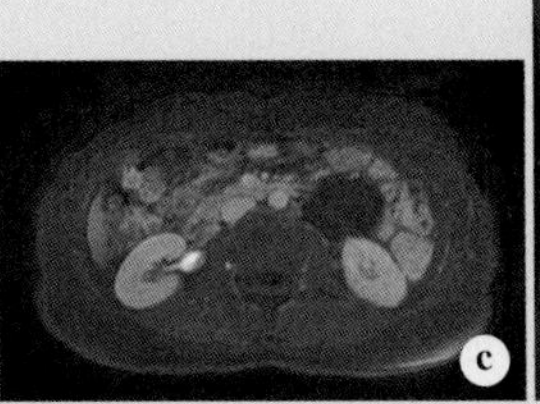

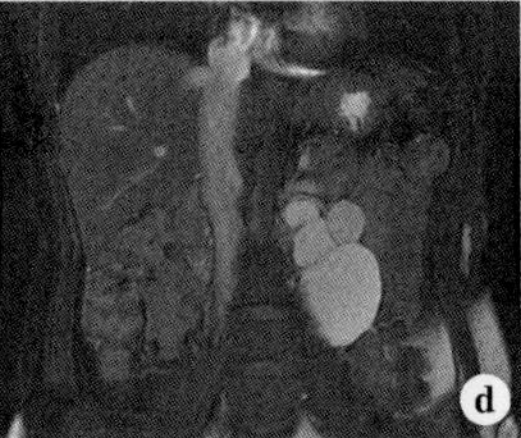

图 7-5-6-1　案例 7-5-6-1 患者 MRI 检查结果

思考题

1. 关于淋巴管瘤，下列说法正确的是

A. 为良性肿瘤，但可发生恶性变及远处转移；B. 可见壁结节，增强扫描壁结节可强化；C. 可以不断长大压迫周围组织，但从不发生远处转移；D. 肿瘤多呈类圆形，边界清楚；E. 肿瘤为单房囊性肿块，信号均匀，类似水的信号

2. 下列征象对肿瘤的定性诊断有重要意义的是

A. 肿瘤呈多房囊性改变，呈爬行性生长；B. 增强扫描囊壁强化；C. 肿瘤边界清楚，与周围组织分界清楚；D. 肿瘤位于腹膜后腹主动脉旁；E. 肿瘤呈长 T_1、长 T_2 信号

3. 淋巴管瘤病理分类不包括的选项是

A. 毛细管型淋巴管瘤；B. 海绵状淋巴管瘤；C. 囊性淋巴管瘤；D. 血管淋巴管瘤；E. 淋巴管肉瘤

4. 下列疾病于 T_1WI 上呈高信号的是

A. 淋巴管瘤；B. 腹水；C. 神经鞘膜瘤；D. 腹膜后血肿；E. 肠源性囊肿

5. 以下不需要和淋巴管瘤相鉴别的疾病是

A. 胰腺假性囊肿；B. 腹膜后纤维化；C. 囊性畸胎瘤；D. 表皮样囊肿；E. 包裹性积液

淋巴管瘤是一种少见的良性的淋巴管源性肿瘤样病变，是由淋巴管异常增生所致，为淋巴管的畸形或发育障碍，多见于儿童和青少年，成人较少见；本病好发于颈部、腋窝，腹部发病者少见，发生于腹部者多位于腹膜后、肠系膜、胃肠道等处，它可以不断增生向周围组织间隙浸润，但从不发生远处转移；腹膜后淋巴管瘤可跨越腹膜后多个间隙，常沿筋膜间隙生长，可能与该区域淋巴网络比较丰富有关。淋巴管瘤肉眼观呈多房囊性肿块，呈半透明状，质地柔软，有波动感，内含无色或黄色清液，合并出血时为血性液体，与淋巴管相通者为乳糜液。

（一）病理分型

组织病理学根据淋巴间隙的大小将淋巴管瘤分为 3 种类型，即毛细管型淋巴管瘤、海绵状淋巴管瘤、囊性淋巴管瘤，以囊性淋巴管瘤最常见。淋巴管瘤的类型与病变所在部位的组织结构相关，毛细管型由细小薄壁的淋巴管构成，多见于皮肤和黏膜；海绵状淋巴管瘤由较大的淋巴管构成，多发生于上肢、腋窝，也可见于腹部；囊性淋巴管瘤由大的淋巴管构成，内衬扁平内皮细胞，壁内为平滑肌、血管、脂肪及淋巴管基质，多发生于颈部、纵隔、腹膜后。部分淋巴管瘤同时含有血管组织，称为血管淋巴管瘤或脉管型淋巴管瘤，镜下可见扩张的血管及淋巴管，以淋巴管成分为主。

（二）临床表现

早期临床上常无明显症状，随着肿瘤增大，以腹痛和腹部肿块为主要症状，肿块一般有较大的活动度；也可因肿瘤压迫周围组织器官而引起相应症状；淋巴管瘤还可并发出血、感染、扭转及破裂，从而产生腹痛、发热等症状。

（三）MRI影像学诊断

腹膜后淋巴管瘤多数呈边界清晰的单房或多房囊性肿块，沿组织间隙呈见缝就钻式的“爬行性生长”，囊壁菲薄。不同病理类型的淋巴管瘤影像学表现亦有所差异。囊性淋巴管瘤的囊腔较大，多腔常见，亦可为单腔，囊壁及间隔较薄而均一，囊腔内信号多较均匀。海绵状淋巴管瘤常为多房样，单房罕见，囊腔大小不一，可呈蜂窝状排列，囊壁及间隔较厚而不规则，有时可见小结节状乳头。血管淋巴管瘤的表现与肿瘤内淋巴管和血管的比例有关，以淋巴管为主者表现与淋巴管瘤类似，以血管瘤为主者则表现与血管瘤类似。

病变内的信号与囊液的成分有关，T_1WI以低信号为主，当合并出血、感染或蛋白成分时可呈高低混杂信号，有时可见液-液平面；T_2WI囊内为明显高信号，可均匀或不均匀，出血或囊内成分不同时可见液-液平面，囊壁或间隔为薄而均匀/粗细不均的线样低信号。海绵状淋巴管瘤有时囊壁或间隔可见小乳头状突起，T_2WI呈稍低信号。MR增强扫描后囊腔内无强化，但海绵状淋巴管瘤的附壁小结节可明显强化，囊壁和间隔可无强化或轻度强化。血管淋巴管瘤的表现复杂多样，增强扫描囊壁和间隔可无强化，亦可轻度延迟强化，部分病变可明显强化。

（四）鉴别诊断

腹膜后淋巴管瘤在腹膜后间隙呈“爬行性生长”，在形态上有一定的特异性，但仍需和腹膜后其他囊性病变相鉴别，如腹膜后黏液性囊腺瘤、表皮样囊肿、囊性畸胎瘤、胰腺假性囊肿等。

1. 腹膜后黏液性囊腺瘤 腹膜后黏液性囊腺瘤为境界清晰的单房或多房囊性肿块，一般较大，囊壁厚薄不均，有时囊壁及间隔可见附壁结节；增强扫描后囊壁和间隔可无强化或轻度强化，壁结节可明显强化，多见于女性，而腹膜后淋巴管瘤没有明显的性别差异；黏液性囊腺瘤没有嵌入性生长的特点，其占位效应比较明显，而腹膜后淋巴管瘤占位效应较轻。

2. 腹膜后表皮样囊肿 表皮样囊肿为起源于外胚层的少见的先天性疾病，多发于中年女性，常位于骶前的腹膜后间隙，多表现为薄壁、单房囊性肿块，多呈均匀的长T_1长T_2信号，增强扫描无强化。表皮样囊肿具有一定张力，呈圆形或椭圆形，占位效应较腹膜后淋巴管瘤明显。

3. 囊性畸胎瘤 囊性畸胎瘤好发于女性的卵巢、前中纵隔及腹膜后，多表现为囊性肿瘤，囊壁光滑，囊内有脂肪、牙齿及骨骼等成分，MRI图像较有特征性。

4. 胰腺假性囊肿 胰腺假性囊肿是急慢性胰腺炎或胰腺创伤后的并发症之一，可位于胰腺内和胰腺外，多数为单房，偶见多房/分隔，囊壁厚薄不均，伴出血或感染时囊内信号可不均，增强扫描囊壁明显强化。而腹膜后淋巴管瘤多无特异性的病史，且囊壁薄而均一。

（五）治疗

腹膜后淋巴管瘤属于良性病变，但生长过大时可压迫邻近脏器引起相应症状。手术完整切除是首选的治疗方案，效果一般较好。另外，还有囊液穿刺抽吸、硬化剂注射等治疗手段。

【案例7-5-6-1点评】

1. 选C。淋巴管瘤是属于良性，可以不断长大，对周围组织造成推挤压迫，但从不发生远处转移。

2. 选A。淋巴管瘤呈多房囊性改变，“爬行性生长”具有特征性。

3. 选E。淋巴管瘤病理上分为毛细管型淋巴管瘤（单纯型淋巴管瘤）、海绵状淋巴管瘤、囊性淋巴管瘤、血管淋巴管瘤。

4. 选D。急性或亚急性血肿于T_1WI表现为高信号。

5. 选B。淋巴管瘤需要和囊性疾病相鉴别，腹膜后纤维化非囊性病变，不需要和淋巴管瘤相鉴别。

（何晓静 郭大静）

第八章　生 殖 系 统

记忆：典型前列腺癌及良性前列腺增生临床及MRI各序列的特点。常见子宫良、恶性病变的MRI特点。卵巢子宫内膜异位症、囊腺瘤及成熟畸胎瘤的概念。

理解：正常前列腺MRI表现。睾丸精原细胞瘤的临床及影像学特点，睾丸畸胎瘤的临床及特征性影像学表现。正常子宫MRI表现。卵巢子宫内膜异位症的临床表现及MRI特点，卵巢囊腺瘤的MRI特点，卵巢成熟畸胎瘤的MRI特点。

应用：前列腺癌影像报告和数据系统第2版（PI-RADS V2）诊断要点。子宫内膜癌及子宫颈癌MRI分期要点。附件区含脂肪病变的MRI特点。附件区囊实性病变的鉴别诊断。

第一节　男性生殖系统常见疾病

一、MRI影像学诊断基础

男性生殖系统包括前列腺、精囊、输精管、附睾及睾丸。

前列腺：外形如栗子，位于膀胱与盆底之间，尿道穿越其中。底部朝上，与膀胱紧密相连，尖朝下，抵泌尿生殖膈，前面贴耻骨联合，后方为直肠，两侧有前列腺提肌绕过。底部与尖部之间为前列腺体部，后面平坦，中央有一纵行浅沟，称为前列腺中央沟。前列腺是由腺组织、肌组织及纤维成分构成的不均匀实质性器官，表面包有筋膜鞘，称为前列腺筋膜囊。前列腺静脉丛位于前列腺筋膜囊与前列腺之间，主要围绕在前列腺外侧及前方。神经血管束沿前列腺周围组织的后外方自上而下走行。前列腺可分为4个解剖带，即外周带、移行带、中央带，前纤维肌肉基质。T_1WI不能分辨各解剖带，均呈等信号；T_2WI外周带呈高信号，前纤维肌肉基质呈低信号，中央带及移行带呈稍低信号，难以区分，故移行带及中央带常合称为中央腺体区。

精囊：左右各一，为前后扁平的囊性结构，位于膀胱底的后方，输精管壶腹的外侧，起储存精液的作用。精囊腺为纡曲的管状器官，大部分双侧呈对称性。腺管内因充满精液，在T_2WI上呈高信号，腺管壁呈相对低信号；T_1WI上腺管内呈偏低信号，腺管壁呈相对高信号。

睾丸及附睾：睾丸位于阴囊内，左右各一。睾丸呈微扁的椭圆形，表面光滑，其前缘游离，后缘有血管、神经和淋巴管出入。附睾位于睾丸的上端和后缘，分为头、体、尾三部分，头部与睾丸相通，尾部连接输精管。睾丸表面有纤维膜，称为白膜，睾丸内有结缔组织小隔，将睾丸实质分成许多睾丸小叶。睾丸呈均匀的T_1等信号和T_2高信号，增强扫描其内可见分隔样强化。白膜在T_1WI、T_2WI上均呈低信号。附睾呈不均匀T_1等信号和T_2稍低信号，增强扫描有轻度强化。正常情况下睾丸周围可以有少量液体。

前列腺、精囊腺、睾丸的正常MRI表现见图8-1-1-1。

前列腺MRI扫描要求如下。①患者准备和体位：患者适度充盈膀胱。患者取仰卧位，中心线位于耻骨联合上方。②场强和线圈：要保证图像质量，前列腺MRI检查需要场强至少达到1.5T，并应用盆腔专用相控阵线圈或心脏线圈，相控线圈通道数需≥16。1.5T MR若联合使用直肠内线圈和体部相控阵线圈能够显著提高图像质量。3.0T MR应用盆腔相控阵线圈，能够获得良好的图像质量，可不必使用直肠内线圈。③扫描视野：

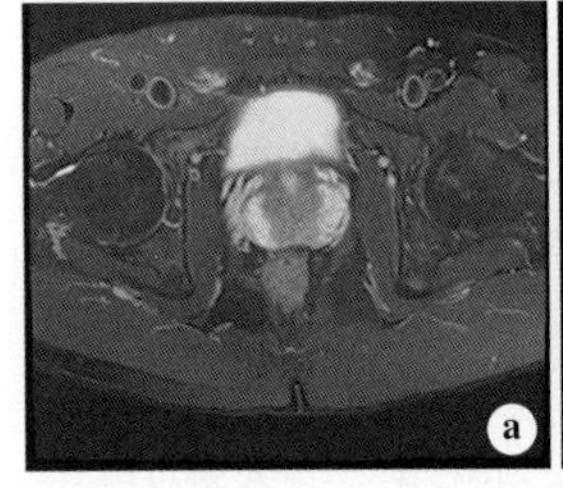

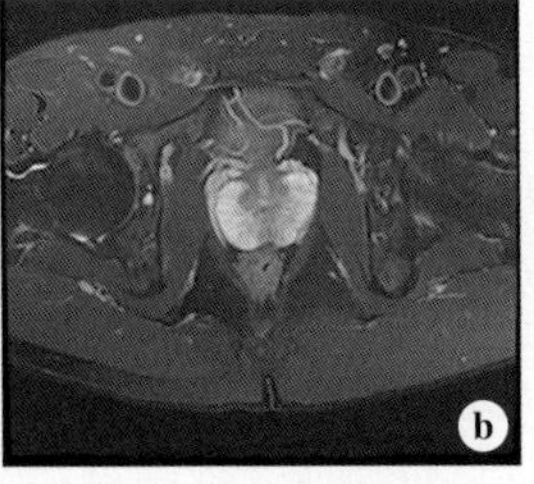

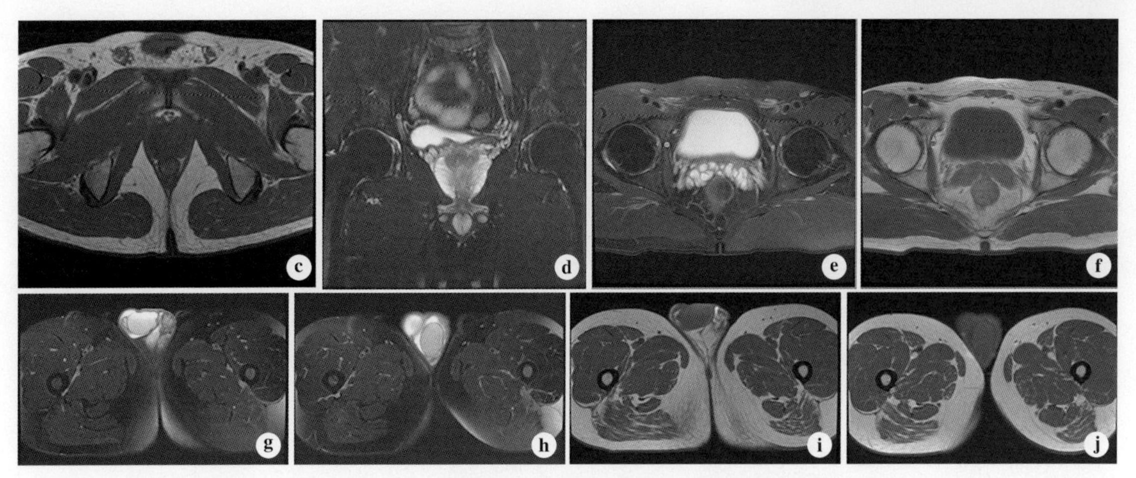

图 8-1-1-1 前列腺、精囊腺、睾丸正常 MRI 表现

a、b、d. 前列腺中央腺体区及外周带 T_2WI 脂肪抑制序列轴位及冠状位图像；c. 前列腺 T_1WI 轴位图像；e～j. 精囊腺及睾丸 T_2WI 脂肪抑制、T_1WI 轴位图像

前列腺 MRI 检查以小视野为主，以保证图像高分辨率，范围包括前列腺和精囊。包括盆腔的大视野、大范围轴面扫描主要用于观察盆腔和淋巴结的转移情况。④检查时间：活检后出血会影响前列腺癌（prostate cancer，PCa）的诊断和定位。因此，若先行前列腺穿刺活检，则穿刺活检与 MRI 检查至少间隔 4～6 周。

前列腺 MRI 扫描方案优选：多参数 MRI（multi-parametric MRI，Mp-MRI）指常规序列结合功能序列的 MRI 检查，已成为公认的诊断 PCa 的最佳影像学方法，可用于 PCa 的检出、分期和预后评估。常规序列主要是指 T_1WI、T_2WI，功能序列主要包括 DWI、MRS 和动态对比增强 MRI 成像（dynamic contrast enhanced MRI，DCE-MRI）等。高分辨率 T_2WI 联合 2 个以上功能序列的 Mp-MRI，可明显提高 PCa 诊断的敏感度和特异度。Mp-MRI 中，MRS 检查时间长，DCE-MRI 需要注射对比剂。因此，实际工作中医师应根据临床需要选择适当的扫描组合模式。①前列腺 MRI 常规扫描方案：$T_1WI+T_2WI+DWI$。②前列腺 MRI 最佳扫描方案：T_1WI+T_2WI+ DWI+DCE-MRI。③PCa 局部分期 MRI 扫描方案：T_1WI+T_2WI+DWI+DCE-MRI，MRS 可作为备选。

二、前列腺增生

【案例 8-1-2-1】 患者男性，63 岁，尿频、尿急 3 年余，加重 5 个月。①现病史：患者入院前 3 年余无明显诱因出现尿频、尿急，伴夜尿增多，6～7 次/晚，5 个月前上述症状加重伴双侧腰部胀痛。②实验室指标：前列腺特异性抗原(prostate specific antigen，PSA)5.60 ng/ml(0.00～3.00ng/ml)，游离前列腺特异抗原（free prostate specific antigen，fPSA）0.54 ng/ml（0.00～0.93ng/ml）。③既往史、个人史、家族史无特殊。④患者入院做了 MRI 检查，结果见图 8-1-2（a～j）。

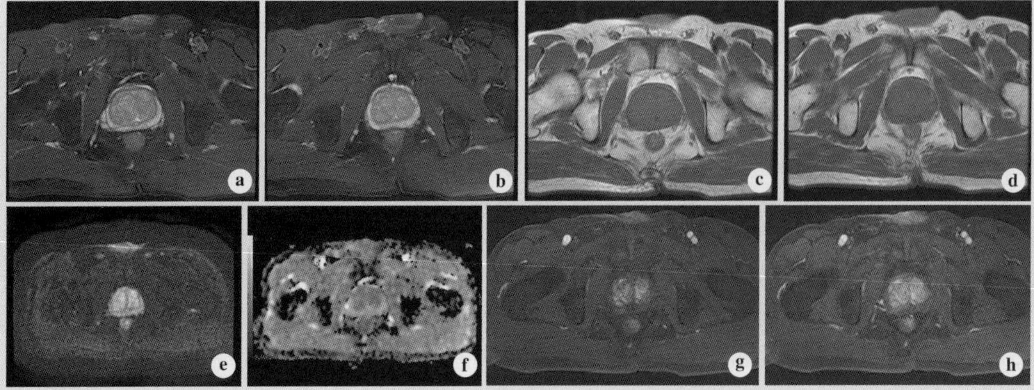

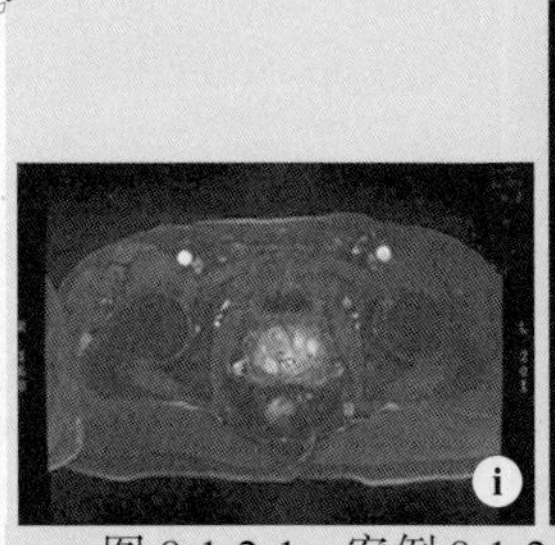

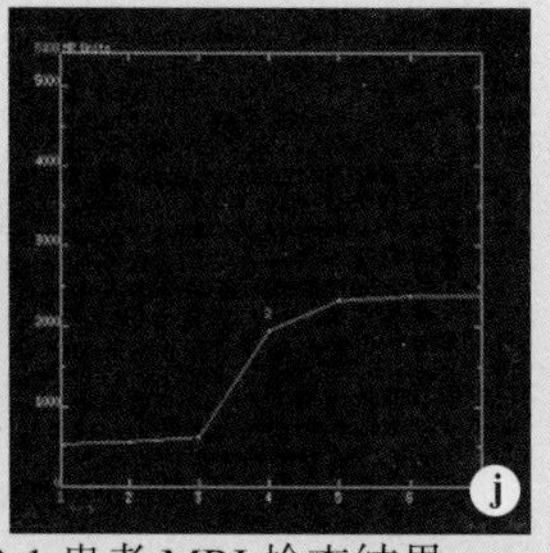

图 8-1-2-1 案例 8-1-2-1 患者 MRI 检查结果

思考题

1. 对该病变最具诊断价值的 MRI 功能成像序列为

A. T_2WI；B. T_1WI；C. DWI；D. DCE-MRI；E. MRS

2. 该病病变定位是

A. 前纤维肌肉基质；B. 移行带；C. 中央带；D. 右侧外周带；E. 左侧外周带

3. 该病病变的 MRI 信号特点为

A. T_2WI 混杂信号结节伴低信号环，DWI 呈低信号；B. T_2WI 混杂信号结节伴低信号环，DWI 呈高信号；C. T_2WI 混杂信号结节伴高信号环，DWI 呈低信号；D. T_2WI 低信号结节，边缘模糊，DWI 呈低信号；E. T_2WI 低信号结节，边缘模糊，DWI 呈高信号

4. 该病病变可能的诊断是

A. 前列腺癌；B. 前列腺增生；C. 前列腺炎；D. 前列腺间叶肿瘤；E. 前列腺血肿

良性前列腺增生（benign prostatic hyperplasia，BPH）定义为前列腺移行带内结缔组织、平滑肌和腺上皮不受控制地增殖。BPH 主要表现为组织学上的前列腺间质和腺体成分的增生、解剖学上的良性前列腺增大(benign prostatic enlargement，BPE)、下尿路症状(lower urinary tract symptoms，LUTS）为主的临床症状以及尿动力学上的膀胱入口梗阻（bladder outlet obstruction，BOO)。

BPH 发生机制尚不明确，可能是由于上皮和间质细胞增殖和细胞凋亡的平衡遭到破坏，相关因素包括雄激素及其与雌激素的相互作用、前列腺间质与腺上皮细胞的相互作用、生长因子、炎症细胞、神经递质及遗传因素等。目前已知前列腺增生必须具备有功能的睾丸及年龄增长两个条件。

（一）临床表现

BPH 是老年男性常见病变，其发病率与年龄相关，＞50 岁发病率超过 50%，80 岁时可达 90%。BPH 的主要临床表现为尿频，即小便次数增多，尤其是夜间小便次数增多及进行性排尿困难。

（二）病理表现

BPH 主要发生在移行带和尿道周围腺体，约 5%起源于外周腺体。根据增生腺体所含组织成分的类型及比例不同，将前列腺增生病理类型大致分为腺体增生、间质增生和混合增生。BPH 的临床症状与间质成分和腺体成分增生的比例及病理类型密切相关。目前研究表明，以腺体增生为主的患者其增生组织内主要为腺体成分，前列腺体积明显增大，甚至形成巨大前列腺，前列腺组织呈淡黄色，质地较软，前列腺切面可见大小不一的蜂窝状腔隙，多形成腺瘤样结节，早期排尿障碍相对较轻。以间质增生为主的患者其组织内主要是平滑肌、纤维组织等间质成分，患者前列腺体积不一定增大，前列腺组织色泽灰白，质地较刚，间质成分增多致使前列腺组织变硬，患者在临床上常表现出明显的排尿障碍。

（三）MRI 影像学表现

中央腺体不同程度增大，边缘光滑锐利。在 T_1WI 上增生结节呈稍低信号，与前列腺其余部分信号相似，在 T_2WI 上中央腺体见增生结节，可多发或单发，随增生组织成分不同而表现为低、等、高信号或混杂信号。以腺上皮增生为主时 T_2WI 为高信号，而以胶原和肌性纤维成分增生为主时 T_2WI 为低信号。T_2WI 混杂信号反映腺体组织和纤维肌成分混合增生的变化。增生结节可出现不同程度的坏死囊变。增生结节周围可见光滑的低信号环，为纤维组织构成的假包膜。前列腺增生常压迫外周带使其变薄，严重者外周带甚至接近于消失，但 T_2WI 外周带仍维持正常的较高信号。

DWI 上增大的前列腺内无局限性高信号灶。动态增强扫描，增生结节血供相对丰富而强化较明显，但多不均匀。动态增强时间-信号曲线表现为渐进型强化，早期多表现为明显不均匀强化，延迟期趋于均匀强化，若有囊变坏死区则局部无强化。不同病理类型的前列腺增生组织 MRS 代谢特点存在一定差异。腺体增生时由于腺体和腺管较多，枸橼酸盐（citrate，Cit）的浓度高，其胆碱类化合物（choline，Cho）+肌酸（creatine，Cr）与 Cit 的比值和正常组织接近。而基质增生血管和平滑肌组织较多，腺体和腺管组织较少，Cit 的浓度较低，（Cho+Cr）/Cit 值与前列腺癌相似。

（四）鉴别诊断

前列腺癌：前列腺增生主要发生于移行带，需与移行带 PCa 鉴别。腺体增生型结节在 T_2WI 上呈高信号，易与低信号的前列腺癌鉴别。而基质增生型结节与前列腺癌在 T_2WI 上均表现为低信号，但增生型结节的边界较清楚，并有假包膜，而前列腺癌的边界一般不清，同时结合 DWI 上弥散是否受限加以鉴别。

（五）治疗

1. 药物治疗 治疗 BPH 临床症状的药物包括：激素类，如已烯雌酚等，由于不良反应较大，现已淘汰；5α-还原酶抑制剂；α_{1A}受体阻滞剂；α_{1A}受体阻滞剂与 5α-还原酶抑制剂的联合应用；植物制剂。目前应用广泛、研究深入的有两类：5α-还原酶抑制剂和 α_{1A}受体阻滞剂。

2. 外科治疗 BPH 药物治疗的效果是肯定的，但对于中、重度 BPH 患者或病情进展，出现如急慢性尿潴留、泌尿系结石、上尿路积水肾功受损、反复血尿、反复尿路感染等绝对手术指征时，应选择外科手术治疗。经尿道前列腺电切术（transurethral resection of prostate，TURP）是目前公认的手术治疗 BPH 的“金标准”，具有损伤小、痛苦少、恢复快、住院时间短、手术适应证广等优点，是治疗中、重度 BPH 最可靠的方法。

【案例 8-1-2-1 点评】

1. 选 C。除了 T_1WI、T_2WI 序列，DWI 是前列腺疾病最有价值的功能成像序列，在前列腺增生与前列腺癌的鉴别诊断上有很高的价值。

2. 选 B。该病例主要表现为移行带的体积增大，其内增生结节形成，病灶位于移行带。

3. 选 A。移行带增生结节 T_2WI 呈混杂信号，周围见边界清晰的低信号环，DWI 未见弥散受限，ADC 图亦未见明显低信号结节。

4. 选 B。移行带体积增大，其内小结节有低信号环，且未见弥散受限，因此诊断前列腺增生，其内增生结节形成。

三、前列腺癌

【案例 8-1-3-1】 患者男性，79 岁，体检发现 PSA 升高 27 天。①现病史：27 天前患者于体检发现 PSA 升高，病程中患者无特殊不适，有夜尿增多表现，约 2 次/晚，无明显尿频、尿急、尿痛，无盆区疼痛及其他不适。②实验室指标：PSA 26.60 ng/ml（0.00～3.00 ng/ml），fPSA 4.32 ng/ml（0.00～0.93 ng/ml）。③既往史：7 年前行经尿道前列腺等离子电切术。④患者入院做了 MRI 检查，结果见图 8-1-3-1（a～h）。

思考题

1. 发现此病例病灶最敏感的序列是

A. T_2WI；B. T_1WI；C. MRS；D. DCE-MRI；E. DWI

2. 病变定位是

A. 右侧外周带；B. 左侧外周带；C. 移行带；D. 中央带；E. 前纤维肌肉基质

3. 病变的特征性影像学表现是

A. 左侧外周带 T_2WI 信号增高，DCE 增强曲线呈平台形；B. 左侧外周带 T_2WI 信号降低，DCE 增强曲线呈缓慢上升形；C. 左侧外周带 T_2WI 信号增高，DWI 呈高信号，ADC 呈低信号；D. 左侧外周带

T_2WI 信号降低，DWI 呈高信号，ADC 呈低信号；E. 左侧外周带 T_2WI 信号降低，DWI 呈低信号，ADC 呈高信号

4. 病变可能的诊断是

A. 前列腺癌；B. 前列腺增生；C. 前列腺炎；D. 前列腺血肿；E. 前列腺脓肿

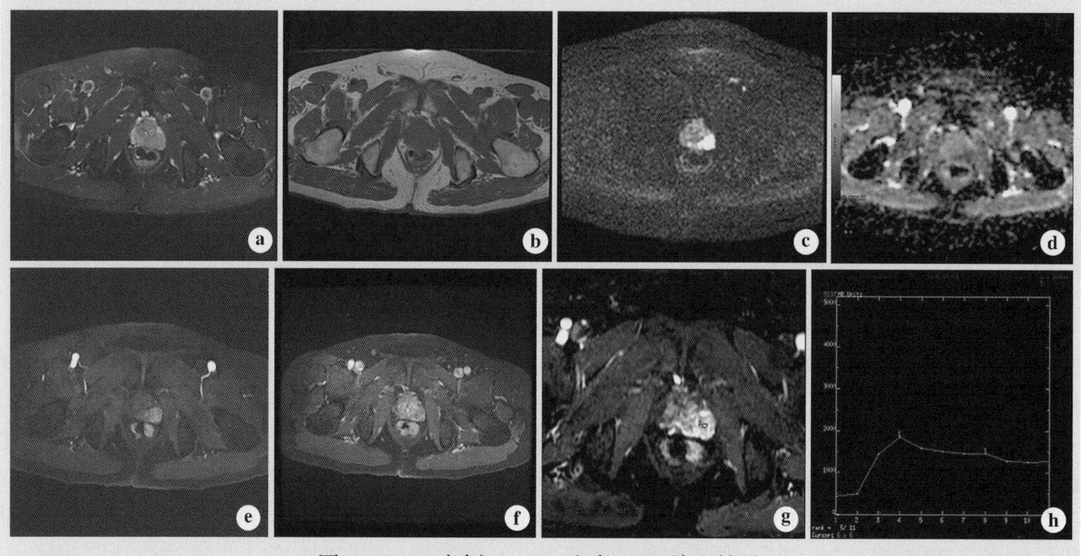

图 8-1-3-1　案例 8-1-3-1 患者 MRI 检查结果

【**案例 8-1-3-2**】　患者男性，62 岁，体检发现 PSA 升高 10 天。①现病史：10 天前患者于体检发现 PSA 升高，无明显尿频、尿急、尿痛，无排尿中断、血尿。②实验室指标：PSA 49.30 ng/ml（0.00～3.00 ng/ml），fPSA 8.56 ng/ml（0.00～0.93 ng/ml）。③既往史无特殊。④患者入院做了 MRI 检查，结果见图 8-1-3-2（a～h）。

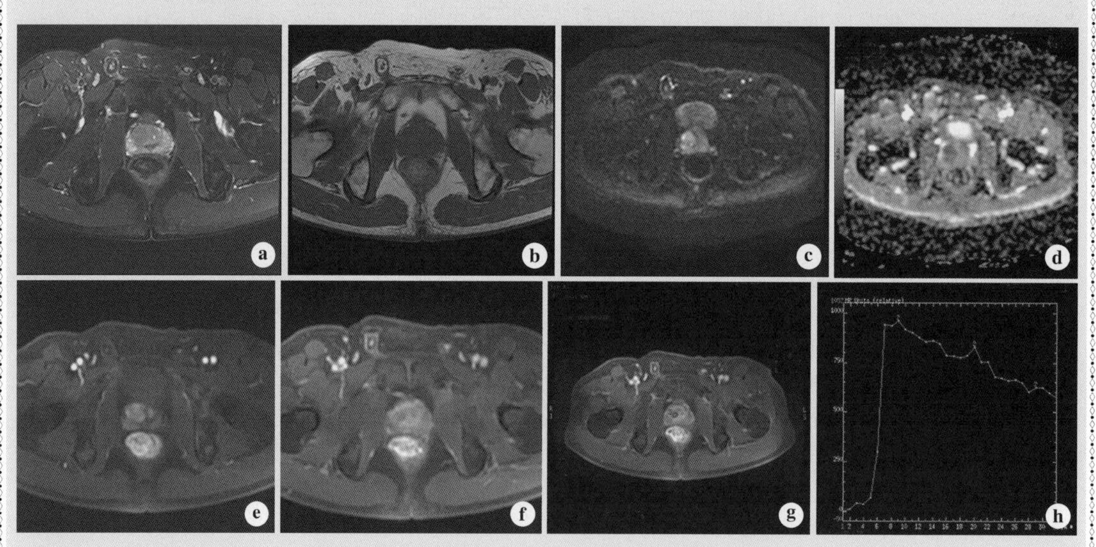

图 8-1-3-2　案例 8-1-3-2 患者 MRI 检查结果

思考题

1. 诊断该病变最优序列组合是

A. T_2WI+DWI+MRS；B. T_1WI+DWI+DCE-MRI；C. T_2WI+DCE-MRI+MRS；D. T_1WI+DCE-MRI+MRS；E. T_2WI+DWI+DCE-MRI

2. 病变定位是

A. 右侧外周带；B. 左侧外周带；C. 移行带；D. 中央带；E. 前纤维肌肉基质

3. 以下关于该病灶的影像学检查，叙述错误的是

A. T_2WI 为稍高信号；B. T_1WI 为等信号；C. ADC 为低信号；D. DWI 为高信号；E. DCE 曲线为速升速降型

4. 病变可能的诊断是

A. 前列腺血肿；B. 前列腺脓肿；C. 前列腺炎；D. 前列腺增生；E. 前列腺癌

【案例 8-1-3-3】 患者男，74 岁，尿频半年，发现 PSA 升高 1 天。①现病史：患者于半年前无明显诱因出现尿频，伴夜尿增多，约 10 次/天，不伴尿痛，无肉眼血尿，无排尿踌躇、滴沥、费力，无不尽感，无尿线无力、分叉、变细等。后患者于当地医院就诊，予以“消炎药”（具体不详）输注后，症状无明显缓解。1 天前，患者自觉尿频症状较前有加重。②实验室指标：PSA＞300 ng/ml（0.00～3.00 ng/ml），fPSA＞25 ng/ml（0.00～0.93 ng/ml）。③既往史无特殊。④患者入院做了 MRI 检查，结果见图 8-1-3-3（a～h）。

思考题

1. 病变未累及以下哪个部位

A. 前列腺；B. 精囊；C. 股骨；D. 盆腔淋巴结；E. 耻骨

2. 病变起源于

A. 精囊；B. 膀胱；C. 直肠；D. 前列腺；E. 直肠系膜

3. 病变可能的诊断是

A. 前列腺癌并邻近侵犯及多发转移；B. 盆腔间质瘤伴多发转移；C. 盆腔淋巴瘤；D. 膀胱癌并邻近侵犯、转移；E. 盆腔间叶肿瘤伴多发转移

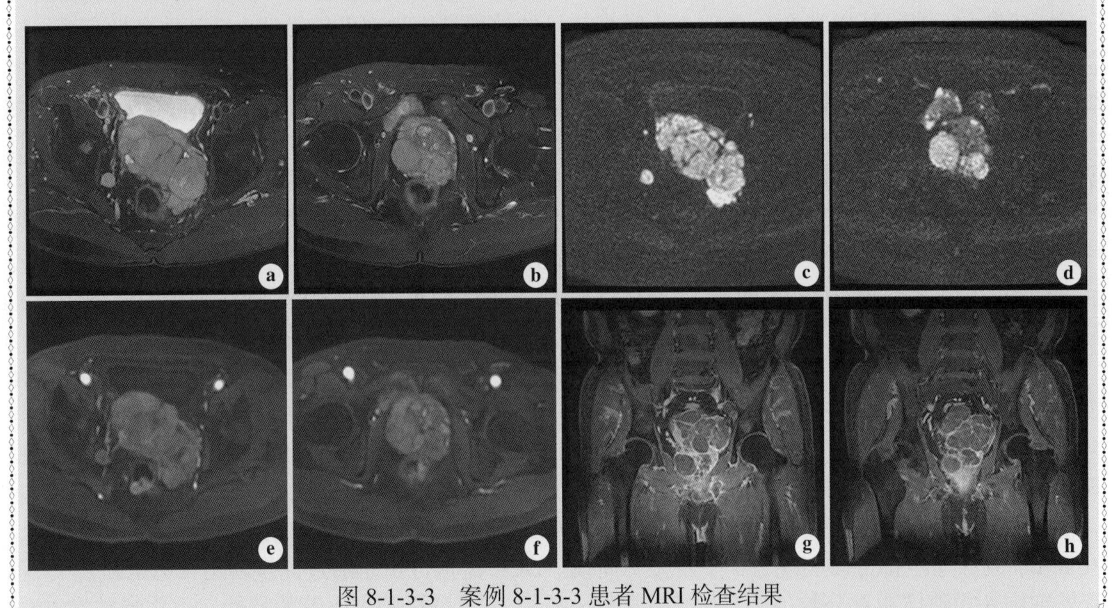

图 8-1-3-3　案例 8-1-3-3 患者 MRI 检查结果

前列腺癌（prostate cancer，PCa）是指发生在前列腺的上皮性恶性肿瘤，是男性最常见的恶性肿瘤之一。PCa 的发病率有明显的地区和种族差异，在我国及印度、日本、菲律宾等亚洲国家发病率较低，非洲和以色列居中，欧美国家最高。PCa 的患病率近年来呈增长趋势，且发病率随着年龄的增长而增长，高峰年龄是 70～80 岁。有一部分属无症状的“潜伏癌”，多于尸检时方才发现。

（一）临床表现

PCa 的发生与遗传因素有关，除此外，与性活动、饮食习惯、种族、地区也有一定相关性。PCa

多无明显临床症状，常在直肠指诊、超声检查或前列腺增生手术标本中偶然发现。PCa 较大时可以引起排尿困难、尿潴留、尿失禁、血尿。PCa 转移病灶可引起骨痛、脊髓压迫的神经症状、病理骨折等。

前列腺癌可通过局部浸润、淋巴和血行途径转移到任何部位。转移也可发生于前列腺癌的任何时期。①局部浸润：前列腺癌可通过局部浸润穿透前列腺包膜，侵犯精囊、膀胱颈部、尿道、盆腔两侧或盆腔其他器官。②淋巴转移：前列腺癌通过淋巴系统可转移到闭孔和髂内淋巴结，晚期可发生髂外、髂总、主动脉旁和锁骨上淋巴结转移。③血行转移：前列腺癌由前列腺静脉经过阴茎静脉汇入脊椎静脉系统，发生肺、肝、肾上腺、骨等全身多处转移。最典型的血行转移为中轴骨转移。

（二）病理表现

PCa 病理类型包括腺癌（腺泡腺癌）、导管腺癌、尿路上皮癌、鳞状细胞癌、腺鳞癌，其中腺癌占 95%以上。前列腺癌从腺泡和导管发生，常常起源于外周带。大体观察前列腺癌组织一般比正常前列腺组织坚韧，较大的癌瘤多呈结节状，分界不清，切面呈颗粒状，色浅黄。组织学上表现为：细胞核异形性，正常腺泡结构消失或部分消失；小腺泡增生；融合性小腺泡；筛状结构；在增生的上皮巢中出现形态规则的筛孔状小腺腔；肾小球样和乳头状大腺泡结构；实性片巢状、条索状或单细胞浸润结构。

（三）MRI 影像学表现

1. T_1WI　T_1WI 上难以区分前列腺的组织结构，不用于肿瘤的诊断。T_1WI 主要用于鉴别穿刺活检后的出血，观察骨骼的转移及盆腔增大淋巴结情况。出血在 T_1WI 常表现为高信号。

2. T_2WI　T_2WI 组织对比度好，能够清晰地观察前列腺各区带和包膜解剖结构，可用于肿瘤的定位、诊断和分期。外周带 PCa 表现为正常高信号的外周带内出现低信号灶。但其他良性病变（如急慢性前列腺炎、瘢痕、放化疗后改变等）也可表现为低信号，需要与之相鉴别。由于中央腺体组织信号的掩盖及良性前列腺增生的干扰，中央腺体区 PCa 诊断更加困难。中央腺体区癌的特征为：中央腺体区内均匀的低信号，病灶边界不清或有分叶，病灶周围没有良性增生结节常见的低信号环，中央腺体与外周带之间的线样低信号边界中断，尿道周围或前方肌纤维受侵变形。

3. DWI　DWI 可通过测定癌灶 ADC 值定性和定量评估 PCa，可以作为患者 MRI 检查的常规序列。T_2WI 结合 DWI 能明显提高 PCa 诊断的敏感度和特异度。PCa 组织在 DWI 上表现为高信号，且 ADC 值下降。ADC 值与 Gleason 评分呈负相关，通过 ADC 值可以无创评估肿瘤的侵袭性，能够鉴别高分化癌和中、低分化癌，指导临床医师为患者制订个性化的治疗方案。

4. DCE-MRI　DCE 是无创评估肿瘤血管生成的常见方法，可以通过定性、半定量、定量等客观指标来评价病灶的血流动力学特征和代谢特征。T_2WI 联合 DWI 和 DCE-MRI 在 PCa 的定位、分期和复发的检出中具有优势。PCa 病灶 DCE-MRI 表现为快速强化、快速廓清，而非肿瘤组织则表现为早期强化、缓慢廓清。但部分 PCa 强化不明显，DCE-MRI 不能发现这部分病灶。

DCE-MRI 时间-信号强度曲线：PCa 多为“流出型”曲线，前列腺增生多为“流入型”曲线，PCa 和前列腺增生都可以表现为“平台型”曲线。DCE 定量分析是通过测量转运常数（K_{trans}）、血管外细胞外间隙体积百分数（V_e）及速率常数（K_{ep}）定量分析肿瘤血管的特性，这些参数在 PCa 的诊断和分级方面可能提供有价值的信息，但尚处于初步研究阶段。

5. MRS　MRS 能够评估前列腺组织的生化代谢变化，用于 PCa 定位、肿瘤复发的检测，并为评估 PCa 的侵袭性提供参考。前列腺 MRS 能够显示的代谢产物主要包括枸橼酸盐（citrate，Cit）、胆碱类化合物（choline，Cho）、肌酸（creatine，Cr）。正常前列腺组织中 Cit 浓度较高，而 Cho、Cr 浓度相对较低。PCa 的 Cho 浓度升高，Cit 浓度降低。常用 Cho+Cr 与 Cit 的比值（CC/C 值）来判断病灶恶性程度，PCa CC/C 值明显增高，且 CC/C 值与 PCa 的 Gleason 分级呈正相关。

（四）鉴别诊断

单纯 T_1WI 和 T_2WI 鉴别诊断困难。因此，目前多需要 Mp-MRI 联合诊断前列腺疾病。PCa 需要与慢性前列腺炎、前列腺增生相鉴别。

1. 慢性前列腺炎 外周带出现低信号时，需要鉴别 PCa 与前列腺炎，特别是发生于老年患者的慢性前列腺炎。DWI 弥散受限呈高信号，ADC 值降低，则 PCa 的可能性较大。慢性前列腺炎 DCE-MRI 信号-强度曲线多表现为“流入型”，PCa 多表现为“流出型”。MRS 中，慢性前列腺炎 Cho 峰升高不显著，有助于鉴别。但是这些 MRI 的不同表现之间可能有重叠。

2. 前列腺增生 前列腺增生表现为前列腺增大，多发生在移行带。外周带 PCa 多无须与 BPH 相鉴别；而通过单纯 T_2WI 鉴别前列腺增生和移行带 PCa 较困难，需要结合 DWI、MRS 或 DCE-MRI。前列腺增生 DWI 无弥散受限，ADC 值无异常，MRS 波峰比值无异常。

（五）治疗

前列腺癌的发病率和死亡率之间有很大的差异。研究表明，在男性一生中有 15%～20%被诊断出 PCa，而仅仅有 3%危及生命。为防止过度治疗，提出针对 PCa 的“观察等待”和“主动监测”两种处理方法。然而 PCa 根治性手术治疗仍然是治愈前列腺癌最有效的方法之一。除此之外，PCa 的治疗手段还包括外放射治疗、内放射治疗、内分泌治疗、化疗等。根据 PCa 的不同危险度分级，选择不同的处理、治疗方案。

【案例 8-1-3-1 点评】

1. 选 E。该病例 DWI 序列病灶呈明显高信号，发现病灶最为敏感。

2. 选 B。左侧外周带体积增大，T_2WI 信号降低，可见稍低信号结节。

3. 选 D。左侧外周带 T_2WI 稍低信号结节在 DWI 呈明显高信号，ADC 呈明显低信号，且 DCE 增强曲线呈速升速降型。

4. 选 A。该病例的 MRI 特征完全符合 PCa。需要与前列腺炎相鉴别，而前列腺炎 T_2WI 信号降低更弥漫且均匀，DWI 无弥散受限。

【案例 8-1-3-2 点评】

1. 选 E。诊断 PCa 的 Mp-MRI 最佳组合方案为 T_2WI+DWI+DCE-MRI。

2. 选 C。T_2WI 及 DWI 均显示病灶呈结节状，位于移行带偏右侧。

3. 选 A。T_2WI 移行带偏右侧见一稍低信号结节，边界欠清；T_1WI 呈等信号，显示不清；DWI 呈高信号，ADC 呈低信号；DCE 曲线呈速升速降型。

4. 选 E。该病例的 MRI 特征符合移行带 PCa。需要与前列腺增生结节相鉴别，增生结节 DWI 无弥散受限，且 DCE 曲线呈缓慢上升型或平台型。

【案例 8-1-3-3 点评】

1. 选 C。前列腺、精囊均可见病变，且病变与膀胱、直肠分界不清，盆腔淋巴结肿大，右侧耻骨联合信号异常。而双侧股骨未见明确异常信号。

2. 选 D。虽然此例病灶范围广，累及脏器多，但病灶中心位于前列腺。

3. 选 A。病灶中心位于前列腺，且结合临床指标 PSA 显著升高和易骨转移的特点可作出正确判断。

四、睾丸疾病

睾丸常见疾病主要包括睾丸肿瘤、睾丸及附睾囊肿、睾丸及附睾炎性病变，睾丸扭转、阴囊睾丸损伤、隐睾、睾丸鞘膜积液等。其中睾丸肿瘤是少见肿瘤，占男性肿瘤的 1%～1.5%，睾丸肿瘤主要分为以下几种类型：①生殖细胞肿瘤，占 90%～95%，以精原细胞瘤为主，其他包括绒毛膜癌、内胚窦瘤、良恶性畸胎瘤、胚胎癌；②性索间质肿瘤，包括间质细胞瘤、支持细胞瘤、颗粒细胞瘤、卵泡膜细胞或纤维性肿瘤；③淋巴瘤；④转移瘤。

精原细胞瘤

【案例 8-1-4-1】 患者男性，61 岁，右侧阴囊增大 2 个月。①现病史：患者 2 个月前无明显诱因发现右侧阴囊包块，无疼痛，无触压痛，无尿频、尿急、尿痛及肉眼血尿，排尿通畅，无畏寒、发热，无腹会阴部不适，患者未予重视，未行任何特殊处理。②实验室指标：无特殊。③专科检查：右侧睾丸明显肿大，质硬，边界清。左侧睾丸及附睾无肿大。右侧精索增粗。④既往史、个人史、家族史无特殊。⑤患者入院做了 MRI 检查，结果见图 8-1-4-1（a～j）。

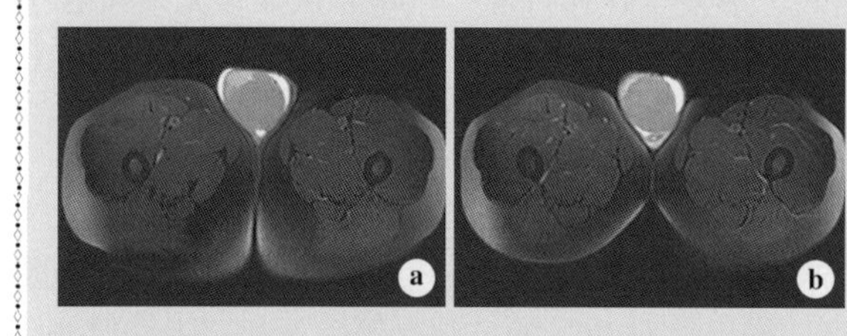

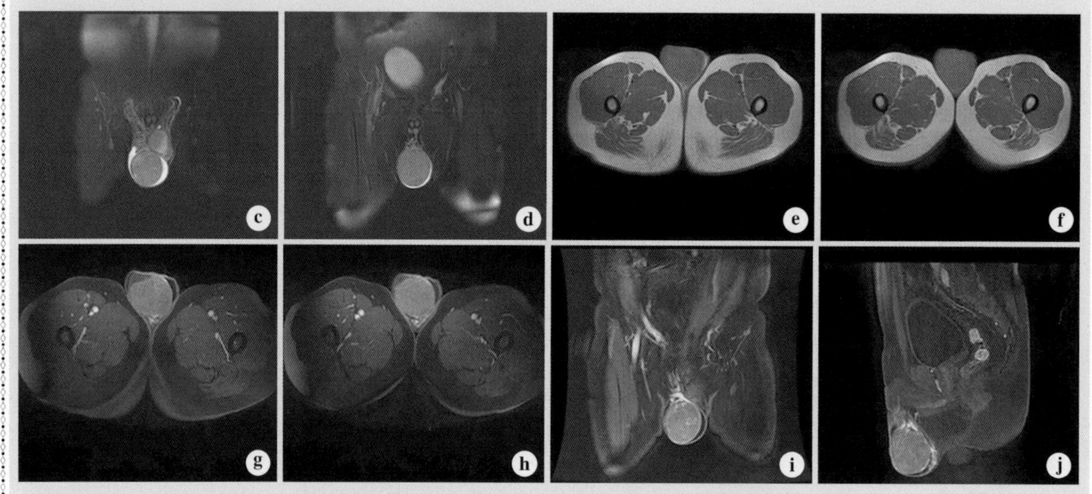

图 8-1-4-1 案例 8-1-4-1 患者 MRI 检查结果

思考题

1. 关于病灶的 MRI 影像征象描述，错误的是

A. 病灶位于右侧睾丸；B. T_1WI 为等信号；C. T_2WI 为高信号；D. 睾丸鞘膜积液；E. 精索静脉增粗

2. 病灶的增强扫描特点是

A. 无强化；B. 明显均匀强化；C. 明显环状强化；D. 轻度均匀强化；E. 内部见间隔状强化

3. 可能的诊断是

A. 畸胎瘤；B. 精原细胞瘤；C. 淋巴瘤；D. 结核；E. 转移瘤

睾丸肿瘤可分为生殖细胞瘤和非生殖细胞瘤，生殖细胞瘤又可以分为精原细胞瘤和非精原细胞瘤。精原细胞瘤占睾丸生殖细胞肿瘤的 60%，起源于睾丸原始生殖细胞，为睾丸最常见的肿瘤，好发年龄为 35～45 岁，＞50 岁及儿童少见。睾丸肿瘤的发生可能与创伤、内分泌障碍、遗传与感染诸多因素有关，但都缺乏足够证据。隐睾是睾丸精原细胞瘤的重要诱发因素。隐睾的肿瘤发生率约为正常睾丸的 20～40 倍。

（一）临床表现

临床多表现为阴囊无痛性、进行性肿大，一般生长缓慢，有沉重或下坠感；部分患者会有睾丸疼痛。

（二）病理表现

精原细胞瘤大体表现为实性、结节状或分叶状肿块，边界清楚，可伴出血、坏死及囊变，恶性程度较低。组织学表现切面呈“鱼肉样”，镜下瘤细胞大小一致，核分裂象多见，肿瘤细胞排列成片状、巢状或条索状，间质内有丰富淋巴细胞浸润。

（三）MRI影像学表现

由于睾丸周围白膜对肿瘤的生长起到一定的限制作用，精原细胞瘤在MRI上多表现为边界清楚的肿块，呈类圆形或边缘分叶状，信号相对均匀，少数可突破白膜向邻近组织侵犯；个别肿瘤信号不均匀，考虑与肿瘤内部出血、坏死有关。T_1WI大多呈均匀等、低信号，T_2WI呈低或稍低信号。T_2WI可显示纤维血管分隔的带状更低信号结构。增强扫描肿瘤不均匀强化，内部可见纤维间隔强化，强化程度高于肿块。纤维间隔强化是精原细胞瘤的特征性表现。DWI肿瘤实性部分呈高信号，ADC呈低信号，提示肿瘤弥散受限，肿瘤细胞密集。

（四）鉴别诊断

1. 睾丸畸胎瘤 相对少见，好发于儿童，特征性表现为肿瘤内可见到脂肪成分或钙化；血清学检查中AFP、β-HCG升高对诊断也有一定的帮助。

2. 内胚窦瘤、胚胎癌 均为少见的高度恶性生殖细胞肿瘤。睾丸卵黄囊瘤又称睾丸内胚窦瘤，是小儿睾丸肿瘤中最常见的恶性肿瘤，其发病可能与隐睾、遗传、创伤及感染有关；AFP明显升高，通常大于1000 mg/L（正常＜20mg/L）。由于肿瘤坏死明显，因此MRI增强扫描表现为明显的不均匀强化。胚胎癌恶性程度高，常侵犯周围包膜，体积较小时即可发生远处转移；增强扫描呈结节状或斑片状明显不均匀强化，AFP及β-HCG一项或二项同时升高。

3. 睾丸原发淋巴瘤 多发生在60岁以上患者，是老年男性最常见的睾丸肿瘤，MRI表现为肿块边界清楚，信号均匀，T_1WI、T_2WI均呈稍低信号，增强扫描轻度强化。

（五）治疗

由于精原细胞瘤对放射线高度敏感，Ⅰ期精原细胞瘤应当在根治性睾丸切除术后辅以辅助性放疗。对于Ⅱ期精原细胞瘤首选放疗，或者根据情况选择放疗+化疗等方案。

【案例8-1-4-1点评】

1. 选C。如图所示病灶位于右侧睾丸，睾丸体积增大，呈T_1等信号，T_2稍低信号，可见睾丸鞘膜少量积液，并可见精索静脉增粗。
2. 选E。病灶强化特点为不均匀轻度强化，其内可见条状、间隔状强化。
3. 选B。纤维间隔状强化是精原细胞瘤的特征性表现。

睾丸畸胎瘤

【案例8-1-4-2】 患者男性，22岁，发现右侧睾丸肿块6年，腰部及会阴部胀痛半年。①现病史：6年前，患者阴囊创伤后1个月发现右侧睾丸外侧面可扪及直径约2cm的扁平肿块，轻触痛，无畏寒、发热及寒战，无尿频、尿急、尿痛，无排尿困难，未见肉眼血尿，患者未引起重视，未行诊治，右侧睾丸肿块缓慢增大。入院前半年，患者无明显诱因出现腰部及会阴部胀痛不适，呈酸胀性质，初始为间歇性，持续一段时间后自发缓解，后为持续性胀痛，且右侧睾丸肿块增大至直径约4cm。②实验室指标：无特殊。③专科检查：阴囊未见红肿，皮肤无破溃。右侧睾丸外侧面可扪及大小约4cm的扁平状肿块，边界不清楚，表面不光滑，触痛，附睾未扪及包块或结节。④既往史、个人史、家族史无特殊。⑤患者入院做了MRI检查，结果见

图 8-1-4-2（a～j）。

思考题

1. 关于病灶的 MRI 影像征象描述，错误的是

A. 病灶位于右侧睾丸；B. T_1WI 边缘为稍低信号；C. T_2WI 见边缘环状低信号；D. T_1WI 中心见少许稍高信号；E. T_2WI 为均匀稍低信号

2. 病灶的增强扫描特点是

A. 无强化；B. 轻度强化；C. 明显强化；D. 中心点状强化；E. 环状强化

3. 可能的诊断是

A. 精原细胞瘤；B. 淋巴瘤；C. 皮样囊肿；D. 表皮样囊肿；E. 转移瘤

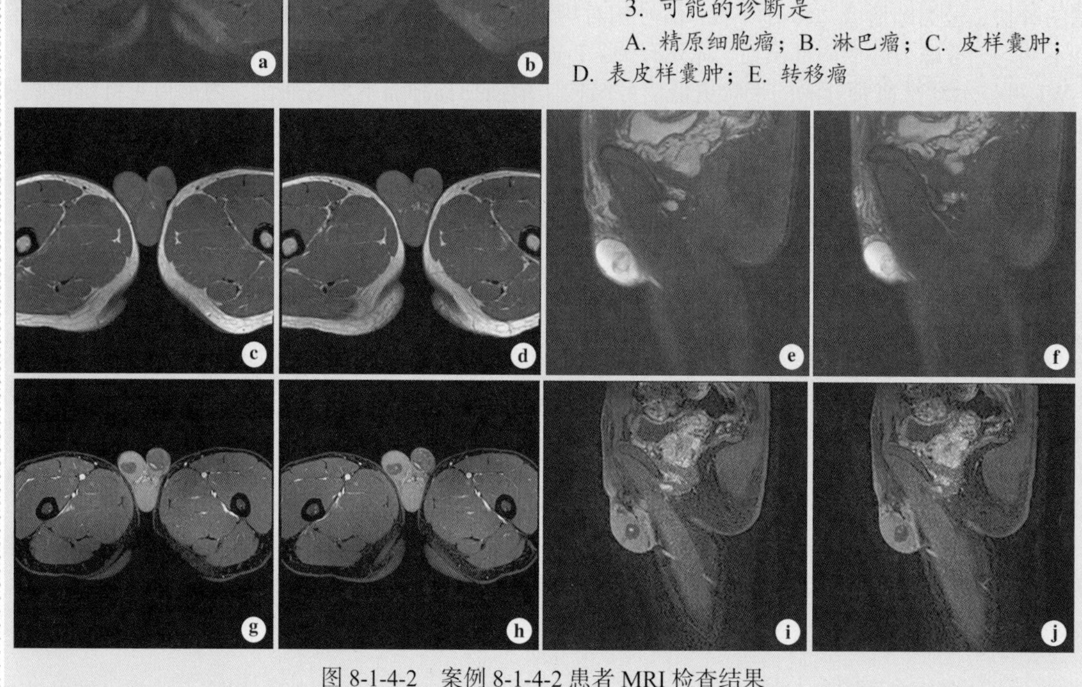

图 8-1-4-2　案例 8-1-4-2 患者 MRI 检查结果

睾丸畸胎瘤临床少见，占男性肿瘤的 1%～1.5%，在 WHO 分类中分为成熟型、不成熟型和伴体细胞型恶性变的畸胎瘤。临床上，睾丸成熟畸胎瘤少见，多以不成熟畸胎瘤为主，而伴体细胞型恶性变的畸胎瘤更为罕见。睾丸畸胎瘤以青春期前多见（<14 岁）。睾丸皮样囊肿，属于成熟畸胎瘤，较少见，不到 1%，壁薄，可发生于任何年龄，以 20～29 岁多见。

（一）临床表现

患者主要表现为睾丸无痛性肿大及阴囊内肿块，部分患者可因肿物破裂、扭转呈急腹症表现，少数患者伴有恶心、呕吐及腹泻等消化道症状。

（二）病理表现

病理上大体观察肿物呈圆形或不规则形，直径 1.5～14.5cm，成熟畸胎瘤切面呈囊实性，且以囊性为主，囊内含大量皮脂、毛发及骨骼，部分病例可见头节和牙齿。不成熟畸胎瘤以实性为主，多呈灰白或灰黄色，可见出血及坏死、钙化。组织学观察，成熟畸胎瘤可见成熟的三个胚层结构，不成熟畸胎瘤主要为未成熟神经组织或伴有少量未成熟软骨组成，多为小圆形神经母细胞，可见神经上皮形成的菊形团、神经毡或神经管形成，混合不同比例的成熟组织，少数病例可见不成熟肝组织、小肠上皮或胚胎型肾组织。

睾丸皮样囊肿多呈圆形或卵圆形，分界清楚，或有包膜，壁薄，囊内有淡黄色或棕色质软或较实的内容物。镜下见囊壁被覆角化鳞状上皮，囊内充满角化物质，部分囊壁无上皮覆盖，而有肉芽

肿样炎症反应。

（三）MRI 影像学表现

睾丸畸胎瘤因含多胚层结构，因此信号混杂。可见 T_1WI、T_2WI 呈高信号、脂肪抑制序列呈低信号的脂肪组织，亦可见 T_1WI、T_2WI 均呈低信号的钙化。增强扫描强化不均匀。皮样囊肿表现为睾丸肿大，其内见圆形或卵圆形肿块，肿块边缘清晰规整，边缘有 T_1WI、T_2WI 低信号环，环的厚度均匀或不均匀，内部呈 T_1WI 稍低、T_2WI 稍高信号。由于囊内多为角化物质或肉芽肿样炎症改变，其内信号不均匀，可表现为“靶环征”，即 T_2WI 病灶中心点状低信号。肿块内一般无强化，但肉芽肿形成处及边缘可见强化。

（四）鉴别诊断

1. 表皮样囊肿 在 T_1WI、T_2WI 上，病变边缘部有“黑环征”；T_2WI 病灶内部弧线状高低信号交替排列，呈特异性“洋葱皮征”；增强后病变无强化。

2. 精原细胞瘤 增强扫描肿瘤可见轻度强化，且见特征性条索状分隔明显强化。

3. 睾丸淋巴瘤 较为罕见，约占睾丸肿瘤的 5%。好发于 60 岁以上。睾丸弥漫侵犯，常呈结节状，可以是多发性，亦可为单发。常伴有出血及坏死，常累及附睾、精索和精囊，但鞘膜和阴囊皮肤极少累及。增强扫描为轻度强化。

【案例 8-1-4-2 点评】

1. 选 E。病灶 T_1WI 及 T_2WI 信号混杂，边缘呈环状 T_1 低信号及 T_2 低信号。
2. 选 D。病灶大部无强化，仅中心见点状强化。
3. 选 C。T_1WI 及 T_2WI 信号混杂，且病灶大部无强化，强化特点不符合精原细胞瘤、淋巴瘤及转移瘤。表皮样囊肿病灶无强化，而该例可见中心点状强化灶。

（郭大静　何晓静）

第二节　女性生殖系统常见疾病

一、MRI 影像学诊断基础

女性生殖系统包括子宫、卵巢、输卵管、阴道及外阴，本章主要介绍子宫及卵巢。

子宫：位于小骨盆腔中央，在膀胱和直肠之间，下端连接阴道，两侧有输卵管和卵巢。成年女子子宫的正常位置呈轻度前倾前屈位，子宫体伏于膀胱上，可随膀胱和直肠的充盈而移动。子宫是孕育胎儿的器官，形状呈倒置梨形，前后略扁，可分为底、体、颈三部分。子宫底部为输卵管子宫口以上的部分，子宫颈部为下端较窄的圆柱状的部分，由突入阴道的子宫颈阴道部及其上方的子宫颈阴道上部组成，子宫体部为子宫底与子宫颈之间的部分。

子宫体部由子宫内膜、肌层及浆膜构成，子宫颈部由宫颈黏膜、基质及纤维膜构成。T_2WI 上各成分信号不同，显示为区带样解剖结构。正常子宫的大小、宫体各层的厚度、形态随雌激素和孕激素的周期性变化以及绝经状态而改变。宫体部子宫内膜显示为子宫中央长带样 T_2 高信号，为子宫内膜及腔内分泌液，子宫内膜增殖早期最薄，厚度仅为 1～3mm，分泌期最厚，一般为 4～6mm，但一般不超过 10mm。生育期内膜信号较高，绝经期后宫体萎缩，内膜变薄，信号降低。子宫肌层由平滑肌组成，内三分之一是致密排列的平滑肌束，又称为暗带（连接带、结合带），在 T_2WI 上呈较低信号；外层是随机排列的疏松的平滑肌束，在 T_2WI 上等信号。子宫颈管内为分泌物及黏膜，在 T_2WI 呈明显高信号；宫颈基质主要由成纤维细胞及平滑肌细胞组成，内部基质厚 3～8mm，在 T_2WI 上呈较低信号，外部基质厚 2～8mm，在 T_2WI 上呈等信号，以上结构分别与子宫体部的内膜、连接带及外部肌层相延续。

宫颈阴道部覆以鳞状上皮，在宫颈外口与子宫颈管柱状上皮相邻接，即所谓的鳞柱交界。受激素/阴道酸碱度的影响，鳞柱交界移行带可上移或外移，为子宫颈癌的好发部位。

正常子宫 MRI 表现见图 8-2-1-1。

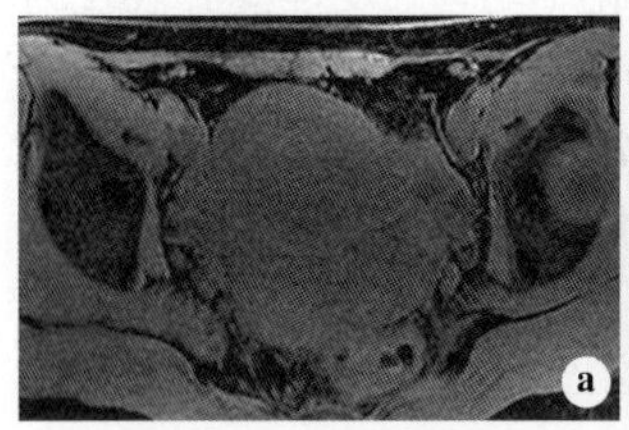
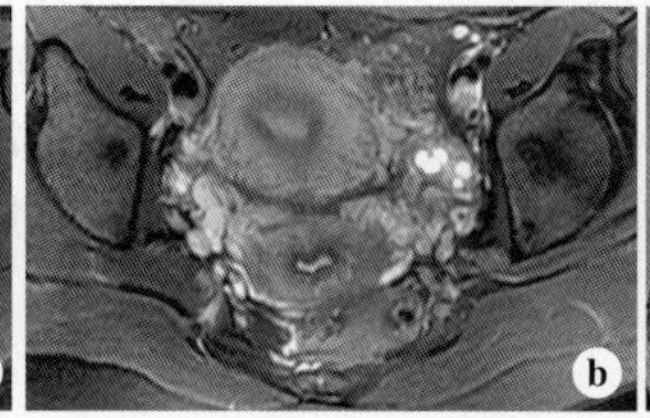
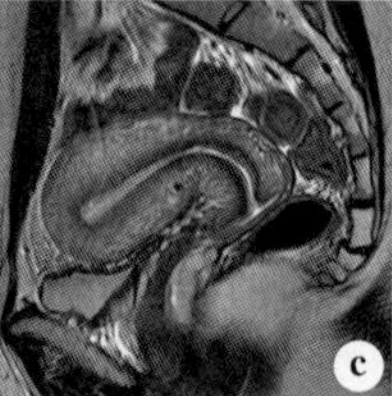
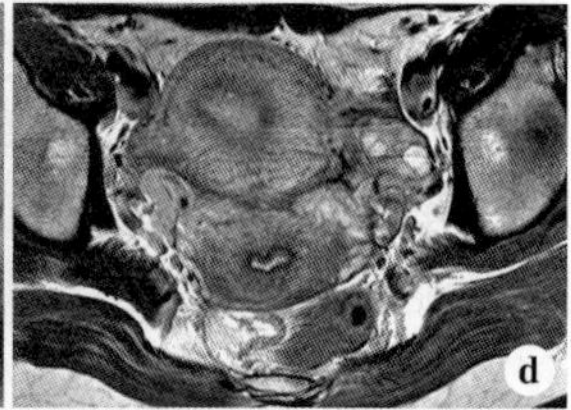

图 8-2-1-1　正常子宫 MRI 表现

a. 横轴位 T_1WI 显示子宫为等信号，无法详细区分各层；b. 横轴位 T_2WI 脂肪抑制序列；c. 矢状位 T_2WI；d. 横轴位 T_2WI 显示子宫区带样解剖结构，由内向外依次为，宫体部为明显高信号的子宫内膜、低信号的暗带（连接带、结合带）及等信号的最外部肌层，宫颈部为明显高信号的宫颈黏膜、低信号的内部基质及等信号的外部基质

子宫 MRI 扫描要求如下。①患者准备和体位：患者于检查前，4～6 小时禁食，30～60 分钟排空膀胱，15 分钟肌内注射抗蠕动药物（如丁溴东莨菪碱）以减少小肠蠕动伪影，仰卧位扫描，中心线位于髂前上棘水平。②场强和线圈：子宫 MRI 检查可选用场强 3.0T 或 1.5T MRI 扫描仪，场强 3.0T 的图像信噪比高于 1.5T，采用盆腔专用相控阵线圈或心脏线圈。③扫描视野：子宫检查以常规视野的横轴位及矢状位扫描序列为主，辅以小视野、薄层 T_2WI 图像。④检查时间：月经期区带样解剖结构分界模糊及出血信号干扰内膜，不建议行 MRI 扫描。活检后出血可能会干扰平扫序列对肿瘤的检出，但增强扫描有助于鉴别。分泌期子宫内膜增厚、信号可不均匀，可能对诊断有干扰，如有条件尽量选择月经结束后增殖期检查。

子宫 MRI 扫描方案优选：子宫 MRI 可用于子宫肿瘤的检出、分期、疗效监测、评估及预后预测等，目前已成为子宫肿瘤的最佳影像学检查。常规序列主要包括 T_1WI、T_2WI 及相应的脂肪抑制序列，DWI 及 DCE-MRI 等。由于子宫形态常常扭曲，除轴位之外扫描时需要采用不同角度以在矢状位或冠状位显示子宫全貌，以及垂直于子宫长轴的斜轴位以更好地显示子宫病变与周围组织的关系。

常规序列如下：横轴位 T_1WI，横轴位 T_2WI 脂肪抑制序列，矢状位 T_2WI（沿子宫长轴扫描用以显示子宫全貌），小视野高分辨横轴位 T_2WI 或斜轴位 T_2WI（垂直于子宫长轴）、横轴位 DWI（可加做矢状位 DWI），DCE-MRI（矢状位/横轴位/斜轴位），其他体位延迟扫描。

二、子 宫 疾 病

子宫颈癌

【案例 8-2-2-1】 患者女性，31 岁，阴道排液 2 个月，偶有接触性出血。影像学检查结果如图 8-2-2-1（a～c）所示。

思考题

1. 依据该患者 CT 图 8-2-2-1（a～c）所见，下列描述正确的是

A. 宫颈饱满，密度不均匀；B. 宫颈肿瘤边界清楚；C. 宫颈肿瘤侵犯双侧宫旁；D. 宫颈肿瘤侵犯膀胱；E. 宫颈肿瘤侵犯直肠

2. 患者进行下一步检查，以下选项最佳的是

A. 胸部 X 线；B. 经腹超声；C. 腔内超声；D. MRI；E. PET-CT

3. 该患者接下来进行 MRI 平扫，结果如图 8-2-2-1（d～g）所示，下列描述不正确的是

A. 宫颈外生性肿物；B. T_1WI 呈等信号；C. T_2WI 及 T_2WI 脂肪抑制序列呈等、高信号；D. DWI 显示肿物呈高信号提示弥散受限；E. 病变侵犯宫体

4. 患者进一步行增强扫描，结果如图 8-2-2-1（h～k）所示，下列描述不正确的是

A. 增强动脉期肿瘤强化明显；B. 增强延迟期肿瘤信号减低；C. 肿瘤侵犯宫旁组织；D. 肿瘤未侵犯膀胱；E. MRI 较 CT 显示范围清楚，是分期的最佳影像学检查

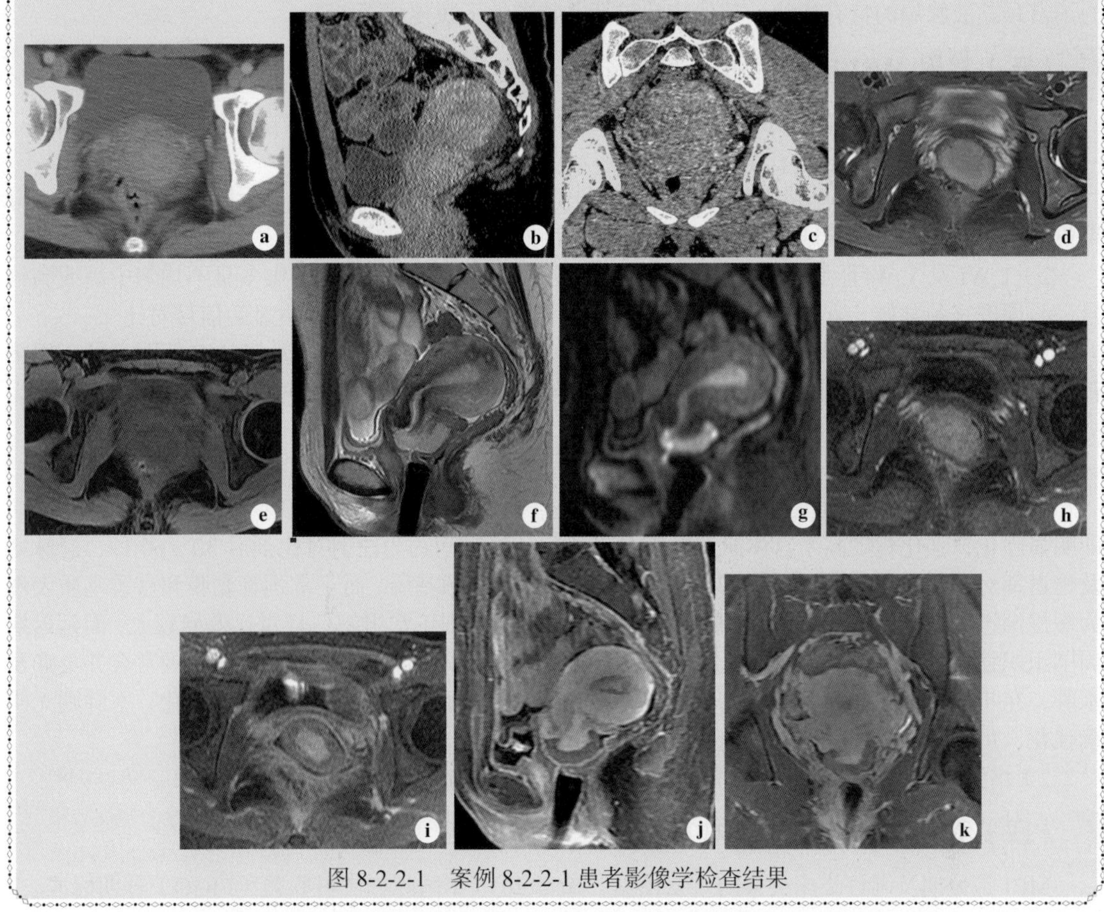

图 8-2-2-1 案例 8-2-2-1 患者影像学检查结果

子宫颈癌（cervical cancer）是严重威胁广大妇女健康生命的恶性肿瘤，全球 80%病例发生在发展中国家。在中国女性肿瘤中发病率仅次于乳腺癌，在生殖系统恶性肿瘤位居首位。MRI 是子宫颈癌最佳影像学检查，可为临床制订治疗策略提供重要依据。

（一）病因及分型

近年来研究已明确高危型人乳头瘤病毒（HPV）感染是子宫颈癌发生的必要条件，子宫颈癌高危人群包括首次性生活过早、多个性伴侣、高危 HPV 持续感染者、子宫颈癌前病变、早婚早育、多产多孕、吸烟、人类免疫缺陷病毒（HIV）感染等。

子宫颈癌肉眼所见大体表现分为：①糜烂型，早期病变，与柱状上皮外移的“糜烂样”改变相似。②菜花型，外生型肿物，呈乳头或息肉状突出于子宫颈表面。③结节型，为较常见的内生型肿物，也可外突，合并坏死可呈结节溃疡或空洞型，较常见于中晚期子宫颈癌。④颈管型，典型的内生型肿物，宫颈表面可光滑或肥大，肿瘤位于颈管内，深层浸润致颈管增粗呈“桶状”宫颈，多见于子宫颈腺癌。

组织病理学上，子宫颈癌以鳞状上皮细胞癌最常见，好发于宫颈鳞状上皮和柱状上皮交界区，发病占比 70%～80%。其次是腺癌，占 10%～15%，好发于宫颈管部，近年来腺癌的比例持续增加，且呈年轻化趋势。其他少见的特殊类型包括腺鳞癌、小细胞癌（属神经内分泌肿瘤）、未分化癌等，约占 5%。

（二）临床表现

本病好发于绝经期前妇女，早期可无症状，典型症状为接触性出血。80%以上患者有阴道出血，表现为不规则出血、月经紊乱及绝经后出血等。部分患者可出现异常白带，大量水样或黏液样白带为子宫颈黏液腺癌的特有症状。其他症状包括非特异性下腹疼痛等。

（三）常用 MRI 成像序列

MRI 成像序列的选择，主要用于观察病变侵犯范围，可有效指导下一步的诊疗决策。

（1）平扫序列

1）T_1WI：子宫颈癌呈略不均匀等信号，与子宫肌层信号相仿，难以显示肿瘤范围，对肿瘤分期价值有限，T_1WI 高信号提示肿瘤内出血或合并脓肿。

2）T_2WI 及 T_2WI 脂肪抑制序列：是子宫颈癌平扫最重要的序列，肿瘤多呈不均匀中高或高信号，与周围宫颈基质、宫体肌层、内膜、宫旁脂肪、膀胱及直肠壁形成明显的信号对比。

3）DWI：肿瘤多呈明显高信号，提示肿瘤内水分子弥散受限程度显著，ADC 值明显低于周围正常宫颈。文献显示子宫颈癌 ADC 值为（0.88～1.12）$\times10^{-3}mm^2/s$，而正常宫颈基质的 ADC 值为（1.50～1.72）$\times10^{-3}mm^2/s$。

（2）增强扫描

1）动态增强扫描：通常采用矢状位或斜轴位，肿瘤多表现为“流出型”强化模式，动脉早期即明显强化，强化程度高于宫体肌层及宫颈基质，达峰时间约为注射对比剂后 30～60 秒，静脉期及延迟期对比剂逐渐廓清，至延迟期信号强度低于周围宫颈基质。而正常颈管黏膜和宫颈基质表现为缓慢渐进性强化特征，因此在动脉期及延迟期肿瘤与周围正常组织信号对比差异较大，而延迟期周围组织强化，图像整体分辨力增加，是观察肿瘤范围的重要序列。此外，肿瘤周围常合并炎症及水肿，在 T_2WI 上可表现为高信号，与肿瘤分界不清楚，而瘤周炎症表现为逐渐强化，水肿则无明确强化，可与肿瘤予以区别。

2）增强延迟期扫描：不同体位、不同角度观察肿瘤与周围组织的关系。

（四）不同分期肿瘤的 MRI 表现

MRI 是分期及制订临床决策的重要依据，参考 2018 年国际妇产科联盟（FIGO）分期标准。

Ⅰa 期：镜下浸润癌，MRI 上难以显示肿瘤。

Ⅰb 期：临床肉眼可见病灶局限于宫颈，侵犯宫体不影响分期。T_2WI 显示肿瘤周围完整的低信号环（为残留的子宫基质）为诊断Ⅰ期子宫颈癌的可靠征象，其对评估肿瘤宫旁侵犯的阴性预测值为 94%～100%。动态增强扫描延迟期病变呈相对低信号，周围环绕的宫颈基质明显强化呈高信号（图 8-2-2-2）。

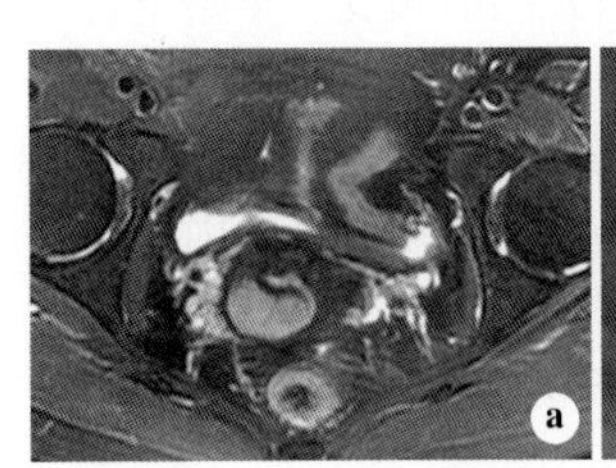

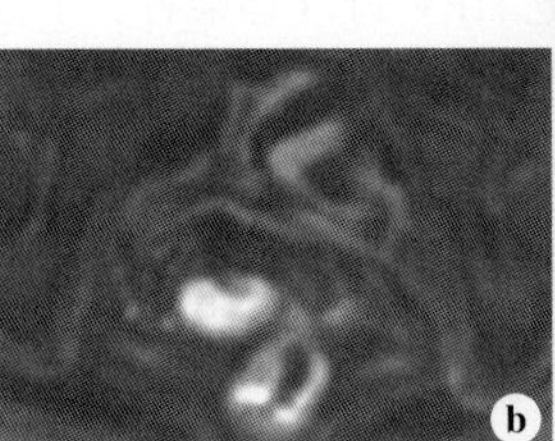

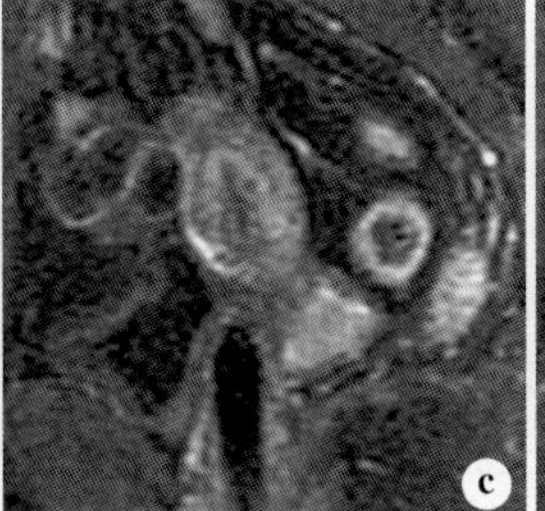

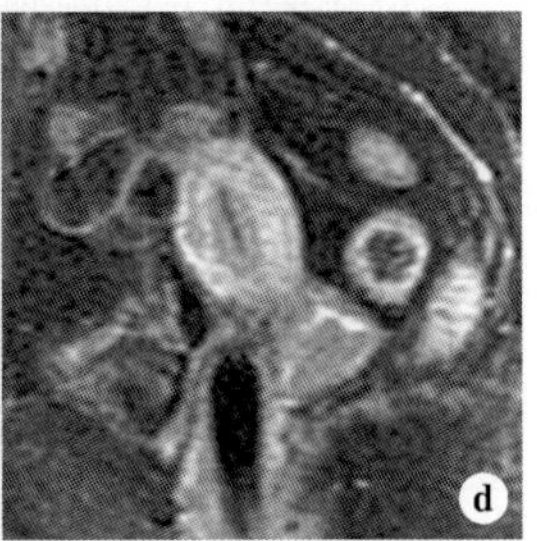

图 8-2-2-2　子宫颈癌Ⅰb 期

a. 横轴位 T_2WI 显示宫颈后部基质内稍高信号肿物，侵犯宫颈黏膜，边界尚清楚，周围环绕低信号宫颈基质，提示肿瘤局限于宫颈；b. 横轴位 DWI 显示肿瘤呈明显高信号，提示弥散受限；c. 矢状位动态增强扫描动脉期；d. 延迟期显示病变动脉期明显强化，信号高于周围宫颈基质，而延迟期呈稍低信号，与周围基质信号相仿或略低

Ⅱa 期：肿瘤侵犯阴道但未达阴道下 1/3。T_2WI 上低信号的阴道壁被高信号的肿瘤取代提示阴道受侵，但是外生型肿瘤突入阴道可造成假阳性，病变与阴道壁分界清楚有助于鉴别。

Ⅱb 期：肿瘤侵犯宫旁组织。表现为宫颈基质环局部中断，被高信号的肿瘤组织取代。而宫颈外缘不规则，肿瘤突入宫旁脂肪间隙内则为宫旁受侵的可靠依据。

Ⅲa 期：阴道侵犯达下 1/3，未侵犯盆壁。

Ⅲb 期：肿瘤侵犯盆壁和（或）导致肾盂积水或无功能肾。盆壁受侵表现为软组织肿块或索条影延伸至盆壁肌肉（闭孔内肌、梨状肌、肛提肌）。

Ⅲc 期：盆腔和/或腹主动脉旁淋巴结转移。通常以淋巴结短径大于 1.0cm 为标准，对于径线在正常范围内的淋巴结转移无法检出。MRI 诊断淋巴结转移的准确性与 CT 相仿、但都低于 PET/CT。淋巴结在 T_1WI 上呈等、低信号，T_2WI 上呈等、高信号，T_2WI 脂肪抑制序列可提高淋巴结与周围组织的对比性；DWI 上淋巴结呈明显高信号，提示弥散受限，检出淋巴结非常敏感；增强扫描淋巴结中等强化，内部坏死是淋巴结转移的特异性征象，表现为环形强化，内部坏死呈无强化区。

Ⅳa 期：肿瘤超出真骨盆或侵及膀胱或直肠黏膜（需镜检证实）。肿瘤与膀胱及直肠间脂肪间隙完整是排除肿瘤侵犯的可靠征象。膀胱或直肠受侵表现为：T_2WI 上膀胱壁或直肠壁正常低信号连续性中断，肿瘤组织突入腔内，动态增强扫描其各期信号均与肿瘤组织一致。但需要排除肿瘤周围水肿或炎症改变，膀胱后壁泡状水肿不能归于肿瘤侵犯（图 8-2-2-3）。

Ⅳb 期：肿瘤侵犯远处器官。

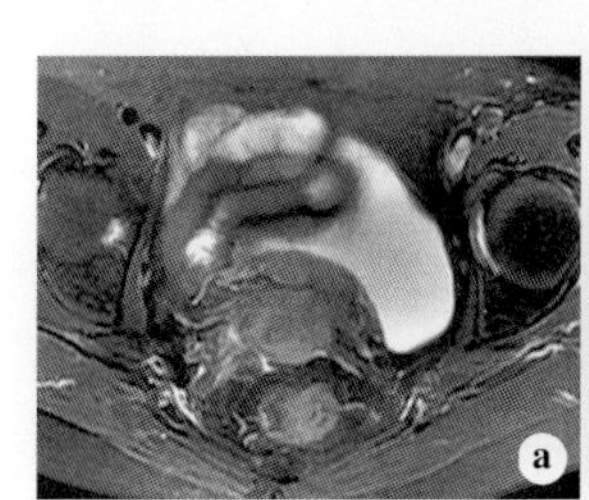

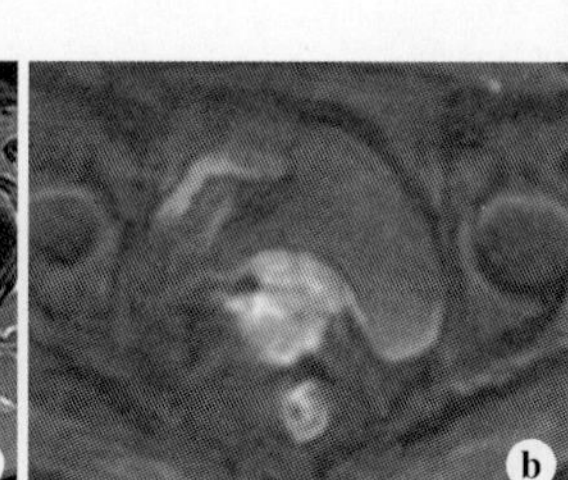

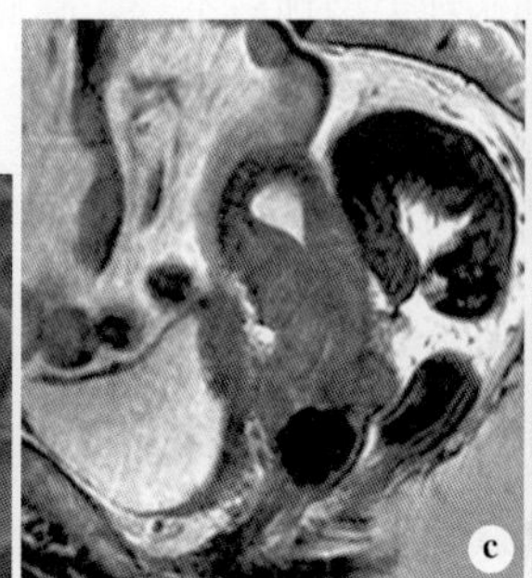

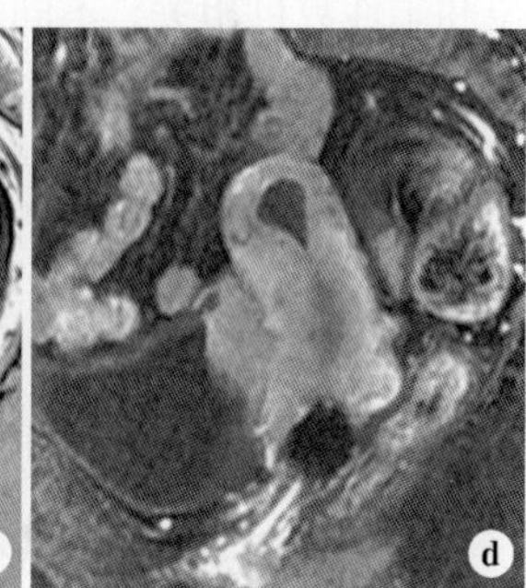

图 8-2-2-3 子宫颈癌Ⅳa 期

a. 横轴位 T_2WI 脂肪抑制序列显示宫颈不均匀等、高信号肿物，形态不规则，边界不清楚，侵犯双侧宫旁，宫旁多发索条影，右侧达盆壁；b. 横轴位 DWI 显示肿瘤呈明显高信号，提示弥散受限；c. 矢状位 T_2WI；d. 增强扫描延迟期显示肿物侵犯膀胱，不均匀强化

（五）鉴别诊断

1. 子宫颈肌瘤 ①肌瘤呈圆形或椭圆形，边界清楚，形态规则，而子宫颈癌呈浸润性生长，形态不规则，边界不清，侵犯周围结构。②肌瘤 T_2WI 呈低信号，DWI 呈低信号、弥散受限不明显。伴有肌瘤变性者其内呈高低混杂信号，DWI 可呈不均匀高信号。子宫颈癌 T_2WI 呈稍高信号，DWI 呈明显高信号。③增强扫描肌瘤大多数呈渐进性强化，延迟期信号与子宫肌层相仿或略低。子宫颈癌动脉期明显强化、延迟期信号低于周围宫颈基质。④子宫颈癌可伴有淋巴结转移。

2. 子宫颈上皮内瘤变（CIN） CIN 的诊断主要依赖于细胞病理学，MRI 检查可为阴性表现，或表现为宫颈管增宽、黏膜略增厚，MRI 不用于诊断，可用于除外活检及查体难以发现的内生型肿瘤。

3. 子宫内膜癌 子宫颈癌向上侵犯宫体时需要与子宫内膜癌侵犯宫颈相鉴别：①通常肿瘤侵犯范围较小时根据肿瘤主体部位易鉴别，当肿瘤侵犯范围较大时，原发部位难以判断。②肿瘤形态，研究认为子宫内膜腺癌通常上下径较长，而宫颈腺癌通常为椭圆形。③动态增强扫描肿瘤强化形式，子宫内膜癌常表现为持续轻度强化，而子宫颈癌多表现为流出型曲线，可予以鉴别，但有时影像鉴别困难。

4. 宫颈淋巴瘤 ①两者均可表现为宫颈增大及肿物，淋巴瘤可表现为体积较大、压迫周围基质，但边缘相对光滑，或呈多结节样生长。此外，肿瘤广泛侵犯宫颈基质但仍可见宫颈黏膜可能是淋巴瘤的一个诊断线索。子宫颈癌常浸润宫颈黏膜及周围组织，边界不清。②两者在 T_2WI 上均表现为稍高信号，增强扫描均可呈流出型强化模式，但淋巴瘤信号均匀，初诊无免疫缺陷的患者其内坏死少见，而子宫颈鳞癌内易出现坏死，腺癌内见散在黏液成分呈高信号，信号不均匀。③两者在 DWI 上均表现为高信号、弥散受限，但淋巴瘤的 DWI 信号更高，ADC 值更低。

（六）治疗及预后

子宫颈癌的治疗方法有手术、放疗、化疗及综合治疗。放射治疗适用于各期子宫颈癌，包括盆腔体外照射和腔内治疗两部分，其疗效确切，可以达到根治性或者姑息性缓解症状的目的，对于早期及局部中晚期患者，其疗效及预后均与手术相当。化疗主要用于术前新辅助化疗，同步放化疗及晚期姑息治疗。

子宫颈癌预后因素包括临床分期、淋巴结转移、病理类型及分化、肿瘤大小及间质浸润深度等。临床分期是最重要的预后因素，随着分期上升、预后显著下降。WHO 数据显示，经过满意治疗后的 5 年生存率，Ⅰa1 期为 98%，Ⅰa2 期为 95%，Ⅰb1 期为 85%，Ⅰb2 期为 75%，Ⅱa 期为 75%，Ⅱb 期为 65%，Ⅲa 期为 30%，Ⅳa 期为 10%，Ⅳb 期小于 5%。淋巴结转移是影响总生存率的独立预后因素，经手术证实，淋巴结阳性者 5 年生存率为 46%，阴性者为 90%，且与淋巴结转移的部位和阳性数目相关。不同病理类型预后不一，腺癌的预后比鳞癌差，腺鳞癌更是低于腺癌。分期、原发肿瘤大小、间质浸润深度及脉管间隙是一组互相关联的预后因素，均与子宫颈癌复发转移有关，最终影响子宫颈癌的结局。

【案例 8-2-2-1 点评】

1. 选 A。CT 软组织分辨力低，肿瘤边界显示不清，无法判断侵犯范围。

2. 选 D。MRI 具有优异的软组织分辨力，能够区分不同的组织结构，是子宫肿瘤的最佳影像学检查。

3. 选 E。子宫颈癌典型信号为 T_1 等信号，T_2WI 及 T_2WI 脂肪抑制序列呈等、高信号，DWI 弥散受限呈高信号，病变呈外生性生长，局限于宫颈，未侵犯宫体。

4. 选 C。病变侵犯宫颈基质约 1/2，周围残留的宫颈基质完整未中断，T_2WI 呈等信号，增强延迟期呈明显强化，提示肿瘤局限于宫颈，未侵犯双侧宫旁。

子宫内膜癌

【案例 8-2-2-2】 患者女性，52 岁，月经不规律 1 年，经期延长，伴腰痛。患者影像学检查结果见图 8-2-2-4。

思考题

1. 依据该患者 CT 图 8-2-2-4（a～c）所见，以下选项正确的是

A. 宫体形态规则；B. 宫腔密度不均匀，可疑软组织影；C. 宫腔病变显示清晰；D. CT 是子宫内膜癌首选检查；E. CT 对检出淋巴结转移没有价值

2. 患者进行下一步平扫，以下选项最佳的是

A. 胸部 X 线；B. 经腹超声；C. 腔内超声；D. MRI；E. PET-CT

3. 该患者接下来进行 MRI 检查，结果如图 8-2-2-4（d～g）所示，下列描述不正确的是

A. 宫腔内不规则肿物；B. T_1WI 肿瘤呈等/稍低信号；C. T_2WI 及 T_2WI 脂肪抑制序列肿瘤呈稍高信号；D. DWI 显示肿瘤呈明显高信号提示弥散受限；E. 病变侵犯宫体深肌层

4. 患者进一步行增强扫描，结果如图 8-2-2-4（h～k）所示，下列描述不正确的是

A. 增强动脉期肿瘤强化略低于肌层；B. 增强延迟期肿瘤信号仍低于周围肌层；C. 肿瘤侵犯宫颈；D. 肿瘤侵犯宫体小于 1/2；E. MRI 较 CT 显示范围清楚，是分期的最佳影像学检查

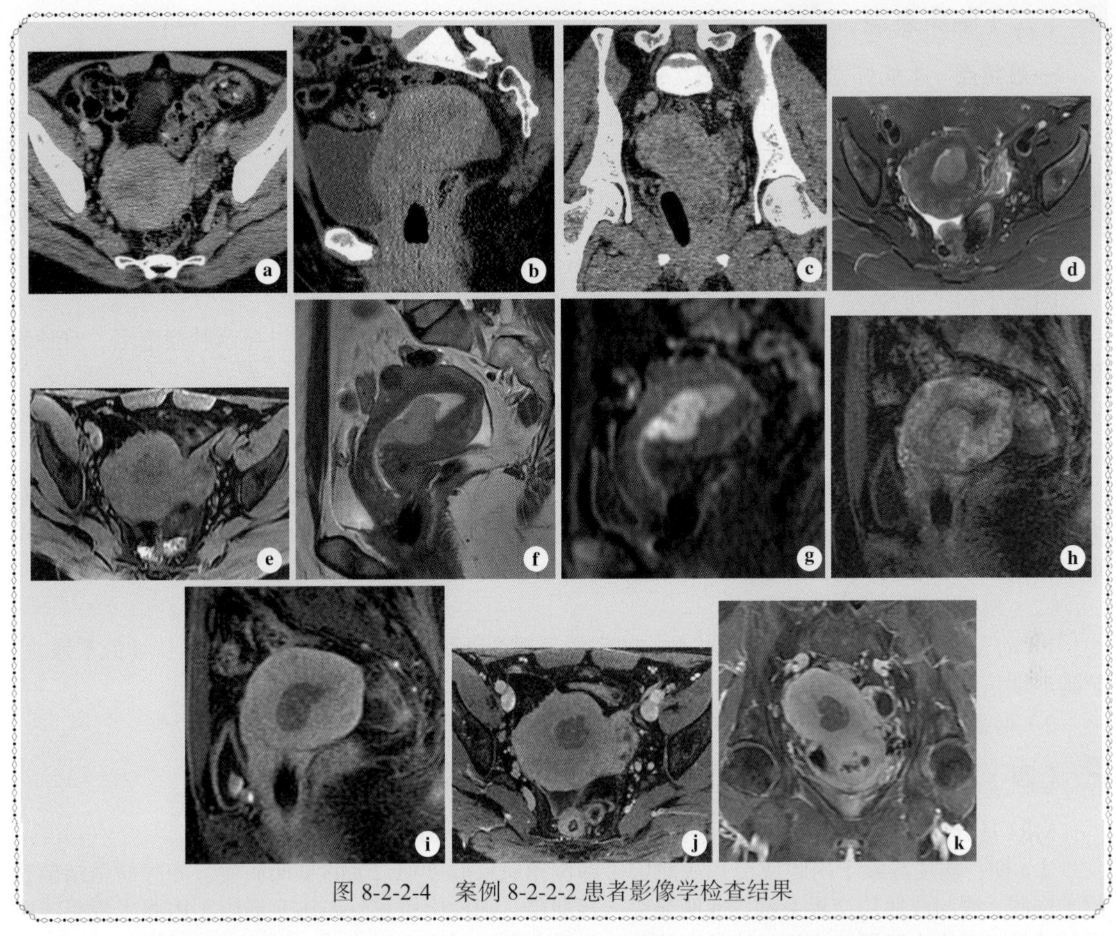

图 8-2-2-4　案例 8-2-2-2 患者影像学检查结果

子宫内膜癌（endometrial carcinoma），又称为子宫体癌，是生殖系统常见恶性肿瘤。在中国发病率仅次于子宫颈癌，在发达国家发病率超过子宫颈癌位居女性生殖系统恶性肿瘤首位。近年来本病出现发病年轻化趋势。MRI 是子宫内膜癌最佳影像学检查，可为临床提供重要的分期依据，是制订治疗策略有力的帮助。

（一）病因及分型

子宫内膜癌的发病机制尚不明确，目前认为与下列因素有关：年龄、月经来潮早、绝经晚、未孕、肥胖、高血压、糖尿病、多囊卵巢综合征、卵巢性索间质肿瘤、滥用外源性雌激素、长期使用三苯氧胺、放射线等。

大部分患者的子宫有不同程度的增大。子宫表面光滑或结节状不平。其大体表现分为：①局限型，肿瘤呈斑块、息肉、菜花或结节状，早期病变局限于宫腔，可向肌层及宫外组织发展。②弥漫型，肿瘤累及子宫大部分或全部子宫内膜，呈多发息肉样或绒毛状充满宫腔，内膜显著增厚、易出血坏死形成溃疡，晚期可累及肌层、浸出浆膜、侵犯周围邻近器官。

子宫内膜癌除少数罕见病例以外都是腺癌。将子宫内膜腺癌分为雌激素依赖型（Ⅰ型）和非激素依赖型（Ⅱ型）。Ⅰ型占 80%～85%，与雌激素刺激有关，常伴子宫内膜增生过长或子宫内膜上皮内瘤变（EIN），肿瘤级别低（高分化或中分化），病理类型以子宫内膜样型为主，肥胖是其独立性危险因素之一，病变进展缓慢、预后好，5 年生存率约 70%。Ⅱ型占 15%～20%，常发生于年龄较大的绝经后妇女，肿瘤级别高，病理类型以浆液性、透明细胞性为代表，病变进展迅速，预后差，5 年生存率小于 25%。

（二）临床表现

一般特点 本病好发于绝经后妇女，约 20%发生于绝经前，发病年龄小于 40 岁的患者少见，约占 5%，主要症状是绝经后阴道出血可表现为经期延长或经间期出血。部分的患者出现阴道排液增多，可为血性或脓样。其他症状包括非特异性下腹疼痛、大小便障碍等。

（三）常用 MRI 成像序列及表现

MRI 成像主要用于观察病变侵犯范围，可有效指导下一步的诊疗决策。

（1）平扫序列

1）T_1WI：子宫内膜癌呈略不均匀等信号，与子宫肌层信号相仿，难以显示肿瘤范围，对肿瘤分期价值有限，T_1WI 高信号提示肿瘤内出血或合并脓肿。

2）T_2WI 及 T_2WI 脂肪抑制序列：是子宫内膜癌平扫最重要的序列，肿瘤多呈不均匀中高或高信号，低于正常内膜信号。

3）DWI：肿瘤多呈明显高信号，提示肿瘤内水分子弥散受限程度显著，ADC 值明显低于正常子宫内膜及肌层正常宫颈。文献显示，子宫内膜癌的 ADC 值为（0.75～0.97）$\times10^{-3}mm^2/s$，而正常子宫内膜及肌层的 ADC 值为（1.52～1.71）$\times10^{-3}mm^2/s$。

（2）增强扫描

1）动态增强扫描：通常采用矢状位，肿瘤常表现为动脉期轻度快速强化，其后持续低平强化，至延迟期信号仍低于周围子宫肌层。

2）增强延迟扫描：可不同体位、不同角度观察肿瘤与周围组织的关系。

（四）不同分期肿瘤的 MRI 表现

MRI 是分期及制订临床决策的重要依据，参考 2009 年 FIGO 分期标准。

Ⅰa 期：病变局限于内膜或侵犯浅肌层（即侵犯肌层厚度<1/2）的早期病变。如肿瘤呈结节状位于内膜，或与浅肌层交界毛糙，或明显突入浅肌层，则检出敏感。如病变局限于内膜未侵犯浅肌层，可仅表现为内膜厚或不厚，信号不均匀，与子宫内膜不典型增生难以鉴别，此时需结合诊断性刮宫病理检查。

Ⅰb 期：病变侵犯深肌层（即侵犯肌层厚度≥1/2）。宫体肌层连接带及外部肌层呈低及稍高信号，子宫内膜癌在 T_2WI 上呈等、高信号，一般信号高于肌层，T_2WI 上可判断肌层受累深度。部分患者连接带显示不清、与外部肌层分界模糊，尤其是绝经后女性，可能会影响对肌层深度的判断。当肌层内腺肌症、子宫肌瘤等病变信号在 T_2WI 上可能干扰对病变范围的判断，DWI 及增强扫描有助于鉴别。DWI 上子宫内膜癌呈明显高信号，而腺肌症及平滑肌瘤一般呈等信号，动态增强扫描上腺肌症、平滑肌瘤呈渐进性强化，至延迟期信号与周围正常子宫肌层信号相仿或略低，而子宫内膜癌轻度强化，至延迟期信号明显低于周围正常肌层。此外，肿瘤体积大时肌层受压变薄，以及双侧宫角部肌层较薄，都会对肌层浸润深度的判断带来困难（图 8-2-2-5）。

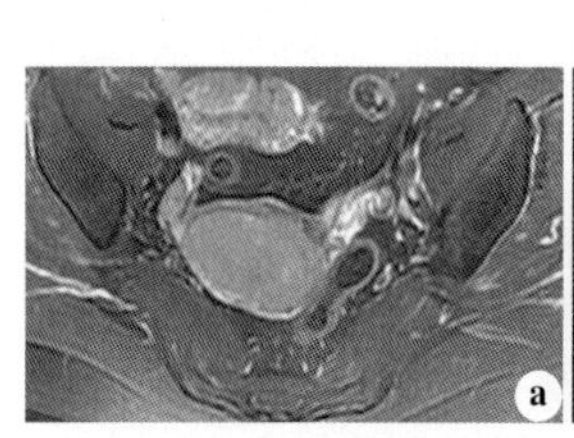

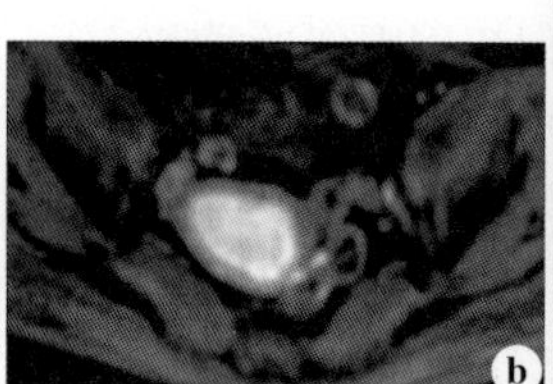

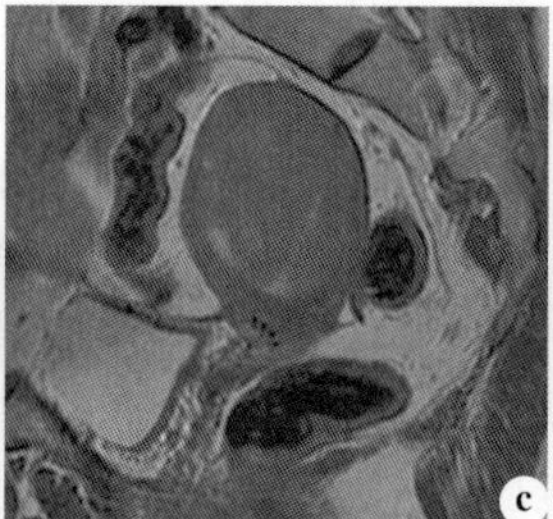

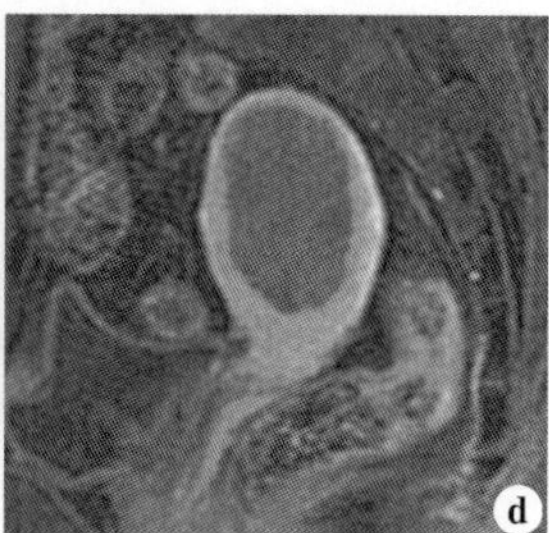

图 8-2-2-5 子宫内膜癌Ⅰb 期

a. 横轴位 T_2WI 脂肪抑制序列；b. 矢状位 T_2WI 显示宫体部等、高信号肿物，边界欠清，侵犯肌层深度超过 1/2，浆膜面尚清楚；c. DWI 显示病变呈明显高信号，提示弥散受限；d. 矢状位增强扫描延迟期显示病变轻度强化，信号明显低于周围肌层

Ⅱ期：肿瘤侵犯宫颈基质。肿瘤侵犯超过黏膜层至宫颈基质时，可诊断即病变突入宫颈且与基质交界面毛糙，T_2WI 上表现为中高信号肿瘤组织突入低信号的正常宫颈基质内。DWI 上宫颈处病变亦呈明显高信号，与宫体病变相仿（图 8-2-2-6）。

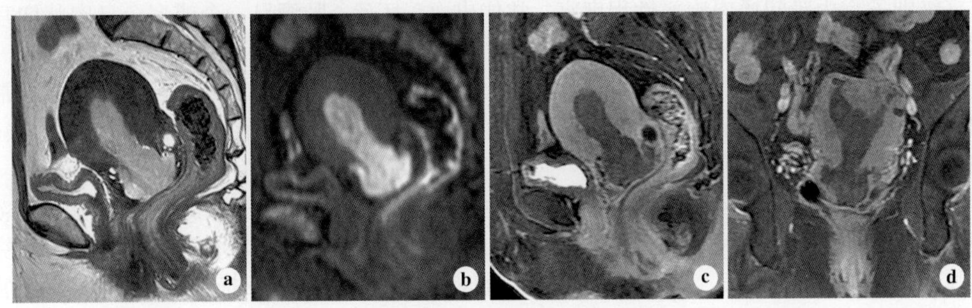

图 8-2-2-6 子宫内膜癌Ⅱ期

a. 矢状位 T_2WI 宫体至宫颈部等、高信号肿物，形态不规则，边界不清楚；b. 矢状位 DWI 显示肿瘤呈明显高信号，提示弥散受限；c、d. 矢状位及冠状位增强扫描延迟期显示肿物不均匀强化，信号明显低于周围肌层

Ⅲa 期：肿瘤侵犯浆膜和（或）附件。宫体浆膜层受累表现为 T_2WI 上低信号浆膜层中断，卵巢、输卵管受累表现为其内出现结节样、团块样肿瘤信号。

Ⅲb 期：肿瘤侵犯阴道和（或）宫旁。阴道受累表现为正常低信号的阴道壁组织中断，被稍高信号的肿瘤组织取代。宫旁受累表现为宫旁脂肪内出现肿瘤信号。

Ⅲc 期：盆腔和（或）腹主动脉旁淋巴结转移。根据淋巴引流途径，子宫中下部癌主要引起宫旁淋巴结、宫颈旁淋巴结、闭孔淋巴结转移，子宫上部癌及宫角处癌主要累及髂总动脉、腹主动脉旁淋巴结，因此要根据肿瘤的不同部位重点观察不同区域的淋巴结。MRI 判断淋巴结转移以短径≥1cm 为标准，但准确性较低，对于短径小于<1cm 的淋巴结内转移难以判断。淋巴结门消失、内见坏死均提示转移的可能性大。DWI 上淋巴结呈明显高信号，有助于淋巴结的检出。

Ⅳa 期：肿瘤侵及膀胱或直肠黏膜，需镜检证实。矢状位是判断膀胱、直肠有无受累的最佳方位，肿瘤与膀胱及直肠间脂肪间隙完整是排除肿瘤侵犯的可靠征象。膀胱或直肠受侵表现为膀胱壁或直肠壁 T_2WI 正常低信号连续性中断，肿瘤组织突入腔内，DWI 呈明显高信号，动态增强扫描各期信号均与肿瘤组织一致。但需要排除肿瘤周围水肿或炎症改变，膀胱后壁泡状水肿不能归于肿瘤侵犯。

Ⅳb 期：盆腔外膜转移。

Ⅳc 期：远处转移。

（五）鉴别诊断

1. 子宫内膜不典型增生 是子宫内膜样腺癌的癌前病变阶段，约 40%可在 12 个月内进展为子宫内膜癌，且两者常常合并存在，影像上鉴别困难，诊断依靠病理检查。MRI 表现为子宫内膜弥漫性增厚，内可见多发囊性变，与肌层交界面光整、无侵犯。增强扫描呈渐进性强化，可不均匀。DWI 对两者鉴别可能有一定意义，子宫内膜不典型增生的 ADC 值明显高于子宫内膜癌。

2. 子宫肌瘤 主要需与黏膜下肌瘤相鉴别。肌瘤呈圆形或椭圆形，占位效应明显，压迫周围组织，边界清楚，形态规则，而子宫内膜癌呈浸润性生长，形态不规则，边界不清，侵犯周围结构。肌瘤 T_2WI 呈低信号，DWI 呈低信号，弥散受限不明显。伴有肌瘤变性者其内呈不均匀高低混杂信号，DWI 可呈不均匀高信号。而子宫内膜癌 T_2WI 呈稍高信号，DWI 呈明显高信号。增强扫描肌瘤大多数呈渐进性强化，延迟期信号与子宫肌层相仿或略低。子宫内膜癌轻度强化、延迟期信号明显低于周围肌层，且可伴有淋巴结转移。

3. 子宫内膜息肉 宫腔内沿子宫长轴方向生长的长条形结节或肿物，可向两侧宫角延伸，边界清楚，可有蒂与内膜相连，也可表现为与内膜信号相似呈局灶性或弥漫性子宫内膜增厚。T_2WI 为等、高信号，增强扫描呈渐进性强化，典型者强化程度略低于内膜但与邻近肌层强化相似，肿瘤较大者内见多发囊变区，增强扫描呈网格状改变。

4. 子宫内膜间质肉瘤 低级别子宫内膜间质肉瘤呈息肉状或浸润性生长、典型表现为蠕虫状广泛性子宫肌层浸润及脉管受侵，囊变、坏死、出血少见，宫旁组织转移多见，淋巴结和血行转移少见。高级别子宫内膜间质肉瘤恶性程度高，常伴出血、坏死，肿瘤呈一个或多个息肉状向宫腔突起，多有宫旁组织侵犯、淋巴结转移或远处转移。

5. 子宫癌肉瘤 宫腔内息肉样、有蒂或宽基底肿物，肿瘤一般体积较大且侵袭性强，常伴囊变和出血坏死，明显不均匀强化，早期即可发生子宫外播散及淋巴结转移，常合并腹水及腹膜转移，需与息肉样子宫内膜癌相鉴别。

6. 子宫颈癌 子宫内膜癌侵犯宫颈需与子宫颈癌向上侵犯子宫体相鉴别：①通常肿瘤侵犯范围较小时根据肿瘤主体部位易鉴别，当肿瘤侵犯范围较大时，原发部位难以判断。②肿瘤形态，研究认为子宫内膜腺癌通常上下径较长，而子宫颈癌通常为椭圆形。③动态增强扫描肿瘤强化形式，子宫内膜癌常表现为持续轻度强化，而子宫颈癌多表现为流出型曲线，可予以鉴别，但有时影像鉴别困难。

（六）治疗及预后

首选手术治疗。早期患者可行根治性手术，既可切除癌变子宫及转移病灶，且能全面评估手术病理分期，明确临床及病理高危因素可作为后续辅助治疗的依据。部分低危患者通过手术可治愈，晚期患者可行肿瘤细胞减灭术。部分有手术禁忌证的患者可选择根治性放疗。化疗用于晚期患者术后的辅助性治疗。

子宫内膜癌的预后因素包括年龄、期别、病理类型、分级、肌层侵犯深度、淋巴结转移、脉管浸润等，这些诸多预后因素相互影响。Ⅰ型子宫内膜癌发病率高，预后好，Ⅱ型子宫内膜癌虽然发病率低，但预后极差。

【案例 8-2-2-2 点评】

1. 选 B。CT 软组织分辨力低，肿瘤与周围子宫肌层对比度低，病变显示不清。

2. 选 D。MRI 具有优异的软组织分辨力，能够清楚地显示子宫区带样解剖结构，是子宫肿瘤的最佳影像学检查。

3. 选 E。子宫内膜癌典型信号为 T_1 等/稍低信号，T_2WI 及 T_2WI 脂肪抑制序列呈稍高信号，DWI 弥散受限呈高信号，病变侵犯肌层厚度小于 1/2（浅肌层）。

4. 选 C。子宫内膜癌典型强化特征为动脉期快速轻度强化，延迟期平台强化，强化程度始终低于周围肌层，肿瘤局限于宫体，下界位于宫颈内口上方，未侵犯宫颈。

子宫肌瘤

【案例 8-2-2-3】 患者女性，56 岁，月经不规律 1 年。患者影像学检查结果见图 8-2-2-7。

思考题

1. 依据该患者 CT，如图 8-2-2-7（a～c）所见，以下选项不正确的是

A. 宫体不规则增大；B. 宫体肌层密度不均匀；C. 宫体多发结节；D. 宫体结节边界尚清楚；E. CT 是显示肌瘤的最佳影像学检查

2. 患者进行下一步检查，以下选项最佳的是

A. 胸部 X 线；B. 经腹超声；C. 腔内超声；D. MRI；E. PET-CT

3. 该患者接下来进行 MRI 平扫，结果如图 8-2-2-7（d～g）所示，下列描述不正确的是

A. 子宫体部不规则增大，肌层内多发结节；B. 病变边界清楚、边缘光滑；C. T_1WI 呈等信号；D. T_2WI 及 T_2WI 脂肪抑制序列呈高信号；E. DWI 显示病变呈低信号，提示弥散受限不明显

4. 患者进一步行增强扫描，结果如图 8-2-2-7（h～k）所示，下列描述不正确的是

A. 宫体多发结节强化不均匀；B. 动态增强扫描呈渐进性强化；C. 增强动脉期肿瘤强化明显；D. 增强延迟期肿瘤信号略低于周围肌层；E. 病变边界清楚

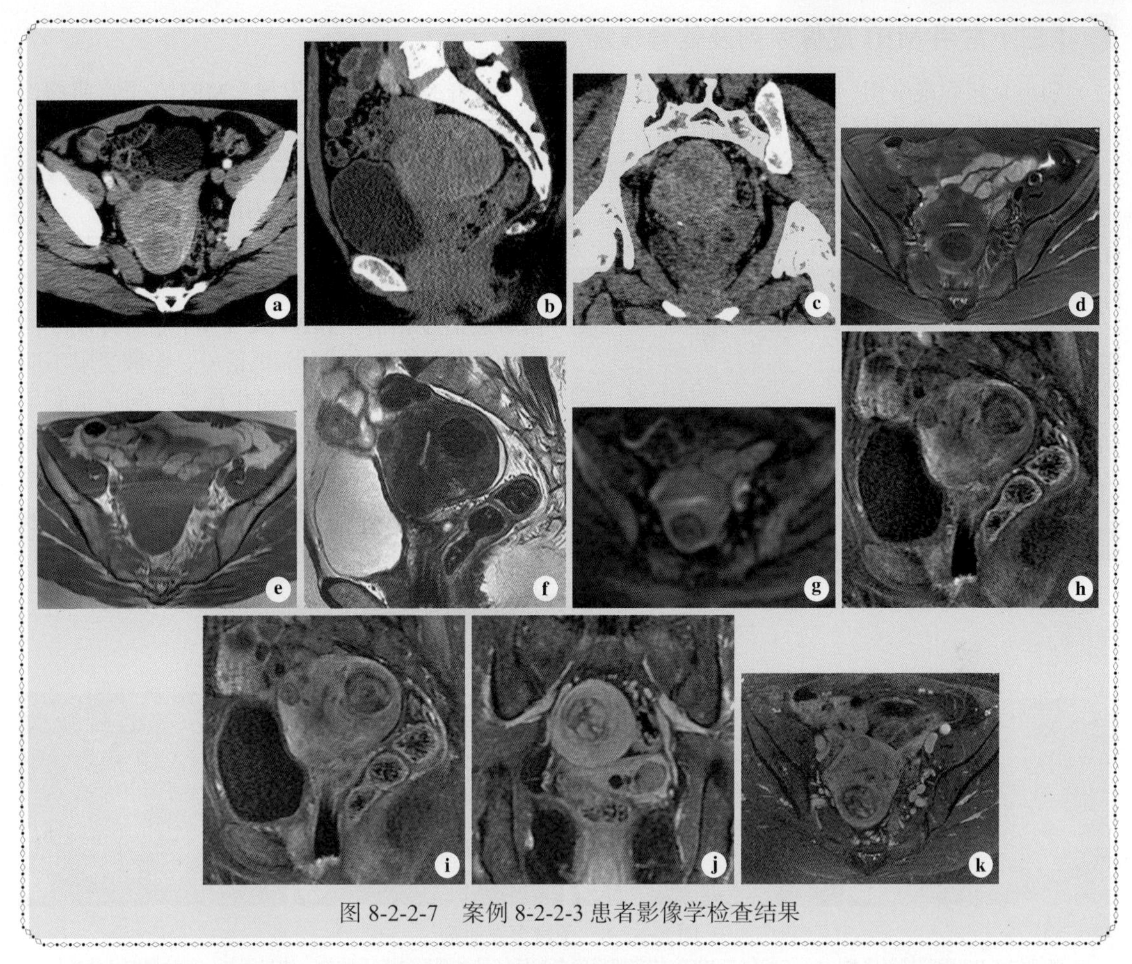

图 8-2-2-7 案例 8-2-2-3 患者影像学检查结果

子宫肌瘤（uterine myoma）是女性生殖系统最常见的良性肿瘤，好发于 30～50 岁女性，尤其以 40～49 岁女性最多见，恶性变率极低，为 0.4%～0.8%。是导致子宫切除的主要疾病之一。

（一）病因及分型

目前子宫肌瘤的病因和发病机制尚不清楚，目前公认肌瘤为激素依赖性肿瘤，与卵巢性激素密切相关。高危因素包括不良饮食及生活习惯、种族、遗传、肥胖等。此外生长因子及癌基因亦起着重要的作用。这些因素相互作用，影响雌孕激素水平和代谢，从而导致肌瘤的发生、发展。

病理上子宫肌瘤由异常增生的平滑肌组织和不等量的纤维间质构成，周围肌层受压形成假包膜。由于肿瘤生长过快以及瘤体周围假包膜受压引起循环障碍，使肌瘤发生各种退行性变，包括玻璃样变性、黏液样变性及囊性变、红色样变、脂肪变性、钙化及肉瘤样变等。

肌瘤形态一般为圆形或椭圆形，占位效应明显。直径小至几毫米，大可至十几厘米。根据病变部位将肌瘤分为三型：①肌壁间型，病变位于肌层内，最常见，占 60%～70%；②浆膜下型，突出于子宫轮廓之外，可有蒂，占 20%～30%；③黏膜下型，病变位于宫腔内，内膜受压变形，约占10%。根据肌瘤内是否变性分为两型：①无退变型；②退变型。

（二）临床表现

一般特点 早期大部分患者无症状，偶尔于超声或盆腔检查时发现。肿瘤较大时可出现子宫出血、下腹压迫、白带增多、不孕、流产及贫血等。其中最常见症状是子宫出血，具体表现为月经量增多、非周期性的不规则阴道流血、经期缩短或延长等。浆膜下肌瘤可由于蒂扭转而引起腹痛。

（三）常用 MRI 成像序列及信号表现

超声是该病最常用、简便、有效的传统检查方法。随着 MRI 技术的发展，MRI 在子宫肌瘤诊断、鉴别诊断、疗前评估及疗效评价方面发挥越来越重要的作用。

MRI 主要用于观察病变大小、位置、数目及其内退变情况，其对子宫肌瘤很敏感，能检出<1.0cm 的小病灶，能对肌瘤进行准确的定位，多种信号表现能够提示肌瘤内的变性情况。

典型肌瘤呈圆形或类圆形的结节或肿块，边界清楚，T_1WI 上子宫肌瘤呈等/低信号，与子宫肌层信号相仿。T_2WI 及 T_2WI 脂肪抑制序列均为低信号，DWI 呈等/低信号，弥散受限不明显。增强扫描呈渐进性强化趋势，与正常肌层相仿，至延迟期强化可与肌层相仿或略低（如图 8-2-2-8）。部分肌瘤血供丰富，可在增强扫描早期出现明显强化，且延迟期仍为显著强化或与肌层信号相仿，病变体积一般较小。

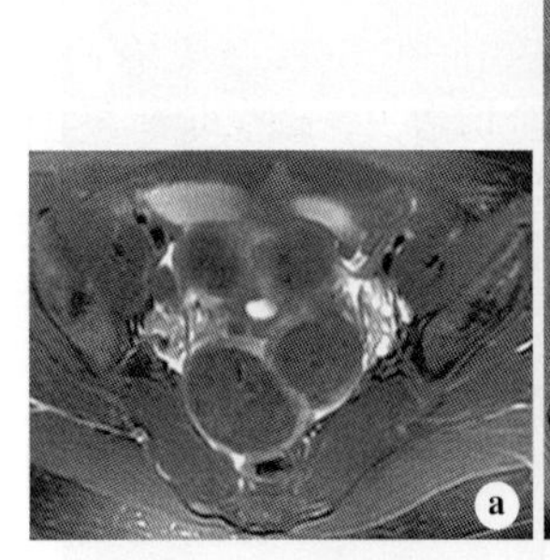
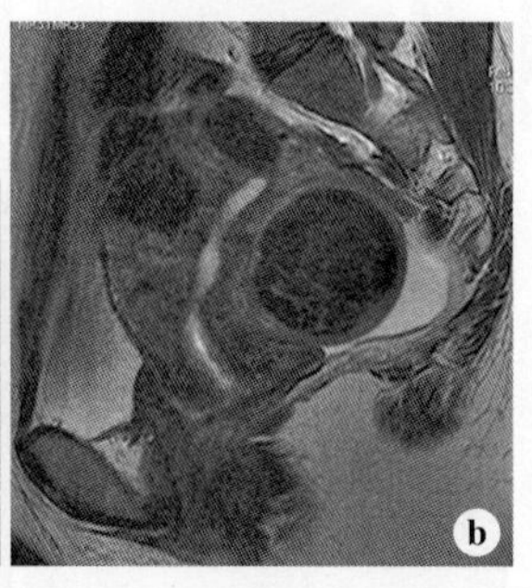
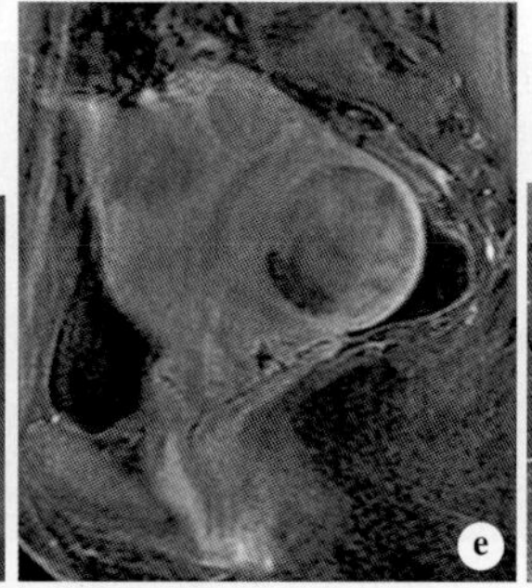
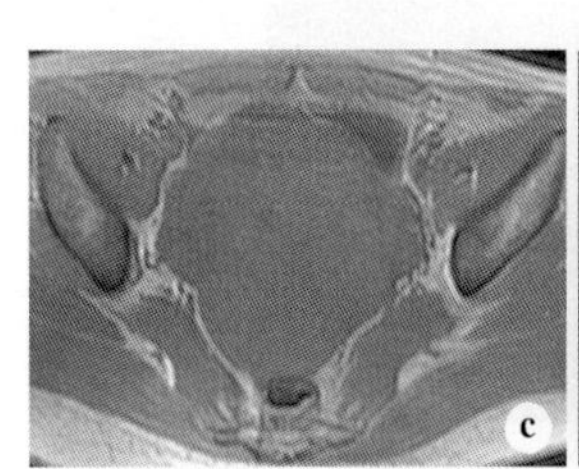
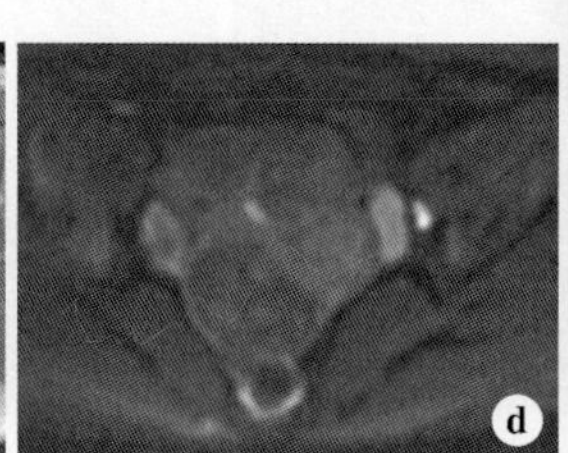
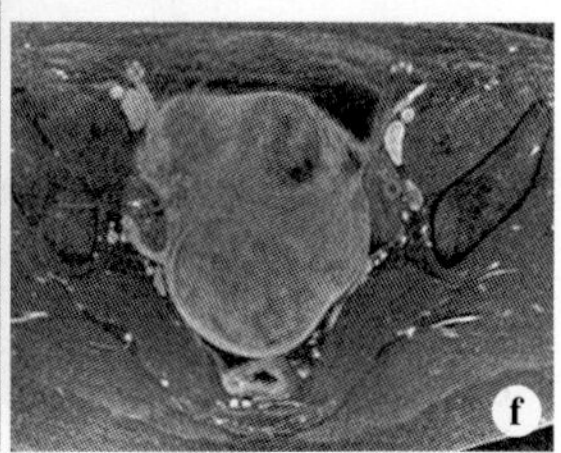

图 8-2-2-8　子宫多发肌瘤

a. 横轴位 T_2WI 脂肪抑制序列；b. 矢状位 T_2WI 宫体部肌壁间多发低信号类圆形结节及肿物，边界清楚，部分周围环绕高信号环；c. 横轴位 T_1WI 显示病变呈等信号；d. 横轴位 DWI 显示病变呈等及低信号，弥散受限不明显；e、f. 矢状位及横轴位增强扫描延迟期显示肿物不均匀强化，信号略低于周围肌层

肌瘤周围假包膜：病变边缘有时可见被挤压的周围组织形成的假包膜，在 T_2WI 呈环形高信号带，系扩张的小淋巴管、静脉和轻微水肿构成，增强扫描时在瘤周形成环形强化带。

肌瘤变性：无退变型肌瘤一般信号均匀。一般肿瘤直径大于 4cm 可发生变性，且肿瘤越大，变性也越广泛。退变性肌瘤信号混杂。玻璃样变性呈 T_1WI 低、T_2WI 明显高亮信号，强化不明显。黏液样变性表现为 T_1WI 呈高信号，T_2WI 呈较高信号，强化不明显。坏死呈局灶状或片状 T_1WI 低、T_2 高亮信号，强化不明显。钙化在 T_1、T_2WI 均呈低信号，MRI 检出不敏感。脂肪变性为 T_1WI 及 T_2WI 高信号，相应脂肪抑制序列信号减低。红色样变在 T_1WI 及 T_2WI 上均为高信号，强化不明显。肉瘤样变为子宫肌瘤恶性变，肿瘤迅速增大，形态不规则，边界不清楚。

（四）鉴别诊断

1. 子宫局限性腺肌病（腺肌瘤）　肌壁间肌瘤需与腺肌瘤相鉴别。腺肌瘤 MRI 表现为连接带增宽模糊，一般≥12mm，T_2WI 呈低信号，其内散在灶状高信号为异位的子宫内膜、扩张的内膜腺体，如伴出血 T_1WI 可见散在灶状高信号，增强扫描病变呈渐进性强化，与肌层相仿或略低，病变无包膜，与邻近肌层无明确分界。而肌壁间肌瘤有假包膜，与肌层分界清楚。

2. 卵巢性索间质肿瘤　浆膜下肌瘤需与卵巢卵泡膜纤维瘤相鉴别。T_2WI 上两者均可表现为低信号，但增强扫描肌瘤与子宫肌层强化相仿，而卵泡膜纤维瘤呈轻度强化。二者与子宫关系、界限是区别的关键。

3. 子宫内膜息肉　黏膜下肌瘤需与子宫内膜息肉相鉴别。子宫内膜息肉表现为宫腔内沿子宫长轴方向生长的长条形结节或肿物，可向两侧宫角延伸，边界清楚，可有蒂与内膜相连，T_2WI 为等、高信号，增强扫描呈渐进性强化，典型者强化程度略低于内膜但与邻近肌层强化相似，肿瘤较大者内见多发囊变区。黏膜下肌瘤呈圆形或椭圆形，占位效应明显，子宫内膜受压变形，T_2WI 以低信号为主。

（五）治疗及预后

子宫肌瘤的治疗方法包括手术及非手术治疗。手术治疗包括：子宫全切术，可以完整切除病变的子宫及肌瘤，缺点是手术创伤大、副作用多；子宫次全切除，并发症较全切术少，缺点是有发生宫颈残端癌及影响卵巢功能的可能；子宫肌瘤剔除术，可保留生育功能，但术后肌瘤复发率高，且日后妊娠分娩有发生子宫破裂的危险；宫腔镜、腹腔镜手术，创伤性小，远期预后较好。非手术治疗包括期待疗法、应用抗孕激素类药物治疗、经子宫动脉栓塞的介入治疗、射频热能消融治疗（RFTA）、微波、冷冻、中医及高强度聚焦超声（HIFU）治疗等。总的来说，子宫肌瘤治疗方法需根据肿瘤的大小、位置、症状、是否有恶性变趋势、患者的生育要求、年龄等多种因素决定。

【案例 8-2-2-3 点评】

1. 选 E。CT 软组织分辨力低，子宫肌瘤与周围子宫肌层对比度低，病变显示欠佳。

2. 选 D。超声简单、经济，是最常用的子宫肌瘤诊断及随诊手段，但是分辨力不如 MRI。MRI 具有优异的软组织分辨力，对肌瘤显示效果佳，能检出小肌瘤、准确定位肌瘤、提示肌瘤内变性情况等。

3. 选 D。子宫肌瘤主要成分为平滑肌组织，其在 T_2WI 及 T_2WI 脂肪抑制序列呈低信号。

4. 选 C。典型的子宫肌瘤增强扫描呈渐进性强化，动脉期强化不明显，延迟期逐渐强化，与肌层信号相仿或略低。少数肌瘤可出现动脉期明显强化，延迟期信号与肌层信号相仿或略高。

子宫腺肌病

【案例 8-2-2-4】　患者女性，44 岁，腹痛 20 年，月经不规律 1 年。患者影像学检查结果见图 8-2-2-9。

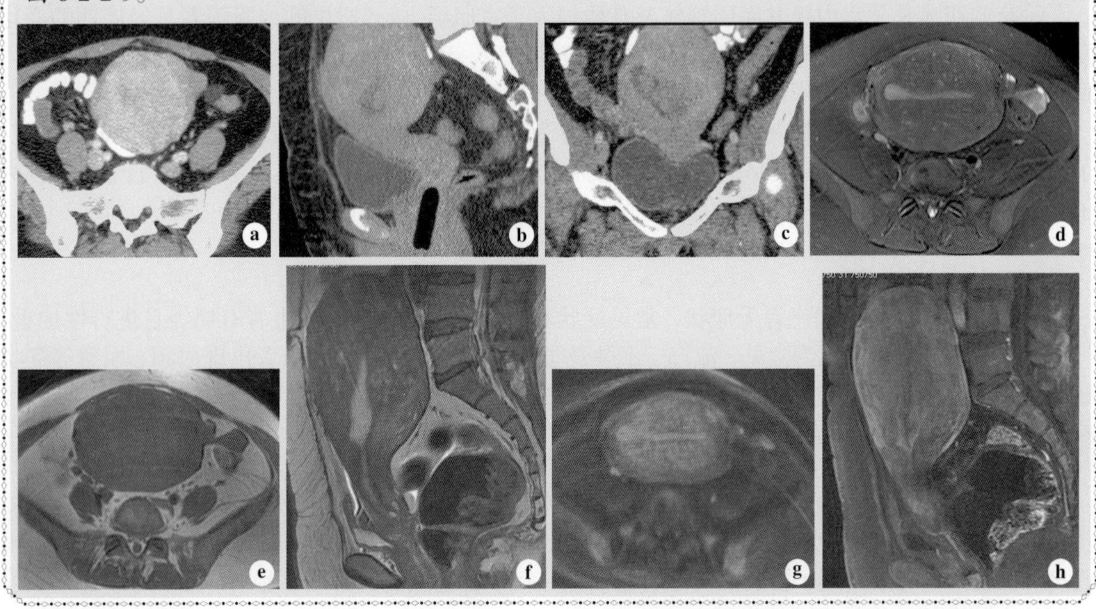

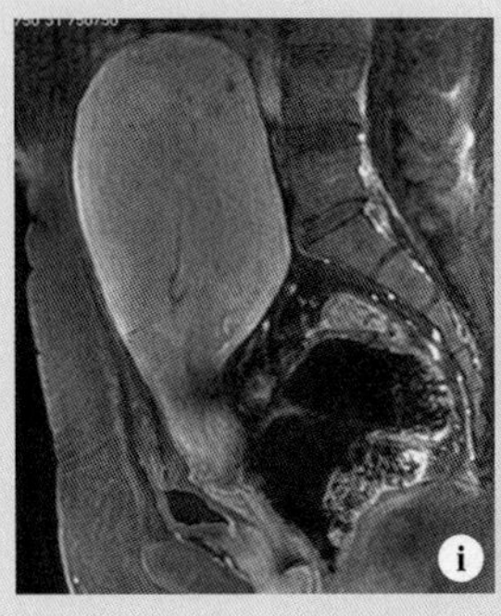
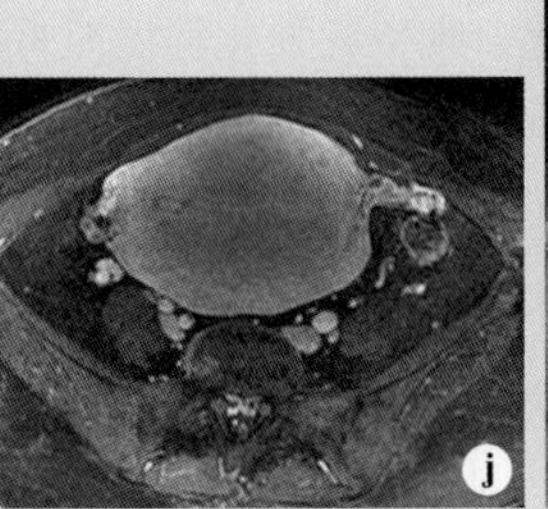
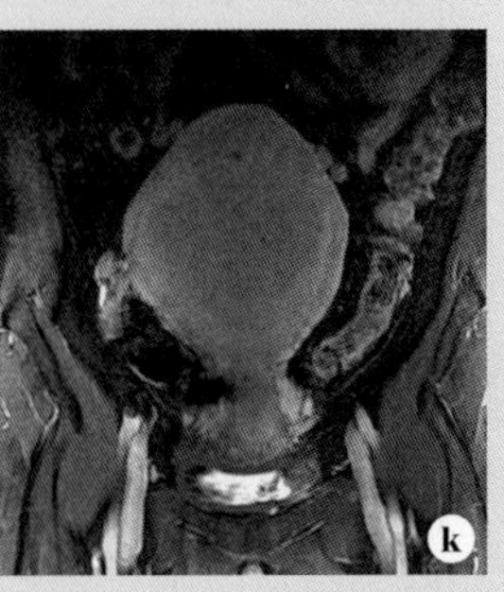

图 8-2-2-9 案例 8-2-2-4 患者影像学检查结果

思考题

1. 依据该患者 CT 如图 8-2-2-9（a～c）所见，以下选项不正确的是

A. 宫体不规则增大；B. 宫体肌层密度不均匀；C. 宫体肿物边界清楚；D. 宫腔息肉样病变；E. CT 不能明确诊断

2. 患者进行下一步检查，以下选项最佳的是

A. 胸部 X 线；B. 经腹超声；C. 腔内超声；D. MRI；E. PET-CT

3. 该患者接下来进行 MRI 平扫，结果如图 8-2-2-9（d～g）所示，下列描述不正确的是

A. 子宫体部不规则增大，连接带增宽；B. 病变与肌层分界清楚；C. T_1WI 呈等信号及散在少许灶状高信号；D. T_2WI 及 T_2WI 脂肪抑制序列其内可见散在灶状高信号；E. DWI 显示病变呈稍高信号

4. 患者进一步行增强扫描，结果如图 8-2-2-9（h～k）所示，下列描述不正确的是

A. 宫体部异常信号，与肌层无明确分界；B. 增强动脉期病变不均匀轻度强化；C. 增强延迟期病变信号略低于周围肌层；D. 动态增强扫描病变强化方式与肌层完全不一致；E. 本例合并宫腔息肉

子宫腺肌病（adenomyosis）为女性常见的良性病变，好发于 30～50 岁有刮宫、引产史的经产妇，发病率不详，但近年来出现逐渐上升趋势。本病可合并子宫肌瘤及盆腔子宫内膜异位症。

（一）病因及分型

目前子宫肌瘤的病因和发病机制尚不明确，一般认为与流产次数多、分娩、剖宫产后子宫创伤以及慢性子宫内膜炎、高雌激素血症及遗传等因素相关。

子宫腺肌病是子宫内膜基底层腺体及基质侵入子宫肌层，侵入肌层的内膜随着月经周期的变化发生反复出血，导致周围平滑肌及结缔组织反应性增生，又称为内生性子宫内膜异位症。病理上可见肥大增生的平滑肌纤维环绕异位的内膜腺体和间质。

根据病变生长方式及累及范围子宫腺肌病分为两型：弥漫型，病变弥漫发生于整个子宫肌壁，子宫均匀增大；局限型，病变呈局限性结节或肿物，局部子宫不规则增大，类似子宫肌瘤，又称为子宫腺肌瘤。

（二）临床表现

约 30%的子宫腺肌病患者无症状，常见症状有下腹部疼痛，约 50%患者有痛经且进行性加重，经期延长、月经增多也较为常见，流产、不孕及子宫增大压迫膀胱导致患者出现尿频、尿急等症状较少见；子宫腺肌病患者的 CA125 水平可明显升高。

（三）常用 MRI 成像序列及信号表现

超声是子宫腺肌病最经济、简便、有效的传统检查方法，可用于本病的诊断及随诊。随着 MRI 技术的发展，MRI 能够明确子宫腺肌病的部位及累及范围，直接显示增厚结合带内的异位微小内膜岛和出血灶，有效辨别子宫肌瘤与子宫腺肌病，在子宫腺肌病的诊断、鉴别诊断、疗前评估及疗效评价方面发挥越来越重要的作用。

MRI 表现：平扫 T_2WI 子宫体部可分为三层区带样结构，以矢状位显示最佳，由内向外依次为高信号的子宫内膜及分泌物、中间相对较薄的低信号的连接带（又称为联合带、暗带）及最外层呈等信号的子宫外部肌层。正常连接带厚度为 2～8mm，连接带增宽模糊，以最厚处≥12mm 作为子宫腺肌病的诊断标准。T_2WI 上增宽的连接带呈低信号，其内可见散在"雪花状"T_2 高信号异位的内膜腺体和囊状扩张的腺体，称内膜小岛，T_1WI 高、T_2WI 高信号为内膜小岛伴出血。DWI 可表现为等或稍高信号。

局限性子宫腺肌病（腺肌瘤），表现为肌层内的圆形或类圆形结节或肿物，边缘模糊，以后壁多见，T_2WI 呈低信号，与结合带相近，多围绕子宫内膜生长，可引起子宫内膜轻度受压、变形。病变无包膜，与肌层分界不清（见图 8-2-2-10）。

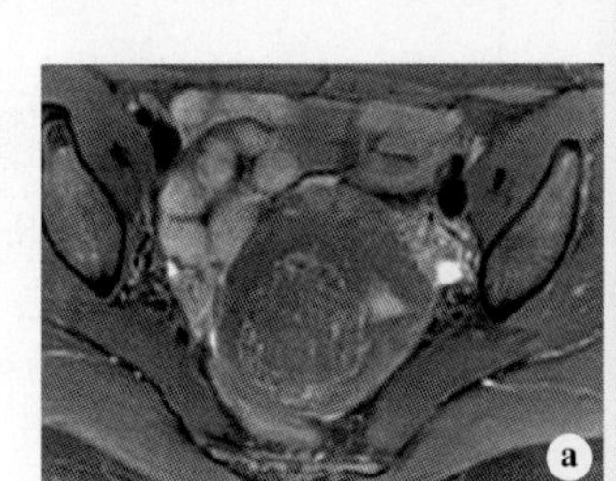

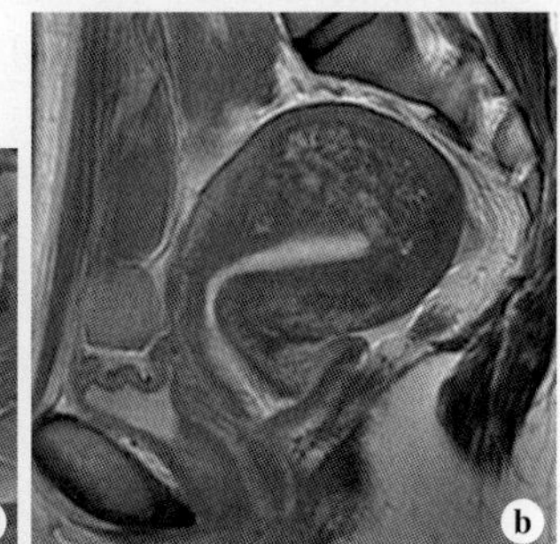

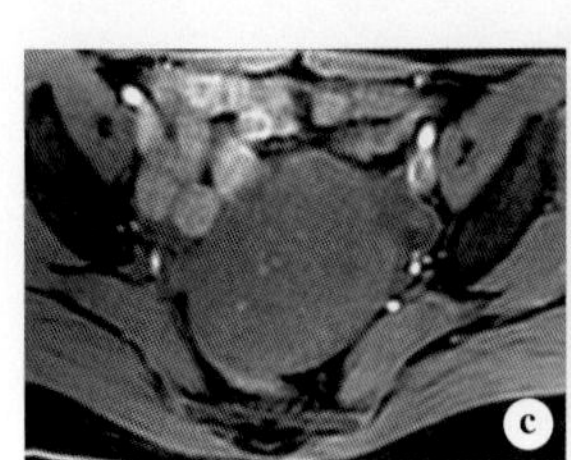

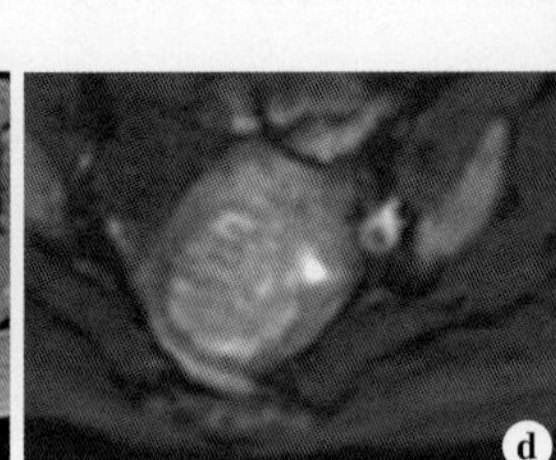

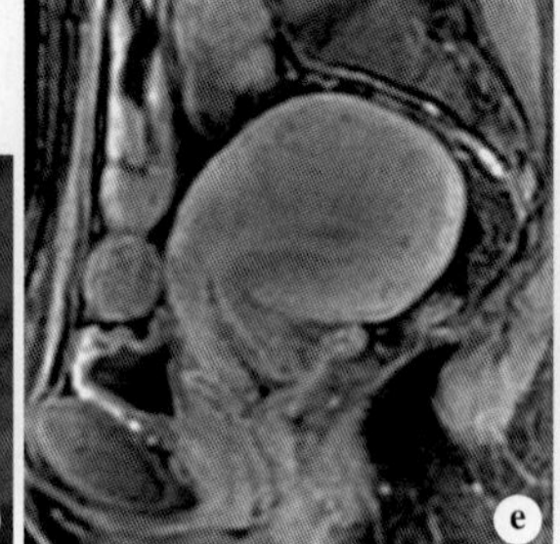

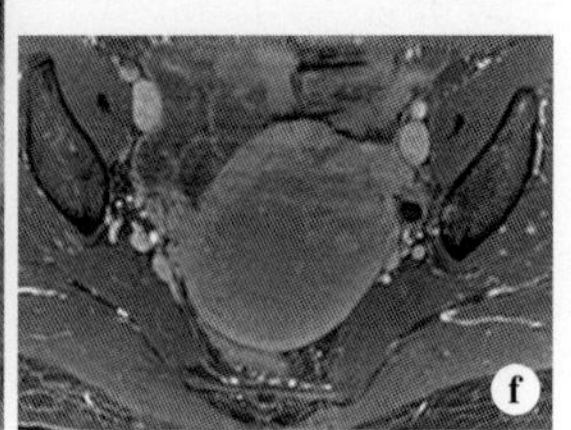

图 8-2-2-10 局限性子宫腺肌病（腺肌瘤）

a. 横轴位 T_2WI 脂肪抑制序列；b. 矢状位 T_2WI 宫底部低信号肿物影，边界尚清楚，其内散在点状高信号影，内膜略有移位；c. 横轴位 T_1WI 显示病变内散在点状高信号；d. 横轴位 DWI 显示病变呈稍高信号；e、f. 矢状位及横轴位增强扫描延迟期显示肿物强化尚均匀，信号略低于周围肌层

弥漫型子宫腺肌病，T_2WI 表现为子宫均匀性增大，子宫前、后及底壁连接带弥漫性均匀或不均匀增厚，增厚的连接带与周围组织分界不清。

增强扫描病变强化程度与连接带相似，略低于子宫外部肌层，强化均匀或略不均匀，与周围肌层无分界。病灶内 T_2WI 所示灶状高信号影其强化程度弱于或与病灶其余部分相仿，病灶内囊状或出血部位未见明确强化。

（四）鉴别诊断

局限性子宫腺肌病表现为结节及肿物，需与以下疾病相鉴别。

1. 子宫肌瘤 子宫腺肌病与肌壁间肌瘤鉴别，两者在 T_2WI 上均可表现为低信号，子宫腺肌病内可见散在 T_2WI 高信号内膜岛及 T_1WI 高信号出血灶，肌壁间肌瘤变性也可出现 T_2WI 高信号及 T_1WI 高信号，但范围较大、不规则。肌壁间肌瘤有假包膜，边界清楚，与肌层有分界，而子宫腺肌病是异位的内膜伴周围平滑肌增生，病变与肌层无明确分界，子宫肌瘤周围可见受压推移的流空血管影，而在子宫腺肌病少见。子宫腺肌病与黏膜下肌瘤鉴别，子宫黏膜下肌瘤推压子宫内膜使其明显隆起、变形，内膜边缘光滑，而子宫腺肌病病灶沿内膜扩展，不突入宫腔内，内膜均匀移位，但压迫程度不如黏膜下肌瘤明显，但内膜的轮廓可毛糙不规则。

2. 子宫内膜癌 表现为内膜不规则增厚、形成肿物并侵犯肌层，病变与肌层交界面毛糙，T_2WI 呈等、高信号，DWI 呈明显高信号，增强扫描呈轻度强化，至延迟期信号明显低于周围肌层，与子宫腺肌病容易鉴别。

3. 产后子宫肌层内静脉血管扩张 对于产后 1 周内的子宫，由于子宫未复旧，肌层内可出现扩张的静脉，T_2WI 上可见多发斑点状高信号，T_1WI 呈多发斑点状低信号，结合其病史易作出鉴别。

（五）治疗及预后

子宫腺肌病的治疗方法包括手术及非手术治疗。子宫腺肌病目前仍以手术治疗为主。子宫切除可达到根治的目的，但不适于有生育要求者。非手术治疗包括药物治疗、子宫动脉栓塞术（UAE）及高强度聚焦超声（HIFU）消融治疗等，作为子宫腺肌病手术治疗的替代选择还需要大量临床研究及随访观察。

【案例 8-2-2-4 点评】

1. 选 C。子宫腺肌病与周围肌层无明确分界，且 CT 软组织分辨力低，仅显示子宫增大，密度不均匀，无法显示病变细节。本例宫腔内另见息肉样结节。

2. 选 D。超声简单、经济，可用于子宫腺肌病的诊断及随诊，但是分辨力不如 MRI。MRI 具有优异的软组织分辨力，对子宫腺肌病显示效果最佳。

3. 选 B。子宫腺肌病是子宫内膜腺体异位至子宫肌层伴周围间质增生，MRI 上表现为连接带增宽，T_2WI 及 T_2WI 脂肪抑制序列呈低信号，其内散在 T_2WI 高信号为异位的子宫内膜、扩张的内膜腺体，T_1WI 高信号为内膜出血灶，DWI 呈等或稍高信号，病变与周围肌层无明确分界。

4. 选 D。子宫腺肌病强化方式与肌层一致，动脉期强化不明显，延迟期逐渐强化，与肌层信号相仿或略低，病变无包膜，与肌层无明确分界，本例宫腔内另见息肉样结节。

三、卵巢疾病

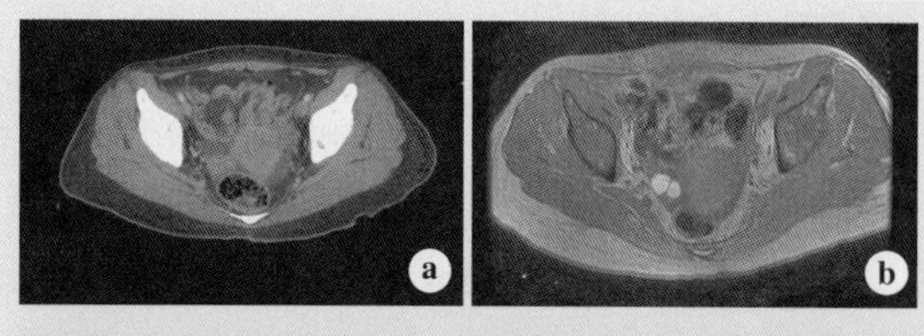

【案例 8-2-3-1】 患者女性，52 岁，查体发现胃体小弯侧中低分化腺癌，腹腔淋巴结转移。腹盆腔 CT 发现右侧附件区软组织结节影。患者影像学检查结果见图 8-2-3-1。

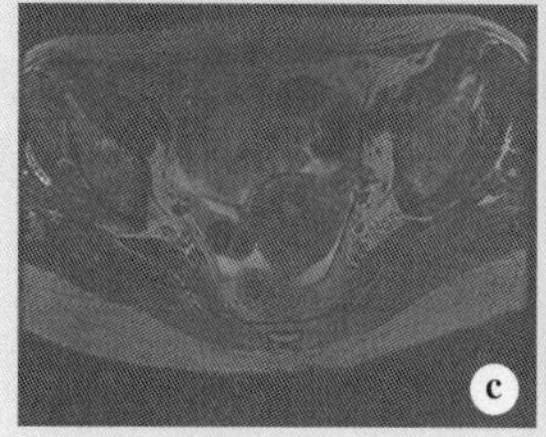

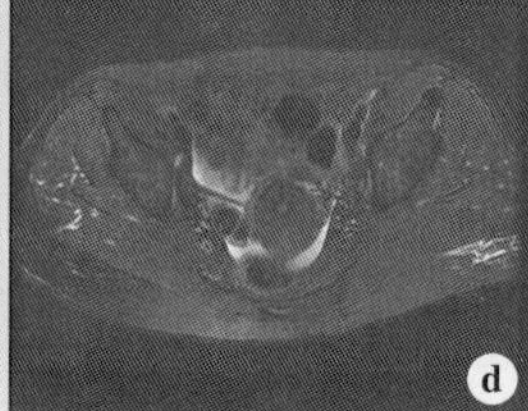

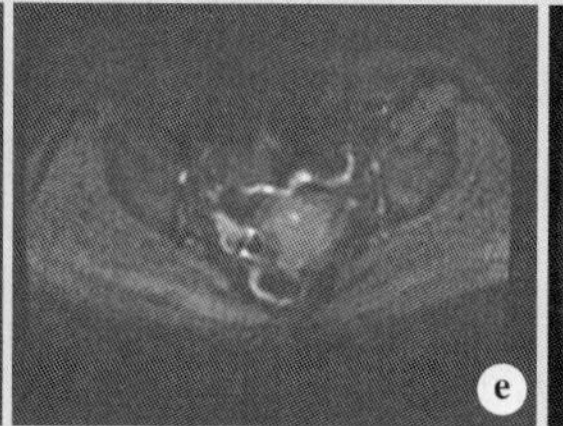

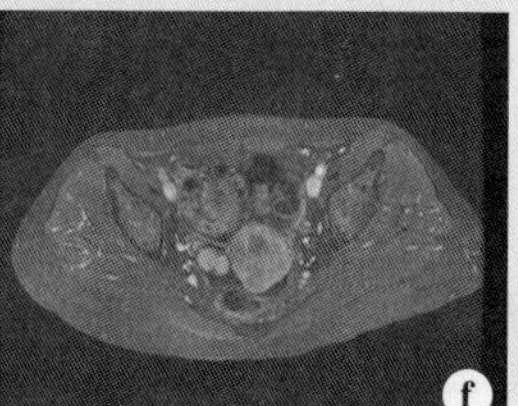

图 8-2-3-1 案例 8-2-3-1 患者影像学检查结果

思考题

1. 该患者行腹盆腔 CT 检查，结果如图 8-2-3-1（a）所示，关于右侧附件区软组织结节，以下说法正确的是

A. 考虑为正常卵巢；B. 考虑为卵巢癌；C. 考虑为子宫阔韧带肌瘤；D. 考虑为卵巢转移；E. 目前尚无法定性，但需警惕卵巢转移瘤

2. 对该患者下一步最推荐的影像学检查方法是

A. X 线；B. 盆腔 MRI；C. 超声；D. PET-CT；E. 3 个月后复查腹盆腔 CT

3. 患者行 MRI 平扫及增强扫描，结果如图 8-2-3-1（b～f）所示，下列描述不正确的是

A. T_1WI 呈高信号，T_2WI 呈低信号；B. T_2WI 及 T_2WI 脂肪抑制序列均为低信号；C. DWI 信号不高，增强扫描可见较明显均匀强化；D. 病变呈厚壁囊性，边界清晰光整；E. DWI 信号不高，增强扫描未见明确强化

4. 对定性诊断最有帮助的信号特点为

A. T_1WI 呈高信号，T_2WI 呈低信号，增强扫描未见强化；B. T_1WI 呈高信号，DWI 呈低信号；C. T_2WI 呈低信号，DWI 呈低信号；D. T_1WI 呈高信号，增强扫描较均匀强化；E. T_1WI 呈高信号，增强扫描未见强化

卵巢子宫内膜异位囊肿（ovarian endometrial cyst），是子宫内膜异位症（endometriosis）最常见的表现形式之一，占子宫内膜异位症的 80%以上，也是育龄期女性卵巢最常见的囊性病变之一。

（一）病因

子宫内膜异位症是指具有生长功能的子宫内膜组织出现在子宫腔被覆内膜及宫体肌层以外其他组织的一种疾病，是女性常见病，多见于育龄女性，发病率高达 3%～10%。常见部位包括卵巢、子宫韧带、直肠阴道隔、直肠子宫陷凹、输卵管、大肠、膀胱及盆腔腹膜。当异位到卵巢时，伴随月经周期出现的陈旧性血液沉积在病灶内，呈棕色巧克力样浓稠物，因此也称为巧克力囊肿。

（二）临床表现

主要临床症状为痛经、经期不规则、肛门坠痛、性交痛等，严重影响了育龄期女性的生活质量和妊娠率，同时有恶性变可能。

（三）常用 MRI 成像序列

（1）平扫序列：卵巢子宫内膜异位囊肿的 MRI 表现多种多样，由于病灶内反复出血，而积血时间与成分不同，造成囊液成分复杂，且同时可合并纤维组织增生和粘连，形成不规则囊实性肿块。囊肿的典型表现为 T_1WI 呈高信号，T_2WI 呈低信号。由于重力作用，囊液和细胞成分可出现分层，形成液-液平面。囊肿的壁略厚，其与子宫周围可有不规则的软组织信号粘连带。

（2）增强扫描：病变内因充填出血囊液，无实性成分，增强扫描不强化；囊肿周围粘连带和腔内分隔可有强化。

因此，盆腔附件区边缘不清的囊实性肿物，若 MRI 观察到其内有不同时期的出血信号改变，T_1WI 呈高信号，T_2WI 呈低信号，增强扫描囊壁及周围粘连带可有轻中度强化、囊内容物不强化，结合反复周期性疼痛的临床病史，卵巢子宫内膜异位囊肿的诊断可以确立。

（四）鉴别诊断

1. 卵巢囊肿 卵巢囊肿有多种类型，包括单纯型囊肿和功能性囊肿，后者可分为滤泡囊肿、黄体囊肿和黄素囊肿等。单纯囊肿较多见，好发于 30～40 岁，多数囊肿为单侧性，部分可为双侧。囊肿通常大小不等，多为单房性、壁薄、无分隔。临床上，卵巢囊肿常无症状，囊肿破裂或扭转时可出现急性腹痛。功能性囊肿患者常伴有月经异常。卵巢囊肿典型表现为附件区圆形或椭圆形、边缘光滑、壁薄无分隔的肿物，其内囊液在各成像序列上均与尿液呈等信号，T_1WI 呈低信号，T_2WI 呈高亮信号，DWI 信号不高。如囊内含蛋白物质较多，T_1WI 及 T_2WI 上均可为高信号，DWI 信号可较高。增强扫描可见囊壁无明确实性成分及无强化。

2. 卵巢囊腺瘤 卵巢囊腺瘤是卵巢最常见的良性肿瘤，易发生在中年女性，主要临床表现是腹盆腔肿块，肿块较大时可产生压迫症状。卵巢囊腺瘤分为浆液性和黏液性。病理上，肿瘤为多房或单房，囊壁和囊内分隔均较光滑，内含稀薄或黏稠的液体。在 MRI 上，卵巢囊腺瘤表现为盆腔内较大的分房性肿物，囊壁和囊内分隔厚薄较均匀一致，其内呈液体信号特点，可有附壁结节及乳头，但表面清晰光整。T_1WI 呈低信号，T_2WI 呈高信号，根据囊液信号特点及分房的数量，可进一步鉴别浆液性或黏液性。当黏液性囊腺瘤的壁较厚时，可与内膜异位囊肿的厚壁相仿，但是囊内液体信号特点可以帮助鉴别。

3. 卵巢转移瘤 卵巢是恶性肿瘤较易发生转移的部位之一，可来自肿瘤的直接蔓延、腹腔种植、淋巴道或者血行转移，其中原发瘤以胃肠道来源或乳腺来源较为多见。来源于胃肠道的经腹腔

种植的卵巢转移瘤称为库肯伯格瘤（Krukenberg tumor），占卵巢全部恶性肿瘤的 4%～10%，常为双侧。影像学表现可多种多样，但常见为囊实性，T_1WI 呈低信号，T_2WI 呈高信号，增强扫描实性部分可有不均匀强化。本例患者有胃癌病史，在 CT 检查时需考虑到此鉴别诊断，通过进一步 MRI 检查，根据 MRI 典型的陈旧出血信号特点可资鉴别。

（五）治疗及预后

卵巢子宫内膜异位症主要通过手术治疗。2015 年及 2017 年的专家指南中，子宫内膜异位症的手术指征为：①附件囊肿直径≥4 cm；②提示合并有其他肿瘤；③痛经药物治疗无效；④合并不孕且卵巢储备功能良好。若患者以盆腔包块为首要就诊原因，囊肿直径＜4cm 首先需除外功能性囊肿，可以继续观察，在下一个月经期结束 3～5 天复查盆腔超声，也可以服用短效口服避孕药，3 个月后再复查。若包块缩小或者消失，则说明是生理性囊肿；若经过连续监测，发现包块无变化或增大，考虑腹腔镜手术治疗，不主张进行肿物穿刺或其他实验性治疗。该病预后良好。

【案例 8-2-3-1 点评】

1. 选 E。该患者有胃癌病史，为中老年女性，于盆腔右侧附件区发现软组织结节影，需首先要警惕卵巢转移瘤即 Krukenberg 瘤的可能性。但是 CT 软组织分辨率不够，结节较小，因此尚无法定性。

2. 选 B。通过 CT 发现盆腔尤其是附件区肿物之后，需要进一步行 MRI 检查，通过多序列成像，来进一步明确肿物性质。X 线无法观察卵巢结构，超声对于鉴别囊实性有一定价值，但是定性诊断仍比较困难，PET-CT 可鉴别肿物是否有代谢活跃，但是对肿物内部性质难以明确判断。该患者有胃癌病史，需警惕转移瘤，因此建议进一步行盆腔 MRI 明确性质，而不是 3 个月后复查。

3. 选 C。该病例信号特点为：T_1WI 呈高信号，T_2WI 及 T_2WI 脂肪抑制序列均为低信号，DWI 信号不高，增强扫描未见强化。病变呈厚壁囊性，边界清晰光整。因为增强扫描实际是 T_1WI 序列，因此增强扫描见到的病变高信号，并不是强化，而是病变内部成分本身的信号。观察病变是否有强化，需同时参照 T_1WI 平扫图像。

4. 选 A。该病例最具有诊断价值的是对出血信号的检出。大部分病变在 T_1WI 呈低信号，T_2WI 呈高信号，若出现信号反转且未见强化，在附件区最常见的需要考虑卵巢的子宫内膜异位囊肿。

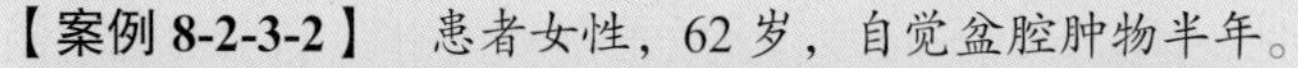

【案例 8-2-3-2】 患者女性，62 岁，自觉盆腔肿物半年。

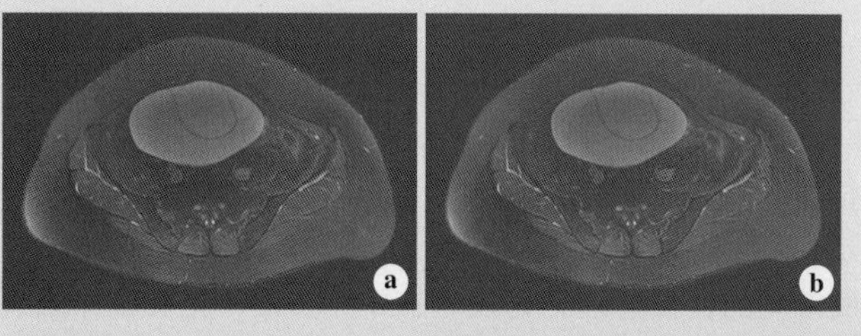

思考题

1. 该患者首选的影像学检查方法是

A. 腹部 X 线；B. 盆腔超声；C. CT；D. MRI；E. PET-CT

2. 该患者行 MRI 检查，结果如图 8-2-3-2（a～f）所示，病变来源于

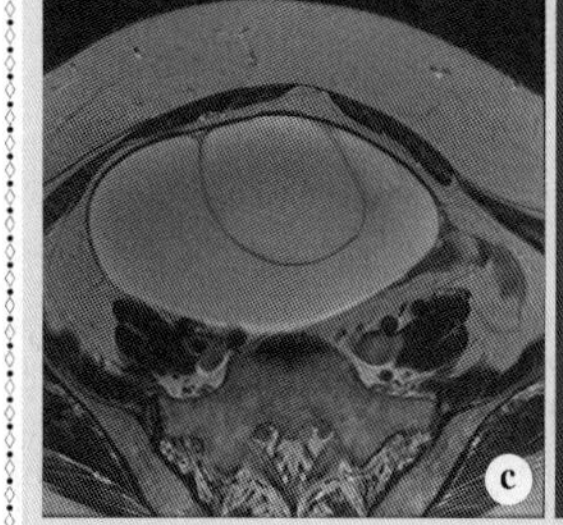

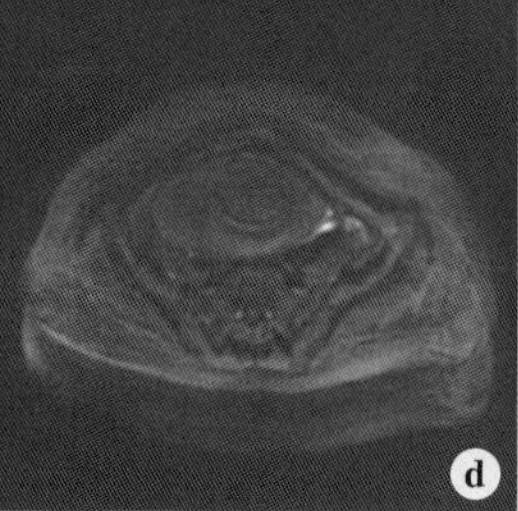

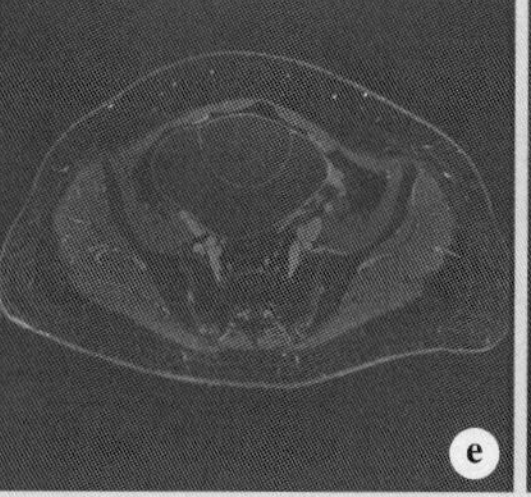

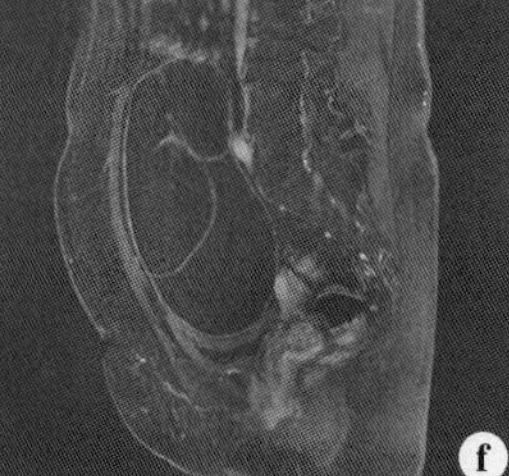

图 8-2-3-2　案例 8-2-3-2 患者 MRI 检查结果

A. 子宫；B. 卵巢；C. 膀胱；D. 肠系膜；E. 结肠

3. 根据该病例的 MRI 平扫图像，下列描述不正确的是

A. 子宫前上方多房分隔的囊性肿物；B. T_1WI 肿瘤呈低信号；C. T_2WI 及 T_2WI 脂肪抑制序列肿瘤呈高信号；D. DWI 显示肿瘤未见弥散受限改变；E. 病变以实性成分为主，边界不清

4. 根据该病例的 MRI 增强扫描图像，下列描述不正确的是

A. 增强病变边界清晰光整；B. 囊壁及囊内分隔纤细均匀；C. 囊内容物未见强化；D. 肿物呈不均匀强化，囊内分隔厚薄不均；E. MRI 较 CT 更能显示囊内容物成分及性质

卵巢囊腺瘤（ovarian cystadenoma），是一种卵巢上皮组织来源的肿瘤，病理类型包括浆液性、黏液性、混合性，根据其生物学行为可分为良性、交界性及恶性，以良性浆液性囊腺瘤最为多见。卵巢囊腺瘤可发生于任何年龄，但是多以 20～50 岁常见，其发生率在所有妇科疾病中占比达到了 4%～24%。

（一）病因及分型

本病病因不明。

（二）临床表现

无明显临床症状，当肿瘤较大时出现盆腹腔包块，以及邻近脏器的压迫症状。

（三）常用 MRI 序列

（1）平扫序列：肿物呈单房或多房囊性肿物，边界清晰光整，囊壁及房间隔较薄且厚薄较均匀一致，可无或有乳头结节。浆液性囊腺瘤常为单房或少房，囊内液体表现为 T_1WI 低信号，T_2WI 高信号，信号均匀，DWI 弥散不受限，囊壁、房间隔及乳头结节呈等信号。黏液性囊腺瘤常为多房，各房内液体蛋白含量不一致，因此信号可不同但仍均匀，T_1WI 仍以低信号为主，T_2WI 为高信号，各房信号可稍不一样。

（2）增强扫描：增强扫描囊内容物无强化，囊壁及房间隔、附壁乳头结节可有强化，但较均匀，边界清晰光整。

（四）鉴别诊断

1. 卵巢囊肿 卵巢囊肿典型表现为附件区圆形或椭圆形、边缘光滑、壁薄无分隔的肿物，其内囊液在各成像序列上均与尿液呈等信号，T_1WI 呈低信号，T_2WI 呈高亮信号，DWI 信号不高。如囊内含蛋白物质较多，T_1WI 及 T_2WI 上均可为高信号，DWI 信号可较高。增强扫描可见囊壁无明确实性成分及无强化。单房、不伴有乳头结节的浆液性囊腺瘤与卵巢囊肿有时难以鉴别。

2. 卵巢囊腺癌 卵巢囊腺癌常呈囊实性或实性，肿物形态不规则、分叶，边缘模糊，可有结节及硬索条影向周围组织浸润；囊壁及房间隔壁较厚且不均匀，内有多发大小、形态不一的菜花样结节及肿块。T_1WI 呈低信号，T_2WI 呈略高信号，增强后囊壁、房间隔及乳头结节、肿物均有不均匀强化。

3. 卵巢子宫内膜异位囊肿 盆腔附件区边缘不清的囊实性肿物，MRI 可观察到其内有不同时期的出血信号改变，T_1WI 呈高信号，T_2WI 呈低信号，增强扫描囊壁及周围粘连带可有轻中度强化、囊内容物不强化，结合反复周期性疼痛的临床病史，卵巢子宫内膜异位囊肿的诊断可以确立。这与卵巢囊腺瘤特点不同。

4. 卵巢转移瘤 卵巢转移瘤的影像学表现可多种多样，但常见为囊实性，T_1WI 呈低信号，T_2WI 呈高信号，增强扫描实性部分可有不均匀强化。患者往往有胃肠道、乳腺或者生殖系统恶性肿瘤病史。

5. 卵巢或输卵管脓肿 患者有发热、下腹痛等全身症状，盆腔可见厚壁囊实性肿物，T_1WI 呈不均匀低信号，T_2WI 呈不均匀高信号，若有脓肿形成，DWI 可显示高信号改变。同时盆腔可有较

广泛的炎性纤维粘连及水肿改变。

（五）治疗及预后

本病手术治疗为主。对于年轻妇女，单侧良性肿瘤者，要对患侧行卵巢切除术或者卵巢肿瘤剥除术，从而保留其对侧正常卵巢的功能；对于绝经后期的患者，可以行全子宫、双侧附件切除术。注意术前对已经发生破裂的卵巢黏液性囊腺瘤，其出现囊液进行抽吸，反复进行盆腔、腹腔冲洗，防止囊液对盆腔、腹腔造成污染，以免出现肿瘤种植，进而引起腹膜假性黏液瘤。

【案例 8-2-3-2 点评】

1. 选 B。女性患者发现盆腔肿物的首选检查方法是盆腔超声，其可初步鉴别病变来源及囊实性，且检查方便易行。若有诊断不明确，下一步再行 CT 或 MRI。

2. 选 B。肿物位于子宫前上方及膀胱上方，与子宫、膀胱及乙状结肠均为毗邻关系但是分界清晰；增强扫描图片显示肿物与左侧附件区关系较密切；肠系膜来源的多房囊性肿物极为罕见。

3. 选 E。该病例平扫图像信号特点为：子宫前上方多房分隔的囊性肿物，T_1WI 肿瘤呈低信号，T_2WI 及 T_2WI 脂肪抑制序列肿瘤呈高信号，DWI 显示肿瘤未见弥散受限改变。

4. 选 D。该病例为多房分隔的囊性肿物，囊壁及囊内分隔纤细均匀，病变边界清晰光整，囊液信号均匀一致，未见明确乳头结节及实性成分。MRI 通过多序列成像能够显示囊液信号特点，排除囊内出血、蛋白及黏液成分。

【案例 8-2-3-3】 患者女性，24 岁，体检超声发现盆腔肿物，CEA 略高，CA199 增高。患者影像学检查结果见图 8-2-3-3。

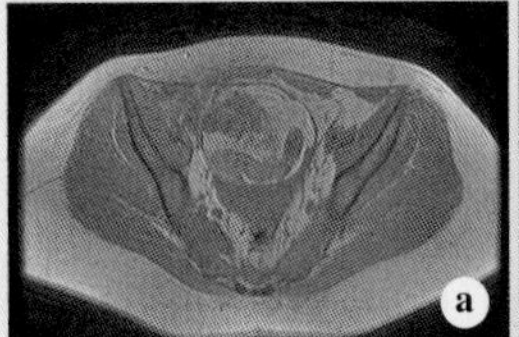

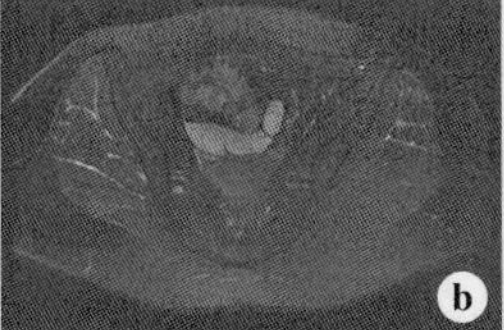

思考题

1. 该患者行 MRI 检查，结果如图 8-2-3-3（a～e）所示，根据病变平扫信号特点，以下说法正确的是

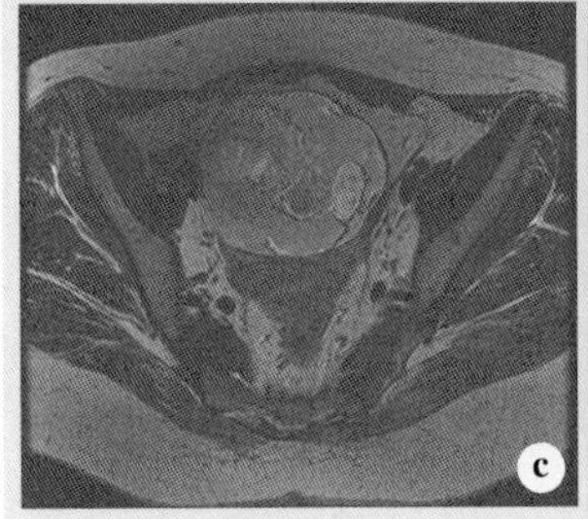

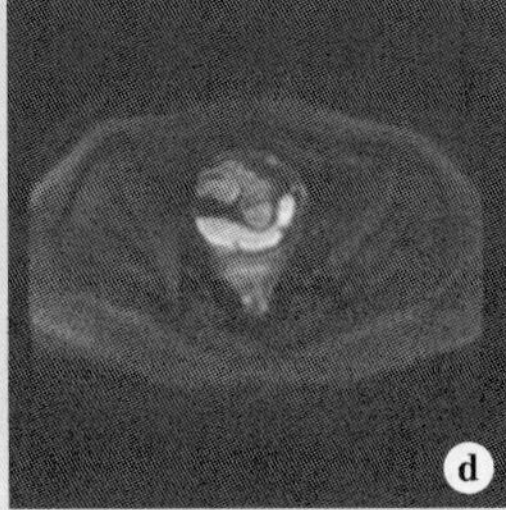

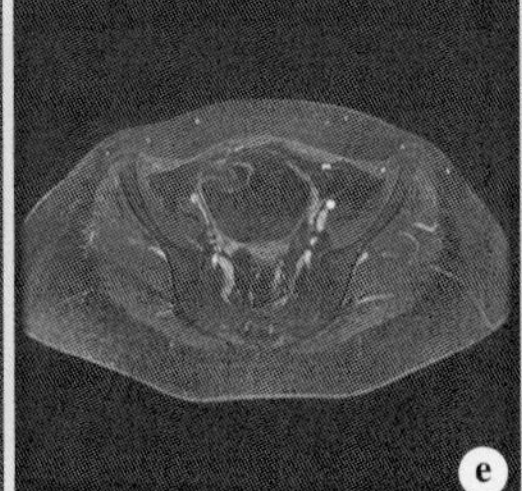

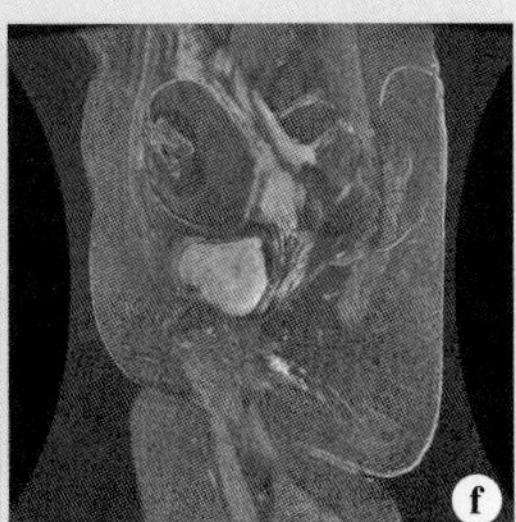

图 8-2-3-3 案例 8-2-3-3 患者影像学检查结果

A. 肿物呈囊实性，信号均匀；B. T_1WI 呈较均匀高信号，T_2WI 呈较均匀低信号；C. 肿物呈囊实性，信号极不均匀，可见脂肪信号特点；D. DWI 信号较低，未见弥散受限改变；E. 肿物边界不清，侵犯子宫及膀胱

2. 对该患者定性诊断最有帮助的序列是

A. T_1WI；B. DWI；C. T_2WI+T_2WI 脂肪抑制序列；D. T_1WI+DWI；E. 增强扫描

3. 对定性诊断最有帮助的信号特点为

A. T_1WI 和 T_2WI 均呈混杂信号；B. T_2WI 和 DWI 均呈混杂信号；C. T_1WI 高信号区在 T_2WI 亦呈高信号；D. T_1WI 高信号区，在 T_2WI 呈高信号，在 T_2WI 脂肪抑制序列呈低信号；E. T_1WI 低信号区，在 T_2WI 和 T_2WI 脂肪抑制序列均呈高信号

4. 关于该病例的增强扫描图像，下列描述不正确的是

A. 增强病变边界清晰光整；B. 病变呈囊实性；C. 实性成分有略不均匀强化；D. 病变呈多房囊性，分隔厚薄不均；E. 病变与子宫分界清晰

卵巢成熟性畸胎瘤（ovarian mature teratoma），是卵巢最常见的生殖细胞肿瘤，常见于年轻或者育龄期女性。成熟性畸胎瘤分为实性及囊性，囊性畸胎瘤又称为皮样囊肿。大约 10%的囊性畸胎瘤为双侧。

（一）病因

本病病因不清，可能与胚胎期生殖细胞异常分化等因素有关。

（二）临床表现

肿物较小时常无临床症状，较大时可因压迫邻近脏器出现相应症状。若肿瘤发生扭转，可发生急性腹痛。

（三）常用 MRI 序列

（1）平扫序列：肿瘤呈囊性、囊实性或实性，边缘光整锐利，囊性者多为单房（占 88%），囊性区壁光整，腔内有时可见脂液平面，实性区可见脂肪信号，为该肿瘤较特征性表现。MRI 显示钙化不如 CT 敏感，但对于脂肪成分的显示与 CT 有同样优势，MRI 软组织分辨率较高，对于与卵巢其他肿瘤的鉴别诊断较有优势。肿瘤内部的脂肪成分在 T_1WI 呈高信号，在 T_2WI 呈等、高信号，且在各种序列上均与皮下脂肪的信号相同；在频率饱和脂肪抑制序列（T_2WI 脂肪抑制序列）图像上，病变内部脂肪区域的信号下降，与皮下脂肪信号下降程度相似。部分病变可观察到液-液平面，向壁内突出的结节以及钙化灶。对于钙化的显示，绝大多数情况下 T_1WI 及 T_2WI 脂肪抑制序列均呈极低或无信号，但因钙化或骨骼内部成分不同，MRI 也可出现不同信号，但检出敏感性不如 CT。

（2）增强扫描：肿瘤囊性部分无强化，实性部分可有不均匀强化。需注意肿瘤的脂肪成分在 T_1WI 呈高信号，在以 T_1WI 为基础的增强扫描序列中仍为高信号，不要误认为是强化。

（四）鉴别诊断

卵巢未成熟畸胎瘤：是一种少见的恶性肿瘤，具有复发和转移的潜能，多发生于儿童及年轻妇女。在 MRI 上显示为体积较大、边缘分叶但分界清楚的囊实性肿块；其中实性部分较多，表现为多发小囊样结构，其内可见散在骨化、脂肪样信号灶，而囊性成分多均匀，几乎均为水样液体信号；增强扫描后病灶内软组织成分常呈网格样显著强化。在病理学上，卵巢未成熟畸胎瘤的确诊依据是发现未成熟的神经上皮组织，病理上也是根据其含量进行分级的。

（五）治疗及预后

本病治疗一般采取手术切除，预后良好。

【案例 8-2-3-3 点评】

1. 选 C。该肿物信号特点为囊实性，信号极不均匀，T_1WI 和 T_2WI 均为混杂信号，T_2WI 上高信号区域，在 T_2WI 脂肪抑制序列呈低信号，提示有脂肪信号特点。DWI 亦为混杂信号。肿物边界较清晰，对周围组织器官为推压关系。

2. 选 C。对该病变具有定性诊断价值的是脂肪组织的检出，虽然需要结合各序列综合判断，但是 T_2WI 上高信号的区域，在 T_2WI 脂肪抑制序列上呈低信号，能够提示为脂肪组织。

3. 选 D。脂肪组织在 T_1WI 上呈高信号，在 T_2WI 上呈高信号，在 T_2WI 脂肪抑制序列上呈低信号。

4. 选 D。该病例为典型的卵巢畸胎瘤，病变呈以囊性为主的囊实性，但并不是多房囊性，也并无囊内分隔，这是卵巢囊腺类肿瘤的特点。该例实性成分有轻度的不均匀强化，病变与子宫分界清晰。

四、乳 腺 疾 病

乳腺 MR 影像诊断基础

乳腺（mammary gland）是人类最大的皮肤腺体，位于胸骨两侧的胸大肌表面、胸前壁浅筋膜内、前锯肌、腹外斜肌筋膜及腹直肌前鞘上端的浅层，由皮肤、浅筋膜和乳腺实质构成。乳腺实质主要由乳腺组织（腺上皮）、结缔组织和脂肪构成。成人乳腺：上界在 2～3 前肋，下达 6～7 前肋，内侧缘在胸骨旁，外侧缘直至腋窝前线，并可向上突入到腋窝内，称之为乳腺的腋尾部。乳腺的筋膜：乳腺组织位于皮下浅筋膜浅层（superficial layer of fascia）与皮下筋膜深层（deep layer of superficial fascia）之间。浅筋膜浅层纤维与皮肤之间有网状束带相连，称之为乳腺悬吊韧带（mammary suspensory ligaments）。由于此韧带于 1845 年由 Astley Cooper 首先详细描述，故又名为 Cooper 韧带。在浅筋膜深层与胸大肌筋膜之间，组织疏松呈空隙状，称为乳腺后间隙。

乳腺组织由分泌腺泡和输乳管组成，它们在乳腺内形成由结缔组织不完全分隔的乳腺叶或腺叶。每一乳腺叶由分支的输乳管网、乳腺小叶和它们周围的结缔组织构成。每一侧乳腺有 15～20 个乳腺叶。乳腺组织随年龄、月经周期的不同时段以及在妊娠和哺乳期不断发生结构和功能变化。乳腺的发育受多种激素的调控，雌激素（estrogen）和黄体酮（孕酮）（progesterone）是调节乳腺发育的主要激素。成年女性乳腺由一系列分支导管和小导管组成，终止于腺泡（也称终末小导管），腺泡聚集形成小叶。小叶与其终末导管一起被称为终末导管-小叶单位（TDLU），是乳腺的基本结构和功能单位。包括原位癌和浸润性乳腺癌在内的绝大多数乳腺病变均起源于 TDLU。中央型导管内乳头状瘤是唯一起源于大导管或中等大导管而非 TDLU 的常见病变。

乳腺主要由三个来源的动脉供血：其静脉血由与其供血动脉伴行的静脉回流，即经胸廓内静脉回流至锁骨下静脉；经胸外侧静脉和胸肩峰静脉回流至腋静脉；经肋间后静脉回流至奇静脉、半奇静脉或副半奇静脉。乳腺主要接受躯体感觉神经分布和自主神经的交感神经纤维支配。乳腺组织的泌乳和射乳主要受体液机制调控，亦即受卵巢激素和下丘脑激素调控，而不是依靠自主神经（交感或副交感神经）控制。乳房交感神经的作用可能主要是控制乳房动脉的舒缩，以及乳晕和乳头内平滑肌的舒缩。

乳腺有丰富的淋巴系统，包括腋窝、胸骨旁、膈上、乳内和乳旁等多组淋巴结。淋巴转移是乳腺癌最主要的转移方式，肿瘤细胞可转移至乳房周围的多个（组）淋巴结。淋巴结是否转移及转移淋巴结的个数、位置等对乳腺癌的治疗和预后至关重要。超过 75%的乳房淋巴引流至腋窝淋巴结，其余少部分引流至胸骨旁淋巴结、胸肌间淋巴结和膈上淋巴结。

（一）正常乳腺 MRI 表现

其因所用脉冲序列不同而有所差别。

1. 脂肪组织 乳腺脂肪组织包括皮下脂肪层及腺体间的脂肪组织，通常在 T_1WI 及 T_2WI 上均呈高信号，在脂肪抑制序列（或水脂分离序列的水像）上呈低信号，增强后几乎无强化。

2. 乳腺纤维腺体组织 乳腺纤维腺体组织是乳腺皮下浅筋膜、乳腺悬吊韧带、各级乳导管、腺泡、乳腺叶间与乳腺小叶间（内）纤维结缔组织、血管壁与淋巴管壁等的统称。通常在 T_1WI 上纤维和腺体组织区分不开，纤维腺体组织表现为较低或等信号，与同层肌肉组织信号大致相仿。在 T_2WI 上腺体组织表现为等信号（高于肌肉，低于液体和脂肪）。在 T_2WI 脂肪抑制序列（或水脂分离序列的水像）图像上腺体组织表现为中等或较高信号。按照 2013 年最新版乳腺影像报告与数据系统（breast imaging and reporting data system，BI-RADS），即 BI-RADS 5.0，依据乳腺内脂肪与纤维腺体组织组成的比例与分布不同，将乳腺实质分为 4 种类型，图 8-2-4-1（a～d）：脂肪型、散在纤维腺体组织类型、不均匀致密型及致密型。乳腺实质类型不同，MRI 表现亦有所差异，致密型乳腺的腺体组织占乳腺的大部或全部，在 T_1WI 及 T_2WI 上表现为一致性的较低及等信号，周围是高信号的脂肪层；脂肪型乳腺主要由高信号的脂肪组织构成，残留的部分索条状乳腺小梁在 T_1WI

和 T_2WI 上均表现为低及等信号；中间混合型（指散在纤维腺体组织类型和不均匀致密型）乳腺的表现介于脂肪型与致密型之间，在高信号的脂肪组织中夹杂有斑片状的等信号腺体组织。建议在乳腺 T_1WI 脂肪抑制或不脂肪抑制图像上评估乳腺实质类型。

乳腺背景实质强化（background parenchymal enhancement，BPE）是指 MR 增强图像上乳腺纤维腺体组织的强化。近年来，BPE 愈发受到关注，在最新版 BI-RADS 5.0 MRI 中被独立描述，在乳腺 MRI 报告中应描述 BPE 等级。依据纤维纤体组织强化范围，将 BPE 分为四等级，图 8-2-4-1（e～h）：极少（或几乎无）强化、轻度强化、中等度强化及重度（或明显）强化。BPE 的级别评估应在乳腺增强早期图像（注射对比剂后约 90 秒）上评估，BPE 在乳腺多期增强图像上表现为渐进性的强化，其强化程度及范围会渐进性增加。BPE 级别与乳腺纤维腺体组织类型无必然相关性，致密型乳腺可以表现为轻度甚至几乎无强化 BPE，散在纤维腺体组织可以表现为重度强化 BPE。BPE 在不同的女性以及同一女性的不同时间段会有所不同，受生理性及多种医源性因素影响。影响 BPE 的生理性影响因素主要包括年龄、月经状态及周期、哺乳状态等；影响 BPE 常见的医源性因素包括输卵管-卵巢切除术、放射治疗、内分泌治疗及化疗等。影像科医师应对影响 BPE 的诸多因素及其在 MRI 上的表现有较充分的了解。如月经状态及月经周期不同，激素水平呈现不同水平和周期性变化，均对乳腺 BPE 有一定影响。绝经前女性乳腺 BPE 显著高于绝经后女性，月经周期第 2 周乳腺 BPE 最低，在月经周期第 3、4 周呈现上升趋势，故对于绝经前女性，其乳腺 MRI 检查最好在月经周期第 7～14 天进行。人们对于 BPE 的认识目前尚不全面和深刻、是一动态发展的过程。

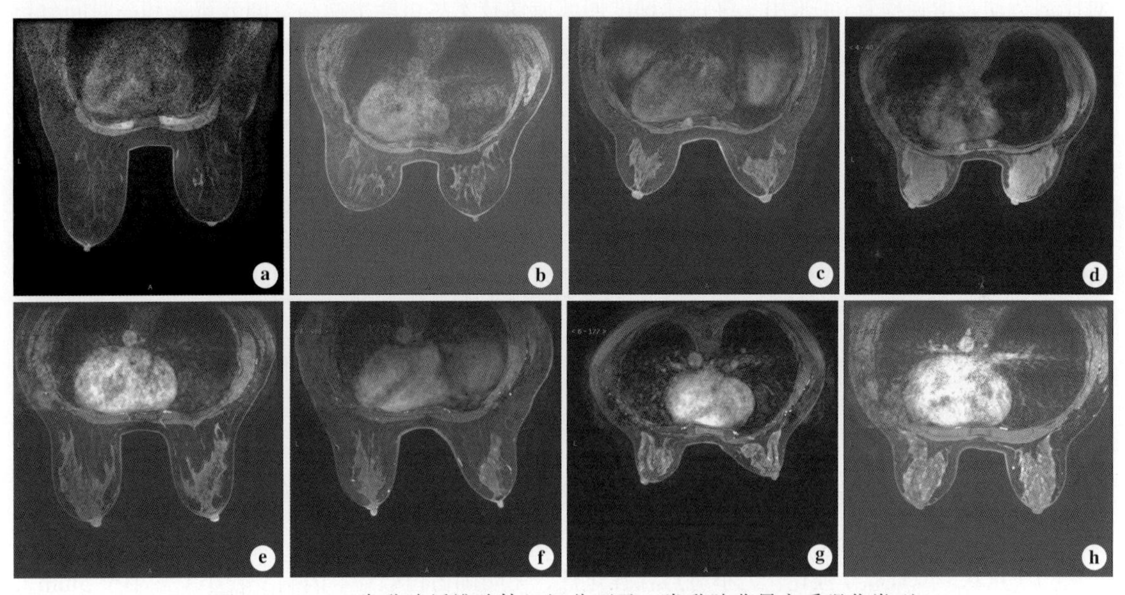

图 8-2-4-1　正常乳腺纤维腺体组织分型及正常乳腺背景实质强化类型

a～d. 正常乳腺纤维腺体组织分型。四位女性（年龄分别为 67 岁、49 岁、67 岁、38 岁）的 T_1WI 脂肪抑制图像依次显示乳腺实质的 4 种类型，即脂肪型、少量纤维腺体组织类型、不均匀致密型及致密型。e～h. 正常乳腺背景实质强化类型。四位女性（年龄分别为 40 岁、42 岁、40 岁、45 岁）的 T_1WI 脂肪抑制多期动态增强早期图像依次显示乳腺背景实质强化的四个等级，即几乎无强化、轻度强化、中等度强化及明显强化

3. 皮肤和乳头　增强后乳腺皮肤可呈程度不的较均匀强化，皮肤厚度大致均匀，乳晕区处皮肤较厚、可达 0.5cm，其余处乳腺皮肤厚度为 0.05～0.10cm。乳头呈轻至中等程度渐进性强化表现，双侧大致对称。

4. 其他　乳腺 MRI 还可以显示乳腺部分供血及引流血管、胸肌、胸骨、肋骨、腋窝及淋巴结。乳腺血管影在 T_1WI 上表现为等信号，在 T_2WI 脂肪抑制图像上可表现为流空信号（血流速度快）或高信号（血流速度慢的静脉血管），MRI 增强图像上，可从横轴位、冠状位及矢状位多个角度清

晰地显示乳腺的供血动脉及引流静脉。

需要特别指出的是，妊娠期及哺乳期女性的乳腺 MRI 表现因其乳腺纤维腺体组织的特殊改变而有相应的 MRI 表现。

乳腺病变的 MRI 表现推荐采用最新版（2013 年版）BI-RADS 5.0 标准术语进行描述。乳腺病变的描述首先是准确定位和测量病变的大小。对于乳腺 MRI 所发现的病变必须进行三个方向的定位，由此可知其在乳房中的三维空间位置。应根据图像中的位置并按照临床定位习惯来描述。乳腺被视为面对检查者的钟面，鼓励同时用钟面及象限来定位病变。描述病变位置时，先描述病变的侧别，然后是位置和深度。乳腺深度被分作前、中、后 1/3 的三等分。乳头紧后方区域称为乳晕下区。中央区是位于乳头正后方的区域。①定位：在左侧、右侧乳腺或双侧乳腺前加上钟面描述；乳腺分为外上、内上、外下及内下四个象限；乳晕下区、中央区及腋尾区。（乳晕下区及腋尾区不要求描述病变深度，乳晕下区、中央区及腋尾区不要求描述钟面定位。）②深度：用前、中、后带或视情况采用距乳头、皮肤或胸壁的距离来描述病变的深度。

（二）乳腺 MRI 扫描要求

乳腺 MRI 诊断准确性在很大程度上有赖于检查方法是否恰当，所用扫描成像序列及技术参数是否合理。目前，由于各医疗机构所用设备及磁场强度不同，乳腺 MRI 检查方法亦不尽相同，难以制订统一的方法，但在乳腺 MRI 检查中应遵循以下主要原则：①乳腺 MRI 检查应在磁场非常均匀的高场设备上进行（1.5T 及其以上）；②必须采用乳腺专用线圈；③除常规平扫检查外，需采用对比剂行动态增强检查；④采用三维快速梯度回波成像技术尽可能平衡高空间分辨率和高时间分辨率两方面的要求（空间分辨率高以准确描述病变的形态学表现，时间分辨率高以评价病变动态增强后的时间-信号强度变化）；⑤行 MR 弥散加权成像（diffusion weighted imaging，DWI）和 MR 波谱成像（magnetic resonance spectroscopy，MRS）有助于病变的鉴别诊断，DWI 检查中推荐 b 值采用 500 s/mm^2 以上；⑥应用 MRI 设备的后处理功能进行多平面重建和容积重建。由于乳腺腺体组织随月经周期变化而有所变化，因此乳腺 MRI 检查最佳时间为月经后 1 周。患者俯卧于检查床上，双乳自然悬垂于专门的乳腺相阵列表面线圈的双孔内。扫描方位一般采用横断面及矢状面。在乳腺 MRI 检查中，最常用的成像序列包括自旋回波序列、快速自旋回波序列和梯度回波序列等。扫描范围包括全部乳腺，必要时包括腋窝。

（三）乳腺基本病变的 MRI 表现

对乳腺病变的 MRI 分析应包括形态学、信号强度和内部结构，以及动态增强后病变的内部强化方式（或分布特征）以及血流动力学特征。

1. 形态学表现 乳腺异常强化是指其信号强度高于正常乳腺实质。乳腺异常强化的形态学表现包括点状（或灶状）、肿块和非肿块。

（1）点状（或灶状）强化：为小斑点状强化灶，无明确占位效应。因病变较小（常小于 5mm），难以描述其形态和边缘特征。点状强化也可为多发，呈斑点状散布于乳腺实质内，多为偶然发现的强化灶。

（2）肿块：为呈三维结构的异常强化的占位性病变。对乳腺肿块型病变的形态学分析包括肿块形状（圆形、卵圆形和不规则形）及边缘（清楚、不清楚，不清楚包括不规则和毛刺），形态不规则、边缘不清楚或毛刺常提示为恶性病变。

（3）非肿块：指增强时表现为既非点（灶）状亦非肿块的异常强化，包括以下分布方式。①局灶性区域强化：指范围小于 1/4 象限的局灶性小强化区，常为良性。②线样强化：指强化灶呈线样或线样分支样排列，该分布方式提示病变在导管内或导管周围，增加了恶性的可能性。③节段样强化：指尖端指向乳头的三角形或锥形强化灶，常提示病变存在于导管及其分支导管系统内或周围，节段性分布增加了多个乳腺叶及乳腺小叶的恶性可能性。④区域性强化：是指多于一个导管系统的较大范围的强化，可有几何形状，但缺乏突出的边缘。⑤多区域强化：指被正常腺体或脂肪分隔的两个以上的较大范围的强化。⑥弥漫性强化：指腺体内广泛均匀分布的散在小强化。

2. 信号强度及内部结构 乳腺病变在平扫 T_1WI 上多呈低或等信号；在 T_2WI 上的信号强度则依其细胞、胶原纤维成分及含水量的不同而异，通常胶原纤维成分含量多的病变信号强度低，而细胞及含水量多的病变信号强度高。一般而言，良性病变内部信号多较均匀，但部分纤维腺瘤和叶状肿瘤内部可有胶原纤维形成的分隔，其在 T_2WI 上表现为低信号；恶性病变内部可有坏死、液化、囊变、纤维化或出血，而于 T_2WI 表现为高、中、低混杂信号。动态增强扫描，良性病变的强化多均匀一致或呈弥漫斑片样强化，表现为肿块的良性病变强化方式多由中心向外围扩散，呈离心样强化，或为均匀渐进性强化；而表现为肿块的恶性病变强化多不均匀或呈边缘环状强化，内部强化方式多由边缘强化向中心渗透，呈向心样强化。表现为非肿块的恶性病变，内部强化方式多为不均匀、集簇样或簇环样强化。

3. 动态增强后血流动力学表现 包括评价增强后病变的早期强化率和时间-信号强度曲线（time intensity curve，TIC）类型等。因所用设备和序列不同，早期强化率目前尚缺乏统一标准。对于异常强化病变的时间-信号强度曲线的分析包括两个阶段：第一阶段为早期时相（通常指注射对比剂后 2 分钟内），其信号强度变化可分为缓慢、中等或快速增高；第二阶段为延迟时相（通常指注射对比剂 2 分钟后），其变化决定了曲线形态。通常将 TIC 分为三型：①渐增型（Ⅰ型），在整个动态观察时间内，病变信号强度表现为缓慢持续增加；②平台型（Ⅱ型），注药后于动态增强早期时相信号强度达到最高峰，在延迟期信号强度无明显变化；③流出型（Ⅲ型），病变于动态增强早期时相信号强度达到最高峰，其后减低。一般而言，Ⅰ型曲线提示为良性病变的可能性为 83%～94%；Ⅱ型曲线提示为恶性病变的可能性约为 64%；Ⅲ型曲线提示为恶性病变的可能性约为 87%。

4. MRI 弥散加权成像及波谱成像 DWI 检查能够检测出与组织内水分子运动受限有关的病变，并有助于乳腺良、恶性病变的鉴别。通常恶性肿瘤在 DWI 上呈高信号，ADC 值较低；良性病变 ADC 值较高。MRS 是检测活体内代谢和生化成分的一种无创伤性技术，能显示良、恶性肿瘤之间的代谢物差异。在 ^{1}HMRS 上，大多数乳腺癌可检出胆碱峰，相比仅有少数良性病变可出现胆碱峰。动态增强 MRI 结合 DWI 和 ^{1}HMRS 检查可明显提高乳腺良、恶性病变诊断的准确性，亦可用于评估乳腺癌新辅助化疗疗效。

5. 其他相关征象 乳腺其他相关征象包括乳头凹陷、皮肤增厚、乳腺水肿、淋巴结肿大、胸肌受累等，这些征象可见于乳腺癌、炎性病变等。

（四）乳腺良恶性病变的 MRI 鉴别诊断

乳腺良、恶性病变的 MRI 诊断分析重点应包括 形态学表现、信号强度改变、内部结构特征、动态增强后病变内部强化方式及血流动力学特征。

1. 形态学（morphology）表现 首先确定病变是肿块性病变还是非肿块性病变，然后具体分析其形态、边缘及内部强化特点。点状强化：常在增强前无特殊发现。多发点状强化灶弥漫散在分布，多见于良性病变或与激素相关。肿块样强化：肿块样病变的形态和边缘分析是鉴别良、恶性病变的重要因素，需要在增强后的早期图像上进行。一般圆形、椭圆形、边缘清晰者多为良性病变，不规则形、边缘带毛刺者多为恶性。乳腺病变的形态学分析，X 线、超声、MRI 上的诊断依据基本一致。但需要强调的是，对病变边缘的准确评价依赖于图像的空间分辨率，在分辨率低的图像上认为清晰光滑的病变，在高分辨率图像上可能显示出具有微小浸润、浅分叶、短小毛刺等恶性征象。肿物内部均匀强化提示为良性病变，不均匀强化常提示为恶性病变。边缘强化、强化分隔及中心强化在良、恶性病变中均可见，若边缘和分隔不规则常倾向为恶性，不强化、低信号分隔常为纤维腺瘤。囊肿伴感染常有周边强化，脂肪坏死常表现为周边强化和中央低信号。非肿块样强化：非肿块样强化病灶的分布是诊断病变良、恶性的关键。其中，线样或节段样强化多提示恶性病变。区域性强化、多发区域性强化或弥漫性强化多发生在绝经前妇女和绝经后应用激素替代治疗的女性，如两侧呈对称性表现多提示为良性增生性改变。非肿块样强化的内部强化方式分为均匀强化、不均匀强化、集簇状强化、簇环样强化，后 3 种强化方式常提示为恶性病变。

2. 病变的信号强度（signal intensity）改变 乳腺病变在 MRI 平扫 T_1WI 上多呈低或等信号，T_2WI 上病变信号强度表现形式多样。乳腺良、恶性病变信号强度改变的一般规律是：良性病变内部信号强度多较均匀，但少数良性病变内部可不均，如约 60 %的纤维腺瘤 T_2WI 上可见低或等信号强度的纤维分隔；恶性病变内部信号多不均匀，表现为高中低混杂信号，主要因其内部有液化、坏死、出血、囊变或纤维化。

弥散加权成像（diffusion weighted imaging，DWI）图像上，恶性病灶多因为肿瘤细胞致密、细胞外间隙较少而水分子弥散受限，病变多表现为明显高信号，而良性病变则弥散无明显受限。ADC 值是鉴别乳腺肿瘤良、恶性的重要定量指标，一般来讲，恶性肿瘤的 ADC 值低于良性肿瘤。需要特别指出的是，乳腺腺癌因其特殊的病理组成，其 ADC 值不但未降低，反而较正常乳腺腺体增高。因不同文献报道所用机型和扫描参数不完全相同，所得出的鉴别乳腺良、恶性病变的临界 ADC 值亦各不相同，范围在（1.21～1.34）$\times 10^{-3}mm^2/s$。

3. 病变的血流动力学特点 乳腺病变的血流动力学特点通常从早期增强率和时间-信号强度曲线两个方面来评价。采用感兴趣区（region of interest，ROI）方法进行动态增强分析。

早期增强率描述病变在增强早期时的相对强化幅度，因扫描设备型号和使用序列不同，所得数值不同，因而没有确定的划分标准。

时间-信号强度曲线是由设定的 ROI 来测定并描绘得出的，反映增强后的组织信号强度随时间而变化的曲线，主要描述病变在延迟期的强化特征。目前被大家认可并被广泛接受的 TIC 分型有渐增型（持续型）、平台型、流出型（廓清型）。多数恶性病变为流出型，平台型曲线在良、恶性病变均可出现，渐增型多见于良性病变。

4. 判断乳腺病变性质的基本原则 进行乳腺病变性质的分析和判断时，病变在增强后的形态学特征优于 TIC 特征，依靠病变的典型恶性或良性形态学特点，足可以判断其性质；当病变形态不典型时，TIC 对定性尤有帮助，一般来讲，平台型和廓清型均需要活检。

5. 乳腺淋巴结的性质判断 乳腺淋巴结转移与否主要依赖于淋巴结的形态，若有典型的肾形外观及淋巴门结构，一般认为是良性。另外，良性淋巴结在增强图像上有时可见血管影放射状聚集至淋巴门；而其 TIC 曲线，无论是正常淋巴结或是转移性淋巴结都为廓清型，二者无明确差异。T_2WI 对鉴别淋巴结的良、恶性有一定帮助，一般来说，转移性淋巴结的信号高于正常腺体的信号。但总体讲，到目前为止，在现有的 MR 设备和对比剂的条件下，还不能很好地鉴别非典型良性形态的淋巴结的性质。

（张仁知　赵心明）

乳腺疾病

【案例 8-2-4-1】 患者女性，49 岁，发现右乳肿物 2 个月余，皮肤红肿。触诊位于右乳外象限，质韧，不规则，约 6cm×3cm，表明较光滑，活动差。

思考题

1. 该患者行乳腺 X 线检查，结果如图 8-2-4-2（a～b）所示，根据所见阳性征象，最合适的建议是

A. 考虑为乳腺炎性病变；B. 考虑为纤维腺瘤；C. 考虑为叶状肿瘤；D. 考虑为乳腺腺病；E. 右乳肿物，边界不清，伴皮肤增厚，建议乳腺超声或 MRI 检查

2. 对该患者下一步最推荐的影像学检查方法是

A. 乳腺超声或 MRI 检查；B. 胸部 CT 检查；C. PET-CT；D. 穿刺活检；E. 抗感染治疗后复查乳腺 X 线摄影检查

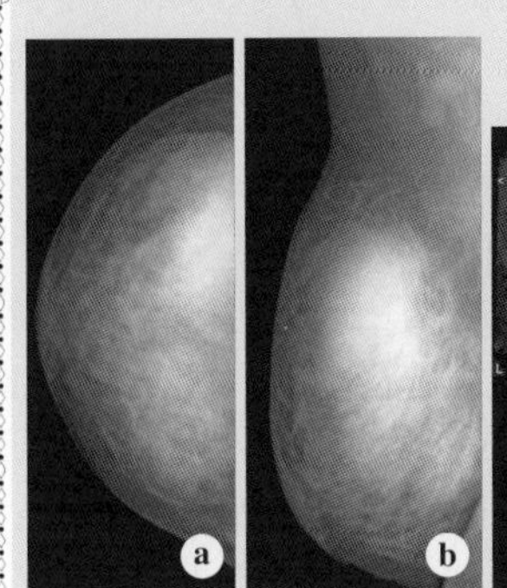

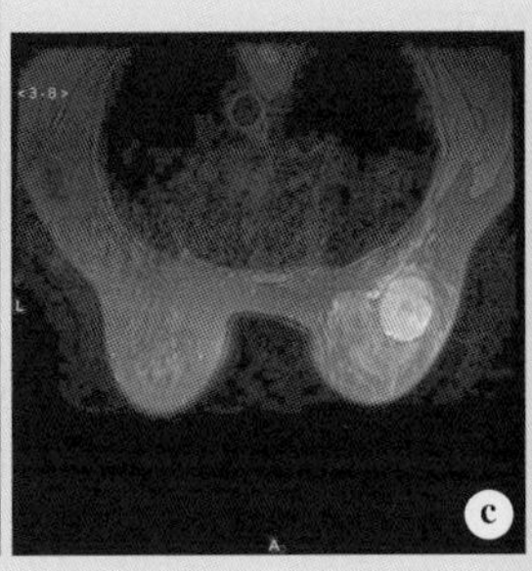

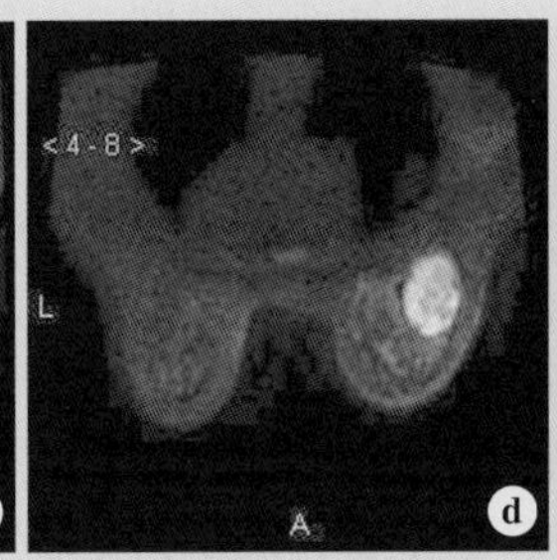

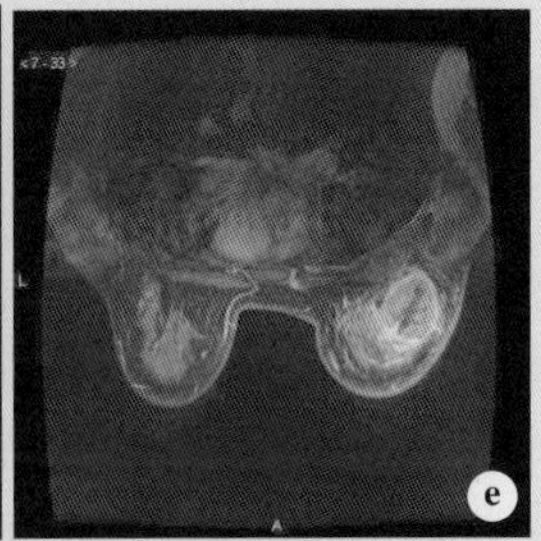

3. 患者行乳腺 MRI 平扫及增强扫描，结果如图 8-2-4-2（c～g）所示，下列描述不正确的是

A. 肿物呈类圆形，边界清楚；B. T_2WI 脂肪抑制序列显示肿块以等、高信号为主，内见低信号区；C. DWI 上肿块呈不均匀高信号；D. 多期动态增强图像显示肿块不均匀强化，内见不规则无强化区；E. 肿块 TIC 为流出型

4. 对定性诊断有帮助的信息为

A. T_2WI 脂肪抑制序列显示肿块以等、高信号为主，内见低信号区；B. DWI 上肿块呈不均匀高信号；C. T_2WI 呈低信号，DWI 呈低信号；D. 多期动态增强图像显示肿块不均匀强化，内见不规则无强化区；E. 肿块形态不规则、边界不清，内部强化不均匀，TIC 呈流出型

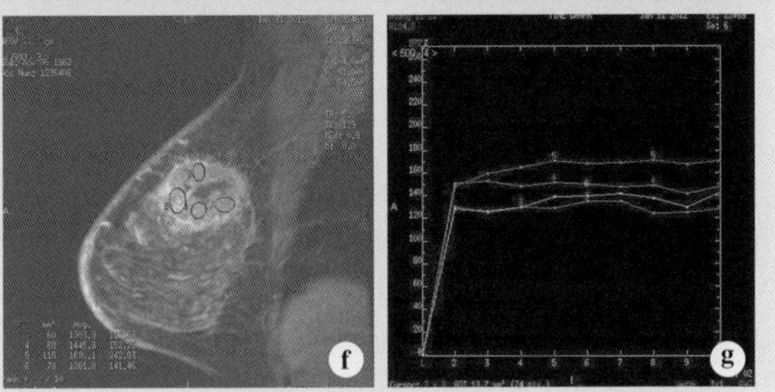

图 8-2-4-2 案例 8-2-4-1 患者乳腺 X 线及 MRI 检查图像

非特殊型浸润性癌（invasive carcinoma of no special type，NST）：2012 年 WHO 乳腺肿瘤组织学分类用非特殊型浸润性癌取代非特殊型浸润性导管癌的名称，用“非特殊型”这一术语说明这组浸润性癌缺乏足够特殊的、具有亚型分类意义的组织学典型特征。非特殊型浸润性癌是乳腺癌中最大的一组，占乳腺癌的 40%～75%。

（一）病理

非特殊型浸润性乳腺癌肉眼观察无明显特征，大小为 1.0～10.0cm。肿瘤外形不规则或结节状，与周围组织缺乏明显界限，典型者边缘呈蟹足样、放射状，侵袭性生长；也有少部分病例肿瘤界限清楚，膨胀性边缘。肿块质地硬，可有砂砾感，切面灰白色夹有黄色条纹，可见坏死。常见钙化，可出现在癌巢的坏死中，也可存在于导管内癌成分中。癌组织常侵犯血管、淋巴管，也可见神经周围浸润。主癌旁常有高级别乳腺导管原位癌（DCIS），有的可见乳腺小叶原位癌（LCIS）。一般采用 ELsto-Ellis 改进的 Modified Bloom-Richardson 组织学分级，将非特殊型浸润性乳腺癌分为Ⅰ级（高分化）、Ⅱ级（中分化）、Ⅲ级（低分化）。

（二）临床表现

非特殊型浸润性癌是乳腺癌中最常见的类型，多数患者因乳腺肿块就诊，乳腺查体可触及质硬、界限不清、活动度差的肿块，触诊病变大小通常大于影像学检查所示肿块大小；肿块多无疼痛，可伴有乳头溢液、乳头内陷、皮肤凹陷，晚期皮肤受侵可能形成溃疡并发炎性改变。部分患者就诊时已有淋巴结转移，表现为腋窝淋巴结肿大、粘连、固定。晚期乳腺癌的血性远处转移通常发生在肺、肝脏、骨骼和脑。

（三）常用 MRI 序列

乳腺 NST 多表现为分叶状或不规则形肿块，边界不清或毛刺，均匀或不均匀强化，且以边缘强化更明显。T_1WI 病变多呈等信号；T_2WI 脂肪抑制图像上病变信号高低不一，多为等或略高信号，少数为等、高信号；在弥散加权成像图像上，病变常常较周围正常纤维腺体组织受限明显，而呈高信号；病变 TIC 多数呈流出型曲线或平台型，少数表现为持续型。

（四）鉴别诊断

当乳腺 NST 在影像学表现不具备典型恶性征象时，需要与乳腺的良性病变或其他恶性肿瘤相鉴别。当 NST 在 X 线上表现为边界清楚的圆形或椭圆形肿块时，需与纤维腺瘤、叶状肿瘤或乳腺黏液癌等相鉴别，需行超声或 MRI 进一步检查。在 MRI 上 NST 常表现为不均匀强化或环形强化，TIC 常为流出或平台型；而纤维腺瘤或叶状肿瘤多表现为较均匀强化、TIC 多为持续型或平台型；典型的乳腺单纯型黏液腺癌在 T_2WI 上信号较具特点，表现为高亮信号且 ADC 值高于正常纤维腺体组织的 ADC 值，TIC 为持续型。

【案例 8-2-4-1 点评】

1. 选 E。该患者乳腺纤维纤体组织较致密，使得乳腺 X 线头尾位及内外侧斜位图像所示的右侧乳腺外上象限肿物的边界难以准确判读，是被遮盖所致模糊不清，还是侵犯周围乳腺组织所致不清，需要进一步观察肿物的形态及边界来确定良、恶性；又加上患者皮肤局部红肿，腋窝见淋巴结，需要在炎性病变和乳腺癌之间进行鉴别，因此答案 E 是最合适选择。

2. 选 A。超声和 MRI 对于致密型乳腺病变的检出，均较乳腺 X 线摄影具有明显优势，很适合对该病变进一步观察来确定其良、恶性，当考虑为良性时不需要进行穿刺活检，当怀疑恶性时，可根据超声或 MRI 提示最可疑之处进行影像学引导下穿刺活检，可以减少穿刺的假阴性率；而乳腺为对射线较敏感的器官，一般胸部 CT 及 PET-CT 不用于乳腺原发病变的诊断，而是用于中晚期乳腺癌的局部及全面的 TNM 分期评估；对于致密型乳腺继续复查乳腺 X 线检查显然不合适。故本题选项 A 最合理。

3. 选 A。综合平扫及增强多序列、多期动态多层面及多方位对肿块进行全面观察，可以看到：该肿块整体呈椭圆形、边缘见多个分叶（大于 3 个），故按最新版 BI-RADS 对肿块形态的定义，应该为不规则形；增强图像显示肿块局部边界不清，故 A 的叙述不正确；逐一观察所给乳腺 MRI 图像不难发现 B、C、D、E 选项是对病变较准确的描述。

4. 选 E。对乳腺病变的良性鉴别的整体原则是：形态学与血流动力学均很重要，选项 E 正符合此原则，可以据此正确地鉴别该肿块的良、恶性，由此判断该患者为乳腺癌。

【案例 8-2-4-2】 患者女性，57 岁，外院超声体检发现左乳低回声结节 2 周，乳腺触诊：乳腺未及肿物。

思考题

1. 该患者影像学检查的优选方案是

A. 乳腺 X 线；B. 胸部 CT；C. PET+CT；D. 乳腺 X 线摄影+乳腺 MRI；E. 乳腺 X 线+PET-CT

2. 该患者行乳腺 X 线摄影检查，结果如图 8-2-4-3（a～b）所示，以下描述正确的是

A. 乳腺纤维腺体组织为致密型；B. 乳腺外上象限可见不规则肿块；C. 乳腺外上象限可见多发点状（圆点状为主，局部可疑为细小多形性），呈局灶性分布；D. 乳腺皮肤不规则增厚；E. 腋窝可见肿大淋巴结

3. 该患者行 MRI 检查，结果如图 8-2-4-3（c～i）所示，下列描述不正确的是

A. 左侧乳腺外上象限可见不规则肿块，边界不清；B. 左侧乳腺外上象限见非肿块强化灶，呈节段样分布；C. 病变 T_2WI 脂肪抑制序列上呈不均匀等略高信号；D. DWI 显示病变呈不均匀高信号；E. 多期增强图像显示病变内部呈集簇样强化，TIC 为流入型

4. 根据以上临床及影像资料，该患者最可能的诊断是

A. 乳腺浸润性癌；B. 乳腺导管原位癌；C. 乳腺腺病；D. 乳腺多发导管内乳头状瘤；E. 乳腺炎性病变

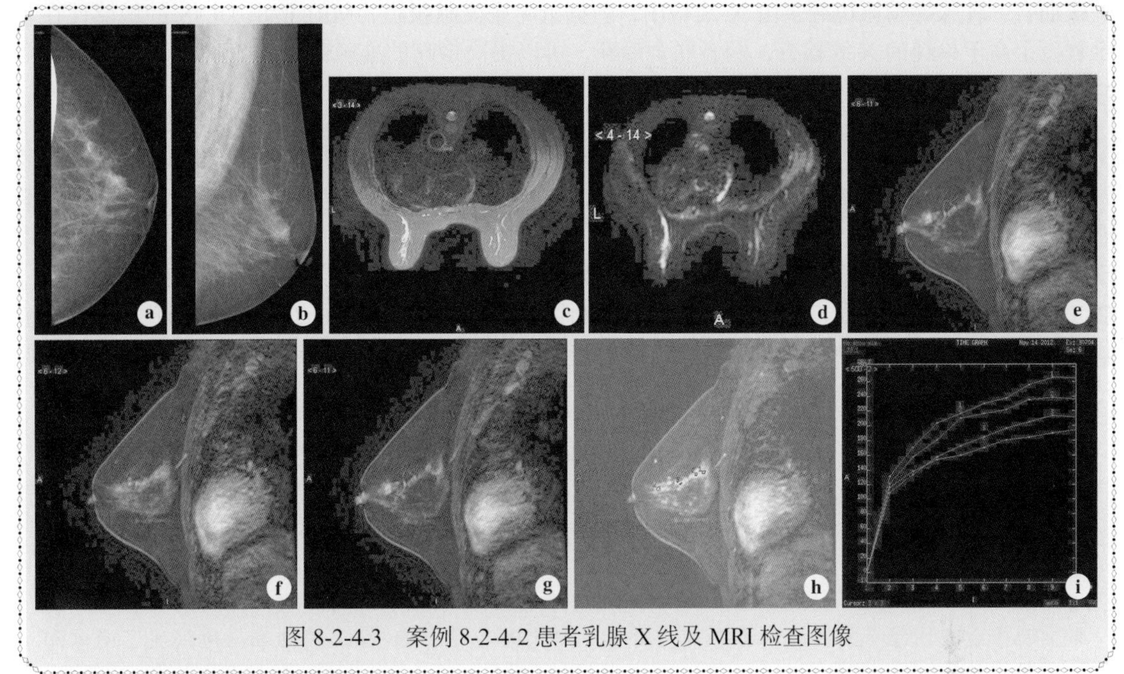

图 8-2-4-3 案例 8-2-4-2 患者乳腺 X 线及 MRI 检查图像

乳腺导管原位癌（ductal carcinoma in situ of the breast，DCIS）是一种肿瘤性导管内病变，其特征是局限于乳腺导管的恶性上皮细胞的克隆性增生，光镜下尚未突破基膜侵入周围的间质。DCIS 并非浸润性乳腺癌所必有的癌前病变，其自然病程尚未充分研究。14%～60%的乳腺低级别 DCIS 可进展为浸润性乳腺癌。

（一）病理

DCIS 肉眼检查可见病变区质地较硬，灰白色，可有灰白、灰黄色颗粒和条纹，与乳腺增生难以区别。粉刺型 DCIS，可见导管增粗，可挤出黄色牙膏状黏稠坏死物。WHO 乳腺组织学分类中采用三级分类法：①低级别 DCIS，常呈筛状型，具有低核级，无坏死，由小的单一性细胞组成。伴有微乳头的 DCIS 更易广泛分布，跨越多个象限。②中级别 DCIS，常由形态类似于低级别 DCIS 的细胞构成，形成实性、筛状或微乳头结构，但有些导管内出现坏死。③高级别 DCIS，通常大于 5mm。病变由高度异型的单层细胞增生组成，形成微乳头、筛状或实性结构，核呈高级别改变。特征性改变为粉刺样坏死，管腔内有大量坏死碎屑。乳腺低、中、高级别 DCIS 三者之间并不一定存在连续进展的关系。

（二）临床表现

DCIS 常见于青春期后的女性，平均发病年龄为 50～59 岁。大多数 DCIS 患者无症状，仅依靠影像学发现、诊断，不到 10%的患者有临床表现，包括乳腺肿块、乳头溢液、Paget 病等，5%因其他病变而于手术标本中被发现。DCIS 恶性潜能不一，在生物学特征及发展为浸润性乳腺癌的危险性方面呈高度异质性。近 10 年随访资料显示，死亡病例的死因主要是最初诊断 DCIS 时未被发现的浸润性乳腺癌、残留的 DCIS 发展成为浸润性癌，或者在乳腺其他部位又发生了浸润性癌。

（三）乳腺 MRI 常见表现

在乳腺增强 MRI 图像上，呈线样或段样分布的非肿块样强化是 DCIS 较特征性的表现。对于 DCIS，形态学特征的诊断价值要明显大于动态增强时间-信号强度曲线，其 TIC 无特征性，3 种类型均可见。平扫 MRI 对发现 DCIS 价值不大，仅少数 DCIS 在 T_1WI 脂肪抑制图像上表现为与导管走行一致的线样或段样分布的高信号，DWI 上 DCIS 病灶可表现为段样分布的多发结节样高信号。

一般而言，乳腺导管原位癌多由 X 线检出，但据近年来文献报道，MRI 检出 DCIS 的敏感性在一定程度上高于单纯的 X 线检查，两者联合诊断，可以提高诊断的准确性。

（四）鉴别诊断

DCIS X 线上主要需与表现为或伴有细小钙化的乳腺良性病变相鉴别，如乳腺腺病。DCIS 的钙化形态常为细小多形性、线样，钙化分布方式多为线样、段样或呈簇分布，而乳腺腺病的钙化形态多为圆点状、针尖样，分布形式多为区域性、多区域性或弥漫性分布，少数情况下，两者都可表现为粗糙不均质或模糊不定性的钙化，呈簇或区域样甚至段样分布时，可行乳腺 MRI 进一步检查，DCIS 在 MRI 上的强化方式多为簇环样强化，而乳腺腺病的强化多相对较均匀甚至强化不明显，若仍难以鉴别，需行 X 线引导下金属丝定位活检进行病理上的鉴别诊断。

【案例 8-2-4-2 点评】

1. 选 E。该患者为 57 岁中老年女性，乳腺为散在纤维纤体型，可先行乳腺 X 线检查，若发现明确的高度可疑恶性肿块或恶性钙化，可以进行 X 线引导下穿刺活检确诊；若未发现明确肿块、无可疑钙化，或仅有中等可疑恶性钙化，可进一步行乳腺 MRI 检查进一步检查，对病变进行定性及病变范围的准确观察。故答案 D 是最优选的影像学检查组合。

2. 选 C。该患者乳腺为散在纤维腺体组织类型，并未见明确的肿块；皮肤无异常增厚，腋窝几乎未在图像范围内，所示腋尾部分未见肿大淋巴结；选项 C 较为准确地描述了图像阳性所见，故选 C。

3. 选 A。乳腺 MRI 图像显示该患者病变位于左侧乳腺外上象限，表现为节段样分布的非肿块强化灶，内部强化特点为集簇样分布、TIC 为流入型，T_2WI 脂肪抑制序列图像病变为等、高信号，DWI 显示病变为不均匀高信号，显然答案为 A。

4. 选 B。综合该患者临床及影像资料，不难推断该患者最符合的诊断是乳腺导管原位癌。

【案例 8-2-4-3】 患者女性，46 岁，查体发现双乳肿物半个月，服用避孕药 1 年。乳腺触诊：双乳结节感。

思考题

1. 该患者行乳腺 X 线摄影检查，结果如图 8-2-4-4（a～d）所示，以下说法正确的是

A. 双侧乳腺呈散在纤维纤体组织类型；B. 右侧乳腺上象限后部见一椭圆形结节，边界清楚，内见粗糙不均质钙化；C. 右侧乳腺上象限后部见一椭圆形结节，边界清楚，内见线样分支样钙化；D. 双侧乳腺皮肤不规则增厚；E. 双侧乳腺腋窝见肿大淋巴结

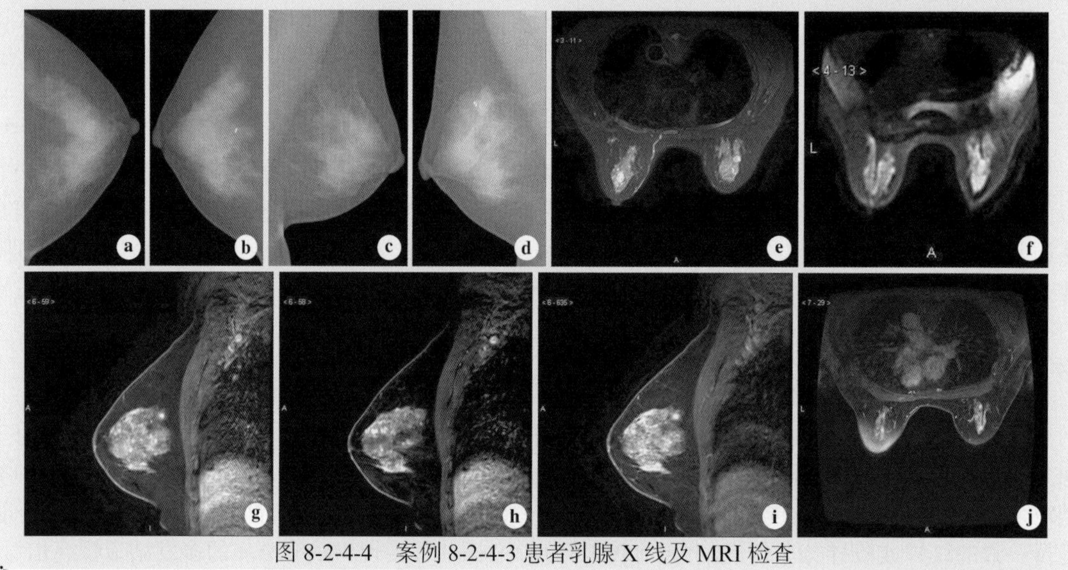

图 8-2-4-4 案例 8-2-4-3 患者乳腺 X 线及 MRI 检查

2. 该患者行乳腺 MRI 检查，结果如图 8-2-4-4（e～j）所示，以下说法不正确的是

A. 双侧乳腺见多发不规则肿块，边界不清、边缘见毛刺；B. 双侧乳腺见多发圆形及椭圆形肿块，边界清楚；C. 双侧乳腺多发肿块信号特点有所不同；D. 双侧乳腺皮肤未见明显异常；E. 所示图像未见双侧腋窝肿大淋巴结

3. 对定性诊断最有帮助的信息为

A. 病变的个数；B. 病变的 T_2WI 和 DWI 信号特点；C. 肿块形态、边界及内部强化特点；D. 双侧乳腺发病；E. 双侧乳腺乳头未见凹陷

4. 根据以上临床及影像资料，该患者最可能的诊断是

A. 双侧乳腺癌；B. 多发导管内乳头状瘤；C. 双侧乳腺炎性病变；D. 双侧乳腺多发叶状肿瘤；E. 双侧乳腺纤维腺瘤，右侧伴玻璃样变及钙化

乳腺纤维腺瘤（breast fibroadenoma）是女性最常见的良性肿瘤，是一种良性双向性肿瘤，表现为起源于终末导管小叶单位（TDLU）的界限清楚的乳腺肿块，以兼有上皮和间质成分的增生为特点。

（一）病理

大体上，纤维腺瘤肉眼观察呈卵圆形，界限清楚。切面灰白、实性、质韧、膨胀性，略呈分叶状和裂隙样。具体差异取决于玻璃样变和黏液变性间质成分的含量。质硬病灶常见钙化。由于间质和上皮的混合性增生，出现了两种不同的生长方式，但无临床意义。管周型是导管周围的间质细胞呈环形增生而形成的，这一型多见于 20～40 岁的患者。管内型是由于增生的间质细胞将导管挤压成裂隙而形成的。

（二）临床表现

纤维腺瘤典型的表现是单发的、界限清楚的无痛性质硬肿块，生长缓慢，活动度好，直径可达 3cm。少数情况下，也可表现为一侧或双侧乳腺同时或相继发生的多个肿块，并且可以长得很大（＞20cm），这种情况主要见于青春期患者。

多数纤维腺瘤在完整切除后都不复发。青春期患者有可能在其他部位或邻近先前肿瘤切除的部位出现一个或多个新发病灶。一项研究表明，缺乏复杂性特征的纤维腺瘤继发乳腺癌的风险不会增加，而有复杂性特征者的相对危险性也仅轻度增加。

（三）常用 MRI 成像序列

乳腺纤维腺瘤在 MRI 多表现为类圆形或分叶状肿块，边缘清楚。纤维腺瘤的间质成分可出现细胞丰富、黏液变性、水肿、玻璃样变性伴营养不良性钙化，罕见骨化。乳腺纤维腺瘤间质的上述改变是病灶 T_2WI 信号不同的病理基础。T_2WI 上信号强度的高低反映了纤维腺瘤内部的胶原化程度。纤维腺瘤多表现为 T_2WI 高信号，也可为低信号和等信号。虽然随着年龄的增加，间质纤维化逐渐增加，T_2WI 信号减低。研究显示，27.3%的纤维腺瘤内部可见无强化分隔，其病理基础为 0.25～0.75mm 的胶原带。DWI 对于鉴别乳腺良、恶性病灶具有重要的诊断价值。乳腺纤维腺瘤在中老年患者中仍保持了其良性肿瘤的弥散特点，可与恶性病变相鉴别。

（四）鉴别诊断

1. 叶状肿瘤 叶状肿瘤多见于中老年女性，其形态学特点、信号特点及 ADC 值与纤维腺瘤相似，但叶状肿瘤体积较纤维腺瘤体积大，短期内可迅速增大，内部多有囊变、坏死、黏液变及出血导致信号不均，尤其是交界性及恶性叶状肿瘤。

2. 黏液腺癌 黏液腺癌在 DWI 图像上呈高信号是由于内部含有大量的黏液成分，纤维腺瘤 DWI 上呈高信号多由于瘤体内部间质水肿或黏液样变，因此黏液腺癌 DWI 呈明显高信号，较纤维腺瘤高，T_1WI 平扫呈低信号，较纤维腺瘤低。黏液腺癌增强早期周围强化明显，晚期向中心填充

改变，可见强化的内部分隔，而纤维腺瘤增强早期多表现为轻度不均匀强化，增强晚期持续强化，可见周围环形强化包膜，但无向中心填充的趋势，可资鉴别。另外，纤维腺瘤内部分隔多无强化，而黏液腺癌的内部分隔病理多为富含血管的纤维分隔，增强持续强化，可资鉴别。黏液腺癌 ADC 值多在比正常乳腺纤维纤体组织的 ADC 值要高，较 T_2WI 上高信号的纤维腺瘤 ADC 值更高，有助于鉴别。

【案例 8-2-4-3 点评】

1. 选 B。该患者乳腺纤维纤体组织呈不均匀致密型；密度较高乳腺皮肤未见异常；右侧腋窝可见淋巴结，但其中心见脂肪低密度，不应视为肿大淋巴结，左侧腋窝未见淋巴结；右侧乳腺后部上象限约 12 点钟椭圆形肿块内的钙化为粗糙不均质钙化，显然选项 B 是正确的。

2. 选 A。MRI 图像清晰显示双侧乳腺肿块形态圆形或椭圆形且边界清楚，故应选 A。其余选项的描述均较准确。

3. 选 C。该病例所示图像未给出病变的具体 TIC 类型，所以肿块形态、边界及内部强化特点是该患者病变定性的关键依据，故应选 C。

4. 选 E。该患者为中年女性，病变表现为双侧多发边界清楚的圆形、椭圆形肿块，部分肿块内可见钙化。乳腺纤维腺瘤是中青年最常见的良性肿瘤且可多发，故选项 E 最有可能。

（赵心明　余小多　徐晓娟　张仁知）

第九章 运动系统

【本章学习要求】

记忆：常见的骨软骨发育异常及骨发育畸形类型；骨折的定义及分型；常见的骨软骨病、骨髓炎的病理学改变；骨肿瘤的分类和诊断思路；常见的代谢及营养障碍性疾病的病理改变及影像学表现；慢性骨关节病的鉴别诊断；肌肉软组织感染的常见类型及MRI表现、肌肉软组织损伤常见类型；肌肉软组织肿瘤分类及常见肿瘤的MRI表现；脊柱骨折的分型；骨髓水肿、压缩性骨折和爆裂骨折的MRI表现；施莫尔结节的概念；终板变性的类型和MRI表现；椎间盘变性和椎间盘突出的MRI表现；脊柱结核的分型，脊柱结核的典型MRI表现；脊柱血管瘤的形态特点和信号改变；脊柱转移瘤的部位和病灶分布特点；脊柱多发性骨髓瘤的MRI表现特征。

理解：MRI检查运动系统诊断的优势和价值；运动系统疾病的临床与病理改变及治疗；脊柱"三柱"的含义；脊柱退行性变时骨骼退行性变的MRI表现；脊柱结核的早期MRI表现；脊柱血管瘤的MRI表现与病理组织学类型的相关性；脊柱转移瘤的MRI表现；脊柱多发性骨髓瘤的MRI表现；脊柱转移瘤和多发性骨髓瘤的鉴别诊断依据；脊柱脊索瘤的MRI表现；嗜酸性肉芽肿的MRI表现。

运用：根据MRI图像，对以下疾病进行准确诊断，并评价病变累及范围：骨关节先天性和发育性疾病、骨与关节创伤、骨坏死与骨软骨病、骨与关节感染、骨肿瘤、代谢及营养障碍性疾病、慢性骨关节病、肌肉软组织感染、肌肉软组织损伤、肌肉软组织肿瘤的MRI表现；脊柱压缩性骨折和爆裂骨折、终板变性、椎间盘变性、椎间盘膨出和突出、典型的脊柱结核及具有特征性的脊柱血管瘤和转移瘤。

第一节 骨与关节常见疾病

一、MRI影像学诊断基础

磁共振成像（magnetic resonance imaging，MRI）具有良好的组织天然对比，可以任意平面成像，清晰显示X线平片及CT无法显示的早期骨病变、软骨病变，在运动系统疾病的诊断和治疗中发挥着极其重要的作用。此外，MRI检查没有电离辐射也是其一大优点。但是MRI图像在显示细微骨质结构及钙化方面不及CT，而且检查设备昂贵，检查费用较高，检查时间较长，在临床应用时需要和CT及X线平片结合运用，互相弥补不足，才能发挥各自最大的作用。

MRI是目前软组织分辨力最高的影像学检查方法，对骨髓腔、软骨和周围软组织的显示能力明显强于X线平片和CT，特别在关节病变的诊断方面具有很大的优势。MRI可以直接显示关节软骨、关节囊、韧带、肌腱等结构，能够显示出X线平片和CT无法显示或者显示不清的一些病变，如肌腱和韧带的损伤、软骨的损伤、软组织损伤及占位性病变等（图9-1-1-1）。MRI新技术的不断出现，大大提升了MRI的诊断能力。

弥散加权成像（diffusion-weighted imaging，DWI）是一种无创性监测活体组织中水分子微观弥散运动的影像学技术，可以从细胞分子水平提供组织微观水分子运动的定量及定性信息，在鉴别良恶性椎体压缩性骨折、区分坏死性和活性骨肿瘤组织、肿瘤疗效评估等方面发挥一定的作用（图9-1-1-2）。该序列不仅对分子的弥散高度敏感，对其他形式的运动（如患者的运动和血流）、射频（RF）脉冲和梯度的不稳定性及弥散梯度脉冲导致的涡流等因素都很敏感，通常用ADC表明这一差别，并将其作为反映组织水分子弥散运动的物理量。

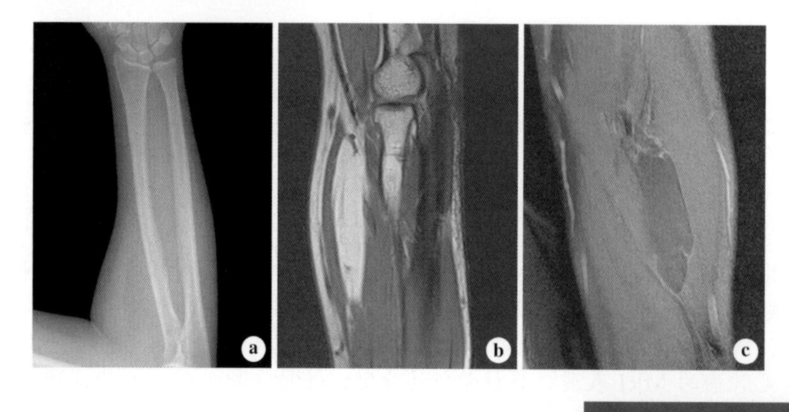

图 9-1-1-1 MRI 显示软组织肿块

a. X 线平片显示软组织未见异常密度影；b. MRI T_1WI 序列显示左前臂软组织内梭形高信号；c. 脂肪抑制 T_2WI 序列显示病变呈低信号，边界清楚

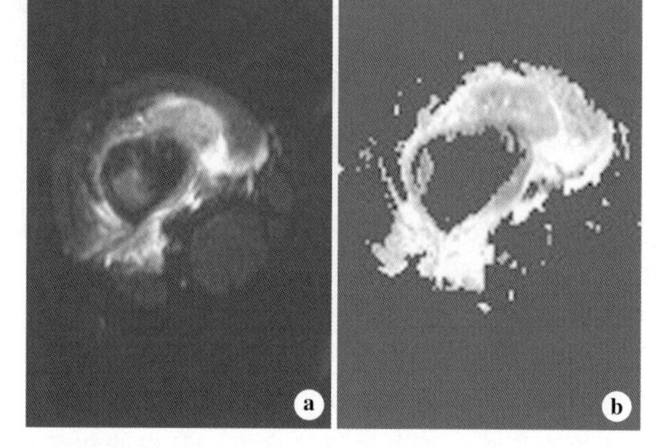

图 9-1-1-2 MRI DWI 显示恶性骨肿瘤

a. 患者 *b* 值 800 的图像，股骨旁软组织呈高信号；b. ADC 图像，病变区呈低信号

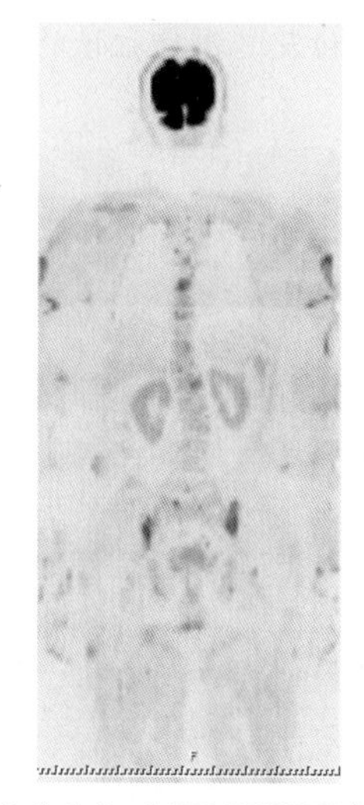

图 9-1-1-3 MRI DWIBS 显示多发骨髓瘤

患者为多发骨髓瘤，DWIBS 显示脊柱、骨盆、髂骨多发异常信号

背景抑制体部弥散加权成像（diffusion-weighted whole body imaging with background body signal suppression，DWIBS）是在传统弥散加权成像的基础上发展而成的体部弥散加权成像的新技术，将弥散加权成像与 STIR 脂肪抑制、平面回波成像（echo planar imaging，EPI）快速成像技术和敏感编码技术（sensitivity encoding technique，SENSE）相结合，在自由呼吸状态下完成近乎全身的大范围连续薄层扫描，获取高分辨的 DWI 图像。DWIBS 的图像可以通过 MIP 和 MPR 重建获得高质量的三维重建图像，同时还可以进行体积和 ADC 值的定量测量。目前 DWIBS 技术已经应用在体部淋巴结成像、外周神经成像、全身肿瘤及全身骨病变的筛查及随访。DWIBS 的重建图像进行黑白翻转后还可以获得类似 PET 的效果图像，又被称为“类 PET”（图 9-1-1-3），而与 PET 相比没有电离辐射，有望成为全身病变筛查和随访的新技术。

动态对比增强 MRI（dynamic contrast enhanced MRI，DCE-MRI）及 MR 灌注加权成像（perfusion weighted imaging，PWI）是随着 MR 快速或超快速成像序列的出现而发展起来的。动态对比增强 MRI 是在团注对比剂后快速成像，可以获得病变的血供情况、对比剂在毛细血管网和组织间质间隙分布状况等信息。MR 灌注成像主要通过观察对比剂在组织中的早期分布特点而获得有关组织血管化程度、灌注状况、毛细血管通透性以及间质间隙大小等生理信息。动态对比增强 MRI 和 MR 灌注成像在良恶性骨病变的鉴别诊断、恶性骨肿瘤预后的评估、骨肿瘤对放化疗和抗血管基因治疗反应的监测以及骨髓病变的血流灌注评价方面有十分重要的意义。

磁共振波谱成像（magnetic resonance spectroscopy，MRS）是目前唯一无创性研究活体器官组织代谢、生化变化及化合物定量分析的方法，能显示肿瘤和正常组织之间代谢的不同，能在分子水平上反映病理情况。MRS 提供的生化信息可以用来鉴别良、恶性骨肿瘤，有助于疗效和病情发展的追踪、观察等。MRS 还可以通过监测骨髓中水和脂肪的含量对骨质疏松进行研究。

超短回波时间（ultrashort echo time，UTE）脉冲序列是一种 MRI 新技术，可以激发短 T_2 成分，并在其衰减之前快速采集信号，是一种直接显示短 T_2 成分的方法。一般来说，骨皮质、骨膜、关节软骨深层、纤维软骨、肌腱韧带的 T_2 时间都小于 10 毫秒，用传统 MRI 序列成像时，来源于这些组织的 MRI 信号衰减非常快，因此在传统 MRI 上表现为低信号或无信号。使用 UTE 脉冲序列可以进行皮质骨的形态学及矿盐和水含量的定量分析，分析肌腱韧带起止点的组织成分，区分纤维软骨（如半月板）的分区等。

MR 关节造影（MR arthrography）是将生理盐水或者经过稀释（一般为 0.5mol/L 的对比剂稀释 50 倍）的磁共振对比剂［如钆-二乙烯三胺五乙酸（gadolinium-diethylene triamine pentacetate acid，Gd-DTPA）］注射入关节后进行 MRI 检查。MR 关节造影的主要特点是改变关节液与周围组织的 T_1 对比度差异，主要用于观察关节软骨的完整性、韧带或肌腱的部分撕裂、盂唇的撕裂。目前 MR 关节造影一般多应用于肩关节、髋关节、腕关节等（图 9-1-1-4）。

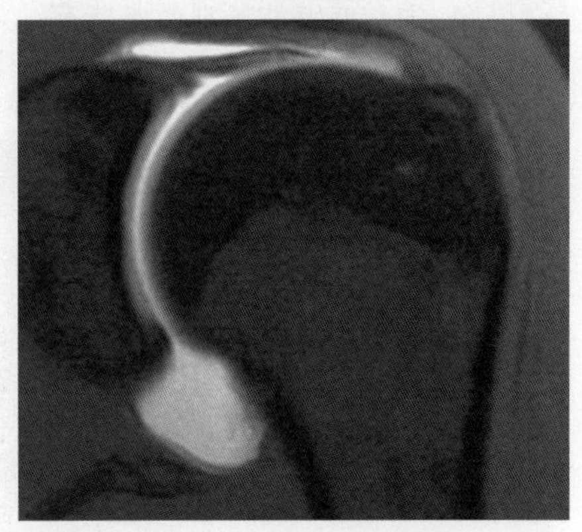

图 9-1-1-4　MR 关节造影
左肩关节造影，关节囊可见对比剂

目前，MRI 是唯一可以无创评价软骨损伤的成像技术，主要测量软骨的厚度或者体积、显示软骨分层结构和病变，主要序列包括 T_2-mapping、$T_1\rho$-mapping、软骨延迟增强 MRI（delayed gadolinium-enhanced MRI of cartilage，dGEMRIC）和动态增强 MRI 等。

二、骨关节先天性及发育性疾病

【案例 9-1-2-1】 患儿女性，4 岁，发现跛行日渐明显，查体两下肢不等长。

思考题

1. 该患者首选的检查是

A. X 线平片；B. CT；C. MRI；D. 增强 MRI；E. ECT

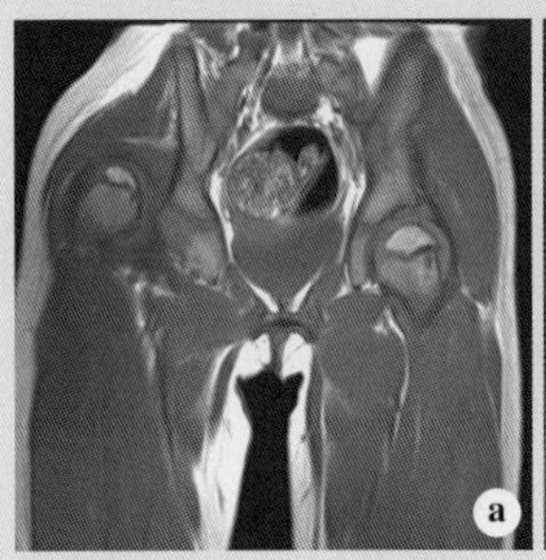

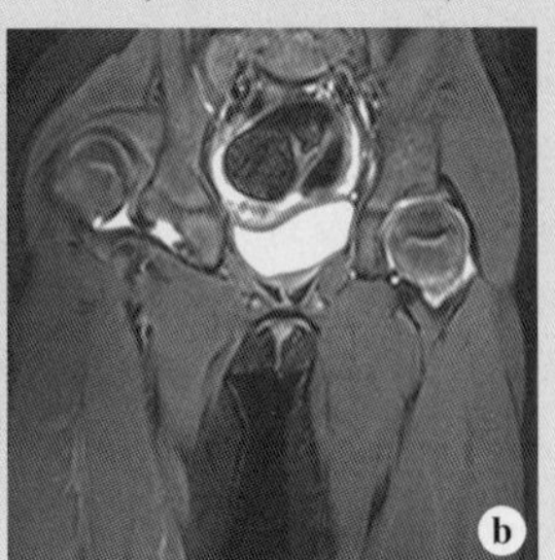

图 9-1-2-1　案例 9-1-2-1 患者影像学检查结果
a、b. 髋关节冠状面 T_1WI、脂肪抑制 T_2WI 序列

2. 若下一步行 MRI 扫描，其目的最不可能是

A. 观察软骨情况；B. 观察细微死骨；C. 观察骨骺情况；D. 观察软组织情况；E. 观察股骨头脱位程度

3. 该患者立即进行 MRI 检查，结果如图 9-1-2-1（a～b）所示，下列描述不正确的是

A. 双侧股骨头脱位；B. 右侧股骨头骨骺变小；C. 髋臼软骨形态不佳；D. 关节囊积液；E. 股骨头骨骺信号异常

4. 该患者有可能被诊断出的疾病是

A. 发育性髋关节脱位；B. 髋关节结核；C. 髋关节化脓性关节炎；D. 髋臼发育不良；E. 髋关节撞击综合征

【案例 9-1-2-2】 患者男性，33 岁，下腰部疼痛 1 个月，并向双下肢放射。

思考题

1. 该患者首选的检查是

A. X 线平片；B. CT；C. MRI；D. ECT；E. MR 增强

2. 该患者立即进行 MRI 检查，结果如图 9-1-2-2（a～c）所示，下列描述不正确的是

A. 腰椎顺利整齐；B. 峡部可见 T_1WI 和 T_2WI 低信号；C. 腰 5/骶 1 椎间隙变窄；D. 椎小关节退变；E. 椎管狭窄

3. 该患者诊断为

A. 脊柱滑脱；B. 椎间盘炎；C. 椎体前移；D. 椎体压缩性骨折伴脱位；E. 椎间盘结核

4. 与该疾病相鉴别的疾病有

A. 椎间关节退行性变引起的椎体移位；B. 创伤引起的椎体移位；C. 脊柱结核；D. 化脓性椎间盘炎；E. 强直性脊柱炎引起的骨折伴椎体移位

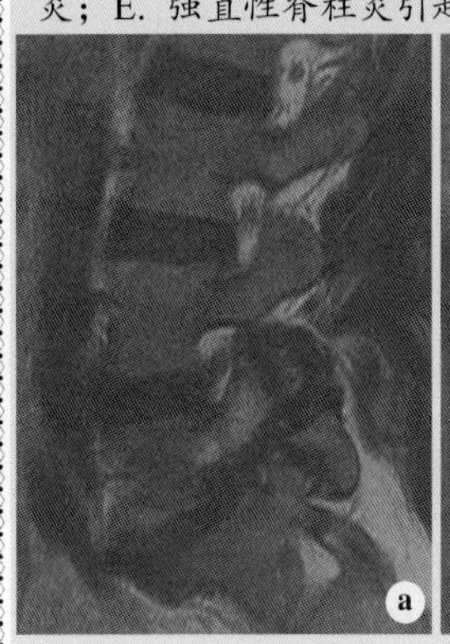

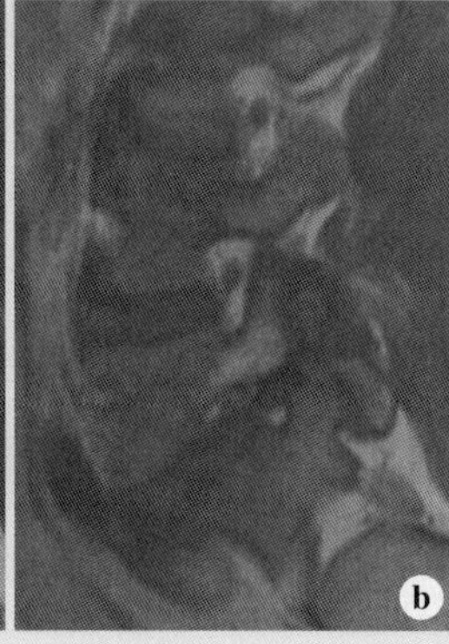

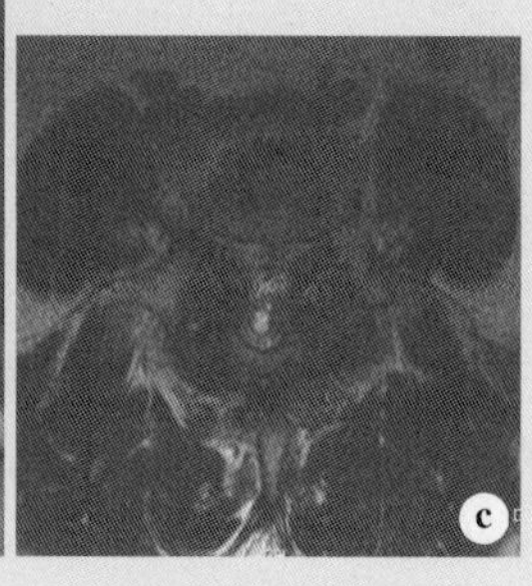

图 9-1-2-2 案例 9-1-2-2 患者影像学检查结果

a～c. 腰椎矢状位 T_1WI、T_2WI，轴位 T_2WI

（一）疾病基础

骨关节先天性及发育性疾病，现在统称为基因异常骨病（genetic skeletal disorders），也称体质性骨病（constitutional disorder of bone），为骨先天性形态异常或同时有代谢异常的一类疾病。此类疾病发病率并不高，有些疾病甚至罕见。临床症状及 X 线平片即可明确诊断，MRI 可观察软骨及软组织情况，为临床提供更多细节，指导诊疗。

1. 病因及分型 根据 2015 版基因异常骨病分类（nosology and classification of genetic skeletal disorders：2015 revision）共列出 436 种疾病，其中 364 种找到了致病基因，将疾病分为 42 组。

基因异常骨病分为两大类：一类称为骨软骨发育异常（osteochondrodysplasias），也可称为骨发育异常（skeletal dysplasia），另一类称为骨发育畸形（dysostosis）。

骨软骨发育异常一般指由于基因突变或长期表达异常引起的遗传性、全身性骨关节发育异常。一部分在出生后就可发现异常，一部分出生后正常而在生长发育过程中逐渐出现异常，可以侵犯多骨。此外，一部分骨软骨发育异常患者在出生前即已死亡（死胎），有些则在围产期、婴幼儿期死亡，这些称为致命性骨软骨发育异常（lethal osteochondrodysplasias）。致死性发育异常和软骨发生不全占所有致命性骨软骨发育异常的 62%。非致命性的骨软骨发育异常（nonlethal osteochondrodysplasias）寿命可正常或接近正常，其预后主要取决于骨及伴随异常的程度而决定。软骨发育不全是最常见的非致命性骨软骨发育异常。最常见的骨软骨发育异常为致死性发育异常、软骨发育不全、成骨不全和软骨发生不全。

骨发育畸形是在胚胎发育的第一个 6 周内形成的，为宫内因素引起骨的形成缺陷，一般为一块骨或几块骨畸形，没有基因突变或长期表达的异常，通常出生即发病，受累骨可以随年龄增长有所发展，但不会侵及以前正常的骨与关节，这一点不同于骨软骨发育异常。不过两类疾病仍有很大的重叠和界限不清，而且随着研究进展它们之间的界限越来越不清楚。

骨发育畸形可分为：先天性关节骨性融合，包括先天性尺桡骨融合、先天性跗骨融合、先天性椎体融合等；先天性骨不连接，包括先天性胫骨假关节、半椎体裂椎畸形、脊柱裂、椎弓峡部不连和脊柱滑脱；先天性骨位置异常，包括先天性肩胛高位症；其他发育畸形等。

常见的骨发育畸形为：先天性髋关节脱位、马蹄内翻足、先天性椎体融合、脊柱裂、脊柱侧弯、脊椎峡部不连等。

2. 临床与病理

（1）骨软骨发育异常

1）软骨发育不全（achondroplasia，ACH）：是最常见的非致死性骨软骨发育异常，属常染色体显性遗传，可有家族性，75%～80%为新的突变所致。2015 年版基因异常骨病中归 *FGFR3* 软骨发育不全组（FGFR3 chondrodysplasia group），为 *FGFR3* 基因常染色体显性突变，位于 4p16.3。

病理表现为软骨内化骨不能正常进行，影响骨长轴的正常增长，而膜内化骨正常，骨皮质、骨髓腔及骨的横径生长仍正常。颅底骨的生长也受阻。

男女发病相仿。出生时四肢躯干不成比例，四肢粗短、弯曲，尤其是上肢明显，躯干相对较长。颅大面小、塌鼻、下颌及臀部突出。各手指粗短等长，示指与中指散开呈“三叉手”畸形。智力和性发育正常。

2）成骨不全（osteogenesis imperfecta）：又称脆骨病、骨膜发育不全、Lobstein 病，具有遗传性和家族性，为常染色体显性遗传，也有单发病例。本病多见于儿童，发病年龄愈早病变愈严重。随着年龄增长病变趋于减轻。2015 年的国际基因异常骨病分类中分为十二型，前三型较常见。

骨质疏松、蓝色巩膜和听力障碍为本病临床三大特征。本病极易骨折，以长骨和肋骨为好发部位，反复多次骨折可造成肢体畸形，可有肌肉无力、关节韧带松弛、皮肤薄而透明和生长发育迟缓等。实验室检查血钙、磷及碱性磷酸酶无明显异常。

（2）骨发育异常

1）先天性马蹄内翻足（congenital talipes equinovarus）：为最常见的足部畸形，约占足部畸形的 90%，发病率为 0.1‰，男女发病率比例为 2∶1，双侧多见，单侧较少。多数患儿出生时即有明显的前足内收、内翻，后足内翻、跖屈、跟腱挛缩、距舟关节脱位等。患儿学走路之后畸形逐渐加重，用足尖或足外缘甚至足背行走，步态不稳。

2）椎弓峡部不连和脊柱滑脱：椎弓峡部不连（spondylolysis）是指脊椎的椎弓峡部骨不连接，也称为椎弓崩裂。多数学者认为是先天发育不良，也有认为是应力性骨折所致，还有人认为是在先天发育薄弱的基础上，再加上多次微小骨折所致。由于椎弓峡部不连而导致椎体向前不同程度移位则称为脊椎滑脱（spondylolisthesis）。此病多发生于 20～40 岁的成年人，男比女为 2∶1。绝大多数发生于第 5 腰椎（90%），多发者占 15%。峡部不连可为单侧或双侧。断裂处有纤维瘢痕，断端有软骨包绕。临床表现为下腰痛，并向髋部或下肢放射。

3）发育性髋关节脱位（developmental dysplasia of the hip，DDH）：是指股骨头与髋臼的位置关系出现异常。新生儿发病率在 1‰左右，左侧多于右侧，双侧发病较多，女孩是男孩的 5 倍，有家族史的比无家族史的高 20%。

DDH 是一种复杂的多因素疾病，其中包括髋关节囊和韧带松弛，机械因素、雌激素及遗传因素等，98%的病变发生在妊娠后期，多为羊水过少和臀位使髋关节受力异常所致；DDP 存在较大的性别差异，可能与女性新生儿的雌激素水平较高有关。

DDH 的主要病理改变是股骨头与髋臼不同心，分为髋关节脱位、髋关节半脱位及髋关节发育不良。

不同年龄阶段其临床表现不同：小于 5 个月婴儿表现为大腿内侧皮纹不对称，下肢不等长，可有髋关节外展试验阳性，Ortolani 征阳性；Barlow 检查有半脱位和后脱位。大于 5 个月患儿除上述表现外，还会出现会阴部增宽、跛行、“鸭步”等表现，患肢外展受限，两下肢不等长。Galeazzi 和 Allis 征阳性，以及 Trendelenburg 试验阳性。

（3）诊断思路：首先详细完整地询问家族史和病史，分析致畸因素，了解患者的智力水平，仔细检查头面部、胸部和四肢骨情况，对于身材矮小患者，常规测量身高及各部分比例，包括上/下肢的比例、坐高、臂高。随后，进行必要的影像学检查，骨发育畸形和骨软骨发育异常的诊断仍以病史、体格检查和 X 线平片为主，CT、MRI、USG 等可作为补充。

（二）影像学方法的选择

骨发育畸形和骨软骨发育异常这组疾病 X 线平片大部分可以清晰地显示骨的形态学异常，但对于一些特殊部位的畸形，CT 重建可以清晰地显示，MRI 具有较高的软组织分辨率，可以显示病变周围软组织情况及软骨。

（三）MRI 影像学诊断

骨软骨发育异常和骨发育异常这组疾病 X 线平片仍为最简便而有效的诊断手段。本部分仅叙述两种临床上相对常见的骨发育异常疾病，骨软骨发育异常疾病目前行 MRI 检查的并不多见。

椎弓峡部不连和脊柱滑脱：除了可直接显示脊椎的移位情况、峡部不连呈 T_1WI 和 T_2WI 均为低信号，当断端局部出现炎症或者水肿时，则可见 T_2WI 高信号外，还可以通过间接征象提示，包括椎体受力改变发生骨髓变化，开始为 T_1WI 低信号，T_2WI 高信号，然后为脂肪转化的高信号，最后为骨质硬化的低信号。椎间孔变形并形成“双叶征”（图 9-1-2-3）。

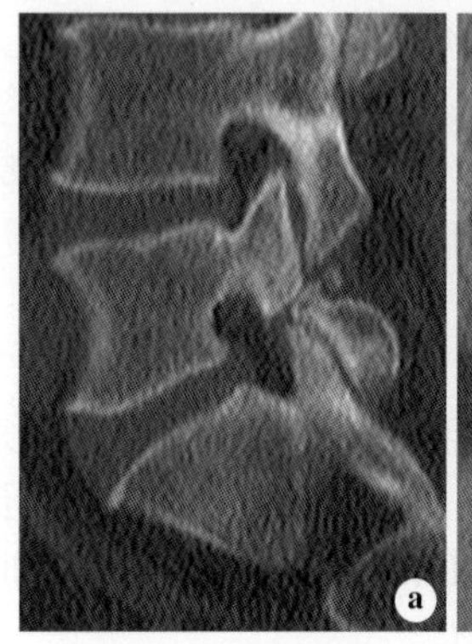
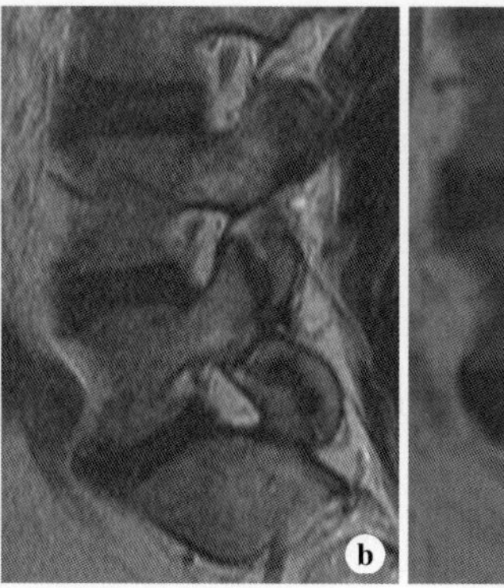
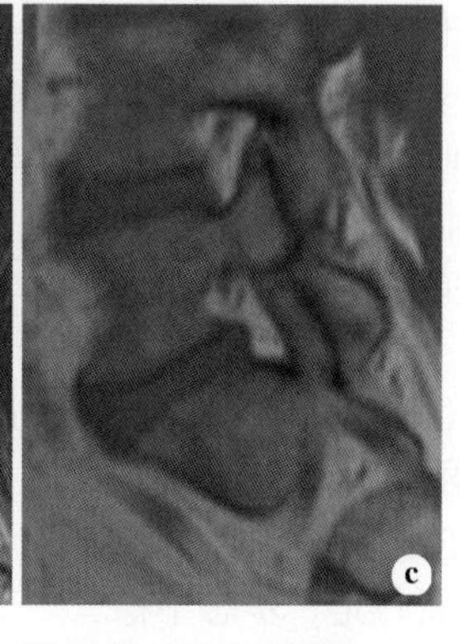

图 9-1-2-3　MRI 显示椎弓峡部不连

a～c. CT 冠状面重组、T_2WI 和 T_1WI，患者双侧椎弓峡部断裂，椎体未见明显移位

DDH 的影像学检查方法主要为髋关节 X 线平片和超声检查。MRI 可以很好地显示软骨，图像清晰，可重复性好，在诊断上有潜在的优势，但因其昂贵、不适于检查不宜制动的婴幼儿，目前主要用于发现因治疗造成的股骨头骨骺缺血性坏死和术后复查（图 9-1-2-4）。除了常规 X 线平片显示髋臼浅、股骨头脱位或半脱位，MR 还可表现为脱位侧股骨头骨骺小，形态不规则，信号不均，股骨头软骨边缘不光滑，髋臼变浅平，髋臼软骨正常三角形态消失，呈团块状增厚、移位，关节积液。

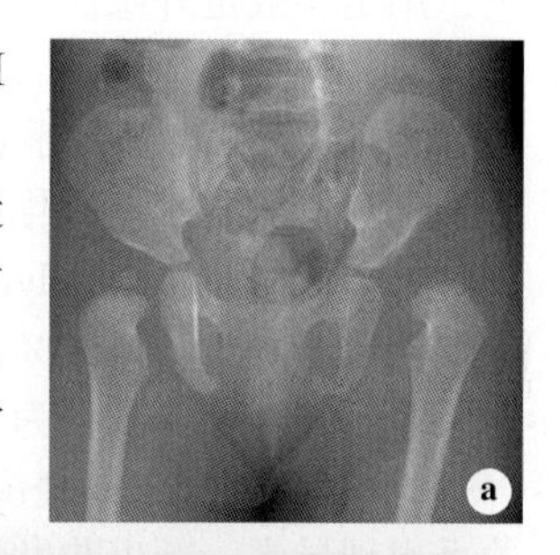
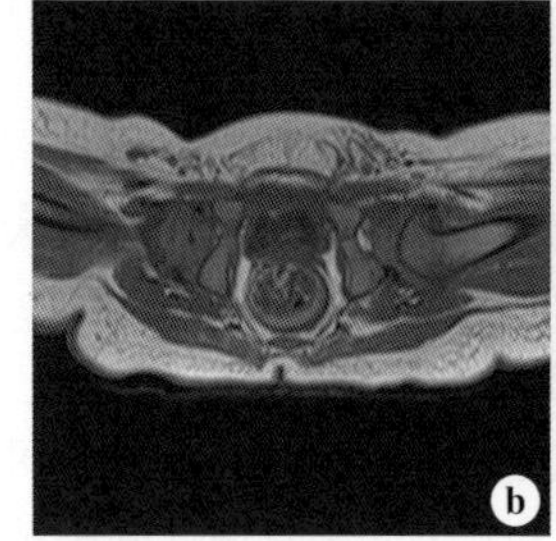
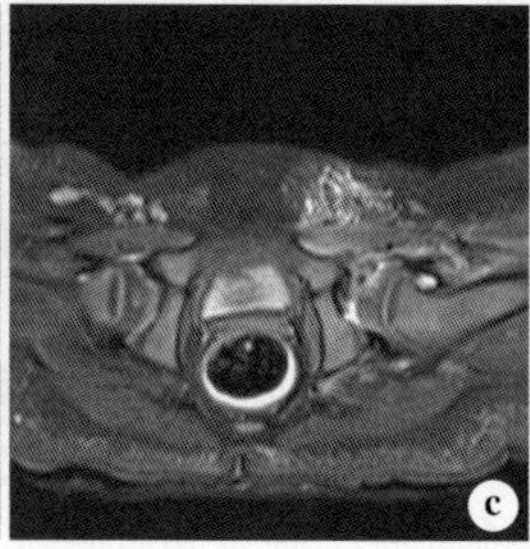
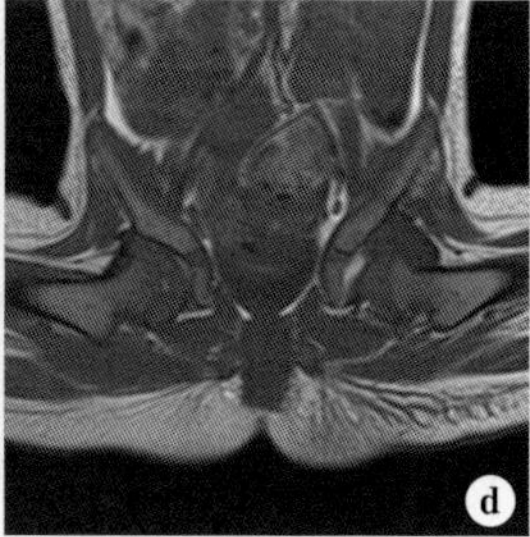
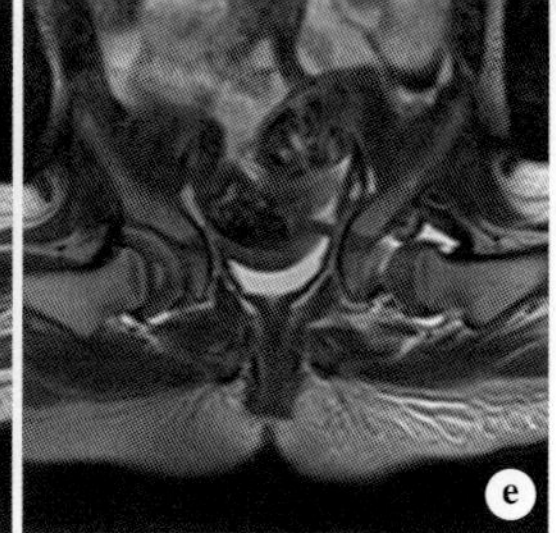

图 9-1-2-4　发育性髋关节脱位及术后复查

患儿男性，1 岁，发现左下肢步态异常 2 个月，X 线平片显示左股骨头脱位（a），行发育性髋关节脱位内收肌松解闭合复位石膏固定术后行 MRI 蛙式位复查（b、c 为复位术后，d、e 为复位后 1 个月），双侧股骨头对位尚可，左髋关节周围软组织肿胀

（四）鉴别诊断

后天性疾病也几乎都可以引起骨外形的改变，这包括肿瘤及肿瘤样病变、代谢性疾病、炎性疾病、寄生虫疾病、慢性关节病等。但是先天性与后天性疾病多数比较容易区分。先天性发病年龄早、不易见到骨质破坏、局限性膨胀性的骨改变及软组织肿块。

（五）治疗

1. 骨发育异常　比较轻者可康复治疗，或用支具矫正，严重者可行矫形手术治疗。

2. 骨软骨发育异常　一般没有治疗方法，如果有合并症引起症状，则对症治疗。

【案例 9-1-2-1 点评】

1. 选 A。股骨头骨骺出现之前，X 线显示发育性髋关节脱位不如超声敏感，也不能反映髋关节的不稳定性，但在股骨头骨骺出现后是最可靠的检查方法。

2. 选 B。MRI 扫描目的是观察髋臼软骨及股骨头软骨，并显示股骨头是否有缺血性坏死等其他疾病，并不用于观察细微骨坏死。

3. 选 E。本病例 MRI 显示双侧股骨头移位，双侧髋臼发育变浅，右侧髋臼软骨增厚，呈结节样改变，右侧股骨头完全脱离髋臼，向外上方移位，左侧股骨头略向外上移位，但大部分还在髋臼内，右侧股骨头骨骺较左侧小，股骨头骨骺内未见明显异常信号。

4. 选 A。该患者诊断为发育性髋关节脱位。

【案例 9-1-2-2 点评】

1. 选 C。该患者首选 MRI 检查。

2. 选 A。本病例 MRI 显示腰 5 椎体向前移位，约下位椎体的 1/4，双侧椎弓峡部断裂，椎管狭窄，椎小关节增生退变。

3. 选 A。本病例诊断为脊柱滑脱。

4. 选 ABCDE。该病例需要与椎间关节退行性变引起的椎体移位、创伤引起的椎体移位、脊柱结核、化脓性椎间盘炎、强直性脊柱炎引起的骨折伴椎体移位相鉴别。

三、骨与关节创伤

【案例 9-1-3-1】 患者男性，54 岁，左膝关节不慎撞伤半天，现左膝疼痛，行走困难，查体左膝活动受限，外侧压痛，浮髌试验（+）。

思考题

1. 该患者首选 X 线平片检查，其目的最有可能是

A. 了解是否有骨折；B. 了解是否有肿瘤；C. 了解是否有出血；D. 了解是否有梗死；E. 了解是否有感染

2. 若下一步行 MRI 扫描以明确诊断，不应该首先选择的序列是

A. 常规 SE T_1WI；B. 常规 FSE T_2WI；C. STIR；D. DWI；E. FS-PD

3. 该患者立即进行 MRI 检查，结果如图 9-1-3-1（a～b）所示，下列描述不正确的是

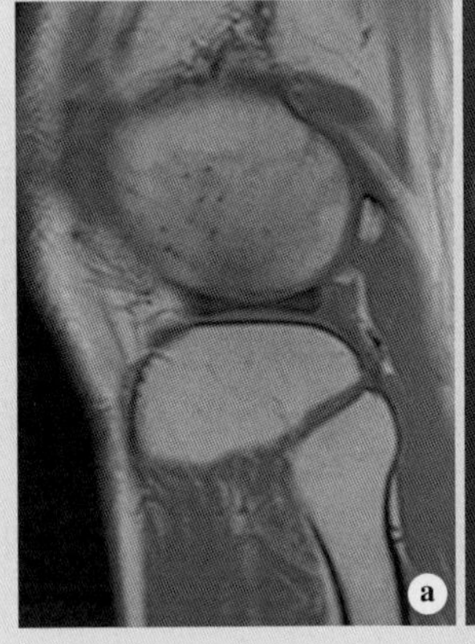

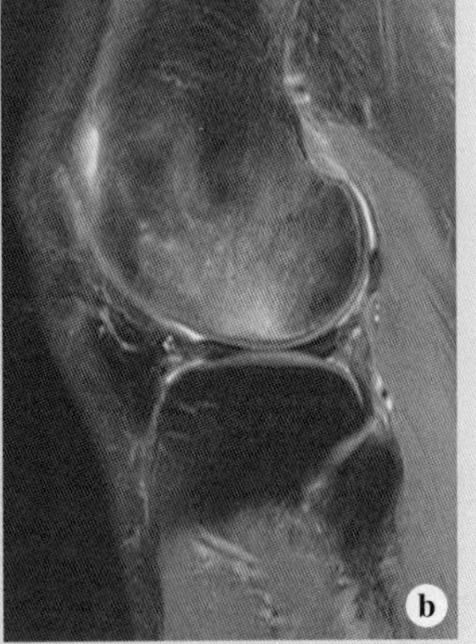

图 9-1-3-1 案例 9-1-3-1 患者影像学检查结果

A. 股骨外髁斑片状 T_1WI 低信号，T_2WI 高信号；B. 股骨外髁斑片状 T_1WI 高信号，T_2WI 低信号；C. 边界模糊；D. 关节软骨完整；E. 关节囊少量积液

4. MRI 检查优于其他检查的疾病是

A. 骨挫伤；B. 骨折移位；C. 骨折断端碎骨块；D. 骨折线形态；E. 畸形愈合

（一）疾病基础

评价骨与关节创伤（trauma）的影像学检查方法主要包括 X 线平片、CT、MRI。X 线平片仍是诊断骨折、指导临床治疗的最简单有效的方法；CT 有利于检查复杂重叠部位的骨折，三维重组图像有利于指导骨折整复治疗；MRI 可以检出 X 线平片及 CT 不能显示的隐匿性骨折以及脊髓、软骨、韧带和肌腱等损伤，是目前临床影像学检查中可显示骨挫伤的影像方法。

1. 病因及分型

骨创伤：骨折（fracture）是指骨骼连续性和（或）完整性中断。骨折按照其发病机制及骨本身的情况，分为创伤性骨折、应力性骨折、病理性骨折。儿童可发生骨骺损伤（epiphyseal injuries）

和青枝骨折（greenstick fracture）。

创伤性骨折都有明确的创伤史。骨折发生在暴力直接作用的部位，如撞击、坠落、受重压、砸伤、锐器伤和火器伤等，这类骨折的周围软组织也因受到暴力的直接打击而有创口或挫伤。此外，还有暴力通过传导、杠杆或旋转作用而使远端发生的骨折，如走路滑倒时以手掌撑地。肌肉拉力是指肌肉突然猛烈收缩，可拉断肌肉附着处的骨质，如突然跪倒时，股四头肌猛烈收缩发生髌骨骨折。隐匿性骨折属于创伤性骨折，是指常规 X 线检查难以发现或难以及时发现，经过 MRI 检查或经过一段时间才能发现的骨折。骨骺损伤为骨骺愈合之前发生的骺软骨创伤。16 岁以下的儿童中，骨骺损伤占长骨骨折的 6%～30%。青枝骨折，见于儿童四肢长骨骨干，表现为骨皮质发生皱褶、凹陷或隆起而不见骨折线，类似嫩枝折曲后的表现。

应力性骨折（stress fracture）包括疲劳骨折（fatigue fracture）和衰竭骨折（insufficience fracture）。疲劳骨折是由低于一次引起骨折的应力在一定时间内一定频率作用于正常骨引起的骨损伤，以刚入伍新兵、突然增加运动训练者多见。衰竭骨折指发生于骨质疏松等强度降低的骨组织应力性骨折。较小的应力增加就可形成衰竭骨折。

病理性骨折（pathologic fracture）为先前已存在骨的病变使其强度下降，即使轻微的外力也可引起的骨折。引起骨强度下降的病变一般指骨肿瘤、炎症。

2. 临床表现

（1）创伤性骨折都有明确的创伤史。临床表现为骨折局部疼痛、变形、患肢缩短、保护性姿势及功能障碍等。活动患肢可听到或触及骨的摩擦音。创伤性骨折常合并局部软组织撕裂，有时出现相邻脏器或神经损伤。

（2）衰竭骨折常见发病部位为骶骨、髂骨、耻骨、股骨颈等。疲劳骨折最常见的部位是胫骨、跖骨、腓骨；最好发的人群为新入伍军人、突然一段时间过度训练或运动者。两者症状为局部疼痛，活动加重，休息后缓解。体格检查局部压痛，叩击痛。

3. 骨与关节创伤的病理生理特点 创伤性骨折愈合过程的病理改变包括炎症、纤维骨痂、骨性骨痂和塑形这 4 个过程，各个阶段在愈合过程中可相互叠加。

（1）炎症期：骨折后，骨内外膜及周围软组织出现血肿，引起局部炎症反应，逐渐形成肉芽组织，为愈合早期。

（2）纤维骨痂：骨折后 2～3 天，血肿开始机化，软骨或骨样组织取代了纤维组织和血肿，并联结骨折两端提升了稳定性。

（3）骨性骨痂期：骨折后数周，纤维骨痂矿物化形成骨性骨痂，表现为骨小梁纵横交错的编织骨。明显的联结骨折断端的成桥骨性骨痂形成意味着骨折达到临床愈合，一般为骨折 3 周左右。

（4）塑形期：是骨折愈合后骨小梁、板层骨逐渐改造成承受正常应力的骨组织，由于年龄不同，改建过程可持续数月或数年。

应力性骨折主要的病理改变为骨骼松质骨内发生微骨折，骨小梁塌陷、密集及内骨痂形成，若作用力持续性大于骨骼的修复及承重能力，则可引起骨皮质断裂，最终可出现完全性骨折或移位。

（二）MRI 影像学诊断

X 线平片和 CT 仍然是诊断骨折的重要影像学方法，MRI 可以更敏感地发现隐匿性骨折和骨挫伤，能更清楚地观察软组织损伤情况。

1. 创伤性骨折 根据影像学表现，骨折可分为完全骨折、不完全骨折和撕脱骨折。完全骨折指骨折断端完全分离的骨折，根据骨折方向分为横形骨折、斜形骨折、螺旋形骨折和纵形骨折，同时还需指明骨折断端是否存在成角、旋转、脱位和重叠。如果邻近关节，还应说明骨折是否累及关节面。骨折部位有两块以上碎骨片的骨折称为粉碎性骨折。不完全骨折仅表现为骨骼轻度变形，骨皮质连续或骨皮质皱褶或一侧骨皮质断裂，对侧骨皮质连续或稍皱褶。撕脱骨折常发生在肌腱或韧带附着处，由于肌腱运动或关节韧带的牵拉造成骨片的撕脱，MRI 除了显示骨折部位及移位情况外，还可以更好地显示肌腱和韧带的损伤情况。对于开放性骨折 MRI 可以更好地观察软组织情况，可见片状 T_2WI 高信号延续至皮下，局部皮下组织缺损。

MRI 显示骨折线为线状 T_1WI 低信号，T_2WI 高信号（图 9-1-3-2），在 MRI 除了常规显示骨折断端情况，对隐匿性骨折较为敏感，表现为片状 T_1WI 低信号，T_2WI 高信号外，骨折线周围骨痂在 T_1WI 与 T_2WI 上均呈低信号。在脂肪抑制 T_2WI 序列骨折线周围的骨髓常为广泛水肿高信号，可有轻度骨膜增生。周围软组织弥漫性肿胀，呈 T_1WI 低信号，T_2WI 高信号，边界不清，可见血肿出现。

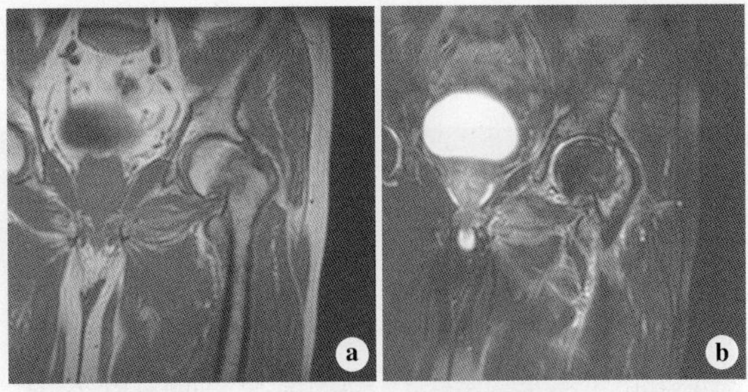

图 9-1-3-2 MRI 显示左股骨颈骨折

a. 左股骨颈可见线状 T_1WI 低信号；b. 脂肪抑制 T_2WI 序列高信号，邻近骨质可见片状脂肪抑制 T_2WI 序列高信号，边界模糊，相邻软组织肿胀

此外 MRI 检查，对于骨骺损伤至关重要。未骨化的骺软骨骨折急性期表现为穿越骺软骨的不规则线状低信号，并可能与干骺端的骨折线相连。后期出现骨骺早闭及骨桥形成，表现为线状或不规则细条带状低信号。此外，脂肪抑制 T_2WI 序列或者 STIR 序列见骨骺软骨板周围有更高信号，周围松质骨弥漫性水肿，也可以显示周围软组织损伤情况。骨骺损伤分型多采用 Salter-Harris 分类法：Ⅰ型为骺板损伤；Ⅱ型为骺板和干骺端的骨折；Ⅲ型为骺板和骨端的骨折；Ⅳ型为通过骺板、干骺端、和骨端的骨折；Ⅴ型为通过骺板的压缩性骨折（图 9-1-3-3）。X 线平片与 CT 不能直接显示骨骺软骨，间接通过判断骨骺移位、骺板增宽、骨骺与干骺端边缘模糊不清，指向骺板的骨骺或干骺端骨折线等判断骨骺的损伤情况。

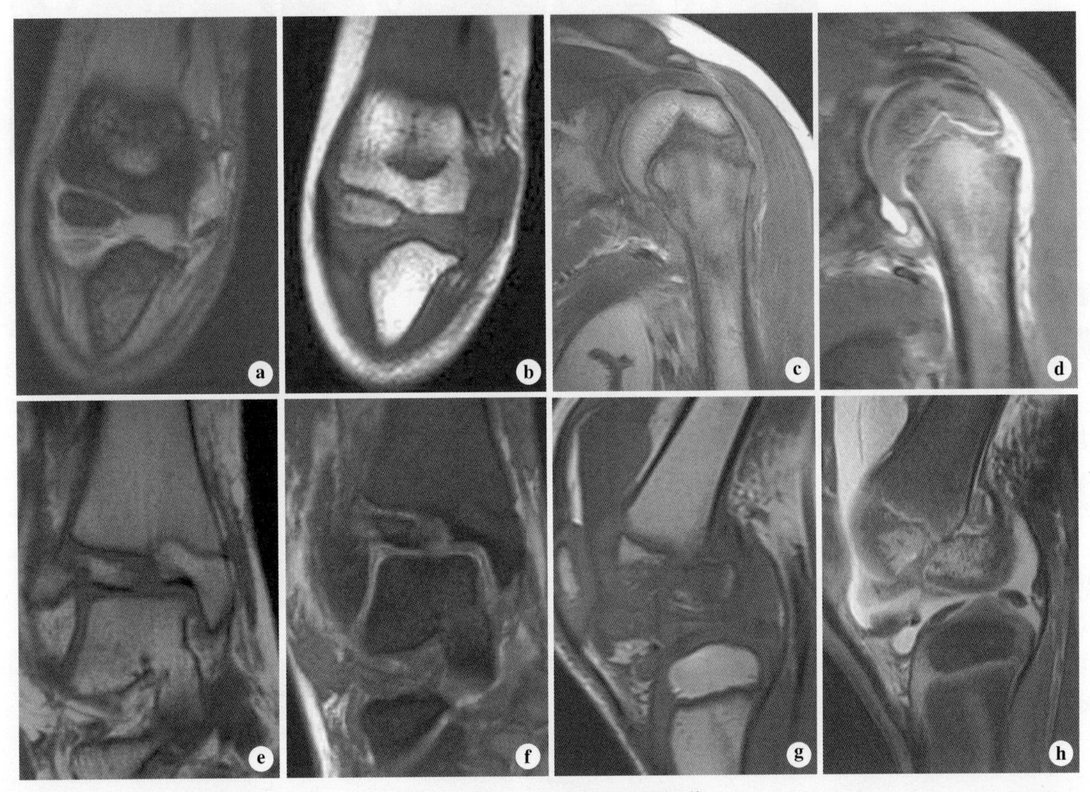

图 9-1-3-3 MRI 显示骨骺损伤

a、b. 同一患者 MRI 冠状面 MEDIC、T_1WI，图像显示Ⅰ型骨骺损伤，肱骨内上髁骨骺移位；c、d. 同一患者冠状面 T_1WI、脂肪抑制 T_2WI，图像显示Ⅱ型骨骺损伤；e、f. 同一患者冠状面 T_1WI、脂肪抑制 T_2WI，图像显示Ⅲ型骨骺损伤；g、h. 同一患者矢状面 T_1WI、脂肪抑制 T_2WI，图像显示Ⅳ型骨骺损伤

2. 应力性骨折 表现为骨膜反应和髓腔硬化，骨折线不明显。MR 显示骨折线周围骨痂在 T_1WI 与 T_2WI 上均呈低信号。在脂肪抑制 T_2WI 序列上骨折线周围的骨髓常为广泛水肿高信号，可有轻度骨膜增生（图 9-1-3-4）。应力性骨折局部愈合后，呈致密的骨性隆起或骨干梭形增粗（图 9-1-3-5）。

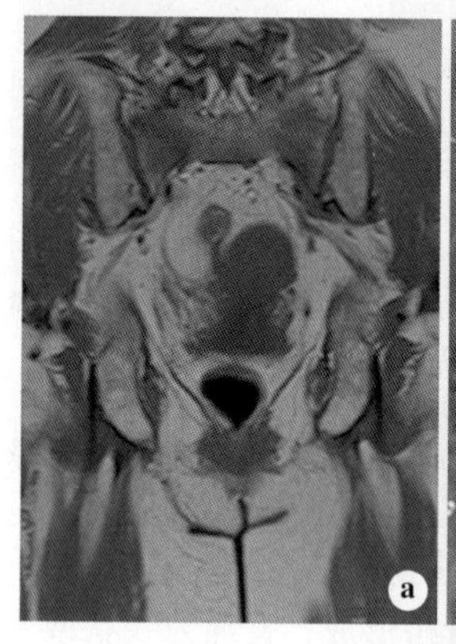
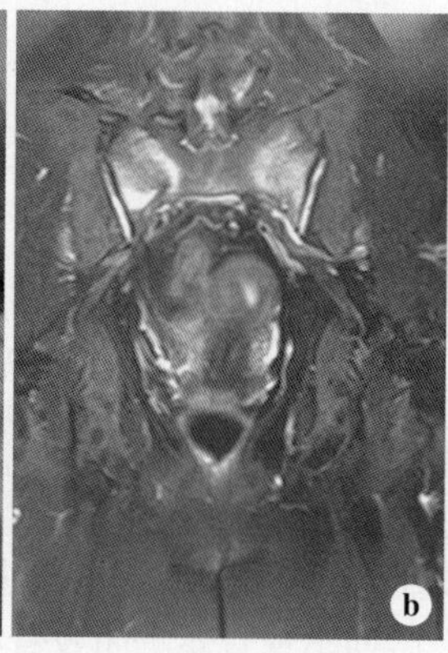
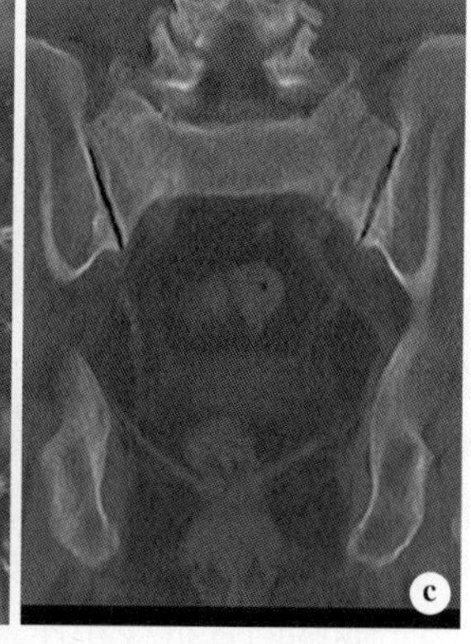

图 9-1-3-4 MRI 显示衰竭骨折

a. 图像显示骶骨“H”形的 T_1WI 低信号；b. 脂肪抑制序列 T_2WI 高信号；c. 边界模糊，周围可见水肿，CT 冠状面重组可见骨小梁断裂

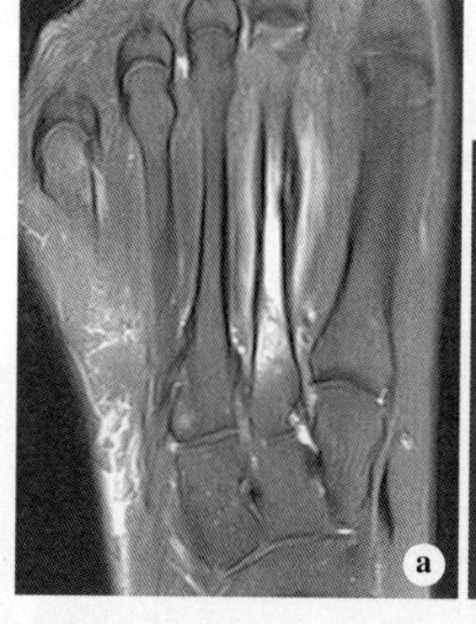
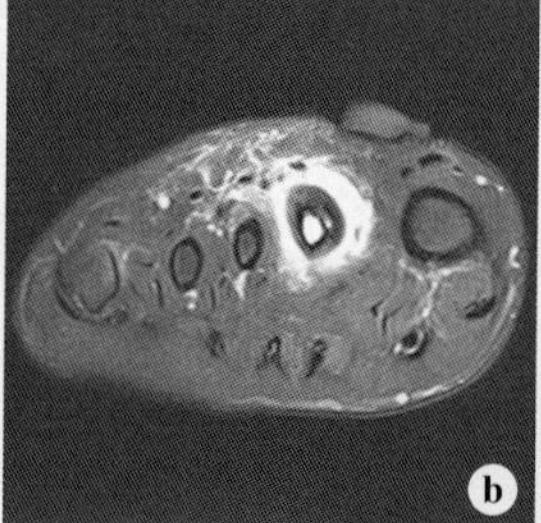
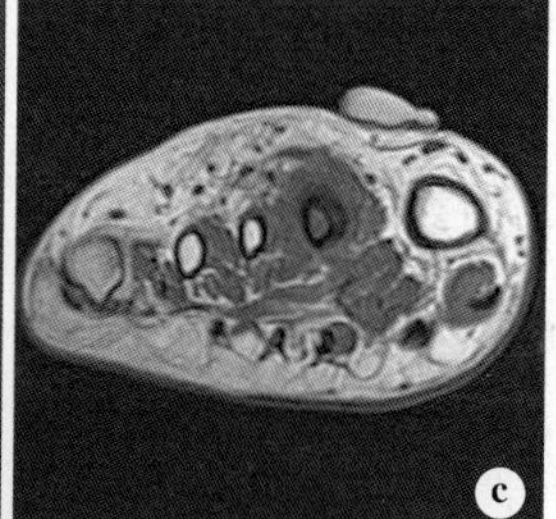

图 9-1-3-5 MRI 显示疲劳骨折

a～c. 同一患者 MRI 冠状面脂肪抑制 T_2WI 序列、轴位脂肪抑制 T_2WI 序列及 T_1WI，图像显示第 2 跖骨梭形增粗，髓腔内弥漫性骨髓水肿，局部骨皮质增生，周围软组织弥漫性水肿

3. 病理性骨折 除有骨折的征象外，还显示原有病变的特点，如肿瘤所致者可见骨质破坏征象（图 9-1-3-6）。MRI 显示骨髓的病理改变及骨质破坏最敏感，有助于病理性骨折的诊断。

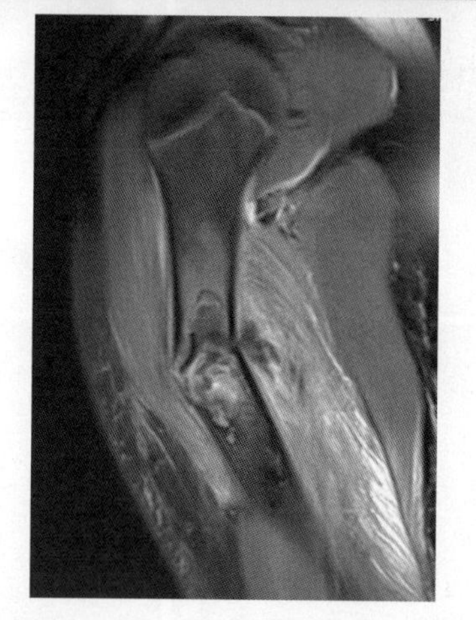

图 9-1-3-6 MRI 显示病理性骨折

MRI 矢状面脂肪抑制 T_2WI 序列，图像显示肱骨中段骨质断裂，断端移位略成角，髓腔内可见异常信号，周围软组织弥漫性水肿

（三）鉴别诊断

典型的骨与关节损伤 MRI 表现特点显著，结合病史及临床查体诊断多可明确。

（四）治疗

治疗骨折的三大原则是复位、固定和功能锻炼。骨折固定分为内固定和外固定。原则是尽可能手法复位，因为患者创伤小，且患处血供不易破坏；手术尽可能微创。治疗目的为骨折愈合，达到美容、功能恢复的要求。

【案例 9-1-3-2】 患者男性，34 岁，滑雪摔伤，左膝关节内侧疼痛、肿胀，休息后不见好转，来院就诊，行膝关节平扫 CT 未见明显异常。

思考题

1. 该患者首选 X 线平片检查，其目的最有可能为

A. 了解是否有骨折；B. 了解是否有肿瘤；C. 了解是否有出血；D. 了解是否有梗死；E. 了解是否有感染

2. 若下一步行 MRI 扫描以明确诊断，应该选择的序列是

A. T_1WI；B. T_2WI；C. STIR；D. DWI；E. PDWI

3. 该患者立即进行 MRI 检查，结果如图 9-1-3-7 所示，下列描述不正确的是

A. 内侧副韧带增粗；B. 内侧副韧带纤维连续；C. 内侧副韧带信号增高；D. 内侧副韧带部分断裂；E. 骨髓水肿

4. 该患者诊断为

A. 骨挫伤；B. 骨折；C. 内侧副韧带损伤；D. 骨质破坏；E. 内侧副韧带变性

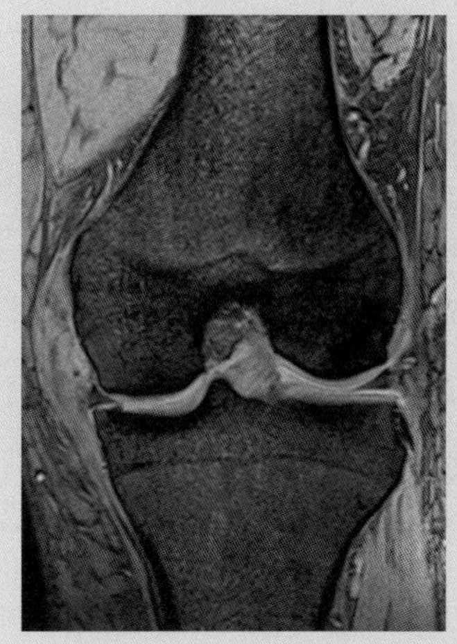

图 9-1-3-7 案例 9-1-3-2 患者影像学检查结果

（一）疾病基础

关节创伤常见，多为直接或间接暴力导致关节稳固结构的撕裂，可以某个结构撕裂，也可以多个结构同时撕裂，可导致关节不稳，甚至脱位。X 线平片与 CT 显示骨性结构较好。MRI 可以直接显示所有稳固结构，是显示关节损伤的主要影像学方法。此外，MRI 关节造影能进一步显示内部稳固结构撕裂的程度，用于显示肌腱、韧带是否完全断裂，或确定是否有盂唇损伤。

1. 病因及分型 关节创伤包括关节脱位、韧带与肌腱撕裂、波及关节面的关节内骨折。机制主要为生物力学改变和自身异常因素，多为直接或间接暴力导致关节稳固结构（主要包括韧带、肌腱、关节盘、盂唇及关节软骨等）的撕裂。

2. 临床表现 关节损伤表现关节疼痛、肿胀和功能丧失，可合并关节脱位。肌腱损伤主要表现为其功能异常，如手指伸肌腱断裂则不能伸指。韧带撕裂表现为局部疼痛、肿胀和关节活动障碍。体格检查行牵拉受损韧带的手法可导致其明显疼痛。完全断裂，则出现关节过度活动。

3. 关节创伤的病理生理特点 韧带损伤病理表现为韧带撕裂后其纤维断裂、局部血管断裂出血，引发局部炎症，炎症细胞渗出，启动成纤维细胞增生，2 周后形成以成纤维细胞为主的瘢痕，6 周后成纤维细胞逐渐减少，而胶原逐渐增多。直到 1 年后方可接近正常。急性韧带损伤分为三级。Ⅰ级扭伤代表纤维过度伸展而导致韧带内微出血或撕裂，但无肉眼可见纤维中断；Ⅱ级扭伤是部分撕裂；Ⅲ级扭伤是韧带完全撕裂。

年龄增长或过度磨损可导致关节盘变性，表现为局灶黏液样改变，并逐渐增多，可呈条带样。一般撕裂都是在变性基础上形成的。撕裂在大体病理上为达到关节盘表面的裂口。因其没有血供或仅周边有少量血供，撕裂后没有血供的部分基本上不能愈合，而有血供部分，撕裂后形成血肿。

（二）MRI 影像学诊断

MRI 是诊断肌腱、韧带、关节盘撕裂的最好方法。

1. 肌腱损伤 变性表现为肌腱形态正常或增大，其内信号在 T_2WI 上为略高信号，撕裂后则表现为撕裂处水样高信号。高信号横行贯穿肌腱则为全层撕裂，一侧高信号为部分撕裂。

肩袖撕裂：冈上肌肌腱部分撕裂，可发生在关节侧、滑囊侧和腱内撕裂。表现为肌腱变细、磨损，关节囊侧、滑囊面或肌腱内出现纤维中断，在脂肪抑制 T_2WI 序列/PDWI 中，撕裂部位呈高信号，与液体信号相仿，但不贯穿肩袖全层。全层撕裂为肌腱连续性中断、回缩，MRI 上表现为脂

肪抑制 T_2WI 序列/PDWI 中，高信号从滑囊面侧贯穿至关节面侧，信号强度与积液一致（图 9-1-3-8）。同时可伴有肩峰下-三角肌滑囊积液、关节腔积液、肌肉萎缩等。行关节造影检查，可见对比剂进入肌腱内，如果达到肩峰下-三角肌下滑囊，则诊断为全层撕裂。

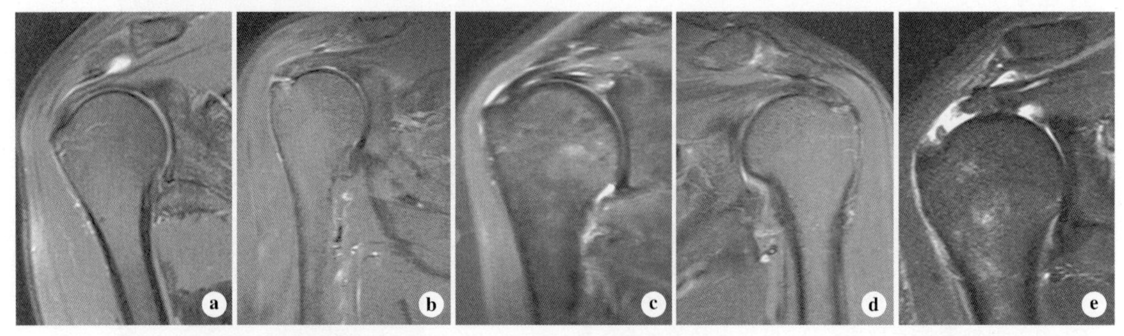

图 9-1-3-8 MRI 显示肌腱损伤

a. MRI 冠状面脂肪抑制 T_2WI 图像，显示冈上肌腱走行连续，肌腱内可见高信号，为变性改变；b. MRI 冠状面脂肪抑制 T_2WI 图像，显示冈上肌腱滑囊侧撕裂，三角肌下滑囊少许积液；c. 冠状面脂肪抑制 T_2WI 图像显示冈上肌腱内撕裂；d. 冠状面脂肪抑制 T_2WI 图像，显示冈上肌腱关节囊侧撕裂；e. 冠状面脂肪抑制 T_2WI 图像，显示冈上肌腱全层撕裂，断端回缩

2. 韧带损伤 分为完全撕裂和部分撕裂。完全撕裂表现为韧带连续性中断，断端回缩。部分撕裂表现为韧带增粗、边缘不规则，也可表现为松弛、分层。在 T_2WI 序列上出现散在高信号，常有周围软组织的高信号，代表周围水肿。韧带损伤愈合的纤维瘢痕组织在 T_2WI 序列上为低或者中等度信号。

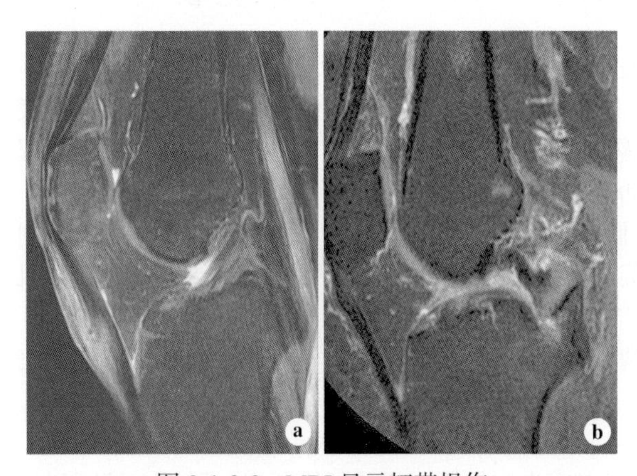

图 9-1-3-9 MRI 显示韧带损伤

a. MRI 矢状面脂肪抑制 T_2WI 图像显示髌韧带部分断裂，信号增高，相邻软组织肿胀；b. MRI 矢状面脂肪抑制 T_2WI 图像显示后交叉韧带中部断裂，局部回缩

交叉韧带损伤：交叉韧带部分撕裂韧带肿胀增粗，局部信号增高，但仍可见部分连续存在的纤维低信号；完全撕裂信号中断，断端回缩；交叉韧带正常信号消失（图 9-1-3-9）；髁间窝处边界清楚“肿块”影，即假瘤征。此外，还有一些间接征象提示交叉韧带损伤，包括股骨与胫骨对位关系，受力部位骨挫伤，有时可伴撕脱骨折等。

3. 半月板损伤 包括黏液样变性，表现为线状信号增高带没有累及半月板表面，如果累及关节面，则诊断为撕裂（图 9-1-3-10）。根据撕裂形态，半月板撕裂又分为斜行撕裂、水平撕裂、垂直撕裂、放射状撕裂、纵行撕裂、桶柄状撕裂、周围型撕裂、复杂撕裂和半月板根部撕裂 9 个类型。其中，斜行撕裂最常见。

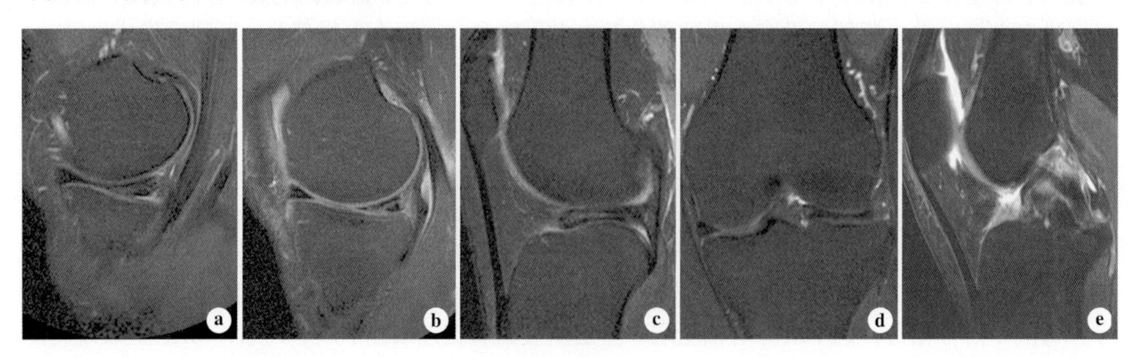

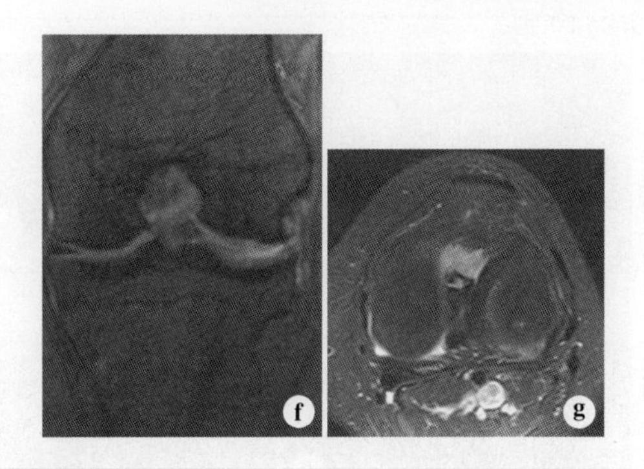

图 9-1-3-10 MRI 显示半月板损伤

a. MRI 矢状面脂肪抑制 PDWI 图像，显示内侧半月板变性，后角可见条形高信号，未达半月板表面；b. MRI 矢状面脂肪抑制 PDWI 图像显示内侧半月板撕裂，后角条形高信号累及关节面。c、d. MRI 矢状面脂肪抑制 PDWI 图像及冠状面 MEDIC 图像，显示外侧盘状半月板；e～g. MRI 矢状面脂肪抑制 PDWI 图像、冠状面 MEDIC 图像及轴位 STIR 图像，显示外侧半月板撕裂，碎片内移至交叉韧带旁，呈“双交叉韧带”征

（三）鉴别诊断

肌腱变性时需要与魔角效应相鉴别：魔角效应出现在如果肌腱的长轴与 MR 主磁场方向呈 45°～55°处，在 T_1WI、PDWI 上，肌腱可为局部高信号，类似变性信号，但在 T_2WI 上此高信号消失。

（四）治疗

关节损伤治疗包括制动，避免负重，促进修复。完全断裂则多需手术治疗。预后多良好。

肌腱韧带轻微撕裂或关节盘的变性首先行非手术治疗，纤维软骨细胞再生能力很弱，多为瘢痕性修复；严重的需手术治疗，目的是去除碎裂的部分，使其尽可能光整，避免快速形成骨关节炎。

【案例 9-1-3-1 点评】

1. 选 A。该患者首选 X 线平片检查，其目的是了解是否有骨折。
2. 选 D。骨挫伤时不应选择 DWI 序列，鉴别骨肿瘤时才选用此序列。
3. 选 B。该患者 MRI 检查显示股骨外髁斑片状 T_1WI 低信号，T_2WI 高信号，而非 T_1WI 高信号，T_2WI 低信号。
4. 选 A。骨挫伤只有 MRI 检查才能显示。

【案例 9-1-3-2 点评】

1. 选 A。该患者首选 X 线平片检查，其目的是了解是否有骨折。
2. 选 ABCE。韧带损伤时不应选择 DWI 序列，鉴别骨肿瘤时才选用此序列，其他序列都应使用。
3. 选 E。该患者 MRI 检查显示内侧副韧带没有完全断裂，骨端附着处尚连续，未见韧带蜷缩。
4. 选 C。该病例诊断为内侧副韧带损伤。

四、骨坏死与骨软骨病

骨坏死

【案例 9-1-4-1】 患者男性，45 岁，左侧髋关节疼痛数月，酗酒，双髋关节 4 字征阳性。

思考题

1. 该患者首选的检查是

A. X 线平片；B. 超声检查；C. CT；D. MRI；E. ECT

2. 若下一步行 MRI 扫描以明确诊断，应该选择的序列是

A. 常规 SE T_1WI；B. 脂肪抑制 T_2WI/PDWI；C. MEDIC；D. DWI；E. 脂肪抑制 T_1WI

3. 该患者立即进行 MRI 检查，结果如图 9-1-4-1 所示，下列描述不正确的是

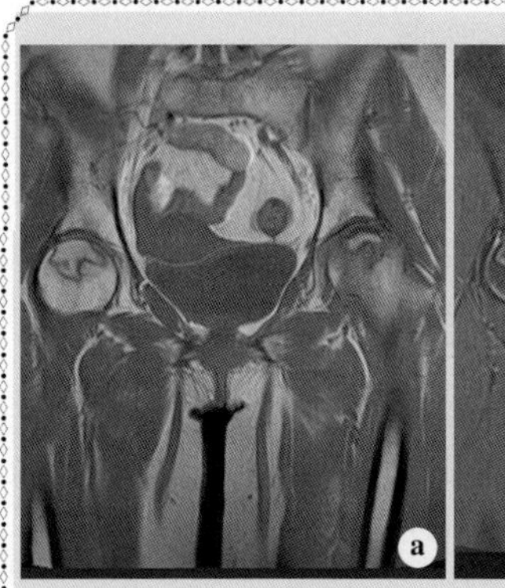

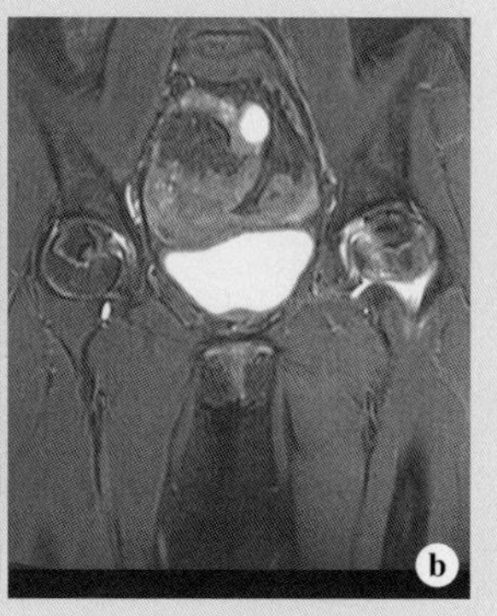

图 9-1-4-1　案例 9-1-4-1 患者影像学检查结果

A. 双侧股骨头呈地图状改变；B. 左侧股骨头略塌陷；C. 可见双线征；D. 关节软骨完整；E. 左侧股骨颈骨髓水肿

4. MRI 检查优于其他检查的是

A. 早期发现股骨头缺血性坏死；B. 骨折；C. 微小骨硬化；D. 股骨头内成骨性成分；E. 股骨头形态改变

（一）疾病基础

骨坏死（osteonecrosis，ON）是指由于各种原因（机械、生物等）导致的骨循环中断、骨的活性成分死亡及随后修复的一系列复杂病理过程。本病好发于负重大关节，以股骨头坏死最为常见。MRI 可以早期诊断该类疾病。

1. 病因及分型　骨坏死发生机制仍不明确，有学者认为和创伤、皮质类固醇类药物的应用、长期饮酒过量、减压病、血红蛋白病、自身免疫病和特发性疾病有关。

骨坏死根据部位分为骨缺血坏死和骨梗死。骨缺血坏死（ischemic necrosis，IN）用于特指骨骺或软骨下骨非感染性缺血导致的改变，因此也常称为无菌性坏死（aseptic necrosis）或缺血性骨坏死（avascular necrosis，AVN）。发生在干骺端及骨干的骨坏死则称为骨梗死（infarction of bone）。在文献中这些名词常被混用。

股骨头骨骺缺血坏死（ischemic epiphyseal necrosis of femoral head）又称为 Legg-Calvé-Perthes 病，多发生在 4～8 岁的患者，可能与基因特征、应力性创伤、血供异常及凝血功能障碍有关，但确切病因及发病机制不清楚。大多数学者将其暂归类于骨坏死的特殊类型，但也有人将其归为骨软骨病。

2. 临床表现　可以发生于任何年龄，成年人 30～59 岁多见。单侧或双侧发病，约 60%最终累及两侧。主要症状和体征为髋部、臀部或腹股沟区的疼痛、压痛及放射痛、跛行。病变早期亦可无任何症状。晚期可出现肢体短缩、肌肉萎缩和功能障碍。

3. 病理生理特点　骨坏死和骨梗死其病理特点是原发性骨缺血坏死及其继发的再生修复，病程中无感染性炎症。病变早期，因骨骺软骨下骨质血循环障碍，骨髓细胞和骨细胞坏死崩解，骨细胞所在的骨陷窝变空，骨小梁坏死，形成坏死骨。进一步发展，坏死骨周围正常骨组织反应性充血改变，肉芽组织增生；如果继续负重，则会导致坏死骨区骨折，骨小梁相互嵌入，病变局部塌陷变扁平、塌陷。肉芽组织侵入坏死区，可化生成骨并重建为正常骨结构，亦可形成瘢痕组织。病变邻近的关节，早期即有滑膜增厚、变性和渗出，使关节局部软组织肿胀，关节间隙增宽。最后导致滑膜增厚，关节腔积液。

（二）MRI 影像学诊断

病变早期 X 线平片及 CT 表现为正常，MRI T_1WI 序列为条带状低信号、T_2WI 呈高信号带（图 9-1-4-2）。有时可见“双线征”，为 T_2WI 上高信号带与低信号带并行，低信号带为新生骨质硬化带，高信号带为病灶修复的肉芽组织和软骨化生（图 9-1-4-3）。病变进展，可使患处关节面塌陷，累及范围广泛，在 T_1WI 上为混杂低信号，T_2WI 上混杂高信号。常有关节积液。

（三）鉴别诊断

1. 退行性骨关节病　多见于老年人或有原发性髋关节病病史者。早期即有关节间隙变窄、关节软骨变薄、关节面边缘增生、关节面硬化；其股骨头囊变多局限于承重区骨性关节面下，形态规整；无明显股骨头塌陷、硬化和透光条带及双线征；股骨头和髋臼畸形以及股骨颈缩短变粗不如骨坏死明显。

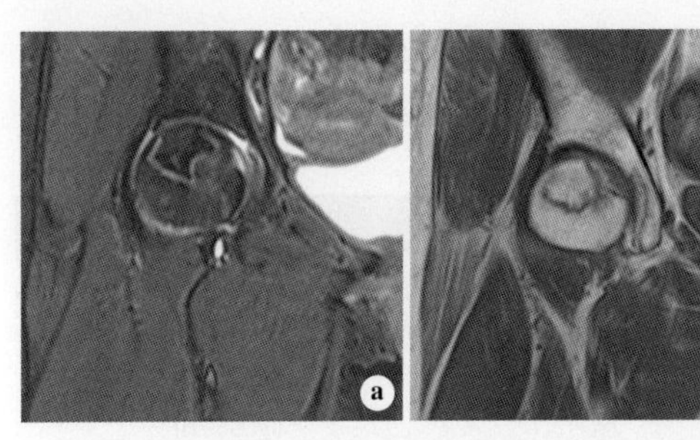

图 9-1-4-2 MRI 显示早期股骨头缺血性坏死

a、b. MRI 冠状面脂肪抑制 T_2WI 和 T_1WI 图像，显示右侧股骨头形态尚可，关节面下可见地图状异常信号

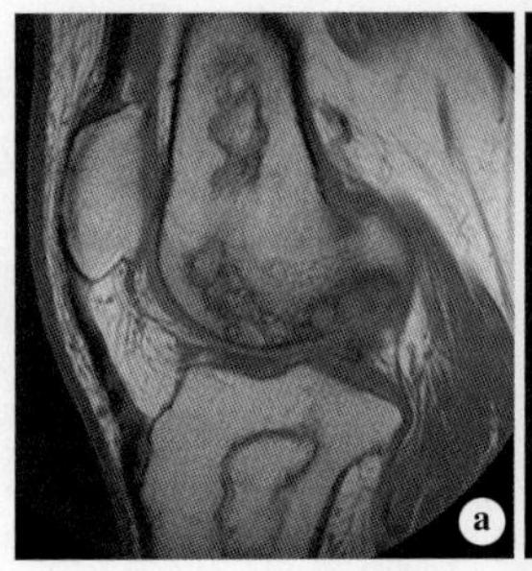
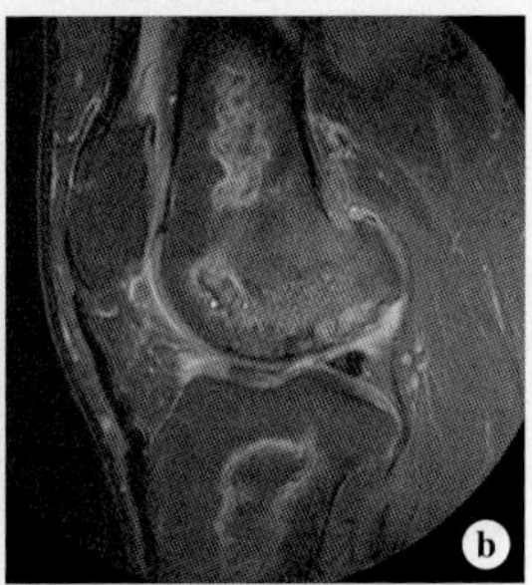

图 9-1-4-3 MRI 显示骨梗死

a、b. MRI 矢状面 T_1WI、脂肪抑制 T_2WI 图像，显示股骨远端及胫骨近端地图状异常信号，可见“双线征”

2. 一过性骨质疏松 临床症状较明显，两者均表现为股骨头骨质疏松；股骨上段 T_1WI 片状低信号，T_2WI 高信号区，短期随访可消失；不出现股骨头骨皮质塌陷等征象。

3. 股骨头转移瘤 常有原发肿瘤病史；局部疼痛进展迅速；影像学表现以不规则骨质破坏为主；可形成软组织肿块；CT 显示侵蚀性骨质破坏；也可以有成骨性转移瘤，其密度较骨坏死的密度更高。

（四）治疗

本病没有特效治疗方法，其治疗包括非手术治疗和手术治疗。

1. 非手术治疗 避免或减少受累部位应力，从而减少关节面塌陷危险因素。药物治疗的目的是改善骨坏死部位血液循环。

2. 手术治疗 对骨坏死进展较快，非手术治疗效果不佳，多数患者需要手术治疗，包括植骨和关节置换术。

【案例 9-1-4-2】 患儿男性，13 岁，近半月胫骨结节膨大，表面略发红，蹲起疼痛，胫骨结节处压痛明显，休息后可见好转，劳累后加重。

思考题

1. 该患者首选的检查是

A. X 线平片；B. CT；C. MRI；D. ECT；E. MR 增强

2. 该患者立即进行 MRI 检查，结果如图 9-1-4-4 所示，下列描述不正确的是

A. 胫骨结节处未见骨膜反应；B. 胫骨结节膨大；C. 胫骨结节骨质信号异常，呈 T_1WI 低信号、T_2WI 高信号；D. 胫骨结节可见骨质破坏；E. 相邻软组织肿胀

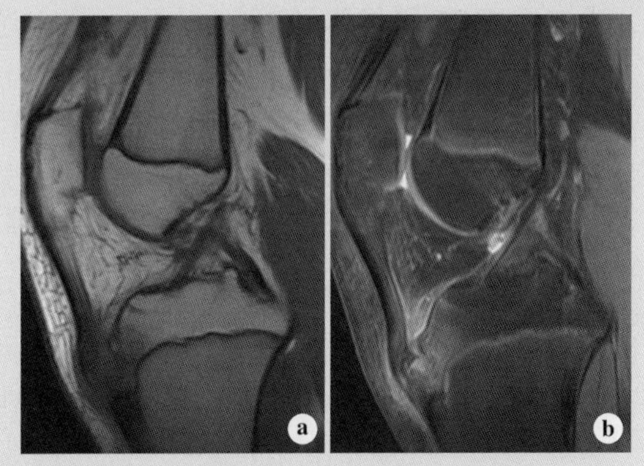

图 9-1-4-4 案例 9-1-4-2 患者影像学检查结果

膝关节矢状位。a. T_1WI；b. T_2WI

3. 该患者诊断为

A. 胫骨结节骨软骨病；B. 胫骨结节骨髓水肿；C. 胫骨结节骨折；D. 胫骨结节肿瘤样病变；E. 胫骨结节炎症

4. 与该疾病相鉴别的疾病有

A. 创伤引起的胫骨结节撕脱骨折；B. 胫骨结节骨化中心发育变异；C. 退行性骨关节病；D. 痛风性骨关节炎；E. 胫骨结节结核

骨软骨病

（一）疾病基础

骨软骨病（osteochondrosis）是一组累及未成熟生长骨骼的骨骺或骨突骨化中心的疾病，常导致骨骺或骨突骨化中心形态失常、碎裂、钙化或骨化的疾病，常见疾病见表 9-1-4-1

表 9-1-4-1 常见骨软骨病

疾病名称	英文名	部位	年龄（岁）
胫骨结节骨软骨病	Osgood-Schlatter 病	胫骨结节	11～15
股骨头骨骺缺血坏死	Legg-Calvé-Perthes 病	股骨头骨骺	4～8
髌骨骨软骨病	Sinding-Larsen-Johansson 病	髌骨下缘	10～14
肱骨小头骨软骨病	Panner 病	肱骨小头	5～10
跖骨头骨软骨病	Freiberg 病	第 2 跖骨	13～20
足舟骨骨软骨病	Köhler 病	足舟骨	3～7
腕月骨骨软骨病	Kienböck 病	腕月骨	20～40
椎体骺板骨软骨病	Scheuermann 病	胸腰椎	13～17

1. 病因及分型 其发病部位多为膝、踝和肘关节。真正的病因与发病机制尚不清晰，以前认为可能与血供中断导致骨坏死有关，目前更多学者认为与骨骼、韧带附着处过度使用、异常应力性损伤有关。这些患者常有过度运动史，一定时间内骨受到一定频率的应力增加，造成局部骨小梁微骨折在骨软骨炎发病过程中起到一定作用。

2. 临床表现

（1）一般特点：常好发于青少年，男孩更多见。临床表现多为疼痛和活动障碍。

（2）临床类型：发生在胫骨结节者可见胫骨结节骨性隆起膨大，髌韧带胫骨结节附着处压痛明显。发生在跖骨头可有纵向叩击痛。发生在足跟部可有肿胀、疼痛或压痛，活动后加重，也可以扩展到足跟两侧及足底部；伴有行走困难。

3. 病理生理特点 青少年时期，骨骺、肌腱韧带与骨附着处等发育尚不成熟，受应力作用导致局部“疲劳性”损伤，其病理改变为骨小梁反复微骨折，小血管损伤，导致局限性小的坏死灶，同时伴有新生肉芽组织及新生骨小梁等修复性改变。

（二）MRI 影像学诊断

早期表现为患处骨髓水肿。病变进展则患处形态失常，相邻肌腱增粗，信号增高，相邻滑囊积液，关节囊肿胀、积液，周围软组织肿胀。增强扫描根据疾病的严重程度可出现均匀强化、不均匀强化、边缘强化甚至不强化。发生在第 2 跖骨头骨软骨病早期表现为局部骨髓水肿呈片状 T_1WI 低信号、T_2WI 高信号，病变进展则跖骨头形态失常，关节面下骨质碎裂，T_1WI、T_2WI 均呈低信号。跖趾关节囊肿胀、积液，周围软组织肿胀。

（三）鉴别诊断

1. 胫骨结节骨软骨病 需要与胫骨结节骨化中心发育变异及胫骨结节创伤性撕脱骨折相鉴别。胫骨结节骨化中心发育变异正常发育的胫骨结节骨化中心亦可表现为数个骨块影，但排列规整，无缺损及囊变出血，胫前软组织无肿胀。胫骨结节创伤性撕脱骨折有明确创伤史，剧烈疼痛，X 线显示骨折线。

2. 跖骨头骨软骨炎 需要和退行性骨关节病、痛风性关节炎相鉴别。退行性骨关节病患者年龄较大，早期可表现为关节间隙变窄、关节边缘骨赘形成。痛风性关节炎，男性多见，以第 1 跖趾关节为典型的发病部位。临床表现为间歇性发作，受累关节非对称肿胀，可有痛风结节。病变可表现为锐利的边缘性骨侵蚀。

（四）治疗

本病属于自限性疾病，预后良好。治疗上以非手术治疗为主，主要目的是减轻疼痛和肿胀。

【案例 9-1-4-3】 患者男性，28 岁，左膝疼痛 1 年，未经治疗，行膝关节 X 线平片检查显示股骨外髁形态不规则，局部塌陷。

思考题

1. 该患者接下来的检查是

A. CT；B. MRI；C. ECT；D. PET；E. DSA

2. 该患者立即进行 MRI 检查，结果如图 9-1-4-5 所示，下列描述不正确的是

A. 股骨外髁形态不规则；B. 关节软骨局部厚薄不均，信号不均，可见局部 T_2WI 高信号；C. 关节软骨和软骨下骨间可见液体信号；D. 股骨外髁骨质破坏；E. 周围软组织肿胀

图 9-1-4-5 案例 9-1-4-3 患者影像学检查结果

3. 该患者诊断为

A. 稳定型剥脱性骨软骨炎；B. 股骨肿瘤样病变；C. 骨梗死；D. 不稳定型剥脱性骨软骨炎；E. 股骨缺血坏死

4. 该患者最应该向临床提示

A. 剥脱性骨软骨炎的稳定性；B. 软骨厚度；C. 软骨的信号改变；D. 骨质创伤性改变；E. 骨质破坏情况

剥脱性骨软骨炎

（一）疾病基础

剥脱性骨软骨炎（osteochondritis dissecans，OCD）为关节软骨或（和）软骨下骨的局灶性坏死，以关节软骨和相邻的软骨下骨与母骨分离形成关节内游离体为特征。MRI 检查直接评价软骨和软骨下骨病变，可检出关节内游离体，是目前判断病变是否稳定的最佳成像方法。

1. 病因及分型 其病因尚不完全清楚，软骨覆盖的关节面重复损伤被认为是剥脱性骨软骨炎的主要病因，其可能与反复应力损伤、基因遗传、缺血等有关。

2. 临床表现 一般特点：15～30 岁最常见。全身多个关节均可受累，最好发于膝关节（股骨髁、髌骨）、肘关节（肱骨小头）和踝关节（距骨滑车上关节面）。本病常好发于青少年，男孩更多见，临床表现多为疼痛和活动障碍。

3. 病理生理特点 组织病理表现主要为母骨与软骨下骨间可见纤维血管组织，关节软骨或连同部分软骨下骨碎裂剥脱，与母骨完全或不完全分离，完全游离者形成关节内游离体；剥脱的骨块与骨床间被关节液体填充，病变周围软骨下骨囊肿形成。

（二）MRI 影像学诊断

以膝关节为例，股骨内侧髁的后外侧部是该病的经典发病部位。早期关节软骨 T_2WI 上信号增高，软骨下骨新月形 T_1WI 低、T_2WI 高信号区；软骨碎片可剥脱，位于原位或游离至关节腔（图 9-1-4-6）。在 PDWI 序列上骨块与软骨下骨之间出现液体信号提示已经脱离母骨，相邻骨髓水肿，呈 T_2WI 高信号，T_1WI 低信号。

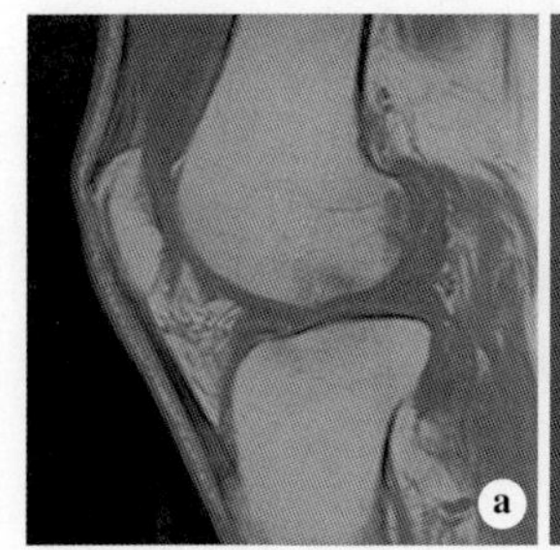
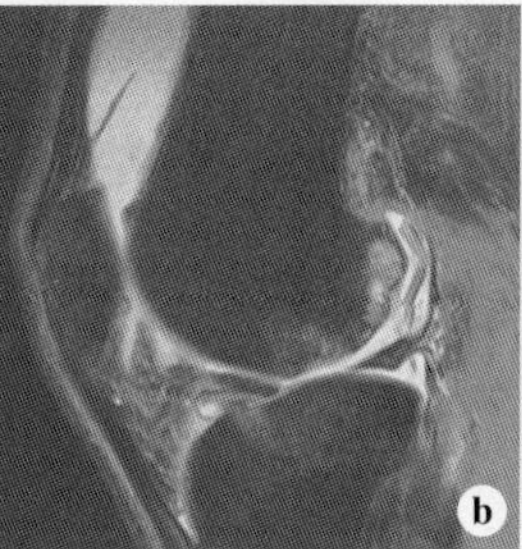
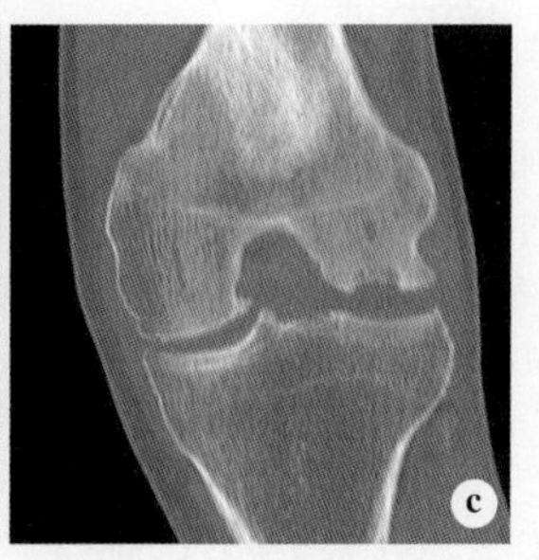

图 9-1-4-6 MRI 显示股骨髁剥脱性骨软骨炎
a、b. MRI 矢状面 T_1WI、脂肪抑制 T_2WI 图像，显示股骨髁形态不佳，关节软骨缺损，并游离至关节腔；c. CT 冠状面，显示股骨外髁局部骨质缺损

（三）鉴别诊断

1. 创伤骨折所致的骨软骨碎片 临床有确切创伤史，起病急；骨折累及软骨及软骨下骨，骨软骨部分离断；骨折碎片边缘锐利不光整，无硬化边；周围广泛性骨挫伤。

2. 膝关节自发性骨坏死 多见于老年女性；有突然膝关节剧痛史；影像学表现有时与 OCD 较难区分。

（四）治疗

稳定性骨软骨碎片可行非手术治疗，包括制动、休息。当碎片不稳定甚至形成游离体时，则需要外科手术治疗。部分病例预后不佳，可发展为骨关节炎。

【案例 9-1-4-1 点评】

1. 选 D。MRI 显示敏感，其价值主要在于显示早期病变，在平片与 CT 显示为异常之前就可以显示。

2. 选 AB。常规序列即可显示骨髓内情况。

3. 选 D。该患者 MRI 检查显示左侧股骨头软骨损伤，股骨头略塌陷。

4. 选 A。可以发现早期股骨头坏死。

【案例 9-1-4-2 点评】

1. 选 A。X 线平片为首选，观察骨质情况，可以排除肿瘤、炎症、创伤等病变。

2. 选 D。该患者胫骨结节膨大，骨髓水肿，未见骨质破坏，周围软组织水肿明显。

3. 选 A。该患者 MRI 检查诊断为胫骨结节骨软骨病。

4. 选 ABCD。胫骨结节骨化中心发育变异，无骨髓水肿；退行性骨关节病，年龄偏大，如果继发骨关节病往往有创伤病史；创伤引起的胫骨结节撕脱骨折，有创伤史，另外，骨折线锐利清晰；痛风性骨关节炎，往往累及第 1 趾跖关节最多见，累及膝关节表现为滑膜增厚，痛风结节，骨质呈侵蚀性改变。

【案例 9-1-4-3 点评】

1. 选 B。该患者接下来行 MRI 检查，观察软骨情况。

2. 选 D。该患者没有骨质破坏征象。

3. 选 A。该患者诊断为稳定型剥脱性骨软骨炎。该患者病灶下软骨骨折线累及关节软骨全层并引起断端移位。

4. 选 A。该患者最应该向临床提示剥脱性骨软骨炎是否为稳定性或不稳定性，有利于指导下一步的治疗。

五、骨与关节感染性疾病

【案例 9-1-5-1】 患者男性，21 岁，发热，呈间歇型，最高 39℃，伴左小腿疼痛 1 个月，局部皮肤发红，皮温高，WBC 升高。

思考题

1. 该患者首选的检查是

A. X 线平片；B. CT；C. MRI；D. ECT；E. MR 增强

2. 该患者立即进行 MRI 检查，结果如图 9-1-5-1 所示，下列描述不正确的是

A. 胫骨近段弥漫型异常信号，呈 T_1WI 低信号，T_2WI 高信号；B. 背侧骨皮质局部增厚；C. 周围软组织弥漫性肿胀；D. 关节囊积液，滑膜增厚；E. 骨皮质可见筛孔状破坏

3. 该患者诊断为

A. 胫骨骨髓炎；B. 化脓性关节炎；C. 胫骨尤文肉瘤；D. 胫骨结核；E. 胫骨骨肉瘤

4. 与该疾病相鉴别的疾病有

A. 肿瘤相关疾病；B. 化脓性关节炎；C. 结核；D. 骨挫伤；E. 骨折

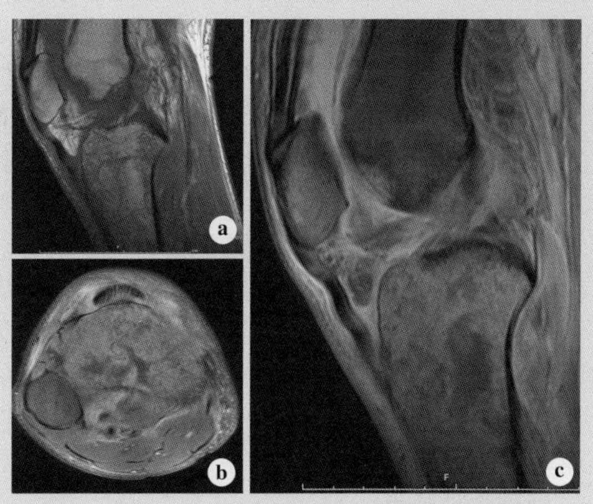

图 9-1-5-1 案例 9-1-5-1 患者影像学检查结果

a. 膝关节矢状位 T_1WI；b. 轴位脂肪抑制 T_2WI；c. 脂肪抑制 T_2WI

（一）疾病基础

骨关节感染是由病原菌侵入骨组织或关节造成的感染。随着抗生素的广泛的应用，其发病率明显降低。其治疗成功的关键在于早期诊断，明确骨关节感染的确切范围、有无脓肿形成、致病菌类型有助于制订合理的治疗方案。MRI 可以早期显示骨关节感染，并对其范围及软组织脓肿做出准确的评估。

1. 病因及分型 按感染部位分为骨髓炎、关节炎；据细菌感染的种类分为特异性或非特异性感染；按感染入侵的途径分为血行播散、接触性或直接种植；根据病程可分为急性（2 周之内）、亚急性（超过 2 周）和慢性感染（数月）。糖尿病足感染、术后/创伤后感染、脊椎骨髓炎等为比较特殊类型。

骨髓炎（osteomyelitis）是由致病微生物引起的骨髓、骨和骨膜的炎症。血源性骨髓炎儿童多见，最好发于股骨、胫骨或肱骨等长骨，大多数累及单个骨骼。成人通常由于潜在免疫缺陷疾病、邻近感染蔓延或手术等直接种植者多见，血源性骨髓炎主要累及脊柱。金黄色葡萄球菌为主要致病菌，约占 80%，近年青霉素抵抗性金黄色葡萄球菌（methicillin-resistant staphylococcus aureus，MRSA）所占比例增加。链球菌、厌氧菌感染少见。慢性骨髓炎多由开放骨折、手术及软组织感染蔓延而来，急性骨髓炎治疗效果不佳也可变成慢性骨髓炎，少数为血源性感染。Garre 骨髓炎和 Brodie 脓肿是慢性骨髓炎的特殊类型。

化脓性关节炎（pyogenic arthritis）为化脓性细菌感染滑膜或因骨髓炎继发侵犯关节而致，是较为严重的急性关节病。血源性感染多见，致病菌以金黄色葡萄球菌最多见。途径包括：细菌经血运侵犯滑膜；血源性骨髓炎侵犯关节；关节与骨同时血源性感染。此外，还包括开放性的创伤关节直接感染。

骨关节结核（osteoarticular tuberculosis）一般由结核分枝杆菌经身体内的原发病灶或复活灶经血液循环进入骨关节系统所致，易累及脊柱或大关节。骨关节结核可以出现于原发性结核活动期，也可以发生在原发灶静止期或愈合后，在机体抵抗力下降，如创伤、营养不良、劳累等诱因下，潜伏于骨关节系统内的结核杆分枝菌活跃而出现症状。骨关节结核依据发病部位分为骨型关节结核和滑膜型关节结核。

2. 临床表现

（1）一般症状：骨关节感染的症状各异，受发病时间、机制、部位及局部血供等多种因素影响。患者常表现发热、受累骨关节疼痛和肿胀，年轻患者常出现全身症状。实验室检查白细胞计数增高、

C 反应蛋白升高，红细胞沉降率增快，血培养阳性。

（2）特殊表现

1）急性骨髓炎：好发年龄为 1～10 岁。患者常表现为疼痛，不愿意运动患肢。随后症状以全身性为主，表现为发热、烦躁不安、嗜睡，同时伴有局部压痛、发热和肿胀。

2）亚急性骨髓炎：患者可能仅表现为局部骨痛数周，无发热及全身性症状。

3）慢性骨髓炎：发病隐匿，有局部肿胀，疼痛。可有窦道，伤口长期不愈，有脓液流出。肌肉萎缩，软组织可见瘢痕增生，皮肤常有色素沉着。

4）骨结核：可发生于任何骨，长骨骨骺、干骺端结核最为常见，好发于股骨上端、尺骨近端及桡骨远端；短管状骨骨干结核罕见，好发于 5 岁以下儿童。病变进展较缓慢，早期临床表现为局部肿胀、疼痛，活动期可伴低热、盗汗等全身结核病中毒症状。

5）急性化脓性关节炎：以肩、髋、膝关节最常见，血源性感染多见。临床上受累关节急性红肿热痛，活动受限，并可有全身中毒表现，如寒战、发热和白细胞增多。

3. 病理生理特点

（1）急性化脓性骨髓炎：以血行播散最常见。细菌侵入骨髓，停留在干骺端松质骨，当病菌足够强大，而身体抵抗力低下则致病菌大量繁殖，引起局部急性炎症。病理改变为充血、水肿、炎症细胞渗出、浸润，以中性多核白细胞为主。随后病变向皮质扩展并渗透疏松附着骨皮质的骨膜，产生骨膜反应，也可穿透骨膜侵犯邻近肌肉软组织形成脓肿，骨皮质血供发生障碍则形成死骨。因为骨骺软骨板对化脓性感染有阻挡作用，感染极少侵犯关节。如果治疗不及时或不彻底，则转变为慢性骨髓炎。

（2）化脓性关节炎：早期为滑膜充血、水肿、关节内较多渗出液；白细胞分解释放蛋白质溶解酶，破坏关节软骨及软骨下骨，愈合期，肉芽组织进入关节，最后发生纤维化或骨化，使关节形成纤维性强直或骨性强直。

（3）骨关节结核：病理特征是形成慢性肉芽肿，内有多核巨细胞、淋巴细胞和巨噬细胞浸润伴中心干酪样坏死。骨关节结核症状包括骨质疏松、骨小梁破坏、进行性脱钙及骨与软组织破坏。

（二）MRI 影像学诊断

1. 骨髓炎

（1）急性骨髓炎可以在 X 线平片与 CT 不显示异常时，就明显显示骨髓、骨膜及其周围软组织在脂肪抑制 T_2WI 和 STIR 上呈广泛高信号，边缘不清楚（图 9-1-5-2）；在 T_1WI 呈低信号，与正常骨髓的高信号形成鲜明的对比。脓肿表现为边界清楚的 T_1WI 低信号积液，T_2WI 接近液体的高信号，增强扫描能够清晰显示脓肿，脓肿壁明显强化，而脓腔不强化呈低信号，可位于骨内、邻近软组织或骨膜下（图 9-1-5-3）。MRI 能够敏感发现骨膜增生，在钙化之前就可以显示，为与骨干平行的 T_2WI 条形高信号影。

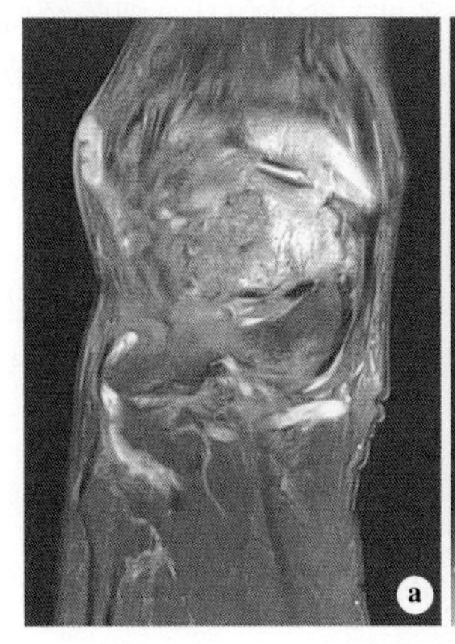

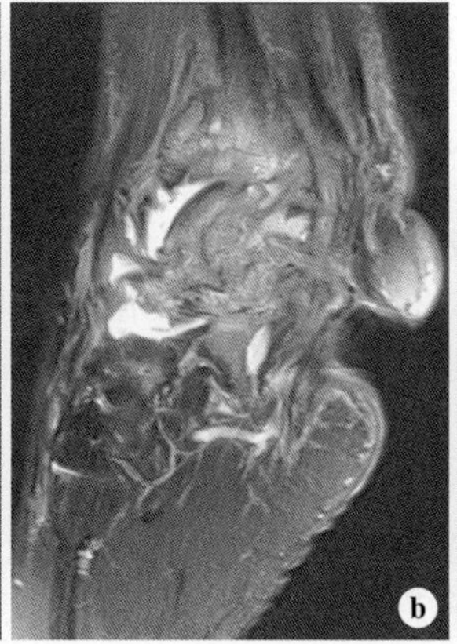

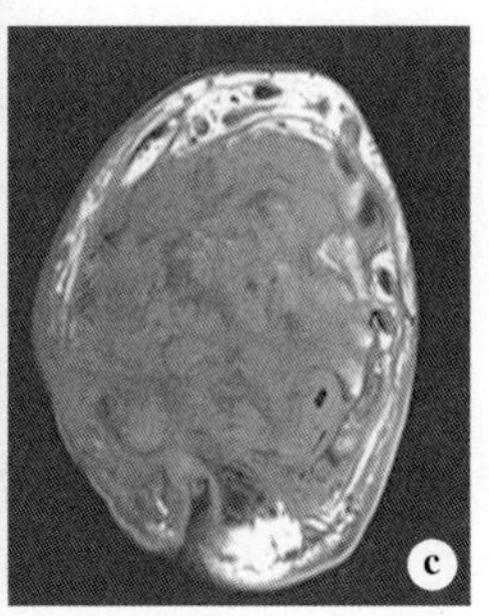

图 9-1-5-2　MRI 显示急性骨髓炎（1）

a. MRI 冠状面脂肪抑制 T_2WI；b. 矢状面脂肪抑制 T_2WI 图像；c. 轴面 T_1WI 图像显示胫骨、跟骨、距骨弥漫性骨质破坏，关节间隙消失，局部皮肤可见溃疡形成

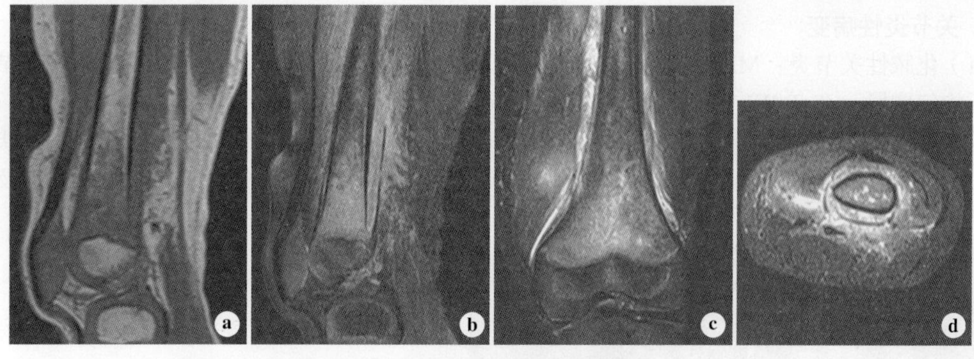

图 9-1-5-3 MRI 显示急性骨髓炎（2）

a、b. MRI 矢状面 T_1WI 和脂肪抑制 PDWI 图像；c、d. 冠状面脂肪抑制 T_2WI 和轴位 STIR 图像，显示股骨干骺端骨髓腔广泛性 T_1WI 低信号，脂肪抑制 T_2WI 高信号，边界不清，骨膜下梭形脓肿，皮下软组织肿胀

（2）慢性骨髓炎时，骨皮质增厚呈 T_2WI、T_1WI 低信号。MRI 肉芽组织及脓肿区在 T_2WI 上为高信号，T_1WI 低信号（图 9-1-5-4），增强扫描表现为周边肉芽组织强化，中央脓肿不强化。窦道为脂肪抑制 T_2WI 上与脓肿高信号相延续的不规则条形高信号，通向皮肤，与临床上所见瘘口相连。死骨的 MRI 表现特征与母骨相似，来源于骨皮质为低信号，来源于骨松质则为高信号。

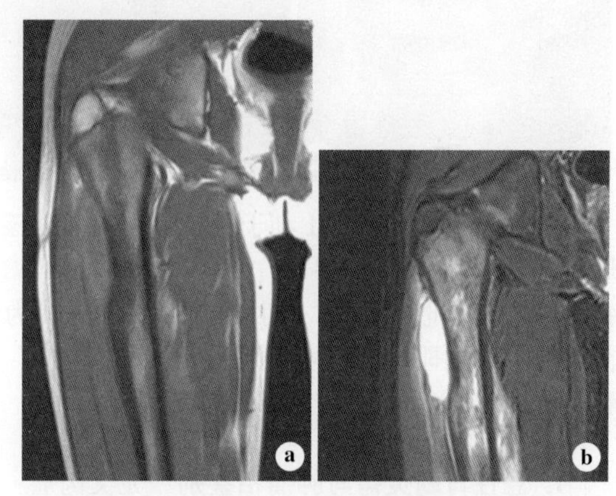

图 9-1-5-4 MRI 显示慢性骨髓炎骨旁脓肿

a、b. MRI 冠状面 T_1WI、脂肪抑制 T_2WI 图像，显示右侧股骨上端弥漫性异常信号，局部骨皮质增厚，其旁软组织内可见梭型 T_1WI 低信号，T_2WI 接近液体的高信号

慢性骨髓炎特殊类型包括：①Brodie 脓肿，表现为位于干骺端的圆形、卵圆形或不规则形骨破坏区，T_2WI 上为高信号，T_1WI 上为低到等信号（图 9-1-5-5），边缘较清楚，周围绕以骨硬化带，各序列呈低信号。②Garre 骨髓炎，主要表现为骨质增生，皮质增厚，髓腔狭窄或闭塞，呈局限性或广泛的骨质硬化，与正常骨质逐渐移行。

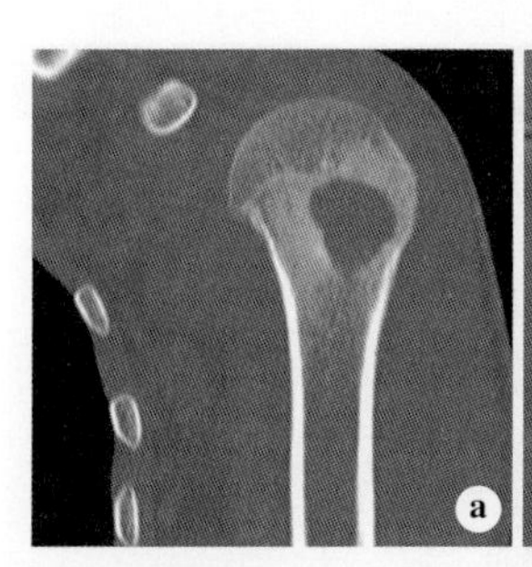

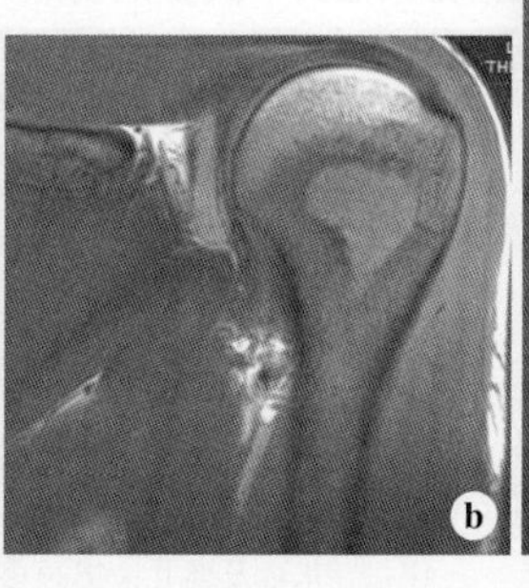

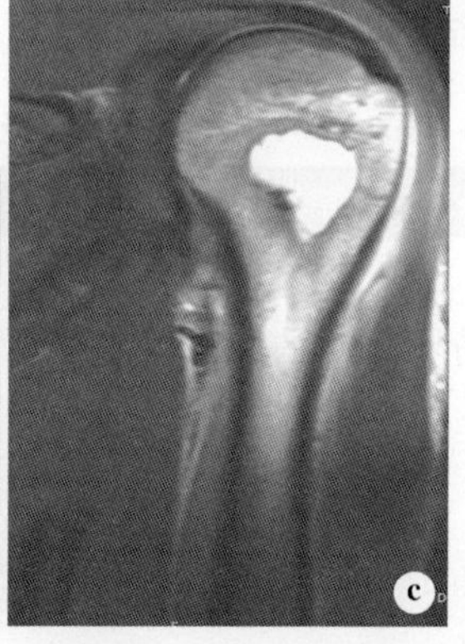

图 9-1-5-5 MRI 显示 Brodie 脓肿

a～c. 冠状面 CT，MRI 冠状面 T_1WI、脂肪抑制 T_2WI 图像；显示右侧肱骨上段偏心性类圆形异常信号

2. 骨结核 长骨骨骺、干骺端结核可分为中心型和边缘型。中心型病灶表现为骨骺或干骺端类圆形骨质破坏区，边界较清楚，不伴或伴轻微骨膜反应，骨质硬化少见，有时可见砂砾样死骨。而结核性肉芽组织表现为 T_1WI 低信号、T_2WI 等、高信号、增强扫描明显强化，干酪样坏死区域 T_2WI 信号偏低，无明显强化，有一定的特征性。边缘型病灶早期表现为局部骨皮质侵蚀破坏，多在肌腱、韧带附着部位，可有薄层硬化边。

3. 关节炎性病变

（1）化脓性关节炎：MRI 在感染后 24 小时即可出现改变，能够敏感显示滑膜炎症和关节液。滑膜不均匀增厚，在 T_1WI 呈低信号，T_2WI 呈等信号，边界不清，增强扫描滑膜明显强化。随着病变的进展，出现关节持重面软骨破坏在 T_1WI 呈低信号，T_2WI 呈等信号的虫蚀样或小片状软骨缺损，关节面下骨质破坏在 T_1WI 呈低信号，T_2WI 呈高信号。MRI 还能敏感显示骨髓炎症及关节囊、韧带、肌腱、软骨等的破坏情况（图 9-1-5-6）。

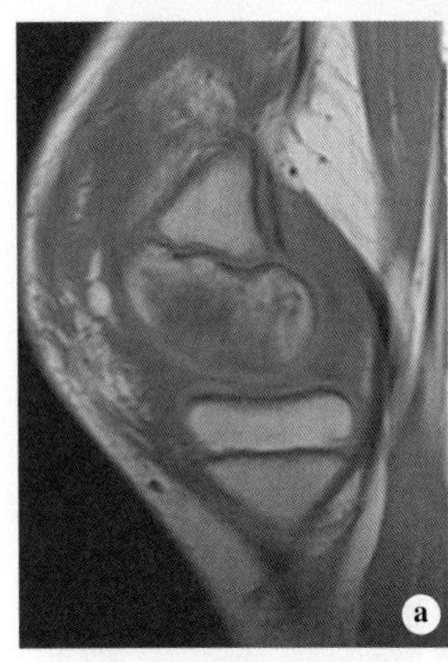

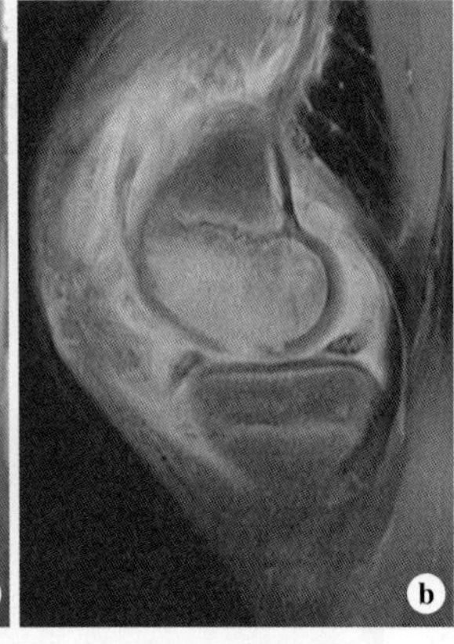

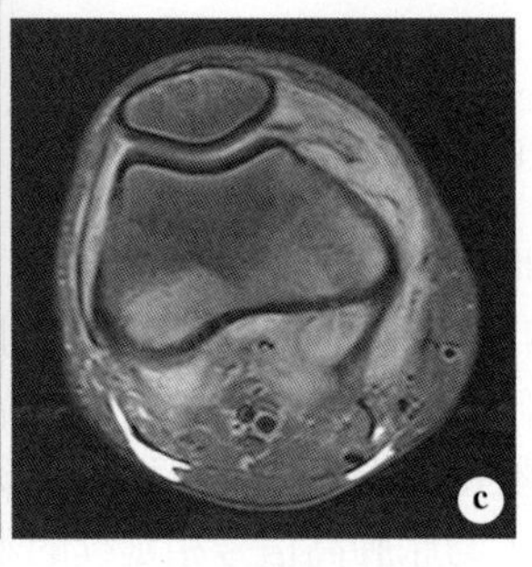

图 9-1-5-6　MRI 显示化脓性骨髓炎
a～c. MRI 冠状面 T_1WI、脂肪抑制 T_2WI 图像和轴位脂肪抑制 T_2WI 图像；显示关节囊肿胀明显，滑膜增厚，股骨远端骨骺可见异常信号

（2）关节结核：MRI 利于显示早期骨内结核渗出灶，呈 T_1WI 低信号、T_2WI 高信号，与一般炎症无法区分；滑膜增厚，T_1WI 低信号，T_2WI 高信号，增强扫描明显强化，能更好地显示肉芽肿、脓肿的范围及毗邻关系。脓肿在 MRI 上 T_1WI 为低信号，T_2WI 信号较高，但比液体偏低，增强扫描无强化，周围脓肿壁为薄的强化边。

（三）鉴别诊断

1. 急性骨髓炎需与肿瘤相鉴别　尤文肉瘤：好发年龄为 5～15 岁；病程较长，持续数月；局部症状以疼痛为主；早期可发生远处转移；虫噬样溶骨性骨质破坏，边界不清；骨膜新生骨呈葱皮样；软组织肿块。骨梗死与早期骨髓炎相似，临床表现和实验室检查有助于诊断。

2. 骨结核需要和肿瘤相鉴别　软骨母细胞瘤：病灶边缘清楚，伴硬化边，周围无骨质疏松，无软组织肿胀及寒性脓肿表现。骨囊肿：CT 及 MR 为囊性表现，无骨膜反应及明显软组织肿胀。

3. 化脓性关节炎和结核性关节炎的鉴别　见表 9-1-5-1。

表 9-1-5-1　结核性关节炎和化脓性关节炎鉴别要点

鉴别点	结核性关节炎	化脓性关节炎
骨侵蚀	更多见	较少见
软骨下骨髓水肿	不显著	显著
关节软骨破坏	可以有，但少见	发生更早更严重
滑膜改变	滑膜增厚，光滑，强化	滑膜不规则增厚，强化显著
周围软组织	冷脓肿	弥漫性肿胀，边界不清
病灶数量	多处受累	单个
年龄	少年和儿童	儿童及婴儿，男孩多见
部位	持重大关节	持重大关节
症状与体征	发病缓慢，症状轻微，可有盗汗、乏力等，关节肿痛，活动受限	急性起病，高热，关节活动受限，可见红、肿、热、痛

（四）治疗

早期急性骨髓炎，使用足量抗生素。较大脓肿应穿刺或手术引流脓液。

骨关节结核治疗的目的是增强抵抗力，消除局部病灶，防止并发症，减少残疾，方法上强调全身疗法与局部疗法相结合，非手术疗法与手术疗法相结合。

【案例 9-1-5-1 点评】

1. 选 A。因为患者发病超过 7 天，且 X 线平片方便快捷所以首选。
2. 选 E。本例未见明确骨皮质破坏，筛孔状骨质破坏为小细胞恶性肿瘤多见。
3. 选 A。该患者 MRI 检查显示左胫骨骨髓炎。
4. 选 A。该病应和尤文肉瘤相鉴别。

六、骨　肿　瘤

【案例 9-1-6-1】　患者女性，11 岁，主因右膝关节疼痛半个月，局部肿胀，活动受限来诊。实验室检查碱性磷酸酶明显升高。

思考题

1. 该患者首选的检查是

A. X 线平片；B. CT；C. MRI；D. ECT；E. MR 增强

2. 该患者立即进行 MRI 检查，结果如图 9-1-6-1 所示，下列描述不正确的是

A. 股骨下段骨质破坏，T_1WI 呈低信号，T_2WI 呈混杂信号；B. 骨骺未见受累；C. 可见骨膜反应；D. 偏心性软组织肿块；E. 股骨下段可见肿瘤骨

3. 该患者诊断为

A. 股骨远端骨肉瘤；B. 股骨远端尤文肉瘤；C. 股骨远端骨髓炎；D. 股骨远端淋巴瘤；E. 股骨远端骨囊肿

4. 与该疾病相鉴别的疾病有

A. 尤文肉瘤；B. 成骨性骨转移瘤；C. 化脓性骨髓炎；D. 纤维结构不良；E. 骨囊肿

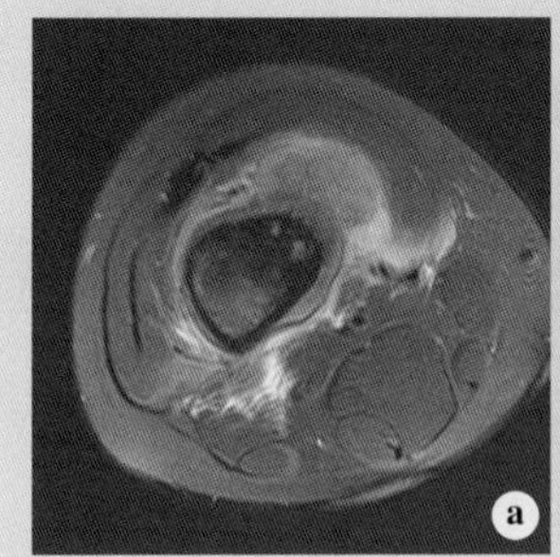
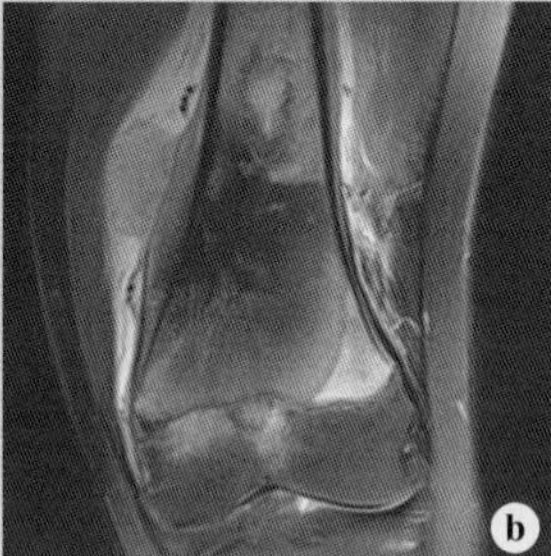
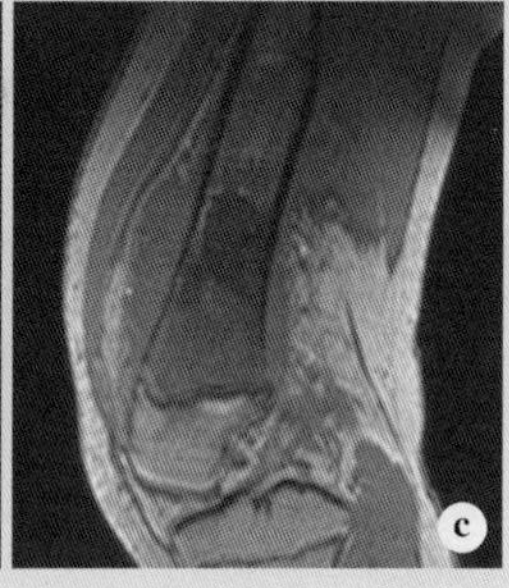

图 9-1-6-1　案例 9-1-6-1 患者影像学检查结果

a～c. 股骨远端轴位脂肪抑制 T_2WI、冠状位脂肪抑制 T_2WI、矢状位 T_1WI

（一）疾病基础

骨肿瘤的发病率并不高，其中原发骨肿瘤占全部肿瘤的 2%～3%，而恶性骨肿瘤约占全身恶性肿瘤的 1%。骨肉瘤、软骨肉瘤和尤文肉瘤是最常见的骨原发性恶性肿瘤。大多数病例的影像学表现缺乏特征，其临床表现也缺乏特异性，因此，其诊断需要影像、临床、病理三结合。MR 可以清晰显示肿瘤对髓腔内的侵犯情况，明确是否有软组织肿块，了解肿瘤是否侵蚀邻近的脂肪、肌肉、大血管和重要神经，还可明确肿瘤周围有无水肿及水肿的范围，帮助临床分期及治疗。

1. 病因及分型　2020 年 WHO 推出第 5 版分类，将每种组织来源的骨原发性肿瘤分为良性、局部侵袭中间型、偶有转移中间型和恶性四组。

（1）良性：这组骨肿瘤较少复发，即使复发也不具有侵袭性，完整局部切除或刮除几乎都可治愈。例如：骨软骨瘤、软骨瘤、骨瘤、骨样骨瘤、血管瘤、骨的脂肪瘤、单纯性骨囊肿、纤维结构不良等。

（2）局部侵袭中间型：该组骨肿瘤呈浸润性、局部破坏性生长，术后常局部复发，没有发现远

处转移；局部切除范围需带肿瘤周围正常组织。例如：软骨肉瘤Ⅰ级、软骨黏液样纤维瘤、骨母细胞瘤、骨的促结缔组织增生性纤维瘤、动脉瘤样骨囊肿、朗格汉斯组织细胞增生症和Erdheim-Chester病等。

（3）偶有转移中间型：该组骨肿瘤具有局部侵袭性，＜2%可远处转移。但基于组织学形态难以预测是否转移。例如：骨巨细胞瘤、软骨母细胞瘤和骨上皮样血管瘤等。

（4）恶性：该组肿瘤具有局部破坏性生长、复发率高、远处转移的特点。例如：骨肉瘤、尤文肉瘤等。

来源于其他系统的肿瘤转移至骨称为骨转移瘤或继发性骨肿瘤。良性骨肿瘤恶变，如骨软骨瘤恶变、放疗后恶变等。

2. 临床表现

（1）年龄：为诊断骨肿瘤很重要的线索。若婴儿发生多发性溶骨性破坏，应首先考虑急性白血病或神经母细胞瘤；儿童或少年，尤文肉瘤发病占首位；青年最好发骨肉瘤、骨软骨瘤、软骨母细胞瘤等；巨细胞瘤多见于成年人；骨髓瘤、纤维肉瘤、未分化高级别多形性肉瘤等发病年龄较大。40岁以上骨转移瘤最多见。

（2）症状与体征：良性肿瘤往往无明显临床症状，可因病理骨折来就诊，骨样骨瘤或骨母细胞瘤可有夜间痛；恶性肿瘤以疼痛为首发症状，而且疼痛剧烈，以夜间痛为著；骨髓瘤和骨转移瘤可引起全身性骨痛。良性肿瘤多无阳性特征，或局部压痛；恶性肿瘤可有表面皮肤红肿，血管怒张，皮温升高等。

（3）实验室检查：良性肿瘤无明显实验室检查异常；骨肉瘤碱性磷酸酶升高，尤文肉瘤白细胞升高，骨髓瘤尿中可见本周蛋白。

3. 诊断思路 影像学表现对骨肿瘤的诊断至关重要，分析从以下几个问题着手：①定位；②发病年龄；③发生部位；④影像学特点。最后推断出肿瘤的性质及组织学来源。

（1）定位：MRI可以明确是骨还是骨外来源。骨来源骨肿瘤的最大面位于骨内，而骨外肿瘤侵犯骨可使骨皮质受压、凹陷、硬化或变形。肿瘤位于四肢骨还是中轴骨，以及是四肢骨的干骺端、骨骺或骨干内，还是脊柱、头颅骨，见表9-1-6-1。

表9-1-6-1 常见骨肿瘤的好发部位

长骨干骺端	长骨骨骺	长骨骨干	骨盆	短管骨	脊柱	头颅
骨肉瘤	软骨母细胞瘤	尤文肉瘤	软骨肉瘤	内生软骨瘤	脊索瘤	骨瘤
骨软骨瘤	骨巨细胞瘤	网状细胞肉瘤	内生软骨瘤	骨软骨瘤	骨巨细胞瘤	血管瘤
骨巨细胞瘤		骨囊肿	骨软骨瘤	血管球瘤		纤维结构不良
软骨黏液样纤维瘤		非骨化性纤维瘤	纤维结构不良			

（2）发病年龄：见临床表现部分。

（3）影像学特点

1）骨质破坏方式：①地图状骨质破坏，边界清晰锐利有硬化边，为生长缓慢骨肿瘤的特征，多见于良性骨肿瘤，如纤维结构不良和骨囊肿等；②边界清楚无硬化边，此种边界为生长较快病变，可见于良性或交界性骨肿瘤，如骨巨细胞瘤等；③边界模糊不清，是侵蚀性骨破坏的特点，见于恶性骨肿瘤，如骨肉瘤、尤文肉瘤、骨淋巴瘤等；④虫蚀状骨质破坏；⑤穿凿样骨质破坏均见于侵袭性病变。

2）骨膜反应：骨膜反应的形态改变可以反映病变的生长速度。实性骨膜反应见于良性肿瘤，如骨样骨瘤；层状骨膜反应见于侵袭性肿瘤；日光放射状骨膜反应及Codman三角，见于恶性肿瘤，如骨肉瘤、Ewings肉瘤、成骨性转移瘤等，还可见于地中海贫血骨改变、骨血管瘤等。

3）骨肿瘤基质：骨样病变产生的基质即肿瘤骨，指骨肿瘤细胞产生骨样组织，并有钙盐沉着而形成的异常骨质，是成骨性肿瘤特征性表现。软骨样病变产生的基质即瘤软骨，呈环形、弧形或爆米花样，MRI 对未钙化的软骨基质敏感，在 T_2WI 上呈明显高信号，可显示比较完整的软骨小叶结构，小叶间纤维分隔在 T_2WI 上的信号低于软骨基质，增强扫描强化程度明显高于软骨基质，此征象有一定特征性。纤维样基质：在 MRI 上，含丰富胶原纤维的肿瘤在 T_1WI 和 T_2WI 上其信号强度一般较低，见于骨性纤维结构不良、纤维结构不良，也可见于骨促结缔组织增生性纤维瘤等。黏液样基质：肿瘤内含有大量的黏液样基质，在 MRI 上有一定特征性，T_1WI 等、低信号，T_2WI 呈高信号，增强扫描中央区域强化早于外围区域，随着时间的延长可呈渐进性的云絮状强化。富含黏液样基质的肿瘤有黏液纤维肉瘤、黏液软骨肉瘤、软骨黏液纤维瘤、恶性纤维组织细胞瘤、脊索瘤等。

4）软组织改变：良性肿瘤周围软组织多无肿胀或肿块影，恶性肿瘤可见肿瘤组织突破皮质长入软组织，形成软组织肿块，与周围组织分界不清。

根据上述分析，对骨肿瘤做出定性诊断，见表 9-1-6-2。

表 9-1-6-2 良、恶性骨肿瘤的影像学鉴别诊断

鉴别点	良性	恶性
生长速度	缓慢，有硬化边	迅速，模糊
生长方式	膨胀性	浸润性、虫蚀性
骨皮质改变	变薄、膨胀，但多完整	骨皮质缺损、中断
骨膜反应	少有	常见，破坏并产生 Codman 三角
肿瘤骨	无	可见，针状、放射状等
软组织肿块	少有，边界清楚	常见，边界不清
远隔器官转移	无	常见

（二）MRI 影像学诊断

1. 原发性骨肿瘤

（1）软骨源性肿瘤：其一个特征是基质的钙化和少血管性。钙化表现为环形或者弧形；软骨基质因其成分表现为 T_1WI 短或者等信号，T_2WI 为高信号或者混杂信号。良、恶性鉴别诊断比较困难，良性软骨性肿瘤自身可以恶变。

骨软骨瘤（osteochondroma）也称外生骨疣，为最常见的良性骨肿瘤，好发于长骨，特别是膝关节附近。表现为向外突出的骨性赘生物，多位于长骨干骺端，背离关节方向生长，其基底骨皮质、松质骨与母体骨相延续，其顶端可略为膨大，呈菜花状或丘状隆起，为软骨帽，在 T_1WI 上呈低信号，在 T_2WI 呈与关节透明软骨相似的高信号。MRI 可以更好地判断骨软骨恶变，表现为软骨帽增厚，超过 1.5cm 或突然出现大量钙化。软骨帽边缘模糊或信号改变，可见骨质破坏，或远处转移（图 9-1-6-2）。

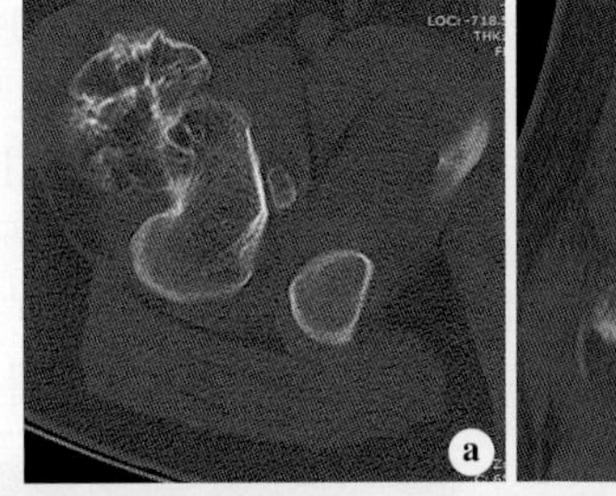
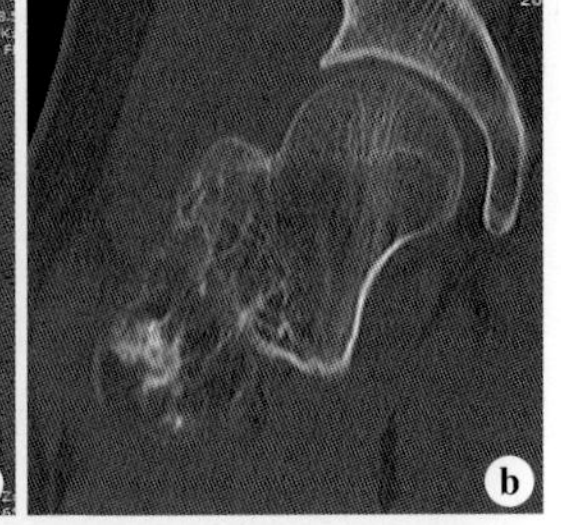
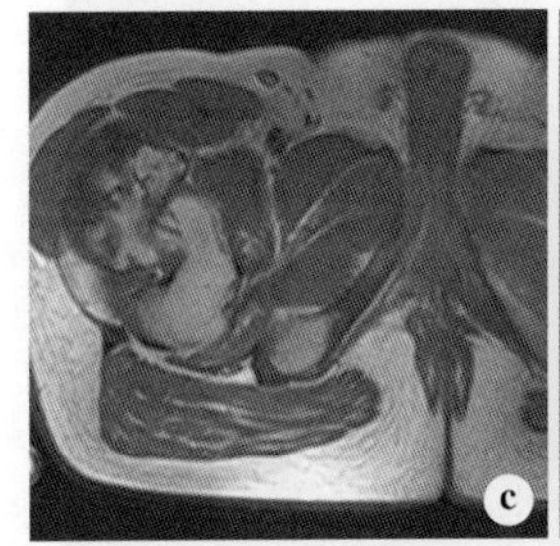
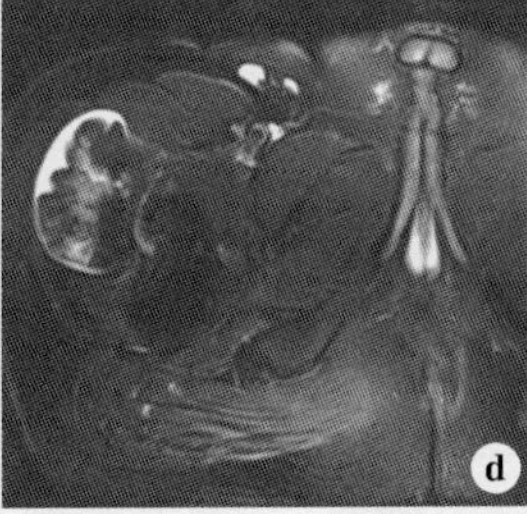
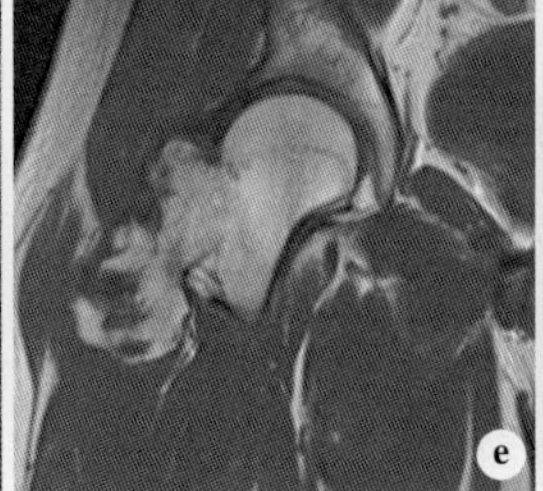
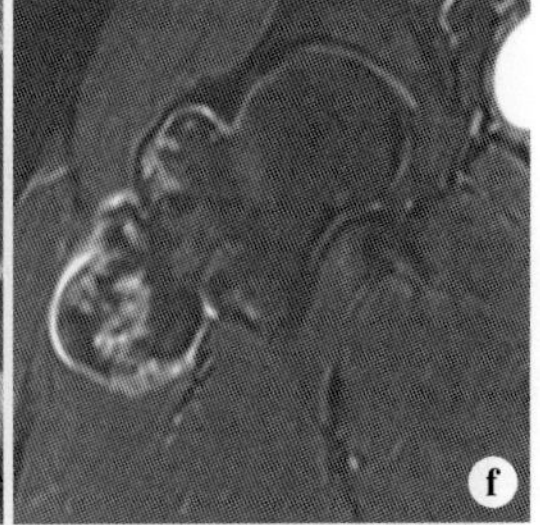

图 9-1-6-2 CT 及 MRI 显示骨软骨瘤

a、b. CT 轴位和冠状位显示股骨大转子旁可见骨样突起，表面呈菜花状改变；c、d. MRI 轴位 T_1WI、脂肪抑制 T_2WI 图像；e、f. MRI 冠状位 T_1WI、脂肪抑制 T_2WI 图像，显示股骨大转子旁骨样突起，并清晰显示软骨帽软骨肉瘤（chondrosarcoma），为恶性肿瘤。其按细胞密度、分化程度及有丝分裂相分三级，Ⅰ级为低度恶性，Ⅱ级为中度恶性，Ⅲ级为高度恶性。2020 版 WHO 骨与软组织肿瘤新分类中，依据生物学行为将非典型软骨肿瘤（atypical cartilaginous tumor）归为中间型肿瘤（局部侵袭性），而软骨肉瘤Ⅰ、Ⅱ、Ⅲ级归为恶性骨肿瘤，新增骨膜软骨肉瘤。软骨肉瘤Ⅰ级 MRI 表现为 T_2WI 结节样高信号及低信号间隔，T_1WI 病灶内可有少量脂肪影；软骨肉瘤Ⅱ级和Ⅲ级 MRI 表现为 T_1WI 低信号，没有脂肪高信号影，T_2WI 高低混杂信号，增强后肿瘤的软骨基质、黏液变性和液化区通常无强化，而周边的纤维间隔或假包膜呈分隔状、花边状强化（图 9-1-6-3）。

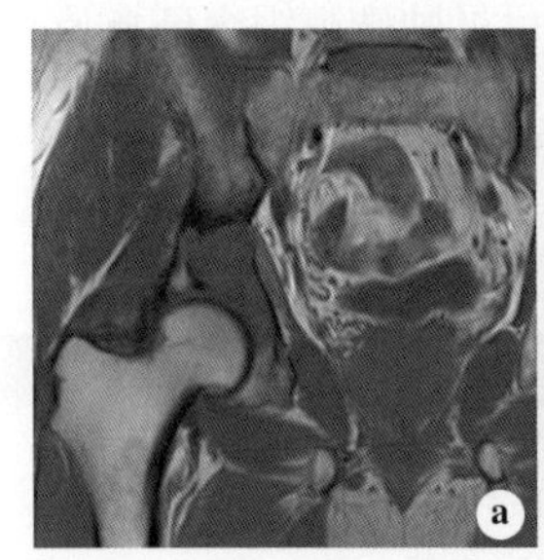
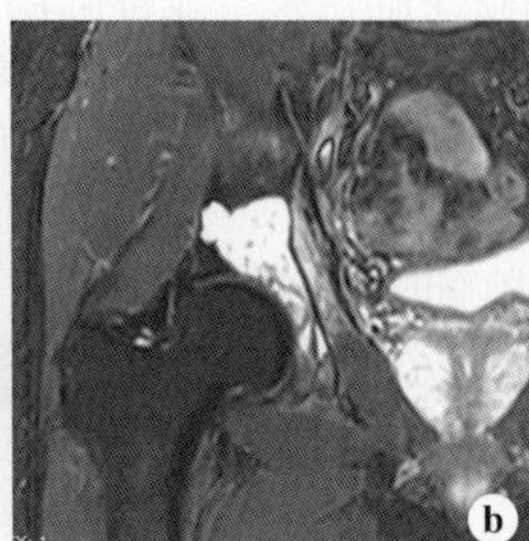
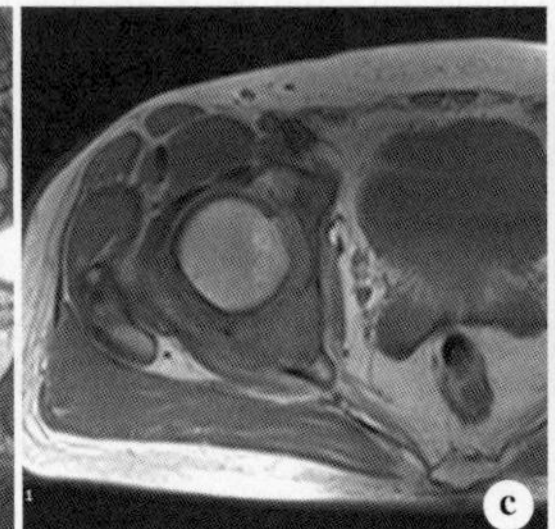
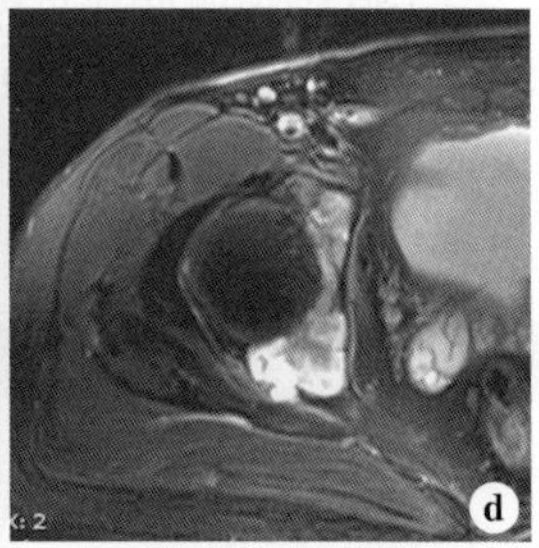
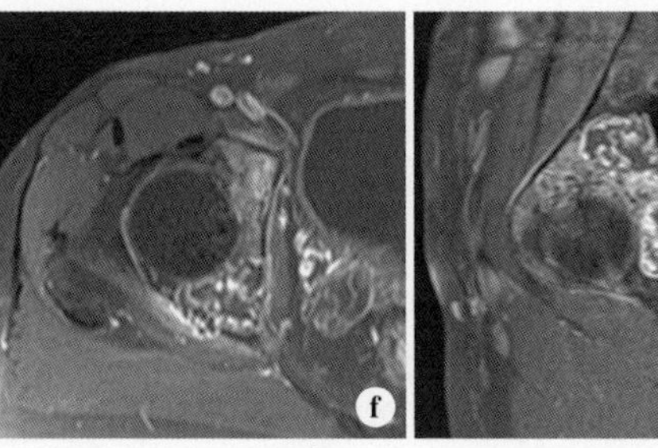

图 9-1-6-3 MRI 显示Ⅱ级软骨肉瘤

a、b. MRI 冠状位 T_1WI、脂肪抑制 T_2WI 图像；c、d. MRI 轴位 T_1WI、脂肪抑制 T_2WI 图像，显示右侧髋臼结节样 T_2WI 高信号，T_1WI 低信号病变；e. 脂肪抑制 T_1WI 图像；f、g. 增强后 MRI 轴位和矢状位脂肪抑制 T_1WI 图像，显示病变呈结节样边缘强化

（2）骨源性肿瘤：特征是瘤骨形成，良性的为成熟的骨组织，MRI 各序列呈低信号。

骨样骨瘤（osteoid osteoma）为良性成骨性肿瘤。瘤巢（直径小于 2cm）未钙化的部分在 T_1WI 上呈低或等信号、T_2WI 上呈高信号；钙化部分在 T_1WI 和 T_2WI 上一般均呈低信号（图 9-1-6-4）；注射对比剂后，肿瘤明显强化。瘤巢周围骨质硬化区在 T_1WI 和 T_2WI 一般均呈低信号。肿瘤周围的骨髓和软组织常有充血和水肿，呈 T_1WI 低信号和 T_2WI 高信号，并可有一定程度的强化。

骨肉瘤（osteosarcoma）亦称成骨性肿瘤，其瘤细胞能直接形成骨样组织或骨质，为最常见的原发性恶性骨肿瘤，好发于膝关节周围长骨的干骺端。2020 版 WHO 骨与软组织肿瘤分类将骨肉瘤分为普通型骨肉瘤、骨旁骨肉瘤、毛细血管扩张性骨肉瘤、低级别中心性骨肉瘤、骨膜骨肉瘤、小细胞性骨肉瘤、高级别表面骨肉瘤和继发性骨肉瘤等，其中，普通型骨肉瘤最常见。

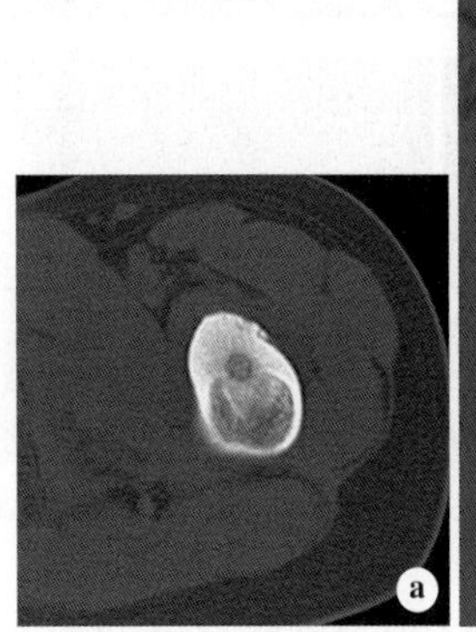
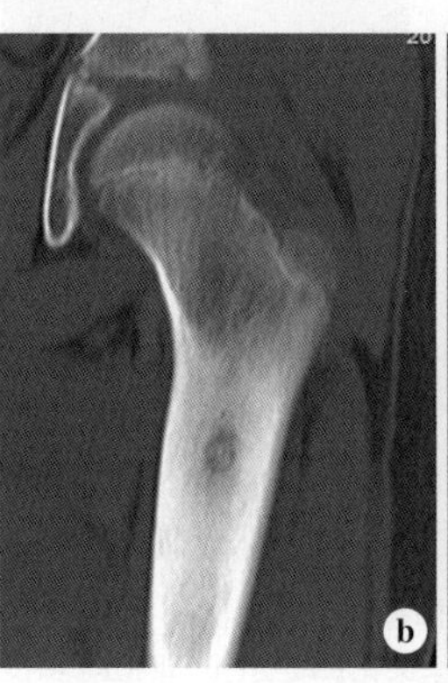
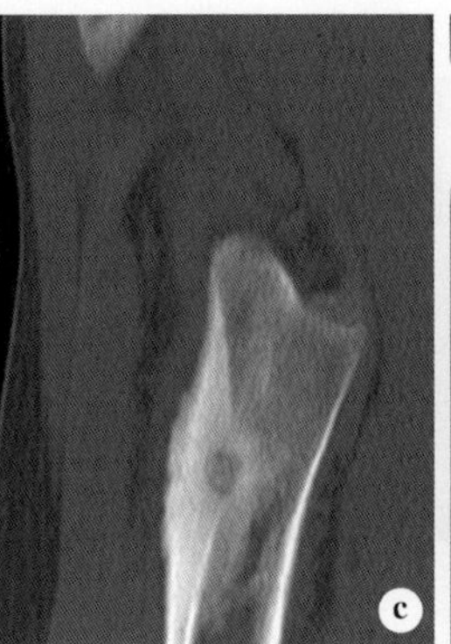
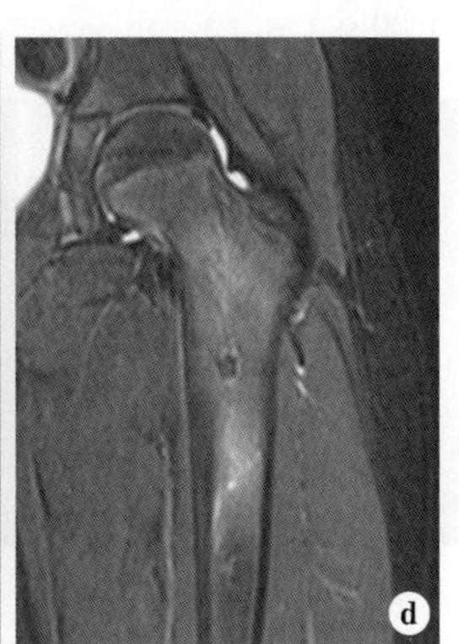

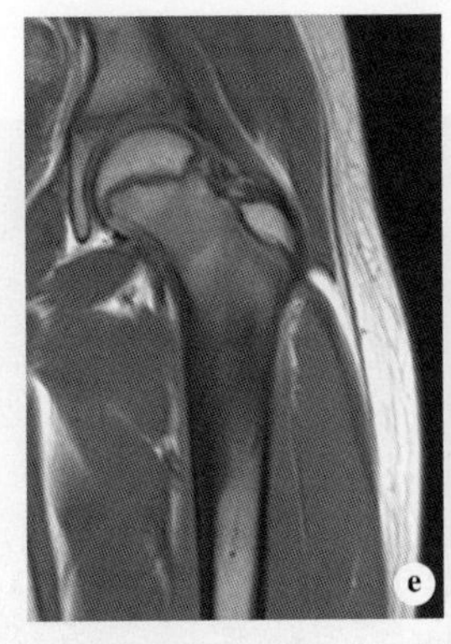

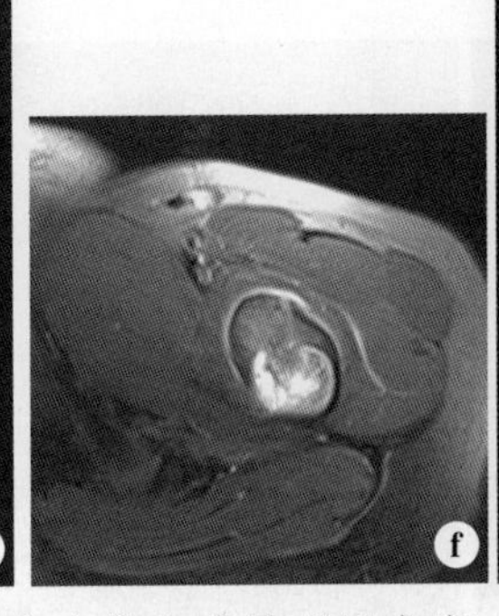

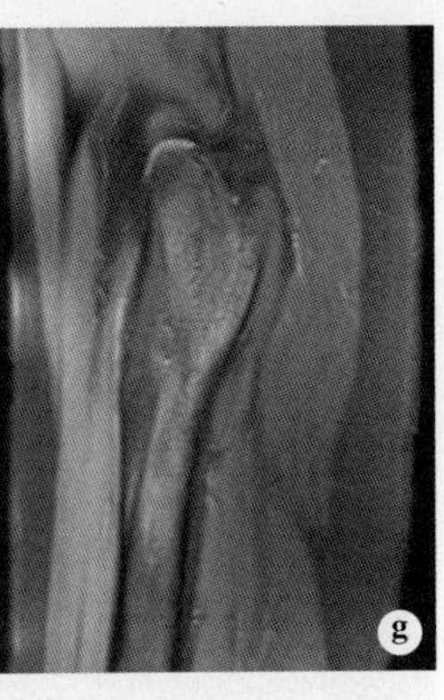

图 9-1-6-4 CT 及 MRI 显示骨样骨瘤
a～c. CT 轴位、冠状位及矢状位，显示股骨上端类圆形低密度，相邻骨皮质增厚；d～g. MRI 冠状位、矢状位及轴位图像，瘤巢 T_1WI 上呈等信号（e）、T_2WI 上呈低信号（d、f、g），相邻骨皮质增厚

影像学又根据骨质破坏和肿瘤骨的比重，将骨肉瘤分为成骨型骨肉瘤、溶骨型骨肉瘤和混合型骨肉瘤。骨质破坏表现为 T_1WI 上为低信号或低高混杂信号，T_2WI 上为不均匀高信号或混杂信号，肿瘤骨可位于骨内也可位于软组织内，表现为 T_1WI、T_2WI 均为低信号；继续生长突破皮质，向外形成软组织肿块，T_1WI 呈等/低信号，T_2WI 呈高信号。骨膜增生在 T_1WI 上表现为不均匀的低信号，而在 T_2WI 上表现为不均匀的高信号，如果增生的骨膜遭到破坏，则形成 Codman 三角。

（3）纤维源性肿瘤：影像学上，MRI 图像上没有明显的特异性，多少纤维组织 T_1WI、T_2WI 信号不定，其中黏液样变性、囊变坏死呈 T_1WI 低/等信号，T_2WI 高信号。

纤维结构不良（fibrous dysplasia）是正常骨髓和骨组织被异常增生的不成熟编织骨和纤维组织所代替的一种良性病变，偶有恶变。MRI 表现无特征性，在 T_1WI 上多呈等、低信号；在 T_2WI 依病变内含编织骨、纤维成分、囊变及出血等成分的不同而表现不一，多不均匀（图 9-1-6-5）。增强扫描可呈均匀或不均匀强化，有时可呈边缘强化。

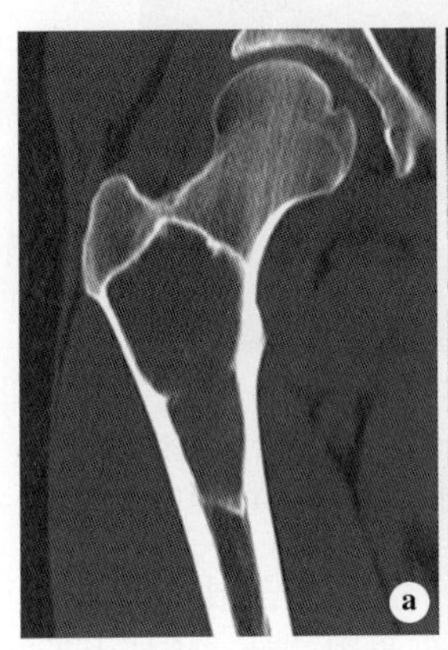

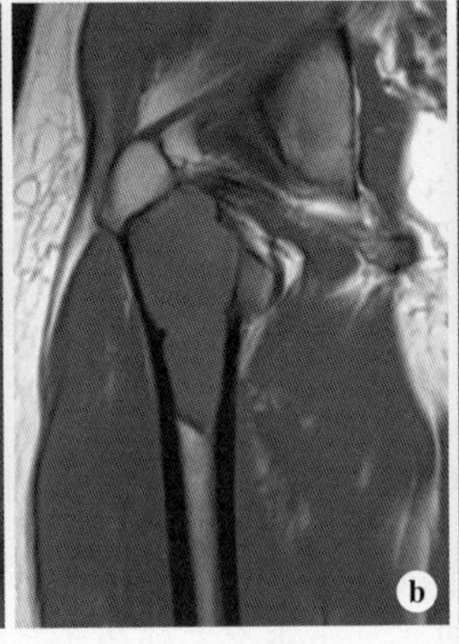

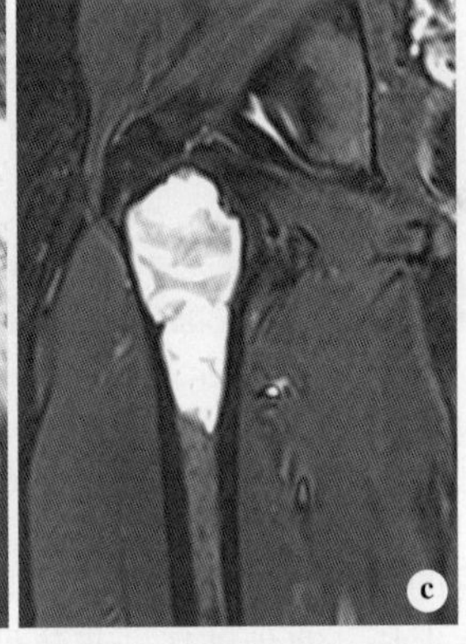

图 9-1-6-5 CT 及 MRI 显示纤维结构不良
a. CT 冠状位显示股骨上段骨质破坏，边缘硬化；b. MRI T_1WI 图像病变呈 T_1WI 等信号；c. 脂肪抑制 T_2WI 上高信号

（4）造血系统肿瘤：骨髓瘤（myeloma）是恶性肿瘤。MRI 为骨髓瘤最敏感的影像学检查方法，可在骨质破坏之前显示骨髓内的浸润病灶，病灶在 T_1WI 上呈灶性或弥漫性低信号，与原有脂肪高信号形成明显对比，脂肪抑制 T_2WI 呈均匀性高信号，部分患者呈“胡椒盐”征（图 9-1-6-6）。但约有 28%的病例在 T_1WI 表现为正常信号，仅在脂肪抑制 T_2WI 有信号改变。

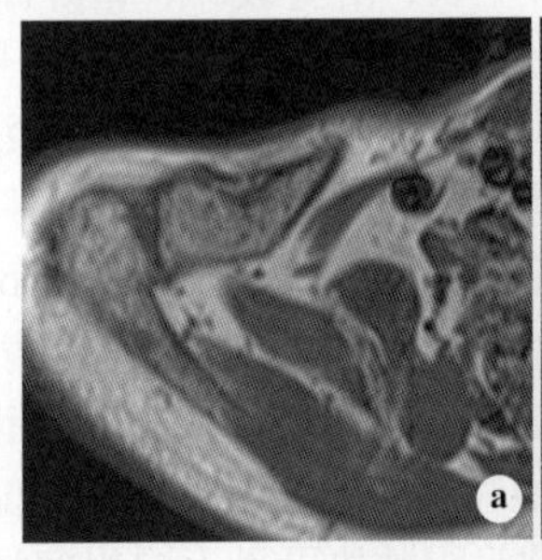

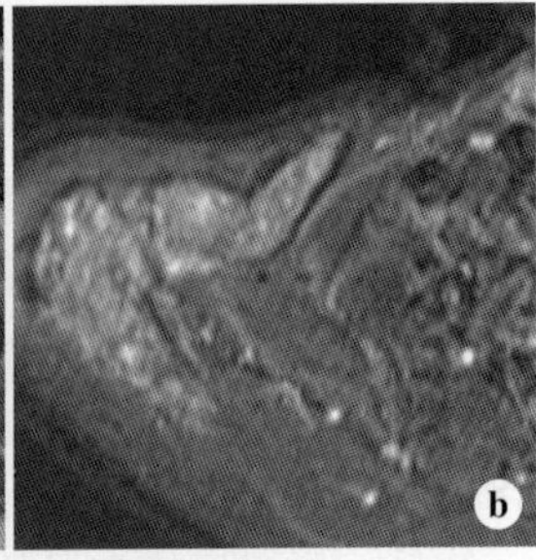

图 9-1-6-6 MRI 显示骨髓瘤
a. 病变呈 T_1WI 弥漫性低信号；b. 脂肪抑制 T_2WI 高信号，呈“胡椒盐征”

（5）其他间叶性肿瘤：单纯性骨囊肿（simple bone cyst）为良性肿瘤，好发于长骨的干骺端，可向骨干移行。T_1WI 呈均匀低信号、在 T_2WI 呈均匀高信号（图 9-1-6-7）；因病理性骨折合并出血时信号可不均匀，可见液-液平面；增强扫描病变多无强化或呈边缘强化。

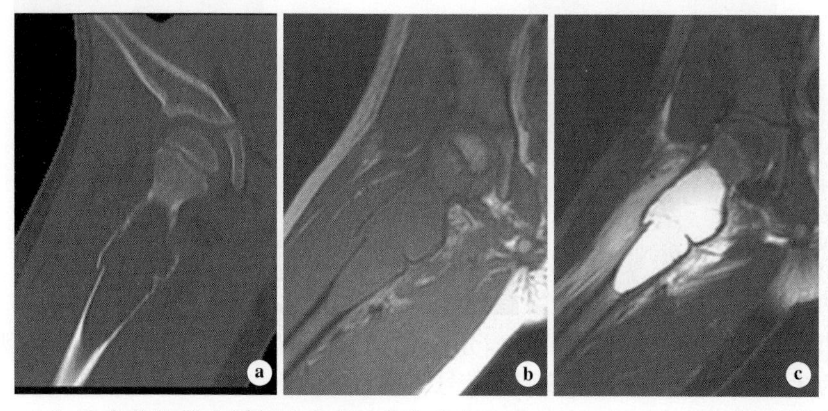

图 9-1-6-7 CT 及 MRI 显示单纯性骨囊肿

a. CT 冠状位显示股骨上段骨干溶骨性骨质破坏，骨皮质中断；b、c. MRI T_1WI 图像病变呈低信号、脂肪抑制 T_2WI 高信号，可见骨折线，周围软组织肿胀

（6）未分化的小圆细胞肉瘤：尤文肉瘤（Ewing's sarcoma，ES），约占所有恶性骨肿瘤的 5.4%，多见于长管状骨骨干；均有髓内病灶，90%见皮质破坏，95%形成周围软组织肿块。其 T_1WI 为低信号，T_2WI 为混杂信号，增强扫描呈不均匀强化。骨膜反应在 T_1WI、T_2WI 均呈低信号。长骨病灶在横断面上呈同心圆状改变是 ES 较特征性表现（图 9-1-6-8）。骨质破坏轻微而伴骨外巨大软组织肿块，并与骨破坏范围不相称，也是其特点之一。

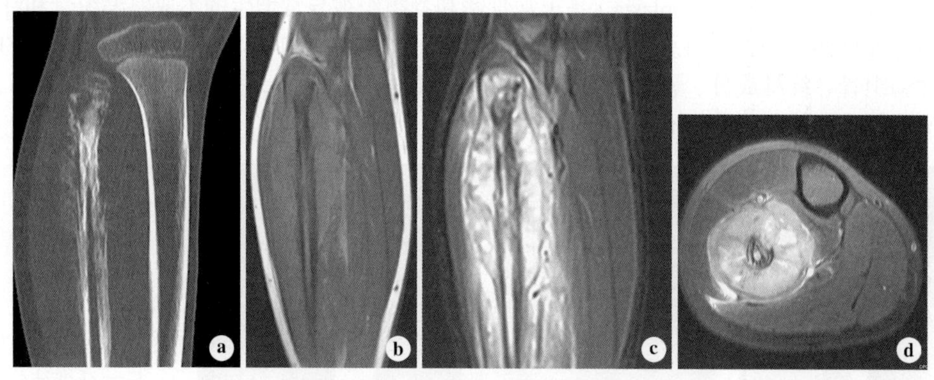

图 9-1-6-8 CT 及 MRI 显示尤文肉瘤

a. CT 冠状面显示腓骨中上段皮质筛孔状破坏，可见多发骨膜反应及软组织肿块；b. MRI 冠状 T_1WI 显示腓骨骨质破坏，呈弥漫性低信号；c、d. 脂肪抑制 T_2WI 显示骨质破坏呈高信号，周围软组织肿块形成，并可见放射状骨膜反应

（7）富含破骨巨细胞的肿瘤：中间型骨巨细胞瘤（giant cell tumor of bone）局部具有侵袭性，病灶位于骨端，多偏心性生长；溶骨破坏、菲薄骨壳，边缘多无硬化边，但界限清楚；病灶内无钙化或骨化；T_1WI 呈均匀的低或等信号，高信号区则提示亚急性出血，T_2WI 信号相对较低（图 9-1-6-9），一般认为是由肿瘤内部含铁血黄素沉着产生的，可有液-液平面，多是继发的动脉瘤样骨囊肿。其实性成分明显强化。

2. 继发性骨肿瘤 骨转移瘤（metastatic tumor of bone）系指骨外其他组织、器官的恶性肿瘤转移至骨。25%～30%的恶性肿瘤首发病变为骨病灶。多数骨转移瘤在 T_1WI 上呈低信号，与高信号骨髓组织对比明显；在 T_2WI 上多为高信号，脂肪抑制序列更清晰，低信号病变见于成骨型骨转移瘤（图 9-1-6-10）。除绝经期前的妇女，大部分健康人骨骼在 DWI 上呈低信号，而骨转移瘤多呈高信号，增强后病变及软组织肿块可呈不同程度强化。

（三）鉴别诊断

1. 骨软骨瘤需要和骨瘤及表面骨肉瘤相鉴别 骨瘤发生在骨表面者，呈高密度灶，有宽基底或蒂与宿主骨相贴，不与母体骨的髓腔相通，无软骨帽。表面骨肉瘤为恶性肿瘤，不具有骨皮质和骨松质结构的基底，与受累骨没有骨皮质和骨小梁的延续。

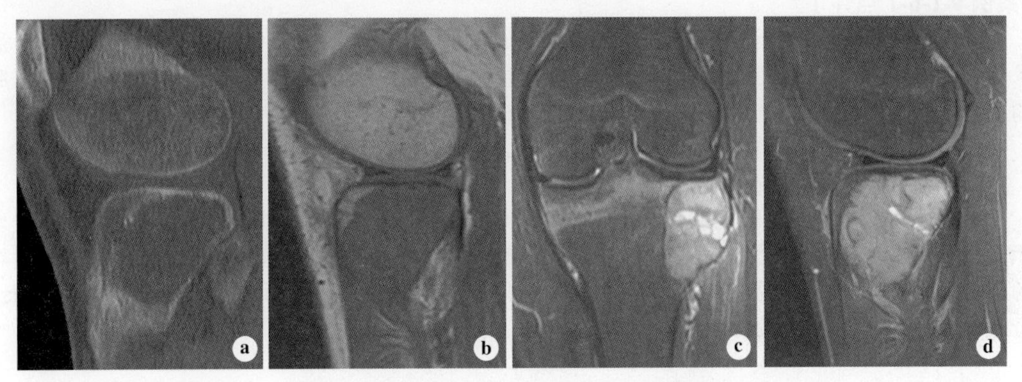

图 9-1-6-9 CT 及 MRI 显示骨巨细胞瘤

a. CT 矢状面显示胫骨上段关节面下偏心性溶骨性骨质破坏，无硬化，无骨膜反应及软组织肿块；b. 矢状为 T_1WI；c. 冠状面脂肪抑制 T_2WI；d. 矢位面脂肪抑制 T_2WI 图像显示骨质破坏呈 T_1WI 低信号、T_2WI 稍高信号，其内信号不均，可见囊变

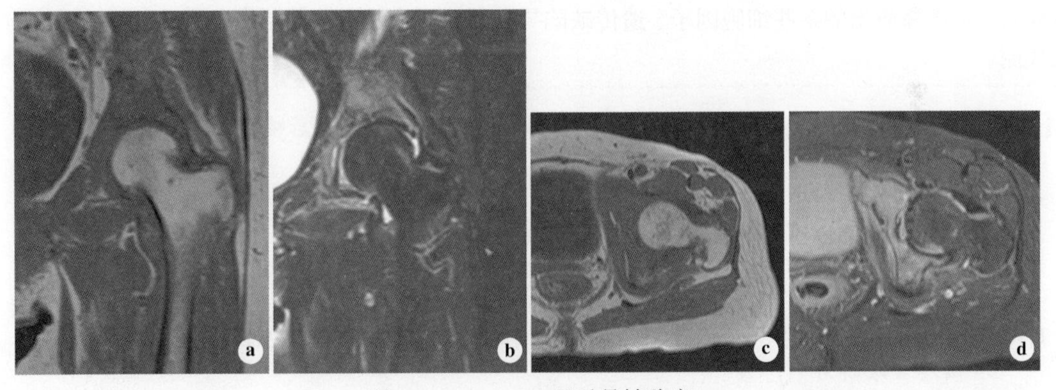

图 9-1-6-10 MRI 显示骨转移瘤

a、c. 冠状位及轴位 T_1WI 图像显示骨质破坏呈 T_1WI 低信号；b、d. 脂肪抑制 T_2WI 高信号，边界模糊

2. 单纯性骨囊肿需要和骨巨细胞瘤、纤维结构不良、骨脓肿相鉴别 骨巨细胞瘤好发于干骺愈合后的长骨骨端，偏心膨胀性生长，呈不均匀的非水样信号和密度，增强扫描不均匀强化。单骨单灶性纤维结构不良病变区密度高，呈磨玻璃样，可有索条或斑点高密度影，皮质内缘可呈扇贝样。骨脓肿常有炎症史，骨破坏区周围反应性增生硬化明显。

3. 骨巨细胞瘤鉴别 发病于四肢长骨的骨巨细胞瘤，需要与软骨母细胞瘤、骨肉瘤、骨转移癌、甲状旁腺功能亢进所致棕色瘤、实性动脉瘤样骨囊肿、良性纤维组织细胞瘤、血管源肿瘤等相鉴别；发生于手部掌骨、指骨时，需要与内生软骨瘤、小骨的巨细胞病变、血管源性肿瘤等相鉴别；发病于脊柱时，常见的鉴别诊断包括浆细胞瘤/骨髓瘤、骨转移癌、血管源肿瘤等。

4. 骨肉瘤需要和急性化脓性骨髓炎、软骨肉瘤、尤文肉瘤相鉴别 化脓性骨髓炎有感染、发热史，早期骨破坏模糊，新生骨密度低，骨膜反应轻微，晚期骨破坏清楚，骨硬化明显，骨膜反应光滑完整，软组织弥漫性肿胀，无瘤骨，CT 或 MRI 增强扫描显示脓腔或骨膜下脓肿。软骨肉瘤瘤组织内有大量环状、絮状或颗粒状钙化，无肿瘤骨。尤文肉瘤多在少年发病，好发于长管骨骨干，广泛性虫蚀样骨质破坏，葱皮样骨膜反应，发病于干骺端者易误诊为骨肉瘤。

（四）治疗

良性肿瘤，对无明显症状者可随访。对有症状者需手术治疗。另外，恶性肿瘤需要结合放疗、化疗、手术切除进行治疗，淋巴瘤则需要进行化学治疗。

【案例 9-1-6-1 点评】

1. 选 A。X 线平片方便快捷，所以首选。绝大多数骨肉瘤 X 线平片即可确诊，典型的影像学表现为长骨干骺端髓腔内边界不清的骨质破坏，突破骨皮质，形成软组织肿块，并可见肿瘤骨及骨膜反应，特别是 Codman 三角。CT 和 MRI 是必不可少的补充。

2. 选 B。本例突破骨骺板，侵犯骨骺。

3. 选 A。本例诊断为股骨远端骨肉瘤。

4. 选 ABC。该病应和尤文肉瘤、化脓性骨髓炎、成骨性骨转移瘤相鉴别。尤文肉瘤好发于骨干，发病年龄小于骨肉瘤，成骨不如骨肉瘤明显。化脓性骨髓炎有临床病史，且骨质破坏的同时有新生骨修复，周围软组织呈广泛性水肿而不是肿块。成骨性骨转移瘤发病年龄较大，好发于躯干和四肢长骨的骨端，而骨肉瘤好发于长骨的干骺端。

七、代谢及营养障碍性疾病

该组疾病为代谢及营养障碍导致骨异常的一组疾病。其种类繁多，病因多种多样，如激素、代谢异常、肿瘤释放出的某些细胞因子、遗传缺陷导致酶或蛋白的改变等都可能影响骨骼形成、重建或代谢。

【案例 9-1-7-1】 患者女性，68 岁，主因全身疼痛 2 个月，近期感冒后咳嗽，现胸背侧疼痛加剧。

思考题

1. 该患者首选的检查是

A. X 线平片；B. CT；C. MRI；D. ECT；E. MR 增强

2. 该患者立即进行 MRI 检查，结果如图 9-1-7-1 所示，下列描述不正确的是

A. 脊柱弥漫性 T_1WI、T_2WI 信号增高；B. 脊柱多发椎体变扁；C. 局部椎间隙增宽；D. 局部椎体 T_1WI 低信号、T_2WI 低信号，STIR 高信号；E. 脊柱弥漫性 T_1WI 高信号、T_2WI 低信号

3. 该患者诊断为

A. 骨质疏松症伴椎体压缩骨折；B. 椎间盘炎症；C. 骨髓瘤；D. 转移瘤；E. 终板退变

4. 与该疾病相鉴别的疾病有

A. 骨质软化症；B. 骨髓瘤；C. 骨转移瘤；D. 椎间盘炎；E. 终板退变

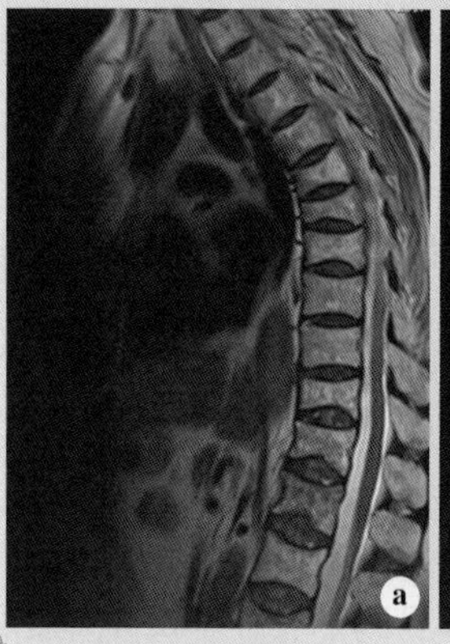

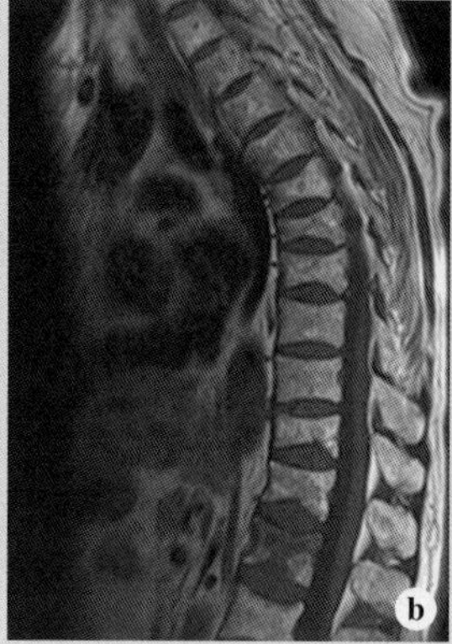

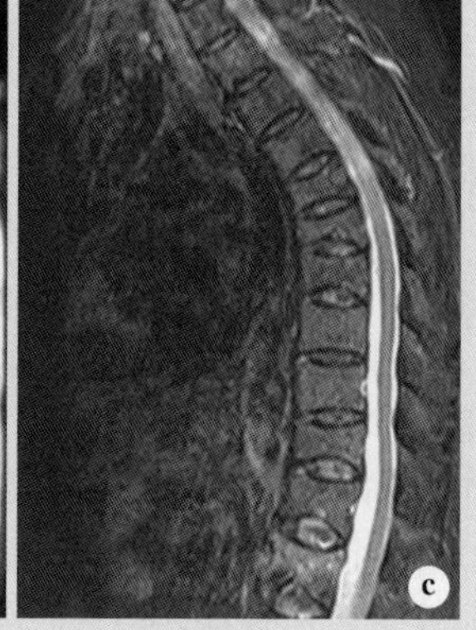

图 9-1-7-1 案例 9-1-7-1 患者影像学检查结果

a～c. 胸椎矢状位 T_2WI、T_1WI 和 STIR

（一）疾病基础

骨质疏松症（osteoporosis，OP）是一种以骨量减少和骨微结构的破坏为特征，导致骨脆性增加和易于发生骨折的全身性代谢性骨病，是中老年最常见的骨骼疾病，也是最常见的代谢性骨病。

1. 病因及分型 骨质疏松症可分为三大类：原发性骨质疏松、继发性骨质疏松和特发性骨质疏松。原发性骨质疏松是随年龄增加而发生的一种“生理性”退变所致的骨质疏松，包括妇女绝经后骨质疏松和老年性骨质疏松。由某些疾病或药物病理性损害骨代谢所诱发的骨质疏松属于继发性

骨质疏松，如内分泌代谢疾病、结缔组织疾病、营养不良、药物因素等。特发性骨质疏松主要见于8～14岁青少年，无明确的原因，与遗传关系密切。

骨质疏松性骨折指受到轻微创伤或日常活动中即可发生的骨折，是骨质疏松症的严重后果，也是老年人致残和致死的主要原因之一。

2. 临床表现

（1）一般特点：临床上以全身性骨痛、驼背、身高缩短为主要特征。

（2）临床类型：骨质疏松症患者往往发生病理性骨折，表现为骨折处疼痛，压痛。

3. 病理生理特点 骨是活的器官，骨质吸收与形成维持动态平衡。成骨活动减弱或破骨活动增强均可打破此平衡而引起骨量的减少，而骨质的有机质与无机质比例正常，即形成骨质疏松。组织学表现为骨皮质变薄，哈弗管（Haversian canal）与福克曼管（Volkmann tube）扩大，骨小梁减少、变细或消失。

（二）MRI影像学诊断

骨质疏松症的诊断“金标准”为QCT。MRI主要显示骨质疏松性骨折，髓腔内脂肪信号增多，表现为T_1WI、T_2WI信号增高，骨皮质变薄、分层。椎体可双凹变形，甚至压缩变扁，椎间隙增宽。

（三）鉴别诊断

骨质疏松症需要和骨质软化相鉴别，后者骨小梁模糊，有骨骼畸形和假骨折线。

（四）治疗

对于骨质疏松症主要采用药物治疗，如果出现骨折，则采用手术治疗。

【案例9-1-7-1点评】

1. 选A。X线平片方便快捷，所以首选。其主要排除骨折、肿瘤类疾病，但是骨质疏松症诊断的“金标准”为QCT。

2. 选E。脊柱弥漫性T_1WI、T_2WI信号增高，代表脂肪替代。

3. 选A。骨质疏松症伴椎体压缩骨折。

4. 选ABC。该病应和骨质软化症、骨髓瘤、骨转移瘤相鉴别。骨质软化症骨小梁边缘模糊，可有假骨折线。骨髓瘤可见穿凿状骨质破坏。骨转移瘤多有原发灶，且有骨质破坏。

【案例9-1-7-2】 患者女性，25岁，主因左髋部疼痛半夜，自觉触及包块来诊。2个月前左肾结石。实验室检查，甲状旁腺激素、血钙、尿钙均升高，血磷减低，同时伴有碱性磷酸酶升高。

思考题

1. 该患者首选的检查是

A. X线平片；B. CT；C. MRI；D. ECT；E. MR增强

2. 该患者立即进行MRI检查，结果如图9-1-7-2所示，下列描述不正确的是

A. 左髂骨骨质破坏；B. 左髂骨骨质破坏区内可见液-液平面；C. 左髂骨病变信号呈T_1WI、脂肪抑制T_2WI信号均增高；D. 左髂骨病变T_1WI呈低信号、脂肪抑制T_2WI呈高信号；E. 病变内部可见分隔

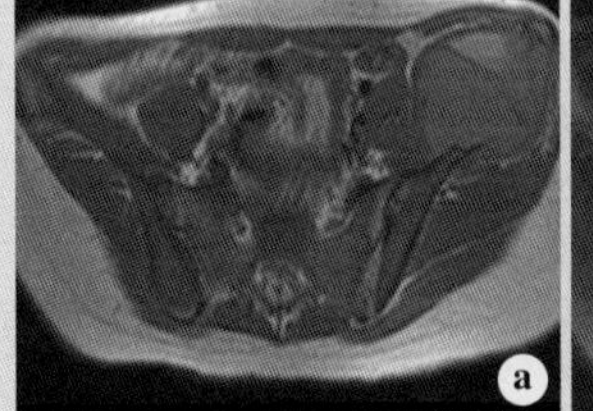

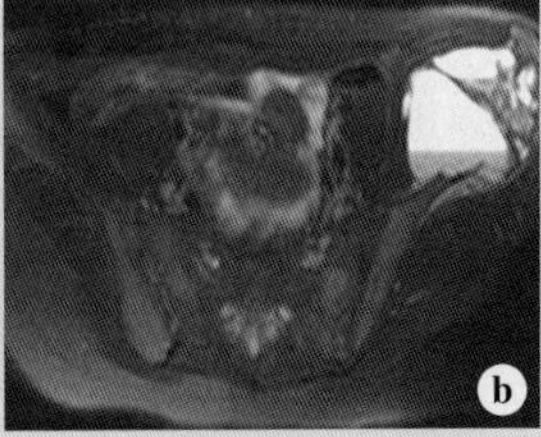

图9-1-7-2 案例9-1-7-2患者影像学检查结果

a. 骨盆轴位T_1WI；b. 脂肪抑制T_2WI

3. 该患者诊断为

A. 原发性骨良性肿瘤；B. 原发性骨恶性肿瘤；C. 纤维囊性骨炎；D. 转移瘤；E. 血肿

4. 关于甲状旁腺亢进的影像学表现，不正确的是

A. 可发生骨骼改变，也可不发生骨骼改变；B. 骨质疏松，以脊柱、扁骨、掌指骨及肋骨明显；C. 骨膜下骨骨吸收，好发于远节指骨；D. 局限性骨质破坏，主要由于出血和黏液变性；E. 可合并尿路结石

（一）疾病基础

甲状旁腺功能亢进症（hyperparathyroidism）简称甲旁亢，是由甲状旁腺激素（parathyroid hormone，PTH）分泌过多引起的钙、磷代谢紊乱而导致的一系列临床表现。

1. 病因及分型 甲状旁腺功能亢进症分为原发性、继发性和散发性三类。原发性甲状旁腺功能亢进症，系甲状旁腺组织原发病变致 PTH 分泌过多，导致的一组临床症候群，包括高钙血症、肾钙重吸收和尿磷排泄增加、肾结石、肾钙质沉着症和以皮质骨为主骨吸收增加等。病因以单个甲状旁腺腺瘤最常见，少数为甲状旁腺增生或甲状旁腺癌。继发性甲状旁腺功能亢进症，常为各种原因导致的低钙血症刺激甲状旁腺增生肥大、分泌过多 PTH 所致，见于慢性肾病、骨软化症、肠吸收不良综合征、维生素 D 缺乏与羟化障碍等疾病。散发性甲状旁腺功能亢进症，是在继发性甲旁亢基础上，由于腺体受到持久刺激，发展为功能自主的增生或肿瘤，自主分泌过多 PTH 所致，常见于慢性肾病和肾脏移植后。本部分主要介绍原发性甲旁亢。

2. 临床表现

（1）一般特点：甲旁亢多见于 20～50 岁成人，女性发病率约为男性的 2 倍。患者以骨痛和泌尿系统症状及血清钙升高为首发表现。

（2）临床类型：骨骼系统症状表现为骨痛、骨折、骨质疏松；泌尿系统症状为尿路结石导致肾绞痛与血尿，肾功能异常。高钙血症累及外周神经和肌肉时可导致四肢无力，以近端肌肉为甚，可出现肌萎缩。肌腱、软骨等处钙化可引起非特异性关节痛；皮肤钙盐沉积可引起皮肤瘙痒。

（3）实验室检查可见血 PTH 和血钙升高，如同时伴有维生素 D 缺乏、肾功能不全或低白蛋白血症，血清总钙可不高，但血清游离钙一般仍增高；血清磷一般降低，但在肾功能不全时血清磷可不低；血清碱性磷酸酶（ALP）常增高，在骨骼病变较显著时尤为明显；血氯常升高，血 HCO_3^- 常降低，可出现代谢性酸中毒。患者尿液的实验室检查常见尿钙增高，但由于 PTH 降低钙的清除率，当血清钙低于 2.87mmol/L 时，尿钙增加可不明显，尿磷常增高。

3. 病理生理特点 发生甲状旁腺功能亢进时，持续增多的 PTH 使骨内破骨细胞活性增加，导致广泛的骨吸收脱钙，严重时出现纤维囊性骨炎（osteitis fibrosa cystica）。其由于出血、含铁血黄素沉积等原因而常呈棕色，又被称为棕色瘤（brown tumor）。另外，PTH 过多使骨钙溶解释放入血及肠道的钙吸收增加，引起高钙血症；尿钙排泄量随之增加，出现高尿钙。血钙过高还可导致迁徙性钙化，可发生在肺、胸膜、胃肠黏膜下、血管内、皮肤、肌腱和软骨等处。

（二）MRI 影像学诊断

广泛性骨质疏松；骨膜下骨、软骨下骨、肌腱韧带下骨吸收表现为局部骨皮质变薄、毛糙不整乃至骨缺损；纤维囊性骨炎或棕色瘤 MRI 上纤维囊性骨炎的表现多样，取决于其内的构成成分；病变可为实性、囊性或囊实性，囊性及实性部分与肌肉相比在 T_1WI 呈低或等信号，在 T_2WI 实性部分信号强度高于肌肉，但一般不高于脂肪，囊性部分信号强度则高于脂肪，增强扫描病变的实性部分及囊性部分的分隔多明显强化；另外，出血可导致病变内出现 T_1WI 高信号、T_2WI 明显低信号区以及液-液平面。

（三）鉴别诊断

甲状旁腺功能亢进症需要与肾性骨病、多发骨髓瘤相鉴别。多发骨髓瘤好发于中老年人；MRI 可显示明显骨髓浸润、替代；70%以上的病例出现多发骨破坏灶；无骨膜下骨吸收；血磷大多正常，碱性磷酸酶不高，尿本周蛋白可呈阳性；血清免疫球蛋白测定显示 M 蛋白增多，正常免疫球蛋白减少。当出现棕色瘤时，需要和骨巨细胞瘤相鉴别，后者好发于女性，多见于 20～40 岁；骨端单发病灶；无骨质疏松，无骨膜下骨吸收；实验室检查钙、磷代谢正常。

（四）治疗

有症状的原发性甲旁亢患者应手术治疗。对高钙血症极轻微或年老、体弱、不能进行手术的甲旁亢患者，可试用药物治疗。继发性甲旁亢需结合膳食磷控制、磷酸盐黏合剂、维生素 D 固醇和钙敏感受体调节药，对某些药物治疗无效者可采取手术切除。

【案例 9-1-7-2 点评】

1. 选 A。X 线平片方便快捷，所以首选，是诊断甲旁亢的主要影像学依据。

2. 选 C。该患者左侧髂骨病变呈 T_1WI 低信号、T_2WI 高信号改变，其内可见分隔及液平面，周围未见软组织肿块及骨膜反应。

3. 选 C。根据患者的临床实验室检查及影像学表现，诊断为纤维囊性骨炎，表现为左侧髂骨多房囊性异常信号。

4. 选 C。甲旁亢患者骨膜下骨吸收，好发于中节指骨桡侧缘，骨干皮质呈花边样骨质缺损，晚期于骨皮质内缘出现凹凸不平的骨质吸收，还可发生软骨下骨吸收。

八、慢性骨关节病

慢性骨关节病是一组由多种因素引起的以关节及其附属组织的慢性反复损伤、破坏及增生等为特征的疾病。这组疾病往往临床表现为关节慢性疼痛、功能障碍。目前对某些疾病的认识尚不充分，命名亦不统一，对关节炎的分类也存在分歧。

骨性关节炎

【案例 9-1-8-1】 患者女性，62 岁，右膝关节疼痛数年，近 1 年来活动后疼痛加重，活动不利。查体：关节屈伸活动范围减小，浮髌试验（＋）。

思考题

1. 该患者首选 X 线平片检查，其目的不包括

A. 了解是否有游离体；B. 了解是否有关节软骨破坏；C. 了解是否有肿瘤；D. 了解是否有梗死；E. 了解是否有感染

2. 若下一步行 MRI 扫描以观察软骨病变，应该首先选择的序列是

A. T_1WI；B. T_2WI；C. 脂肪抑制 PDWI；D. GRE；E. STIR

3. 该患者进行 MRI 检查，结果如图 9-1-8-1 所示，下列描述不正确的是

A. 右膝关节间隙不等宽，内侧变窄；B. 髌骨及内侧股胫间室软骨厚薄不均，局部缺损；C. 软骨下骨可见囊变；D. 可见溶骨性骨质破坏；E. 诸骨缘可见骨赘形成

4. 本例患者诊断为

A. 骨性关节炎；B. 类风湿关节炎；C. 痛风性关节炎；D. 关节结核；E. 骨梗死

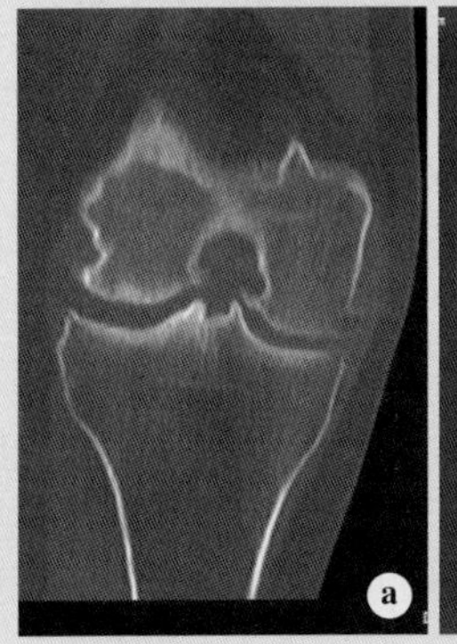

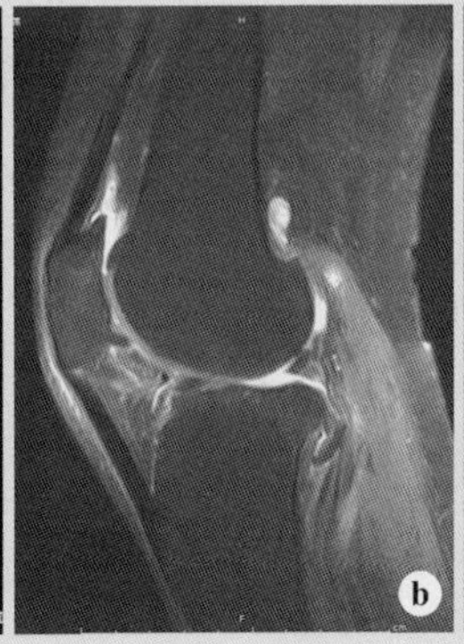

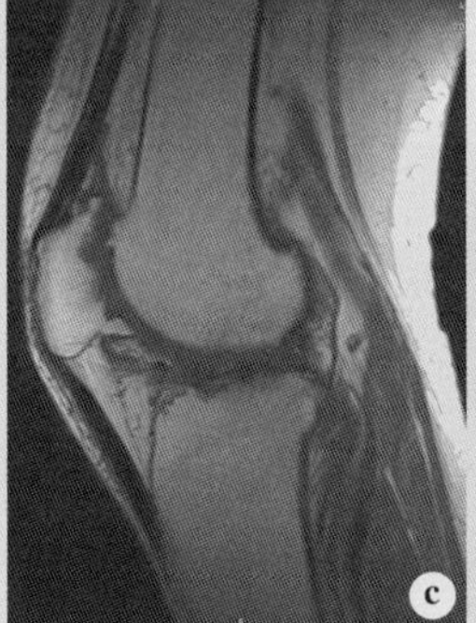

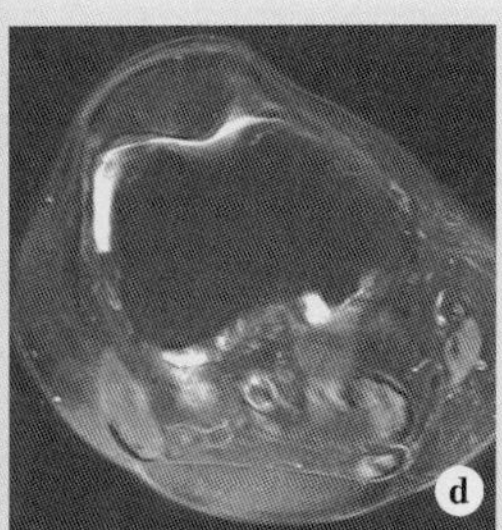

图 9-1-8-1 案例 9-1-8-1 患者影像学检查结果

a～d. CT 冠状面重组、矢状面脂肪抑制 T_2WI、矢状面 T_1WI、轴面脂肪抑制 PDWI

（一）疾病基础

骨性关节炎（osteoarthritis，OA），又称退行性骨关节病，是最常见的关节疾病，以关节软骨退变、继发性骨质增生为特征。65 岁以上者约 50%患有此病。MRI 成像技术不仅早期发现关节内

滑膜渗出、软骨损害及软骨下骨水肿或周围软组织的损伤，而且还能排除骨肿瘤和缺血性坏死等骨疾病，为临床治疗方案的选择提供有效的诊断依据。

1. 病因及分型 病因尚不明确，可能与年龄、遗传、性别、创伤、过度使用、肥胖、骨质量、雌激素缺乏、营养缺乏、免疫因素等相关。OA 分为原发性 OA 和继发性 OA，原发者多见，无明显原因，见于老年人，随着年龄的增长由关节软骨退变所致。继发者为任何原因引起的关节软骨破坏或损伤，常发生在青壮年，继发于创伤、炎症、关节不稳定、积累性劳损或先天性疾病等。

2. 临床表现

（1）一般特点：常见于中老年人，女性多于男性。好发于负重关节，如膝关节、髋关节、脊柱以及手指关节。起病隐匿，进展缓慢。关节的慢性疼痛、肿胀，晚期可有骨性肥大、功能障碍等。体格检查关节肿胀、压痛和活动痛、关节活动弹响；晚期关节畸形、半脱位，肌肉萎缩等。

（2）临床类型：髋、膝、指间关节最常表现为关节疼痛及压痛，初期为间断性隐痛，休息后好转，活动后较重，疼痛与天气变化有关。晚期，可出现持续性疼痛或夜间痛。髋、膝关节可出现晨起时关节僵硬及发紧，活动后可缓解，持续时间短。此外，发生在指间关节的骨性关节炎，还可出现 Heberden 结节和 Bouchard 结节。

3. 病理生理特点 负重区的关节软骨变性为本病特征性和最基本的病理改变。早期关节软骨局灶性软化，进而形成裂隙、糜烂和溃疡，晚期软骨大片脱落可致软骨下骨裸露。镜下表现为软骨基质黏液样软化，软骨细胞减少，溃疡面可被结缔组织或纤维软骨覆盖及新生血管侵入。骨质改变包括软骨下骨髓内水肿、软骨下骨假性囊肿及关节边缘骨赘。骨软骨碎裂、脱落进入关节腔形成游离体，也称关节鼠。也可继发滑膜充血水肿、淋巴细胞及浆细胞浸润而引起滑膜炎。

（二）常用 MRI 成像序列

MRI 可以对关节进行多方向成像，软组织分辨率高，可以直接显示关节软骨、关节液、滑膜、韧带、肌腱的异常改变，也是显示骨髓水肿最敏感的方法（表 9-1-8-1）。

表 9-1-8-1 MRI 常规序列的选择与特点

序列	软骨损伤表现	软骨下骨囊变表现	优点
T_1WI	稍低信号	低信号	显示解剖结构及骨髓内部情况
FS PDWI/T_2WI	明显高信号	高信号	利于显示病变及液体信号
STIR	明显高信号	高信号	利于显示骨髓水肿样病变
MEDIC	稍高信号	低信号	有利于显示含铁血黄素沉积
FS 3D FSPGR	低信号	不明显	观察软骨

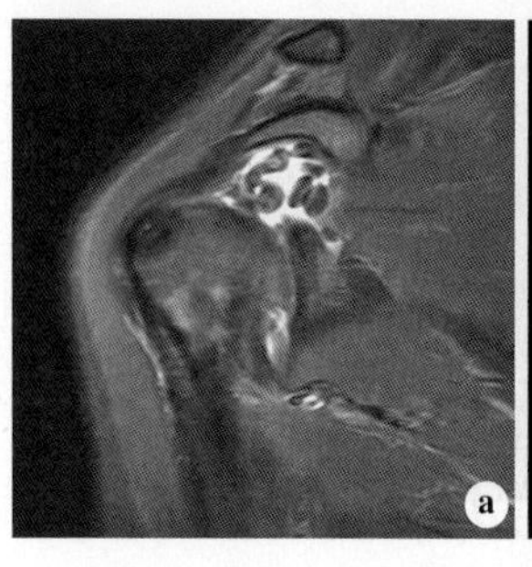
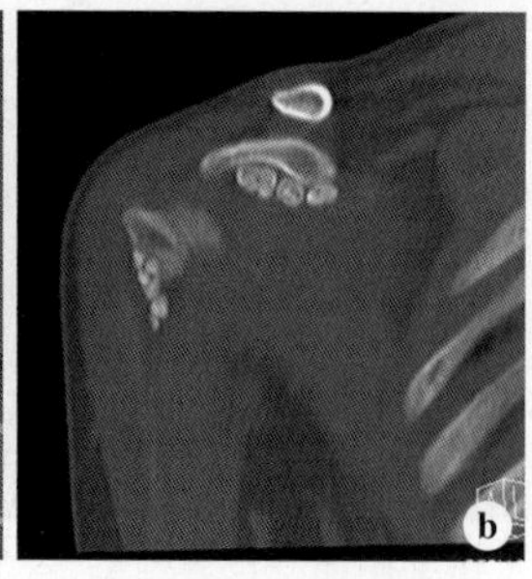

图 9-1-8-2 MRI 及 CT 显示滑膜骨软骨瘤病
a. MRI 脂肪抑制 T_2WI 图像，显示肩峰下间隙多发类圆形低信号；b. CT 冠状位显示多发游离体

1. T_1WI 和 PDWI/T_2WI 是诊断骨关节病最重要、最基础的序列。T_1WI 利于显示解剖结构，正常骨髓呈现高信号，更早期明确骨髓内病变，结合其他序列可以明确病变的范围，进而指导临床进行有效治疗。增生滑膜在 T_2WI 表现为中等偏低信号且呈结节样增生，可见于痛风、滑膜骨软骨瘤病（图 9-1-8-2）、类风湿关节炎等。

2. STIR 一般采用快速反转恢复序列来完成，可以清晰显示病灶及其周围骨软骨骨皮质细小改变。

3. MEDIC 序列 提示为含铁血黄素沉积或出血，见于色素沉着绒毛结节性滑膜炎（图 9-1-8-3）、血友病等。

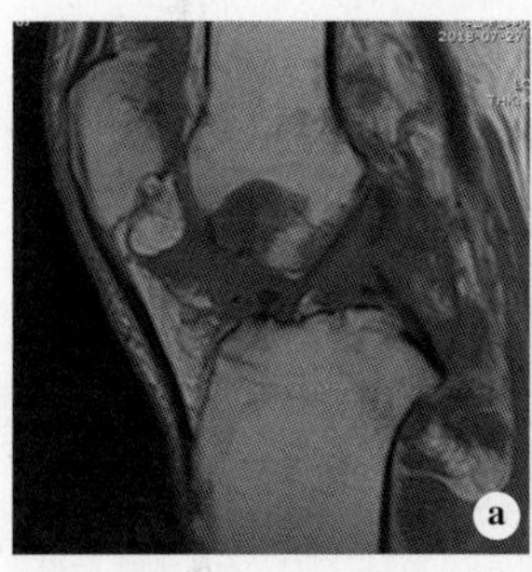
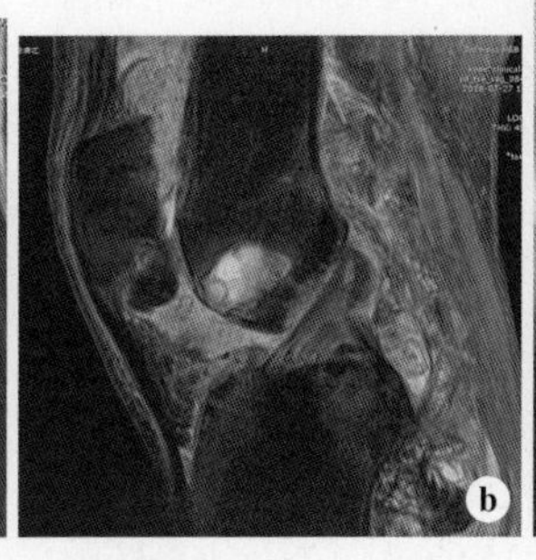
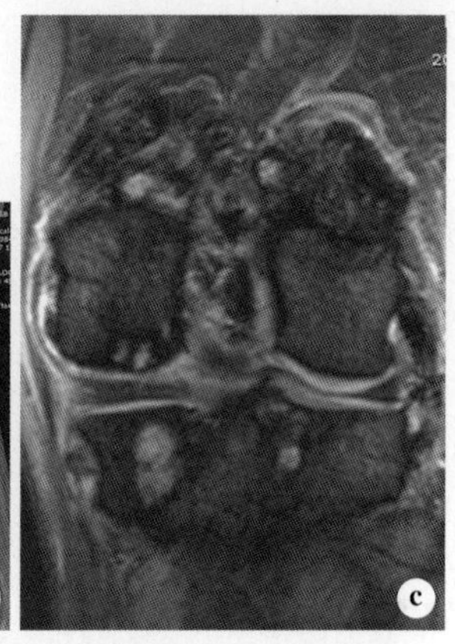

图 9-1-8-3 MRI 显示色素沉着绒毛结节性滑膜炎

a～c. MRI T_1WI、脂肪抑制 T_2WI 及 MEDIC 图像，显示膝关节滑膜增厚，T_2WI 信号不均匀，信号低于液体信号，局部可见低信号，MEDIC 图像显示低信号范围扩大

4. 抑制脂肪三维快速扰相梯度回波（FS-3D-T1*-FSPGR） 是目前公认的显示关节软骨的特殊序列，关节积液和软骨下骨皮质为低信号，脂肪抑制后关节软骨呈相对高信号，显示良好的软骨和软骨缺损，同时 3D 采集的使用保证了图像的信噪比和分辨率。

（三）MRI 影像学诊断

1. 关节软骨的观察 关节软骨的完整性破坏，可表现为表面不光整和剥脱，关节软骨变薄，部分缺损。软骨的信号改变，早期可表现为信号不均匀 T_2WI 高信号。软骨下骨继发的骨髓水肿，呈 T_1WI 低、T_2WI 高信号，边界不清。关节面承重部位骨质增生硬化，各序列呈低信号。软骨下骨囊性病灶内为液体成分，呈 T_1WI 低、T_2WI 高信号。关节内游离体：关节腔内圆形高密度结节影，边缘光滑锐利，大小不等。

2. 骨赘形成 关节间隙不均匀变窄，游离体形成，其信号多样。

3. 关节周围附属结构的病变 如滑膜炎、韧带撕裂肥厚变性、半月板及肌腱等周围软组织变性、撕裂等。

（四）鉴别诊断

骨性关节炎需要与细菌性关节炎（结核或化脓性关节炎）、类风湿关节炎相鉴别。

1. 细菌性关节炎 疾病发展快，明显的骨质破坏，死骨形成，关节周围软组织脓肿或窦道，相应的关节液细菌培养阳性。

2. 类风湿关节炎 好发于 20～50 岁的女性；红细胞沉降率（血沉）增快，类风湿因子（RF）和自身抗体阳性；受累关节多对称或多发，好发于腕关节、掌指关节和近位指间关节，较少侵犯远位指间关节；关节周围骨质疏松和边缘性骨质侵蚀破坏，关节间隙呈对称性狭窄。

（五）治疗

退行性关节病可以改善活动方式、减肥、理疗等。非甾体抗炎药镇痛；透明质酸关节内注射有助于缓解症状和改善功能，主要用于膝关节。外科治疗主要用于功能严重障碍者，包括关节内修补和人工关节置换术。

类风湿关节炎

【案例 9-1-8-2】 患者女性，45 岁，双手对称性肿胀、疼痛数年，未经治疗，今日双膝疼痛明显，以右膝关节为著。查体，右膝关节肿胀、皮肤略发红，内翻畸形，膝关节及小腿肌肉萎缩。实验室检查类风湿因子阳性。

思考题

1. 该患者首选的检查是

A. X 线平片；B. CT；C. MRI；D. CT 增强扫描；E. MRI 增强扫描

2. 若下一步行 MRI 扫描，主要观察不包括

A. 滑膜血管翳；B. 骨质破坏；C. 死骨；D. 关节间隙；E. 骨质排列

3. 该患者进行影像学检查，结果如图 9-1-8-4 所示，下列描述不正确的是

A. 右膝关节间隙变窄；B. 滑膜增厚；C. 边缘性骨侵蚀；D. 骨质疏松；E. 关节软骨完整

4. 本例患者诊断为

A. 骨性关节炎；B. 类风湿关节炎；C. 痛风性关节炎；D. Reiter 综合征；E. 银屑病关节炎

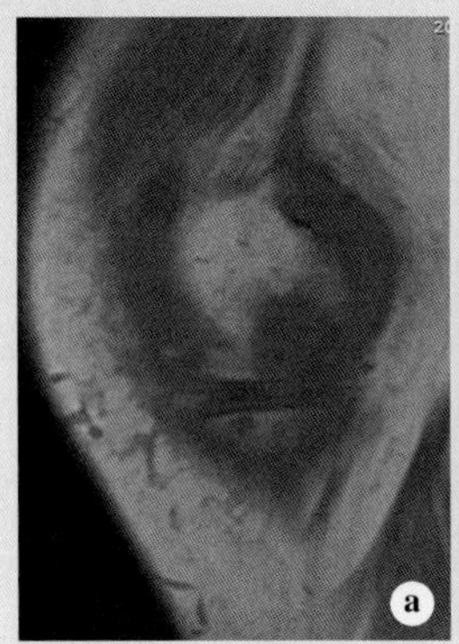

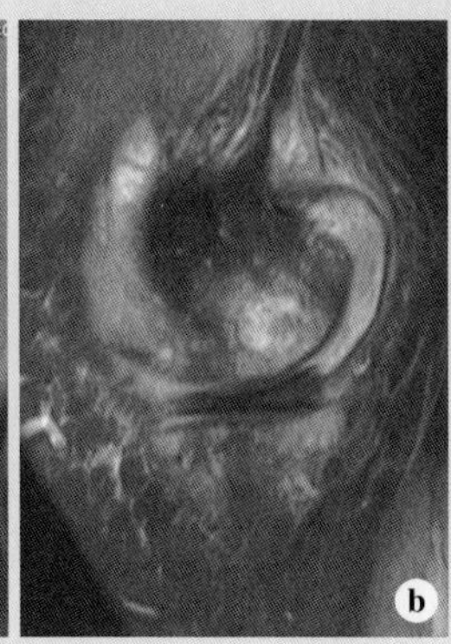

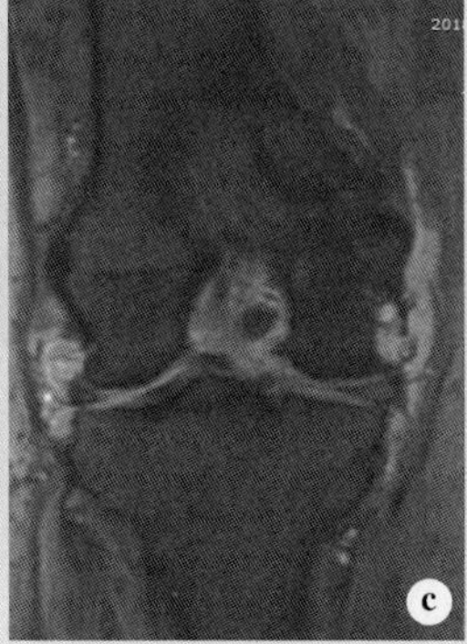

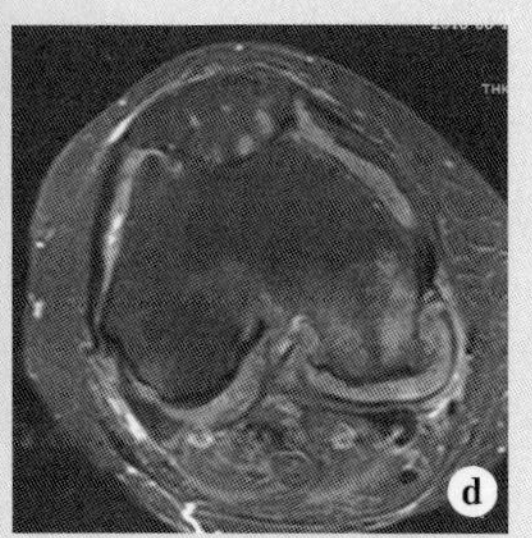

图 9-1-8-4 案例 9-1-8-2 患者影像学检查结果

a～d. 分别为 T_1WI、脂肪抑制 T_2WI、MEDIC、STIR

（一）疾病基础

类风湿关节炎（rheumatoid arthritis，RA）是一种以累及关节滑膜为主的致残、致畸性系统性风湿病，严重威胁着我国国民的身体健康。据统计，我国 RA 的平均发病率为 0.4%，是最常见的弥漫性结缔组织病之一。国际风湿性关节炎临床研究组（The Outcome Measures in Rheumatology Clinical Trials，OMERACT）2005 年发布了 RA 的 MRI 评分系统（rheumatoid arthritis magnetic resonance imaging score，RAMRIS），已被作为 MRI 半定量的“金标准”。

1. 病因及分型 病因及发病机制尚未完全阐明，属于自身免疫性疾病。目前，认为本病为多种因素诱发机体的自身免疫反应而致病，基因易感性、吸烟、感染、激素、饮食、种族等与疾病发展有关。

2. 临床表现

（1）一般特点：对称性、持续性关节肿胀和疼痛，常伴有晨僵，受累关节以近端指间关节、掌指关节、腕、肘和足趾关节最多见，晚期可累及颈椎、颞下颌关节、胸锁和肩锁关节，关节强直和掌指关节半脱位，可出现关节畸形和功能障碍。

（2）关节外表现：20%的 RA 有类风湿结节，好发于关节隆起部位和经常受压的部位，大小不一，质硬无压痛。此外，还可表现为类风湿性血管炎，表现为甲床下或指端出现小点状或丘疹状棕色小结节样瘀点，少数患者出现肠坏死、心肌梗死或脑血管坏死等。

（3）实验室检查：血沉增快，部分患者类风湿因子（rheumatoid factor，RF）和抗环瓜氨酸肽抗体（anti-cyclic citrullinated peptides，anti-CCP）阳性。

3. 病理生理特点 大量免疫复合物沉积于关节滑膜，引起滑膜充血、渗出等炎症反应，导致滑膜增厚、炎性肉芽组织形成血管翳；首先侵蚀关节边缘滑膜附着处无软骨覆盖的非负重区，呈虫蚀状、穿凿样，并逐渐累及破坏整个关节软骨和软骨下骨。晚期关节间隙消失，最终导致关节损毁、强直。

（二）MRI 影像学诊断

早期可仅表现为滑膜炎，关节囊肿胀积液，滑膜广泛增厚，增生的滑膜血管翳 T_1WI 高于关节积液呈等/稍低信号，T_2WI 低于关节积液呈稍高信号，增强后明显强化；病变发展关节软骨破坏缺损，关节间隙狭窄；随后出现骨侵蚀：关节周围骨皮质中断，为松质骨内边界清晰的局限性骨缺损区；骨质破坏后常有骨髓水肿，为松质骨内边界不清的水样信号区；周围肌腱腱鞘常并发滑膜炎，为关节周围邻近的肌腱腱鞘内积液、滑膜增生，增强可见强化。

四肢大关节类风湿关节炎 MRI 表现：可累及膝关节等，表现关节囊内可见大量明显增生的滑

膜组织和积液，T_1WI 上滑膜呈等、低信号，T_2WI 呈高信号，增强后可明显强化，而关节积液无强化；关节边缘滑膜附着处骨髓水肿和骨质侵蚀；晚期可见关节间隙对称性狭窄，关节软骨消失。同时可伴有关节周围滑囊炎、腱鞘炎等。

脊柱类风湿关节炎表现：颈椎是 RA 另一个常见累及部位，多累及寰枢关节，表现为关节滑膜增生肿胀、关节半脱位、齿状突骨质侵蚀等。其他椎体受累时表现为小关节间隙狭窄，关节面侵蚀，小关节半脱位，椎间隙狭窄，椎体边缘、棘突骨侵蚀硬化等。

（三）鉴别诊断

类风湿关节炎需与强直性脊柱炎、手足指（趾）间关节骨关节炎、痛风性关节炎相鉴别。

1. 强直性脊柱炎 男性青年人多见；实验室检查 HLA-B27 多为阳性；好发于中轴骨，如脊柱、骶髂关节和髋关节；四肢远端小关节一般不受累；最先累及骶髂关节，沿腰椎逐渐向上蔓延，以进行性脊柱强直为特征；晚期脊柱呈方形椎、竹节状。

2. 手足指（趾）间关节骨关节炎 多见于第 1 掌指（跖趾）关节和手远端指间关节；双侧非对称受累，无骨侵蚀；关节间隙不规则狭窄；关节面增生硬化；骨赘形成。

3. 细菌性关节炎 好发于四肢大关节；单侧发病；骨质破坏较 RA 广泛且进展迅速；伴有死骨形成和关节周围脓肿或窦道。

4. 痛风性关节炎 男性多见；发作性剧烈疼痛；血尿酸高；好发于手足小关节，尤其第 1 跖趾关节；关节骨端周围局限性穿凿样缺损多于症状出现数年后；边缘清楚锐利。

（四）治疗

类风湿关节炎主要是药物治疗，延缓疾病进程或减轻症状达到所谓的“临床缓解”。非甾体抗炎药用于减轻疼痛，改变病情；抗风湿药延缓骨质破坏的发展。晚期关节畸形或关节强直后可行外科人工关节置换术治疗。

脊柱关节病

【案例 9-1-8-3】 患者男性，32 岁，骶髂关节处疼痛，向左下肢放射 3 年，现劳累后后背疼痛明显伴双下肢感觉障碍。

思考题

1. 该患者首选的检查是

A. X 线平片；B. CT；C. MRI；D. B 超；E. CTA

2. 若下一步行 MRI 扫描，其主要目的是

A. 观察神经情况；B. 观察骨质情况；C. 观察小关节情况；D. 观察细小骨质破坏情况；E. 观察骨质硬化情况

3. 该患者进行 MRI 检查，结果如图 9-1-8-5 所示，下列描述不正确的是

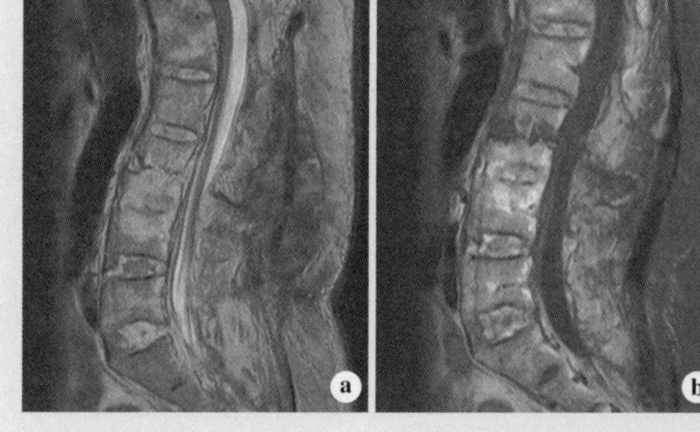

图 9-1-8-5 案例 9-1-8-3 患者影像学检查结果

a～c. 矢状面 T_2WI、T_1WI 及 STIR

A. 腰椎呈竹节状改变；B. 椎体近椎间盘处可见横行 T_1WI 低信号，T_2WI 稍高信号，STIR 高信号；C. 椎体内可见多发脂肪沉积；D. 椎小关节间隙融合；E. 椎间盘未见异常

4. 本例患者诊断为

A. 强直性脊柱炎伴骨折；B. 椎间盘炎；C. 骨髓炎；D. 骨质疏松症；E. 骨质退变

（一）疾病基础

脊柱关节病（spondyloarthropathy，SpA），或称血清阴性脊柱关节病，是一组以侵犯中轴骨、肌腱或（和）韧带与骨附着点为特征的全身性慢性炎性疾病。强直性脊柱炎（ankylosing spondylitis，AS）是最常见的 SpA，占据绝大多数。我国 AS 的患病率约为 0.3%。本部分内容主要阐述 AS。

1. 病因及分型 SpA 包括强直性脊柱炎（ankylosing spondylitis，AS）、银屑病关节炎（psoriatic arthritis）、炎性肠病关节炎（inflammatory bowel disease arthritis）、Reiter 综合征、反应性关节病（reactive arthritis）。在没有证据具体分型时，而有中轴骨受累特征的称为未分化脊柱关节病（undifferentiated spondyloarthritis）等。

AS 的病因未明，可能与遗传和环境因素有关。已证实，AS 的发病与人类白细胞表面抗原 HLA-B27 密切相关，并有家族聚集倾向。

2. 临床表现

（1）一般特点：发病隐袭。患者逐渐出现腰背部、骶髂部及臀部隐痛，晨僵，活动后减轻，半夜疼醒，翻身困难。咳嗽、打喷嚏、突然扭动腰部疼痛可加重。疾病早期臀部疼痛多为一侧呈间断性或交替性疼痛，数月后疼痛多为双侧呈持续性。多数患者随病情进展由腰椎向胸椎、颈椎发展，则出现相应部位疼痛、活动受限或脊柱畸形。

（2）临床类型：SpA 分为中轴型 SpA（axSpA）和外周型 SpA。25%～75%的 AS 患者发病早期以外周关节病变为主，其中，以髋、膝、踝和肩关节居多，称为外周关节型 SpA，手、足小关节偶有受累。以骶髂关节炎为先发病者被称为中轴型 SpA。外周关节炎可不对称，甚至单关节受累。髋关节受累占 38%～66%，表现为局部疼痛、活动受限，多对称发病。14 岁以下发病的也称为幼年强直性脊柱炎（juvenile ankylosing spondylitis）。

1/4 的患者在病程中发生眼色素膜炎，单侧或双侧交替；还可侵犯肺导致肺纤维化，引起大血管及心脏瓣膜病变。本病的全身表现轻微，少数重症者有发热、疲倦、消瘦、贫血或其他器官受累。跖底筋膜炎、跟腱炎和其他部位的附着点炎在本病常见，表现为疼痛和压痛。

3. 病理生理特点 AS 最早期的发病部位是骨与软骨的交界区。主要病理改变为附着点炎症和非特异性滑膜炎。骶髂关节、脊柱的炎症导致的骨质破坏与新生骨形成并存是 AS 的典型病理特征。

附着点炎症，又称为附着病，是指以肌腱、韧带、关节囊与骨附着点为中心发生的炎症。炎症早期主要以单核细胞浸润为主，随后出现附着点的侵蚀，邻近骨髓炎症、水肿；而后肉芽组织增生，局部骨质吸收、破坏，随后肉芽组织纤维化，纤维软骨及骨组织为纤维组织所替代；在炎症修复过程中，骨质增生过多，并向邻近韧带、肌腱和关节囊延伸，形成韧带骨赘（syndesmophyte）。炎症与修复反复多次，使整个韧带完全骨化，可形成骨桥。最终导致各关节形态破坏和功能丧失，发生在脊柱可见形成竹节椎。

骶髂关节及外周关节均可出现非特异性滑膜炎。骶髂关节多最早出现，且几乎 100%受累。滑膜炎症组织学为滑膜细胞肥大，滑膜增生并有大量淋巴滤泡和含有 IgA、IgG 及 IgM 的浆细胞浸润，常见大量肿瘤坏死因子表达，产生富含血管的肉芽组织，滑膜呈绒毛样增生并形成滑膜血管翳。血管翳常始于关节外围韧带，并沿关节间隙向关节内蔓延引起关节软骨变性、破坏；随病程进展，血管翳逐渐向深层蔓延破坏了关节软骨、骨性关节面及邻近骨；晚期血管翳或滑膜增生纤维化，使关节发生纤维强直，纤维组织可因钙化、骨化发生骨性强直。

（二）MRI 影像学诊断

早期表现为骨髓水肿、滑膜炎和附着点炎。这些也代表炎症的活动期。骨髓水肿为 STIR 序列

或脂肪抑制 T_2WI 序列显示骶髂关节旁的高信号区域。增强扫描脂肪抑制 T_1WI 序列强化提示为骨炎；滑膜炎表现为骶髂关节腔积液，滑膜部位强化；附着点炎为位于韧带、肌腱在骨骼的附着部以及关节间韧带区，STIR 序列呈高信号，增强扫描亦呈高信号，异常信号可以延伸至骨髓内及周围软组织，附着点炎发生于脊柱椎体缘，称为 Romanus 病变。

病变晚期骨改变不是 MRI 的强项，软骨下骨骨质硬化，表现骨性关节面增厚，各序列均呈低信号，增强扫描后病变无强化。骨侵蚀在 T_1WI 序列呈等或低信号，在脂肪抑制 T_2WI 序列活动性骨侵蚀呈高信号，增强扫描可见强化；非活动性骨侵蚀则在脂肪抑制 T_2WI 呈等或低信号，增强扫描无强化。关节旁脂肪沉积表现为 T_1WI 和 T_2WI 呈高信号，脂肪抑制后呈低信号，通常位于软骨下骨区域，为炎症消退后改变之一。椎小关节融合，椎体呈竹节状改变，还可出现脆性骨折合并 Andersson 病损。

（三）鉴别诊断

强直性脊柱炎需与髂骨致密性骨炎、退行性骶髂关节炎相鉴别。

1. 髂骨致密性骨炎 多发生于青年经产妇；自限性；骶髂关节中下部髂骨侧软骨下骨边缘整齐的硬化，与正常骨界限清楚，沿关节面走形；骶髂关节面光滑，关节间隙正常；骶骨不受累；无脊柱病变。

2. 退行性骶髂关节炎 多见于 40 岁以上；双侧不对称；关节边缘唇样骨赘形成；关节面硬化、变性，关节间隙变窄；无骨性强直。

（四）治疗

强直性脊柱炎 主要是药物治疗。后期严重畸形可手术矫正，以改善生活质量为目的。不同 AS 患者的预后可能有很大差异，有的患者病情反复发作、持续进展，有的长期处于相对稳定状态。女性患者一般预后相对好。到关节骨性融合后一般炎性疼痛症状消失。

痛风

【案例 9-1-8-4】 患者男性，45 岁，一年前右膝关节突发疼痛、肿胀，持续 1 天，未经治疗自行好转。近 2 个月无明显诱因出现右膝关节间歇性疼痛，肿胀明显，活动受限。

思考题

1. 该患者首选的检查是

A. X 线平片；B. CT；C. MRI；D. B 超；E. CTA

2. 若下一步行 MRI 扫描，其主要目的不包括

A. 观察软骨情况；B. 观察滑膜情况；C. 观察软组织情况；D. 观察细小骨质破坏情况；E. 观察髓腔内情况

3. 该患者进行 MRI 检查，结果如图 9-1-8-6 所示，下列描述不正确的是

A. 前交叉韧带增粗；B. 前交叉韧带结构消失，T_1WI 低信号，T_2WI 稍高信号；C. 滑膜增厚；D. 关节积液；E. 软骨下骨质囊变

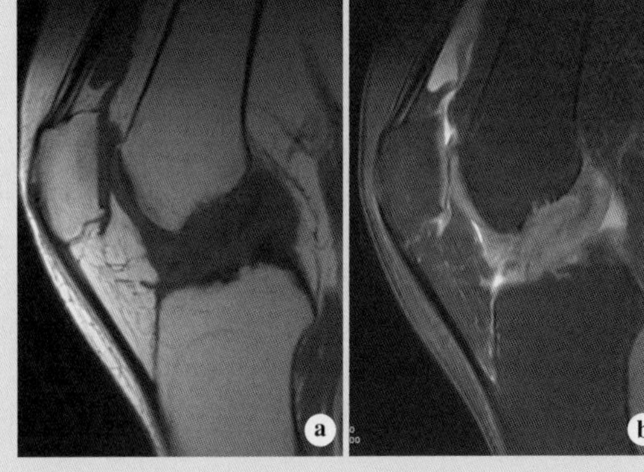

图 9-1-8-6 案例 9-1-8-4 患者影像学检查结果
a、b. 矢状面 T_1WI、脂肪抑制 T_2WI

4. 本例患者诊断为

A. 强直性脊柱炎；B. 类风湿关节炎；C. 痛风性关节炎；D. 前交叉韧带黏液变性；E. 前交叉韧带断裂

（一）疾病基础

痛风（gout），也称为痛风性关节炎（gouty arthritis，GA），是单钠尿酸盐（MSU）结晶沉积于外周关节软骨、软骨下骨、关节囊、韧带、肌腱、关节周围软组织及皮下等，从而引起关节及其

附属组织一系列炎症反应的疾病。与嘌呤代谢紊乱及（或）尿酸排泄减少所致的高尿酸血症直接相关。痛风可并发肾脏病变，严重者可出现关节破坏、肾功能损害，常伴发高脂血症、高血压病、糖尿病、动脉硬化及冠心病等。目前，我国痛风的患病率在 1%～3%，并呈逐年上升趋势。影像学检查仅用于评估尿酸钠晶体的沉积和骨质破坏。

1. 病因及分型 病因包括遗传、代谢、环境危险因素和损伤等。遗传因素主要包括嘌呤代谢中关键酶的缺失、遗传性肾功能障碍和其他遗传性代谢病；环境诱发因素有精神紧张、疲劳、酗酒、感染等，局部因素有温度、pH、创伤等。而尿酸在体液中的溶解性较低，尿酸（盐）进入关节腔并沉积，游离状态的尿酸逐渐转化为结合状态尿酸盐，析出针状的结晶，即单钠尿酸盐，在特定状态下，激活炎性物质，介导炎症反应，造成痛风发作。

2. 临床表现 本病好发于 40 岁以上中、老年人，40～50 岁为发病的高峰期，男女比例约为 15∶1，女性发病多在绝经后。目前，痛风逐步趋于年轻化。50%的痛风患者为超重或肥胖。痛风患者最主要的就诊原因为关节痛。急性痛风性关节炎常于夜间或清晨关节痛，局部皮肤发红、皮温升高、肿胀和失能，消退时受累关节局部皮肤可出现脱屑和瘙痒，该期可呈自限性。而后进入痛风间歇期，患者症状全无，可持续数月或数年，少数甚至不再发作；但大多数患者会在 6 个月到 2 年内复发，随着病程延长，发作次数频繁，受累关节增多，疼痛时间延长，部分出现关节畸形或功能障碍。

3. 病理生理特点 痛风的病理学基础主要为嘌呤代谢紊乱和（或）高尿酸血症，还与炎症小体的激活有关。单钠尿酸盐在 GA 受累关节及关节周围软组织内沉积而引发炎症反应，形成肉芽组织，并关节软骨变性、滑膜增生和边缘骨侵蚀。软组织内单钠尿酸盐沉积所致机械性及化学性刺激引起异物反应而肿胀，并因纤维化形成结节，且逐渐增多并钙化，即痛风石（tophus），也称痛风结节。

（二）MRI 影像学诊断

MRI 表现无特异性。主要观察受累关节的骨侵蚀、骨髓水肿、关节内外的痛风结节、软组织肿胀及关节积液。大关节病变以关节旁韧带或肌腱受累为主，且多伴有关节积液；小关节病变主要以骨质改变为主。

早期 MRI 显示软组织肿胀，T_1WI 呈低信号，T_2WI 呈高信号，边界模糊不清；滑膜炎表现为轻度增厚呈局限性或弥漫性 T_1WI 等或低信号，T_2WI 等或稍高信号，伴关节腔或滑膜囊积液；相邻骨质正常或伴骨髓水肿，呈 T_1WI 低信号，STIR 高信号。进展期：痛风石可位于滑膜囊、关节腔、关节各骨和软组织内，多为结节状或团块状，因其内蛋白质含量、纤维组织、尿酸盐结晶沉积量和钙化程度不同而出现多种 MRI 信号（图 9-1-8-7）。痛风结节形成后压迫相邻骨质，形成压迫性骨吸收。

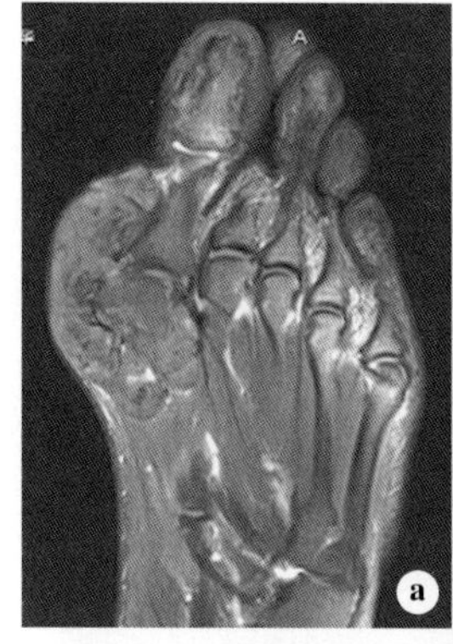

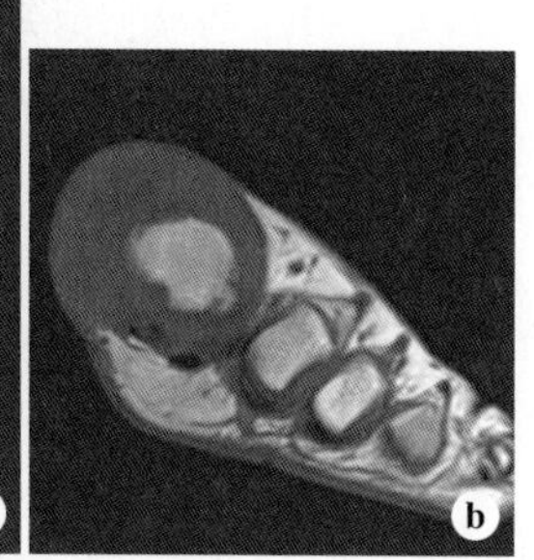

图 9-1-8-7 痛风性关节炎

a、b. 冠状面脂肪抑制 T_2WI、轴位 T_1WI。第 1 趾跖关节旁可见软组织信号，呈脂肪抑制 T_2WI 低信号，T_1WI 等或稍高信号，形态不规则，信号不均匀，相邻骨质未见异常信号

（三）鉴别诊断

痛风需要与类风湿关节炎、色素沉着绒毛结节性滑膜炎、假性痛风相鉴别。

1. 类风湿关节炎 以中年女性多见；类风湿因子阳性；常常双侧多关节对称性发作；伴广泛性骨质疏松；以滑膜增生形成血管翳和骨质破坏为主要表现；常伴腕关节尺侧软组织肿胀及近节指间关节梭形肿胀。

2. 色素沉着绒毛结节性滑膜炎 一般发生在青壮年，单侧多见；因增生滑膜组织反复出血而出现大量含铁血黄素沉着，在 MRI 上表现为典型的 T_1WI、T_2WI 低信号。

3. 焦磷酸钙晶体沉积关节炎（CPPD） 以透明软骨及纤维软骨钙化为主要表现；血尿酸水平正常；常合并关节退变；关节液含焦磷酸钙结晶而非尿酸盐结晶；常累及掌指关节和腕关节。

（四）治疗

痛风性关节炎应采取饮食控制等措施；痛风发作可用秋水仙碱降低血尿酸水平。对于可能穿破的巨大痛风石，或影响关节功能者，应考虑手术切除。本病多预后良好。

【案例 9-1-8-1 点评】

1. 选 B。X 线平片不能观察关节软骨破坏。
2. 选 C。抑制 PDWI 有利于软骨的显示。
3. 选 D。未见溶骨性骨质破坏，关节软骨下是囊变。
4. 选 A。该病诊断为骨性关节炎。

【案例 9-1-8-2 点评】

1. 选 A。应该首先摄取 X 线平片，观察骨质情况，排除肿瘤、炎症、退变等疾病。
2. 选 C。MRI 不利于死骨的显示，特别是细微死骨。
3. 选 E。关节软骨破坏，厚薄不均。
4. 选 B。该病诊断为类风湿关节炎。

【案例 9-1-8-3 点评】

1. 选 C。应该首先行 MRI 检查，因为患者出现神经症状，需要观察是否压迫脊髓。
2. 选 A。选行 MRI 扫描主要目的是观察神经情况。
3. 选 E。椎间盘也破坏。
4. 选 A。本例患者诊断为强直性脊柱炎伴骨折。

【案例 9-1-8-4 点评】

1. 选 A。应该首先行 X 线平片检查。
2. 选 D。选行 MRI 扫描的主要目的不包括观察细小骨质破坏情况。
3. 选 E。软骨下骨质囊变本次并未显示。
4. 选 C。本例患者诊断为痛风性关节炎。

（于 荭 曾献军 闫占星）

第二节 肌肉软组织常见疾病

一、肌肉软组织感染

蜂窝织炎

【案例 9-2-1-1】 患者男性，14 岁，右小腿疼痛十余天。现病史：患者十余天前无明显诱因出现右小腿疼痛，邻近皮肤可见红肿，无明显创伤史。

思考题

1. 该患者首选的检查是

A. X 线平片；B. CT；C. MRI；D. CT 增强扫描；E. MRI 增强扫描

2. 患者行双侧小腿 MRI 检查，如图 9-2-1-1 所示，病变的诊断定位为

A. 右小腿皮肤；B. 右小腿皮下软组织；C. 右小腿筋膜；D. 右小腿部分肌肉；E. 以上结构均有累及

3. 本例患者诊断为

A. 蜂窝织炎；B. 蜂窝织炎并部分筋膜炎及感染性肌炎；C. 非感染性皮下水肿；D. 肿瘤治疗后软组织变化；E. 以上均不正确

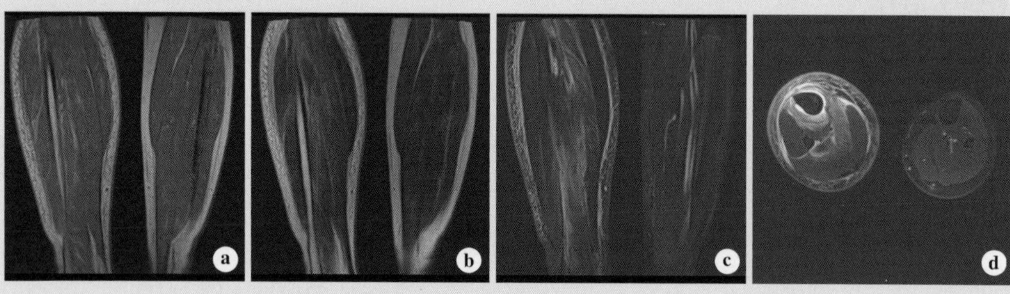

图 9-2-1-1 案例 9-2-1-1 患者影像学检查结果

a～d. 冠状位 T_1WI、冠状位 T_2WI、冠状位脂肪抑制序列 T_2WI、轴位脂肪抑制序列 T_2WI

（一）临床与病理

蜂窝织炎是一种表浅的、非坏死性软组织感染，涉及皮肤及皮下组织。最常见的致病菌是金黄色葡萄球菌和链球菌，可通过其穿透力进入皮肤缺损处。感染途径主要通过血行播散，也可以由深层感染扩散而来。常见的危险因素包括心血管功能不全、糖尿病患者存在软组织溃疡、免疫低下或者体内存在异物。

在临床上，患者通常会出现局部红、肿以及全身性表现，包括发热、不适、寒战等。虽然蜂窝织炎的诊断主要依靠临床，但影像学检查可帮助临床确定病变的范围，指导临床对目标区域进行干预，并排除更严重的病变，如脓肿、肌炎及坏死性筋膜炎等。

病理上表现为皮肤及皮下软组织充血、中性粒细胞浸润，伴有纤维蛋白和炎性渗出物，可能存在皮肤坏死。

（二）MRI 影像学表现

磁共振成像具有出色的软组织对比度及识别液体、水肿的能力。蜂窝织炎 MRI 表现为弥漫性线状或不规则的软组织增厚，主要位于皮下脂肪区，一般累及范围较广，表现为在 T_2WI 或 STIR 序列上呈高信号，T_1WI 上呈低信号，边界不清，增强扫描后可见相应区域强化。通常伴有邻近皮肤的增厚，无局部液体的聚集，深部肌肉信号一般无异常。

（三）鉴别诊断

结合临床表现及体征，蜂窝织炎磁共振成像诊断较易，主要需与非感染性皮下水肿、肿瘤治疗后软组织变化相鉴别。

1. 非感染性皮下水肿 非感染性皮下水肿可见于充血性心力衰竭、糖尿病血管功能不全、淋巴道阻塞、急性/亚急性静脉血栓形成等。非感染性皮下水肿也表现为皮下脂肪区弥漫性 T_1WI 低信号，T_2WI 高信号，一般较蜂窝织炎范围更广泛而分散，应用增强扫描可有助于鉴别，非感染性皮下水肿一般无强化，而蜂窝织炎可见强化。

2. 肿瘤治疗后软组织变化 肿瘤化疗或放疗后也可导致相应区域软组织变化，包括皮下水肿和肌肉水肿，结合相关病史进行鉴别。

（四）治疗

本病的治疗主要是针对相应的病原菌使用有效的抗生素，纠正潜在的代谢异常，限制相应部位

的活动，防止并发症的发生，无并发症的患者一般无须外科手术干预。

【案例 9-2-1-1 点评】

1. 选 C。MRI 对软组织分辨率高，诊断价值大。

2. 选 E。如图 9-2-1-1 所示，双侧小腿 MRI 平扫，T_1WI 可见右侧小腿近段皮下软组织网格状低信号，T_2WI 示右侧小腿近段皮下软组织、肌肉及肌间隙斑片状高信号，冠状位 T_2WI 脂肪抑制序列更清晰地显示出上述区域广泛性水肿信号，轴位 T_2WI 脂肪抑制序列显示高信号范围累及整个右侧小腿近段皮下软组织（以前、外侧为著）及胫骨后肌、比目鱼肌，部分筋膜增厚。需要重点观察脂肪抑制序列。病变定位于右侧小腿，累及皮肤、皮下及筋膜，部分肌肉受累。

3. 选 B。青少年男性，无明显创伤及肿瘤病史，出现右小腿疼痛，肿胀，伴发热，体格检查可见右小腿红、肿、压痛，病变范围广泛，在磁共振成像上主要表现为右小腿皮下软组织呈广泛网格样水肿，邻近肌肉肿胀，T_1WI 信号较对侧稍增高，T_2WI 上信号不均匀增高，脂肪抑制序列上显示更清楚，表现为右小腿皮肤、皮下软组织及深筋膜弥漫性增厚，呈不均匀高信号，部分小腿后肌群肿胀、信号增高，右胫腓骨未见明显受累征象，呈广泛炎性改变，临床症状提示感染，MRI 符合软组织感染表现。病变的可能诊断是蜂窝织炎并部分筋膜炎及感染性肌炎，需要与非感染性皮下水肿、肿瘤治疗后软组织变化等进行鉴别。

感染性腱鞘炎

【案例 9-2-1-2】 患者男性，35 岁，左手中指屈曲障碍并疼痛 1 天。现病史：患者 1 天前出现左手中指屈曲障碍并疼痛，邻近皮肤可见轻度红肿，无明显创伤史。

思考题

1. 该患者为明确诊断，最佳的检查方法是

A. X 线平片；B. CT；C. MRI 增强扫描；D. CT 增强扫描；E. MRI 平扫+增强扫描

2. 患者行左手 MRI 检查，见图 9-2-1-2，下列影像学描述正确的是

A. 中指第 3 掌骨远段伸肌腱鞘内液体积聚；B. 中指第 3 掌骨远段屈肌腱鞘内液体积聚及邻近皮下软组织肿胀；C. 第 3 掌骨远端至近节指骨中段屈肌腱鞘周围鞘膜未见增厚及强化；D. 中指中远节指骨受累及；E. 中指相应掌侧皮下软组织未见异常及强化

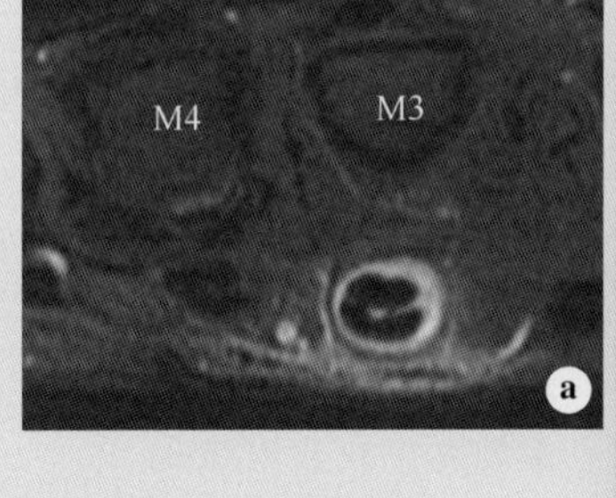

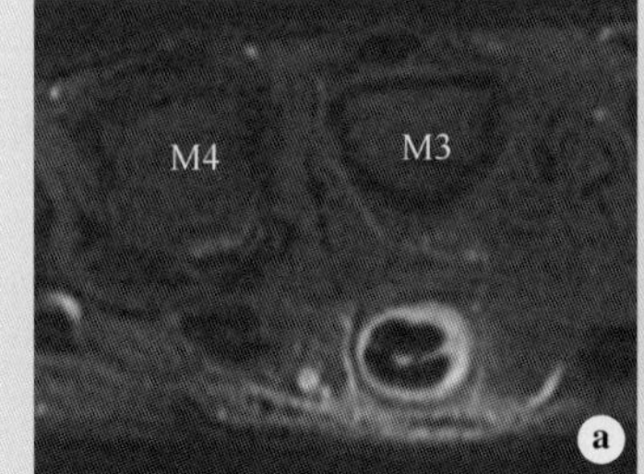
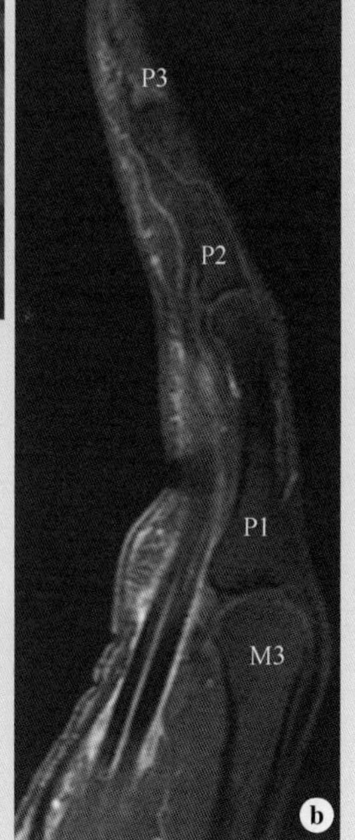

M3. 第 3 掌骨
M4. 第 4 掌骨
P1. 近节指骨
P2. 中节指骨
P3. 远节指骨

图 9-2-1-2 案例 9-2-1-2 患者影像学检查结果

a、b. 轴位脂肪抑制序列 T_2WI、矢状位脂肪抑制后 T_1WI 增强扫描

3. 该患者可能的诊断

A. 蜂窝织炎；B. 筋膜炎；C. 腱鞘炎；D. 感染性腱鞘炎并软组织蜂窝织炎；E. 创伤后腱鞘积液

（一）临床与病理

感染性腱鞘炎是指腱鞘周围滑膜的炎症，它可以由感染、全身性炎症性关节病或关节过度使用引起。感染性腱鞘炎最常见的原因是直接从穿刺伤口接种或邻近感染的连续传播，少数由血行播散而来。腱鞘炎主要由化脓性细菌引起，真菌、结核分枝杆菌和非结核分枝杆菌是比较少见的病原菌，主要影响免疫力低下者。

最常见累及骨骼肌肉系统部位为手和腕部。患者可表现为局部压痛、肿胀、红斑，以及相应受累肌腱的运动疼痛。非结核分枝杆菌的病原体检查是阴性的，其临床表现轻微，表现为软组织肿胀

而不造成疼痛，无感染的迹象或无明显的功能障碍。

病理上表现为腱鞘内浆液性渗出物，在后期可表现为炎症细胞浸润、细菌等脓性渗出的特点，甚至可见明显的肌腱或腱鞘坏死。

（二）MRI 影像学表现

尽管磁共振成像对区别各种原因所致的腱鞘炎不敏感，但其还是评估腱鞘炎首选检查方法，主要表现为腱鞘扩张积液，一般表现为 T_1WI 低信号，T_2WI 高信号，积液信号也可能是混杂的，根据脓液、血液和气体的存在，可以有不同的信号强度特点。肌腱失去正常的低信号特征，变厚而模糊，在液体敏感序列上表现出明显水肿。腱鞘积液与滑膜增厚有关，并且在增强后明显强化，同时可伴有周围软组织信号异常。

（三）鉴别诊断

结合临床，感染性腱鞘炎磁共振成像诊断较容易，主要需与创伤后腱鞘积液相鉴别。

创伤后腱鞘积液：一般有创伤病史，磁共振成像表现为相应肌腱腱鞘扩张积液，呈 T_1WI 低信号，T_2WI 高信号，可伴有肌腱损伤，表现为低信号的肌腱连续性中断，局部信号异常，增强扫描腱鞘积液无强化，可伴有周围软组织肿胀。

（四）治疗

感染性腱鞘炎被认为是一种外科急症，如果不及时治疗，可能会引起骨髓炎、肌腱坏死或狭窄性腱鞘炎而使病情变得复杂，在早期可适当使用抗生素、抬高患肢及夹板固定，如果 24 小时后无明显改善，建议进行手术，包括开放引流或闭式导管冲洗。

【案例 9-2-1-2 点评】

1. 选 E。MRI 平扫+增强扫描可兼顾骨骼、肌肉、肌腱等结构的清晰显示及鉴别诊断。

2. 选 B。中指第 3 掌骨远段屈肌腱鞘内液体积聚及邻近皮下软组织肿胀，矢状位 T_1WI 脂肪抑制后增强扫描可见第 3 掌骨远端至近节指骨中段屈肌腱鞘周围鞘膜广泛增厚及强化，中远节指骨未受累及，相应掌侧皮下软组织强化。

3. 选 D。患者青年男性，无明显创伤出现左手中指屈曲障碍伴疼痛，在磁共振 T_2 脂肪抑制序列上表现为左手中指屈肌腱鞘扩张积液，呈明显高信号，肌腱本身是完整的，相邻皮下软组织稍肿胀，增强扫描显示屈肌腱周围鞘膜增厚，明显强化，符合感染性改变。

化脓性滑囊炎

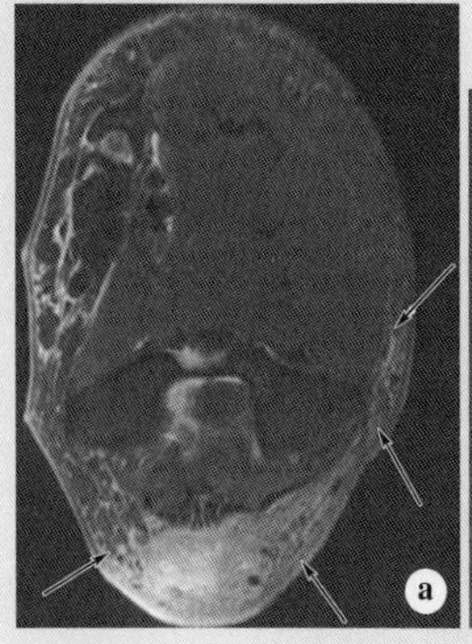

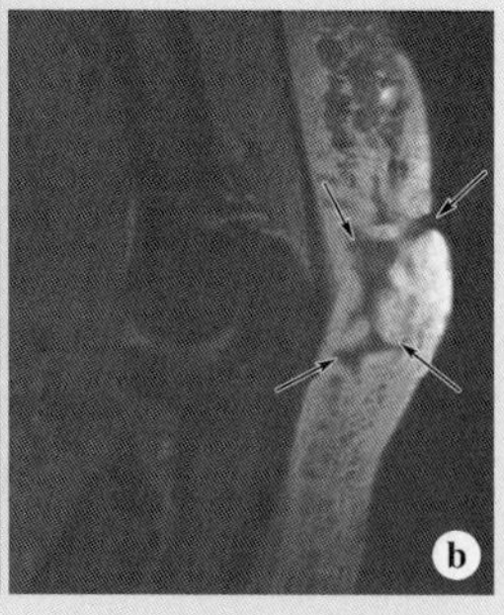

图 9-2-1-3 案例 9-2-1-3 患者影像学检查结果
a、b 分别为肘关节轴位脂肪抑制 T_2WI、矢状位脂肪抑制后 T_1WI 增强扫描

【案例 9-2-1-3】 患者男性，52 岁，左肘后疼痛、皮肤溃烂流液 1 个月余。现病史：患者 1 个月前出现左肘后疼痛，继而出现皮肤溃烂并流液，邻近皮肤肿胀，发红，无明显创伤史。

思考题

1. 该患者首选的检查是

A. X 线平片；B. CT；C. MRI；D. CT 增强扫描；E. MRI 增强扫描

2. 患者行左肘关节 MRI 检查，见图 9-2-1-3，病变的诊断定位为

A. 鹰嘴滑囊周围及邻近皮下软组织；B. 肘后皮下软组织；C. 肘关节内外侧副韧带；D. 肘关节屈肌总腱；E. 肘关节伸肌总腱

3. 该患者可能的诊断是

A. 尺骨鹰嘴化脓性滑囊炎并蜂窝织炎；B. 尺骨鹰嘴非脓性滑囊炎；C. 肘后软组织蜂窝织炎；D. 血栓性静脉炎；E. 淋巴管炎

（一）临床与病理

滑囊炎通常是指滑膜囊的无菌性炎症，导致滑囊炎的病理过程包括直接创伤、过度使用、痛风、风湿性关节炎等炎症性关节病，或者由化脓性细菌引起的化脓性滑囊炎。化脓性滑囊炎最常见的病原菌是金黄色葡萄球菌，最常累及浅表滑囊，如髌前或鹰嘴滑囊，通常是由于创伤直接经皮感染，深层滑囊感染不常见，且通常是血源性感染。感染也可能来自邻近的关节，并可能导致脓毒性关节炎。临床表现包括局部压痛、软组织肿胀、红斑、发热、局部淋巴结肿大。

病理上表现为滑膜细胞增殖，胶原蛋白的形成和滑液的大量产生，然后被肉芽组织所取代，最后表现为纤维组织增生及修复。

（二）MRI 影像学表现

化脓性滑囊炎表现为病变区域滑囊增厚、积液及信号异常，T_1WI 呈稍低信号，T_2WI 呈稍高信号，脂肪抑制序列上呈高信号，增强扫描呈明显强化，其内脓腔或囊液无强化，脓腔在 DWI 序列上呈明显高信号，部分病灶内可见气体，部分可见与皮肤相连的窦道，伴周围软组织肿胀。

（三）鉴别诊断

结合临床，化脓性滑囊炎磁共振成像诊断较易，主要需与非化脓性滑囊炎相鉴别。

非化脓性滑囊炎：可能与创伤、过度使用有关，但其与化脓性滑囊炎磁共振成像表现重叠，鉴别较困难，但非化脓性滑囊炎一般无皮肤窦道形成，无脓性液体流出，局部及全身性症状较化脓性滑囊炎轻。

（四）治疗

化脓性滑囊炎明显肿胀，穿刺有脓时，应及早切开减压、引流。

【案例 9-2-1-3 点评】

1. 选 C。MRI 对软组织疾病诊断优势明显。

2. 选 A。肘关节轴位脂肪抑制 T_2WI 显示鹰嘴滑囊周围局限性液体积聚（箭头）及邻近皮下软组织水肿扩散蔓延（箭头），矢状位 T_1WI 脂肪抑制后增强扫描示滑囊周围呈不规则厚壁环形强化（箭头），并清晰显示滑囊至皮肤表面的窦道（箭头）。

3. 选 A。中年男性，无明显创伤出现左肘后疼痛并皮肤溃烂流液，在磁共振 T_2 脂肪抑制序列上表现为尺骨鹰嘴滑囊增厚，呈明显高信号，相邻皮下软组织肿胀，增强扫描显示滑囊增厚并呈不规则厚壁环状强化及窦道从滑囊延伸到皮肤表面，皮下软组织亦明显强化，临床表现为感染，MRI 符合感染改变。

坏死性筋膜炎

【案例 9-2-1-4】 患者男性，48 岁，左小腿疼痛、肿胀，发热 3 天。现病史：患者 3 天前出现左小腿疼痛、肿胀，无法行走，伴发热，体格检查见左小腿明显肿胀、压痛，无明显创伤史。

思考题

1. 该患者首选的检查是

A. X 线平片；B. CT；C. MRI；D. CT 增强扫描；E. MRI 增强扫描

2. 患者行左小腿 MRI 检查，见图 9-2-1-4，对病变的定位诊断为

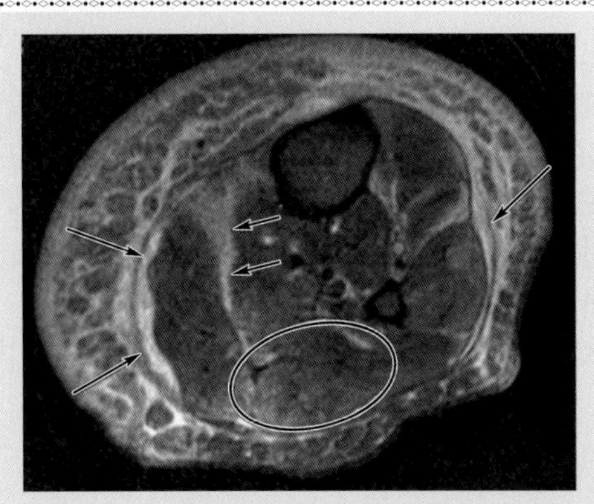

图 9-2-1-4 案例 9-2-1-4 患者影像学检查结果
为横断位脂肪抑制序列 T_2WI

A. 左小腿中段深筋膜增厚；B. 可见沿肌肉周围及肌间隙蔓延的液体信号；C. 左小腿皮肤增厚，皮下软组织水肿；D. 左小腿部分后肌群受累；E. 以上均累及

3. 该患者可能的诊断是

A. 坏死性筋膜炎；B. 嗜酸性筋膜炎；C. 结节性和增生性筋膜炎；D. 蜂窝织炎；E. 非感染性皮下水肿

【案例 9-2-1-4 点评】

1. 选 C。MRI 对软组织病变诊断优势明显。

2. 选 E。横断位 T_2WI 脂肪抑制序列显示左小腿中段深筋膜增厚及沿肌肉周围、肌间隙蔓延的液体信号，皮肤增厚、皮下软组织水肿，部分后肌群受累。

3. 选 A。患者中年男性，无明显创伤出现左小腿疼痛、肿胀，在磁共振 STIR 序列上主要表现为左小腿深筋膜及肌筋膜不规则明显增厚，呈明显高信号，伴小腿皮下软组织弥漫性增厚、肿胀，呈不均匀高信号，还可见部分小腿后肌群信号稍增高，胫腓骨未见明显异常。

感染性肌炎（化脓性肌炎）

【案例 9-2-1-5】 患者女性，29 岁，右大腿疼痛，肿胀，伴发热 1 个月。现病史：患者 9 个月前无明显诱因出现右大腿疼痛不适，呈间歇性胀痛，1 个月前开始出现红肿，伴发热，活动后症状更明显，体格检查见右大腿内侧皮肤红肿，皮温高，无破溃，右大腿下段肿胀明显，局部有压痛，膝关节活动障碍。

思考题

1. 该患者最佳检查方法为

A. X 线平片；B. CT；C. MRI 平扫；D. CT 增强扫描；E. MRI 平扫+增强扫描

2. 患者行双侧大腿 MRI 检查，见图 9-2-1-5，对病变的定位诊断描述不正确的是

A. 右侧大腿股骨旁软组织弥漫性 T_1 等、稍低信号及大范围 T_2 液性信号；B. T_2WI 脂肪抑制序列显示病灶为沿股骨长轴分布的液性高信号，周围肌肉呈稍高信号；C. 冠状位脂肪抑制后 T_1WI 增强未见明显强化；D. 轴位脂肪抑制后 T_1WI 增强内收肌群内脓肿形成，呈明显环状强化，壁均匀光滑；E. 病灶累及右大腿内外侧肌群，包括股内侧肌、长收肌、大收肌和股中间肌，右大腿肌肉肿胀，肌间隙变窄，皮下软组织肿胀

3. 该患者可能的诊断是

A. 化脓性肌炎；B. 糖尿病性肌坏死；C. 炎症性肌病；D. 胶原血管病；E. 创伤性肌肉损伤

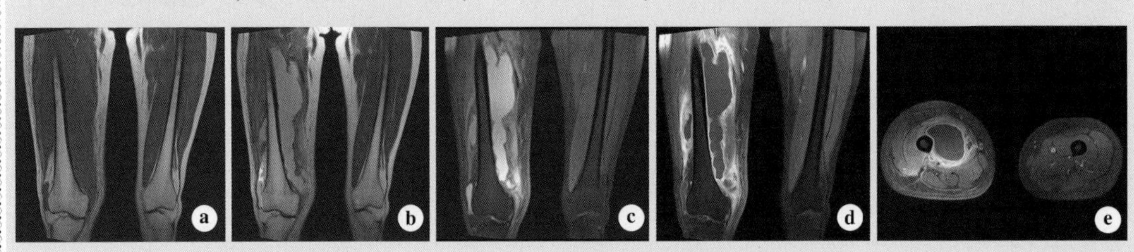

图 9-2-1-5 案例 9-2-1-5 患者影像学检查结果
a～e. 冠状位 T_1WI、冠状位 T_2WI、冠状位脂肪抑制 T_2WI、冠状位脂肪抑制后 T_1WI 增强、轴位脂肪抑制后 T_1WI 增强

【案例 9-2-1-5 点评】

1. 选 E。

2. 选 C。增强扫描病灶呈明显周围强化，病灶中心区域无强化；内收肌群内脓肿形成，壁均匀光滑。

3. 选 A。患者青年女性，无明显创伤出现右大腿疼痛不适，肿胀，伴发热，体格检查可见右大腿红、肿、压痛，右大腿股骨周围肌肉及肌间隙肿胀，肌间隙狭窄，内见弥漫性 T_1WI 等、稍低信号、T_2WI 高信号，主要累及股内侧肌、长收肌、大收肌及股中间肌，沿大腿长轴分布，内收肌群内典型脓肿形成，周围肌肉呈稍高信号可见强化，右大腿皮下软组织肿胀。以上征象符合化脓性肌炎表现。

二、肌肉软组织损伤

肌肉损伤

【案例 9-2-2-1】 患者男性，45 岁，右小腿撞伤半天。现病史：患者 12 小时前被电动车撞伤，小腿大范围红肿，皮肤无破损，局部肿痛明显，无窦道，体温正常。

思考题

1. 该患者入院行双小腿 MRI 平扫检查，见图 9-2-2-1，病变的定位诊断位于

A. 右小腿肌间隙；B. 右小腿后肌群；C. 右小腿腓肠肌肌肉-肌腱连接部；D. 右小腿比目鱼肌肌肉-肌腱连接部；E. 以上均累及

2. 关于该病例的 MRI 表现，描述错误的是

A. 病灶累及右小腿后肌群（深层为主）、肌间隙及皮下；B. 右小腿骨质未见明显骨折及肿块占位；C. 沿肌肉内部可见羽毛状水肿及增厚的肌筋膜呈 T_2 高信号；D. 肌肉内信号较混杂，可见 T_1WI 及 T_2WI 高信号结节样、梭形影，符合超急性期血肿表现；E. 右小腿皮下脂肪间隙模糊，呈网格状改变

3. 该病例可能的诊断是

A. 肌肉拉伤；B. 肌肉挫伤并血肿形成；C. 肌肉感染或炎症；D. 肌肉去神经营养；E. 多发性肌炎及皮肌炎

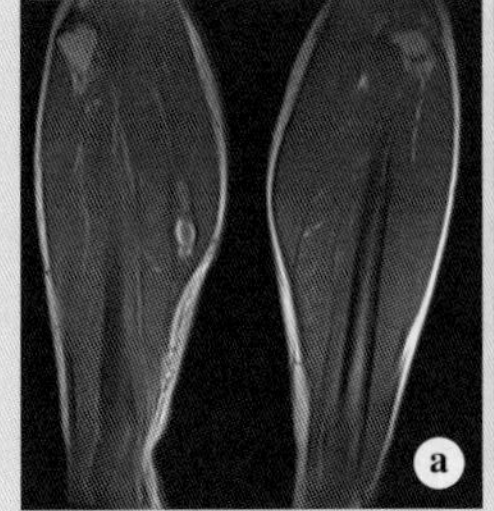

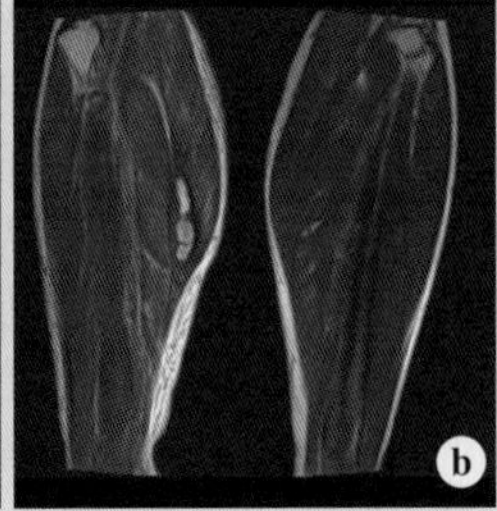

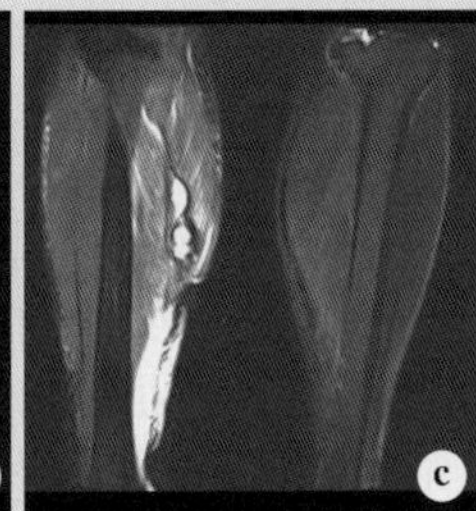

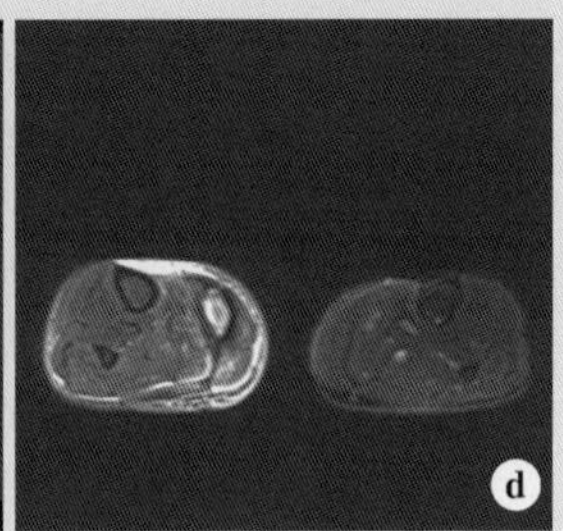

图 9-2-2-1 案例 9-2-2-1 患者影像学检查结果

a～d. 冠状位 T_1WI、冠状位 T_2WI、冠状位脂肪抑制序列 T_2WI、横断位脂肪抑制序列 T_2WI

【案例 9-2-2-2】 患者男性，34 岁，右肩关节摔伤后半天。现病史：患者 12 小时前高处落下摔伤右肩关节，疼痛不能活动，明显肿胀青紫，皮肤破损出血，局部肿痛明显，体温正常。右肩关节正位 X 片未见明显骨折及脱位征象。

思考题

1. 患者入院行右肩关节 MRI 平扫，见图 9-2-2-2，病变的定位上未累及的肌肉是

A. 胸大肌；B. 斜方肌；C. 三角肌；D. 冈上肌；E. 小圆肌

2. 关于病变的 MRI 表现，描述不正确的是

A. 右肩多发肌肉、肌间隙、皮下软组织广泛异常信号；B. 累及的肌肉边界不清，内部信号欠均匀；

C. 邻近骨质未见明显骨折及肿块占位；D. 沿肌肉内部异常信号，肌间隔、肌筋膜增厚水肿；E. 皮下脂肪间隙水肿模糊，皮下软组织内未见血肿形成

3. 该患者可能的诊断是

A. 右肩肌肉软组织挫伤并皮下血肿；B. 右肩肌肉拉伤；C. 肌肉感染或炎症；D. 肌肉去神经营养；E. 多发性肌炎及皮肌炎

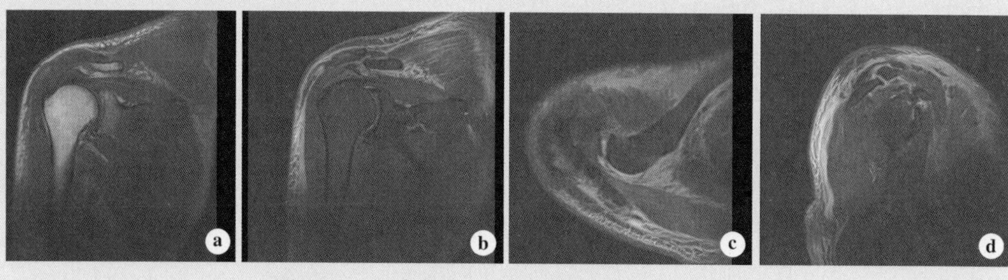

图 9-2-2-2　案例 9-2-2-2 患者影像学检查结果

a～d. 冠状位 T_1WI、冠状位脂肪抑制序列 T_2WI、横断位脂肪抑制序列 T_2WI、矢状位脂肪抑制序列 PDWI

（一）临床与病理

肌肉软组织损伤（muscle and soft tissue injury）指运动相关创伤、高速钝性创伤、穿透性损伤等创伤中的肌肉、肌腱、韧带损伤。

肌肉损伤分为直接损伤和间接损伤，直接损伤包括肌肉挫伤、刺割伤等。间接损伤包括肌肉拉伤或撕裂以及神经、血管因素所造成的肌肉受损，其中，肌肉拉伤（muscle strain）是肌肉损伤中最为常见的类型。当严重的肌肉损伤时可能导致肌肉内出血，血液大量积存即可形成肌肉血肿。因此，肌肉损伤大致分型为拉伤、割伤、运动相关的迟发性肌肉酸痛、直接暴力所致的肌肉挫伤、血肿、肌筋膜室综合征、骨化性肌炎、筋膜撕裂。

肌肉拉伤绝大多数发生于肌肉-肌腱连接处。不同肌肉的肌纤维形态不同，肌肉-肌腱连接处形态不同，很多肌肉的肌腱是延伸至肌肉的深面并形成一个较长的肌肉-肌腱连接处，这也是损伤容易累及此处的重要原因。跨两个关节的长梭形肌肉最常受累，因此拉伤多发生于下肢，包括股直肌、股二头肌、腘绳肌和腓肠肌内侧头。临床上根据疼痛、无力和功能丧失分为三级（Grade 1～3）。

（二）肌肉损伤 MRI 影像学表现

MRI 能够根据肌肉形态和信号的改变来诊断肌肉损伤，确定损伤的部位、范围、程度及有无血肿形成，对临床是否行手术治疗或非手术治疗提供有价值的信息，在肌肉损伤的诊断和预后评估中发挥着重要的作用，对于肌腱损伤类型、程度显示清晰，对评估肌腱损伤及修复术后情况提供准确信息。另外，对于没有明确创伤史而以肿块就诊的患者，可与肿瘤进行鉴别。因此，MRI 是评估肌肉肌腱损伤的最佳影像学检查方法。

常见肌肉损伤的 MRI 表现如下。

1. 肌肉拉伤　急性肌肉拉伤在 MRI 影像中主要有两种表现：①肌肉形态改变；②液体敏感序列中出现高信号表现。肌肉拉伤后，损伤处出现出血和水肿。水肿的形态取决于所累及的肌肉-肌腱连接处的结构和形状。在部分撕裂中，血液和水肿在肌束间隙内扩散，可呈现“羽毛状”外观，“羽毛状”改变，是肌肉拉伤的典型表现。急性撕裂中，由于出血所致正铁血红蛋白的存在，T_1WI 和 T_2WI 都呈现高信号，这种高信号可以在损伤后持续很长时间，被认为与损伤处重复的微小肌肉内出血有关；随着损伤的修复，肌肉的信号逐渐降低，首先表现在 T_1WI，而后 T_2WI 的信号也随之降低。肌肉拉伤的 MRI 表现与拉伤的严重程度亦关系密切，但其实仅根据信号强度进行损伤分级有时是很棘手的，如慢性损伤常仅表现轻微的信号异常，但临床上可能是 3 级损伤。肌肉拉伤分级，即轻度（Ⅰ度）、中度（Ⅱ度）和重度（Ⅲ度）。①Ⅰ度拉伤：肌肉-肌腱单元的微小损伤，典

型者肌肉或肌腱纤维的撕裂小于 5%。MRI 显示损伤处 T_2WI 为高信号，可见“羽毛状”外观。②Ⅱ度拉伤（部分撕裂）：为肌肉-肌腱连接处部分撕裂，损伤处可有部分肌肉或肌腱纤维保持其连续性。MRI 所见除Ⅰ度拉伤的表现外，还可见肌纤维的断裂处呈“星状”的组织缺损，伴有邻近肌腱的变薄及紊乱。肌肉-肌腱连接处血肿是Ⅱ度拉伤的特征性表现。损伤 2 周后，MRI 上可见损伤处瘢痕影像。③Ⅲ度拉伤：是肌肉-肌腱连接处的完全断裂。MRI 上表现为损伤处广泛的水肿和出血，并可见到完全撕裂的肌腱边缘不规则且彼此分离，撕裂肌肉的收缩可以形成局部“肿块”，该“肿块”与正常肌肉信号接近，同时两断端间被血液和水肿液填充。还有极少数（约 3%）的患者可累及肌外膜，表现为肌肉周围斑片状高信号，不要和退变或撞击后撕裂混淆。

2. 肌肉挫伤（muscle contusion） 肌肉挫伤由钝性物体直接撞击引起，产生间质水肿、出血导致不同程度的疼痛、肿胀、瘀斑和肌肉痉挛，多累及浅表肌肉。MRI 表现与拉伤相似，肌肉明显肿胀，但无肌纤维中断和松弛征象，T_2WI/SPIR 呈局灶性地图样高信号，但往往定位不在肌肉肌腱连接处，亦可见皮下水肿，甚至骨挫伤。尽管肌肉挫伤在损伤面积上比拉伤要大，但是恢复时间明显要短。肌肉挫伤出现较少的一个并发症是肌筋膜室综合征，甚至出现坏死性肌炎。

3. 肌肉刺割伤 肌肉刺伤较少见，常为锐利物体刺入肌肉内所致。在急性期，典型的刺伤在 MRI 上几乎无征象，但伤后不久就可见局灶性、边缘锐利的不连续肌纤维，因出血和水肿在 T_1WI 上呈混杂信号，T_2WI 呈高信号。在慢性期，瘢痕形成在 T_1WI 上呈低信号，当出现肌肉萎缩、脂肪浸润时，T_1WI 显示高信号。此外，偶尔可见通过刺伤伤口的肌疝形成。

4. 肌肉血肿 肌肉血肿可表现为肌肉内血肿或实质性出血，常伴有肌肉体积增大、水肿和出血。血肿的信号特点因血肿所处的时期、血肿内成分不同而不同。超急性期（＜24 小时），此时血肿主要由完整红细胞内的含氧血红蛋白组成，表现为 T_1WI 低信号，T_2WI 高信号；急性血肿（1～3 天），红细胞内的含氧血红蛋白演变为去氧血红蛋白，血肿表现为 T_1WI 等信号，T_2WI 低信号，这一信号特点与细胞内去氧血红蛋白有关；亚急性血肿（＜30 天），在高场强 MRI 表现为 T_1WI 和 T_2WI 均呈较高信号，这与正铁血红蛋白的沉积有关。随着血肿的演变，内部退变产物的不同，MRI 上表现为混杂信号；由于含铁血黄素的沉积，慢性血肿经常形成环形低信号边缘。如果出血内的成分被完全吸收，则可能形成血清肿。慢性血肿也可以最终完全机化，T_1WI、T_2WI 及脂肪抑制序列上均呈低信号。肌肉由众多肌纤维构成，少量出血可在肌束间隙内蔓延，但大量出血如何聚集并形成局限血肿的机制目前尚未明确，因此就决定了血肿内成分随时间演变的不确定性。同时，有些患者就诊时无法明确损伤时间或无明确创伤史，因此，影像医师除结合上述 MR 信号特点外，定期随诊 MR 则显得尤为重要。

（三）鉴别诊断

肌肉损伤多有明确的创伤史，急性或者慢性病程，或与运动相关，因此鉴别相对简单，但仍需与以下疾病进行鉴别。

1. 肌肉内血肿与纤维瘤等肿瘤 肌肉损伤后常见肌内血肿，在 3 周内可自行吸收。MRI 表现为 T_1WI、T_2WI 均呈高信号，维持 2 天至 1 个月。偶尔，血肿可蔓延至肌间隙或是结缔组织内，形成肌肉间假肿瘤征。当创伤病史较长或创伤史不确切时，临床上常误诊为肿瘤。慢性血肿有时与纤维瘤或纤维肉瘤一样，边界不清楚，增强扫描甚至可见强化。但慢性血肿 MRI 上可见断裂回缩的肌纤维或韧带，并常伴有肌纤维化、肌纤维退变和慢性炎症细胞浸润。有时单纯性血肿与肿瘤出血的鉴别也是困难的。MRI 增强扫描可为鉴别诊断提供更多的信息，当肿块周围出现结节样强化时提示为肿瘤。但是有以下 3 种情况可能造成误诊：一是血肿周围出现纤维血管组织时也可出现明显强化的结节；二是对比剂缓慢进入一些腔或脓腔内也可造成强化的假象；三是一些肿瘤仅表现为轻度强化或不强化时，易误诊为慢性血肿，如肌间黏液瘤。

2. 肌肉感染或炎症 肌肉损伤范围多与创伤范围相一致；感染或炎症的临床表现有发热、皮肤破溃等病史，实验室检查白细胞明显升高，后期一般合并脓肿形成，需详细询问感染相关病史、疫区接触史。

3. 深静脉栓塞 深静脉栓塞所致静脉回流障碍引起四肢肌肉大范围水肿时，需与肌肉损伤相鉴别，深静脉栓塞多有卧床、深静脉血栓或糖尿病系统疾病基础，无明显损伤史。

4. 肌肉失神经支配 指源于神经系统损害继发肌肉失神经引起肌肉结构、功能等改变，需要与肌肉损伤相鉴别。其病因纷繁复杂，包括脊髓损伤、糖尿病及带状疱疹等。

肌肉失神经支配后会发生诸多改变：①形态学改变。失神经支配后，骨骼肌因失用和失去神经的营养作用导致肌细胞直径及截面积不断缩小，从而出现典型的失神经肌萎缩表现。②超微结构的变化。骨骼肌失神经支配后，受损肌肉线粒体肿胀溶解，肌肉内横管系统排列紊乱，核糖体游离，肌原纤维间出现大量溶酶体，肌细胞核变形，运动终板减少，同时胆碱酯酶含量下降。按照通常的分期方法（急性期：1 个月以内；亚急性期：1～6 个月；慢性期：6 个月以上），肌肉急性期失神经改变在 MRI 可为正常，但典型 MRI 表现为在 T_2WI 或短时反转恢复序列等对水敏感的序列上呈高信号，而在 T_1WI 上表现为等信号；至亚急性期，T_2 信号进一步增高，T_1 信号变化不明显，一般无皮下水肿改变。急性期与亚急性期增强扫描均呈显著强化。至慢性期，脂肪广泛浸润，失神经支配的肌肉在 T_1WI 与 T_2WI 上均呈明显高信号，增强扫描无明显强化表现。失神经后肌肉高信号与肌肉损伤的高信号不同，一般不伴有肌膜的水肿；肌肉信号异常的范围常是该神经损伤所支配的所有肌肉。

5. 多发性肌炎及皮肌炎 是一种主要累及横纹肌、呈淋巴细胞浸润的非化脓性炎症病变，以对称性四肢近端肌无力为特征性表现。一般呈双侧对称性累及肌肉，表现出炎性水肿，呈弥漫性、多发性的小片状分布的 T_2WI 或 IR-FSE 高信号，皮下结缔组织炎性水肿及肌筋膜炎性增厚水肿；中晚期肌肉内伴随的脂肪浸润、肌萎缩，血清肌酸激酶明显升高。

【案例 9-2-2-1 点评】

1. 选 B。病灶累及右小腿后肌群，并非肌肉-肌腱连接部，后侧肌群广泛肿胀，肌内见血肿，主要累及腓肠肌内侧头及比目鱼肌，呈“羽毛状”水肿改变，肌间隔、皮下脂肪间隙水肿。

2. 选 A。病灶定位于右小腿后肌群（浅层为主）、肌间隙及皮下。

3. 选 B。诊断为小腿后肌群挫伤并血肿形成。有明确创伤史，从受伤机制来看为直接撞击导致，MRI 表现为肌肉广泛肿胀及肌内血肿、邻近皮下水肿。

【案例 9-2-2-2 点评】

1. 选 E。矢状位脂肪抑制 PDWI 示胸大肌、斜方肌、三角肌、冈上肌肌内、肌间隔、邻近肌肉筋膜累及，小圆肌位于肩胛骨后方且位置相对较低，未见累及。

2. 选 E。右肩关节皮下软组织广泛水肿，且三角肌浅面皮下可见团片状、梭形混杂信号，为血肿信号。

3. 选 A。患者有明确的右肩急性创伤史，MRI 显示沿肌肉内部异常信号，肌间隔、肌筋膜增厚水肿呈 T_2WI 高信号，皮下脂肪间隙水肿模糊，呈网格状改变，皮下脂肪内血肿形成，诊断为右肩软组织挫伤并皮下血肿。

肌腱损伤

【案例 9-2-2-3】 患者女性，32 岁，电动车撞伤左踝关节半小时急诊入院。体格检查左踝关节后缘皮肤破损流血包扎中，局部肿痛、压痛明显。

思考题

1. 该患者最佳的检查方法为

A. X 线平片；B. CT；C. MRI 平扫；D. CT 增强扫描；E. MRI 增强扫描

2. 患者入院行左踝关节 MRI 平扫检查，见图 9-2-2-3，关于 MRI 的表现，描述不正确的是

A. 跟腱内病变范围比较局限；B. 跟腱存在不规则增粗；C. 在跟腱上缘肌肉-肌腱连接处内部可见斑片状 T_2WI 脂肪抑制高信号；D. 跟腱部分肌腱纤维成分不连续；E. 此类病变需要重点观察脂肪抑制 T_2WI 序列

3. 该病例最准确的诊断是

A. 跟腱急性断裂；B. 跟腱变性；C. 比目鱼肌挫裂伤；D. Hugland 畸形并跟腱变性；E. 跟腱病并急性部分撕裂

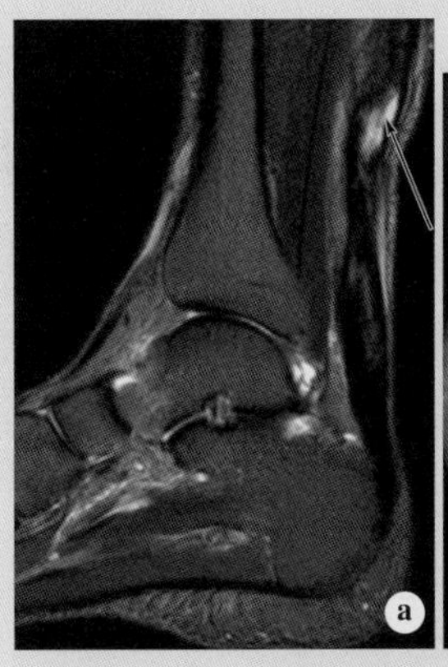

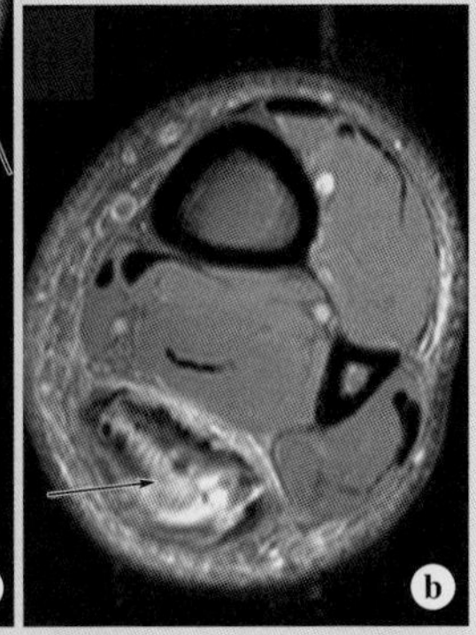

图 9-2-2-3 案例 9-2-2-3 患者影像学检查结果

a、b. 矢状面脂肪抑制序列 PDWI、横断位脂肪抑制序列 PDWI

【案例 9-2-2-4】 患者男性，55 岁，右膝关节磕伤半小时急诊入院。体格检查右膝关节前缘疼痛肿胀明显，右膝关节活动障碍，皮肤破损流血包扎中，局部肿痛、压痛明显。

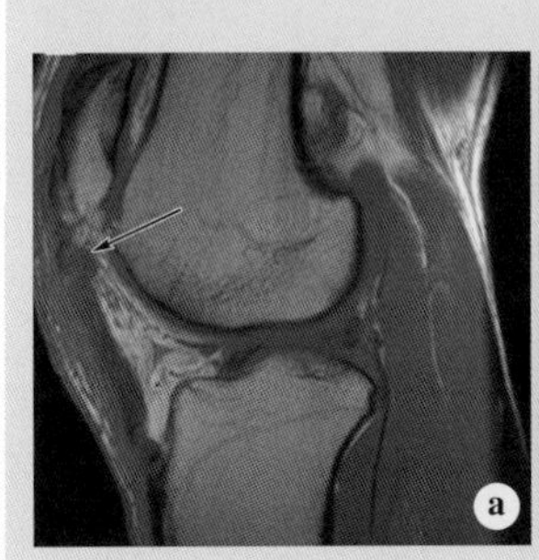

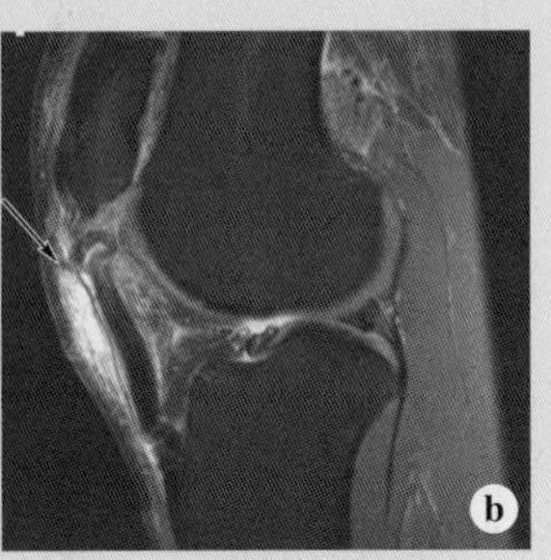

图 9-2-2-4 案例 9-2-2-4 患者影像学检查结果

a. 矢状位 T_1WI；b. 矢状位脂肪抑制序列 PDWI

思考题

1. 对该患者最佳的检查方法为

A. X 线平片；B. CT；C. MRI 平扫；D. CT 增强扫描；E. MRI 增强扫描

2. 患者行右膝关节 MRI 平扫检查，见图 9-2-2-4，关于 MRI 的描述，不正确的是

A. 髌韧带增粗，近髌骨附着点处纤维不连续；B. 髌韧带全层撕裂，断端腱纤维回缩，邻近软组织肿胀；C. 邻近髌骨等骨质信号未见明显异常；D. 仅需要观察脂肪抑制序列；E. 髌骨上移

3. 该病例最佳的诊断是

A. 髌腱断裂；B. 慢性髌腱炎；C. 慢性髌腱炎并近髌骨附着处完全断裂、髌骨脱位；D. Sinding-Larsen-Johansson disease；E. 髌骨撕脱性骨折

【案例 9-2-2-5】 患者男性，20 岁，右膝关节外伤后半天，不能行走。体格检查右膝关节前侧疼痛肿胀明显，右膝关节活动障碍，皮肤破损流血包扎中，局部肿痛、压痛明显。

思考题

1. 对该患者最佳检查方法为

A. X 线平片；B. CT；C. MRI 平扫；D. CT 增强扫描；E. MRI 增强扫描

2. 患者入院行右膝关节 MRI 平扫检查，见图 9-2-2-5，关于 MRI 的描述，不正确的是

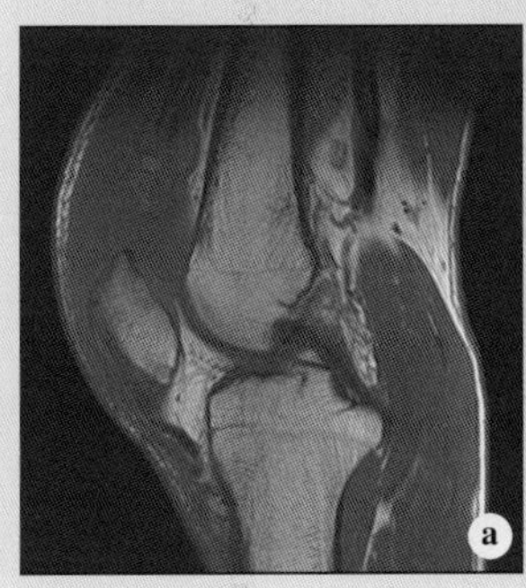

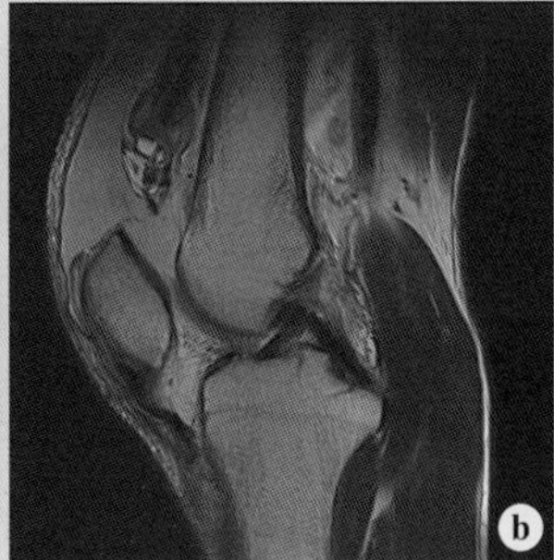

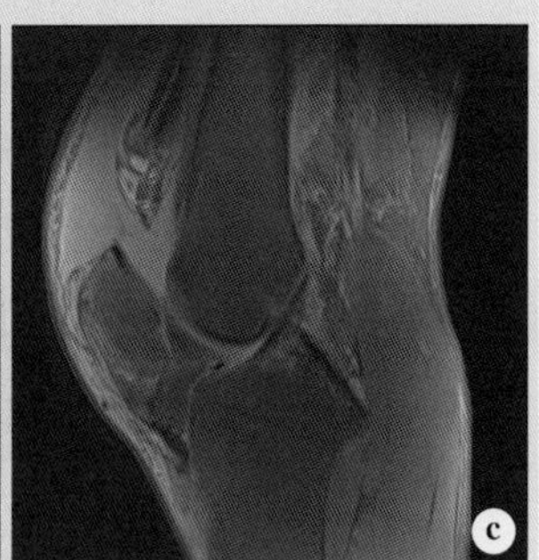

图 9-2-2-5 案例 9-2-2-5 患者影像学检查结果

a. 矢状位 T_1WI；b. 矢状位 T_2WI；c. 矢状位脂肪抑制序列 T_2WI

A. 右膝关节髌上囊肿胀积液；B. 股四头肌肌腱部分断裂；C. 股四头肌肌腱断端内出血；D. 右髌骨内部骨水肿挫伤；E. 需要重点观察 T_1WI、T_2WI 和脂肪抑制 T_2WI 序列

3. 该病例最佳的诊断是

A. 右股四头肌肌腱部分断裂；B. 右股四头肌肌腱完全断裂；C. 右髌骨撕脱性骨折；D. 右股四头肌肌腱完全断裂并断端出血；E. 右股四头肌肌腱病

【案例 9-2-2-6】 患者男性，24 岁，右肘关节疼痛半个月，运动后加重。①现病史：患者右肘关节疼痛半个月，体格检查右肘关节外侧压痛，未见明显红肿，皮肤完好。②既往史、个人史、家族史无特殊，预防接种随当地进行。

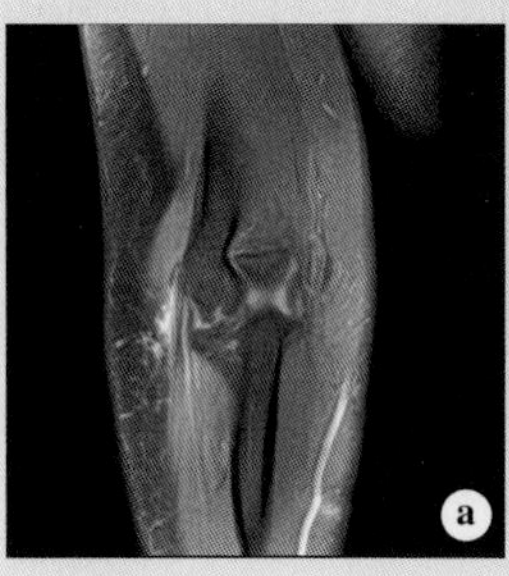
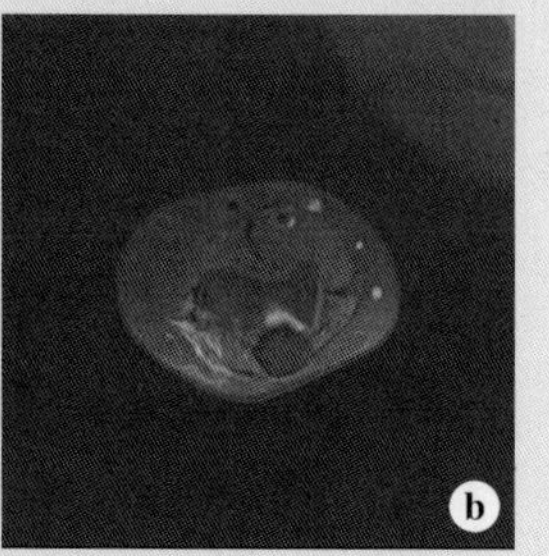

图 9-2-2-6　案例 9-2-2-6 患者影像学检查结果

a. 冠状位脂肪抑制序列 PDWI；b. 横断位脂肪抑制序列 T_2WI

思考题

1. 对该患者最佳的检查方法为

A. X 线平片；B. CT；C. MRI 平扫；D. CT 增强扫描；E. MRI 增强扫描

2. 患者入院行右肘关节 MRI 平扫检查，见图 9-2-2-6，关于 MRI 的描述，不正确的是

A. 右肘关节桡侧伸肌总腱肿胀，内部信号增高；B. 右肘关节尺侧屈肌总腱信号异常；C. 右肘桡侧伸肌总腱邻近滑囊少量积液；D. 右肱骨外侧髁骨质内见斑片状脂肪抑制高信号；E. 右肘关节桡侧副韧带信号异常

3. 该病例最佳的诊断是

A. 右肘关节肱骨外上髁炎；B. 右肘关节伸肌总腱变性；C. 右肘关节桡侧副韧带撕裂；D. 右肘关节肱骨外侧髁骨挫伤；E. 右肘关节肱骨内上髁炎

（一）临床与病理

肌腱损伤在肢体创伤中极为常见，大致分为肌腱断裂与慢性肌腱病。与肌肉损伤相比，大部分肌腱损伤是肌腱慢性变性的结果。即使是在急性肌腱撕裂的情况下也经常发生潜在退化，因此慢性肌腱损伤经常描述为肌腱炎。肌腱损伤主要发生于体力劳动者及专业运动员，由踢、跳跃等重复过度超负荷运动、反复微创伤造成，运动员最常见。临床以疼痛、运动障碍等为主要症状。

肌腱变性指的是肌腱慢性、重复性微创伤。组织学上包括胶原蛋白变性和纤维紊乱，微小血管不规则再生，肌腱局灶性坏死或钙化。较常见的包括肱骨外上髁炎（网球肘）和髌腱炎。

肌腱在组织学上属于致密结缔组织，以胶原纤维为主，细胞成分较少，纤维粗大而且排列紧密。在胶原纤维间，成纤维细胞（又名肌腱细胞）成行排列，伸出几个薄翼状突起围绕胶原纤维。在生化组成上，肌腱的主要成分是胶原蛋白（以Ⅰ型胶原为主）、弹性蛋白和糖蛋白基质。

肌腱修复分为Ⅰ型（外在修复方式）与Ⅱ型（内在修复方式）。Ⅰ型修复是指肌腱损伤依靠滑膜组织及血管来修复，病变区大量血管增生，滑膜长入，成纤维细胞形成大量胶原，通过纤维的编织来完成肌腱的连续性，此多发生在滑囊层；Ⅱ型修复是指肌腱损伤依靠腱细胞本身来修复，腱细胞一部分演化为成纤维细胞，另一部分细胞形成软骨细胞，从而修复肌腱的损伤，此过程多发生在深层。肌腱愈合过程中，腱鞘细胞最具有增殖能力，研究认为肌腱愈合是由腱鞘内的成纤维细胞增殖、迁移和分化而实现的。肌腱损伤修复效果好坏取决于：①肌腱本身损伤的广泛程度；②肌腱周围组织的损伤程度；③损伤区肌腱细胞的增殖及分化能力。

（二）肌腱损伤 MRI 影像学表现

尽管肌腱损伤部位不同，但肌腱损伤本身的 MRI 表现大致相同，反映了与病理过程的相似性，包括完全断裂、部分断裂、慢性损伤和腱鞘炎。

1. 肌腱断裂　正常肌腱 T_1WI 及 T_2WI 均为低信号，以平行于肌腱走行方向显示肌腱最佳。肌

腱断裂分为部分断裂和完全断裂。MRI 显示部分断裂时表现为肌腱形态不规则，断端在 T_2WI 呈弥漫性高信号，但仍可见部分连续的肌腱。纵行撕裂也是一种不完全断裂，在 MRI 图像上有时与肌腱内筋膜层不易区别，此时肌腱是否增粗可作为诊断参考；完全断裂表现为肌腱断端完全分离，游离端可回缩，断端呈锯齿状、杵状，断裂处轮廓毛糙，边界不清，由于断裂的肌纤维束肿胀，相互交错、重叠造成，也可显示伴发的积液或血肿；肌腱撕裂慢性期可伴形态不规则增粗，PDWI 呈等信号，或病变区域可长时间呈高信号。

2. 慢性肌腱病 肌腱过度使用导致肌腱微创伤，引发无菌性炎症反应，常见的包括髌腱炎（跳跃膝）、跟腱炎、肱骨外上髁炎（网球肘）等。如果病变发生在肌腱鞘，肌腱滑动功能受损继发病变称为腱鞘炎，表现为肌腱正常或轻度增粗，肌腱周围腱鞘积液，在 T_2WI 上呈液体信号。需要强调的是，跟腱没有腱鞘被覆，周围环以疏松的结缔组织，即腱周膜，因此跟腱没有腱鞘炎的诊断，仅有跟腱周围炎；如果在肌腱内部，炎症过程从高度血管化的腹膜内膜开始，称为肌腱炎。肌腱起止点病变称为附着点病变，肌腱起点病变临床称为肌肉肌腱交界处疼痛。这些肌腱病变均可能导致肌腱断裂。在髌腱炎（跳跃膝）和跟腱炎中，MRI 表现为肌腱局限性或弥漫性增厚，增厚可以发生在有或无局灶性退行性改变的情况下，这些退行性改变在 T_1WI 上呈低或等信号时，在 T_2WI 上呈高信号，增厚的肌腱边缘不清。在急性肌腱炎腱鞘内见大片状异常信号，慢性肌腱炎伴慢性破裂的高信号可能与急性肌腱撕裂没有区别，但常常多合并肌腱的不均匀增粗，当肌腱表面在所有序列上均见到多发针刺样高信号时，多提示粘连性腱鞘炎。

3. 肌腱损伤愈合评估 肌腱修补术后可表现为肌腱厚度的缺陷，肌腱的局部扭曲，但肌腱的连续性存在，可能是由肌腱修复后的回缩所致。MRI 图像上根据修复后肌腱的完整性将其分为五型：1 型，修补后的肌腱具有足够的厚度且在每幅图像上具有相同的紧张度；2 型，修补后的肌腱具有足够的厚度但局部紧张度增高；3 型，肌腱的厚度不充足但其连续性尚存在；4 型，肌腱在一幅以上图像上有较小的不连续，提示小的撕裂；5 型，每幅图像上均可见肌腱大的不连续，提示中等到巨大撕裂。

骨-肌腱结合部位是肌腱、韧带或关节囊与骨接触的部位，该部位的损伤，如部分髌骨切除、跟腱或肩袖撕裂等愈合较慢。临床上对于肩袖损伤修复的难点在于骨-肌腱界面的重建，涉及韧带的愈合和再生以及肌腱、软骨的修复。但是肌腱和骨附着点的大小与肩袖修补成功与否的关系目前研究仍存在分歧。肌腱和骨的附着点少于 50%期望的解剖附着范围时认为肩袖修补失败。

（三）鉴别诊断

急性肌腱损伤多有明确的创伤史，急性病程；慢性肌腱病多有慢性反复疼痛的病史，部位比较特定，包括髌腱炎（跳跃膝）、跟腱炎、肱骨外上髁炎（网球肘），因此鉴别相对简单。

【案例 9-2-2-3 点评】

1. 选 C。MRI 对于跟腱病变的诊断优势明显。

2. 选 A。跟腱整体不规则增粗，累及范围很广，并非局限。

3. 选 E。跟腱整体增粗，提示跟腱存在慢性变性的基础，明确的跟腱处急性直接暴力损伤史，沿肌腱内部斑片状明显 T_2 脂肪抑制高信号，部分肌腱不连续。

【案例 9-2-2-4 点评】

1. 选 C。MRI 对于肌腱韧带病变的诊断优势明显。

2. 选 D。不仅需要重点观察脂肪抑制序列，也需要观察 T_1WI 上是否有肌腱内出血等异常。

3. 选 C。髌韧带增粗，提示存在慢性变性的基础，近髌骨附着点处纤维完全断裂，远侧断端纤维回缩，髌骨上移。

【案例 9-2-2-5 点评】

1. 选 C。MRI 对于肌腱韧带病变的诊断优势明显。

2. 选 B。股四头肌肌腱完全断裂、游离，断端挛缩。

3. 选 D。青年男性，明确的大腿急性创伤史，病变定位于右大腿股四头肌肌腱，近髌骨附着处完全断裂，断端游离、挛缩，并近侧断端血肿形成，髌上囊肿胀大量积液。

【案例 9-2-2-6 点评】

1. 选 C。MRI 对于肌腱韧带病变的诊断优势明显。

2. 选 B。显示右肘关节桡侧伸肌总腱肿胀，内部信号增高，邻近滑囊少量积液，相应韧带附着处右肱骨外侧髁骨质内见斑片状脂肪抑制高信号；尺侧屈肌总腱未见异常。

3. 选 A。青年男性，肘关节外侧压痛，病变定位右肘外上髁，桡侧伸肌总腱起始部外上髁附着处增粗，邻近桡侧副韧带信号稍高，但显示连续完整，相应韧带附着处右肱骨外侧髁骨髓异常信号。结合病史，诊断为右肘关节肱骨外上髁炎（网球肘）。

三、肌肉软组织肿瘤

脂肪瘤

【案例 9-2-3-1】 患者男性，48 岁，发现左大腿包块十余年。现病史：十余年前出现左大腿包块，质软，可活动，邻近皮肤无红肿，无痛。全身体格检查无异常。

思考题

1. 该患者首选最佳检查方法为

A. X 线平片；B. CT；C. MRI 平扫；D. CT 增强扫描；E. MRI 增强扫描

2. 患者入院行大腿 MRI 平扫检查，见图 9-2-3-1，关于 MRI 表现的描述，不正确的是

A. 病灶定位于左大腿前群肌间隙内，边界清楚；B. T_1WI 呈高信号，T_2WI 呈高信号，脂肪抑制序列上信号明显减低；C. 邻近骨质未见破坏；D. 周边软组织未见受侵表现；E. 肿块内信号完全均匀一致

3. 该患者最可能的诊断为

A. 脂肪瘤；B. 分化良好的脂肪肉瘤；C. 亚急性血肿；D. 血管瘤；E. 神经鞘瘤

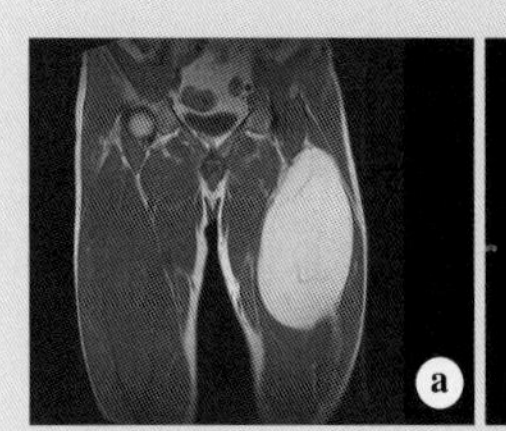

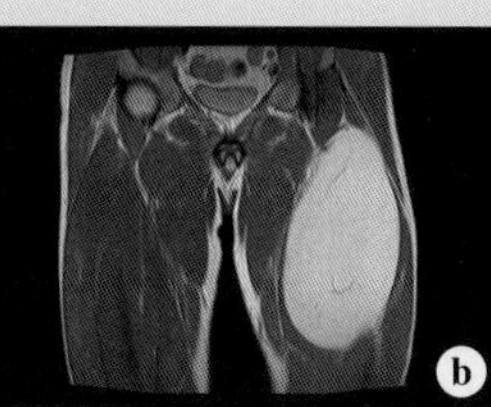

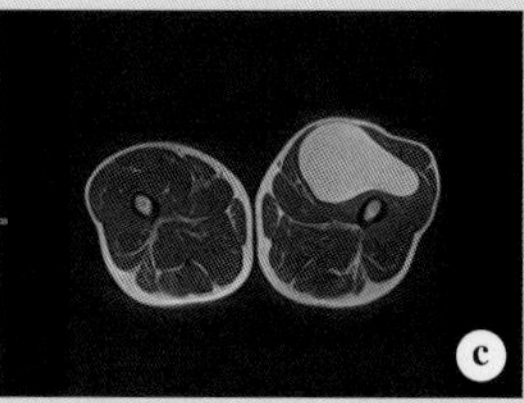

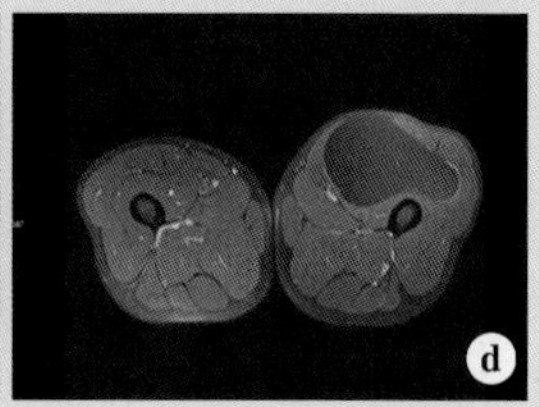

图 9-2-3-1 案例 9-2-3-1 患者影像学检查结果

a. 冠状位 T_1WI；b. 冠状位 T_2WI；c. 横断位 T_2WI；d. 横断位脂肪抑制序列 T_2WI

（一）临床与病理

脂肪瘤是由成熟白色脂肪细胞构成的良性肿瘤，是成人最常见的间叶性软组织肿瘤，脂肪瘤发病年龄较广，最常见于 40～60 岁，肥胖者发病率较高。肿瘤可发生在皮下组织（浅表型）或深部软组织，甚至骨表面（骨旁脂肪瘤），位于骨骼肌之内或骨骼肌之间的深部脂肪瘤，分别称为肌内脂肪瘤或肌间脂肪瘤，而位于关节旁的所谓树枝状脂肪瘤以滑膜下结缔组织中有脂肪浸润为特征，又称关节脂肪瘤。肿瘤生长缓慢，大小不一，质软，较大肿块压迫周围神经时可有疼痛。浅表脂肪瘤一般较小（＜5cm），深部脂肪瘤一般较大，树枝状脂肪瘤一般发生于成年男性，受累关节逐渐肿胀。

病理表现：大体标本表现为圆形、结节状或分叶状，表面有包膜，切面呈黄色或淡黄色，瘤内偶见出血、镜下见瘤体由成熟的脂肪细胞组成，可见纤维分隔。

（二）MRI 影像学表现

脂肪瘤在 MRI 表现为界线清楚、信号均匀与皮下脂肪信号相同的肿块，有包膜，T_1WI 及 T_2WI 呈均匀高信号，脂肪抑制序列信号明显减低，可伴有规则细小分隔，增强后分隔轻度强化。

骨旁脂肪瘤的影像学表现有特征，表现为宽基底与骨相连的脂肪信号肿块，局部骨质多有改变，包括骨骼弯曲、局限性突出、皮质侵蚀、骨膜反应以及病变内骨化。最常见的骨改变为突入肿块的不规则骨赘形成。骨骼改变以 X 线平片和 CT 显示为佳。

肌内或肌间脂肪瘤多位于四肢肌肉中，MRI 表现变化较大，从和皮下脂肪类似的均匀信号的小结节到大的脂肪信号中有浸润条状和肌肉样信号相似的肿块，代表肌纤维肌肉样信号区可以强化。

树枝状脂肪瘤表现为在 T_1WI 及 T_2WI 上呈等信号的树枝状增生的滑膜组织，以息肉状或乳头状与滑膜相贴，滑膜表面可见脂肪信号，伴关节和滑囊积液。

（三）鉴别诊断

脂肪瘤 MRI 表现较典型，主要需与以下疾病进行鉴别。

1. 脂肪肉瘤 脂肪肉瘤是最常见的软组织肉瘤，分化良好型脂肪肉瘤是其最常见的亚型，占所有脂肪肉瘤的 50%。脂肪瘤主要需与分化良好型脂肪肉瘤相鉴别，脂肪肉瘤一般位置深在，最大径可以超过 10cm，而脂肪瘤多位置表浅，多数小于 5cm，在 T_1WI 和 T_2WI 上信号与脂肪肉瘤相似，但在脂肪抑制序列上信号不均匀，间隔厚或呈结节状，增强扫描呈明显强化。有学者指出，肿瘤内的脂肪成分超过 95%时最可能是良性脂肪瘤，而少于 75%时要考虑分化良好型脂肪肉瘤的可能。另外，脂肪瘤还需与黏液型脂肪肉瘤相鉴别，黏液型脂肪肉瘤内的黏液使其在 MRI 上的信号类似囊肿，可夹杂少量“线”状、“花边”状或“云絮”状的脂肪信号，但脂肪成分所占比例一般仅在 10%～25%，表现不同于脂肪瘤。

2. 血肿 亚急性血肿也表现为常规 T_1WI 及 T_2WI 呈高信号，但一般有创伤史，且脂肪抑制序列上信号不减低，增强扫描无强化。

3. 神经鞘瘤 MRI 表现为与神经走行一致的梭形肿块，T_1WI 呈均质性低/等信号强度，T_2WI 呈不均匀高信号，边界清楚，T_1WI 及 T_2WI 上有完整的低信号包膜，增强见不均匀强化，内见斑片状无强化区。

4. 血管瘤 一般无包膜，在 T_1WI 上呈等、低信号，在 T_2WI 上呈高信号，内见弯曲条形流空信号，增强见明显不均匀强化，影像学检查以血管钙化和静脉石为特征表现，与脂肪瘤鉴别较易。

【案例 9-2-3-1 点评】

1. 选 C。MRI 对于软组织占位的诊断优势明显。

2. 选 E。肿块信号比较均匀，以脂肪成分为主，尚可见少许纤维分隔影。

3. 选 A。肿块界线清楚，内以脂肪成分为主，少许线状纤维分隔，无增厚及结节，符合脂肪瘤诊断。

海绵状血管瘤

【案例 9-2-3-2】 患儿男性，11 岁，发现右肘部体表包块 6 年，门诊就医。现病史：6 年前无意发现右肘部体表包块，质软，触摸可活动，皮肤稍红，无窦道。全身体格检查无异常。

思考题

1. 该患儿最佳检查方法为

A. X 线平片；B. CT；C. MRI 平扫；D. CT 增强扫描；E. MRI 平扫+增强扫描

2. 患儿入院行MRI平扫+增强检查，见图9-2-3-2，关于MRI表现的描述，不正确的是

A. 病灶定位右肘部皮下，边界尚清；B. 病灶内部信号均匀；C. 病灶 T_1WI 呈等信号，T_2WI 呈高信号，内见纤细低信号分隔；D. 增强扫描肿块明显强化；E. 邻近骨质未见明显破坏，周边软组织无明显侵犯征象

3. 该患儿最可能的诊断是

A. 脂肪瘤；B. 脂肪肉瘤；C. 神经源性肿瘤；D. 血管瘤；E. 纤维瘤

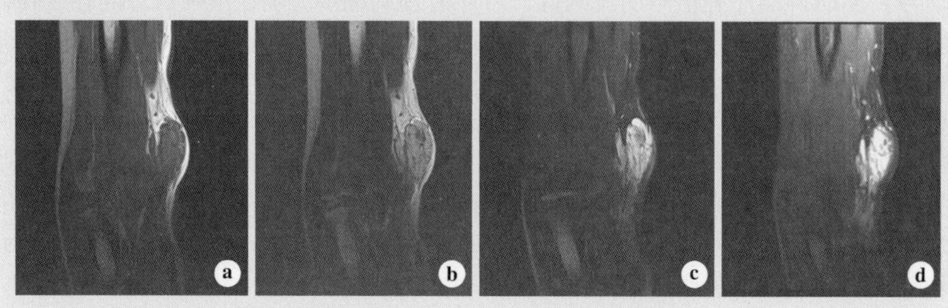

图 9-2-3-2 案例 9-2-3-2 患者影像学检查结果

（一）临床与病理

海绵状血管瘤（cavernous hemangioma，CH）是软组织肿瘤中最常见的一种良性肿瘤，属于低血流量静脉血管畸形，占软组织良性病变的 7%左右，发病年龄以儿童及青少年为主，80%～90%的患者年龄<30 岁，病史一般较长，多见于四肢。临床症状与其位置深浅有关。肿瘤位于皮下或皮下组织，表现为高出皮肤隆起包块，皮肤呈紫色或青色，触之柔软，包块如海绵状或面团的感觉，界限不清楚或与皮下组织有明显界限，压之有压缩感，包块大小有时可随体位改变而增大或缩小，当表浅血管瘤受外界刺激，可引起血管周围组织炎症反应，皮肤发热、肿胀、疼痛。肿瘤位于肌肉或肌肉间隙内位置深在者，表现为局部肿胀，深压仍可触及肿块，如瘤体较大者患肢较对侧粗，局部柔软有压缩感。肿瘤位于关节附近者则可影响相邻关节的运动。

病理表现：海绵状血管瘤大体病理表现为，组织学上它是由许多扩张的血窦和充满血液的腔隙构成，一般无包膜，腔壁很薄，由内皮组织覆盖，血窦与腔隙之间有纤维结缔组织相隔，呈海绵状，常伴血栓形成、钙化、骨化。

（二）MRI 影像学表现

四肢软组织海绵状血管瘤的 MRI 表现形式多样，主要分为以下 3 种类型。

局限团块型：表现为团块大小不一，形态不定，以不规则形为主。病理上主要是由增生的毛细血管衬覆扁平的内皮细胞组成。T_1WI 表现为等或略高信号，而 T_2WI 为明亮高信号，信号的改变主要与瘤内血窦扩张和血流速度较慢，腔隙内血液滞留，使自由水增多有关。位置表浅者，体积相对较小，T_2WI 显示稍高信号病灶周围出现低信号环，即“铁环征”，为本病的特异性征象，其病理学基础为红细胞降解含铁血黄素在病灶周围沉积。位置深在者，体积较大，MRI 表现病灶周围并不出现典型的“铁环征”，与周围组织分界清楚，且周围肌肉组织明显推压移位但并不存在浸润表现，T_2WI 表现为明亮高信号病灶内有（由纤维及平滑肌成分形成的）条状低信号分隔，类似囊性病变，具有一定特征性。

弥散索条型：病灶范围较广泛，冠状位或矢状位显示长轴与肢体长轴一致、走行纡曲的蔓藤状，而横断面表现为并排的类圆形，T_1WI 亦以等或略高信号为主，T_2WI 呈明亮高信号，由于血流速度相对缓慢，并不出现血管流空现象。

混合型：MRI 表现为同时存在表浅的蔓藤状纡曲血管信号及深在的团块状信号影，通过 MRI 整体多层面扫描显示，可发现两者间存在关联的血管沟通。

各型增强扫描均有明显强化，且所在部分周围骨质均未见明显改变。三型中以局限团块型较常见，另两型相对少见。

（三）鉴别诊断

本病根据临床及特征性的 MRI 表现，一般诊断不难。对不典型者应与以下疾病相鉴别。

1. 脂肪瘤 当 T_1WI 及 T_2WI 均表现为高信号时应鉴别，脂肪瘤在脂肪抑制序列下信号明显降低，而海绵状血管瘤基本保持不变。

2. 纤维瘤 以中老年发病为主，病灶于 T_1WI 和 T_2WI 均呈相对低信号，且强化不如海绵状血管瘤明显。

3. 神经源性肿瘤 发生部位与神经束分布关系密切，一般沿神经干分布且临床可有神经支配的肌肉萎缩体征，病灶并不出现海绵状血管瘤周围典型的“铁环征”。另外，海绵状血管瘤通过改变肢体位置，病变大小、形态可发生改变，对鉴别亦有一定意义。

4. 蔓状血管瘤 与弥散索条型海绵状血管瘤 MRI 表现较难鉴别，但其内可出现点状及条状流空血管影，而海绵状血管瘤流空现象相对少见，但鉴别依赖于病理学检查。

5. 软组织肉瘤 大部分与周围组织分界不清，体积较大者多有坏死，增强扫描强化明显，综合临床症状及体征有利于鉴别。

【案例 9-2-3-2 点评】

1. 选 E。MRI 对软组织占位诊断价值明显，增强扫描对鉴别诊断意义重大。

2. 选 B。肿块信号不均匀，仔细观察可发现肿块内存在结节状 T_1WI 稍高信号、T_2WI 稍低信号及线状低信号分隔影。

3. 选 D。儿童，病程长，无明显临床症状，呈良性过程；病灶表浅，邻近结构信号欠均匀。MRI 上 T_1WI 以等信号为主，T_2WI 以高信号为主，内见少许片状出血信号及纤细分隔影，增强扫描呈明显强化，符合血管瘤表现。

神经鞘瘤

【案例 9-2-3-3】 患者男性，30 岁，发现右小腿体表包块 2 年余。现病史：2 年前无意发现右小腿体表包块，质稍硬，活动度可，皮肤无红肿，无窦道，近期略感疼痛。全身体格检查无异常。

思考题

1. 该患者最佳检查方法为

A. X 线平片；B. CT；C. MRI 平扫；D. CT 增强扫描；E. MRI 平扫+增强扫描

2. 患者入院行双小腿 MRI 平扫+增强检查，见图 9-2-3-3，关于 MRI 表现的描述，不正确的是

A. 病灶定位于右小腿内侧皮下；B. 病灶边界尚清，内部信号欠均匀；C. T_2WI 脂肪抑制序列呈均匀性高信号，内见多发片状稍低信号影，增强扫描呈明显不均匀强化；D. MRI 显示肿块上方条索状低信号，表现为“神经出入征”；E. 肿瘤周围有脂肪包绕，表现为“脂肪分离征”

3. 该患者最可能的诊断是

A. 神经纤维瘤；B. 神经鞘瘤；C. 恶性神经鞘瘤；D. 血管瘤；E. 黑色素瘤

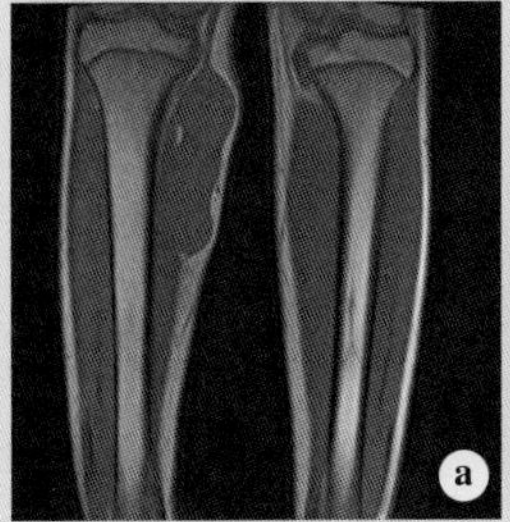

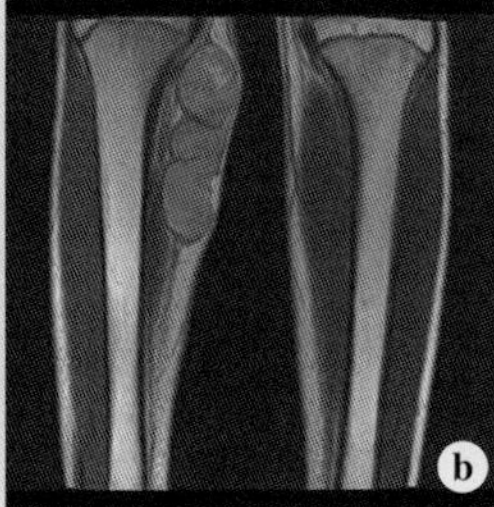

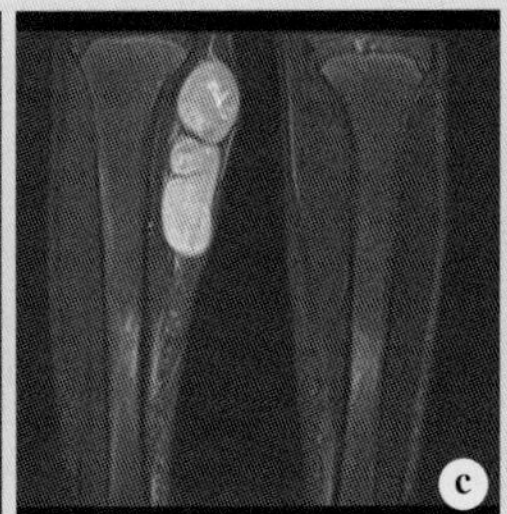

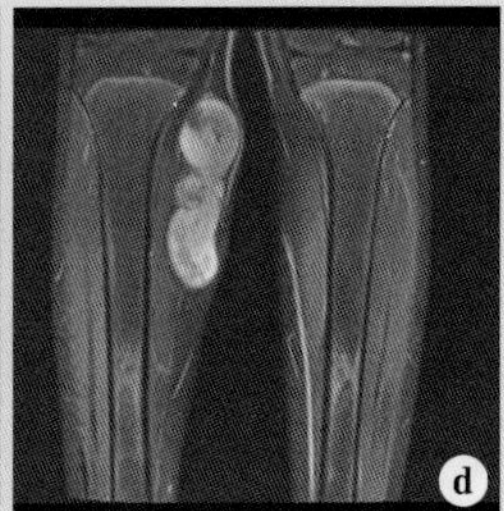

图 9-2-3-3 案例 9-2-3-3 患者影像学检查结果

a. 冠状位 T_1WI；b. 冠状位 T_2WI；c. 冠状位脂肪抑制序列 T_2WI；d. 冠状位增强扫描

（一）临床与病理

神经鞘瘤是最常见的外周神经良性肿瘤，起源于神经鞘的施万细胞，好发于头颈部的脊神经及交感神经根、四肢屈侧的神经，好发年龄为 20～50 岁，发病率男女无差别。典型神经鞘瘤为沿神经干走行的呈卵圆形或类圆形软组织肿块，边界清楚，有包膜，其长轴与血管神经走行一致，肿瘤一般生长缓慢，临床表现为可触摸的肿块，多数为散发，无遗传倾向，也可并发于神经纤维瘤病（NF）；以良性居多，很少发生恶变。

病理表现：神经鞘瘤光镜下以鞘细胞为主要成分，由 2 种特征性成分组成，即丰富的多细胞区（Antoni-A 区）和松散的黏液样区（Antoni-B 区）。Antoni-A 区由梭形细胞构成，沿长轴平行紧密排列成栅栏状、丛状、编织状、旋涡状或呈触觉小体样；Antoni-B 区细胞呈梭形、卵圆形、星状或小淋巴细胞样，疏松地排列在囊变和黏液样基质中，伴有细胶原纤维，两者位置不恒定，一般以 Antoni-A 区为主。

（二）MRI 影像学表现

MRI 具有良好的软组织分辨力，且能多方位成像，准确显示肿瘤发生的部位、形态及其与周围血管神经的关系，还能显示肿瘤内部各组病理组织的信号特点，从而提示肿瘤内黏液变、胶原纤维、出血、囊变等病理变化，T_2WI 最能评估肿瘤的病理变化及组织学成分，对于软组织神经鞘瘤，MRI 有较好的诊断价值，软组织神经鞘瘤在 MRI 有一定的特征性。①靶征，为颅外神经源性肿瘤的特征表现，于 T_2WI 显示最佳，表现为中心稍低信号，周围高信号。靶征与肿瘤组织学表现相关，病变中心低信号区为纤维胶原组织，周围高信号区代表黏液瘤样组织。靶征也见于神经纤维瘤。因此软组织肿瘤出现靶征，并不能唯一提示神经鞘瘤。②束状征，T_2WI 像上高信号的背景下可见多发环状排列的低信号神经纤维，可提示神经来源肿瘤。③神经出入征，沿着神经干走行的梭形肿块，肿瘤与神经关系密切，表现为肿瘤两极有神经出入，这一征象常见于深部较大的神经，位于皮肤和皮下的神经鞘瘤的受累神经较细，在 MRI 上无法显示。④脂肪分离征，肿瘤周围有脂肪包绕，在 T_1WI 上显示较清晰。因为正常神经束周围有脂肪包绕，良性神经鞘瘤生长缓慢，保留薄层脂肪。磁共振增强扫描肿瘤呈不均匀明显强化。

（三）鉴别诊断

典型神经鞘瘤较易诊断，主要需与以下疾病进行鉴别。

1. 神经纤维瘤　二者均是起源于神经鞘的良性肿瘤，表现类似，均可表现为界限清楚、边缘光滑、沿着神经走行的椭圆形肿块，梭形肿块、靶征二者均可见到，但有学者认为，来源于神经与肿块偏心生长，提示神经鞘瘤，而神经位于肿块中央者，提示神经纤维瘤。另外，神经纤维瘤常大于 5cm，因肿瘤弥漫性生长，且无包膜，因此形态多样，神经鞘瘤因沿着神经生长且有包膜，形态以椭圆形或梭形为主；神经纤维瘤无包膜，弥漫性生长，肿瘤与脂肪层之间的分界模糊，因此神经纤维瘤少见脂肪分离征。

2. 恶性神经鞘瘤　一般而言，良性肿瘤边界清楚，呈圆形或椭圆形，T_1WI 呈均质性低及等信号强度，T_2WI 呈高信号，可见靶征。恶性肿瘤呈分叶状，边缘不清楚，瘤体较大，常大于 5cm，周围伴有水肿，一般生长迅速，中央常发生坏死。T_1WI 呈等信号或轻微高信号，T_2WI 呈不均质高信号，不出现靶征，与肿瘤相邻的骨质有破坏。

3. 血管瘤　一般无包膜，在 T_1WI 上呈等、低信号，在 T_2WI 上呈高信号，内见弯曲条形流空信号，增强见明显不均匀强化，影像学检查见血管钙化和静脉石，较具特征性，与神经鞘瘤鉴别较易。

4. 恶性纤维组织细胞瘤（未分化肉瘤）　多发生于中老年人，下肢病变大部分位于深部组织内，常呈结节状，无包膜，肿瘤形态往往不规则，在 MRI 上边界清晰，少数呈浸润性生长，病变内部多见 T_1WI、T_2WI 均呈等、低信号的纤维组织及坏死信号。

【案例 9-2-3-3 点评】

1. 选 E。MRI 对软组织占位诊断价值明显，增强扫描对鉴别诊断意义重大。

2. 选 C。肿块信号不均匀，T_2WI 呈稍高信号，见多发片状稍低信号。

3. 选 B。肿块表现出典型的“神经出入征”“脂肪分离征”形态特点及局部“靶征”信号特点，诊断相对简单。

腱鞘巨细胞瘤

【案例 9-2-3-4】 患者女性，49 岁，发现右踝关节后方包块 5 个月门诊就医。现病史：5 个月前无明显诱因发现右踝关节后方包块，局部轻微压痛，质硬，活动度欠佳，皮肤无异常，无窦道。全身体格检查无异常。

思考题

1. 该患者最佳检查方法为

A. X 线平片；B. CT；C. MRI 平扫；D. CT 增强扫描；E. MRI 平扫+增强扫描

2. 患者入院行踝关节 X 线及 MRI 平扫检查，见图 9-2-3-4，关于 MRI 表现，描述不正确的是

A. 病灶定位于踝关节后部软组织，边界尚清；B. MRI 最大的信号特点是 T_1WI 和 T_2WI 均呈低信号；C. 内见分条索状 T_2 高信号影，增强扫描局部强化；D. 邻近骨质未见明显破坏；E. 邻近肌肉、肌腱分界不清

3. 该患者最可能的诊断是

A. 滑膜肉瘤；B. 神经鞘瘤；C. 滑膜骨软骨瘤病；D. 腱鞘巨细胞瘤；E. 骨旁骨肉瘤

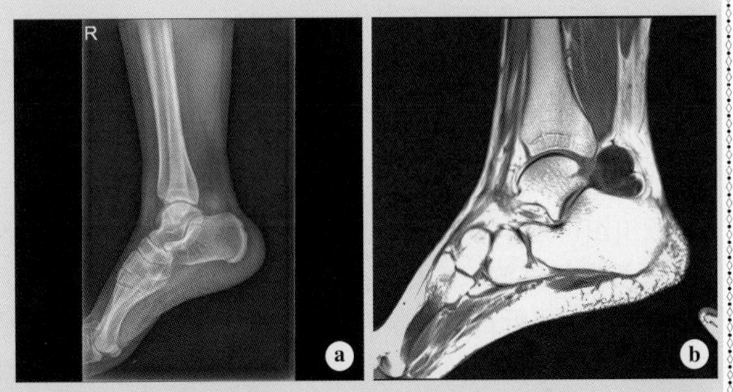

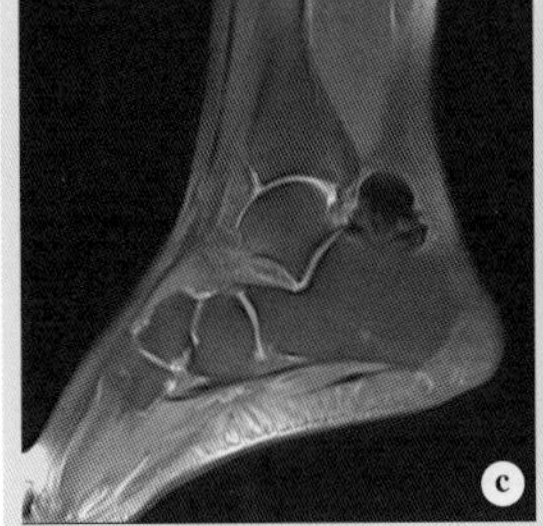

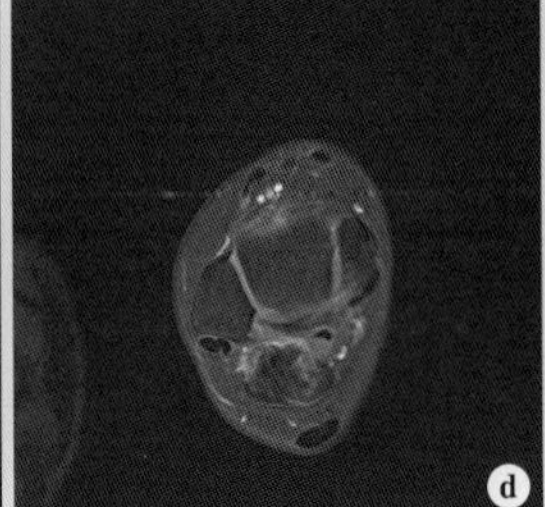

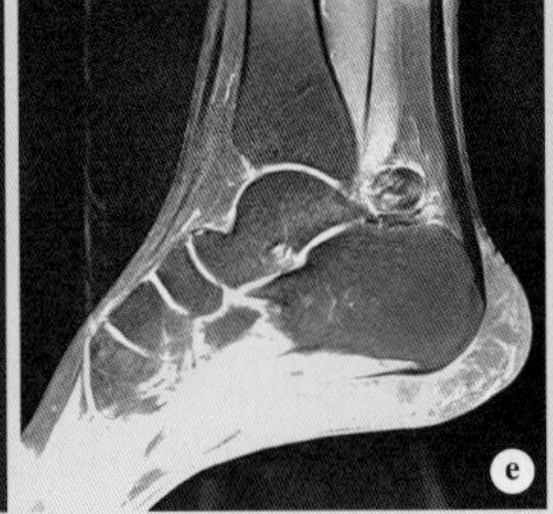

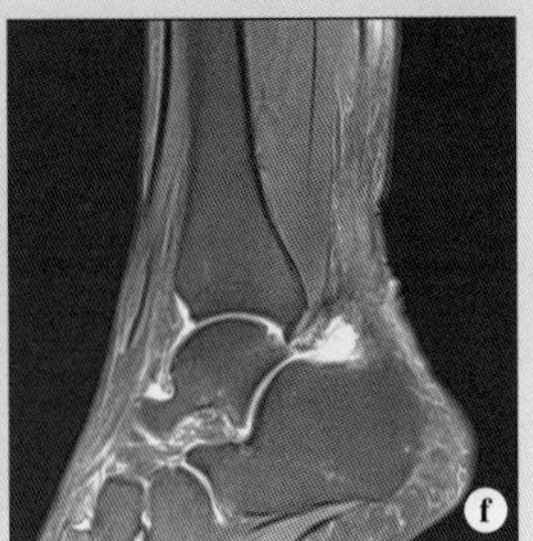

图 9-2-3-4 案例 9-2-3-4 患者影像学检查结果

a. 右踝关节侧位片；b. 矢状位 T_1WI；c. 矢状位脂肪抑制 T_2WI；d. 横断位脂肪抑制 T_2WI；e. 矢状位 T_1WI 脂肪抑制增强扫描；f. 矢状位脂肪抑制 T_2WI 术后复查

（一）临床与病理

腱鞘巨细胞瘤（giant cell tumor of tendon sheath，GCTTS）是一种来源于腱鞘及滑囊滑膜组织的良性肿瘤，约占良性软组织肿瘤的 4.94%。因肿瘤组织内除含有滑膜细胞外尚含有多核巨细胞及泡沫状组织细胞，又称为滑膜瘤及滑膜黄色纤维细胞瘤等。本病多发于青壮年，儿童和 40 岁以上者少见。一般为单侧病变，偶有多发，常见于手和足部，也可发生于踝、膝、髋、肘、肩等大关节和脊柱。GCTTS 多为无痛性小结节，生长缓慢，数年后可突然增大。按照肿瘤的不同生长方式，GCTTS 分为局限性和弥漫性两种。本病是少见的软组织肿瘤之一，局限性 GCTTS 最为常见，约占 GCTTS 的 80%以上，主要发生于小关节，好发部位是指趾关节，尤其是指关节；弥漫性 GCTTS

占 10%～20%，又称关节外色素沉着绒毛结节性滑膜炎，多发生于承重大关节，如膝关节、踝关节、髋关节等。

病理表现：瘤周境界清晰，外形不规则，可见包膜，包膜可深入肿瘤内，将病灶分隔成分叶状，质地较坚实。局限性表现为包膜完整，边界清楚；弥漫性与周围软组织不同程度粘连，包膜不完整或无包膜，切面黄色、棕黄色、黄褐色及黄白色。镜下显示肿瘤组织主要由单核组织细胞组成，伴有数量不等的多核巨细胞、泡沫细胞、慢性炎症细胞和含铁血黄素颗粒沉积，其间可见间质胶原纤维；多数病例可见数量不等的小血管分布，未见肿瘤内部坏死区。

（二）MRI 影像学表现

MRI 表现为局限性或弥漫性的软组织肿块，呈圆形、类圆形、梭形或不规则形，主要发生在关节外，与邻近肌腱关系密切。因肿瘤反复出血致含铁血黄素沉积，可在 T_1WI 和 T_2WI 上表现为特征性结节样低信号，在梯度回波序列上显示更明显，一般不需做增强即可作出诊断。但由于肿块内含铁血黄素、胶原纤维组织、脂肪等的含量不同，并可合并出血、坏死，在 T_2WI 上信号比较混杂，可为低信号、等信号或高低混杂信号。当含铁血黄素较少，以胶原纤维组织为主时，T_1WI 及 T_2WI 信号稍高于骨骼肌信号；当含铁血黄素含量较多时，T_1WI 信号等同于或低于骨骼肌，T_2WI 信号低于骨骼肌。其邻近骨质可受压吸收或侵袭性破坏。GCTTS 内含有丰富的毛细血管，增强扫描多呈不均匀中度至明显强化。

一般关节旁沿肌腱走行的、边界尚清楚的软组织肿块，T_1WI 呈低信号，T_2WI 呈低或高信号其内可见更低信号，骨质破坏不明显，范围较大，需要考虑腱鞘巨细胞瘤。

（三）鉴别诊断

软组织可发生多种组织起源不同的肿瘤，故其鉴别诊断范围很广，主要需与以下疾病进行鉴别。

1. 腱鞘纤维瘤 病灶多呈结节状或肿块状，邻近骨质吸收少见，T_2WI 病灶内可见条带状或细丝状低信号，且低信号含量较多，增强后周围多可见环形强化。而腱鞘巨细胞瘤呈分叶状，邻近骨质可压迫吸收，病灶周围可见低信号环，部分可伸入病灶内形成分隔，T_2WI 病灶内可见颗粒状或分隔样低信号，且低信号多位于病灶周边。

2. 滑膜骨软骨瘤病 有大小不一的关节内钙化或关节游离体。

3. 滑膜肉瘤 多见于关节周围，可髋关节生长，在 T_2WI 信号明显更高，肿瘤内部也未见含铁血黄素沉积所致的低信号区，X 线或 CT 显示病灶内部的偏心性钙化、邻近的骨膜反应等多提示滑膜肉瘤的诊断。

4. 神经鞘瘤 T_1WI 及 T_2WI 上有完整的低信号包膜，T_1WI 信号多不均匀，以等、低信号为主；T_2WI 为中度或明显不均匀高信号；增强见不均匀强化，内见斑片状无强化区。

5. 滑膜血管瘤 因病灶内含有大量纡曲、扩张的血管表现为 T_1WI 低信号、T_2WI 明显高信号的特征性“葡萄串”样改变。

6. 皮质旁骨肉瘤 有明显骨质破坏及骨膜反应，而弥漫性腱鞘巨细胞瘤骨质改变为慢性压迫性改变，多有硬化缘，此点可加以鉴别。

【案例 9-2-3-4 点评】

1. 选 E。MRI 对软组织占位诊断价值明显，增强扫描对鉴别诊断意义重大。

2. 选 E。肿块未见侵犯邻近肌肉、肌腱。

3. 选 D。X 线显示肿块呈稍高密度；发生在大关节附近，边界尚清，MRI 上 T_1WI 及 T_2WI 上均呈极低信号改变，强化不均匀，未见骨质破坏，符合腱鞘巨细胞瘤的诊断。

骨化性肌炎

【案例 9-2-3-5】 患者男性，24 岁，右大腿疼痛 1 个月余。现病史：1 个月前无明显诱因出现右大腿疼痛，邻近皮肤无红肿，无痛，无明显创伤史。全身体格检查无异常。

思考题

1. 该患者首选检查方法为

A. X 线平片；B. CT；C. MRI 平扫；D. CT 增强扫描；E. MRI 增强扫描

2. 患者入院行大腿 MRI 平扫检查，见图 9-2-3-5，关于 MRI 表现，描述不正确的是

A. 病灶定位于右大腿深部肌肉软组织内；B. 病灶在 T_1WI 呈稍高信号，T_2WI 呈不均匀性高信号；C. 病灶内可见液-液平面，边缘可见环形低信号，可能为含铁血黄素环或骨化钙化影；D. 病灶周围软组织可见大片水肿信号影，边界清楚；E. 邻近骨质未见明显异常

3. 建议患者进一步随诊复查应进行的检查是

A. X 线平片；B. CT；C. SPECT；D. CT 增强扫描；E. MRI 增强扫描

4. 该患者可能的诊断是

A. 血肿；B. 软组织恶性肿瘤；C. 皮质旁骨肉瘤；D. 增殖性肌炎；E. 骨化性肌炎

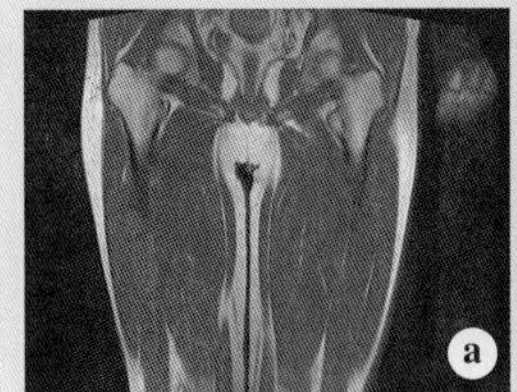

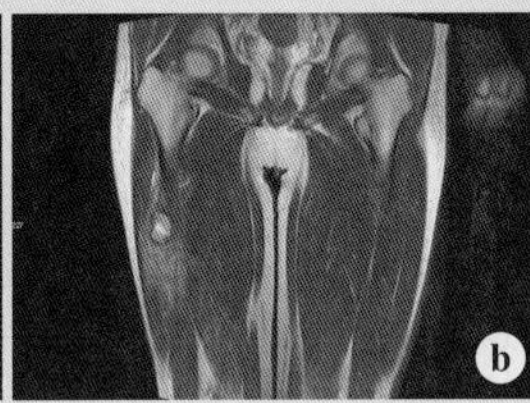

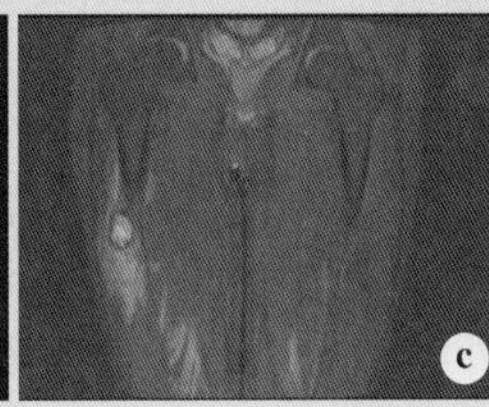

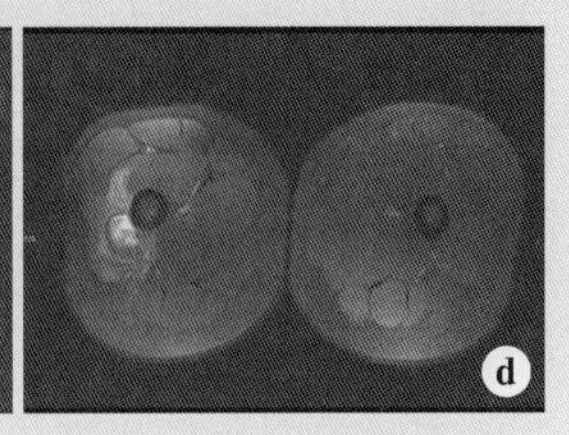

图 9-2-3-5 案例 9-2-3-5 患者影像学检查结果

a. 冠状位 T_1WI；b. 冠状位 T_2WI；c. 冠状位脂肪抑制序列 T_2WI；d. 横断位脂肪抑制序列 T_2WI

（一）临床与病理

骨化性肌炎为肌肉、肌腱、韧带及其他软组织内的异位骨化性疾病，根据 2013 版 WHO 软组织肿瘤分类，属于成纤维细胞/肌成纤维细胞性肿瘤。本病常见于儿童或青年，多发生于易受创伤处，如四肢大的肌群组织，但不局限于肌肉，常引起受累肌肉及相应关节肿胀、疼痛、活动受限甚至僵直。此病的病因尚不完全明确。局限骨化性肌炎多有创伤史，部分患者虽无明显创伤史，但多发生在肘、肩、膝和髋等关节部位，故不能完全排除轻微创伤所致。骨化性肌炎临床上分为四期，即反应期、活跃期、成熟期、恢复期。反应期表现为肿块增大快，钙化快，消肿快。创伤后 1～2 个月，直径可达 4～10cm，活跃期可表现为发热、局部皮温高、压痛、质硬肿块。成熟期出现壳状骨性软骨，恢复期停止生长，常在 1 年后坚硬的肿块变小，甚至可完全消失，具有自限性。

病理表现：病理上以成纤维细胞和形成骨的骨母细胞区带状增生为特点，并随病程不断进展。早期病理组织表现为肌肉坏死和出血，刺激大量成纤维细胞增生和少量类骨质或不成熟骨组织形成，周围软组织肿胀明显，但缺乏钙化或骨化。从第 3 周开始，病变的边缘首先出现钙化（又称为离心性钙化），开始的钙化为点状、带状，演变为花边状和蛋壳状，随后整个病变都出现钙化和骨化。至 6 周左右，病变周围多形成规则或不规则的环形骨化，镜下见病理组织呈典型带状分布，外围带为成熟组织，骨小梁排列规则，中间带为富有细胞的类骨组织，形成不规则互相吻合的小梁，中央带为增生活跃的成纤维细胞，可有核分裂象。肿块可以有明显增大，但周围的软组织肿胀减轻。在这个时期，如果病理组织取材于病灶中心或中间带，尤其是穿刺组织活检时，难以与肉瘤相鉴别。晚期，整个病变逐渐骨化。

（二）MRI 影像学表现

MRI 具有良好的软组织对比度，可以很好地反映骨化性肌炎的病理演变过程。一般在创伤或出现症状 2～3 周，创伤后的肌肉和软组织损伤可致出血或肌纤维的撕裂而形成肿块样改变，肿块的信号主要为不均匀的 T_1WI 等信号、T_2WI 高信号，病灶内的出血表现为 T_1WI 高信号，T_2WI 信

号为不均匀等、高信号，病灶内还可以出现液-液平面，周围软组织肿胀表现为边界不清的 T_1WI 低信号、T_2WI 高信号改变。增强后病灶及周围的水肿带有显著性强化。此时如果忽略创伤史，易误诊为软组织恶性肿瘤。如果病灶邻近骨骼，在 MRI 上可见骨膜反应，容易与恶性骨肿瘤混淆。中期，一般指在创伤或出现症状 3～8 周，病灶出现钙化和水肿减轻，病灶内的充血减轻和水分减少，其 T_1WI 和 T_2WI 信号均可逐渐有所减低，病灶边缘的钙化在 MRI 上表现为边缘低信号环，纤维化和出血后的含铁血黄素沉着也表现为低信号环。晚期，由于病灶的纤维化和骨化钙化，在 T_1WI 呈低信号，T_2WI 上呈不均匀低信号，水肿/血肿进一步吸收，病灶进一步缩小，周围组织的水肿消失使病灶的边界清晰，由于骨化后的脂肪化或肉芽组织形成，使 T_1WI、T_2Wl 上可见高信号，病灶的形态也可变为长圆形和梭形。

（三）鉴别诊断

骨化性肌炎磁共振成像表现无明显特异性，主要需与以下疾病进行鉴别。

1. 软组织肉瘤 在病变的早期，骨化性肌炎需要与恶性纤维组织细胞瘤、平滑肌肉瘤、滑膜肉瘤等恶性软组织肉瘤相鉴别，鉴别的要点是：骨化性肌炎多有创伤史，且病变增大迅速，但仍然难以与恶性肿瘤基础上合并创伤以后的出血致肿瘤迅速增大相鉴别，需定期随访。

2. 皮质旁骨肉瘤 瘤骨分布杂乱无章且致密，甚至呈象牙质，多围绕骨干生长，骨膜反应明显，严重者易侵犯骨髓腔，瘤骨与相邻骨干间可见根状相连的透亮线，且形态不规则。而骨化性肌炎的骨化团块骨小梁分布与肌纤维一致，骨膜反应较轻，不侵犯骨髓腔，骨化团块与邻近骨完全分离。

3. 软骨肉瘤 多有较大的软组织肿块，与正常软组织间界限模糊，钙化多集中于肿瘤中心区，多呈斑点、片状高密度影，外围钙化淡而分散。而骨化性肌炎表现为沿肌束走行分布的肿块，外周部分呈不同程度的环状钙化或骨化，中央部与周围肌肉相比呈等或低密度。

4. 增殖性肌炎 骨化性肌炎还需与增殖性肌炎相鉴别，后者是一种炎性肌病，好发年龄为 50 岁左右，多无创伤史，不出现钙化或骨化，因而也不出现 T_2WI 上病灶边缘的低信号带。

【案例 9-2-3-5 点评】

1. 选 C。MRI 对软组织病变诊断价值优势明显。

2. 选 D。病灶周围的片状异常信号位于肌肉内，边界模糊。

3. 选 B。病灶内环线状极低信号，MRI 对判断骨化/钙化不敏感，但这对于诊断至关重要，因此建议结合 CT 检查综合分析。

4. 选 E。青年男性，病程较短，深部软组织内肿块，既有肿块表现，周围又有炎性病变的征象，需要考虑到骨化性肌炎的可能，随诊复查时结合 CT 检查分析病灶内钙化分布特点验证诊断。

横纹肌肉瘤

【案例 9-2-3-6】 患者男性，68 岁，发现右大腿包块 2 个月。现病史：2 个月前无明显诱因发现右大腿包块，邻近皮肤无红肿，无痛。全身体格检查无异常。

思考题

1. 该患者最佳检查方法为

A. X 线平片；B. CT；C. MRI 平扫；D. CT 增强扫描；E. MRI 平扫+增强扫描

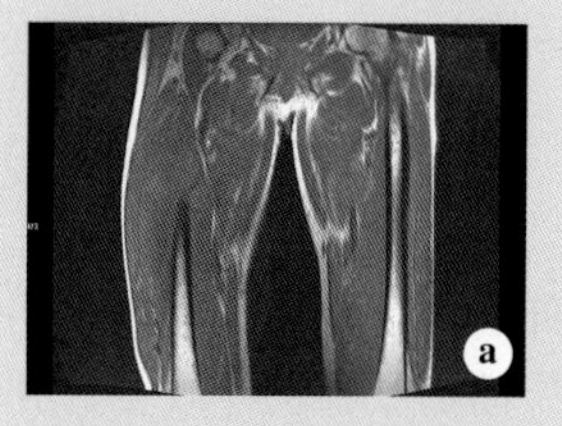

2. 患者入院行大腿 MRI 检查，见图 9-2-3-6，关于 MRI 表现，描述不正确的是

A. 病灶定位于右大腿深部软组织，呈不规则形；B. T_1WI 呈不均匀性等、稍低信号，T_2WI 呈不均匀性高信号；C. 增强扫描肿瘤呈明显不均匀性强化，其内可见坏死区；D. 邻近骨质未见明显侵犯；E. 邻近神经、血管结构未受侵犯

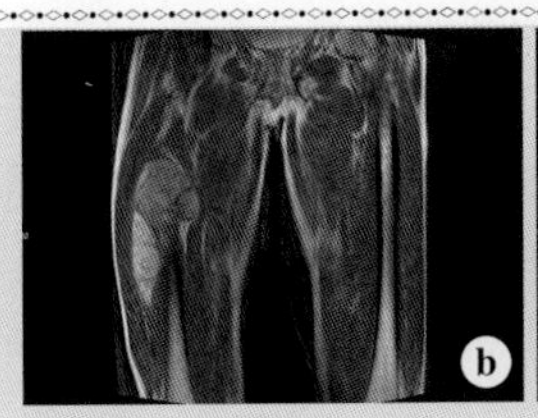
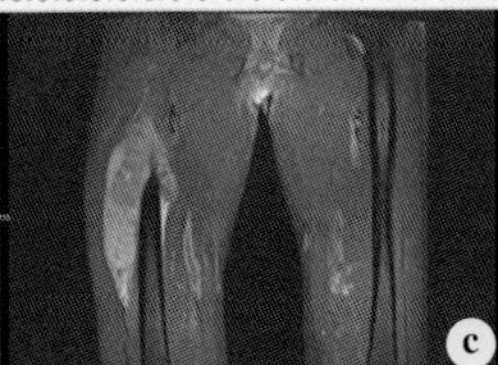
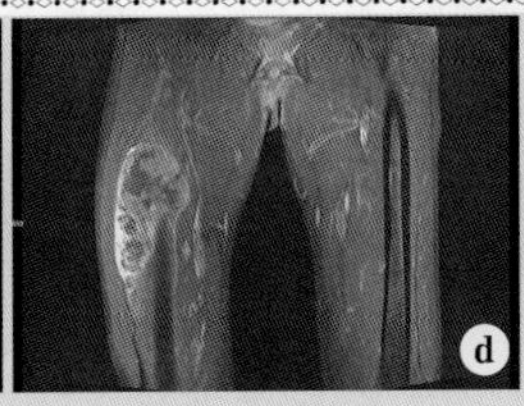
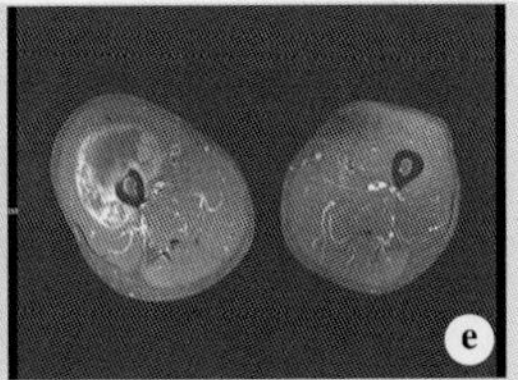

图 9-2-3-6 案例 9-2-3-6 患者影像学检查结果

a. 冠状位 T_1WI；b. 冠状位 T_2WI；c. 冠状位脂肪抑制序列 T_2WI；d. 冠状位 T_1WI 脂肪抑制增强；e. 横断位 T_1WI 脂肪抑制增强

3. 该患者最可能的诊断是

A. 滑膜肉瘤；B. 神经鞘瘤；C. 分化不良的脂肪肉瘤；D. 横纹肌肉瘤；E. 恶性纤维组织细胞瘤

（一）临床与病理

横纹肌肉瘤（rhabdomyosarcoma，RMS）是最常见的软组织恶性肿瘤之一，根据 2013 版 WHO 关于软组织肿瘤的分类，其分为 4 种亚型，即胚胎性横纹肌肉瘤、腺泡状横纹肌肉瘤、多形性横纹肌肉瘤、梭形细胞/硬化性横纹肌肉瘤。横纹肌肉瘤好发于儿童，占儿童期恶性肿瘤的 5%～8%，占儿童期软组织肉瘤的一半以上，也可发生于成人，但较少见。男性发病多于女性，主要发生在头颈部，其次为四肢深部软组织，其余发生部位包括骶骨、阴囊、会阴、腹部、腹膜后等。临床主要表现为无痛性肿块，可伴局部压迫症状。

病理表现：大体标本表现呈结节状，边界常不清，切面灰白色，可伴出血、坏死。镜检：横纹肌肉瘤间质丰富，显著透明变性，似骨样或软骨样基质。瘤细胞核染色质丰富，颗粒状，含有一个或多个小核仁，胞质少、淡嗜酸，边界不清。瘤细胞排列成束状、条索状、实性梁状、小巢状、微腺泡、假血管样及筛状，可含有“球拍样”横纹肌母细胞，但无“花环状”多核细胞。部分区域瘤细胞呈梭形，核圆形、卵圆形至梭形，空泡状，核仁不明显，胞质丰富，淡嗜酸，瘤细胞排列成束状或席纹状结构。

（二）MRI 影像学表现

横纹肌肉瘤病变多较大，呈分叶状，发生于四肢者，多位于深部软组织，其病变与邻近肌肉相比，T_1WI 上主要表现为等信号，间有数量不等的低信号成分，于 T_2WI 上一般呈高信号与等信号和（或）低信号相混杂的表现，增强扫描后多有明显强化，但不均匀，内部常见坏死，少见出血，邻近骨骼很少受侵犯，部分可见受侵。横纹肌肉瘤最常转移到肺，其次为骨和淋巴结。

（三）鉴别诊断

横纹肌肉瘤 MRI 表现无明显特异性，主要需与以下疾病进行鉴别。

1. 脂肪肉瘤 多见于中老年人，发病高峰年龄为 60～70 岁，男女比例约为 2∶1，脂肪肉瘤与横纹肌肉瘤一样，一般位置深在，最大径可以超过 10cm，分化良好型脂肪肉瘤内部可见脂肪成分，脂肪抑制序列上信号减低，较易鉴别，主要与低分化脂肪肉瘤相鉴别，低分化脂肪肉瘤内难以找到明确的脂肪成分，一般体积均较大，信号混杂，间隔厚或呈结节状，增强扫描呈明显强化。

2. 未分化肉瘤 未分化肉瘤过去多数人认为是纤维组织细胞性分化，因此曾被定义为兼有成纤维细胞和组织细胞分化的高级别梭形细胞恶性肿瘤，并认为是一特殊类型的肿瘤，是最常见的成人软组织肉瘤。在过去的十余年中，这种观点遭到争议和质疑。现代病理组织学普遍认为，未分化多形性肉瘤是一种目前还不明确的组织细胞形态分化，大多发生在四肢，其次为腹膜后，大多位于深部软组织。磁共振成像呈边界不清的类圆形或不规则团块状影，无明显包膜，肿瘤内常伴坏死、囊变，病灶实性部分信号混杂，T_1WI 呈等、低信号，T_2WI 上若瘤体以组织细胞为主，细胞含水量高，则呈高信号，以纤维成分为主呈等、稍低信号，增强扫描肿瘤实性部分呈中度至明显不均匀强化。

3. 滑膜肉瘤 滑膜肉瘤属于起源未确定的软组织恶性肿瘤，占软组织恶性肿瘤的 2.5%～10.5%，最常发生于四肢，尤其是下肢膝关节附近。滑膜肉瘤显示为大关节旁的软组织肿块，与邻近骨骼关系密切，肿块邻近骨皮质可以出现骨质破坏，骨膜反应或骨质吸收破坏，滑膜肉瘤发生钙化的概率较高，其内多囊变、坏死和出血，在 T_1WI 上，肿块实体部分与周围肌肉相比，一般呈中等、稍高信号，瘤体内的出血表现为片状高信号，钙化及坏死区则表现为更低信号，在 T_2WI 上可见“三重信号征”，即同时存在与液体类似的高信号、与脂肪类似或稍高的等信号、与纤维组织类似的稍低信号，增强扫描后肿块呈不均匀性显著强化。

【案例 9-2-3-6 点评】

1. 选 E。MRI 对软组织病变诊断价值优势明显，增强扫描对鉴别诊断意义重大。

2. 选 D。肿瘤局部侵犯邻近骨皮质，有包绕右股骨生长的趋势。

3. 选 D。老年男性患者，发现右大腿包块时间短，右大腿深部软组织肿瘤，信号不均匀，强化明显，坏死也明显，侵犯邻近骨皮质，表现为软组织恶性肿瘤的特点。恶性纤维组织细胞瘤的边界往往不清楚，当然两者的鉴别诊断难度较大。

脂肪肉瘤

【案例 9-2-3-7】 患者男性，55 岁，发现左侧髋部体表包块 1 个月门诊就医。现病史：25 天前无意发现左侧髋部体表包块，大小约 5cm×6cm，质硬，活动度欠佳，皮肤稍红肿，无窦道。全身体格检查无异常。

思考题

1. 该患者最佳检查方法为

A. X 线平片；B. CT；C. MRI 平扫；D. CT 增强扫描；E. MRI 平扫+增强扫描

2. 患者入院行双侧大腿 MRI 平扫+增强检查，见图 9-2-3-7，关于 MRI 表现，描述不正确的是

A. 病灶定位髂前下棘区软组织内，边界尚清；B. 肿块信号较混杂，内部可见片状稍高信号影；C. 肿块内分隔厚薄不均，并见结节状 T_2WI 等、稍高信号影；D. 增强扫描肿瘤呈明显不均匀性强化，其内可见坏死区；E. 肿块周围水肿不明显

3. 该患者最可能的诊断是

A. 滑膜肉瘤；B. 神经鞘瘤；C. 脂肪肉瘤；D. 横纹肌肉瘤；E. 纤维肉瘤

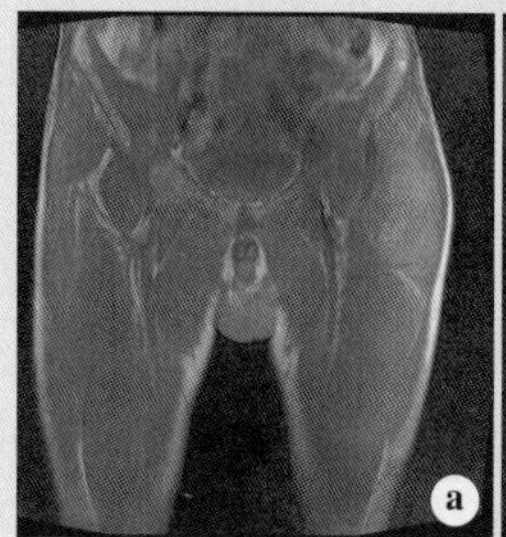

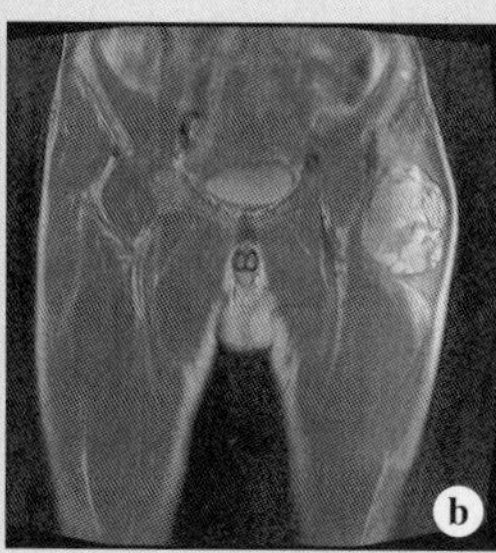

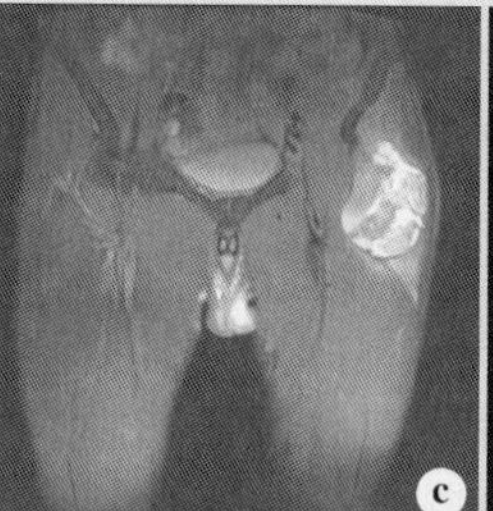

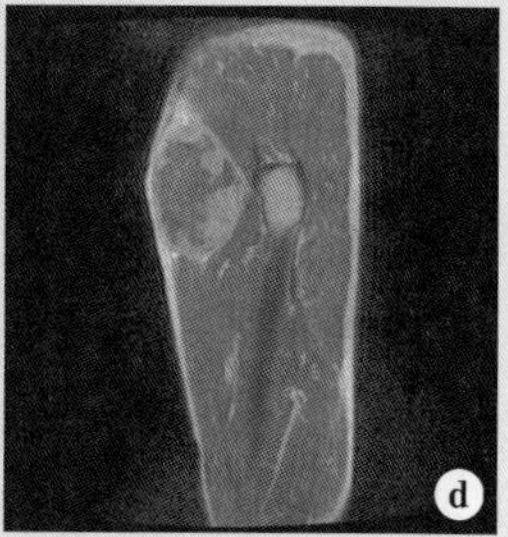

图 9-2-3-7 案例 9-2-3-7 患者影像学检查结果

a. 冠状位 T_1WI；b. 冠状位 T_2WI；c. 冠状位脂肪抑制序列 T_2WI；d. 矢状位 T_1WI 增强扫描

（一）临床与病理

脂肪肉瘤（liposarcoma）在成人的软组织肉瘤发病率居第二位，占恶性软组织肿瘤的 10%～35%，是原发性软组织恶性肿瘤最常见的类型。该肿瘤起源于原始间充质细胞，向脂肪细胞分化而最终形成间叶源性恶性肿瘤。脂肪肉瘤并不直接来源于成熟的脂肪细胞，但具有中间恶性生物学行为特征。2020 版 WHO 软组织肿瘤分类中，脂肪肉瘤分为高分化脂肪肉瘤、去分化脂肪肉瘤、黏液性脂肪肉瘤、多形性脂肪肉瘤、黏液样多形性脂肪肉瘤，分型判定在指导临床治疗及疗效评价方面有重要价值。本病主要累及人体的四肢和躯体的深层软组织，以下肢和腹膜后常见。

病理表现：病理表现与病理分型有关，高分化脂肪肉瘤（尤其脂肪瘤样型）可以分化近乎成熟的脂肪细胞组成，病灶内部大部分由不同大小的脂肪细胞构成。黏液性脂肪肉瘤是由不同分化阶段的脂肪母细胞、丛状分支状的毛细血管和黏液样基质组成。多形性脂肪肉瘤由不同发育阶段的异形脂肪母细胞和瘤巨细胞组成。去分化脂肪肉瘤的病理学特征为分化好的瘤组织与分化差的瘤组织在同一肿瘤内同时存在。大多数的去分化成分为恶性纤维组织细胞瘤，也可为纤维肉瘤、平滑肌肉瘤和横纹肌肉瘤等，两种成分分界清楚。新增黏液样多形性脂肪肉瘤是一种罕见的侵袭性肿瘤，发生于儿童和年轻人。易发生于纵隔。组织学特征包括类似于经典型黏液样脂肪肉瘤（包括散在的脂肪母细胞、纤细的毛细血管网和黏液样池)的温和区域和类似多形性脂肪肉瘤的富细胞区的混合，具有明显的核不典型性和多形性脂肪母细胞。缺乏（经典型黏液样脂肪肉瘤的）FUS/EWSR1-DDIT3融合和 MDM2 扩增（高分化和去分化脂肪肉瘤）。临床上具有侵袭性，局部复发率高，远处转移率高，预后差。

（二）MRI 影像学表现

分化型脂肪肉瘤（尤其脂肪瘤样型）主要是由分化近乎成熟的脂肪细胞组成，故平扫示肿瘤组织密度与脂肪相似，并可见不规则间隔的增厚，可在短 T_1 短 T_2 脂肪信号内出现不规则增厚的低信号间隔。增强扫描间隔有强化，有时病灶内同时可见云絮状和条索状强化灶，这与组织学上肿瘤有脂肪母细胞、梭形细胞及纤维组织混合存在有关。本型需与脂肪瘤相鉴别，脂肪瘤常有明显的包膜，并可见纤细、均匀的间隔。当分化性脂肪肉瘤内胶原含量增多时，可见硬化结节，在平扫、增强扫描时，硬化区表现为肌肉信号；当胶原成分占优势时，即为硬化性脂肪肉瘤，呈软组织肿块影，影像学表现同骨骼肌。

黏液性脂肪肉瘤是由不同分化阶段的脂肪母细胞、丛状分支状的毛细血管和黏液样基质组成。CT 平扫时密度比肌肉低，MRI T_2WI 信号比脂肪高，呈与水相似的病灶；但在增强扫描时，病灶呈网状、片状延迟强化，表明病灶为实质性肿块含黏液样基质及纤维组织成分，此特征可与腹膜后其他囊性病变及病灶内坏死相鉴别。

圆细胞脂肪肉瘤和多形性脂肪肉瘤均为分化差的肿瘤。圆细胞脂肪肉瘤由形态一致的小圆形或卵圆形细胞和散在的脂肪母细胞组成，而多形性脂肪肉瘤由不同发育阶段的异形脂肪母细胞和瘤巨细胞组成。这两型脂肪肉瘤均较少见，但其恶性度高，更具侵袭性，且术后易复发。因这两型肿瘤内基本不含较成熟的脂肪成分，不含或仅含少量黏液成分，且易发生坏死，故影像学表现为质地不均的软组织肿块，CT 扫描呈骨骼肌密度，其内坏死灶增强扫描不强化，T_2WI 表现为略高、等混杂信号。这两种类型的影像学难以区分，确诊需依靠病理组织学检查。

去分化脂肪肉瘤呈巨大铸形肿块，CT 检查可见组织密度不均匀，脂肪灶、实性肿块及高密度钙化影等呈不均匀分布，增强扫描后肿块明显强化，内见分支血管分布。CT 增强扫描显示其内软组织肉瘤部分随其不同的组织学成分可呈不均质强化，MRI T_2WI 常高于骨骼肌信号，内部纤维间隔反馈为短 T_2WI 信号，瘤体脂肪抑制 T_2WI 为高信号，增强扫描后呈不均匀渐进性轻、中度强化。

（三）鉴别诊断

软组织可发生多种组织起源不同的肿瘤，故其鉴别诊断范围很广，主要需与以下疾病进行鉴别。

1. 纤维肉瘤　平扫 MRI T_1WI 低于肌肉信号强度；T_2WI 信号强度不均匀增高，内无高信号的脂肪结节，病灶与周围组织分界不清，侵犯骨骼可引起骨膜反应或破坏，肿瘤为富血供，增强见不均匀强化。

2. 横纹肌肉瘤　多见于儿童，常见于上肢、头颈部，肿瘤为以软组织信号为主的肿块，内可见片状囊变坏死，增强见明显不均匀强化，病灶侵犯破坏程度明显。

3. 滑膜肉瘤　多见于关节周围，可髋关节生长，MRI 检查 T_2WI 常显示低信号强度分隔，可见出血、坏死和瘤体三种影像混合在一起，称为“卵石征”或“三相征”。

4. 神经鞘瘤　MRI 表现为 T_1WI 及 T_2WI 上有完整的低信号包膜，T_1WI 信号多不均匀，以等、低信号为主；T_2WI 为中度或明显不均匀高信号；增强见不均匀强化，内见斑片状无强化区。

5. 脂肪瘤 在 T_1WI 和 T_2WI 均呈类似脂肪的高信号，在脂肪抑制序列上呈特征性低信号，脂肪肉瘤在 T_1WI 和 T_2WI 上与脂肪瘤相似，但在脂肪抑制序列上信号不均匀，部分呈低信号与皮下脂肪相似，部分呈等信号与肌肉相似。

6. 血管瘤 一般无包膜，在 T_1WI 上呈等、低信号，在 T_2WI 上呈高信号，内见弯曲条形流空信号，增强见明显不均匀强化，影像学检查见血管钙化和静脉石，较具特征性。动脉瘤呈圆形或椭圆形，位于血管周围，内见不同时期血栓信号及动脉流空信号。

【案例 9-2-3-7 点评】

1. 选 E。MRI 对软组织病变诊断价值优势明显，增强扫描对鉴别诊断意义重大。

2. 选 E。肿块周围可见片状水肿影。

3. 选 C。患者中老年男性，发现体表包块时间短，肿块边界尚清，信号混杂，以 T_1WI 等信号、T_2WI 稍高信号为主，内部可见片状 T_1WI、T_2WI 稍高信号，脂肪抑制序列部分内部信号减低（可能为分化较好的脂肪成分，可惜缺少 T_1WI 脂肪抑制序列的印证，但高级别脂肪肉瘤多没有肉眼可见的脂肪成分）。常常软组织肉瘤的鉴别诊断难度很大。

滑膜肉瘤

【案例 9-2-3-8】 患儿男性，13 岁，右大腿多次摔伤后反复肿胀近 10 个月。现病史：患者 10 个月前摔伤后在当地医院就诊，行膝关节 X 线检查，未见明显骨折，当地医院考虑血肿，多次治疗无效，膝关节肿胀逐渐加重。全身体格检查无异常。

思考题

1. 该患儿最佳检查方法为

A. X 线平片；B. CT；C. MRI 平扫；D. CT 增强扫描；E. MRI 平扫+增强扫描

2. 患儿入院行右侧大腿 MRI 平扫+增强检查，见图 9-2-3-8，关于 MRI 表现，描述不正确的是

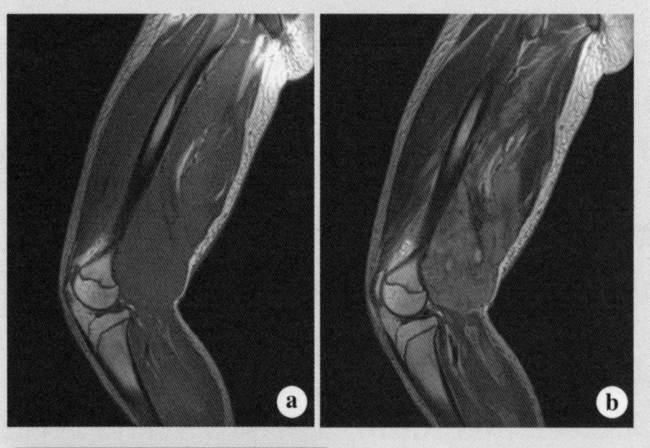

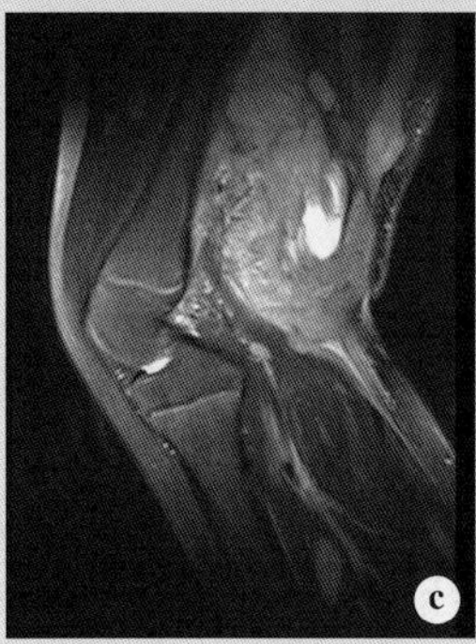

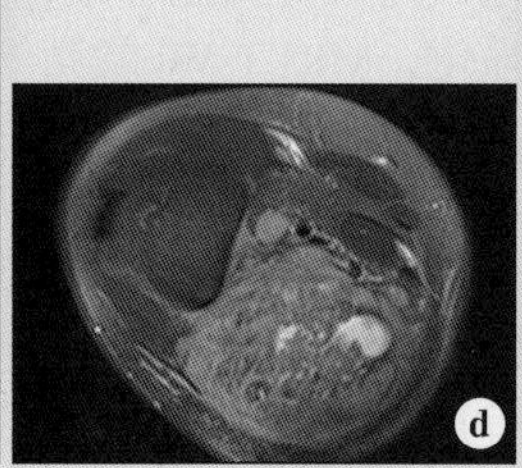

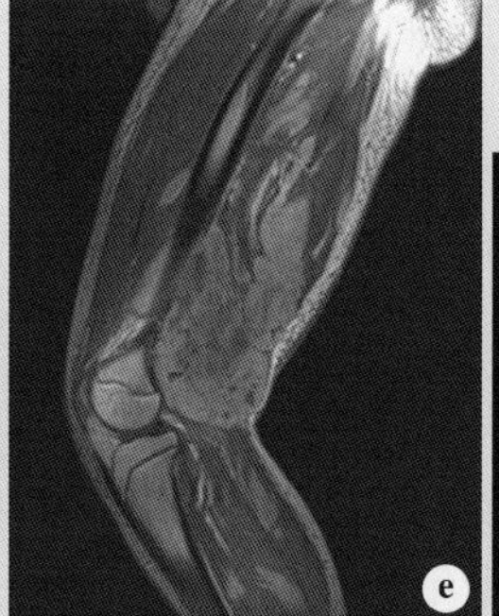

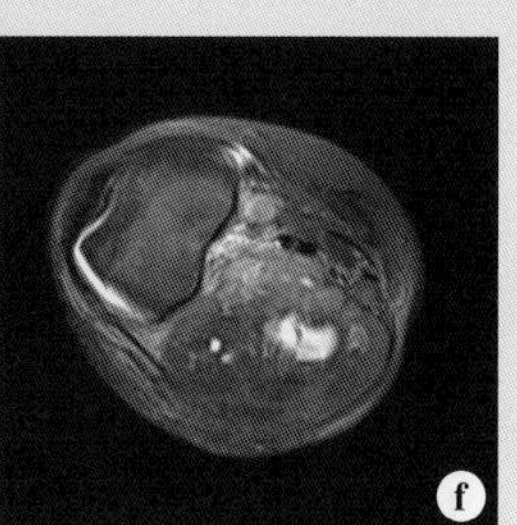

图 9-2-3-8 案例 9-2-3-8 患儿影像学检查结果

a. 矢状位 T_1WI；b. 矢状位 T_2WI；c. 矢状位脂肪抑制序列 T_2WI；d. 脂肪抑制序列轴位 T_2WI；e. 矢状位 T_1WI 增强扫描；f. 轴位 T_1WI 增强扫描

A. 病灶位于膝关节周围深部软组织；B. MRI 最大的特点是肿块信号混杂，T_2WI 内显示“三重信号征”；C. 病灶边界不清，内见低信号分隔；D. 增强后病灶不均匀明显强化；E. 未见侵犯邻近肌肉

3. 该患儿最可能的诊断是

A. 滑膜肉瘤；B. 神经鞘瘤；C. 脂肪肉瘤；D. 横纹肌肉瘤；E. 纤维肉瘤

（一）临床与病理

滑膜肉瘤（synovial sarcoma，SS）并非来自滑膜细胞，而是由未分化间叶细胞发生的具有滑膜分化特点的恶性间充质肿瘤。滑膜肉瘤占所有原发性软组织恶性肿瘤的 10%，其主要发生在儿童和青少年，可发生在多种部位，包括头颈、腹膜后和纵隔。大多数（80%～95%）报道发生在四肢，其中 2/3 位于下肢，靠近膝关节，与腱鞘、滑囊和关节腔密切相关。临床表现为可触及、缓慢生长、有时疼痛的软组织肿块，可出现局部复发和晚期转移。

病理表现：肿瘤大体呈多结节状或不规则形，浸润性生长。切面灰黄色，鱼肉样，部分区域可有囊性变，可有出血坏死灶。肿瘤细胞呈梭形或卵圆形，束状或编织状排列，部分形成裂隙状，细胞核较肥胖，卵圆形，核仁明显，部分细胞凋亡、坏死明显。在组织学上，所知的滑膜肉瘤主要有 3 种亚型，即双相型、单相型和低分化型。

（二）MRI 影像学表现

滑膜肉瘤多发生在关节周围或靠近腱鞘，包围邻近组织和关节，并导致邻近骨骼的骨质破坏。最常见的滑膜肉瘤位于膝关节周围，主要在关节外，很少在关节内（＜10%）。一般来说，病变的大小往往很大，85%的肿瘤大小＞5cm。

MRI 是软组织肿瘤最常见的影像学检查之一，是诊断滑膜肉瘤的首选方式。T_1WI 显示肿块相比于肌肉呈等或稍高信号，表现出高信号的区域表明肿瘤内出血，低信号强度表明坏死或钙化区域，囊性坏死往往发生在分化不良的肿块和体积大的肿块。T_2WI 显示滑膜肉瘤一般呈不均匀混杂信号，表现为典型的“三重信号征”，即同时出现与类似液体的高信号成分，稍高于脂肪或与其相仿的中等强度信号，以及与纤维组织相似的低信号成分。结合病理组织学研究，T_2WI 显示出血、钙化和纤维组织表现为低信号，肿瘤实性部分表现稍高信号，而囊变坏死和出血区表现为更高信号。病灶内常可见低信号分隔，出现在瘤内或多发结节内。这种低信号分隔虽不是滑膜肉瘤的特征表现，但是分隔往往提示恶性肿瘤。增强扫描滑膜肉瘤通常呈明显不均匀强化，少部分病灶体积较小的滑膜肉瘤则趋于均匀强化。CT 也是诊断滑膜肉瘤的方式之一，CT 表现的骨质破坏和边缘性钙化为滑膜肉瘤较为特征的影响表现。

（三）鉴别诊断

滑膜肉瘤需要与以下其他软组织肿瘤相鉴别。

1. 纤维肉瘤 通常发生在老年患者身上，并且体积较大，呈分叶状肿块，发生部位较滑膜肉瘤浅，可有分隔、出血、坏死及囊变，钙化及骨质破坏少见，瘤周水肿明显；MRI 表现为 T_1 等或稍高信号，T_2 混杂高信号，病灶内通常可见多发条索状低信号分隔，累及深筋膜时，可有尾征。增强扫描可见“轮辐”状强化，强化明显。

2. 恶性纤维组织细胞瘤 大部分位于深部组织（肌肉内），常呈多结节状，无包膜，可有坏死、囊变等多重信号，钙化少见，瘤周水肿明显；增强扫描明显强化；发病年龄多为 50～70 岁。可借此对两者进行鉴别。

3. 侵袭性纤维瘤 通常发生于中年患者，常常位于大腿、腹壁和腹膜后间隙。肿瘤信号多较均匀，表现出相对于肌肉的低信号。在 T_1WI 和 T_2WI 上，由于纤维组织的含量高，侵袭性纤维瘤倾向于呈现低信号，在增强扫描中呈渐进性强化。

4. 横纹肌肉瘤 好发于儿童，MRI 表现为 T_1 等信号，T_2 混杂信号，病变多较大，呈分叶状，内部常可见坏死，增强扫描明显不均匀强化，出血及邻近骨质破坏少见，这是与滑膜肉瘤的一个鉴别点；多发生在肌肉软组织（肌肉内），而滑膜肉瘤发生在肌间隙，关节附近。

【案例 9-2-3-8 点评】

1. 选 E。MRI 对软组织病变诊断价值优势明显，增强扫描对鉴别诊断意义重大。

2. 选 E。肿块范围广，与邻近肌肉分界不清，跨越膝关节散在肌肉信号异常。

3. 选 A。青少年患者，膝关节肿块进展较快，位于关节周围深部软组织内，形态不规则，境界不清，T_2WI 呈“三重信号征”表现；瘤周有少许水肿；增强后病灶不均匀明显强化。考虑软组织恶性肿瘤，滑膜肉瘤可能性大。

未分化多形性肉瘤

【案例 9-2-3-9】 患者男性，65 岁，发现左大腿前方无痛性包块 8 个月就诊。现病史：患者于 8 个月前无意发现左侧大腿前方有一肿块，伴有疼痛，未经诊治，近 2 个月肿块逐渐增大。余未见异常。

思考题

1. 该患者最佳检查方法为

A. X 线平片；B. CT；C. MRI 平扫；D. CT 增强扫描；E. MRI 平扫+增强扫描

2. 患者入院行双侧大腿 MRI 平扫+增强检查，见图 9-2-3-9，关于 MRI 表现，描述不正确的是

A. 病灶定位于左大腿中段前肌群深面（股中间肌）；B. 肿块紧贴股骨前外侧皮质，局部边界不清楚；C. 肿块信号不均匀，T_1WI 以等、稍高信号为主，T2WI 以高信号为主的混杂信号；D. 增强扫描肿块周边明显强化，肿块内部坏死明显；E. 未见侵犯邻近肌肉

3. 该患者最可能的诊断是

A. 滑膜肉瘤；B. 神经鞘瘤；C. 脂肪肉瘤；D. 未分化多形性肉瘤；E. 纤维肉瘤

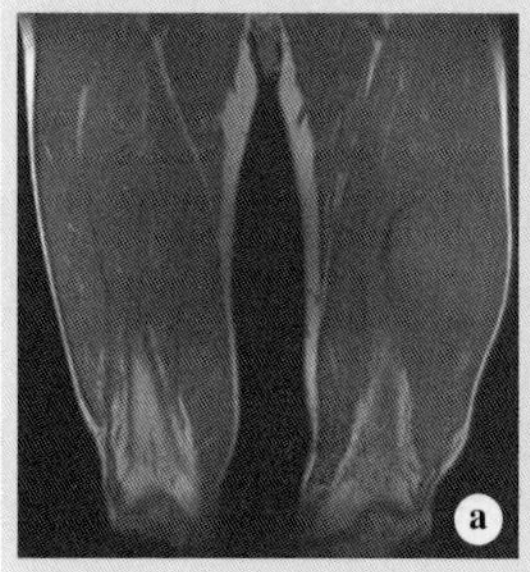
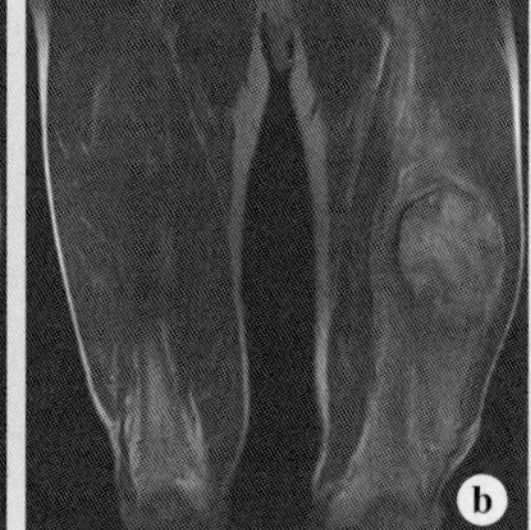
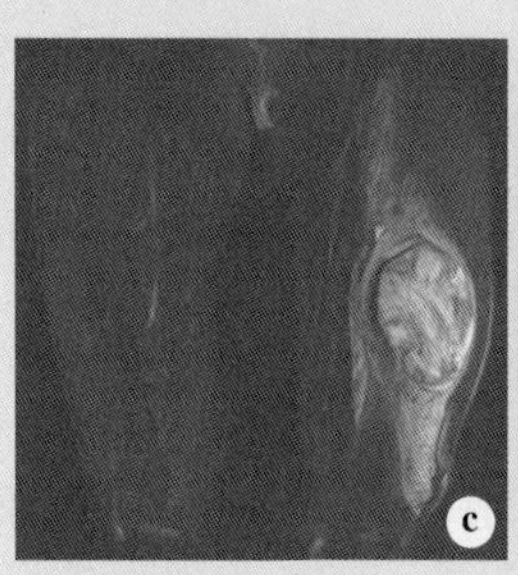
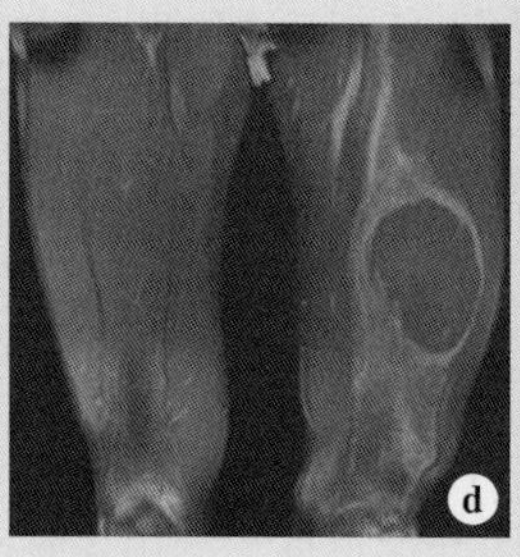
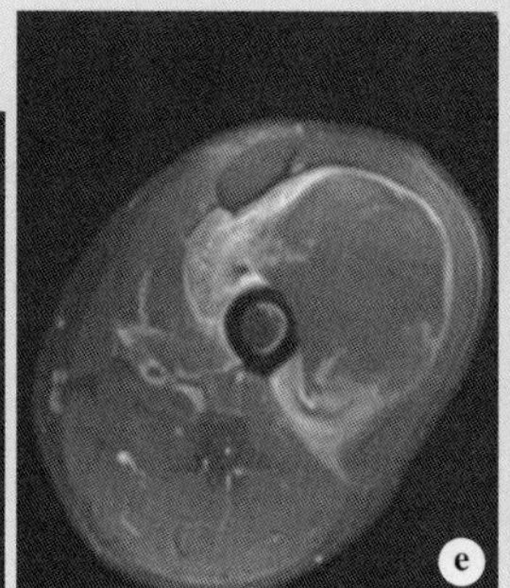
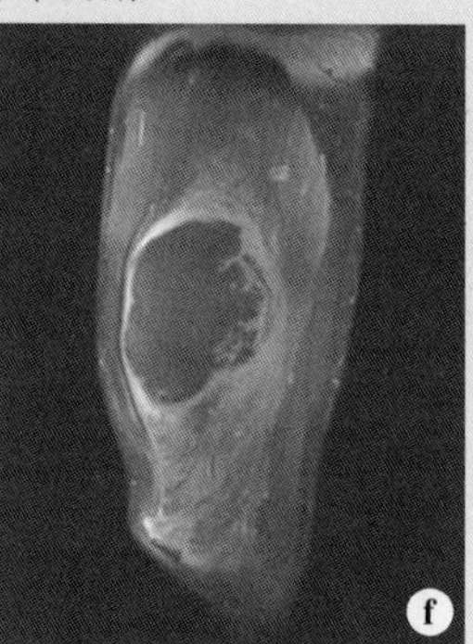

图 9-2-3-9 案例 9-2-3-9 患者影像学检查结果

a. 冠状位 T_1WI；b. 冠状位 T_2WI；c. 冠状位脂肪抑制序列 T_2WI；d. 冠状位 T_1WI 增强扫描；e. 横断位 T_1WI 增强扫描；f. 矢状位 T_1WI 增强扫描

（一）临床与病理

未分化多形性肉瘤（undifferentiated pleomorphic sarcoma，UPS）原称为恶性纤维组织细胞瘤（malignant fibrous histiocytoma，MFH），是未分化间充质细胞来源的软组织恶性肿瘤，为最常见的软组织恶性肿瘤之一，占软组织肉瘤的 20%～30%，任何年龄段均可发病，但以 50～70 岁为发病高峰期，男性多于女性，男女比例约为 1.9∶1。本病好发于四肢软组织（75%），尤见于下肢大腿部，其次为腹膜后（15%），其他部位相对少见。发病部位多较深，常位于肌肉内，发生于骨骼少见，发生于骨骼多位于长骨干骺端，尤以股骨中下段和胫骨上段多见。临床表现为软组织肿块，伴或不伴疼痛，可伴有发热、体重下降等。本病为高度恶性，易侵犯邻近骨皮质、血管神经束等，可发生全身转移，以血行转移为主，易复发，预后较差。

病理表现：2013 版 WHO 软组织肿瘤分类删除了 MFH，代之以 UPS，归为未分化/不能分类的

肉瘤一类，用于区别真正组织细胞性的肿瘤，即组织细胞肉瘤。过去被称为 MFH 的特异种类已被证明是独特的实体，例如黏液纤维肉瘤现在是明确界定的肉瘤亚型，以前称为黏液样 MFH（更多发生在皮下组织，并有浸润性特点）；血管瘤样 MFH 被重新归类为血管瘤样纤维组织细胞瘤（良性的临床过程，发生在儿童和年轻人）。

软组织 UPS 为梭形细胞肉瘤，质软，境界较清，可有假包膜，切面灰白或棕褐色，其内可见出血及囊性变。肿瘤的形态及表现多种多样，目前认为可能的原因是肿瘤含有组织细胞、成纤维细胞、炎症细胞、多核巨细胞等多种细胞成分。UPS 组织学表现较复杂，主要由成纤维细胞样梭形细胞排列呈席纹状-多行性型，混杂有大量的圆形或卵圆形组织细胞样细胞构成，肿瘤间质主要为富血管的胶原纤维，部分可见黏液变性区及类似炎性肉芽组织区。

（二）MRI 影像学表现

软组织未分化多形性肉瘤 MRI 平扫肿瘤多呈椭圆形或类圆形，肿瘤较大时形态常不规则，可出现分叶。肿瘤常与周围组织发生严重粘连，平扫肿瘤边界多欠清晰，邻近肌肉可见浸润或周围水肿，但增强扫描肿瘤边界可清晰显示。肿瘤在 T_1WI 呈等或低信号，信号强度类似或稍低于邻近肌肉信号，在 T_2WI 为以高信号为主的混杂信号，T_2WI 脂肪抑制以高信号为主。肿瘤的成分比例会影响肿瘤信号，当肿瘤以组织细胞为主时 T_2WI 多为高信号，以纤维细胞为主时多呈等或稍低信号。肿瘤坏死和黏液变性区呈长 T_1 长 T_2 信号。瘤周出现水肿表现为 T_2WI 高信号。由于 UPS 是富含胶原纤维的肿瘤，胶原纤维构成其间质成分，在 T_2WI 可见单一肿块内出现低信号条索带，或在多结节或多个囊变区之间出现低信号分隔带。肿瘤较大时常合并出血，可出现 T_1WI 高信号，由于含铁血黄素形成，T_2WI 序列可出现特征性的低信号环。炎症性肿瘤周围组织可见 T_1 低信号、T_2 高信号炎性带。MRI 增强扫描可见肿瘤的实性部分明显强化，坏死和黏液变性区不强化。当肿瘤呈浸润性生长时，常累及邻近肌肉和骨骼，使之出现 T_2WI 斑片状高信号。钙化少见，且 MRI 不易发现。

骨未分化多形性肉瘤 MRI 平扫肿瘤在 T_1WI 呈等或低信号，在 T_2WI 呈明显高信号，内可见斑片状或条索状等、低信号。骨质破坏多呈偏心性虫蚀状或大块状破坏，可伴病理骨折，部分有硬化边，在 MRI 呈低信号环。长骨干骺端或骨端溶骨性破坏伴邻近软组织肿块影为特征性表现，肿块一般较大，范围超过骨破坏区，肿块内可有坏死、液化或钙化，在 T_1WI 上表现为等、低信号，在 T_2WI 上表现为以高信号为主的混杂信号。

（三）鉴别诊断

未分化多形性肉瘤 MRI 表现无明显特异性，主要需与以下疾病进行鉴别。

1. 黏液纤维肉瘤 罕见，好发于四肢，以皮下结节样肿物为主要表现，位置多较表浅，常见于老年人，男性略多于女性，MRI 平扫多表现为混杂信号且强化多不均匀。

2. 滑膜肉瘤 好发于四肢大关节附近，膝关节最常见，以局部疼痛性肿块伴活动受限为主要表现。MRI 平扫在 T_1WI 上肿块实体部分与周围肌肉相比，一般呈中等、稍高信号，瘤体内的出血表现为片状高信号，钙化及坏死区则表现为更低信号，在 T_2WI 上可见“三重信号征”，即同时存在与液体类似的高信号、与脂肪类似或稍高的等信号、与纤维组织类似的稍低信号。增强扫描呈明显不均匀强化。病变以常伴有邻近骨质破坏，多数有钙化，关节间隙不受侵犯为特点。

3. 侵袭性纤维瘤 本病属于良性纤维增生性病变，但具有恶性生物学行为。发病高峰年龄为30～50 岁，女性多见，MRI 平扫主要表现为肌肉内占位性病变，在 T_1WI 上呈等、低信号，在 T_2WI 上呈不均匀高信号，增强扫描明显强化，但通常即使肿瘤巨大也不出现出血、坏死及钙化。

（四）治疗及预后

UPS 目前主要治疗方法是手术治疗，无法根治性切除时可先行放疗，出现远处转移时考虑化疗。由于其具有高度侵袭性，其预后较差，预后主要取决于肿瘤的位置、大小、侵袭性和是否存在转移灶，肿瘤越大、位置越深，越容易复发，局部复发率高达 51%。

【案例 9-2-3-9 点评】

1. 选 E。MRI 对软组织病变诊断价值优势明显，增强扫描对鉴别诊断意义重大。

2. 选 E。肿块上缘肌间隙呈喇叭口样撑开，瘤周水肿明显，部分邻近肌肉分界不清，提示侵犯。

3. 选 D。老年男性患者，发现大腿包块时间长，且进行性增大，病灶定位于左大腿深部软组织，邻近股骨皮质呈压迫吸收改变，瘤周水肿明显，侵犯邻近肌肉；需要与黏液纤维肉瘤、滑膜肉瘤、侵袭性纤维瘤病等相鉴别，难度很大。

（张 宁　李声鸿　谭永明）

第三节　脊柱常见疾病

一、脊 柱 创 伤

【案例 9-3-1-1】 患者男性，47 岁，不慎于二层楼房坠落后腰部疼痛，下肢活动受限 3 小时。

思考题

1. 该患者入院后，应急诊进行的影像学检查一般不包括

A. 腰椎 X 线正侧位片；B. 下肢 X 线正侧位片；C. 颅脑 CT 平扫；D. 胸部 CT 平扫；E. 颅脑 MRI 平扫

2. 患者腰椎 X 线正侧位片诊断不明确，行腰椎 CT 检查，其结果如图 9-3-1-1（a～c）所示，下列说法错误的是

A. 明确有无骨折及类型；B. 明确骨折线有无累及椎弓根；C. 明确骨折椎体的骨髓水肿范围；D. 骨折椎体位于第 1 腰椎椎体；E. 骨折椎体平面椎管无狭窄

3. 患者行腰椎 MRI 检查，为发现隐匿性骨折，应该重点观察的序列是

A. 常规 T_1WI；B. 常规 T_2WI；C. 脂肪抑制序列 T_2WI；D. DWI；E. PWI

4. 患者 MRI 检查结果如图 9-3-1-1（d～f）所示，下列描述不正确的是

A. 骨折椎体为第 1 腰椎椎体；B. 骨折椎体内可见骨髓水肿；C. 骨折层面椎管受压变窄；D. 椎体内骨折线于 T_1WI 和 T_2WI 均呈线样低信号；E. 骨折椎体有轻度塌陷

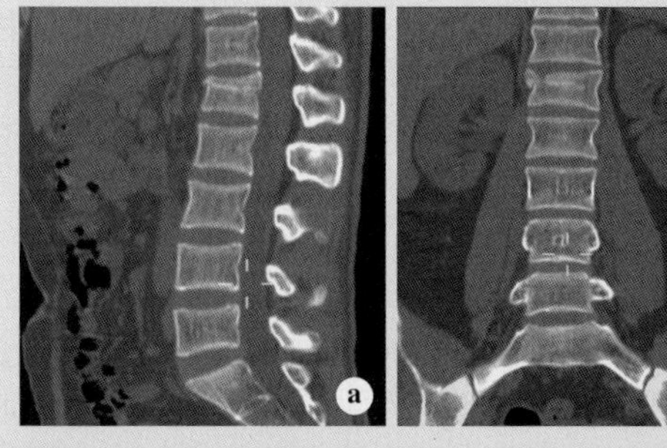

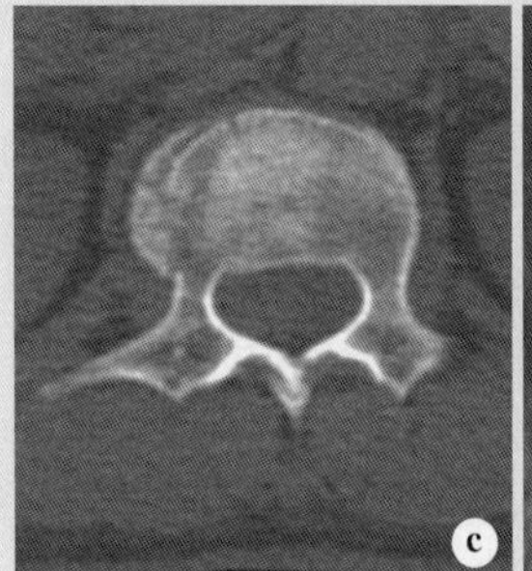

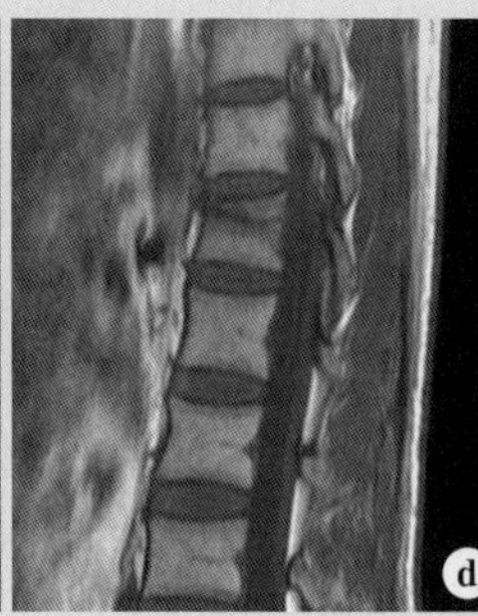

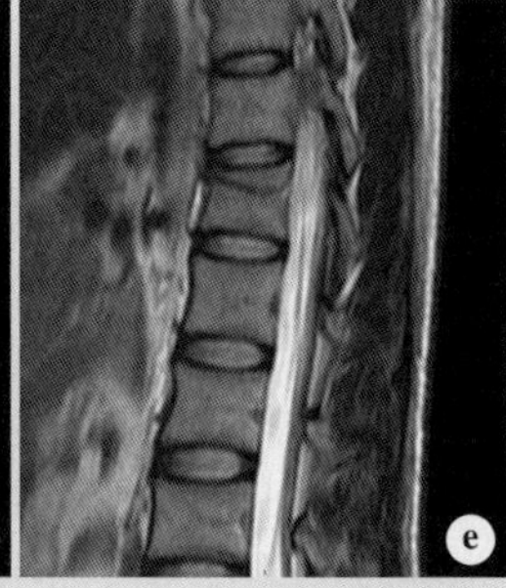

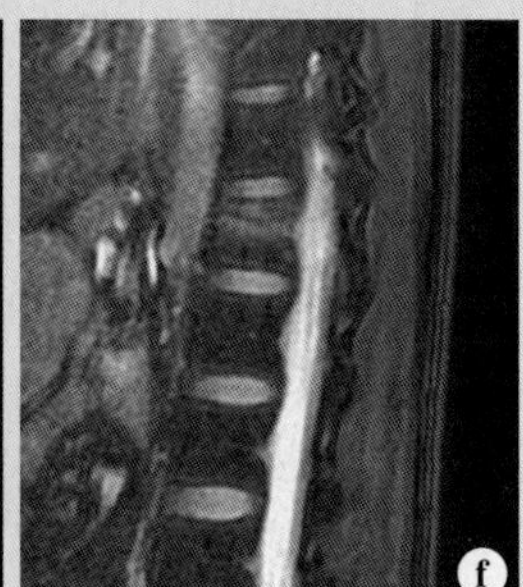

图 9-3-1-1　案例 9-3-1-1 患者影像学检查结果

a～c. CT 图像，见第 1 腰椎椎体呈轻度前窄后宽之楔形改变（a），椎体中上部示线样高密度影（a、b），椎体右上缘可见骨碎片（b、c）；d～f. MRI 图像，见第 1 腰椎椎体楔形变，T_1WI（d）和 T_2WI（e）均可见线样低信号的骨折线，骨髓水肿于 T_1WI（d）呈片状低信号，脂肪抑制序列 T_2WI（f）呈明显高信号

（一）疾病基础

脊柱创伤是临床常见的创伤性疾病，好发于胸腰段。脊柱创伤可同时累及椎体、椎间盘、硬膜囊、脊髓、血管和韧带，亦可仅累及其中的一部分。其中，脊柱骨折是最常见的表现形式，占全身骨关节骨折的5%～6%。

1. 病因及分型 脊柱创伤一般都有明确的创伤史。直接暴力为高空坠落、压伤、砸伤及车祸伤等，间接暴力为外力传导、肌肉强烈收缩牵拉等。从生物力学角度及对创伤后脊柱稳定性的判断，将脊柱纵行分为前、中、后三柱。前柱包括前纵韧带及椎体、椎间盘的前2/3；中柱包括椎体、椎间盘的后1/3及后纵韧带；后柱为脊椎附件，骨性结构包括椎弓根、椎板、关节突、横突和棘突，软组织为椎间小关节的关节囊、黄韧带、棘间韧带和棘上韧带。脊柱骨折的稳定性主要取决于是否累及中柱。

按照临床常用的创伤机制分型，可将脊柱损伤分为次要损伤和重要损伤。前者包括单纯的横突、棘突、关节突和椎弓峡部骨折，这类骨折极少引起神经损伤及脊柱畸形。后者分为四型：①压缩性或楔形骨折（compression or wedge fracture），以胸腰椎最常见，占所有胸腰椎骨折的48%。损伤机制为脊柱过度前屈，引起前柱的压缩，椎体呈前窄后宽的楔形改变，而后柱正常。椎体压缩性骨折的分度标准以椎体前缘高度占后缘高度的比值来计算。Ⅰ度：压缩达到1/3的骨折，为轻度。Ⅱ度：压缩达到1/2的骨折，为中度。Ⅲ度：压缩达到2/3或以上的骨折，为重度。Ⅱ度及Ⅲ度压缩性骨折常伴有椎体后方韧带的撕裂。②爆裂骨折（bursting fracture），占所有脊柱骨折的14%，多由纵向垂直压缩暴力所致，形成上或下部终板粉碎骨折。前、中柱都受累，可有骨碎片突入椎管，也可同时有椎板骨折，椎弓间距加大。③安全带损伤（seat belt injuries），又称为屈曲牵张性骨折，多见于急刹车时，以安全带为支点的上身突然前曲，后柱与中柱受到牵张力而断裂，占全部脊柱骨折的5%。骨折线常横行经过棘突、椎板、椎弓与椎体，或仅有棘上、棘间与黄韧带断裂，关节突分离，椎间盘后部破裂，或骨折与韧带断裂同时存在。④骨折脱位（fracture-dislocation），一般是脊柱受到屈曲和向一侧旋转的两种复合暴力作用的结果，发病率相对较低，但骨折脱位常常并发脊髓神经损伤，影响脊柱稳定性的同时也伴有许多症状和功能障碍。

2. 临床表现 临床主要表现有局部疼痛、活动受限、畸形和压痛。骨折可破坏脊柱前、中柱支撑结构，造成承重载荷力传导中断。部分骨折块可突入椎管，损伤脊髓神经，破坏脊柱稳定性，且易引发畸形，出现感觉、运动功能障碍，严重者可有不全或完全瘫痪的表现。

（二）影像学方法的选择

X线平片仍然是诊断脊柱骨折的首选检查方法，但对重叠较多的骨骼结构显示欠清晰，对隐蔽性骨折和细微骨折的分辨能力不强。CT克服了平片的重叠，对椎体和附件的骨折、移位情况显示良好，但对韧带、椎间盘等软组织损伤的诊断能力不足，也不能敏感地发现并发的脊髓损伤。MRI具有多参数、多序列成像的能力，在脊柱骨折的诊断中具有独特的价值。MRI脂肪抑制序列T_2WI（常用STIR序列）能抑制黄骨髓的高信号，对骨折时的骨髓水肿显示非常敏感，有利于发现隐匿性骨折和骨挫伤。MRI对脊柱骨折的椎管受累、脊髓、椎间盘及韧带损伤的显示也具有明显优势。

（三）MRI影像学诊断

1. 骨髓水肿和骨挫伤 脊柱骨折急性期时发生骨髓水肿，在T_1WI呈片状低信号，T_2WI呈稍高信号或与正常骨髓信号相近而显示欠清晰，脂肪抑制序列T_2WI（常用STIR序列）呈边缘不清的斑片状高信号，与周围结构形成明显对比，从而可以显示早期和轻微的骨髓水肿。骨挫伤主要为微小骨小梁断裂和病变区出血、水肿，在MRI上表现与骨髓水肿相似，椎体形态常无变化。

2. 骨折线 在T_1WI表现为线样低信号，与周围骨髓的高信号对比明显。T_2WI一般呈高信号，但在压缩性骨折时，由于骨质塌陷而相互重叠或骨小梁相互嵌插，在T_2WI可表现为线样低信号。

3. 出血 脊柱骨折可并发出血，甚至血肿形成，血肿可突向椎管，对硬膜囊和脊髓形成压迫。

急性期出血在 T_1WI 是等信号、在 T_2WI 上为等或低信号，亚急性期出血在 T_1WI 和 T_2WI 均为高信号。

4. 压缩性骨折（图 9-3-1-1） 椎体纵向高度受压变扁，通常椎体前部压缩更明显，使椎体呈前窄后宽的楔形改变，MRI 矢状面可见典型的楔形变。压缩椎体内出现骨髓水肿，椎管一般无受累，椎旁软组织可肿胀，也可伴上、下椎间盘的压缩损伤。

5. 爆裂骨折（图 9-3-1-2） 椎体正常结构丧失，形态失常，纵向高度变扁，信号极不均匀，椎体上缘或（和）下缘骨质断裂，边缘凹凸不平，可见骨碎片，椎体后上缘常可见三角形骨碎片向后上方移位，对椎管形成压迫。可伴横突、椎板骨折，椎弓间距加大（后柱受累），椎管狭窄，脊髓及神经根受压，椎周软组织肿胀等。

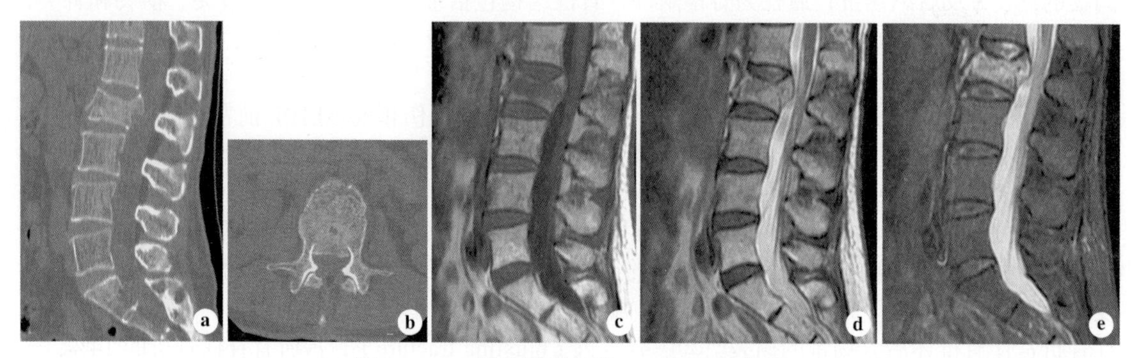

图 9-3-1-2 腰椎爆裂骨折 CT 及 MRI 表现

患者男性，52 岁，高楼坠落，双腿麻木。a、b. CT 矢状面（a）及横断面（b）图像见第 2 腰椎椎体变扁，前缘骨皮质断裂，上缘凹陷（a），后上缘骨折块突入椎管（a、b），骨性椎管狭窄；c～e. MRI 图像见骨折椎体变扁，其内示大片异常信号，T_1WI 呈低信号（c），T_2WI 呈高低混杂信号（d），脂肪抑制序列 T_2WI（STIR 序列）呈不均匀高信号（e），骨折椎体后上缘骨块突入椎管，压迫脊髓，使脊髓变形、移位

6. 安全带损伤 棘突、椎板、椎弓及椎体骨质断裂，并伴骨髓水肿，T_1WI 呈低信号，T_2WI 呈高信号。棘上、棘间、黄韧带甚至后纵韧带断裂，脂肪抑制序列 T_2WI 呈明显高信号。

7. 骨折脱位（图 9-3-1-3） 脊柱骨折合并脱位，MRI 能准确显示椎体的移位情况，对椎管压迫及脊髓受累情况亦显示良好。

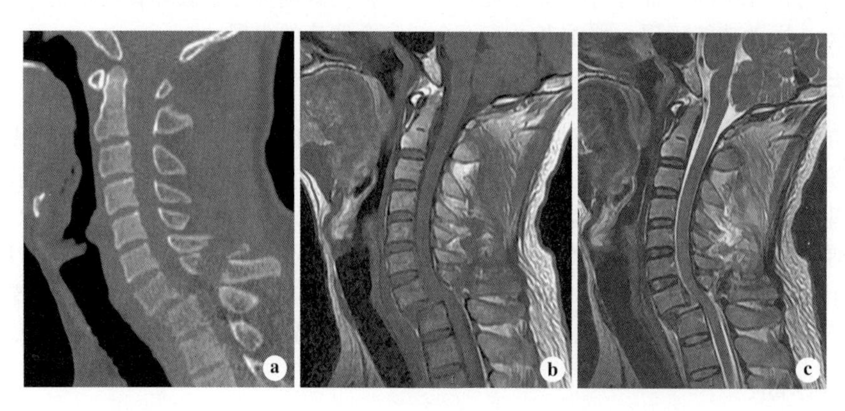

图 9-3-1-3 颈椎骨折合并脱位 CT 及 MRI 表现

患者女性，30 岁，车祸急诊入院。a. CT 矢状面重建图像，见第 6、7 颈椎棘突骨折，第 1 胸椎椎体前上缘骨折，第 7 颈椎向前滑脱；b、c. MRI 矢状面图像，见第 7 颈椎向前滑脱，第 6、7 颈椎棘突及第 1 胸椎椎体前上缘骨折，伴骨髓水肿，T_1WI 呈低信号（b），T_2WI 呈高信号（c），第 7 颈椎水平脊髓受压、水肿，T_2WI 呈片状稍高信号（c）

8. 韧带断裂 脊柱的韧带包括前纵韧带、后纵韧带、棘间韧带和棘上韧带等，在 MRI 各种成像序列上均表现为低信号。韧带断裂时表现为韧带失去正常的连续性，且由于水肿或出血而表现为不同程度的信号增高，以脂肪抑制序列 T_2WI 显示最清楚。

9. 脊髓损伤 脊柱骨折时可出现硬膜囊和脊髓受压、变形、移位，严重时脊髓内可有出血、水肿，甚至脊髓横断。水肿表现为脊髓内片状 T_1WI 低信号、T_2WI 高信号，边界不清。脊髓出血的表现与一般血肿的信号演变规律相同。

（四）鉴别诊断

1. 脊柱结核　脊柱结核时，椎体骨质破坏后可出现楔形改变，常为相邻两个或以上椎体的溶骨性破坏，椎间隙变窄或消失，脊柱后突畸形，椎旁寒性脓肿形成和软组织钙化影。

2. 脊柱转移瘤　多见于老年人，常有原发恶性肿瘤病史。转移瘤所致椎体病理性骨折多为一致性塌陷或变扁，椎体边缘或椎弓根有骨质破坏，局部有软组织肿块。

3. 骨质疏松　多见于老年人，尤其是女性。无创伤史，椎体弥漫性骨质密度减低，椎体形态多正常或双凹形。

（五）治疗

急性脊柱创伤时，应根据患者的临床表现和影像学资料综合分析，选择合理的治疗方式。若患者仅有患部疼痛，神经压迫症状不明显，影像学检查也未明确显示病变造成脊柱功能受到损伤，可考虑非手术治疗。当脊柱骨折压迫脊髓，出现进行性神经症状时，应立即采取手术治疗。适合手术治疗的情况主要有：①非手术治疗半年以上症状未改善或加重；②胸腰椎骨折或脱位，脊髓损伤，CT 扫描显示椎管狭窄，且有椎间盘或骨折块突入椎管等情况。在选择急性脊柱创伤的手术方法时应参考骨折类型、伤势等具体情况，确定合理的治疗方案，对患者疾病的恢复、降低并发症的发生率具有重要意义。

【案例 9-3-1-1 点评】

1. 选 E。MRI 成像时间较长，且要求患者绝对静止，对于创伤患者，配合较难，急诊创伤患者一般不选择 MRI 检查。

2. 选 C。CT 检查对创伤所致骨髓水肿不敏感，无法判断骨髓水肿的有无及范围。

3. 选 C。急性期脊柱骨折并发的骨髓水肿对于隐匿性骨折的发现十分重要。脂肪抑制序列 T_2WI 能抑制椎体内脂肪的高信号，从而清晰显示骨髓水肿的高信号，有利于发现隐匿性骨折。

4. 选 C。该病例虽有腰椎骨折，但椎管形态正常，无受压变窄表现。

二、脊柱退行性变

【案例 9-3-2-1】　患者男性，62 岁，自觉腰背部疼痛 10 年余，反复发作，自行热敷能缓解。

思考题

1. 如果该患者行腰椎 X 线正侧位片检查，以下表现不会出现的是

A. 腰椎生理曲度变直；B. 腰椎骨质增生硬化；C. 腰 5/骶 1 椎间隙变窄；D. 腰 5/骶 1 椎间骨桥；E. 腰 5/骶 1 椎间盘向后突出

2. 如果该患者行腰椎 CT 检查，下列说法错误的是

A. 排除有无骨折可能；B. 椎体有无骨质破坏；C. 椎旁有无脓肿；D. 脊髓、神经根有无水肿；E. 有无骨性椎管狭窄

3. 关于腰椎退行性变的影像学表现，以下说法不符合的是

A. 椎间盘变性；B. 椎体骨质增生硬化；C. 腰椎骨质破坏；D. 韧带钙化和（或）骨化；E. 椎间盘膨出和（或）突出

4. 患者 MRI 检查结果如图 9-3-2-1，可观察到的征象不包括

A. 腰椎生理曲度变直；B. 第 2 腰椎椎体下缘局限性凹陷，并邻近椎体骨髓水肿；C. 腰 4/5、腰 5/骶 1 椎体相对缘局部脂肪沉积；D. 腰椎间盘 T2WI 信号普遍减低；E. 腰 5/骶 1 椎间隙稍狭窄

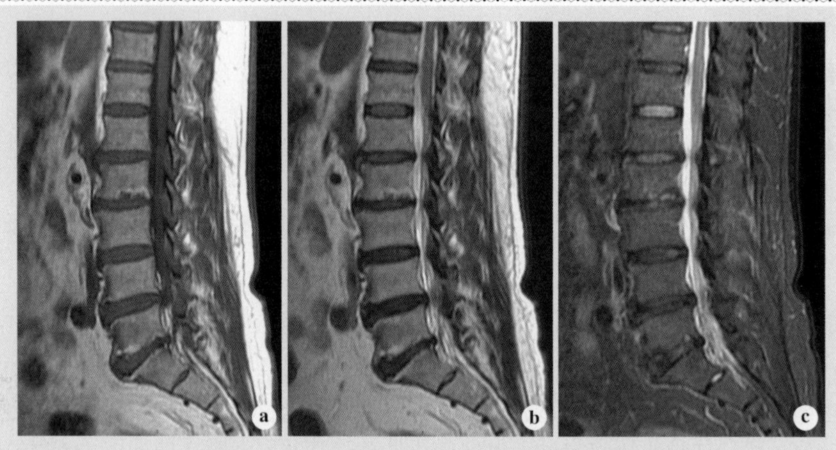

图 9-3-2-1 案例 9-3-2-1 患者影像学检查结果

MRI 矢状面图像见腰椎生理曲度变直，腰 4/5、腰 5/骶 1 椎体相对缘条状 T_1WI（a）和 T_2WI 高信号（b），脂肪抑制序列 T_2WI（STIR）呈低信号（c），T_2WI（b）示各腰椎间盘信号弥漫性减低；第 2 椎椎体下缘局限性凹陷，T_1WI 和 T_2WI 于其边缘均可见环状高信号（a、b），STIR 呈低信号（c）

（一）疾病基础

脊柱退行性变（degenerative spinal diseases）多为生理性老化过程，一般不引起明显症状。遗传性、自身免疫性、急性创伤或慢性劳损等原因，也可促使脊柱发生退行性变，以下位颈椎和下位腰椎最易受累及。

1. 病因及病理 一般认为脊柱退行性变是由于衰老的关节软骨随年龄增长而逐渐老化，水和透明质酸减少，胶原纤维暴露，软骨破坏，关节面骨质代偿性增生。这种情况会随着年龄的增长而越加明显。脊柱退行性变包括椎间盘、椎间小关节、韧带和椎体等的退行性变。主要病变包括如下。①椎间盘退行性变：主要病理改变是纤维环变性，并出现裂隙、髓核脱水，以及软骨板变薄和呈玻璃样变，可继发椎间盘变性、椎间盘膨出、椎间盘突出、髓核游离、施莫尔结节形成等。椎间盘膨出是纤维环弹性减弱，在压力的作用下，椎间盘向周围膨隆。椎间盘突出是纤维环局部断裂，髓核从断裂的薄弱处向外疝出。②椎间小关节退行性变：多由椎间盘退行性变以后导致的椎间小关节异常活动和失稳所致。③韧带退行性变：脊柱失稳引起周围韧带受力增加，从而出现韧带增生、钙化或骨化，多见于前纵韧带、后纵韧带和黄韧带。④脊柱骨骼改变：主要有骨质增生硬化、骨质疏松和终板变性。椎体软骨终板是位于椎体骨质与椎间盘之间的薄层透明软骨，上、下各一，与纤维环、髓核共同组成对抗重力和张力的缓冲系统，自然的退行性变、应力等因素可影响终板的承重与代谢，导致终板变性，出现终板及邻近椎体骨髓水肿、脂肪浸润、纤维化及骨质增生硬化。⑤继发性改变：上述结构的退行性变可引起椎管、椎间孔及侧隐窝的继发性狭窄，甚至脊椎滑脱等。

2. 临床表现 早期一般没有症状或症状不明显，随着时间的推移，退行性变逐渐进展，发展成骨刺、椎间盘突出等结构性改变，从而出现相应的临床症状。临床症状与病变部位有关，但与退行性变的轻重程度无绝对平行关系。主要的表现有头痛、头晕、颈肩部僵硬或疼痛、手指麻木、慢性腰痛、一侧或两侧下肢放射性疼痛、直腿抬高试验阳性等。

（二）影像学方法的选择

X 线平片操作简单，能很好地显示脊柱的大体形态、曲度、骨质增生硬化及韧带钙化等情况，但对椎间盘、韧带、脊髓等软组织结构显示不良。CT 及三维重建对骨质细微结构显示更清楚，能很好地评价骨性椎管的情况，也能较好地显示腰椎间盘的形态，但对椎间盘变性及韧带、脊髓的情况显示不佳。MRI 能早期显示骨髓水肿，能直接显示椎间盘、硬膜囊、脊髓和韧带，对上述结构的改变显示最佳，但对骨骼细微结构改变的显示能力不如 CT。

（三）MRI 影像学诊断

1. 椎体边缘骨质增生硬化 骨赘形成表现为椎体边缘部骨质肥大或呈三角形、喙样外突，边缘皮质一般于 T_1WI 和 T_2WI 均呈低信号。椎间小关节的退行性变表现为关节间隙变窄，关节面不光滑，关节面边缘部骨质增生硬化或骨赘形成，关节面下囊变表现为囊状 T_1WI 低信号、T_2WI 高信号，关节间隙内积液表现为条状水样 T_1WI 低信号、T_2WI 高信号，关节间隙内积气域 T_1WI 和 T_2WI 均呈无信号区。由于椎体及椎间小关节退行性变，可导致上位椎体相对于下位椎体发生移位，伴随椎管不同程度狭窄。

2. 骨质疏松时 由于骨矿物质丢失、骨基质减少、骨髓脂肪成分增加和水分含量降低等改变，引起 MRI 信号的变化，主要表现为 T_1WI 骨髓信号弥漫性增高，T_2WI 呈等信号。由于骨髓中可出现局灶性的脂肪转换，在椎体内可出现斑片状或点状高信号，导致椎体信号不均匀。

3. 终板变性时 在椎体上、下缘终板区及邻近椎体内可出现信号改变，按 Modic 法分为 3 种类型。Ⅰ型：表现为片状或带状 T_1WI 低信号，T_2WI 高信号，脂肪抑制序列 T_2WI 呈高信号，增强扫描有明显强化。此型组织学表现为终板及邻近椎体的骨髓水肿和血管化过程，病变处于活动期。Ⅱ型：T_1WI 为高信号，T_2WI 为等信号或高信号，脂肪抑制序列 T_2WI 为明显低信号（图 9-3-2-1），是邻近椎体内红骨髓被黄骨髓或脂肪组织取代的结果，病变处于稳定期。Ⅲ型：T_1WI 和 T_2WI 均表现为低信号，是终板及终板下骨质增生硬化及纤维化的结果。

4. 椎间盘变性 椎间盘中央为髓核，周围有纤维环，上、下有软骨终板。由于中央的髓核和纤维环内层含水较多，在 T_2WI 上呈高信号。周围的纤维环外层含水较少，在 T_2WI 上呈低信号。椎间盘变性时，含水量减少或出现钙化、真空现象，T_2WI 表现为椎间盘中央部分的信号减低，椎间盘积气（真空现象）和钙化在 T_1WI 和 T_2WI 上均呈低信号或无信号区，可伴椎间隙变窄。

5. 椎间盘膨出 正常椎间盘大小不超过椎体骨性终板的边缘，且后缘中部略有凹陷，呈肾形。椎间盘膨出时，轻度表现为椎间盘后缘变平直，肾形凹陷消失；重度膨出时，表现为椎间盘向四周均匀增大、膨隆，超出上下椎体边缘，但仍对称，无局部突出表现，硬膜囊前缘和两侧椎间孔脂肪呈光滑、对称性弧形压迹，有时可见 T_2WI 高信号的髓核仍位于低信号的纤维环之内（图 9-3-2-2）。

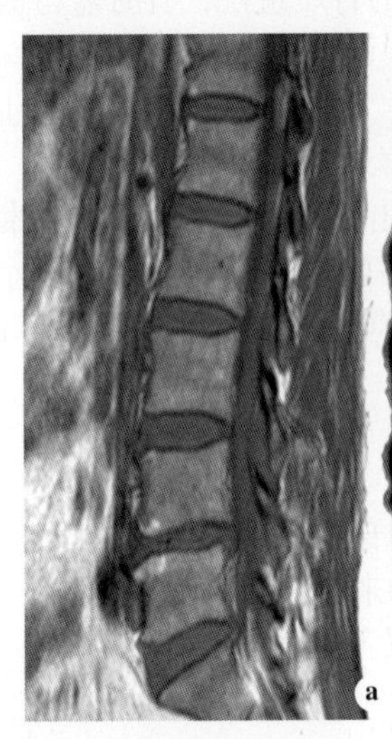

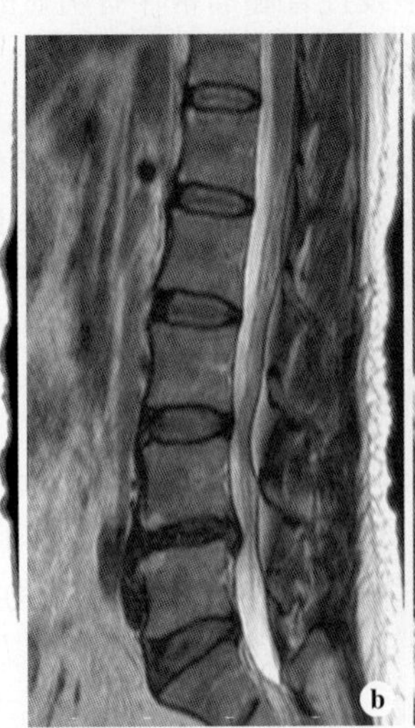

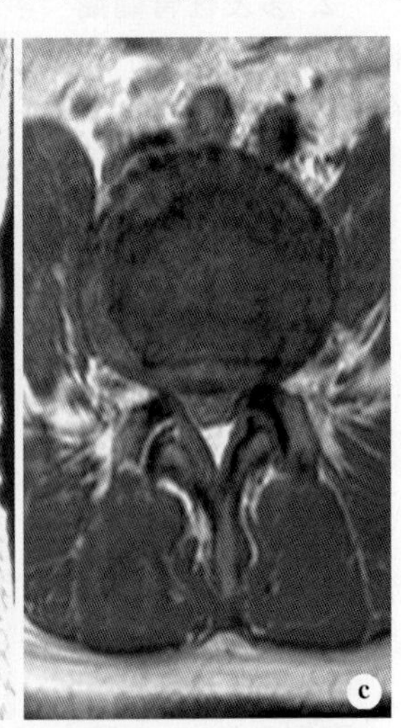

图 9-3-2-2 腰椎间盘膨出及终板炎 MRI 表现
患者男性，56 岁，腰背部间断性疼痛数年。a. 矢状面 MRI 见腰 4/5 椎间盘向前后方增大，超出椎体前后缘，T_1WI 呈等信号；b. T_2WI 信号减低；c. 相应水平硬膜囊受压，腰 4/5 椎间隙稍变窄，第 4、5 腰椎椎体相对缘可见条状 T_1WI 和 T_2WI 高信号；横断面 T_2WI 见椎间盘向四周均匀增大，相应层面硬膜囊及椎间孔前缘弧形受压

6. 椎间盘突出 表现为髓核局限性突出于低信号的纤维环之外，呈半球状、舌状向后方或侧后方突出，突出的髓核仍与椎间盘本体相连。若髓核无变性，T_1WI 呈等信号，T_2WI 呈稍高信号；若髓核发生变性，T_1WI 和 T_2WI 均呈等、低信号。如果发生髓核游离，表现为突出部分与椎间盘本体不相连，游离的髓核可位于相应椎间盘水平，也可向上或向下方移位，位于相应椎体后方。突出的髓核可压迫硬膜囊、脊髓、马尾神经、侧隐窝或椎间孔，使之受压变窄或变形移位（图 9-3-2-3）。

7. 施莫尔结节 是特殊类型的椎间盘突出，为髓核穿破软骨终板突入椎体所致，表现为椎体上或下缘出现局限性半圆形或方形压迹，其内容物与同水平的椎间盘髓核信号相同。由于周围骨质增生硬化，常表现为有薄层低信号带围绕。另外，由于周围椎体骨髓水肿或脂肪化，MRI 上可出现相应的信号改变。

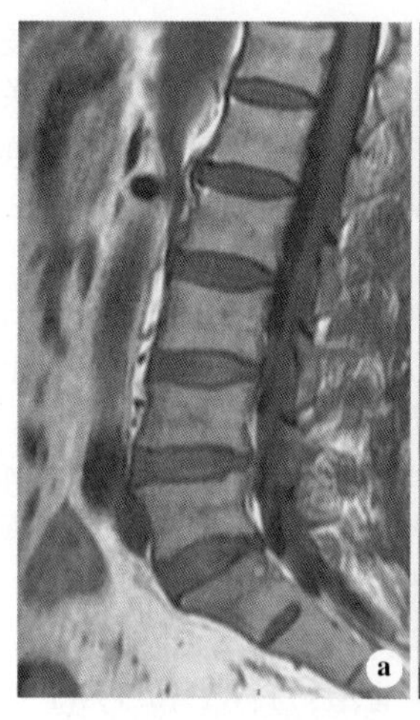

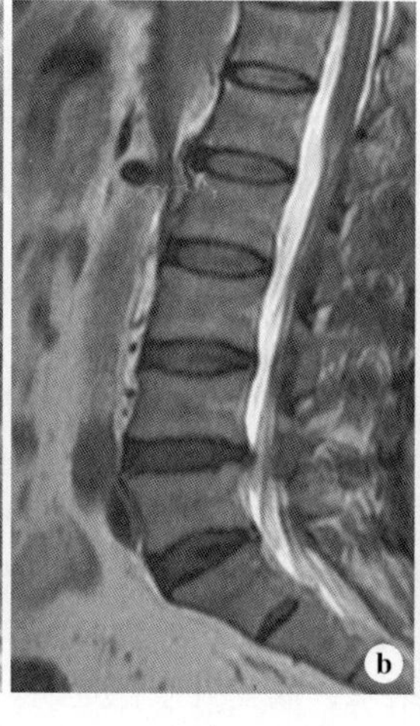

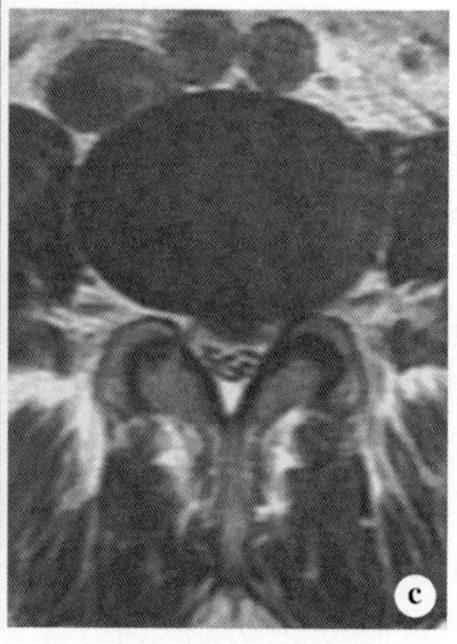

图 9-3-2-3 腰椎间盘突出 MRI 表现

患者男性，49 岁，腰腿痛 5 年余。矢状面 MRI 见腰 4/5 椎间盘超出椎体后缘，a. T_1WI 呈等信号；b. T_2WI 呈低信号；c. 突出的髓核仍与椎间盘本体相连，横断面 T_2WI 见腰 4/5 椎间盘向后呈舌状突出，硬膜囊受压变形

8. 韧带的退行性变 主要表现为后纵韧带、黄韧带的增厚，继而钙盐沉积，发生钙化甚至骨化，在 MRI 的 T_1WI 和 T_2WI 上均呈低信号。

（四）鉴别诊断

1. 脊柱结核 脊柱结核时，出现椎体骨质破坏、骨髓水肿、椎间隙变窄等表现，有时与终板变性表现相似。脊柱结核常为相邻椎体发病，椎体内骨质破坏明显，椎间隙变窄显著，椎间盘结构早期破坏消失，周围可见寒性脓肿。终板变性时，椎体无明显骨质破坏，椎间隙变窄不如结核时明显，椎间盘结构仍存在，不伴周围软组织改变。

2. 多发性骨髓瘤 多发性骨髓瘤常伴有明显的骨质疏松，有时需与退行性变所致的骨质疏松相鉴别。多发性骨髓瘤常有骨质破坏或骨髓浸润，可呈弥漫性、局灶性、不均匀性颗粒状浸润等，在骨髓脂肪高信号的衬托下，T_1WI 上呈特征性的“椒盐状”改变，T_2WI 上病灶呈稍高信号，脂肪抑制序列 T_2WI 上，由于骨髓脂肪信号被抑制，病灶的高信号更明显。

3. 硬膜外瘢痕 硬膜外瘢痕常需与椎间盘突出相鉴别，临床上有手术史，病变位于硬膜囊和手术部位之间，MRI 平扫各序列图像上信号强度一般较低，增强扫描强化常比较明显。

4. 硬膜外肿瘤 髓核游离时，需与椎管内硬膜外肿瘤相鉴别。肿瘤可伴有椎骨的破坏或椎间孔扩大，增强扫描强化明显。

（五）治疗

脊柱退行性变时，要避免长时间的弯腰活动和脊柱部位过度的受力，以免加重病变。可以行腰部的热敷，以及应用非甾体抗炎药及软骨营养药物来减轻疼痛。疼痛改善后，适度锻炼，以增强腰背部肌肉。发生椎间盘突出并且症状明显时，可以考虑手术治疗。

【案例 9-3-2-1 点评】

1. 选 E。X 线平片对椎间盘软组织显影不佳，无法诊断椎间盘突出。

2. 选 D。CT 对骨质显示良好，对脊髓及神经根等软组织改变显示不良，不能显示脊髓、神经根的水肿。

3. 选 C。腰椎退行性变，包括椎体、韧带、椎间盘、椎间小关节及继发改变，属于自然的退化改变，C 选项骨质破坏属于病理性改变，多见于肿瘤性疾病。

4. 选 B。第 2 腰椎椎体下缘局限性凹陷，考虑施莫尔结节形成。T_1WI 和 T_2WI 于其边缘均可见条状高信号，脂肪抑制序列 T_2WI（STIR）呈低信号，考虑为脂肪沉积，不是骨髓水肿的表现。

三、脊柱结核

【案例 9-3-3-1】 患者男性，20 岁，于半年前出现低热，夜间盗汗，伴咳嗽咳痰，逐渐消瘦，近一周来胸背部疼痛，活动受限。

思考题

1. 患者首选的影像学检查方法是

A. 胸椎 CT 平扫；B. 胸椎 X 线正侧位片；C. 腰椎 X 线正侧位片；D. 胸部 X 线平片；E. 胸椎 MRI 扫描

2. 患者胸椎 X 线平片提示：第 8 胸椎椎体骨质形态失常，行胸椎 CT 平扫及多平面重建，其结果如图 9-3-3-1（a、b）所示，下列说法错误的是

A. 第 7、8 胸椎椎体骨质破坏；B. 椎旁软组织肿胀；C. 胸椎生理曲度正常；D. 胸 7/8 椎间隙变窄；E. 第 7、8 胸椎水平骨性椎管无明显狭窄

3. 患者行胸椎 MRI 扫描，其目的不包括

A. 了解椎体病变范围；B. 了解椎旁脓肿范围；C. 了解椎管内情况；D. 了解有无死骨；E. 了解脊髓有无受压

4. 患者胸椎 MRI 检查结果如图 9-3-3-1（c～f）所示，下列描述不正确的是

A. 胸椎骨髓水肿不局限于第 7、8 胸椎椎体；B. 椎管内可见脓肿，脊髓受压；C. 椎前软组织内可见脓肿；D. 第 7、8 胸椎椎体骨质破坏；E. 增强扫描脓肿可见环形强化

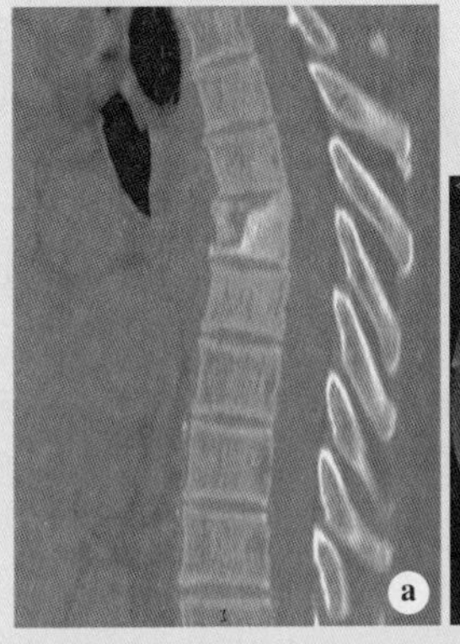

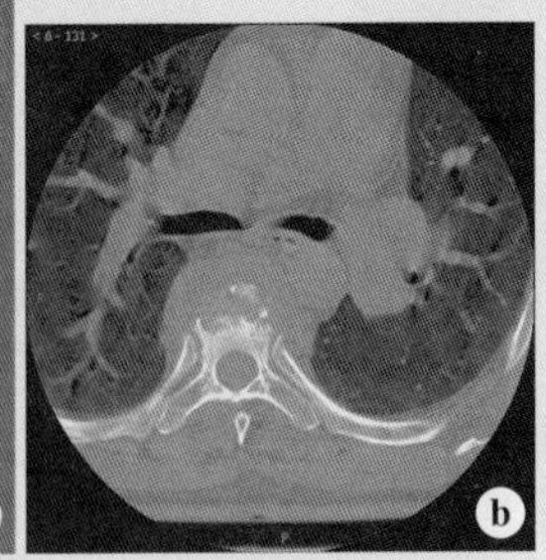

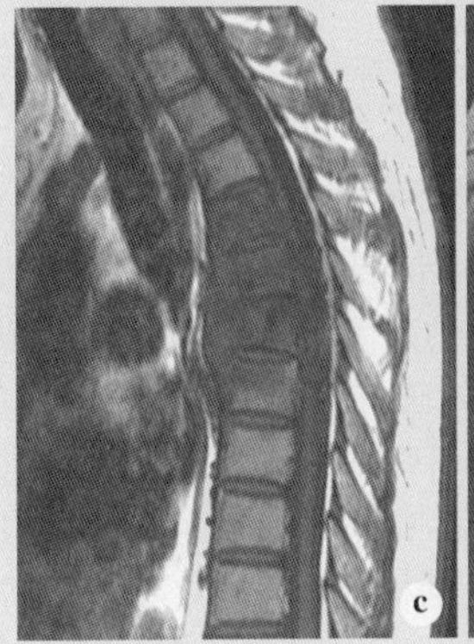

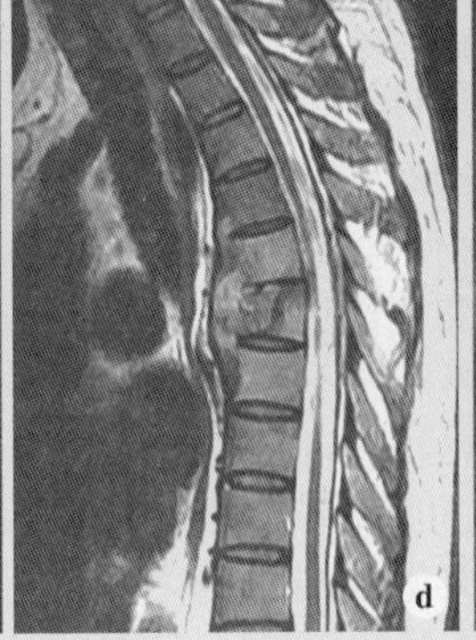

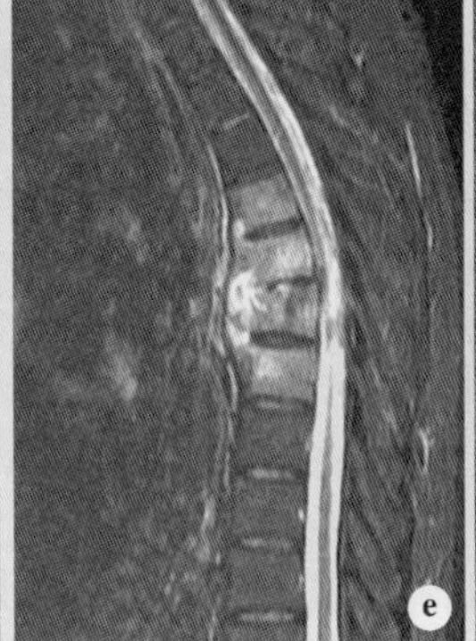

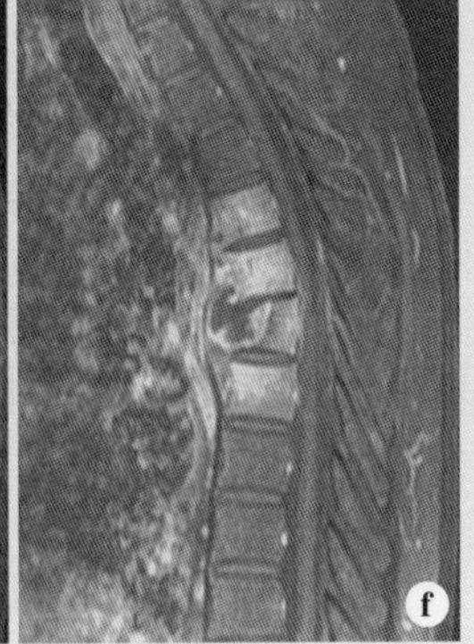

图 9-3-3-1 案例 9-3-3-1 患者影像学检查结果

a、b. CT 矢状面（a）及横断面（b）图像见第 7、8 胸椎椎体骨质破坏，胸 7/8 椎间隙变窄，椎前软组织影增厚，相应水平骨性椎管无明显狭窄；c～f. MRI 见第 6～9 胸椎椎体内出现大片状异常低信号，T_1WI 呈低信号（c），T_2WI（d）呈高信号，脂肪抑制序列 T_2WI（e）呈明显高信号。第 7、8 胸椎椎体骨质破坏，呈 T_1WI 低信号、T_2WI 高信号。椎前软组织影肿胀，胸 7/8 椎间盘破坏，椎间隙变窄；f. 增强扫描（f）骨质破坏区及椎前软组织区呈环状强化

（一）疾病基础

脊柱结核（spinal tuberculosis）是由于循环障碍及结核分枝杆菌感染所导致的脊柱病变，其中椎体结核约占 99%，单纯附件结核仅占 1%左右。本病在任何年龄均可发生，以 50 岁以上老年人最多见，约占 43%，10 岁以下儿童最少见，约占 2%，男性略多于女性。脊柱所有部位均可发病，以腰椎最多见，胸椎次之，胸腰段占第三位。病变常累及到多个椎体，且多为相邻连续椎体发病。有两处椎体病灶，且为无病变的椎体所隔开的仅占 3%～7%，称为跳跃型脊柱结核。

1. 病因及病理 在骨关节结核中，脊柱结核最常见，占骨关节结核的 50%～75%，多继发于

肺结核。肺部结核感染后，结核分枝杆菌随血液循环到达椎体，引起椎体中央或边缘骨质破坏，进一步发展可侵犯椎间盘和椎旁软组织，导致椎间盘破坏和椎旁寒性脓肿形成。

脊柱结核的主要病理变化为椎体骨炎、椎间盘炎、骨质破坏及坏死、寒性脓肿形成和纤维肉芽组织增生等。椎体可因病变和承重而发生塌陷，使脊柱弯曲成角，棘突隆起，背部有驼峰畸形。

2. 临床表现 临床上，脊柱结核起病缓，进展慢，早期可无症状。全身性症状主要表现为倦怠无力、食欲减退、午后低热、盗汗和消瘦等全身中毒症状。局部症状主要有疼痛、活动受限、异常姿势、畸形、寒性脓肿和窦道形成、脊髓受压等症状。

（二）影像学方法的选择

X线平片简单易行，是脊柱结核的基本影像学检查方法。CT 显示骨质破坏更清楚，更易发现死骨和脓肿，并能清晰显示病变与周围结构的关系。MRI 对脊柱结核具有很高的灵敏性，能比 CT 更早发现病变，在显示结核病灶和累及范围方面也具有明显优势，但 MRI 对死骨和钙化的显示能力不如 CT。

（三）MRI 影像学诊断

1. 脊柱结核早期 MRI 表现

（1）椎体炎症型：表现为椎体前部或中央出现片状 T_1WI 低信号、T_2WI 高信号，边缘不清，脂肪抑制序列 T_2WI 图像上高信号显示更加明显。需指出的是，椎体处于炎症期而无椎间盘及椎旁软组织信号改变时，很难与椎体肿瘤或其他病变相鉴别，应行活检进一步证实。

（2）椎体炎症合并椎间盘炎：椎体炎症伴终板破坏、部分缺失，出现终板炎症和椎间盘炎改变。椎间盘炎在 T_1WI 上呈低信号，在 T_2WI 上呈高信号，且正常髓核的细缝隙结构消失，如椎间盘内出现小囊泡状高信号影代表小脓肿形成。终板炎和椎间盘内小脓肿形成是诊断早期脊柱结核的重要依据。

（3）椎体炎症合并椎旁软组织肿胀：表现为双侧椎旁弥漫性软组织肿胀，层次尚能分辨，沿软组织走行区可见线条状或羽毛状 T_1WI 低信号、T_2WI 高信号，边缘不清。

2. 脊柱结核的典型 MRI 表现 脊柱结核多累及椎体，导致相邻椎体骨质破坏和骨髓水肿、椎间盘破坏、椎间隙变窄或消失、椎旁软组织肿胀及寒性脓肿形成。

（1）椎体病变：椎体溶骨性骨质破坏，常为多椎体受累，以相邻的两个椎体受累最常见。T_1WI 为低信号或以低信号为主的混杂信号，T_2WI 为高信号或以高信号为主的混杂信号，少数呈等信号或低信号。椎体终板常受累，表现为终板破坏中断或消失。出现死骨表现为 T_2WI 低信号或混杂低信号，在死骨周围可见片状高信号的水肿区，边界模糊不清。严重的椎体破坏可造成椎体破裂、楔形变或塌陷，导致脊柱后凸成角畸形，可合并侧弯或旋转畸形。增强扫描骨质破坏区边缘强化明显，其内由于多个脓肿存在，常出现多个形态不规则的厚壁环状强化（图 9-3-3-1），少数可均匀强化。

（2）椎间盘改变：椎间盘受累是脊柱结核的典型 MRI 表现之一，包括椎间盘破坏、信号异常、椎间盘变扁、椎间隙变窄或消失。受累椎间盘的信号变化与病变成分密切相关，T_1WI 多呈低信号，T_2WI 多呈不均匀混杂高信号，亦可呈均匀高信号。干酪样坏死物 T_1WI 和 T_2WI 均呈低信号，增强扫描无强化。当形成脓肿时，T_2WI 信号增高，增强扫描呈边缘强化。少数椎间盘破坏时 T_2WI 信号增高，但增强扫描无强化，可能与受累椎间盘含水量增加有关。椎间隙变窄是椎间盘受累或椎体终板受侵蚀后椎间盘疝入椎体等综合因素的结果。

（3）椎旁软组织改变：椎旁软组织改变包括椎旁寒性脓肿和肉芽肿。寒性脓肿呈囊袋状或蜂窝状，边界较清楚，T_1WI 呈低信号，T_2WI 呈较高信号，增强扫描时呈明显环形或多房样厚壁强化。椎旁和韧带下寒性脓肿可对椎体侵蚀造成骨质破坏（图 9-3-3-2）。椎后脓肿形成时，常自硬膜外向椎管突出，使硬膜囊和脊髓受压，产生变形和移位，甚至出现脊髓水肿，表现为脊髓内出现片状 T_1WI 低信号、T_2WI 高信号。椎旁寒性脓肿的范围变化很大，如播散到三个椎体以上水平并邻近椎体骨质破坏时，对诊断脊柱结核具有很高的特异性。

3. 脊柱结核的不典型表现 脊柱结核的不典型表现相对少见，主要包括单椎体结核、非相邻椎体结核、单纯附件受累以及单独的寒性脓肿等。

（四）鉴别诊断

1. 化脓性脊柱炎 患者多有皮肤疖肿或其他化脓灶，起病急，体温高。早期椎间盘受累，椎体破坏进展快，骨质增生硬化明显，可形成大块状死骨，而椎旁脓肿不明显。

2. 脊柱转移瘤 发病年龄较大，常有原发恶性肿瘤病史。病变常累及多个椎体，且常为多个不相邻的椎体受侵，呈“跳跃征”。骨质破坏为多发溶骨性破坏，边缘清楚，多累及椎体后部及椎弓根，病灶边界较清楚，无死骨及硬化环。软组织肿块多呈分叶状，较局限。椎间盘一般不受累，椎间隙正常。

3. 椎体压缩性骨折 常有明确创伤史，多累及一个椎体，无侵蚀性骨破坏及椎间隙狭窄。

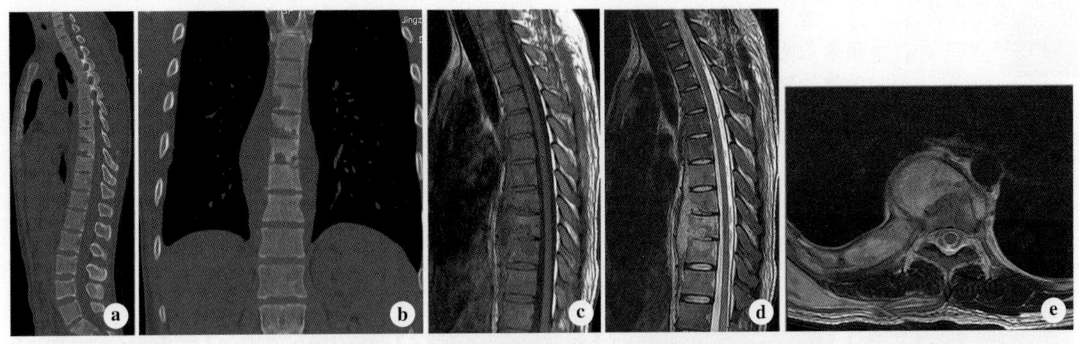

图 9-3-3-2 脊柱韧带下型结核 CT 及 MRI 表现

患者男性，24 岁，半年前出现低热及夜间盗汗，伴咳嗽咳痰，逐渐消瘦。1 个月前发现右背部包块，并有胸背部和腰部疼痛，活动受限。a、b. CT 矢状面（a）及冠状面（b）图像见第 7～9 胸椎椎体骨质破坏，椎前软组织影呈梭形增厚；c～e. MRI 图像上第 6～10 椎体前方见条带状 T_1WI 低信号（c）、T_2WI 高信号（d），沿前纵韧带下蔓延，伴相邻椎体骨质破坏，胸 7/8 及胸 8/9 椎间盘间前部破坏，横断面 T_2WI（e）见病变椎体前方及两侧带状高信号影环绕

（五）治疗

脊柱结核是全身结核的一部分，首先应积极增强患者机体抵抗力，以尽早治愈全身和局部结核。治疗方法主要包括支持疗法、药物疗法和微创疗法，必要时手术清除病灶，融合脊椎。支持疗法主要有休息和营养。抗结核的化学药物治疗对于结核病的控制起着决定性的作用，药物治疗的原则是早期、规律、全程、适量、联合。经过单纯药物治疗，临床症状不缓解并且椎管没有压迫的活动期脊柱结核可以行微创治疗，包括局部麻醉 CT 引导下病灶穿刺、置管、引流、局部化疗和微创内固定手术治疗。根据患者的情况，还可以行开放性手术治疗，包括切开排脓、病灶清除术、后路脊柱融合术和矫形手术。脊柱结核经积极治疗，多数患者可以获得良好的治疗结果。

【案例 9-3-3-1 点评】

1. 选 D。患者的临床症状提示胸部病变，首选胸部 X 线平片检查。
2. 选 C。患者胸椎骨质破坏，胸椎曲度局部后突。
3. 选 D。MRI 对死骨不敏感，显示能力不如 CT。
4. 选 B。本病例椎旁脓肿位于椎体前方及两侧，椎管内未见脓肿。

四、脊柱肿瘤

脊柱血管瘤

【案例 9-3-4-1】 患者男性，28 岁，运动功能障碍和步态不稳 3 天。

思考题

1. 依据临床病史，最为迫切的影像学检查应是

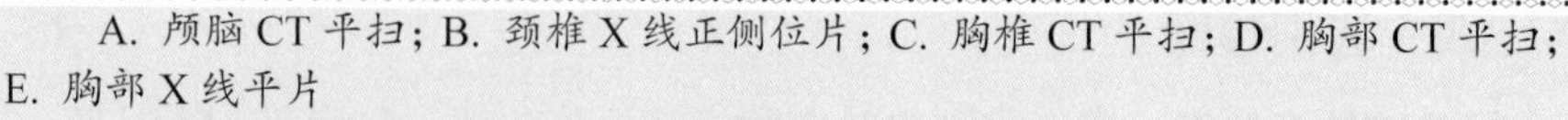

A. 颅脑 CT 平扫；B. 颈椎 X 线正侧位片；C. 胸椎 CT 平扫；D. 胸部 CT 平扫；E. 胸部 X 线平片

2. 患者颈椎 X 线侧位片结果如图 9-3-4-1（a）所示，下列说法错误的是

A. 颈椎生理曲度变直；B. 病变椎体位于第 3 颈椎椎体；C. 第 4 颈椎椎体前后径增大；D. 颈 3/4 椎间隙变窄；E. 第 4 颈椎椎体骨质密度不均匀

3. 患者行颈椎 CT 平扫，结果如图 9-3-4-1（b、c），下列说法错误的是

A. 病变椎体呈蜂窝状改变；B. 病变累及棘突；C. 第 4 颈椎椎体骨质破坏；D. 病变椎体层面骨性椎管狭窄；E. 第 4 颈椎单纯性骨质增生硬化

4. 患者颈椎 MRI 检查结果如图 9-3-4-1（d～f）所示，下列描述不正确的是

A. 第 4 颈椎椎体 T_1WI 呈低信号，T_2WI 呈不均匀高信号；B. 病变椎体水平椎管未见明显狭窄；C. 病变椎体呈栅栏状改变；D. 增强扫描病变椎体明显强化；E. 病变椎体膨大

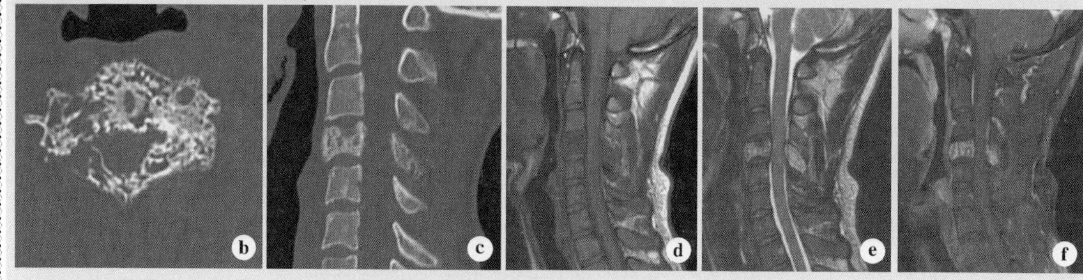

图 9-3-4-1 案例 9-3-4-1 患者影像学检查结果

a～c. 颈椎 X 线侧位片（a）见第 4 颈椎椎体及附件骨膨大，呈蜂窝状改变；CT 平扫横断面（b）及矢状面（c）图像见第 4 颈椎密度不均，可见多发低密度骨质破坏区及散在点状、条状高密度影相间隔，病变颈椎膨大，骨性椎管狭窄；d～f. MRI 显示，第 4 颈椎 T_1WI 呈低信号（d），T_2WI 呈不均匀高信号（e），可见纵行条状高信号与低信号相间隔，呈栅栏状，相应水平颈髓受压，增强扫描（f）病变颈椎呈明显不均匀强化

（一）疾病基础

脊柱血管瘤（vertebral hemangiomas，VH）是一种发生在椎体的血管错构瘤，为脊柱最常见的良性肿瘤，占所有脊柱肿瘤的 2%～3%，尸检发现率为 10%～12%。可发生于任何年龄，女性相对多见。VH 大多数侵犯单个椎体，也有少数为多个椎体受侵犯，称为多发性血管瘤，并且常是全身性血管疾病的一部分，伴有颅骨、骨盆、肝等其他器官的血管瘤。多发 VH 比单发者更具有侵袭性，更容易产生压迫症状。病变以胸椎多见，约占 80%，其次是颈椎和腰椎，骶尾椎少见。发生于胸椎者有 75%发生于第 4～10 胸椎椎体，可向椎弓根、椎板和棘突蔓延，甚至进入椎管内。

1. 病因及病理 VH 的发病原因尚不明确，可能与遗传、环境、药物、创伤等因素有关。目前认为 VH 是一种错构瘤性改变，并根据各种血管成分的多少将其分为海绵状血管瘤、毛细血管型血管瘤及混合性血管瘤，其中海绵状血管瘤最常见，约占 75%。肿瘤组织可呈红色、暗红色、紫褐色，血管丰富，极易出血。大体病理标本上可见多个细小的暗红色腔隙以及增粗的骨小梁结构，与邻近的正常骨小梁分界清晰。组织学上，VH 包括三部分：①大量增生的毛细血管及扩张的血窦；②脂肪基质；③残存的粗大骨小梁。

2. 临床表现 根据 VH 的临床特点，将其分为三类：①无症状脊柱血管瘤（asymptomatic vertebral hemangiomas，ASVH），大多数 VH 无临床症状，为无症状血管瘤，常在查体时被偶然发现；②局部症状性血管瘤，仅有腰背部疼痛等局部症状的血管瘤；③侵袭性脊柱血管瘤，呈侵袭性生长，造成椎体、椎弓根或椎板的膨胀性改变，形成软组织肿块，压迫脊髓或神经根，造成肢体疼痛、麻木、无力、步态不稳，甚至瘫痪等。

（二）影像学方法的选择

影像学检查是发现和评价 VH 的重要手段。在 X 线平片上的典型表现是增粗的纵向骨小梁在椎体内呈栅栏状改变。CT 横断面的典型表现是椎体内多发小圆点状增粗骨小梁的横断面影，其周围伴有骨质吸收破坏后造成的局限性低密度区。MRI 对 VH 具有高度的敏感性，不仅可以显示其形态、大小和信号改变，还可以清楚地显示侵袭性肿瘤的硬膜外肿块、出血、压缩性骨折等造成的对脊髓或神经根的压迫。另外，根据 VH 的 MRI 表现可以大致推测其组织学类型、评价其活动性或潜在的侵袭性，可以帮助临床制订相应的治疗和随访计划。目前，MRI 检查是诊断 VH 的最佳选择，联合 X 线、CT 还可以明显提高其诊断价值。

（三）MRI 影像学诊断

1. VH 形态 多为圆形或椭圆形，少数形态不规则，可累及椎体一部分、一侧或整个椎体，受累椎体、附件骨外形正常或轻度膨胀。

2. 信号强度改变 VH 在 MRI 上的信号强度与其内脂肪细胞、血管及间质水分所占比例有关。绝大多数海绵状血管瘤表现为 T_1WI 高信号，T_2WI 等信号，主要是由于病灶内含有较多的脂肪基质，一般呈静止性，临床表现相对稳定，预后较好。部分血管瘤在 T_1WI 上呈低信号、T_2WI 上呈高信号，这部分血管瘤常脂肪含量较少而血管成分丰富，临床上常表现出侵袭性，易产生脊髓或神经根的压迫症状。部分病灶 T_1WI 呈等信号，T_2WI 呈高信号，与正常骨髓信号类似。瘤内增粗的骨小梁于横断面表现为点状低信号，矢状位呈纵行排列的条状低信号，与高信号的脂肪平行间隔，呈栅栏状改变，颇具特征性。

3. VH 的 MRI 表现与其病理组织学类型具有相关性 组织学上，海绵状血管瘤由粗大的、扩张的血管构成，血供丰富，因此 MRI 在瘤内常见到明显的血管流空信号。毛细血管型血管瘤由大小不一的、薄壁的毛细血管成分构成，血管的分化成熟程度差别很大，包含大量管腔纤细狭窄的新生血管或无管腔结构的内皮性条索，其血供不如海绵状血管瘤丰富，MRI 上很少见到血管流空区，往往在 T_1WI 上呈中、低信号，在 T_2WI 上呈高信号。但毛细血管型血管瘤的组织学特点是肿瘤增生活跃，生长趋势明显，更容易向骨外蔓延生长，因此毛细血管型血管瘤的受累椎体常出现压缩性改变，椎体高度变低，前后径增宽，瘤内很少见到骨小梁影像，向骨外蔓延生长形成的椎旁软组织肿块远较海绵状血管瘤常见。增强后扫描，海绵状血管瘤多数早期明显强化，少数早期强化较弱，而延迟扫描一般呈较明显的、持续时间较长的强化，这可能与瘤内血管纡曲、血流缓慢有关。而毛细血管型血管瘤有的强化明显，有的强化较弱，这可能与瘤内血管构成有关。

4. 侵袭性 VH 的表现 MRI 出现下列表现，提示侵袭性血管瘤。①整个椎体受累或累及后部椎弓根；②不规则的骨小梁结构；③骨皮质破坏；④椎旁软组织肿块及椎管内硬膜外软组织肿块。

（四）鉴别诊断

1. 椎体内局灶性脂肪沉积 局灶性脂肪沉积在 T_1WI 上表现为高信号，是在 T_1WI 上产生高信号最常见的原因，在 T_2WI 上呈等信号，低于脑脊液的信号，稍高于周围骨髓的信号，在脂肪抑制序列成像时，其高信号可被抑制。

2. 脊柱黑色素瘤 常在 T_1WI 和 T_2WI 上均表现为高信号，病变区骨质破坏，其内无增粗的骨小梁结构。

3. 脊柱结核 骨质破坏为不规则溶骨性破坏，破坏区内无残存粗大的骨小梁，常发生椎间隙变窄或消失，伴寒性脓肿形成。

4. 脊柱骨髓瘤 常见于老年人，多伴有骨质疏松，骨髓瘤常为全身性病变，颅骨、肋骨、骨盆等可见类似的改变。孤立性骨髓瘤时，其内无纵行增粗的骨小梁，病变更易突破骨皮质形成椎前软组织肿块，实验室检查血清或尿中本周蛋白增高。

5. 脊柱转移瘤 多见于老年患者，一般有原发恶性肿瘤病史。多发生于腰椎，椎体后部溶骨性骨质破坏为其特征性表现，破坏区形态不规则，肿瘤常侵犯附件骨，并形成椎旁软组织肿块。

（五）治疗

无症状或仅有背部疼痛等局部症状的 VH 一般不需临床治疗，侵袭性血管瘤需要密切观察随访，必要时可行放疗、椎体成形术或开放手术治疗。

转移瘤

【案例 9-3-4-2】 患者男性，62 岁，胸背部疼痛半年，加重 1 周。

思考题

1. 患者 MRI 检查结果如图 9-3-4-2，以下说法错误的是

A. 多个腰椎出现病变；B. 常规 T_2WI 显示病灶比 T_1WI 更清楚；C. 椎体及附件骨的病变未累及椎管；D. 脂肪抑制序列 T_2WI（STIR）病灶呈高信号；E. 增强扫描病灶强化明显

2. 根据患者的 MRI 检查结果，以下病变可能性最大的是

A. 多发性血管瘤；B. 脊柱结核；C. 骨质疏松；D. 脊椎多发骨折；E. 脊柱转移瘤

3. 与 CT 相比，MRI 在脊柱转移瘤诊断方面的优势不包括

A. 早期发现骨髓浸润；B. 在发生骨质破坏前早期发现病变；C. 显示局部骨小梁的破坏；D. 软组织肿块的范围；E. 脊髓受压

4. 患者拟诊断为脊柱转移瘤，以下检查对寻找原发灶没有帮助的是

A. 颅脑 MRI；B. 胸部 CT；C. 前列腺 MRI；D. PET/CT；E. 肝脏 CT

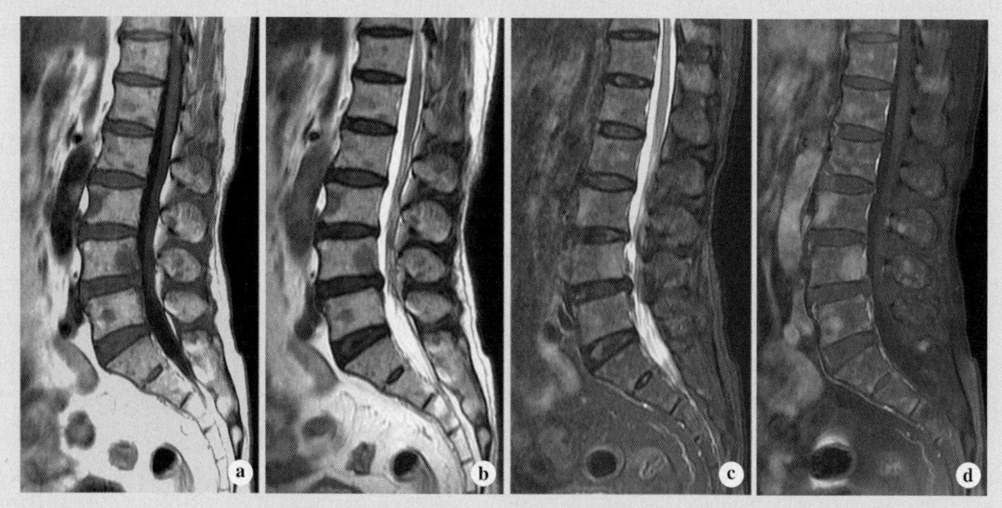

图 9-3-4-2 案例 9-3-4-2 患者影像学检查结果

腰椎多个椎体及附件骨内可见多发结节状、团状异常信号；a. T_1WI 呈低信号；b. T_2WI 比正常骨髓信号稍低；c. 脂肪抑制序列 T_2WI 呈高信号；d. 增强扫描病灶强化明显

（一）疾病基础

转移瘤是脊柱最常见的肿瘤，并且脊柱也是恶性肿瘤最常见的骨转移部位，约占骨转移瘤的 90%。脊柱转移瘤（veterbral metastasis tumor，VMT）的原发病灶绝大多数为上皮或腺体来源的肿瘤，如肺癌、乳腺癌、肾癌、前列腺癌、甲状腺癌等。

VMT 累及的部位以腰椎最多见，其次为胸椎，然后为颈椎及骶椎。这种分布特点可能与胸腰椎的解剖特点有关：椎体较大，骨松质丰富且血流速度较慢，使癌细胞易于存留。病变常为多脊椎受累，以跨节段（同时累及颈、胸、腰、骶两个及以上节段）为主，易累及椎体后部，常同时侵犯相邻椎弓根。

1. 病因及病理 原发恶性肿瘤可以通过直接侵犯、淋巴转移、血行转移等途径转移至脊柱，最常见的为血行转移。发生的原因主要有：脊柱含有大量的红骨髓及丰富的毛细血管网，肿瘤栓子易于生长；椎体后部正中的椎体静脉直接与 Batson 椎体静脉丛相通，而 Batson 椎体静脉丛血流缓慢，缺乏静脉瓣，并与胸、腹腔静脉之间存在许多吻合，当胸腹腔压力增高时，癌栓就会直接进入椎体后部生长。

VMT 按骨质破坏的情况可分为溶骨型、成骨型、混合型三类。溶骨型最常见（约占 80%），骨质破坏多呈蚕食或鼠咬状，边缘不规则，无硬化边，可出现病理性骨折，很少有骨膜反应，软组

织肿块较大，原发肿瘤常为乳腺癌、肺癌、肾癌等；成骨型相对少见，主要表现为斑点状和块状硬化，常为多发，椎体广泛转移时，整个椎体可呈均匀性硬化，边缘清楚或模糊，骨外形大多保持不变，常见于前列腺癌、乳腺癌、膀胱癌等；混合型兼有成骨和溶骨改变，可同见于一骨，亦可见于不同骨，较常见于卵巢癌、睾丸癌、宫颈癌，乳腺癌和肺癌的转移也可出现混合性改变。

2. 临床表现 临床主要表现为胸腰背部疼痛、四肢活动感觉障碍、括约肌功能障碍三大症候群，其中疼痛最常见，起初多为局部间歇性腰背痛，随着病变进展，疼痛加重，逐渐变为持续性剧痛，进行性加重，夜间尤甚。如发生病理性骨折，压迫神经根或脊髓，疼痛更强烈，甚至发生截瘫。

（二）影像学方法的选择

影像学检查是发现 VMT 的主要手段，其中 CT 能反映脊椎骨结构和密度变化，准确显示局部骨小梁和骨髓腔的骨质破坏，还能准确显示局部软组织肿块的大小和范围。MRI 对发现骨转移瘤更敏感，尤其是肿瘤早期浸润骨髓阶段时，能在 X 线平片和 CT 之前发现病变。另外，MRI 还能对病灶的数目、大小、分布、椎管和脊髓受累情况、椎体病理性骨折等作出更准确的评价。

（三）MRI 影像学诊断

1. VMT 的早期 MRI 表现 恶性肿瘤细胞随血液循环到达脊柱时，首先侵犯骨髓，替代正常骨髓组织，称为骨髓替代，这时骨髓中游离水含量增加，即骨髓水肿，骨髓浸润水肿早于骨质破坏。高含水量的转移灶与正常脂肪间有很强的对比，呈骨髓水肿征，在 T_1WI 上呈低信号，在 T_2WI 上呈等信号或较正常椎体相对低的信号，在脂肪抑制序列 T_2WI 上呈明显高信号，增强扫描病灶有强化。

2. 病变部位、数目和分布 脊柱各段均可受累，胸、腰椎多见，常为多脊椎受累。受累脊椎中，以椎体和附件骨同时受累最多见，占 75%左右，其次是仅累及椎体，仅附件骨受累少见。VMT 最初多侵犯椎体，然后病灶以最近距离原则向后侵犯椎弓根，即椎弓根病变往往是椎体病变向后扩展的结果。病灶单发者少见，多发者占 90%以上，且多椎体转移瘤病灶常以跨节段、不连续的“跳跃式”分布为其特点。椎体相邻椎间盘不受累也是 VMT 的特点之一。

3. 受累椎体形态及病灶特点 根据椎体形态和其内病灶的数目、范围，将受累椎体分为 4 种类型。Ⅰ型：椎体内单发病灶，呈圆形、卵圆形，边界清晰或略模糊，在此型中，病灶多累及椎体后缘，部分椎体后缘伴轻度隆突。相邻的椎体及椎弓根同时受累时，病变处椎弓根外形亦常有增大。Ⅱ型：椎体内多发结节状病灶，边界清晰，病灶之间可见残留的正常骨髓信号，椎体形态正常。Ⅲ型：全部椎体信号异常，但无压缩变形。Ⅳ型：椎体全部或大部分信号异常伴压缩骨折，病椎上缘或下缘可明显凹陷变扁，椎体前、后缘常呈弧形隆突，前后径增加，呈所谓的“椎体压缩伴爆裂性破坏”。

4. 软组织肿块 病灶穿破骨皮质后，侵入邻近软组织，形成软组织肿块，见于约 40%的 VMT 患者。肿块以病变脊椎为中心，可局限或弥漫包绕病变椎体，亦可突向椎管内，或呈与椎体或附件相贴的新月形。

5. 硬膜囊和脊髓受压 椎体后缘的隆突、病变附件骨增大及软组织肿块突入等均可压迫硬膜囊或脊髓，见于约 50%的病例。

6. MRI 信号改变 老年人脊椎因富含脂肪（黄骨髓），常规 MRI 的 T_1WI 和 T_2WI 均呈较高信号，T_1WI 对显示 VMT 较常规 T_2WI 更敏感。脂肪抑制序列 T_2WI（如 STIR）能使正常骨髓脂肪信号减低，而转移瘤由于缺乏脂肪组织，其信号不受影响，表现为明显高信号，与周围结构形成明显的对比，因此 STIR 能明显提高病灶检出率。

VMT 的 MRI 信号与骨质破坏类型有关，溶骨型 T_1WI 多呈低信号，T_2WI 信号多均匀或不均匀增高，脂肪抑制序列 T_2WI（STIR）呈明显高信号。多数成骨型 T_1WI 和 T_2WI 均呈低信号，脂肪抑制序列 T_2WI 呈轻度高信号。混合型病灶 T_1WI 多呈低信号，T_2WI 信号不同程度增高，STIR 呈高信号。

另外，VMT 的信号改变还与瘤体出血、肿瘤在椎体不均匀生长或椎体组织中夹杂残留骨等因素有关。

7. 增强扫描 溶骨型病灶一般强化较明显，合并的软组织肿块也明显强化。混合型病灶多呈轻、中度强化。成骨型病灶增强后可为轻度或无强化。

（四）鉴别诊断

1. 创伤性椎体压缩性骨折 有创伤史，骨折多为一个椎体，椎体呈楔状变形，椎体外形和信号改变以骨折线为中心，骨折线与椎体边缘交界处骨皮质有明显成角、分离和移位，骨折线周围为大片水肿带，边缘模糊。

2. 脊柱结核 结核以侵犯椎体前半部分多见，伴有椎间盘的破坏，椎间隙狭窄，病灶常跨越相邻的两个椎体，出现溶骨性骨质破坏，常伴有椎旁寒性脓肿和脊柱后突成角畸形，椎旁软组织内可有钙化，附件骨较少受累。增强扫描常呈环状强化。

3. 多发性骨髓瘤 为多椎体受累，呈穿凿样溶骨性破坏，MRI 常表现为椎体小片状破坏，少数为边缘模糊大片状溶骨性破坏，椎弓根破坏也较常见。骨髓瘤椎旁软组织肿块相对轻微，以椎骨内骨质破坏为主。在骨髓瘤早期，椎弓根常无受累，而转移瘤在早期就可有椎弓根与椎体的骨质破坏。

4. 化脓性脊柱炎 发病急骤，症状明显，病程较短，骨质破坏进展快，骨质增生硬化明显，椎间盘可受累被破坏，椎间隙狭窄，椎体间可骨性融合。

（五）治疗

对于一般情况差，不能耐受手术治疗或生存预期小于 3 个月的患者，采取非手术治疗，临床上以缓解症状、延缓病情发展等姑息性治疗方法为主，如应用止痛药物及磷酸盐等抗骨质破坏药物、放射性核素治疗等，对放疗敏感的肿瘤（如前列腺癌）可进行放疗，以及全身营养支持等对症治疗措施。对预期生存时间大于 3 个月，肿瘤或病理性骨折压迫神经或引起脊柱不稳，肿瘤对放疗不敏感，诊断不明确而需病理学确诊的患者，可行开放性手术治疗。

多发性骨髓瘤

【案例 9-3-4-3】 患者男性，67 岁，3 周前无明显诱因出现胸背部疼痛，呈间断性胀痛，未行特殊处理，近 3 天胸背部疼痛加剧。

思考题

1. 患者胸椎 X 线正侧位片结果如图 9-3-4-3（a、b），提示“第 7 胸椎椎体变扁”，一般不考虑的诊断是

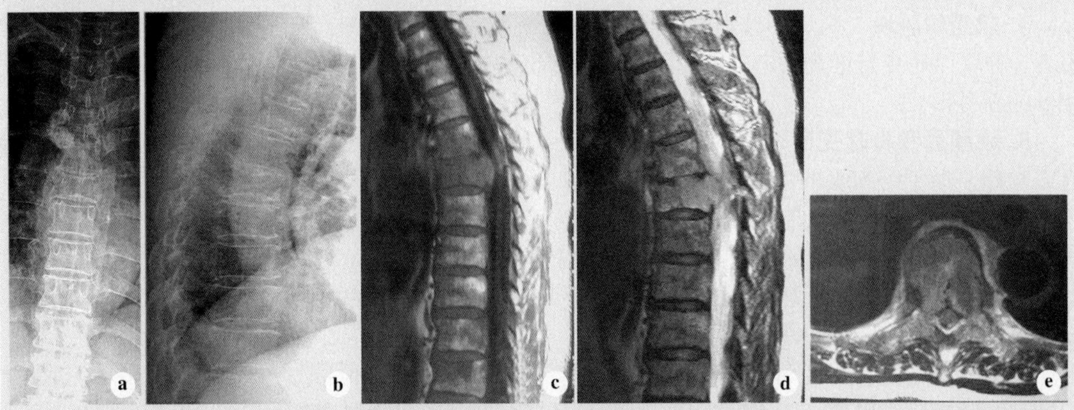

图 9-3-4-3 案例 9-3-4-3 患者影像学检查结果

a、b. 胸椎 X 线正侧位片显示胸椎弥漫性骨质疏松，第 7 胸椎椎体稍变扁；c～e. MRI 见胸椎弥漫性异常信号，T_1WI 呈斑片状低信号（c），T_2WI 呈不均匀高信号（d），病灶边界不清，与骨髓形成高低混杂信号，似“椒盐状”；第 7 胸椎椎体变扁，并形成 T_1WI 低信号、T_2WI 高信号的软组织肿块，肿块向后突出（d），压迫硬膜囊和脊髓（e），第 7 胸椎相邻椎间隙无明显变窄，椎间盘仍可见

A. 脊柱结核；B. 脊柱转移瘤；C. 骨髓瘤；D. 压缩性骨折；E. 单纯性胸椎骨质疏松

2. 对患者的临床病史，以下选项不是关注重点的是

A. 有无创伤史；B. 有无感染症状；C. 有无肿瘤病史；D. 有无家族遗传史；E. 有无肺结核病史

3. 患者 MRI 检查结果如图 9-3-4-3（c～e），以下说法错误的是

A. 第 7 胸椎椎体变扁；B. 病灶为多发，多椎体发病；C. 脊髓未见异常；D. 椎管狭窄；E. 有软组织肿块形成

4. 以下选项不是脊柱转移瘤与多发性骨髓瘤的 MRI 鉴别诊断依据的是

A. 多椎体受累，跳跃状分布；B. 恶性肿瘤病史；C. 尿本周蛋白阳性；D. 椎体病理性骨折；E. 椎体后部骨质破坏，向后延伸至椎弓根

（一）疾病基础

多发性骨髓瘤（multiple myeloma，MM）是一种进行性的恶性肿瘤，其特征为骨髓浆细胞异常增生，伴有单克隆免疫球蛋白或轻链（M 蛋白）过度增生。MM 好发于富含红骨髓的中轴骨，如脊柱、骨盆、颅骨、肋骨、胸骨和四肢长骨近端等，四肢长骨骨干少见。脊柱是骨髓瘤最常侵犯的部位，约占脊柱原发肿瘤的 10%，以腰椎多见。本病可单发或多发，多发性骨髓瘤较为常见，常伴有多发性溶骨性骨质破坏、高钙血症、贫血、肾损害、尿中出现本周蛋白等。由于正常免疫球蛋白的生成受抑制，易出现各种细菌性感染。发病率为（2～3）/10 万，常见于中老年人，男性多于女性。

1. 病因及病理 MM 的病因尚未明确，可能与遗传因素、病毒感染、电离辐射、基因突变等有关。肿瘤细胞起源于骨髓中的浆细胞，最突出的病变为骨髓内大量浆细胞增生，聚集成堆，有些像成熟的浆细胞，有些分化不成熟，有不同程度的异型性。MM 病变为多发性，引起多处骨质破坏，瘤组织在骨髓腔内形成灰红色结节。瘤细胞产生破骨细胞活化因子，激活破骨细胞，使骨质溶解吸收。病变常首先侵蚀骨松质，逐渐破坏骨皮质，受累的骨组织可发生自发性骨折或脊柱塌陷，瘤组织广泛增生可引起骨质疏松。

2. 临床表现 起病隐匿，初期临床无明显异常，中后期可表现为贫血、感染、肾功能不全、高钙血症、骨质疏松和病理性骨折等。持续的脊柱疼痛，呈进行性加重，多发者疼痛范围广泛。超过半数的患者伴有病理性骨折，可出现截瘫和神经根受压症状。

（二）影像学方法的选择

影像学检查是脊柱 MM 的重要诊断手段，在影像上常表现为脊椎弥漫分布的多发溶骨性骨质破坏及广泛的骨质疏松，溶骨性破坏多表现为穿凿样或虫蚀样改变，弥漫分布于椎体和附件。MRI 可以直观显示病变骨髓浸润的范围、形态特点、邻近结构的变化等，能在 X 线平片和 CT 上出现骨质破坏之前发现病变，有助于骨髓瘤的诊断及治疗效果评估。虽然 MRI 发现病变敏感，但有时缺乏特异性，确诊需依靠骨髓穿刺病理检查。

（三）MRI 影像学诊断

根据病变的信号改变和范围不同，MM 的 MRI 表现可分为以下 5 种类型。

（1）正常型：病变的信号强度在 T_1WI 和 T_2WI 上均与正常骨髓信号相似。正常型见于临床 I 期，为骨髓内少量浆细胞浸润，骨髓内脂肪细胞的数量正常或稍多，脂肪与水比例不变，MRI 信号无改变。

（2）局灶型：表现为受累椎体内散在圆形及类圆形局灶性异常信号，大小多在 0.5～3.0cm。T_1WI 呈大小数目不等、形态不规则的低信号，T_2WI 为高信号，信号强度介于肌肉和皮下脂肪之间，脂肪抑制序列 T_2WI 呈明显高信号。

（3）弥漫型：受累脊椎内弥漫性异常信号，椎体和附件均可受累，T_1WI 信号与椎间盘相似，

较肌肉信号略低，T_2WI 信号较高且不均匀。该型病变中，受累椎体的椎体静脉常消失。

（4）混合型：兼具弥漫型和局灶型的影像学表现，椎体 T_1WI 呈弥漫性低信号背景下可见灶状更低信号区，T_2WI 呈不均匀高信号。

（5）“椒盐”型：T_1WI 上受累椎体呈弥漫性黑白相间的点状或小颗粒状高、低混杂信号，呈“椒盐状”改变，其中高信号影代表脂肪组织，点状低信号影代表瘤灶及部分正常红骨髓。“椒盐状”改变被认为是多发性骨髓瘤的特征性改变，提示临床早期的病变。T_2WI 常呈弥漫性斑点状低或等的混合信号。

MM 常伴发椎体压缩性骨折，发生率为 55%～70%。少数可出现椎旁软组织肿块，常呈围绕椎管的“围管状”生长，累及硬膜外间隙，导致硬膜囊狭窄。

（四）鉴别诊断

1. 脊柱转移瘤 脊柱 MM 与脊柱转移瘤均为多发病灶，多脊椎受累，信号强度改变也相似，以下几点有助于二者的鉴别。①在病变分布上，脊柱弥漫连续多个椎体受累多见于骨髓瘤。而转移瘤椎体受累常表现为跳跃状分布。②在病灶信号特点上，转移瘤呈 T_1WI 低信号，在正常高信号椎体（黄骨髓）的衬托下，病灶境界显示清楚。而骨髓瘤由于广泛骨髓浸润，正常黄骨髓残留较少，因而病灶与周围骨髓间缺乏对比，受累椎体信号混杂，病灶境界不清。③晕征：骨髓瘤 T_2WI 呈现中央等信号，病灶周围低信号环绕。转移瘤病灶周围骨小梁破坏时部分黏液和其他细胞结构充填所致含水量较多，在 T_2WI 上转移灶周围常有一条状高信号环包绕，称为晕征，晕征的出现常高度提示转移瘤。④附件骨受累：脊柱转移瘤侵及附件骨时，多以直接浸润的形式侵及椎弓根，椎弓根的病灶多与椎体病灶相连，椎板、横突、棘突受累率依次递减，符合“最近距离原则”，即脊椎转移瘤最早发生在椎体，并以最近距离原则向后侵犯椎弓根。MM 的附件骨受累不符合这一分布原则。⑤椎旁软组织肿块：MM 形成的软组织肿块多围绕椎管发展，累及硬膜外间隙，硬膜囊狭窄。转移瘤所形成的软组织块常以破坏椎体为中心发展，无“围管性”特点。

2. 单纯老年性骨质疏松 当肿瘤细胞浸润较少时，脊柱 MM 很难与单纯老年性骨质疏松相鉴别，且多发性骨髓瘤常继发弥漫性骨质疏松，要仔细观察 MRI 图像特别是 STIR 序列中有无淡薄片状略高信号。当遇到临床难以解释的广泛性骨质疏松及骨痛时，应当警惕 MM 存在的可能。

3. 单纯性压缩性骨折 形态上大多表现为椎体后上或后下部分向后移位，同时椎体内可见有骨折线。在信号改变上，T_1WI 上常可见部分正常的骨髓信号保留，骨片向后移位，增强后有条带状分界的均匀强化。

（五）治疗

MM 经过积极的治疗，预后相对较好，经内科治疗平均存活 3 年。治疗方法主要包括化疗、放疗和对症治疗。化疗一般采用多种联合化疗方案。放射治疗能使肿块消失，解除局部疼痛。应用大剂量干扰素联合化疗治疗，能提高完全缓解率。

脊索瘤

【案例 9-3-4-4】 患者男性，55 岁，腰骶部疼痛数年，加重 1 周。骶尾部神经根性疼痛及感觉异常，大便失禁。既往史无特殊。

思考题

1. 患者的 CT 检查结果如图 9-3-4-4（a），对 CT 表现描述不正确的是

A. 骶椎前部骨质破坏，边缘毛糙，有膨胀感；B. 骨质破坏区有软组织肿块；C. 盆腔内软组织肿块与骶椎骨质破坏区软组织肿块不相连；D. 软组织肿块明显向盆腔突出；E. 软组织肿块内部和边缘有钙化灶

2. 根据患者的 MRI 检查结果如图 9-3-4-4（b～e），以下说法错误的是

A. 骶部可见软组织肿块；B. 肿块有完整包膜；C. 肿块呈混杂信号；D. 肿块强化显著；E. 骶椎椎体骨质破坏

3. 如果该患者 CT 结果上肿块呈偏心性、膨胀性骨质破坏，内可见分隔，呈“皂泡样”改变，应首先考虑

A. 骨髓瘤；B. 脊索瘤；C. 骨巨细胞瘤；D. 动脉瘤样骨囊肿；E. 骨肉瘤

4. 根据患者的 MRI 检查结果如图 9-3-4-4（b～e），拟诊为脊索瘤，以下 MRI 表现中，描述不正确的是

A. 骶前巨大软组织肿块，肿块远大于骶椎内病变范围；B. T_2WI 信号不均，内示多发条状低信号区；C. 软组织肿块形态不规则，分叶状；D. 骶椎多椎体受累；E. 骶椎管未受累及

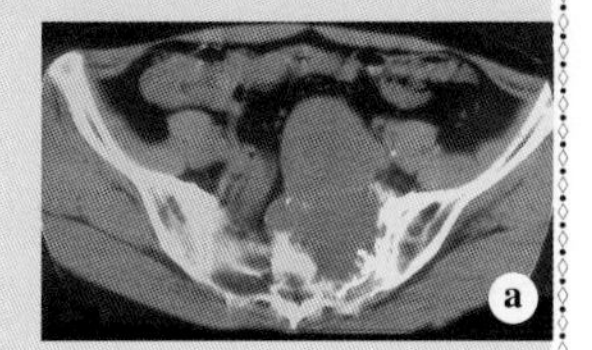

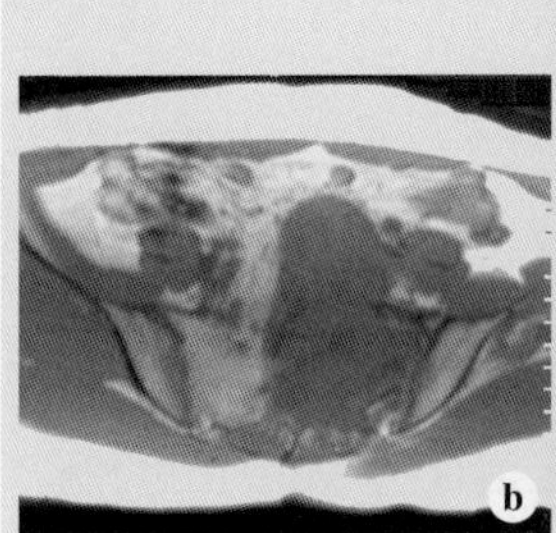

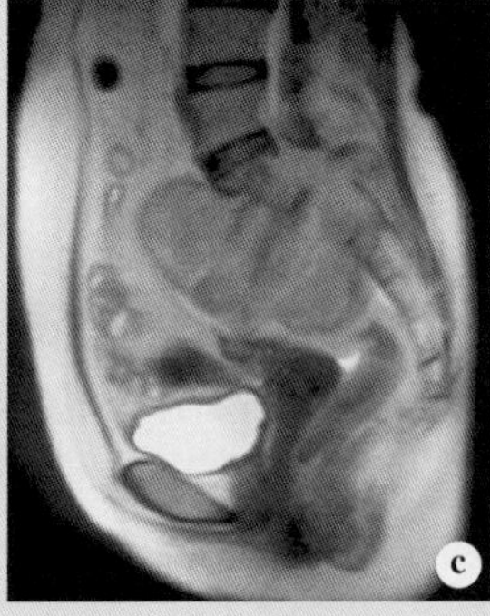

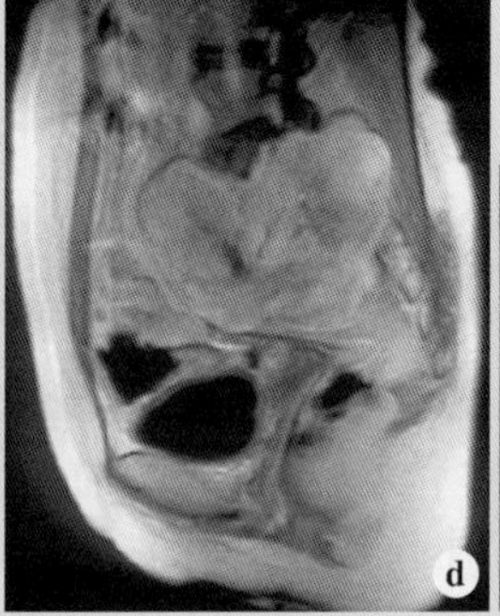

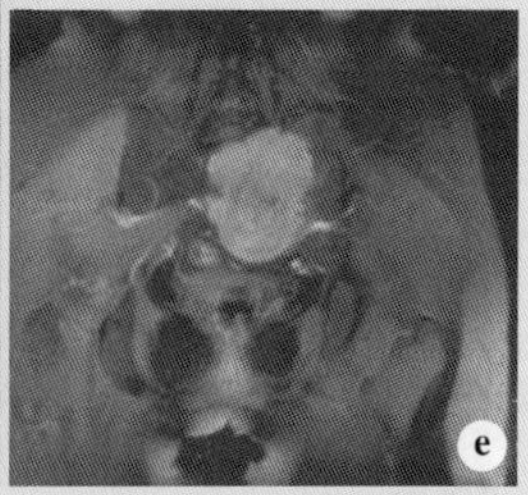

图 9-3-4-4 案例 9-3-4-4 患者影像学检查结果

a. CT 横断面图像见骶椎骨质破坏，出现巨大软组织肿块，并向盆腔内突出，肿块内可见高密度钙化灶；b～e. MRI 上见第 1～3 骶椎骨质破坏，病变区见巨大软组织肿块，并向骶前明显突出，肿块形态不规则，部分边界清楚，部分边界不清，T_1WI（b）以等信号为主，内示多发条状、片状低信号区，T_2WI（c）信号不均，以不均匀高信号为主，见多发条状低信号区；增强扫描矢状面（d）及冠状面（e）图像见病灶呈明显不均匀强化

（一）疾病基础

脊索瘤（chordoma）是一种较为罕见的原发性恶性骨肿瘤，它起源于原始胚胎脊索组织残余物，占原发恶性骨肿瘤的 1% ～4%，男女比例约为 1.8∶1，可发生于任何年龄，主要好发于 40～60 岁。脊索瘤几乎全部累及中轴骨，50%发生在骶尾部，35%～40%发生在颅底蝶、枕骨交界的软骨结合区，其余发生在脊柱的其他部位。

1. 病因及病理 大多数脊索瘤起源于脊椎骨内脊索残留物，其发病可能与感染、遗传因素有关。肿瘤大体呈灰褐色，通常体积较大，质地较软，呈半透明胶冻样，部分瘤组织内混有骨质成分，并可见纤维分隔，可伴有出血、坏死和囊变，血供丰富。肿块分界清楚，但在肉眼辨认的肿块边界外常仍有肿瘤组织，此为术后复发率高的原因之一。脊索瘤的组织病理学表现为液滴细胞巢浸润在细胞间的黏液基质中，被纤维血管间隔分隔成多小叶状，液滴细胞是经典型脊索瘤的标志。肿瘤引起溶骨性、膨胀性骨质破坏，罕见有成骨现象，可有钙化或残余骨。

2. 临床表现 脊索瘤一般生长缓慢，病程较长，临床症状往往决定于肿瘤发生的部位。发生于骶尾部者可压迫骶神经而出现对应支配区域疼痛，肿瘤较大压迫膀胱或直肠时出现大、小便功能的异常改变，向后可侵入椎管内压迫马尾神经根，引起相应部位神经根受损症状。由于脊索瘤起源于胚胎残留的脊索组织，其对上皮性抗原[如 S-100 蛋白、角蛋白、上皮细胞膜抗原（EMA）]反应呈强阳性。

（二）影像学方法的选择

X 线平片的价值主要在于发现病变，对病变的细节显示能力不强。CT 能清楚地显示病变区的溶骨性骨质破坏、软组织肿块、病灶内残存的骨碎片及斑片状钙化灶，对脊索瘤的诊断具有重要价值，对肿瘤内钙化的显示能力优于 MRI。MRI 在对肿瘤内纤维分隔和黏液基质的显示，肿瘤的部位、范围，对周围结构侵犯的诊断等方面均优于 CT，是术前诊断和术后评价脊索瘤的最佳影像学检查手段。

（三）MRI 影像学诊断

脊柱脊索瘤多位于骶椎，呈局限性溶骨性膨胀性骨质破坏，常累及数个椎体，以第 4、5 骶椎受累最为常见，多向前发展形成骶前巨大软组织肿块，肿块常远大于骶椎内病变范围。肿瘤常呈不规则分叶状或椭圆形，边界清楚或部分清楚。病灶向后侵犯的程度相对较低，可侵及椎管内硬膜外隙，但较少侵犯椎板和附件。

肿瘤内可有出血、囊变、钙化及残存的骨组织，因此 MRI 上多表现为不均匀信号。T_1WI 以等信号或稍低信号为主，其内可见斑点状高信号，系陈旧性出血或含高蛋白的黏液所致。T_2WI 信号不均，瘤内低信号的纤维分隔将高信号的肿瘤基质及肿瘤细胞分隔成多小叶状，呈“蜂房样”改变，具有一定的特征性。钙化灶域 T_1WI 和 T_2WI 均呈低信号，较小时不易分辨。增强扫描病灶呈明显不均匀强化。

（四）鉴别诊断

1. 鼻咽癌 两者均可表现为颅底软组织肿块和溶骨性骨质破坏，均为 T_1WI 低信号和明显强化，但 T_2WI 显著高信号是颅底脊索瘤有别于鼻咽癌的有价值的征象。

2. 骨巨细胞瘤 好发于青壮年，脊柱的骨巨细胞瘤亦多位于骶椎，多起源于椎管前部附件，常跨越椎间盘或骶髂关节生长，呈膨胀性、偏心性的骨质破坏，常见“皂泡征”，无硬化边和瘤内钙化。

3. 转移瘤 患者年龄较大，有原发恶性肿瘤病史，症状明显，疼痛剧烈，病程发展快。病灶常为多发，常呈虫蚀状、筛孔状、融雪状骨质破坏，骨质破坏区无胀感、粗大骨嵴、边缘硬化等。

（五）治疗

脊索瘤生长缓慢，具有局部侵袭性，早期诊断和手术切除能降低复发率，增加长期控制的机会。手术的方法有广泛切除、边缘切除和部分切除。此外，对于脊索瘤的治疗还包括药物治疗、放疗及射频消融治疗等。

嗜酸性肉芽肿

【案例 9-3-4-5】 患者男性，29 岁，双上肢感觉异常伴肢体无力 10 天，其他无异常。

思考题

1. 依据临床症状，应选择的检查是

A. 颅脑 CT；B. 颅脑 MRI；C. 胸部 X 线平片；D. 双上肢 X 线正侧位片；E. 颈椎 MRI

2. 根据患者的颈椎 X 线侧位片检查结果如图 9-3-4-5（a），以下选项诊断可能性最小的是

A. 脊柱转移瘤；B. 椎体结核；C. 多发性骨髓瘤；D. 骨折；E. 椎体骨软骨病

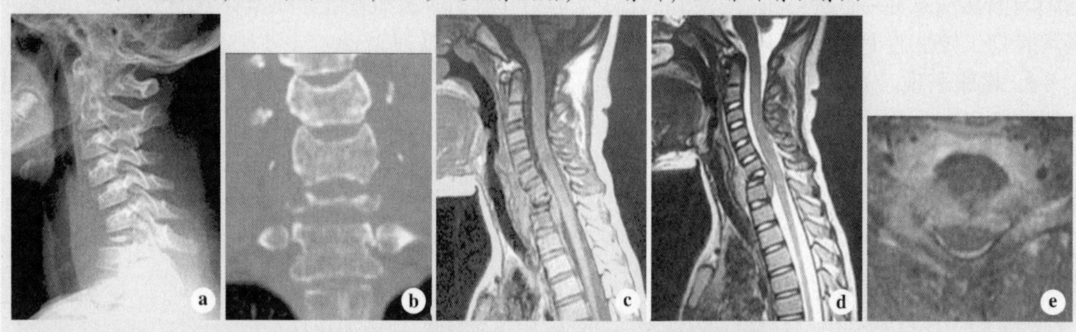

图 9-3-4-5 案例 9-3-4-5 患者影像学检查结果

a. 颈椎 X 线侧位片见第 7 颈椎椎体塌陷、变扁，脊柱颈胸段曲度后突；b. 颈椎 CT 冠状面图像见病变椎体呈扁平状，密度不均匀增高，相邻椎间隙无明显变窄；c～e. MRI 见第 7 颈椎椎体变扁，T_1WI（c）和 T_2WI（d）均呈较低信号，境界不清；病变颈椎前后方均可见梭形软组织肿块影，T_1WI（c）呈等信号，T_2WI（d）呈高信号，呈套袖状，肿块向后突向椎管，压迫硬膜囊及脊髓；相邻椎间盘无明显异常，椎间隙无变窄；增强扫描（e）病变椎体周围软组织肿块呈环带状明显强化

3. 根据患者颈椎CT结果如图9-3-4-5（b），以下描述错误的是

A. 单椎体病变；B. 病变椎体压缩；C. 病变椎体相邻的椎间隙无明显变窄；D. 变扁的椎体呈均匀高密度；E. 病变椎体呈扁平椎改变

4. 患者MRI检查结果如图9-3-4-5（c～e），以下说法错误的是

A. 病变定位于第7颈椎椎体；B. 第7颈椎椎体变扁；C. 病变椎体周围有软组织肿块，明显强化；D. 椎管无明显狭窄；E. 脊髓有受压表现

（一）疾病基础

嗜酸性肉芽肿（eosinophilic granuloma，EG）是一种孤立性的组织细胞非肿瘤性的异常分化，是郎格罕细胞增多症的一种表现，又称为局限性组织细胞增生症，好发于20岁以下的儿童和青少年，发病高峰在5～10岁，男女比例约为2.5：1。本病好发于骨骼和肺部等部位，骨骼病变中，常见于颅骨、脊柱、肋骨、肩胛骨及骨盆，亦可见于长管状骨。发生于脊柱的EG占6.5%～25%，发病部位以胸、腰椎多见，颈椎次之。

1. 病因及病理 EG的病因尚不明确，一般认为该病是组织细胞对炎症或感染的继发反应，或是一种原发性免疫缺陷性疾病。病理过程可以分为炎症渗出期、肉芽肿期、纤维化期三个阶段。渗出期有嗜酸性粒细胞出现和大量郎格罕细胞。肉芽肿期出现富含血管的数毫米至数厘米大小的肉芽肿，色棕黄或灰黄，如有出血，则为暗红色，有韧性，边界清楚，穿破骨皮质后可侵入软组织，同时伴大量的嗜酸性粒细胞和单核巨噬细胞。纤维化期时，肉芽组织逐渐被结缔组织所取代，嗜酸性粒细胞减少，而多核巨噬细胞、非特异性炎症细胞增多，有纤维化现象和新骨形成。

2. 临床表现 脊柱EG临床症状相对较轻，早期临床表现往往缺乏特异性，当病变导致脊柱出现不同程度的畸形，累及脊髓或神经根时可出现不同程度的瘫痪或放射痛。

（二）影像学方法的选择

脊柱EG的X线和CT表现为椎体溶骨性骨质破坏或囊状破坏，大多伴有轻度骨膨胀改变，边缘可见轻度硬化。X线或CT表现与组织病理演变有一定关系，活动期以骨质破坏表现为主，修复期表现为骨质破坏减少，骨质增生硬化增多，密度增高。椎体可对称性压缩变扁，呈“扁平椎”改变，是其特征性表现。相比较而言，MRI对骨髓、椎旁软组织及脊髓情况显示更清楚。虽然MRI对病变敏感性高，但特异性不强。

（三）MRI影像学诊断

脊柱EG主要累及椎体，附件较少受累。病灶多单发，受累骨质呈局限性溶骨性骨质破坏，T_1WI呈等或低信号，T_2WI多呈高信号，部分T_2WI呈等信号或稍高信号，脂肪抑制序列T_2WI呈高信号，信号欠均匀。增强扫描病灶强化较明显。在T_2WI和STIR序列病灶周围骨髓内可见片状高信号水肿带，在高信号的病灶和水肿带间可见稍低信号影，可能是病灶周围的骨质硬化所致。随着病情发展，椎体压缩变扁或呈盘状，其横径和前后径均超过正常椎体缘，称之为“扁平椎”，是脊柱EG的特征性影像学表现。病变椎体相邻的椎间盘无破坏，有时椎间盘可向病变椎体侧膨胀。

椎旁软组织肿块常见，位于椎体周围，为病灶中央软组织肿块向周围蔓延所致，横断面扫描呈环带状，矢状面及冠状面呈套袖状，边界清晰，增强扫描强化较明显，称为“套袖征”，是椎体EG的重要征象。

（四）鉴别诊断

1. 脊柱结核 常累及两个或数个相邻的椎体，易累及椎间盘，椎间隙狭窄或消失，椎体结核多呈溶骨性骨质破坏，不伴骨质硬化，常有椎旁寒性脓肿和脊柱后突畸形，增强扫描椎体及寒性脓肿呈不规则分房状强化，结合临床特点以及实验室检查可帮助鉴别。

2. 脊柱骨巨细胞瘤 病灶边界较清，呈膨胀性生长，显著膨胀的病灶可突破骨皮质向外生长形成软组织肿块。

3. 骨肉瘤 多呈溶骨性骨质破坏，边缘无硬化，皮质多中断，常伴肿瘤骨及骨膜反应，可形成 Codman 三角及明显的软组织肿块。

4. 转移瘤 好发于老年人，有原发恶性肿瘤病史，多椎体发病，可累及椎体及附件，转移瘤所致椎旁软组织肿块较为局限，呈分叶状或团块状，一般不累及椎间盘。

（五）治疗

常用的治疗方法有非手术治疗、手术治疗和联合治疗等多种方法。EG 具有自限性，对于无脊髓受压症状和脊柱不稳的患者，可采用非手术治疗，包括制动、放射治疗与化疗、局部注射激素治疗等。手术治疗主要有经皮穿刺椎体成形术、病灶清除术等。

【案例 9-3-4-1 点评】

1. 选 A。患者出现共济失调症状，首先须排除颅脑病变，特别是小脑、脑干病变的可能，故首选颅脑 CT 检查。

2. 选 B。X 线侧位片对颈椎的计数十分重要，枢椎齿状突粗大，故该患者病变椎体应为第 4 颈椎椎体。

3. 选 E。颈椎 CT 可见病变椎体骨质密度增高，内可见筛孔状低密度灶，呈蜂窝状改变，与单纯性骨质增生硬化的致密高密度影不同。

4. 选 B。颈椎矢状面 MRI 可见病变椎体向椎管内突入，相应平面椎管狭窄。

【案例 9-3-4-2 点评】

1. 选 B。腰椎多发病灶 T_1WI 呈低信号，与正常骨髓的高信号形成明显对比。在常规 T_2WI 上，病灶较正常骨髓呈低或稍低信号，部分病灶与骨髓信号接近，境界显示不清，不如 T_1WI 显示清楚。

2. 选 E。患者为老年人，MRI 显示多发病灶，多个椎体及附件受累，边界清晰，考虑脊柱转移瘤可能性大。

3. 选 C。与 CT 相比，MRI 能在转移瘤骨髓浸润阶段早期发现病变，对软组织肿块及脊髓受累情况显示更清楚，但对骨小梁的显示能力不足。

4. 选 A。颅内肿瘤极少发生颅外转移，颅脑 MRI 能评价颅脑有无转移瘤，但对寻找原发肿瘤没有帮助。

【案例 9-3-4-3 点评】

1. 选 E。脊柱单纯骨质疏松时，表现为脊椎弥漫性骨质疏松，一般椎体形态变化不明显，合并骨折时才会出现明显变扁的情况。除 E 选项外，其他四个选项均可引起椎体变扁。

2. 选 D。椎体变扁时，一般先考虑常见病、多发病，如椎体创伤骨折及肿瘤、结核所致病理性骨折，而家族遗传病引起椎体变扁的情况少见，不作为考虑的重点。

3. 选 C。第 7 胸椎骨质破坏，软组织肿块形成，并向后压迫椎管，导致椎管狭窄。

4. 选 D。脊柱转移瘤和多发性骨髓瘤都可并发病理性骨折，因此病理性骨折的出现对二者没有鉴别诊断价值。

【案例 9-3-4-4 点评】

1. 选 C。盆腔内软组织肿块为骨质破坏区软组织肿块向盆腔突出所致，为相连的大肿块。

2. 选 B。肿块部分边界清楚，有假包膜，部分边界不清，没有包膜。

3. 选 C。发生在骶尾椎，若骨质破坏呈偏心性、膨胀性，内示分隔，呈“皂泡样”改变，首先应考虑骨巨细胞瘤。

4. 选 E。MRI 矢状面图像上，可见软组织肿块向后累及骶椎管。

【案例 9-3-4-5 点评】

1. 选 E。青年患者，出现神经功能障碍症状 10 天，应考虑颈段脊髓或颈神经根病变，故应选择颈椎 MRI 检查。

2. 选 C。多发性骨髓瘤为多椎体受累，本病例为单椎体病变，其余选项都可出现单椎体塌陷，因此多发性骨髓瘤的可能性最小。

3. 选 D。CT 上显示为单椎体发病，病变椎体明显变扁，呈扁平椎改变，密度增高，但密度不均匀，可见多发低密度区。相邻椎间隙无明显狭窄。

4. 选 D。第 7 颈椎变扁，椎体周围软组织肿块，且强化明显，并向椎管内突出，压迫硬膜囊和脊髓，椎管狭窄。

（黄劲柏　姬广海　秦　梦）

第十章 儿科疾病

【本章学习要求】

记忆： 儿童颅脑及脊柱MRI检查前的镇静及监护、儿童颅脑MRI特殊检查技术、先天性肺隔离症的定义及病理特征、神经肠源性囊肿的影像学表现、纵隔畸胎瘤的病理特征、胸膜肺母细胞瘤的分型、胆总管囊肿分型及其影像学表现、泌尿系统正常解剖、膀胱容积、肾重复畸形的定义、肾盂积水的常见原因、常染色体隐性遗传性多囊性肾病的病理特征、肾母细胞瘤的发病高峰年龄、融合肾的定义、横纹肌肉瘤的常见发生部位、骨髓转化的正常顺序、幼年型类风湿关节炎的病理特征及临床表现、幼年性强直性脊柱炎90%以上血清HLA-B27阳性、血友病的分型及临床表现、朗格汉斯细胞组织细胞增生症嗜酸性肉芽肿最多见、卡波西型血管内皮瘤最常见伴发症状、淋巴管瘤为淋巴管源性良性病变、脂肪母细胞瘤属于良性间叶组织肿瘤。

理解： 正常脑发育及脑白质髓鞘化、新生儿缺氧缺血性脑病（HIE）、TORCH感染、低血糖脑病、核黄疸、脑裂畸形、垂体柄阻断综合征、颅面血管瘤病、烟雾病、生殖细胞瘤、颅咽管瘤、开放性脊柱闭合不全的影像诊断及鉴别诊断，先天性肺隔离症的临床表现，支气管源性囊肿的发病机制及分型，纵隔畸胎瘤的发病机制及分型，胸膜肺母细胞瘤的临床表现，肝母细胞瘤、胰母细胞瘤的病理特征，肾重复畸形的发病机制，输尿管囊肿的临床表现，肾盂积水的病理特征，常染色体隐性遗传性多囊性肾病的临床表现，肾母细胞瘤的临床分期，融合肾的分型、横纹肌肉瘤的病理分型及常见临床表现、幼年型类风湿关节炎的常用序列、幼年性强直性脊柱炎的病理特征、血友病骨关节病的病理特征、朗格汉斯细胞组织细胞增生症的病理特征、卡波西型血管内皮瘤的临床表现、淋巴管瘤的病理特征、脂肪母细胞瘤的病理特征。

运用： 儿童颅脑MRI检查序列的选择、典型先天性肺隔离症的MRI诊断、支气管源性囊肿的MRI诊断、神经肠源性囊肿的MRI诊断与鉴别诊断、纵隔畸胎瘤的MRI诊断与鉴别诊断、胸膜肺母细胞瘤的MRI表现、腹膜后神经母细胞瘤的MRI表现、腹膜后畸胎瘤的MRI表现、肾重复畸形及输尿管囊肿的MRI诊断、肾盂积水的MRI诊断与鉴别诊断、常染色体隐性遗传性多囊肾病的MRI表现、肾母细胞瘤的MRI诊断与鉴别诊断、融合肾的MRI诊断、横纹肌肉瘤的MRI诊断与鉴别诊断、幼年型类风湿关节炎的MRI表现、幼年性强直性脊柱炎的MRI表现、血友病骨关节病的MRI表现及优势序列、朗格汉斯细胞组织细胞增生症的MRI表现及鉴别诊断、卡波西型血管内皮瘤的MRI表现、淋巴管瘤的MRI典型表现及主要鉴别诊断、脂肪母细胞瘤的MRI表现及常用检查序列。

第一节 颅脑和脊柱疾病

一、MRI影像学诊断基础

（一）儿童的特殊性

相比成人，儿童神经影像学检查和诊断具有以下特殊性：一是儿童处于发育过程中，对电离辐射敏感，MRI具有无辐射、软组织分辨率高等优势，应作为儿童颅脑和脊柱疾病的优选检查方法；二是儿童检查前的准备工作以及检查中和检查后的注意事项较成人烦琐，如5～6岁以下患儿检查前的镇静、检查中的监护以及检查后的苏醒留察等；三是儿童颅脑和脊柱疾病谱的特殊性，除肿瘤、创伤、感染等成人常见的疾病外，儿童还有先天性发育畸形和遗传代谢性疾病等，其相应的MRI检查技术亦有所不同。

（二）儿童MRI检查的镇静和监护

高质量的MRI图像是实现正确诊断颅脑和脊柱疾病的前提条件。MRI检查时间长，容易产生运动伪影，对于5～6岁以下患儿以及年龄较大的不合作患儿，常常需要在检查前充分镇静。镇静前睡眠剥夺是镇静成功的关键。目前常用镇静药物及给药途径包括 10%水合氯醛口服或灌肠、戊巴比妥钠或苯巴比妥钠肌内注射、右美托咪定滴鼻或静脉滴注、丙泊酚静脉推注等。

（三）对比剂的使用

MRI 对比剂是一种含顺磁性物质（常为钆）的螯合物。MRI 对比剂均经静脉给药，所用剂量一般为 0.2mmol/kg。钆对比剂有导致肾源性系统性纤维化的风险，因此对于肾功能不全的患儿应禁用或慎用。

（四）检查技术

1. 线圈的选择 由于儿童（特别是婴幼儿）身体明显较成人小，选择合适的线圈是获取高质量 MRI 图像的必要条件。当前，很多厂商都开发有专用儿童线圈。对于脑部 MRI 检查，应优先选择相控阵表面线圈，而脊柱扫描则使用脊柱线圈。

2. 序列的选择 一般来讲，T_1WI 有利于显示正常解剖结构，T_2WI 则对病变的显示更为敏感。常规 MR 扫描应至少包括轴位 T_1WI 和 T_2WI、矢状位 T_1WI（或 T_2WI）。T_2FLAIR 序列对发现病变较为敏感，但在 1 岁以下的婴幼儿其应用价值有限。DWI 对缺氧缺血等病变的早期检出有重要价值，且扫描时间较短，可作为头颅 MRI 常规扫描序列。梯度回波序列常用于发现和评估颅脑创伤或血管畸形等疾病引起的微小出血灶。3D 薄层扫描技术可以获得任意序列的连续薄层图像，可实现任意切面的三维重建，对观察细微病变特别是局灶性皮质发育畸形独具价值。

3. 特殊检查技术 儿童颅脑和脊柱疾病的 MRI 成像除常规技术外，还包括种类繁多的特殊检查技术，临床常用的有脑脊液流动成像、灌注成像、弥散张量成像（DTI）、MRS 和 fMRI 等。常规成像技术和特殊检查技术的合理选择，优势互补，可对儿童常见颅脑和脊柱疾病作出正确诊断。

二、脑的正常发育及脑白质髓鞘化

（一）脑发育影像学评估的价值及影像学检查方法的选择

脑组织的成熟在妊娠及出生后以一种有序的、预定的方式进行。对于脑发育的影像学评估主要包括两个方面，即脑沟、脑回的发育以及髓鞘的形成。MRI 是目前评价脑部形态结构以及髓鞘发育的最佳方法。

（二）出生前的正常脑发育

在胚胎 35 天左右，孟氏孔区的端脑囊袋发育为脑泡，此结构将形成大脑半球。随胎龄增加，脑泡向外侧、喙侧、腹侧及尾侧明显扩张，在脑泡扩张的过程中，脑泡壁内的细胞层发育形成生发基质层，最终形成脑细胞。

胎儿期脑发育主要表现为脑回和脑沟的形成。在孕 24 周以前，脑表面光滑，仅在中间可见一浅小凹陷，代表原始侧裂池形成；24～28 周时出现早期的距状沟、中央沟；29～33 周时大脑沟、回增多，在靠近顶部可见中央前沟和中央后沟，岛盖开始发育，出现岛叶脑沟；34～37 周时大脑表面沟、回进一步增多并基本成形，侧裂池较前变窄，岛盖和岛叶脑沟发育良好；38～40 周时脑沟回形态和数量已经接近成人。胎儿期最外侧的脑皮质和脑室旁的生发基质层呈 T_1WI 高、T_2WI 低信号，而中间的脑白质呈 T_1WI 低、T_2WI 高信号，随着胎龄的增加，脑皮质逐渐增厚，生发基质层逐渐减小，到胎儿后期可见双侧脑室额角旁斑点状 T_1WI 高、T_2WI 低信号，为残存的生发基质。此外，胎儿中后期，部分脑区包括小脑中央、脑干背侧、内囊后肢和放射冠中央沟附近开始出现髓鞘化，表现为 T_1WI 高、T_2WI 低信号（图 10-1-2-1）。

（三）出生后的正常脑发育

新生儿和婴儿期脑发育主要是髓鞘的形成以及突触的生长。髓鞘主要发生于脑白质，髓鞘的逐渐形成以及脑内水分的下降使脑灰、白质的对比度发生变化，这种变化反映了小儿脑发育的成熟过程。在 T_1WI 上，由于髓鞘内蛋白脂质成分（主要为蛋白脂蛋白）缩短 T_1 弛豫时间，髓鞘化表现为高信号；当髓鞘逐渐增厚并取代间质水，缩短 T_2 弛豫时间而表现为信号降低。T_2WI 低信号的出现往往落后于 T_1WI 高信号的出现。对于出生后脑髓鞘化的判断，6～8 个月前一般采用 T_1WI 观察，而 6～8 个月后采用 T_2WI 更为合适。

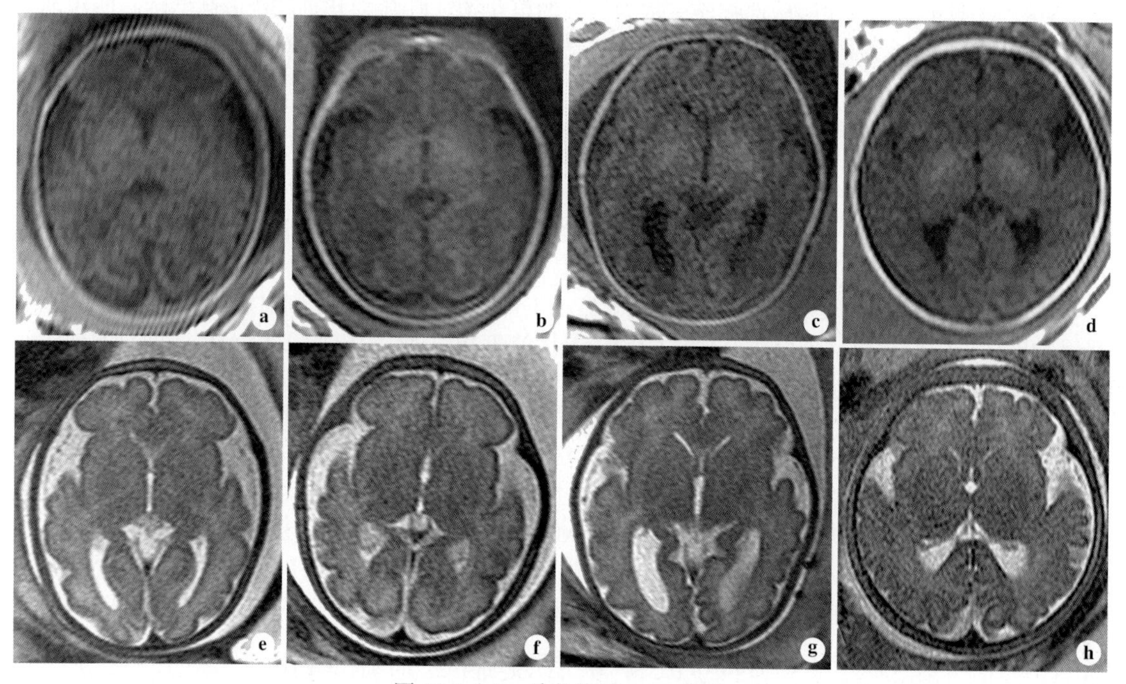

图 10-1-2-1　胎儿颅脑 MRI 表现

a～d. 胎龄 28、32、36、40 周 T_1WI 图像。e～h.相应胎龄 T_2WI 图像。出生前胎儿脑皮质呈 T_1WI 高、T_2WI 低信号；脑白质主要呈 T_1WI 低、T_2WI 高信号，但内囊后肢已出现高信号，提示局部髓鞘化开始；随胎龄增长，大脑脑沟增多，大脑皮质增厚，逐渐达足月新生儿水平

1. T_1WI 评估脑白质髓鞘化　婴儿刚出生时，T_1WI 上显示为：高信号的幕下结构，包括内侧丘系、外侧丘系、内纵束、下丘臂和小脑上下脚；幕上结构，包括小脑上脚交叉、视交叉、内囊后肢、背侧丘脑腹外侧区及半卵圆中心中部（即皮质脊髓束）。大多数足月新生儿和早产儿在双侧额叶靠近侧脑室额角的前方可见斑点状 T_1WI 稍高、T_2WI 稍低信号，一般代表生发基质残留，而不是灶性出血，这种信号常常在足月儿出生后 1 个月左右消失。出生后 1 个月末，小脑深部的白质信号逐渐增高；中央前后回白质与皮质相比呈等或稍高信号。出生后 2～3 个月，小脑皮质下出现高信号，大脑皮质下白质开始出现髓鞘化，最先出现髓鞘化的是围绕距状裂的枕叶白质，在 3 个月时出现高信号，3 个月时，小脑皮质下白质高信号与成人相似，此时内囊前肢也开始呈现高信号。出生 4 个月时，所有正常足月儿胼胝体压部出现高信号。出生 6 个月时，胼胝体膝部也出现高信号，同时大脑深部的白质逐渐出现髓鞘化，髓鞘化进程遵循从后向前的规律，枕部白质最先成熟，额叶和颞叶最晚成熟，图 10-1-2-2（a～f）。

2. T_2WI 评估脑白质髓鞘化　出生时，脑干背侧、小脑上下脚以及内囊后肢呈低信号；出生 2 个月时，小脑中脚信号强度也开始降低；3～4 个月时，大脑脚变为低信号；第 5～8 个月时，小脑的皮质下白质变为低信号。出生后 6～12 个月，绝大多数大脑深部白质纤维束信号降低。出生后 4～7 个月，内囊后肢前部出现细带状低信号，随年龄增长，逐渐向前延伸，在出生后 11 个月时，内囊前肢全部变为低信号。4～6 个月胼胝体压部信号降低，5～8 个月时胼胝体膝部也呈低信号。皮质下的白质，9～12 个月时枕叶开始信号降低，额叶信号降低开始于 11～14 个月，颞叶白质的髓鞘成熟最晚。MRI 观察到的脑白质成熟一般在 1.5～2 岁，此时脑内信号表现接近成人，图 10-1-2-2（g～k）。

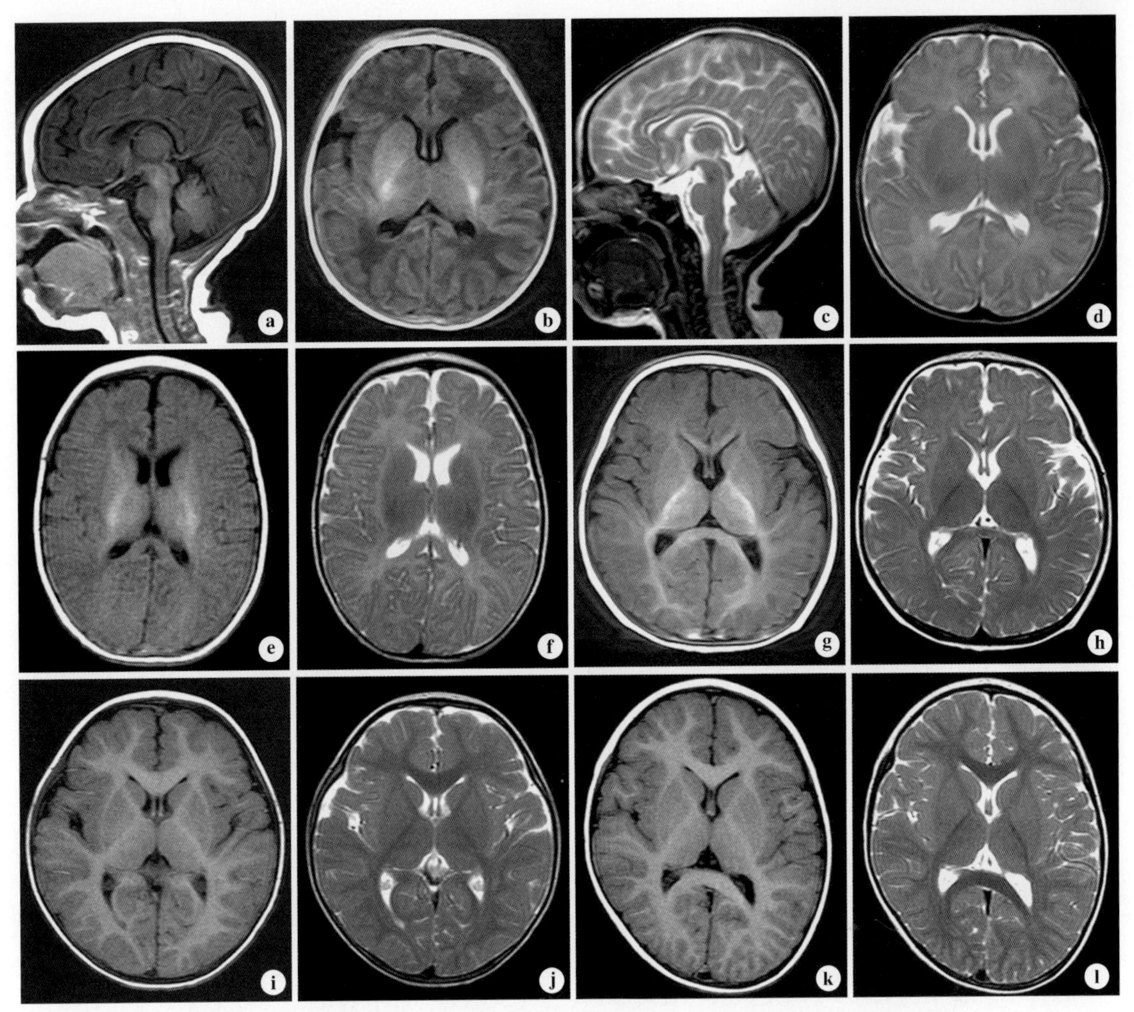

图 10-1-2-2 新生儿、3 个月、6 个月、1 岁及 2 岁脑白质髓鞘化 MRI 表现

a、b. 新生儿矢状位（a）及轴位（b）T_1WI 显示小脑中央、脑干背侧、内囊后肢出现高信号；c、d. 新生儿矢状位 T_2WI 显示相应区域呈低信号；e、f. 3 个月轴位 T_1WI（e）显示内囊前肢出现高信号，T_2WI（f）内囊前肢仍呈等信号；g、h. 6 个月轴位 T_1WI（g）显示内囊前、后肢及胼胝体呈高信号，大脑深部白质和部分皮质下白质逐渐出现高信号，T_2WI（h）内囊后肢、胼胝体压部呈低信号；1 岁轴位 T_1WI（i）显示大脑深部和皮质下白质均呈高信号，T_2WI（j）绝大多数大脑深部白质纤维束信号降低；2 岁轴位 T_1WI（k）、T_2WI（l）显示脑白质发育基本成熟，脑灰、白质信号对比接近成人

所谓“终末区”，是指位于侧脑室三角区及体后部周围白质内持续存在的 T_2WI 高信号区（图 10-1-2-3），该区主要为连接顶叶后下部与颞叶后部皮质的纤维束，与其他脑区相比，该区静水压较高，导致髓鞘化过程中间质水吸收较慢，这可能是形成 T_2WI 高信号的主要原因。髓鞘化“终末区”可在 10 岁以内持续存在，有些可持续到 20 岁，甚至终身。

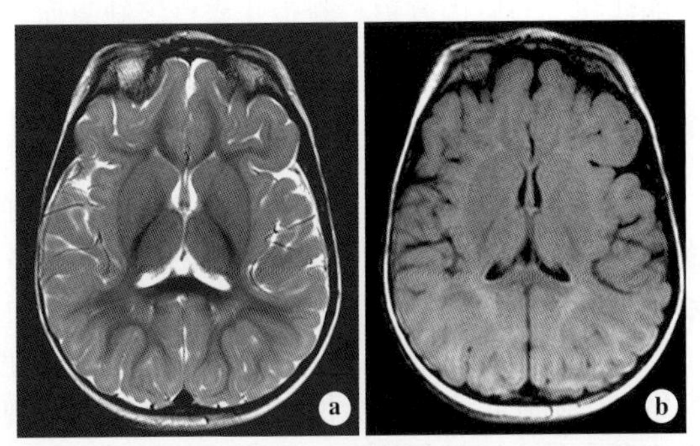

图 10-1-2-3 脑白质髓鞘化终末区 MRI 表现

横断位 T_2WI（a）和 T_2FLAIR（b）显示双侧脑室三角区后方白质内对称性片状高信号影，其特点为界限不清、信号不高于皮质、与脑室间有低信号（已髓鞘化的白质）间隔

脑白质髓鞘化遵循一定的时间规律，但在不同个体可能会有所差异，表 10-1-2-1 可作为 MRI 判断脑白质髓鞘化程度的参考，早产儿按校正年龄。

表 10-1-2-1 脑白质髓鞘化进程 MRI 评估

解剖区域	T_1WI	T_2WI	解剖区域	T_1WI	T_2WI
小脑上脚	胚胎 28 周	胚胎 27 周	内囊前肢	2～3 个月	7～11 个月
内侧纵束	胚胎 25 周	胚胎 29 周	胼胝体压部	3～4 个月	4～6 个月
内侧丘系	胚胎 27 周	胚胎 30 周	胼胝体膝部	4～6 个月	5～8 个月
外侧丘系	胚胎 26 周	胚胎 27 周	枕叶白质中央	3～5 个月	9～14 个月
大脑白质	出生时～4 个月	3～5 个月	枕叶白质周边	4～7 个月	11～15 个月
小脑中脚	出生时	出生时～2 个月	额叶白质中央	3～6 个月	11～16 个月
内囊后肢后部	胚胎 36 周	胚胎 40 周	额叶白质周边	7～11 个月	14～18 个月
内囊后肢前部	出生第 1 个月	4～7 个月	半卵圆中心	2～4 个月	7～11 个月

三、新生儿缺氧缺血性脑病

【案例 10-1-3-1】 患儿女性，2 天，出现面色发绀、嗜睡 2 天。胎龄 38 周出生，胎头吸引分娩，无羊水污染，有窒息史，Apgar 评分 1 分钟 5 分，5 分钟 8 分，10 分钟 10 分。出生后患儿即出现面色发绀、嗜睡。查体：前囟紧张，心音低钝，四肢肌张力低，拥抱反射未引出。

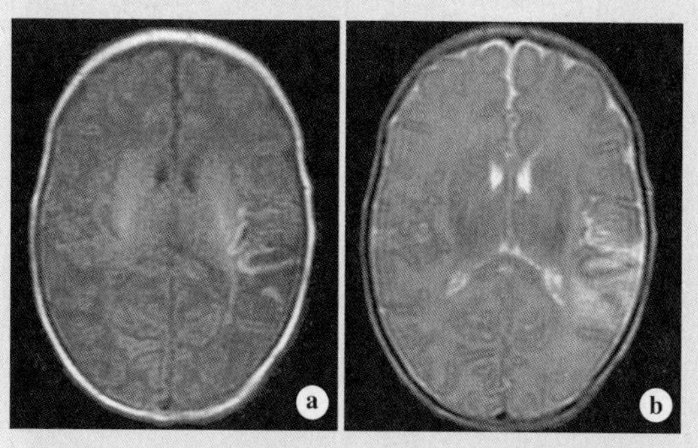

图 10-1-3-1 案例 10-1-3-1 患儿 MRI 检查结果

a. 轴位 T_1WI；b. 轴位 T_2WI

思考题

1. 为详细了解患儿颅脑情况，下列检查方式最合适的是

A. CT；B. MRI；C. 彩超；D. 脑电图；E. 头颅 X 线

2. 若行 MRI 检查以明确有无颅脑病变，应首选的扫描序列或序列组合是

A. 常规 SE T_1WI；B. 常规 SE T_1WI+SE T_2WI；C. 常规 SE T_1WI+SE T_2WI+DWI；D. DWI；E. TOF-MRA

3. 该患儿颅脑 MRI 检查结果如图 10-1-3-1，结合病史，应考虑其所患疾病是

A. 新生儿败血症；B. 新生儿缺氧缺血性脑病；C. 新生儿低血糖脑病；D. 新生儿中毒性脑病；E. 新生儿脑炎

【疾病概述】

新生儿缺氧缺血性脑病（hypoxic ischemic encephalopathy of newborn，HIE）是围生期较为常见的疾病，与宫内窘迫、新生儿窒息等缺氧所致的脑损伤有关，发达国家发病率为 0.1%～0.8%，发展中国家发病率为 0.2%～0.4%。严重的 HIE 可致患儿死亡，早期诊断及治疗非常重要。

（一）疾病基础

1. 病因 围生期窒息是新生儿 HIE 最重要的病因。母亲妊娠高血压综合征、胎盘异常、脐带血流阻断、分娩过程损伤、新生儿反复呼吸暂停、呼吸窘迫综合征、严重先天性心脏病等，均可导致血氧浓度降低，从而引起 HIE。

2. 临床表现 HIE 临床表现随病情严重程度的不同而不同。轻度可有淡漠与激惹交替、深反射增加、瞳孔扩大等，无惊厥发作。中度可出现淡漠、昏睡、原始反射减弱、惊厥、瞳孔缩小等。重度可有昏迷、频繁惊厥、颅内压增高、对光反射消失、呼吸暂停等。

（二）常用 MRI 序列

临床常规采用轴位 T_1WI、T_2WI 及 DWI。DWI 对于早期细胞毒性水肿敏感。MRS 可敏感反映

HIE 的严重程度。SWI 对发现微小出血的敏感性较高。

（三）MRI 影像学诊断

足月儿轻、中度脑损伤病变多限于分水岭区，早期表现为双侧额叶、顶枕叶分水岭区皮质及皮质下白质呈 T_1WI 低、T_2WI 高信号，灰、白质分界不清，DWI 对细胞毒性水肿敏感，呈明显高信号（图 10-1-3-2）。DWI 对早期 HIE 患儿病理改变的敏感性高于常规 MRI 检查。在损伤的 24 小时内，DWI 可显示常规 MRI 不能显示的局灶性异常，但不能显示新生儿脑损伤的最终范围。出生后 2～4 天，DWI 显示损伤的范围较可靠。7～10 天，DWI 可出现一过性假性正常表现。部分病例可表现为皮质和皮质下沿脑回分布的纡曲点、条状 T_1WI 高信号，可能为神经元层状坏死或再灌注脑损伤所致，还可表现为额叶深部白质对称性点状 T_1WI 高信号或沿侧脑室壁的条带状 T_1WI 高信号。重度脑损伤脑实质可呈弥漫性 T_1WI 低、T_2WI 高信号，即广泛脑水肿表现，还可出现丘脑、基底节区损伤，内囊后肢信号反转（由正常的 T_1WI 高、T_2WI 低信号变为 T_1WI 低、T_2WI 高信号）是重度 HIE 的特征性表现（图 10-1-3-3）。早产儿脑损伤多表现为脑室旁出血和水肿信号，严重者可合并出血性梗死，数周或数月后遗留脑室旁白质软化（图 10-1-3-4）。

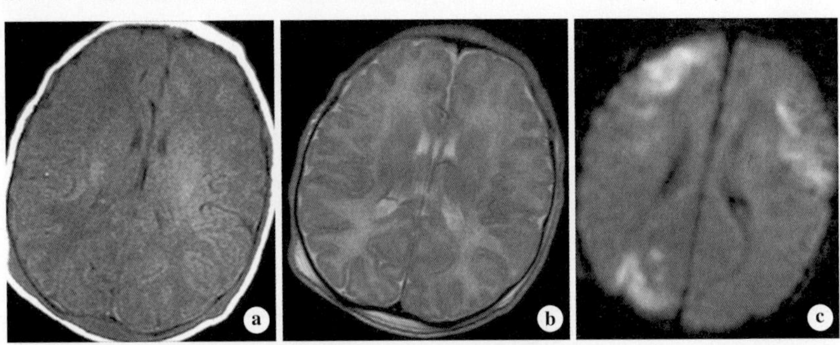

图 10-1-3-2 轻度 HIE 脑部 MRI 表现

足月儿 2 天，出生后窒息抽搐。a. T_1WI 见右侧额、枕叶内斑片状低信号影；b. T_2WI 脑白质呈稍高信号；c. DWI 见双侧额叶及右侧枕叶内斑片状明显高信号影

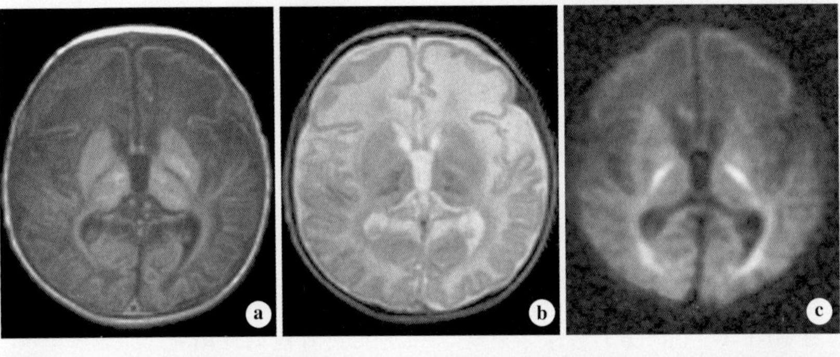

图 10-1-3-3 重度 HIE 脑部 MRI 表现

足月儿生后窒息 3 小时。a、b. 双侧大脑半球白质内见广泛 T_1WI（a）低信号、T_2WI（b）高信号，以双侧额叶为主，并累及双侧岛盖区；双侧基底节、丘脑见斑片状 T_1WI 高信号，双侧内囊后肢信号反转，呈 T_1WI 低、T_2WI 高信号；c. DWI 上呈高信号

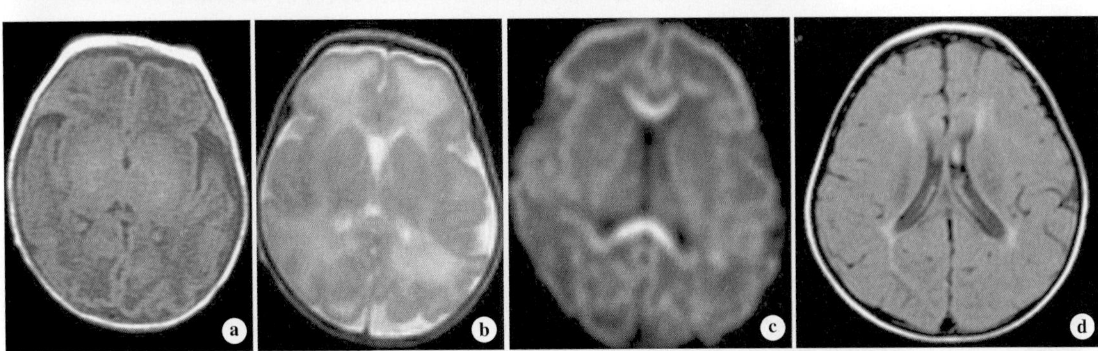

图 10-1-3-4 早产儿 HIE 脑部 MRI 表现

早产儿（胎龄 33 周）HIE。a、b. T_1WI（a）和 T_2WI（b）信号改变不明显；c. DWI 示双侧脑室周围包括胼胝体膝部和压部多发斑点状及条片状高信号；d. 1 年后随访，T_2FLAIR 显示脑室旁白质软化

（四）鉴别诊断

1. 侧脑室周围 T_2WI 高信号，需与炎性病变、脑代谢异常等鉴别，应结合临床病史，以及其他伴随的 MRI 表现进行诊断，MRI 增强有助于鉴别。

2. 早产儿脑损伤后期出现脑室旁白质软化需与终末区脑白质髓鞘化延迟相鉴别，后者多位于双侧脑室三角区后上方，T_2WI 上呈等、高信号，范围较小，边界稍模糊，与侧脑室间有正常的脑白质信号间隔，且无脑白质减少、脑沟增宽加深及侧脑室扩大变形等表现。

（五）治疗

对于轻度 HIE，需支持治疗，如供氧、维持各脏器血流灌注，纠正低血压、补液等。对于中、重度 HIE，如发生脑水肿，应利尿、脱水，同时予以改善脑细胞代谢的药物治疗。如有惊厥，应控制惊厥。

【案例 10-1-3-1 点评】

1. 选 B。MRI 检查具有无辐射、软组织分辨率高、多方位成像、受骨伪影的影响小等优势，是临床诊断 HIE 常用的影像学检查方法。

2. 选 C。临床上 HIE 常规采用 T_1WI、T_2WI 和 DWI。T_2WI 对灰质损伤的显示优于 T_1WI，T_1WI 对白质损伤显示优于 T_2WI；DWI 是重要的补充扫描方式，对于检出早期细胞毒性水肿更敏感。

3. 选 B。该患儿有明确的窒息缺氧史，并有缺氧的临床表现。T_1WI（a）上见皮质及皮质下沿脑回分布的纡曲点条状 T_1WI 高信号、T_2WI 低信号，提示有脑损伤表现，因此，该患儿应考虑新生儿缺氧缺血性脑病的诊断。

四、新生儿先天性感染

【案例 10-1-4-1】 患儿男性，3 天，抽搐 2 次入院。胎龄 30^+周时，胎儿超声提示有双侧侧脑室扩大，伴可疑侧脑室旁钙化。

思考题

1. 为明确颅内有无钙化灶，下列影像学检查最佳的是

A. 头颅 X 线平片；B. 超声；C. MRI；D. CT；E. PET-CT

2. 若进一步行 MRI 检查以明确诊断，下列选项最有价值的序列是

A. 薄层 T_1WI；B. T_2FLAIR；C. PWI；D. DWI；E. TOF-MRA

3. 该患者在进行 CT 和 MRI 检查后，结果如图 10-1-4-1（a～d）所示，下列描述不正确的是

A. CT 于右侧侧脑室旁脑实质内可见一点状钙化；B. 双侧侧脑室扩大；C. 双侧侧脑室周围 MRI 可见多发低信号钙化灶；D. 部分白质 T_1WI 信号减低，T_2WI 信号增高；E. 双侧额顶叶脑回宽大

4. 结合病史，根据图 10-1-4-1（a～d）影像学表现，该患儿最可能的诊断是

A. 脑积水；B. 新生儿先天性感染；C. 脑水肿；D. 新生儿先天性感染，伴巨脑回畸形；E. 新生儿缺氧缺血性脑病

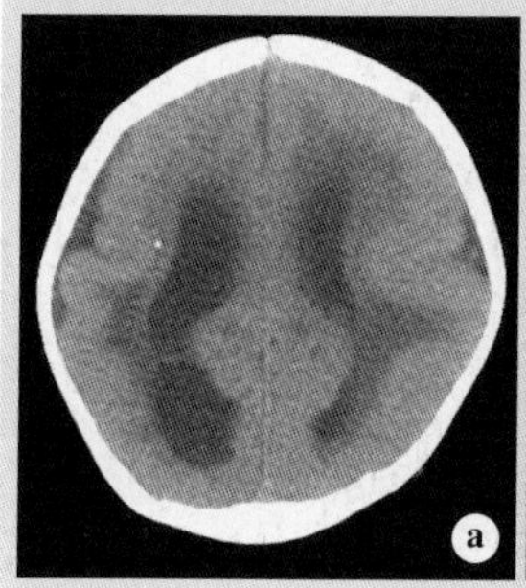

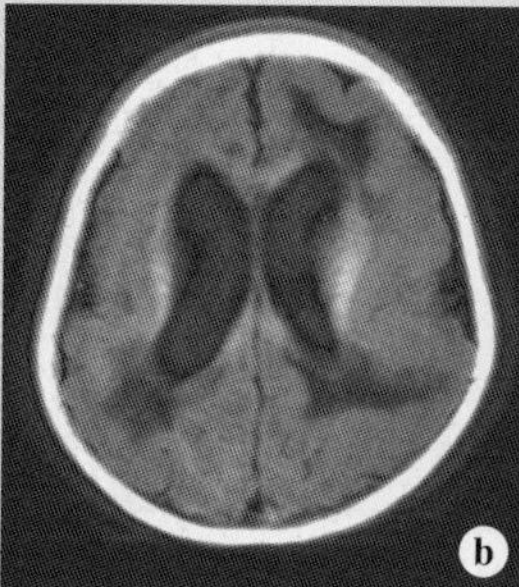

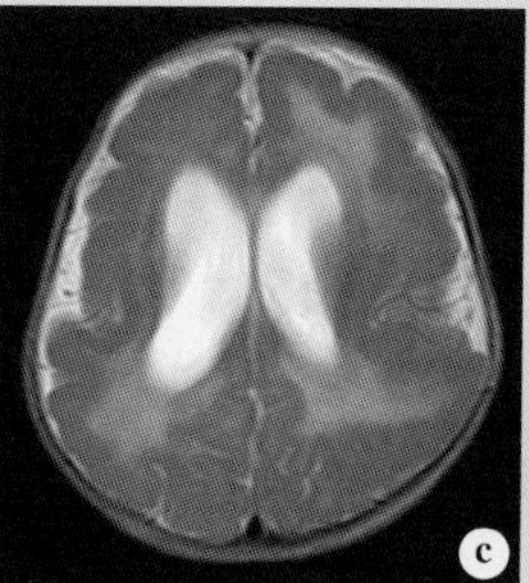

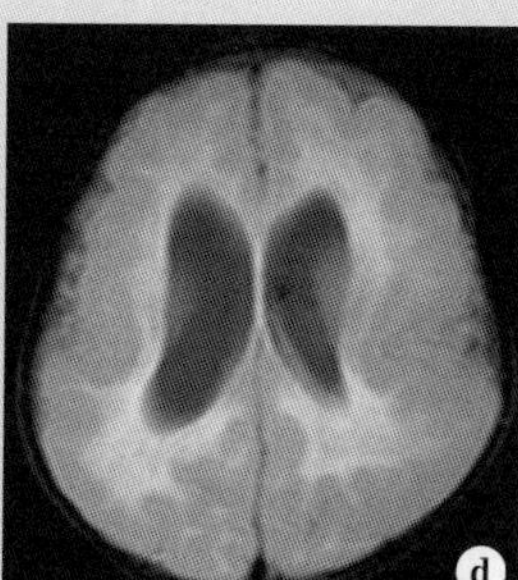

图 10-1-4-1 案例 10-1-4-1 患儿影像学检查结果

a. CT 平扫；b. 轴位 T_1WI；c. 轴位 T_2WI；d. 轴位 T_2FLAIR

新生儿先天性 TORCH 感染是指母体感染 TORCH 病毒后经胎盘或其他途径传染胎儿，导致胎儿出现流产、死胎、畸形、早产或脑发育不良等一系列临床表现的一类感染性疾病。TORCH 为一组病毒的英文名称缩写，包括 TOX（弓形体）、RV（风疹病毒）、CMV（巨细胞病毒）、HSV（单纯疱疹病毒）和 Others（其他病毒）。在我国，以 CMV 和 RV 为最常见致病原，血清学病毒检查可确诊。新生儿先天性 TORCH 感染多以中枢神经系统受累为主。

（一）疾病基础

1. 病因 新生儿先天性 TORCH 感染有胎盘垂直感染、经羊水感染、经产道感染以及母乳感染等传播途径，其中以胎盘垂直感染最为常见。脑发育不良和脑发育畸形的严重程度与感染的时间存在相关性，妊娠初期或中期感染所导致的脑发育畸形往往较重，妊娠末期感染导致的颅脑发育不良程度相对较轻。

2. 临床表现 临床多以早产、足月小样儿、新生儿黄疸、反应低下及癫痫等症状就诊。临床表现严重程度与以下因素有关：病原体数量、种类、毒力及其持续时间；母体免疫力；胎儿孕周时间及成熟度。

（二）常用 MRI 序列

临床常规采用 T_1WI、T_2WI 扫描，3D 薄层扫描是重要的补充扫描方式，对显示伴发畸形有重要价值。

（三）MRI 影像学诊断

新生儿 TORCH 感染的影像学表现因病原体不同而稍有差异，但其典型 MRI 表现主要包括：①室管膜下和（或）脑实质内（白质为主）多发点状、条状或弧线状钙化，T_1WI 表现为高或低信号，T_2WI 为低信号，该征象具有一定的特征性；②脑发育不良，常表现为室周白质软化萎缩、髓鞘化延迟、胼胝体及小脑发育不良等；③继发性脑室扩张积水；④伴发神经元移行障碍畸形（巨脑回畸形、脑裂畸形等）（图 10-1-4-2）。

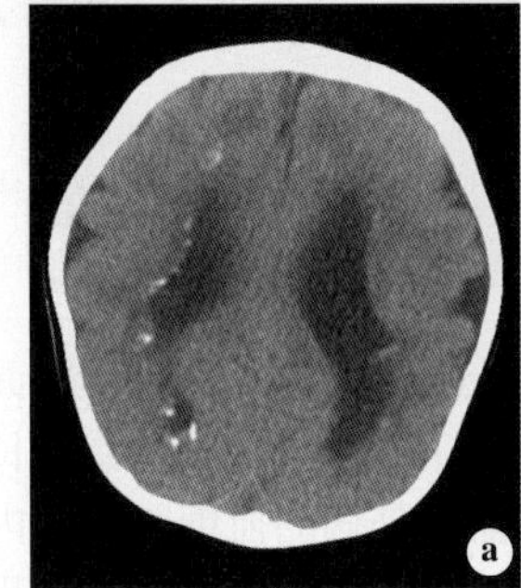

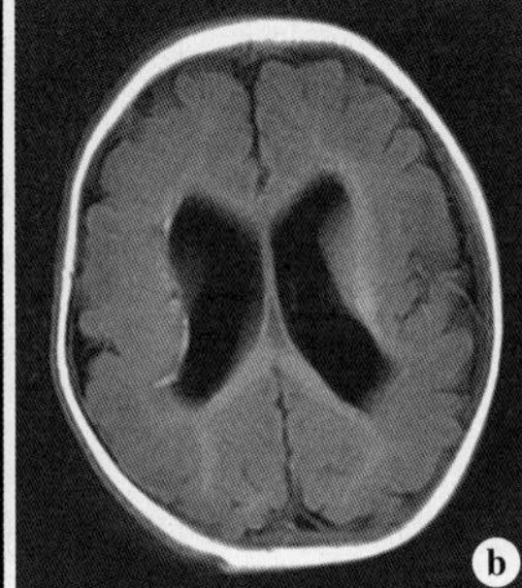

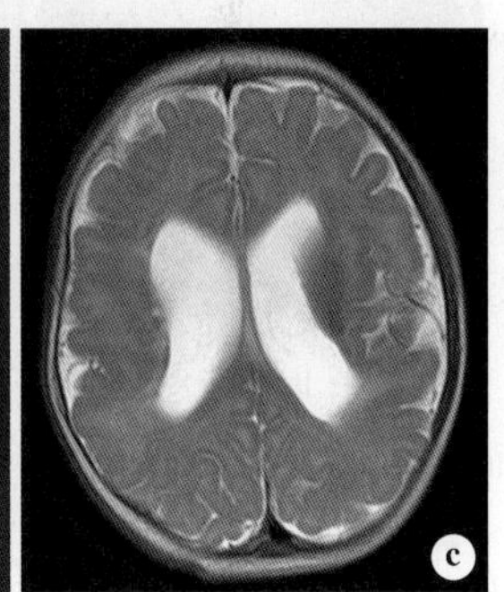

图 10-1-4-2 新生儿先天性 TORCH 感染 CT 及 MRI 表现
a. CT 平扫于双侧侧脑室旁及邻近白质内可见散在点状或短条状钙化；b. MRI 平扫 T_1WI（b）显示钙化为高信号；c. T_2WI 呈低信号，同时还可见部分脑回宽大，双侧脑室明显扩大、变形伴脑室周围白质减少

（四）鉴别诊断

本病主要需与结节性硬化症相鉴别。典型临床表现为癫痫、智力低下、皮脂腺瘤；钙化结节主要位于侧脑室旁室管膜下、大脑皮质和皮质下白质，室管膜下结节具有向脑室内突入的特点，可并发巨细胞星形细胞瘤，一般不伴颅脑发育畸形；血清学病毒检查为阴性。

【案例 10-1-4-1 点评】

1. 选 D。为明确钙化灶，CT 是最佳的影像学检查方法。

2. 选 A。根据患儿胎儿超声异常，提示可能为先天性病变，薄层 T_1WI 有利于显示细微形态学改变。

3. 选 C。虽然 CT 于右侧侧脑室旁可见一点状钙化，但 MRI 对钙化显示不敏感是其不足之处，而且该患儿并无明显多发钙化灶。

4. 选 D。结合患儿早期胎儿超声提示异常，CT 可见钙化、脑回增宽等特点，故选择最佳诊断为新生儿先天性 TORCH 感染伴巨脑回畸形。

五、新生儿低血糖脑病

【案例 10-1-5-1】 患儿女性，4 天，因“拒乳、嗜睡 2 天”入院。入院后监测血糖 1.6 mmol/L。立即纠正血糖，精神稍好转。

思考题

1. 为了解患儿颅脑情况，下列检查最合适的是

A. CT；B. MRI；C. DSA；D. 脑电图；E. 超声

2. 若行 MRI 检查以明确诊断，应选择的序列或序列组合是

A. 常规 SE T_1WI；B. 常规 SE T_1WI+常规 SE T_2WI；C. 常规 SE T_1WI+常规 SE T_2WI+DWI；D. 常规 SE T_1WI+常规 SE T_2WI+T_2FLAIR；E. 常规 SE T_1WI+常规 SE T_2WI+TOF-MRA

3. 该患者立即进行 MRI 检查，结果如图 10-1-5-1（a～c）所示，下列描述错误的是

A. 轴位 T_1WI 示双侧枕叶部分脑回呈线状高信号影；B. 轴位 T_2WI 对病变的显示不如 T_1WI 清楚；C. DWI 病灶呈高信号提示病变有细胞毒性水肿；D. DWI 示双侧枕叶斑片状高信号影，以灰质区为主，且胼胝体压部亦见类似信号影；E. DWI 显示病灶范围比 T_1WI、T_2WI 更清楚

4. 根据患儿病史及其 MRI 检查结果，最可能的诊断为

A. 新生儿败血症；B. 新生儿缺氧缺血性脑病；C. 新生儿低血糖脑病；D. 新生儿中毒性脑病；E. 新生儿脑炎

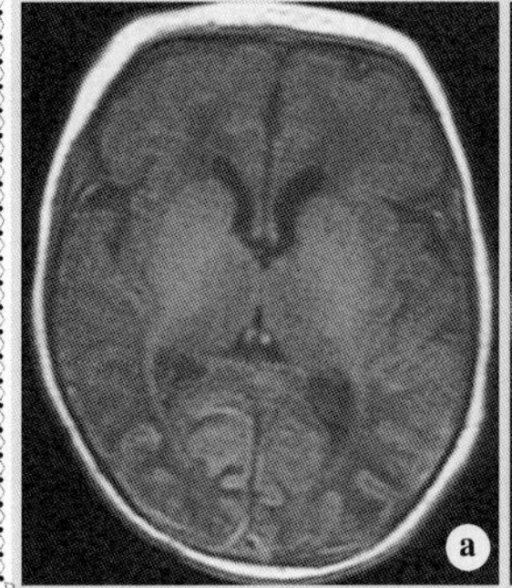

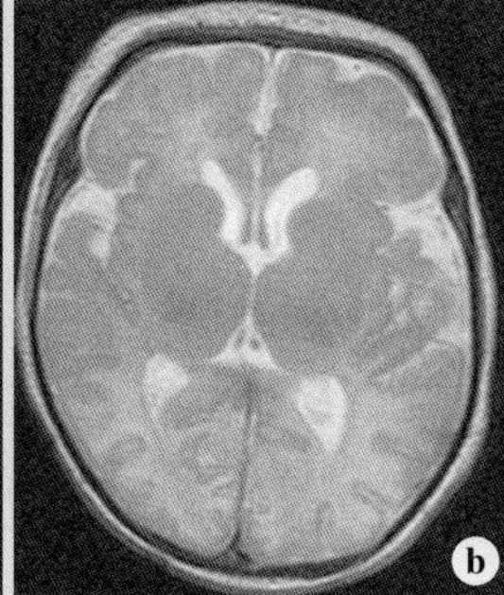

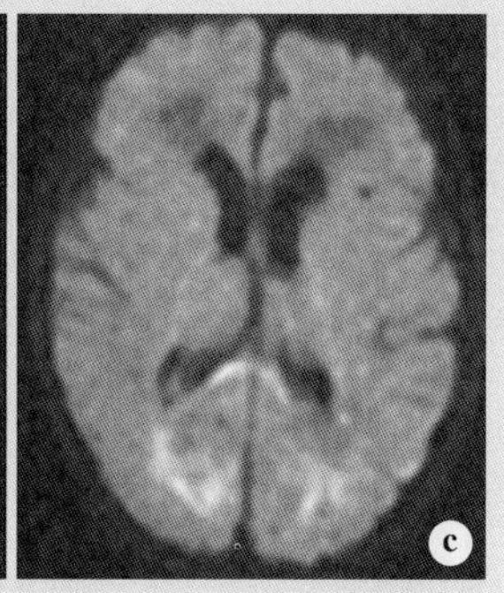

图 10-1-5-1 案例 10-1-5-1 患儿 MRI 检查结果

a. 轴位 T_1WI；b. 轴位 T_2WI；c. 轴位 DWI

新生儿低血糖脑病（neonatal hypoglycemic encephalopathy）是由于严重低血糖持续或反复发生而引起的脑损伤。我国多数学者认为，在不考虑新生儿出生体重、胎龄、日龄的情况下，全血血糖＜2.2mmol/L 时应诊断为低血糖，但导致新生儿低血糖脑病的血糖阈值国内外尚无统一标准。有文献指出，血糖＜1.2mmol/L 时，严重脑损伤的发生率较高。MRI 是目前诊断新生儿低血糖脑病的最佳影像学方法。

（一）疾病基础

1. 病因及发病机制 新生儿低血糖分为暂时性低血糖和持续性低血糖两种类型，原因主要有以下几个方面。①糖原及脂肪贮存量不足：常见于早产儿和小于胎龄儿，胎龄越小，糖原储存越少；②糖摄入不足：多见于慢性腹泻、吸收不良综合征或长期禁食等；③葡萄糖需求增加：见于窒息、NRDS、寒冷、感染等因素存在时；④高胰岛素血症：见于母亲有糖尿病的新生儿、严重溶血病、孕母糖耐量降低、胰岛细胞增生症等；⑤遗传代谢性疾病：如糖、脂肪酸或氨基酸代谢异常等。

新生儿低血糖脑病主要累及大脑顶枕叶皮质和皮质下白质区域，以双侧多见，一般不累及小脑及脑干，这可能与枕叶轴突和突触的形成较其他区域活跃以及对葡萄糖需求增加有关。除顶枕叶外，

胼胝体压部、内囊和放射冠等部位也可受累。

2. 临床表现 大多数患儿缺乏典型临床症状或无症状，有时可表现为多汗、面色苍白、体温不升、虚弱、心动过速、易激怒、拒乳、抽搐、反应差、嗜睡，甚至呼吸暂停等。

（二）常用 MRI 序列

DWI 序列对急性期病变的显示较 T_1WI、T_2WI 敏感，临床上常将 MRI 常规序列与 DWI 联合应用。病变后期受累脑组织软化萎缩，可伴有脱髓鞘改变，T_2FLAIR 序列为重要的补充。

（三）MRI 影像学诊断

1. 急性期 枕叶和顶叶后部皮质及皮质下白质 DWI 信号异常增高，为最明显的影像学特征，多与正常组织分界清楚。早期病变有时在常规 T_1WI 和 T_2WI 上表现正常，而仅在 DWI 上呈高信号（图 10-1-5-2）。部分病例 T_1WI 上呈稍低信号，T_2WI 上呈稍高信号，灰、白质分界不清，少数可伴有灶性出血。

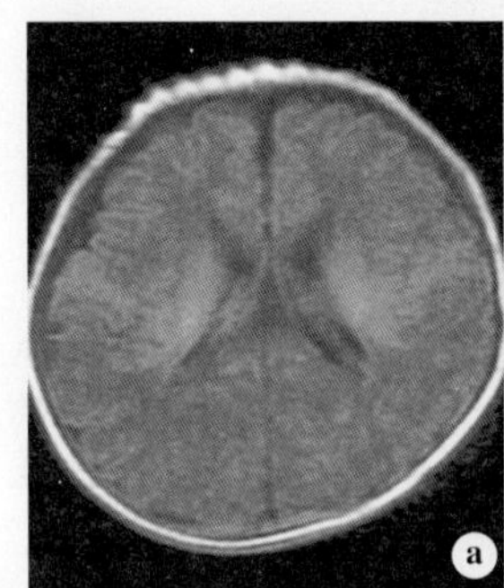

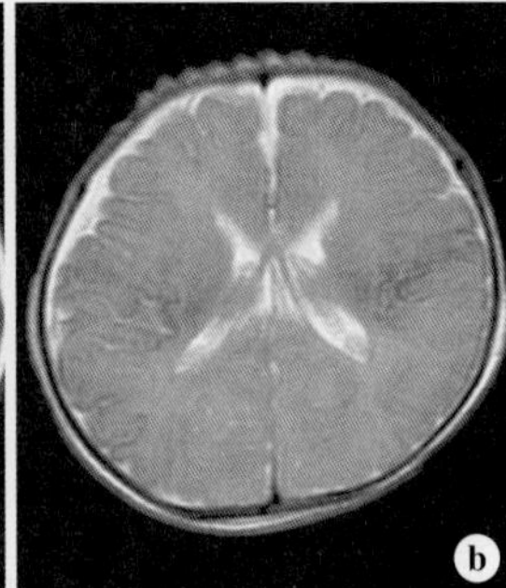

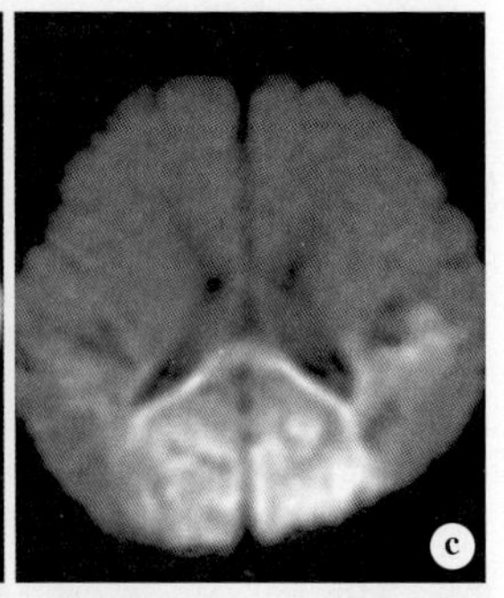

图 10-1-5-2 新生儿低血糖脑病急性期 MRI 表现
a、b. 轴位 T_1WI（a）、T_2WI（b）示脑实质内信号改变不明显；c. DWI 示双侧顶枕叶内高信号影，灰、白质均有累及，胼胝体压部亦受累

2. 慢性期 受累脑组织出现局灶性脑软化萎缩改变，部分皮质还可有灶性神经元坏死，表现为 T_1WI 上点状及条状高信号影（图 10-1-5-3）。后期可有少许钙质沉着，但 MRI 对钙化显示不如 CT 敏感。

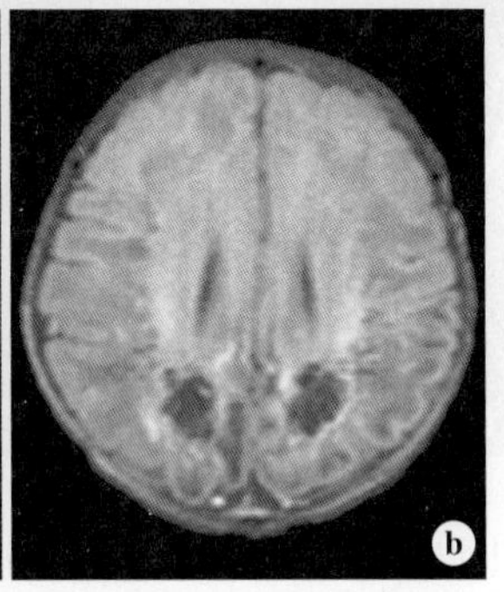

图 10-1-5-3 新生儿低血糖脑病慢性期 MRI 表现
a. 轴位 T_1WI 示双侧顶叶后部皮质变薄、皮质下囊变等脑软化萎缩改变，部分皮质见点条状高信号，提示可能有神经元灶性坏死；b. 轴位 T_2FLAIR 示软化囊变周围异常高信号，为胶质增生改变

（四）鉴别诊断

新生儿缺氧缺血性脑病：新生儿 HIE 多发生在分水岭区，早产儿以脑室旁白质损伤为主，足月儿以皮质和皮质下白质损伤为主，重度损伤时灰、白质均可受累，且常伴不同程度的脑出血。新生儿低血糖脑病常有明确的低血糖病史，且脑损伤的严重程度与低血糖的严重程度及持续时间有关，病变分布区与脑血管分布区不一致。

（五）治疗

出现症状性低血糖或严重低血糖时，应及时补充葡萄糖，可先行静脉注射，如仍不能达到目标血糖值，可静脉滴注，同时检查血浆皮质醇、胰岛素、生长激素和甲状腺素等水平。

【案例 10-1-5-1 点评】

1. 选 B。MRI 是目前诊断新生儿低血糖脑病的最佳影像学方法。
2. 选 C。急性期常规 MRI 扫描不能充分显示病变范围，DWI 序列对急性期病变较 T_1WI、

T_2WI 更敏感。因此，应将 MRI 常规序列与 DWI 联合应用。

3. 选 D。急性期新生儿低血糖脑病 DWI 上多表现为双侧枕叶斑片状高信号影，以白质区为主，胼胝体亦可累及，以压部明显。

4. 选 C。患儿为出生 4 天的新生儿，病程中有拒乳、嗜睡神经功能障碍表现，血糖 1.6mmol/L，符合低血糖诊断标准；颅脑 MRI 提示有颅脑损伤表现，且以双侧枕叶为主，胼胝体压部亦受累，DWI 显示有弥散受限，临床表现、实验室检查以及影像学发病部位和信号特点均符合新生儿低血糖脑病表现。

六、新生儿核黄疸

【案例 10-1-6-1】 患儿男性，7 天，因"发现皮肤黄染 3^+天"入院。颜面、颈部、躯干、四肢、手心及足心黄疸。觅食反射、吸吮反射、握持反射、拥抱反射均减弱。实验室检查显示非结合胆红素增高。

思考题

1. 为了解颅脑有无黄疸引起的脑损伤，下列检查方法最合适的是

A. CT；B. MRI；C. DSA；D. 脑电图；E. 超声

2. 若行 MRI 检查以协助诊断，应首选的序列是

A. 常规 SE T_1WI；B. 常规 SE T_2WI；C. DWI；D. T_2FLAIR；E. TOF-MRA

3. 该患儿 MRI 检查结果如图 10-1-6-1（a～c），结合病史，应考虑所患疾病可能是

A. 肝豆状核变性；B. 新生儿缺氧缺血性脑病；C. 新生儿核黄疸；D. 新生儿中毒性脑病；E. 新生儿颅内出血

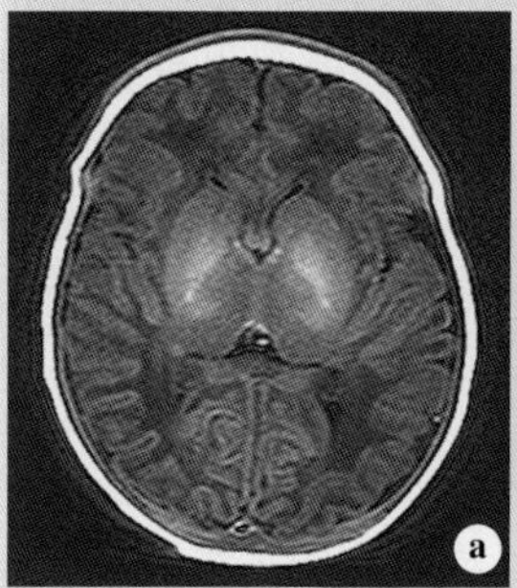

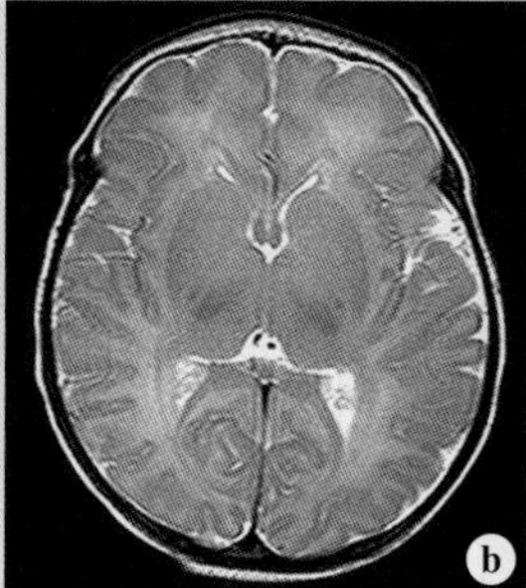

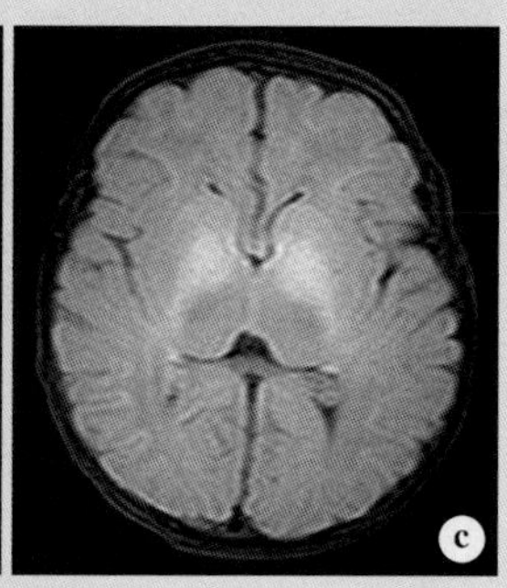

图 10-1-6-1 案例 10-1-6-1 患儿影像学检查结果

a. 轴位 T_1WI；b. 轴位 T_2WI；c. 轴位 T_2FLAIR

新生儿核黄疸（kernicterus）又称为新生儿胆红素脑病，是非结合胆红素在脑内沉积所致的神经综合征，是新生儿高胆红素血症最严重的并发症。该病由 Schmorl 在 1904 年首次提出。单纯依靠病史和临床表现诊断核黄疸较为困难，MRI 是目前诊断该病的最佳影像学检查方法。

（一）疾病基础

1. 病因及病理 新生儿核黄疸病因复杂，常见的原因有：①非结合胆红素增高，常见于胎儿溶血症或其他溶血性贫血；②新生儿酶系统发育尚未成熟或酶系统有缺陷；③新生儿血脑屏障发育尚未完善；④新生儿脑组织的易感性；⑤其他如感染、饥饿、酸中毒、早产和营养不良等因素。

病理情况下，新生儿血脑屏障受损，非结合胆红素（亲脂性、有毒性）通过血脑屏障进入脑内，并在脑细胞中沉积，最易沉积于神经核团，如苍白球、丘脑、下丘脑、小脑齿状核及脑干等，其中以苍白球最易受累。镜下黄疸染色切片可在神经元、神经元突起和小胶质细胞内发现胆红素色素。尸检中还可发现在亚急性期、慢性期基底节神经元凋亡、胶质增生和脱髓鞘改变。

2. 临床表现 足月新生儿核黄疸的神经系统症状和体征通常在出生后 2～5 天出现，早产儿可延迟到 7 天左右。一般足月儿血清胆红素水平超过 20mg/dl 时风险较高，早产儿更敏感。典型神经

系统表现为嗜睡、尖叫、四肢抽搐、角弓反张和腱反射减退等。出现神经症状的患儿提示预后不佳，常遗留严重神经系统损害，甚至导致死亡。

（二）常用 MRI 序列

临床常规采用轴位 T_1WI、T_2WI 扫描，T_2FLAIR 是重要的补充扫描方式，其中以 T_1WI 最具有价值，DWI 上一般无明显异常信号改变。

（三）MRI 影像学诊断

急性期 MRI 表现：双侧苍白球对称性 T_1WI 高信号，T_2WI 和 T_2FLAIR 上信号改变常不明显（图 10-1-6-2）。T_1WI 苍白球对称性高信号是新生儿核黄疸的重要影像学特征，与血清总胆红素水平及胆红素暴露时间密切相关。值得注意的是，该征象并不是新生儿核黄疸的特异性表现，很多胆红素轻微升高甚至正常胆红素水平的新生儿也可表现为苍白球 T_1WI 高信号，这种高信号的出现与胎龄无关，而似乎与日龄有一定关系，一般在 7～10 天后逐渐减弱，多于 4 周内完全消失，其具体机制尚不明确，可能与这一时期苍白球对胆红素的易感性有关。

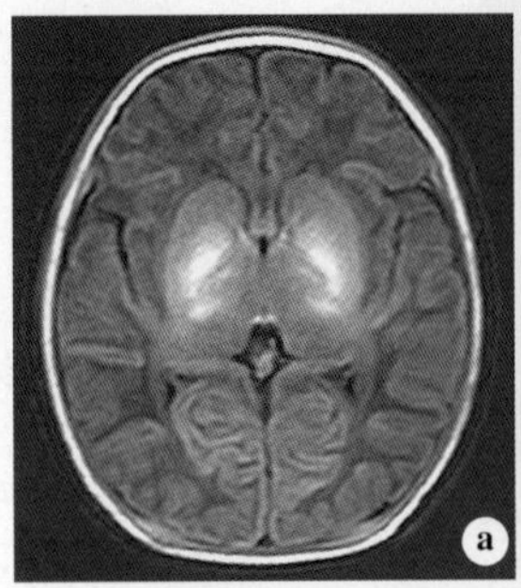

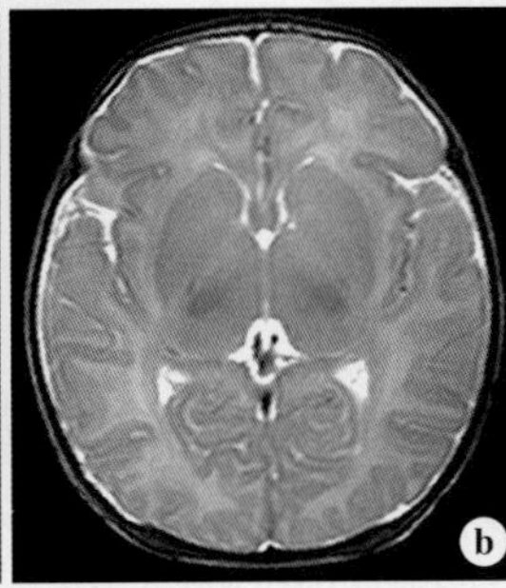

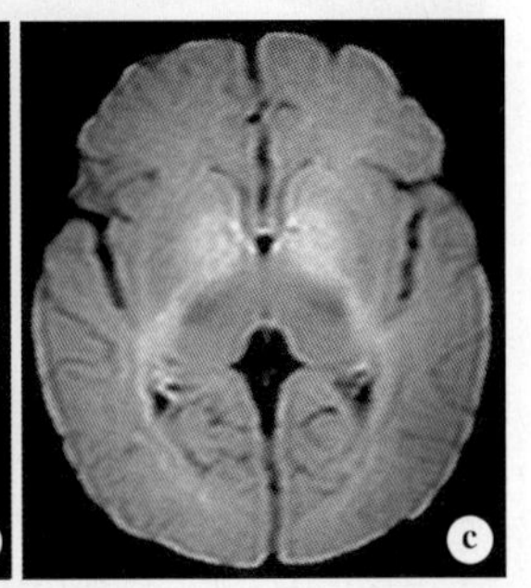

图 10-1-6-2 新生儿核黄疸急性期 MRI 表现
患儿男性，7 天，发现皮肤黄染 3⁺天。双侧苍白球见对称性，a. T_1WI 高信号；b. T_2WI 等信号；c. T_2FLAIR 呈稍高信号

后遗症期 MRI 表现：双侧苍白球呈对称性 T_1WI 低信号、T_2WI 和 T_2FLAIR 高信号（图 10-1-6-3），其病理基础是神经元受损和胶质增生。部分病例下丘脑可见类似改变。基底节区 T_2WI 高信号提示中枢神经系统不可逆性脑损伤。

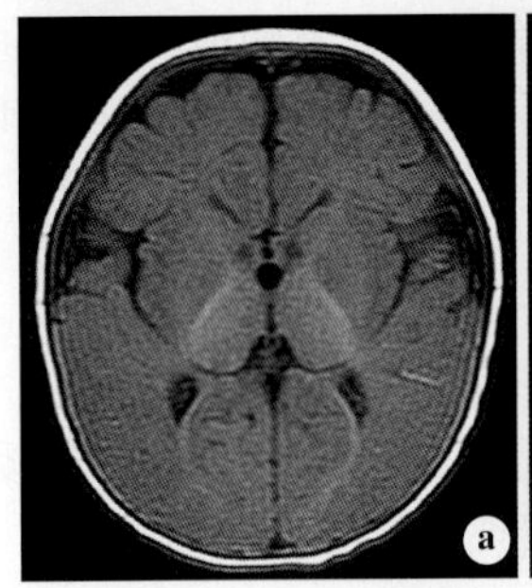

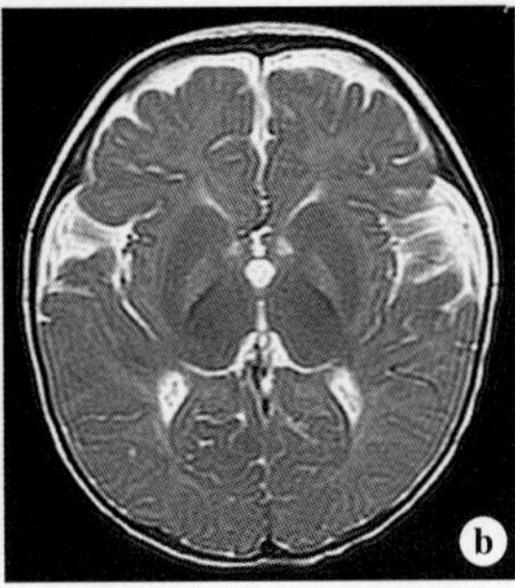

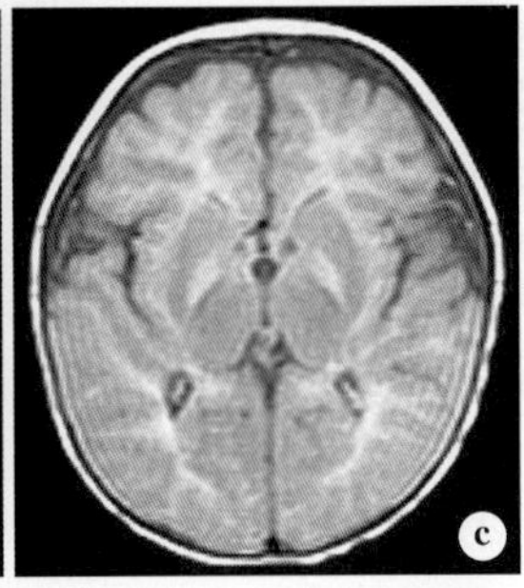

图 10-1-6-3 新生儿核黄疸后遗症期 MRI 表现
患儿 6 个月，运动发育迟缓，全身肌张力增高。出生后 14 天因新生儿黄疸住院半个月，诊断为新生儿核黄疸。双侧苍白球可见对称性，a. T_1WI 低信号；b. T_2WI 高信号；c. T_2FLAIR 高信号，同时可见髓鞘化明显延迟

（四）鉴别诊断

1. 新生儿 HIE 虽然小部分 HIE 患儿基底节区和下丘脑 T_1WI 上可见稍高信号，但大部分病灶还是以 T_1WI 低信号、T_2WI 高信号为主，且 DWI 多呈高信号，再结合临床有窒息、缺氧病史，应不难鉴别。

2. 肝豆状核变性 是一种常染色体隐性遗传性铜代谢障碍疾病，好发于壳核和尾状核，呈“八”字、“展翅蝴蝶样”的异常信号，病变可表现为 T_1WI 低、T_2WI 高信号，但新生儿核黄疸急性期病变主要位于苍白球、下丘脑等，且主要表现为 T_1WI 高信号，结合黄疸病史，一般可鉴别。

（五）治疗

针对高胆红素血症可行光照疗法及换血治疗，神经系统可对症治疗，早期发现并去除病因是治

疗和预后的关键所在。

【案例 10-1-6-1 点评】

1. 选 B。MRI 是目前新生儿核黄疸的最佳影像学检查方法。

2. 选 A。急性期双侧苍白球区表现为典型的 T_1WI 对称性高信号，T_2WI 及 DWI 上一般无明显异常信号，TOF-MRA 无异常改变，故选 A。

3. 选 C。双侧苍白球区表现为典型的 T_1WI 对称性高信号，有黄疸病史，且有原始反射减弱，提示神经系统受损，实验室检查显示非结合胆红素增高。综上，应考虑新生儿核黄疸。

七、脑裂畸形

【案例 10-1-7-1】 患儿男性，1 岁 9^+ 个月。发现运动发育迟缓 1 年余，半年前智力评估低下，近 3 个月来患儿无明显诱因出现抽搐 4 次，每次持续 1～3 分钟，发作后呈嗜睡状。为进一步诊治，3 天前入院。

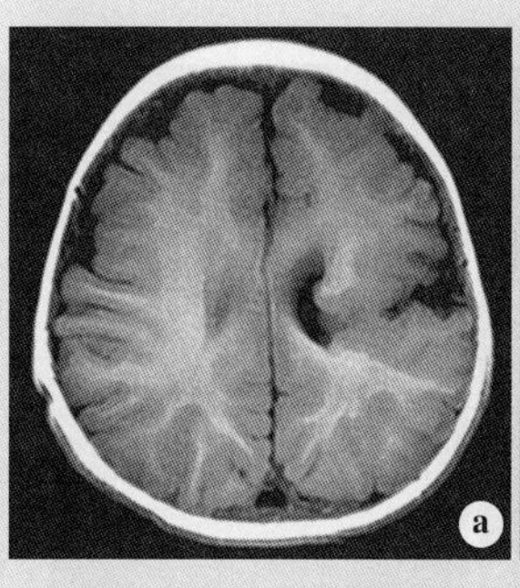

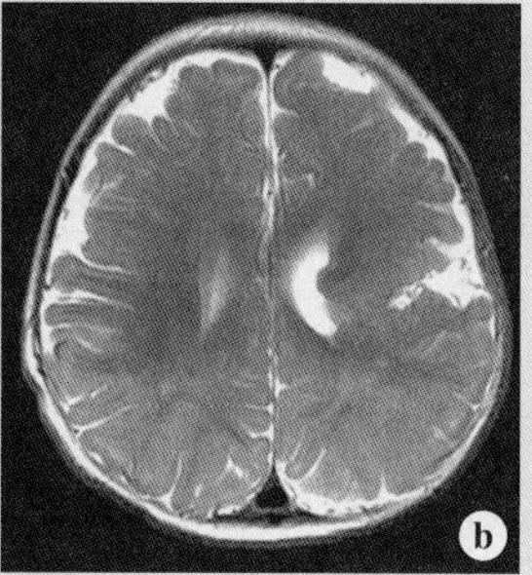

图 10-1-7-1 案例 10-1-7-1 患儿 MRI 检查结果

a. 轴位 T_1WI；b. 轴位 T_2WI

思考题

1. 为了解颅脑有无发育异常，应首选的影像学检查是

A. 头颅 X 线平片；B. 超声；C. MRI；D. CT；E. DSA

2. 该患者 MRI 检查结果如图 10-1-7-1（a～b）所示，下列描述不正确的是

A. 左侧大脑半球可见一裂隙；B. 裂隙前后壁闭合状；C. 裂隙两侧衬有脑皮质；D. 裂隙为增宽的正常脑沟；E. 裂隙侧侧脑室形态失常

3. 根据图 10-1-7-1（a～b）所示影像学表现，该患儿最有可能的主要发育畸形是

A. 灰质异位；B. 脑裂畸形（闭唇型）；C. 多小脑回畸形；D. 脑萎缩伴脑沟增宽；E. 脑穿通畸形

脑裂畸形（schizencephaly）是一种少见的先天性神经元移行异常所致的脑发育畸形，以贯穿一侧或双侧大脑半球的裂隙为特征性表现。根据裂隙是否分离将脑裂畸形分为闭唇型（Ⅰ型）和开唇型（Ⅱ型）。常伴发其他脑发育畸形，如巨脑回、多小脑回、灰质异位等。

（一）疾病基础

1. 病因 脑裂畸形的病因不明确，可能与胚胎发育前期感染、缺氧缺血或遗传等因素有关。

2. 临床表现 临床主要表现为癫痫、发育迟缓、肢体运动和智力障碍等，1 岁以前以发育迟缓及智力低下较常见，1 岁以后多以癫痫发作为主要表现。开唇型的临床表现常重于闭唇型。

（二）常用 MRI 序列

临床常规采用 T_1WI、T_2WI 扫描。3D 薄层 T_1WI 及 T_2WI 扫描是重要的补充扫描序列。

（三）MRI 影像学诊断

MRI 是目前诊断脑裂畸形的首选影像学检查方法。脑裂畸形的特征性影像学表现是软脑膜与室管膜之间的裂隙，即软脑膜-室管膜缝（P-E 缝）。Ⅰ型和Ⅱ型脑裂畸形影像学表现有所差异，均可伴发其他脑发育畸形。

闭唇型脑裂畸形：裂隙前后壁闭合，皮质沿裂隙深入脑深部至侧脑室，裂隙两侧皮质可增厚形成巨脑回畸形，也可变薄、增多形成多小脑回畸形。P-E 缝两端侧脑室和脑表面可见幕状或尖角状改变（图 10-1-7-2 左侧大脑半球）。

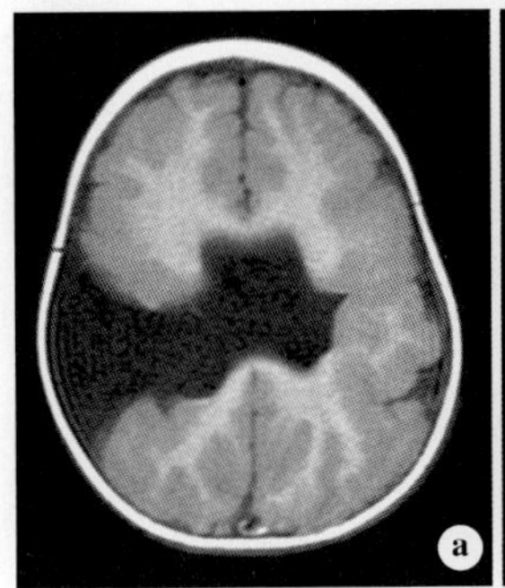
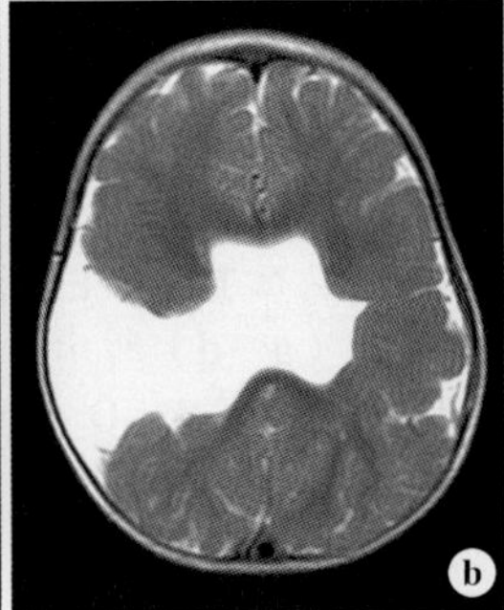
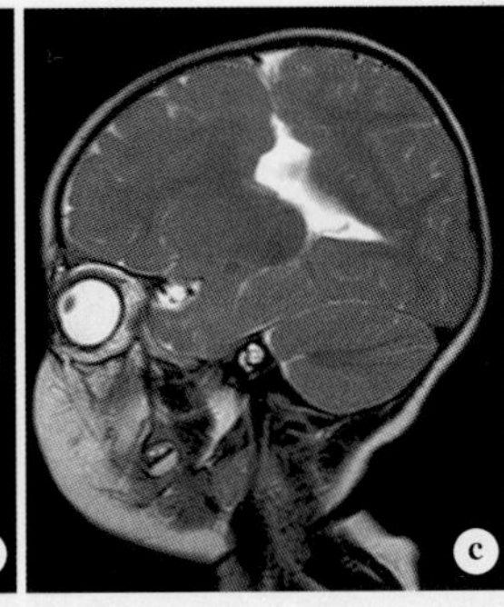
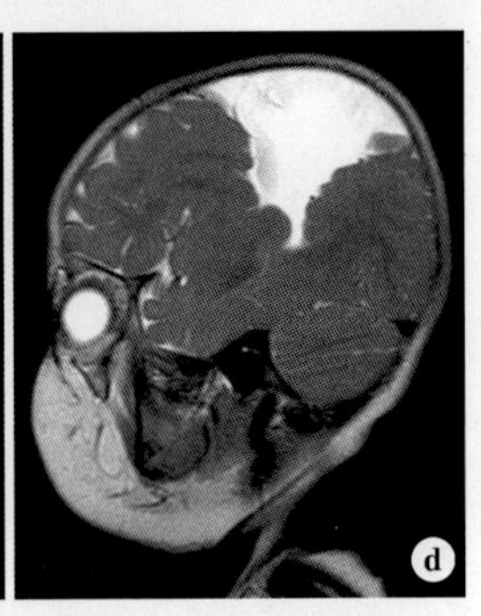

图 10-1-7-2　脑裂畸形 MRI 表现

a、b. 轴位 T_1WI 及 T_2WI 分别显示左侧和右侧大脑半球中央沟附近各有一闭唇型和开唇型的脑裂；脑裂两侧可见增宽、增厚的巨脑回；邻近的侧脑室扩大，形态失常；透明隔缺如，两侧侧脑室相通。c、d. 左侧及右侧大脑半球矢状位 T_2WI 表现

开唇型脑裂畸形：裂隙前后壁分离，裂隙间可见多少不等的 T_1WI 低信号、T_2WI 高信号的脑脊液填充。裂隙多位于中央沟附近，裂隙两侧可衬有发育不良的脑皮质（图 10-1-7-2 右侧大脑半球）。

伴发畸形：①多小脑回畸形，表现为脑裂边缘及相邻脑回增多，细小而浅，呈锯齿状改变；②灰质异位，皮质下脑白质区、侧脑室周边或沿异常加深的脑沟边缘分布的结节状、条带状脑灰质信号；③巨脑回畸形，以局限性巨脑回多见，表现为脑沟减少、变浅，脑回增宽、增厚（图 10-1-7-2a、b）；④胼胝体发育不良，表现为胼胝体变薄或缺如；⑤透明隔缺如，两侧脑室前部连为一体（图 10-1-7-2a、b）。

（四）鉴别诊断

1. 开唇型脑裂畸形需要与下列疾病相鉴别。①局限性脑萎缩伴脑沟宽大：无 P-E 缝，不与室管膜相连，周围结构收缩、牵拉改变，相应脑区因胶质增生而在 T_2FLAIR 上呈高信号；②脑穿通畸形囊肿，周围不衬以脑灰质，在形态上表现为中间宽两端细，而脑裂畸形 P-E 缝则相反。

2. 闭唇型脑裂畸形需要与孤立型灰质异位相鉴别：前者有 P-E 缝，外端脑表面常出现三角形凹陷，内端侧脑室边缘可见尖角征。

（五）治疗

脑裂畸形目前尚无根治性疗法，主要为癫痫等临床症状的对症处理。

【案例 10-1-7-1 点评】

1. 选 C。诊断颅脑有无发育异常，并避免儿童 CT 辐射危害，MRI 为最佳影像学检查方法。

2. 选 D。如图 10-1-7-1 所示，A、B、C、E 项所描述的征象在图像中均有相应表现，D 项所述的裂隙为增宽的正常脑沟，是错误的，该裂隙为贯穿一侧大脑半球的 P-E 缝，是诊断脑裂畸形的特征性影像学表现。

3. 选 B。2 题中 A、B、C、E 选项的描述都是闭唇型脑裂畸形的典型影像学表现，故患儿最有可能的主要发育畸形是 B 选项。

八、垂体柄阻断综合征

【案例 10-1-8-1】　患儿男性，5 岁，自幼发现阴茎外观短小，行头颅 CT 平扫未见明显异常。

思考题

1. 为排除垂体病变，该患儿下一步应该选择的影像学检查是

A. 头颅 X 线平片；B. 超声；C. MRI；D. CT 增强；E. PET-CT

2. 若下一步行 MRI 扫描以明确有无垂体和（或）垂体柄病变及性质，应该选择的序列组

合是

A. 常规 T_1WI 和 T_2WI；B. 薄层 T_1WI、T_2WI 和增强；C. PWI；D. DWI；E. TOF-MRA

3. 为观察神经垂体有无异常，下列方位和序列最佳的是

A. 轴位 T_1WI；B. 轴位 T_2WI；C. 矢状位 T_1WI；D. 矢状位 T_2WI；E. 冠状位 T_2WI

4. 该患儿在进行 MRI 检查后，结果 如图 10-1-8-1（a～d）所示，下列描述不正确的是

A. 垂体柄缺如；B. 神经垂体位于垂体窝底；C. 腺垂体发育不良；D. 神经垂体异位；E. 神经垂体位于漏斗隐窝区

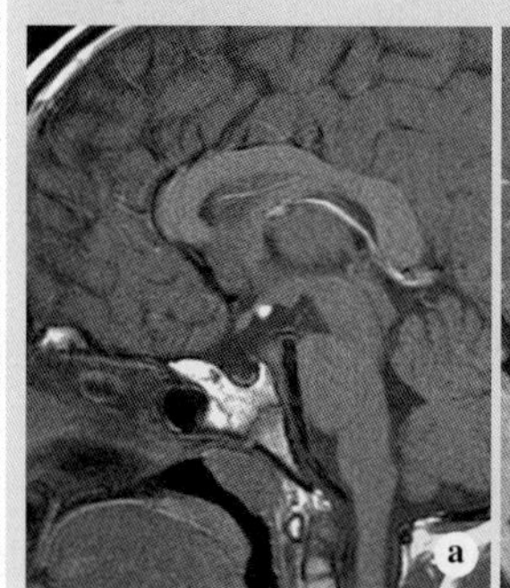
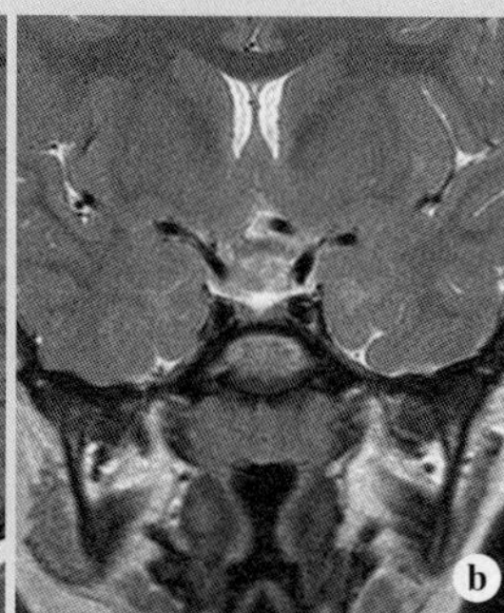
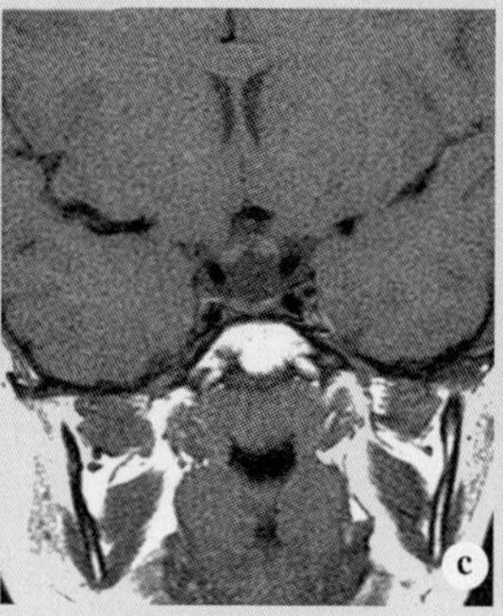
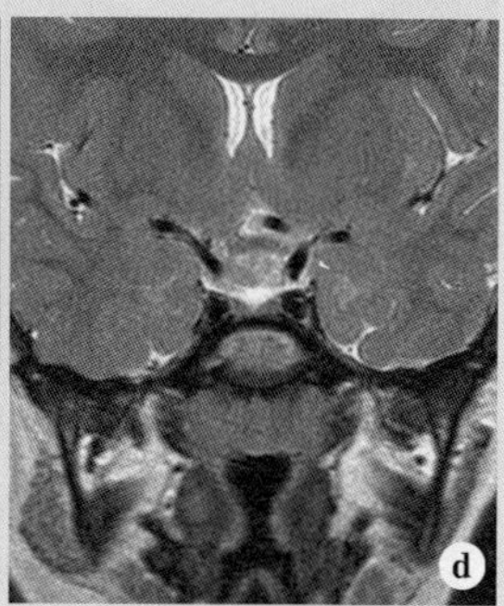

图 10-1-8-1 案例 10-1-8-1 患儿 MRI 检查结果

a～d. 矢状位薄层 T_1WI、T_2WI 和冠状位薄层 T_1WI、T_2WI

垂体柄阻断综合征（pituitary stalk interruption syndrome，PSIS）是指由各种原因引起的垂体柄断裂、缺如或变细，致使下丘脑分泌的激素不能输送到神经垂体，也无法通过垂体门脉系统作用于腺垂体而出现一种或多种激素缺乏为特点的一组临床症候群。PSIS 是儿童身材矮小的病因之一，发病率为 1/10 000～1/4000，男孩多于女孩。MRI 是目前诊断垂体柄阻断综合征唯一可靠的影像学检查方法。

（一）疾病基础

1. 病因 本病病因尚不明确，目前认为有以下几种可能：①围产期窒息、低氧血症、低灌注或感染等造成的垂体和（或）垂体柄缺血、梗死。②颅脑外伤、鞍区手术和产伤（如钳夹或拖拽等助产方式）等造成的垂体柄断裂。③遗传和胚胎发育异常等因素。

2. 临床表现 临床表现常取决于激素缺乏的种类和程度。患者多有生长激素缺乏，因此常以身材矮小就诊，表现为生长迟缓甚至停滞、面容形体呈幼稚型、第二性征出现延迟甚至不出现等，但智力发育通常在正常水平。少部分患者可伴有颅面发育异常。

（二）常用 MRI 序列

临床常规采用矢状位和冠状位 T_1WI、T_2WI 薄层扫描。3D 薄层扫描是重要的补充扫描方式。增强扫描对垂体柄显示明显优于平扫，尤以矢状位为佳。

（三）MRI 影像学诊断

典型 MRI 表现包括：①垂体柄断裂、缺如或呈不连续的细线状。②神经垂体异位。正常垂体后叶呈 T_1WI 高信号，这可能与神经垂体内的抗利尿激素等神经内分泌颗粒有关。当发生 PSIS 时，这些神经内分泌颗粒因无法通过垂体柄输送到垂体后叶，而积聚在阻断的垂体柄上方，表现为垂体窝后方正常 T_1WI 高信号消失，而在第三脑室漏斗隐窝区或正中隆起处出现神经垂体高信号。③腺垂体发育不良，其上缘明显凹陷，甚至仅呈弧线样位于鞍底，即“空蝶鞍征”（图 10-1-8-2）。以上为诊断 PSIS 的三联征，其中神经垂体异位是诊断 PSIS 较为特征性的影像学征象。

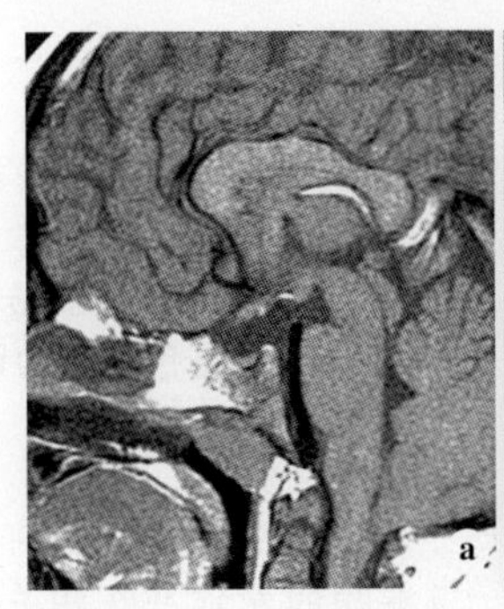

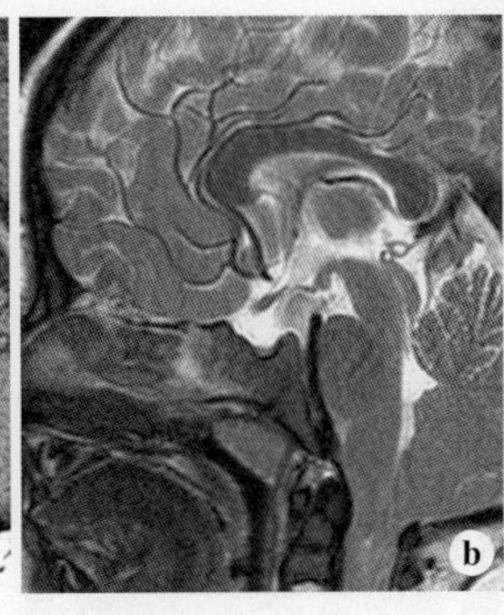

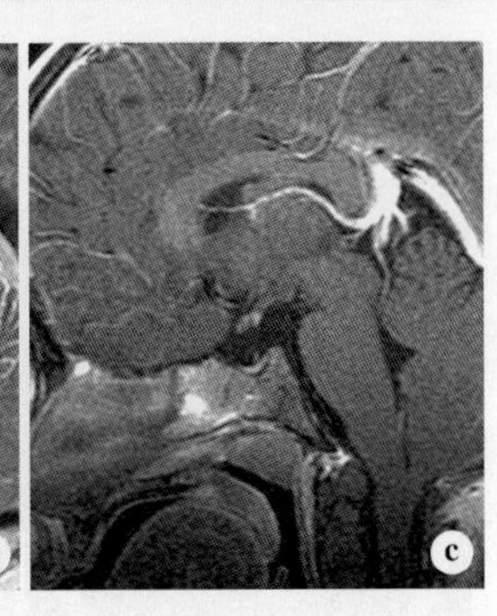

图 10-1-8-2 垂体柄阻断综合征 MRI 表现
a. 矢状位 T_1WI 在垂体后叶未见高信号神经性垂体显示，神经垂体高信号异位于漏斗隐窝区；b. T_1WI 及 T_2WI 均显示垂体发育不良和垂体柄不连续；c. 增强后腺垂体发育不良和垂体柄不连续显示更清楚

上述三联征中，由于异位神经垂体在 T_1WI 上呈特征性高信号，故 T_1WI 显示神经垂体异位最佳；由于增强后垂体及垂体柄有强化，故增强 MRI 能更好地显示腺垂体发育不良和垂体柄断裂、缺如或不连续等情况。

（四）鉴别诊断

1. Kallmann 综合征 又称为低促性腺激素性性腺功能减退综合征，是一种罕见的先天性遗传性疾病，主要表现为促性腺激素分泌不足的性腺功能减退及嗅觉缺失或减弱。MRI 上表现为嗅球或嗅束未发育或发育不良，腺垂体发育较正常小，垂体柄纤细，但无神经垂体异位。

2. 尿崩症 是由于下丘脑-神经垂体病变引起抗利尿激素不同程度的缺乏，或由于多种病变引起肾脏对抗利尿激素敏感性缺陷，导致肾小管重吸收水的功能障碍的一组临床综合征。儿童尿崩症以朗格汉斯细胞组织细胞增生症和生殖细胞瘤等多见，由于病变破坏下丘脑，导致抗利尿激素不能形成，因此垂体后叶 T_1WI 高信号消失，但并无神经垂体异位表现。

（五）治疗

由于生长激素缺乏，应及早行基因重组人生长激素替代治疗。同时，应根据生长速率、青春发育状况及生长激素水平等调整药物剂量，促生长治疗应维持至骨骺闭合为止。若合并多种激素缺乏，应行相关激素替代治疗。

【案例 10-1-8-1 点评】

1. 选 C。MRI 是排除垂体病变的首选影像学检查方法。

2. 选 B。垂体一般体积小，因此临床常规需要采用 MRI 薄层扫描。增强扫描有利于对垂体柄清楚显示及病变的检出。

3. 选 C。观察神经垂体，一般选择矢状位 T_1WI 为最佳，因为神经垂体 T_1WI 为特异性的高信号，而异位的神经垂体多位于视交叉附近，矢状位可同时显示垂体窝和可能异位的神经垂体。

4. 选 B。神经垂体异位表现为神经垂体 T_1WI 高信号位于漏斗隐窝区，因此 B 选项描述错误。

九、颅面血管瘤病

【案例 10-1-9-1】 患儿男性，6^+个月。出生后即发现右侧头面部皮肤呈大片樱桃红色，3 天前患儿无明显诱因出现惊厥发作 2 次，伴左侧肢体抽动，每次持续 1～2 分钟，发作后呈嗜睡状。为进一步诊治，1 天前入院。

思考题

1. 该患儿行急诊 CT 检查，结果如图 10-1-9-1（a）所示，病变主要位于

A. 右额叶；B. 左额叶；C. 双侧额顶叶；D. 左顶叶；E. 右顶叶

2. 若进一步行 MRI 扫描以明确诊断，下列序列诊断价值最高的是

A. 常规 SE T_1WI；B. 常规 SE T_2WI；C. 增强 SE T_1WI；D. DWI；E. TOF-MRA

3. 该患儿进行了 MRI 检查，结果如图 10-1-9-1（b～f）所示，下列对诊断最有价值的影

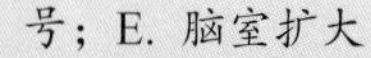

像学表现是

A. 右顶叶萎缩；B. 右顶叶砂砾样钙化；C. 右顶叶脑表面“脑回样”脑膜强化；D. DWI 等、低信号；E. 脑室扩大

4. 结合病史，根据图 10-1-9-1（a～f）所示，该患儿最有可能的诊断是

A. 脑软化萎缩；B. 先天性 TORCH 感染；C. 化脓性脑膜炎；D. 脑积水；E. 颅面血管瘤病

5. 研究表明，局部皮质脑血流灌注高低与癫痫的发作存在相关性，了解皮质脑血流灌注情况下列 MRI 检查可以选择的是

A. SWI；B. DTI；C. DWI；D. PWI；E. MRS

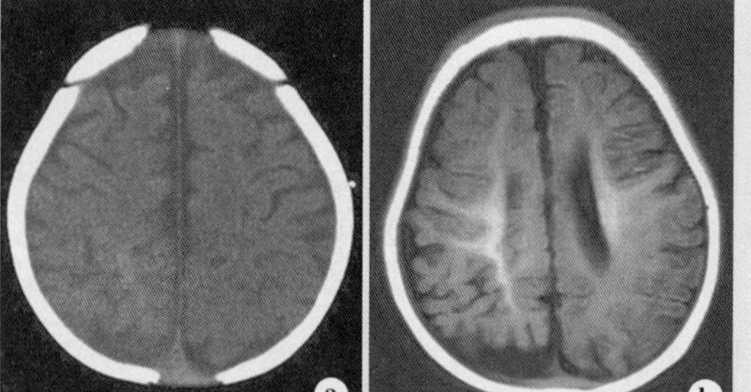

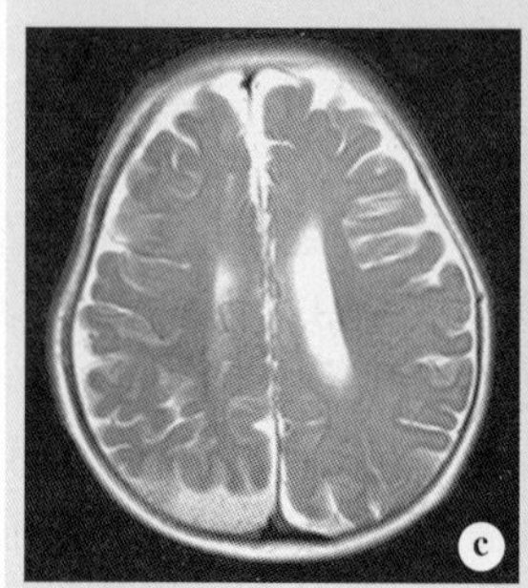

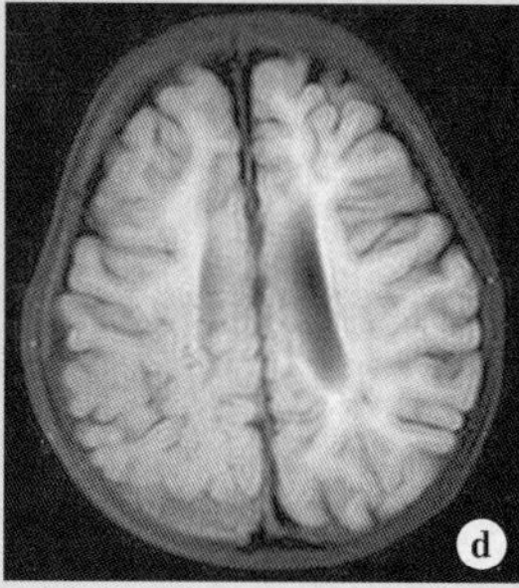

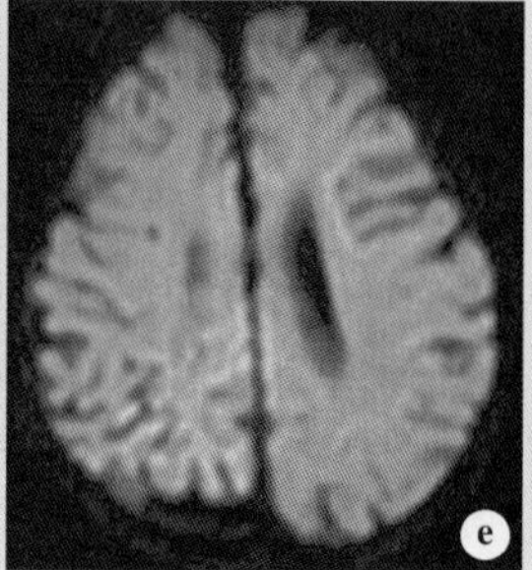

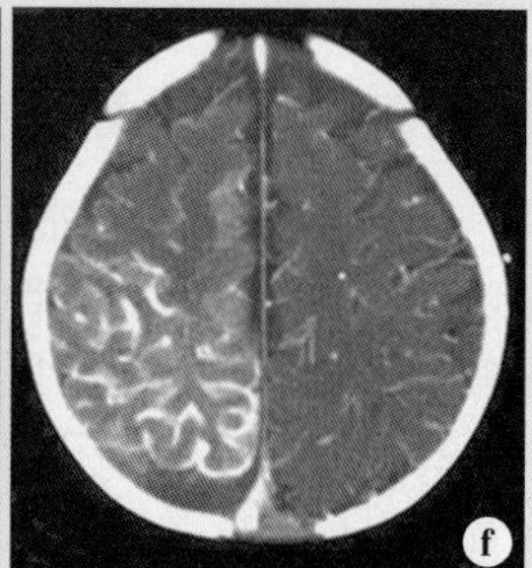

图 10-1-9-1 案例 10-1-9-1 患儿影像学检查结果

a～f. 轴位 CT、T_1WI、T_2WI、T_2FLAIR、DWI 及增强

颅面血管瘤病（sturge-weber 综合征）是神经皮肤综合征的一种，又称脑三叉神经血管瘤病、软脑膜血管瘤病等，发病率约为 1/50 000，患者多为儿童，以单侧多见。颅面血管瘤病主要包括软脑膜、面部及眼脉络膜的血管畸形，目前颅面血管瘤病的诊断标准一般认为至少应存在 2 个部位的血管畸形，其中软脑膜血管畸形是必要条件。

（一）疾病基础

1. 病因及病理 本病病因不明，多数观点认为可能与胚胎发育异常有关。软脑膜血管畸形的病理基础是覆盖大脑皮质的软脑膜血管瘤，由于长期供血障碍以及挤压效应，大脑皮质常发生灶性坏死、胶质增生、钙盐沉积以及萎缩。

2. 临床表现 头面部血管畸形、癫痫和青光眼为颅面血管瘤病的三大症状。癫痫是最常见症状。面部沿三叉神经分布的“葡萄酒样”血管瘤为特征性临床表现。

（二）常用 MRI 序列

常规 T_1WI、T_2WI 序列扫描能显示脑叶萎缩并定位。增强检查可显示颅面血管瘤的特征性影像学表现，“脑回样”脑膜强化。DWI 对合并急性脑梗死的早期发现有帮助。PWI 可评估病变的灌注情况。

（三）MRI 影像学诊断

颅面血管瘤病的影像学诊断要点包括如下。①脑内钙化：主要累及脑皮质，表现为沿脑回分布的片状或带状 T_1WI 低和 T_2WI 低信号，线状或砂砾样钙化一般显示不清，常需结合 CT 平扫观察；②脑萎缩：表现为病变区域脑回变细，体积缩小，脑沟增宽加深，可伴有同侧脑室扩大；③皮质表面“脑回样”脑膜强化：该征象具有特异性，表现为沿皮质表面广泛分布的线样、脑回样异常强化（图 10-1-9-2）；④同侧侧脑室脉络丛扩大：侧脑室内脉络丛呈结节样增粗、扩大，增强有明显强化；

⑤面部及眼部畸形血管网。

（四）鉴别诊断

1. 化脓性脑膜炎 化脓性脑膜炎亦可有脑回样脑膜强化，且后期亦可萎缩和钙化，但化脓性脑膜炎的强化程度没有血管瘤强化明显，且常合并发热、WBC 增高等感染性临床指征。

2. 单纯脑软化萎缩 单纯脑软化萎缩无沿脑回分布的脑膜强化，且一般不伴有钙化。

3. TORCH 感染 多为位于深部白质和侧脑室旁的点条状钙化，常合并发育畸形等表现，无脑回样脑膜强化。

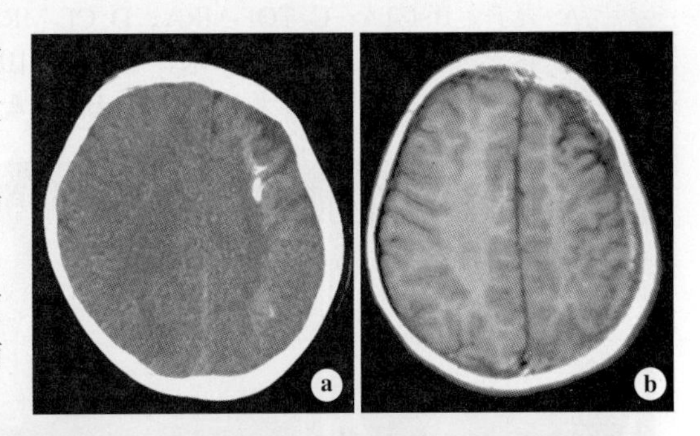

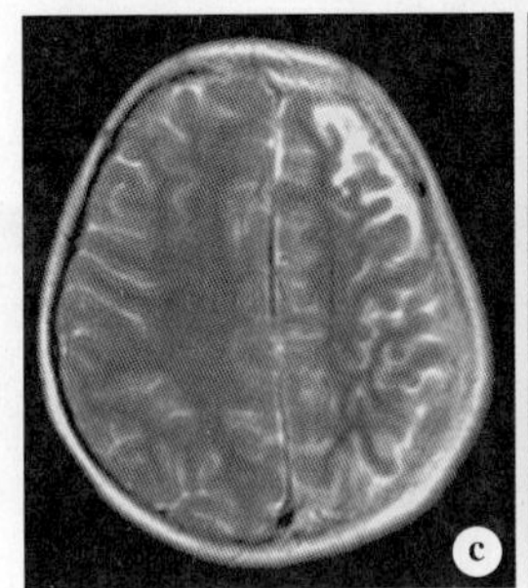

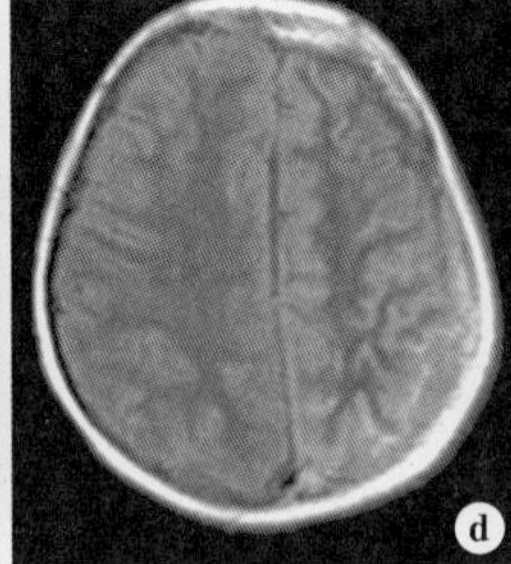

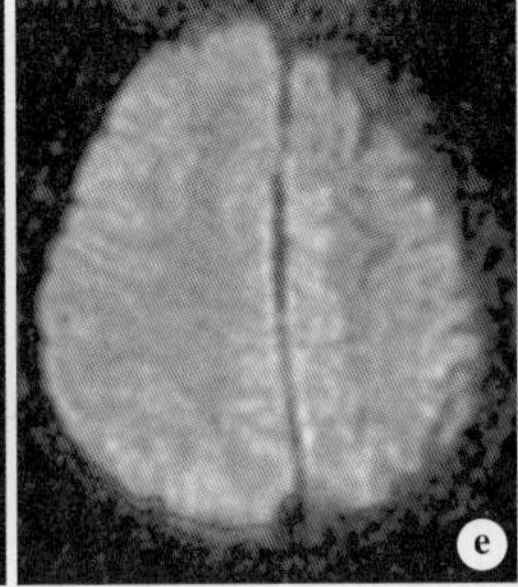

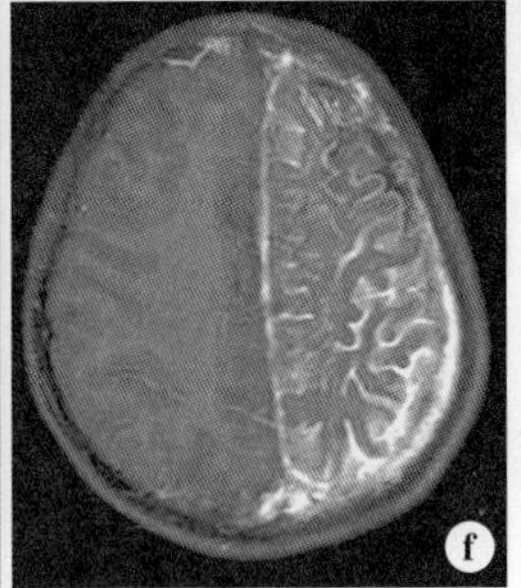

图 10-1-9-2 颅面血管瘤病 CT 平扫、MRI 平扫和增强表现

a. CT 平扫显示左侧额顶叶萎缩伴斑片状钙化；b、c. T_1WI（b）和 T_2WI（c）显示左侧额顶叶体积缩小及脑沟增宽等软化萎缩征象，但信号改变不明显；d. T_2FLAIR 显示脑沟内高信号；e. DWI 未见明显高信号病变；f. 增强后显示左侧额顶叶沿脑沟广泛分布的"脑回样"脑膜强化

（五）治疗

颅面血管瘤病目前尚无根治性治疗方案，重点是控制癫痫症状。

【案例 10-1-9-1 点评】

1. 选 E。病变表现稍高密度影，为砂砾样钙化，主要位于右顶叶。

2. 选 C。结合平扫 CT 图像以及典型临床症状（面部血管瘤和癫痫），进一步行 MRI 检查，在 MRI 序列中，增强扫描有利于显示软脑膜血管瘤病变，对颅面血管瘤病诊断价值最高。

3. 选 C。脑表面"脑回样"脑膜强化是诊断颅面血管瘤病的特征性影像学表现，其病理基础是脑回表面增厚的软脑膜血管瘤。

4. 选 E。结合先天性头面部樱桃红色血管瘤的病史，根据局部脑萎缩、钙化和特征性的脑回样脑膜强化特点，不难诊断颅面血管瘤病。

5. 选 D。PWI 是评估脑血流灌注的 MRI 成像方法。

十、烟 雾 病

【案例 10-1-10-1】 患儿男性，9 岁，突发口角歪斜及右上肢乏力 2 天入院，病程中有头晕，为阵发性，可自行缓解，不伴呕吐。既往 3 年内有多次晕厥病史。急诊 CT 显示左侧大脑多发低密度区。

思考题

1. 依据 CT 结果，临床初步考虑脑梗死，为进一步了解有无脑血管病变，一般首选下列哪种检查方法？

A. 超声；B. CTA；C. TOF-MRA；D. CE-MRA；E. DSA

2. 该患儿 MRI 及 MRA 结果如图 10-1-10-1 所示，下列描述不正确的是

A. 左侧额叶及侧脑室旁大片梗死灶；B. 脑底部多发高信号血管网；C. 双侧颈内动脉虹吸部周围血管明显狭窄；D. 基底动脉明显狭窄；E. 脑底部分异常血管网呈烟雾状

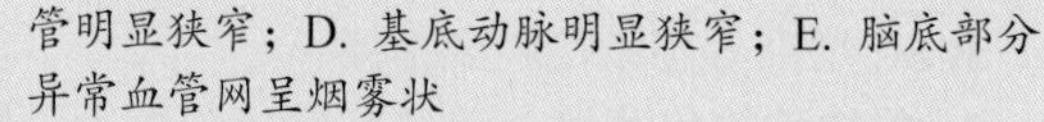

3. 结合病史，依据图 10-1-10-1 所示影像学表现，该患儿最有可能的诊断是

A. 脑水肿；B. 烟雾病；C. 动脉硬化；D. 动静脉畸形；E. 颅面血管瘤病

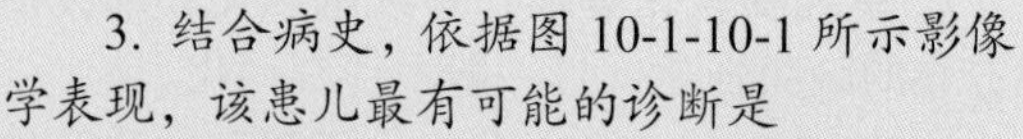

4. 患儿如诊断烟雾病，下列 MRI 序列或序列组合的诊断价值最大的是

A. T_1WI+T_2WI；B. 增强；C. MRA；D. 增强+MRA；E. SWI

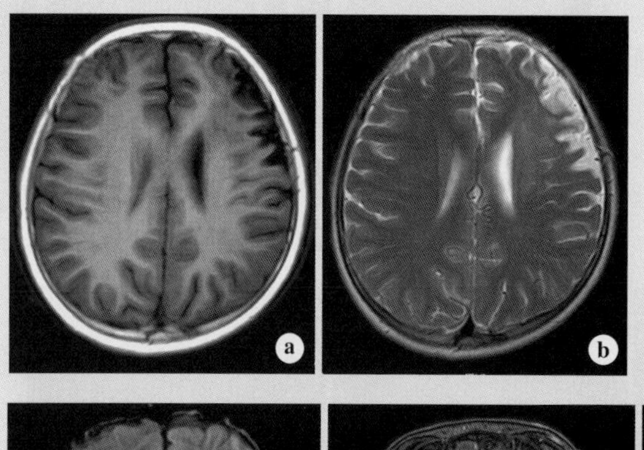

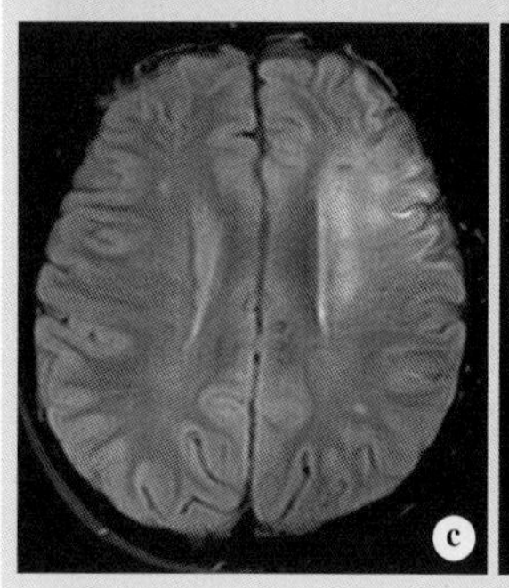

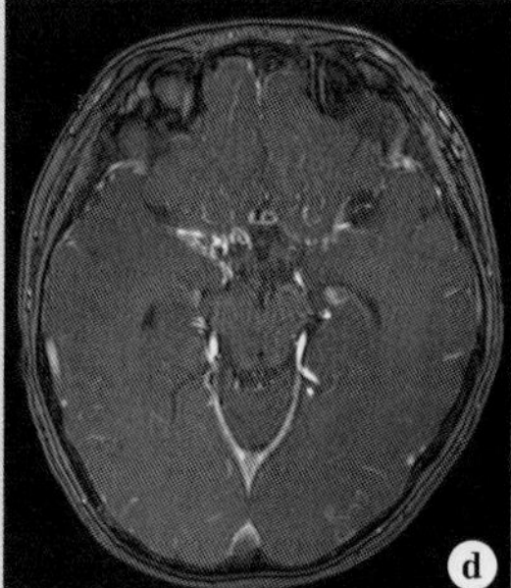

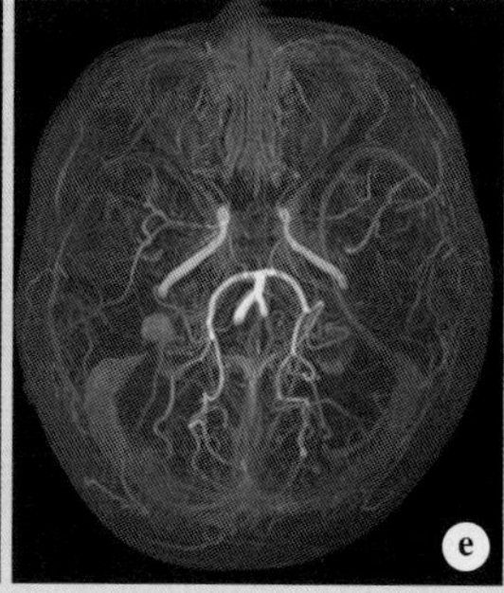

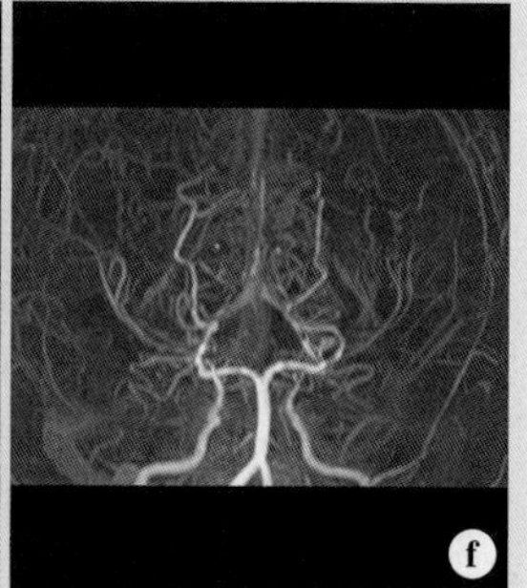

图 10-1-10-1 案例 10-1-10-1 患儿 MRI 检查结果

a～f. T_1WI、T_2WI、T_2FLAIR、增强扫描、TOF-MRA 轴位及冠状位重建

烟雾病（moyamoya disease）是一种原因不明的慢性进行性脑血管疾病，主要特征为颈内动脉虹吸段及大脑前、中动脉（有时也包括大脑后动脉起始部）的狭窄或闭塞，并继发颅底和（或）大脑表面异常增生血管网。因脑血管造影时呈现许多密集成堆的细小血管网，貌似烟雾，故名烟雾病。烟雾病多见于儿童，可分为缺血型和出血型两型。

（一）疾病基础

1. 病因及病理 病因仍未明确，其病理改变主要为病变段血管壁纤维组织增生，内膜增生、肥厚，中膜变薄，以致管腔狭窄或闭塞。烟雾状血管为增生扩张的侧支循环，提示有丰富的血管新生过程。

2. 临床表现 儿童患者以缺血症状为主要临床表现，包括短暂性脑缺血发作、可逆性神经功能障碍及脑梗死。

（二）常用 MRI 序列

常用序列主要为 T_1WI、T_2WI、T_2FLAIR、DWI 及 MRA。PWI 对烟雾病的早期诊断以及术后评估脑血流再灌注情况具有重要价值。

（三）MRI 影像学诊断

烟雾病的 MRI 影像学表现主要包括脑血管病变、脑实质继发病变以及脑血流灌注改变。

脑血管病变包括：颈内动脉虹吸段及邻近大血管狭窄或闭塞、颅底烟雾状血管网以及后期颈外

动脉代偿供血如图 10-1-10-2（a～c）。MRA 表现为双侧颈内动脉虹吸段、大脑前中动脉以及 Willis 环动脉的狭窄或闭塞。颅底烟雾状血管网表现为因流空效应而呈蜂窝状或网状低信号的血管影像，增强后呈网状强化。后期颈外动脉代偿供血，增强 MRI 可见沿软脑膜分布的点状或线状强化，类似爬行在石头上的常春藤，命名为“常春藤征”（ivy sign）如图 10-1-10-2（d）。该征象对烟雾病的诊断具有一定的特征性，其形成原因可能是颈内动脉、大脑前和中动脉主干闭塞后，后循环及颈外动脉系统参与代偿，引起大脑皮质的软脑膜侧支血管形成。

脑实质继发病变包括：脑梗死、脑出血、脑软化萎缩等如图 10-1-10-2（e～h）。超急性期脑梗死在 DWI 上表现为高信号，脑梗死中后期出现软化，呈 T_1WI 低、T_2WI 高信号，严重者可见囊变及萎缩。脑出血 MRI 信号表现较为复杂，根据不同期相的血肿内成分变化而变化，亚急性期血肿 T_1WI 多为高信号。

脑血流灌注改变：烟雾病患者脑血流灌注因前循环狭窄或闭塞导致对后循环的依赖增加，故 PWI-CBF 常表现为特征性的后循环灌注为主。此外，还表现为脑灌注压（CPP）下降、脑血容量（CBV）的增加、平均通过时间（MTT）的延长和脑血管阻力（CVR）下降等变化。

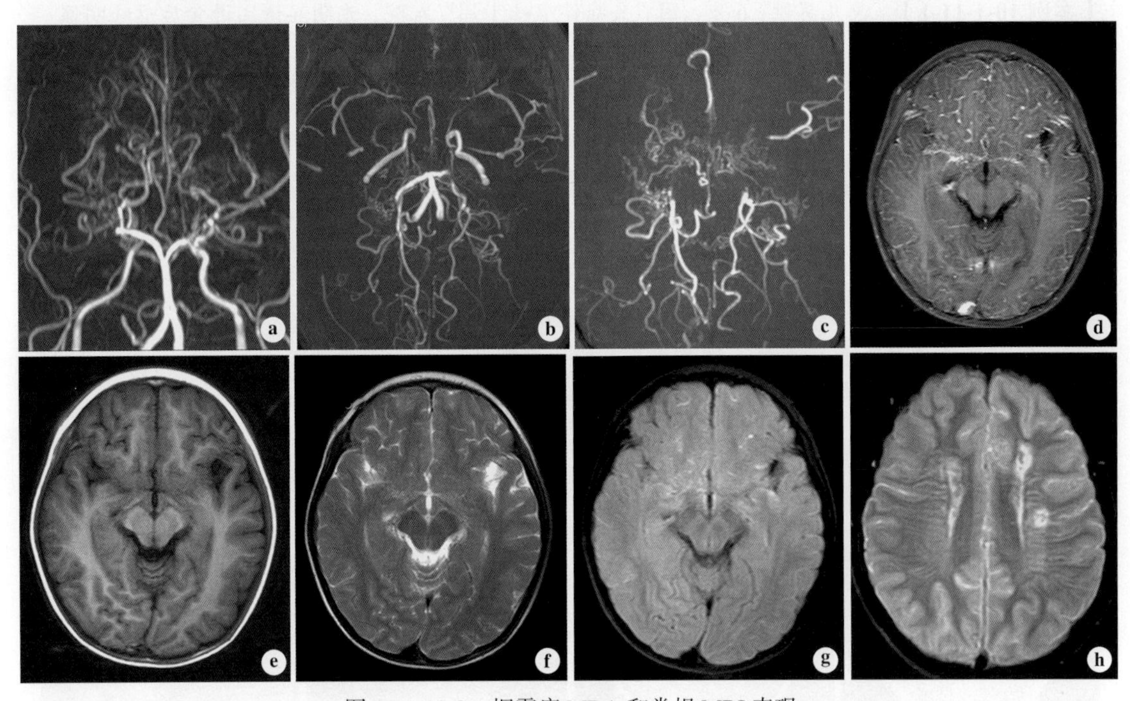

图 10-1-10-2　烟雾病 MRA 和常规 MRI 表现

MRA（a～c）可见双侧大脑中动脉虹吸部血管明显变窄，周围可见“烟雾状”增生血管网；d. 增强扫描前中颅窝底可见沿脑沟广泛分布的线条状强化血管，即“常春藤征”；e. 常规 T_1WI；f. T_2WI 脑内信号改变不明显；g、h. T_2FLAIR 可见沿脑沟较多点、线状高信号影，半卵圆中心层面可见散在继发脑软化灶

（四）鉴别诊断

1. 脑动脉硬化　因脑动脉硬化引起的颈内动脉闭塞或狭窄多为老年人，且多有长期高血压、高血脂病史。MRA 虽可表现为动脉突然中断或不规则狭窄，但无异常侧支血管网形成。

2. 脑动脉瘤或脑动静脉畸形　当烟雾病继发蛛网膜下腔出血时，应与动脉瘤或动静脉畸形相鉴别，后两者 MRA 无颈内动脉狭窄、闭塞和侧支循环小血管网征象。

（五）治疗

血流重建手术是烟雾病的主要治疗方法，包括直接搭桥、间接搭桥及两者结合三种方式。对于脑缺血型患者，直接搭桥手术或间接搭桥手术对小儿均有效。

【案例 10-1-10-1 点评】

1. 选 C。考虑到儿童影像学检查无辐射和无创的要求，排除颅脑血管病变一般首选 TOF-MRA。

2. 选 D。选项 A、B、C、E 的描述在图像中均有显示，D 项所述的基底动脉明显狭窄与图像所示不符，故选 D。

3. 选 B。依据双侧颈内动脉虹吸段大血管明显狭窄、周围烟雾状血管网、伴发脑梗死等典型表现，不难诊断烟雾病。

4. 选 D。MRA 可显示狭窄的颅底大血管及烟雾状血管网，增强可显示沿软脑膜分布的呈点状或线状强化的特异性“常春藤征”，故增强+MRA 检查对诊断烟雾病价值最大。

十一、生殖细胞瘤

【案例 10-1-11-1】 患儿男性，6 岁，因“头痛伴呕吐 1 周”入院，无明显诱因进食后呕吐明显。

思考题

1. 急诊行 CT 检查如图 10-1-11-1（a）所示，下列描述错误的是

A. 该病变为位于松果体区的肿块；B. 肿块 CT 平扫表现为均匀高密度；C. 幕上脑室有扩张；D. 肿块部分突入三脑室内；E. 肿块内可见钙化

2. 若下一步行 MRI 以明确诊断，下列选项一般不考虑的序列是

A. 常规 T_1WI、T_2WI；B. 增强；C. DWI；D. MRS；E. DTI

3. 该患者在进行 MRI 检查后，结果如图 10-1-11-1（b～h）所示，下列描述不正确的是

A. 肿块内可见囊变及坏死区；B. DWI 上病变内可见弥散受限的高信号；C. 增强后肿块实性部分明显强化；D. 肿块有压迫中脑导水管征象；E. 肿块在 T_1WI 和 T_2WI 上呈均匀高信号

4. 根据影像学及临床表现，该患儿最可能的诊断是

A. 畸胎瘤；B. 胶质瘤；C. 室管膜瘤；D. 生殖细胞瘤；E. 松果体细胞瘤

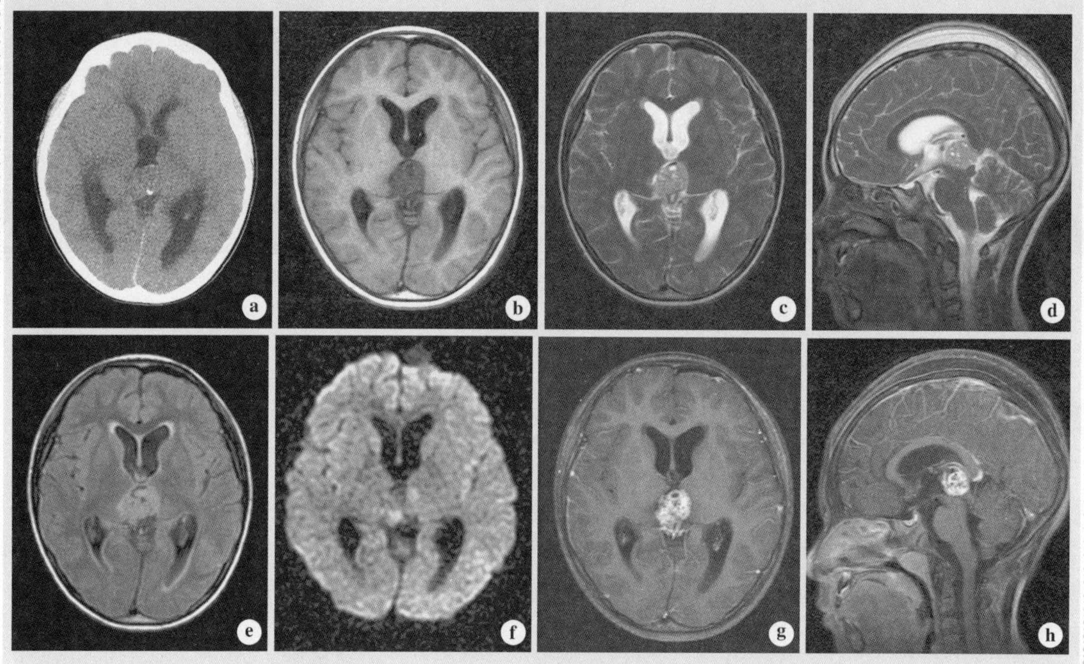

图 10-1-11-1 案例 10-1-11-1 患儿影像学检查结果

a～h. 头颅 CT 平扫，MRI 轴位 T_1WI、T_2WI、矢状位 T_2WI、轴位 T_2FLAIR、DWI 轴位和冠状位增强扫描

生殖细胞瘤（germinoma）是生殖源性肿瘤中最常见的类型。颅内生殖细胞瘤占颅内所有肿瘤的1%～2%，好发于青少年，其中20岁以下占70%，男性多见。发生位置最常见于松果体区，其次是鞍上池，也可见于丘脑和基底节区。该肿瘤对放疗极其敏感，因此，治疗前对生殖细胞瘤的正确诊断非常重要，其中MRI诊断具有重要价值。

（一）疾病基础

1. 病因 颅内生殖细胞瘤的病因目前尚不明确，多倾向于胚芽移行异常学说，即胚胎时期原始生殖细胞因移行异常而残留于颅内，如松果体区、鞍区或基底节丘脑区，这些残留细胞具有多向分化的特点，在促性腺激素等致瘤因素作用下显示出异常增殖和分化能力并最终形成肿瘤。

2. 临床表现 颅内生殖细胞瘤的临床表现与肿瘤发生部位密切相关：①松果体区生殖细胞瘤常表现为双眼上视运动障碍和性早熟，可压迫中脑导水管引起脑积水，出现颅内压增高表现；②鞍区生殖细胞瘤大多数先出现视力障碍，继而出现头痛、呕吐、多饮多尿和垂体功能低下等症状；③基底节区生殖细胞瘤少见，主要表现为偏身瘫痪，其他表现可有偏身感觉障碍、头痛、呕吐及抽搐等。

（二）常用MRI序列

常规T_1WI、T_2WI及T_2FLAIR序列可显示肿瘤的大小、形态及信号特点，DWI观察有无弥散受限。增强扫描除有助于观察肿瘤的强化特点外，还可检测有无沿脑脊液播散的转移灶。

（三）MRI影像学诊断

颅内生殖细胞瘤的影像学表现与其发病部位相关。

1. 松果体区是颅内生殖细胞瘤的最好发部位 MRI表现为类圆形或不规则肿块，少数呈分叶状；肿块以T_1WI等或稍低、T_2WI等或稍高信号为主，可见出血、囊变及坏死；DWI上多呈高信号，ADC值降低；增强扫描见显著强化。松果体钙化增大且被包埋于肿块中是该肿瘤的特征性影像学表现。肿瘤容易压迫中脑导水管导致幕上脑室积水，如图10-1-11-2（a～d）。

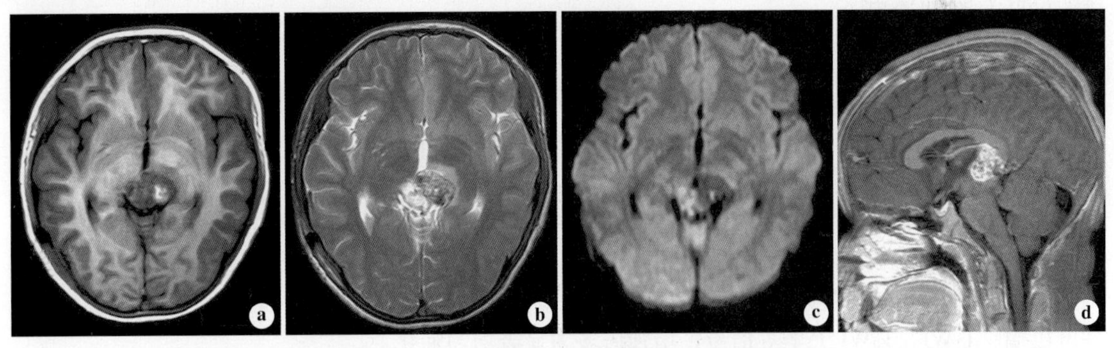

图10-1-11-2 松果体区生殖细胞瘤MRI表现

a、b. 头颅MRI显示松果体区不规则肿块，呈囊实性混杂信号，以T_1WI（a）稍低、T_2WI（b）稍高信号为主，伴有T_1WI高信号出血灶及T_2WI高信号囊变；c. DWI可见部分高信号；d. 矢状位增强扫描肿块呈显著强化

2. 鞍区生殖细胞瘤 MRI表现与松果体区生殖细胞瘤类似，但肿瘤内囊变和坏死相对多见。因肿瘤可沿松果体、下丘脑和神经垂体轴生长，故常累及垂体柄，MRI表现为垂体柄增粗和神经垂体T_1WI高信号消失，该征象亦为特征性影像学表现之一，如图10-1-11-3（a～d）。

3. 基底节和丘脑区生殖细胞瘤少见 MRI表现为散在簇状结节或团片状异常信号，以T_1WI稍低、T_2WI稍高信号为主；DWI多数因弥散受限而呈高信号；瘤周水肿轻或无水肿；增强后呈散在不规则片状或结节状强化。此外，基底节和丘脑区生殖细胞瘤可伴有同侧大脑皮质或同侧脑干萎缩，该征象也是诊断生殖细胞瘤的重要依据，如图10-1-11-4（a～d）。

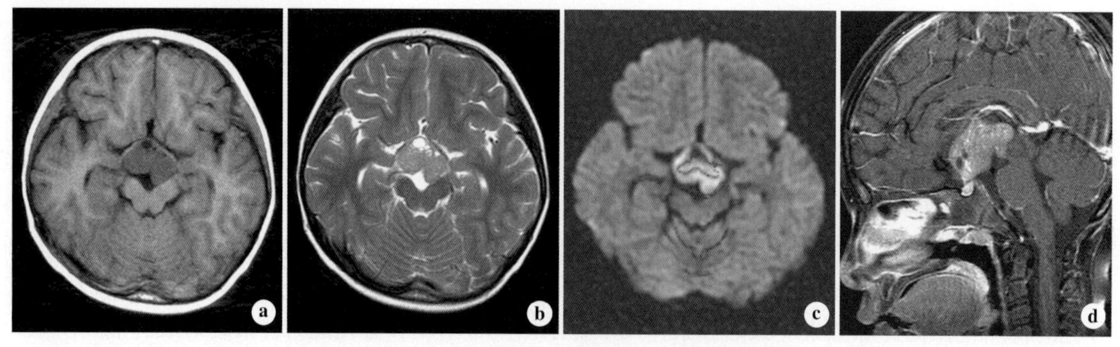

图 10-1-11-3 鞍区生殖细胞瘤 MRI 表现

a、b. 头颅 MRI 显示鞍区分叶状肿块，主要为实性，伴小囊变；T_1WI（a）和 T_2WI（b）均以等信号为主；c. DWI 可见明显高信号；d. 矢状位增强扫描呈显著强化，下丘脑、垂体柄及视交叉有受压并累及，神经垂体 T_1WI 高信号未显示

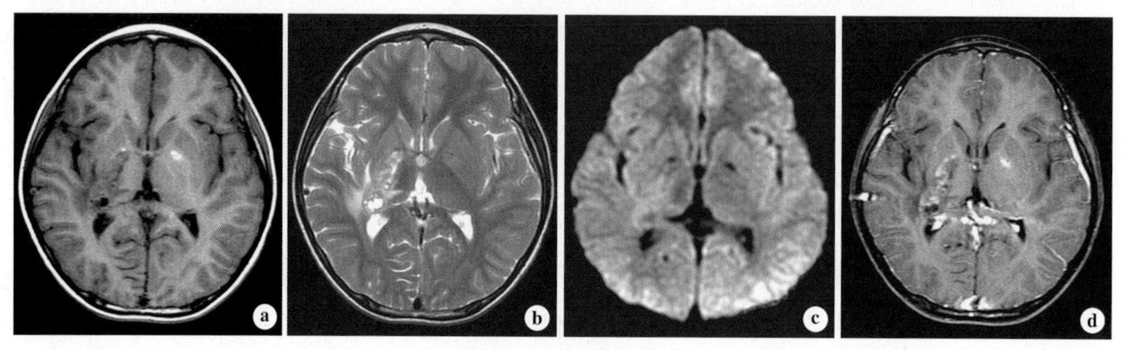

图 10-1-11-4 基底节区生殖细胞瘤 MRI 表现

头颅 MRI 显示右侧基底节区散在簇状结节或片状异常信号，以 T_1WI（a）稍低、T_2WI（b）稍高信号为主，伴少许斑点状 T_1WI 高信号。a. T_1WI；b. T_2WI；c. DWI 呈稍高信号，左侧基底节区亦见斑点状 T_1WI 高信号；d. 增强后病变区可见散在不规则片状及结节状强化，同时伴右侧丘脑萎缩征象

（四）鉴别诊断

颅内不同部位置生殖细胞瘤应与该部位其他肿瘤相鉴别。

1. 松果体区生殖细胞瘤 ①胶质瘤：常来源于胼胝体压部或四叠体板，呈浸润生长，信号不均匀，瘤周多有明显水肿带；②畸胎瘤：多有囊变，含有 3 个胚层成分（脂肪、钙化及软组织），信号最不均匀，其脂肪信号具有特征性。

2. 鞍区生殖细胞瘤 ①颅咽管瘤：其囊变率较高且范围较大，常伴有片状或蛋壳样钙化；②垂体瘤：表现为蝶鞍扩大，垂体正常形态消失。

3. 基底节和丘脑区生殖细胞瘤 ①胶质瘤：一般占位效应及瘤周水肿较为显著；②原发性恶性淋巴瘤：T_1WI、T_2WI 上呈等信号，增强后多为显著均匀强化。

（五）治疗

生殖细胞瘤是颅内肿瘤中对放疗最敏感的肿瘤。诊断性放射治疗有效是诊断生殖细胞瘤的有力证据。

【案例 10-1-11-1 点评】

1. 选 B。发生于松果体区病变，CT 上表现为不均匀密度的肿块影，间杂斑点状钙化，有占位性效应，幕上脑室稍扩大，故选 B。

2. 选 E。该病变位于松果体区，故一般不考虑 DTI 检查。如发生于基底节区，可考虑 DTI 评估内囊等白质纤维束的受损情况。

3. 选 E。病变实性成分在 T_1WI 和 T_2WI 上分别表现为稍低和稍高信号影，间杂散在囊变坏死区。

4. 选 D。结合患儿年龄及发病部位，DWI 上部分为高信号，增强后见明显不均匀强化，首选考虑发生于松果体区的生殖细胞瘤。

十二、颅咽管瘤

【案例 10-1-12-1】 患儿男性，7 岁，身材矮小，因视物模糊 1 个月，呕吐 3 天伴进行性加重入院。

思考题

1. 为排除颅脑病变，该患儿入院后即行急诊 CT 平扫，如图 10-1-12-1（a）所示，下列影像学表现不正确的是

A. 鞍区低密度囊性病变；B. 囊壁可见少量钙化；C. 交通性脑积水；D. 囊性肿块周围基底节、丘脑受压；E. 梗阻性脑积水

2. 若下一步行 MRI 以明确囊性病变信号特点以及与垂体、视交叉的关系，下列选项中序列组合最佳的是

A. 轴位 T_1WI+T_2WI；B. 轴位、矢状位 T_1WI+T_2WI；C. 轴位、矢状位 T_1WI+T_2WI+增强；D. 轴位、矢状位、冠状位 T_1WI+T_2WI；E. 轴位、矢状位、冠状位 T_1WI+T_2WI+增强

3. 该患者在进行 MRI 检查后，结果如图 10-1-12-1（b～f）所示，下列描述不正确的是

A. 鞍上囊性肿块，并突入三脑室；B. 囊内 T_1WI 低、T_2WI 高、T_2FLAIR 等信号；C. 囊壁可见明显“壳样”低信号钙化；D. 增强后囊壁环形强化；E. 视交叉及垂体柄明显受压

4. 结合病史及图 10-1-12-1（a～f）所示影像学表现，该患儿最有可能的影像学诊断是

A. 蛛网膜囊肿；B. 生殖细胞瘤；C. 颅咽管瘤；D. 表皮样囊肿；E. 胆脂瘤

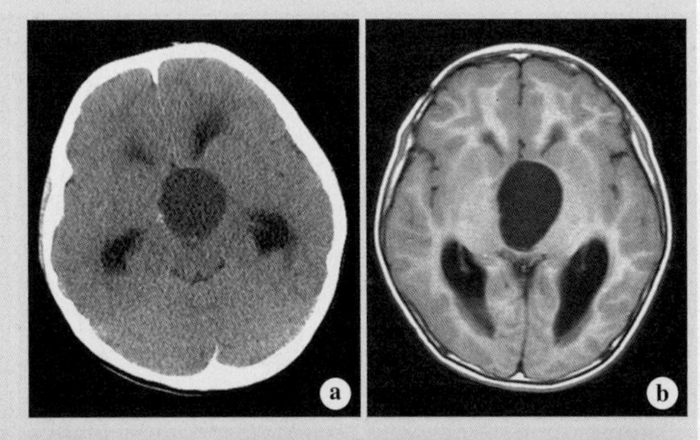

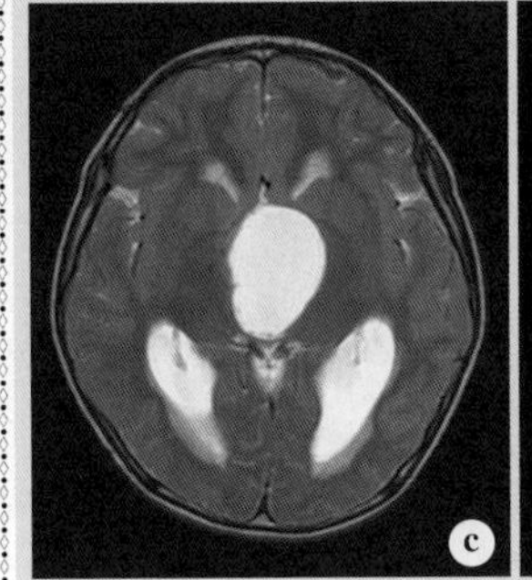

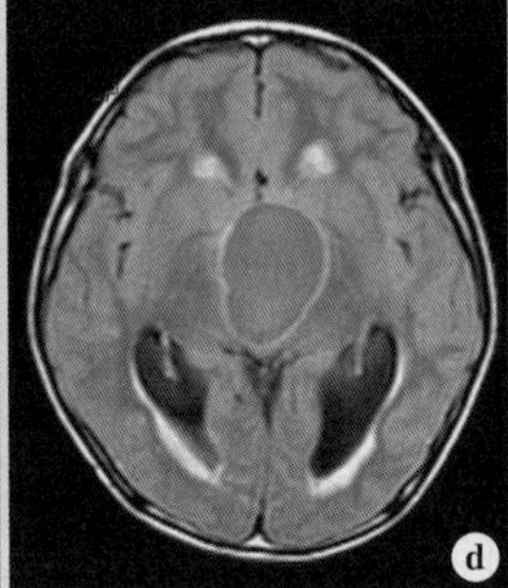

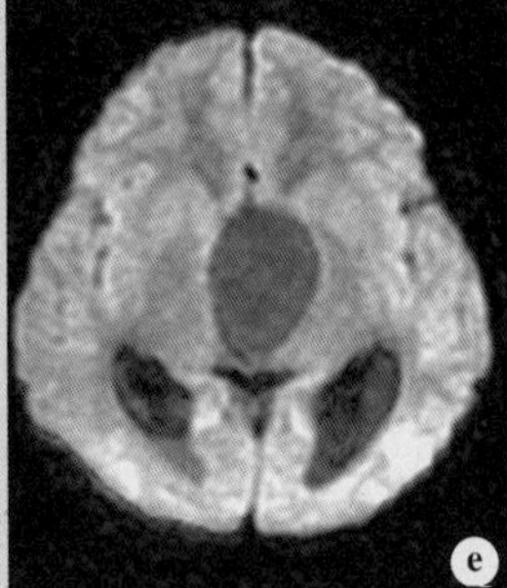

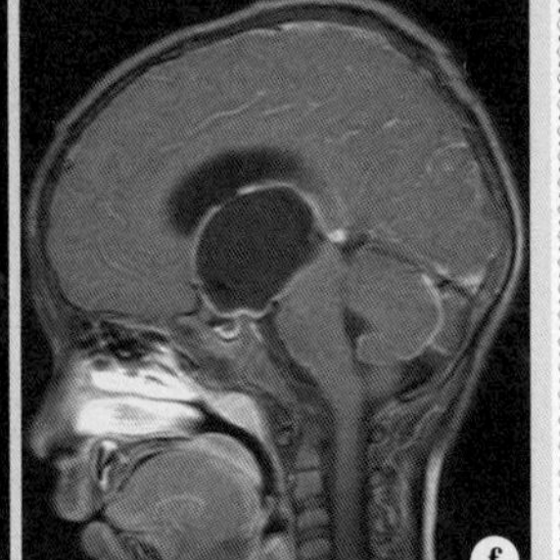

图 10-1-12-1 案例 10-1-12-1 患儿影像学检查结果

a～f. CT 平扫、轴位 T_1WI、T_2WI、T_2FLAIR、DWI 和矢状位增强

颅咽管瘤（craniopharyngioma）是一种发生于颅内脑外的先天性良性肿瘤，好发于儿童，发病部位以鞍区多见，约占儿童鞍区肿瘤的 50%。

（一）疾病基础

1. 病因及病理 颅咽管瘤发病学说目前有两种：一是胚胎残余学说，认为其起源于原始口腔外胚层所形成的颅咽管残余上皮组织；二是组织化生理论，认为颅咽管瘤是源于腺垂体结节部垂体

细胞鳞状上皮化生。颅咽管瘤大体病理表现可分为囊性、实性和囊实性三类，其中囊性最多见（约占 80%以上），囊实性次之，实性最为少见。病理组织学上可分为釉质上皮型（多为儿童）、鳞状乳头型（多为成人）及过渡细胞型。

2. 临床表现 儿童颅咽管瘤多表现为器官发育不良、身材矮小等，多饮、多尿、头痛、呕吐、视盘水肿等高颅压症状也较常见。

（二）常用 MRI 序列

常规 T_1WI、T_2WI、T_2FLAIR 和 DWI 序列可显示肿瘤的大小、形态及信号特点。增强扫描可明确肿瘤边界并了解囊壁或实性成分的强化特点。

（三）MRI 影像学诊断

颅咽管瘤主要表现为鞍区囊性、实性或囊实性肿块，以鞍上多见，鞍内相对少见。肿块一般边界清楚，多呈类圆形或浅分叶状。囊性颅咽管瘤的信号因囊内成分不同而表现各异，在 T_1WI 上因含胆固醇结晶可表现为高信号，因含角质蛋白可表现为等或高信号，因含部分钙质而呈低信号；在 T_2WI 上除钙化呈低信号外，多以高信号为主；增强扫描后囊肿边缘呈环形或“壳状”强化，而囊内不强化。实性颅咽管瘤 T_1WI 多为等、低信号，T_2WI 多为高信号，增强后可均匀或不均匀强化。囊实性颅咽管瘤（图 10-1-12-2）主要表现为囊性肿块伴实性壁结节，壁结节增强后有强化，且多含有低信号钙化。颅咽管瘤常因压迫三脑室而伴有梗阻性脑积水。

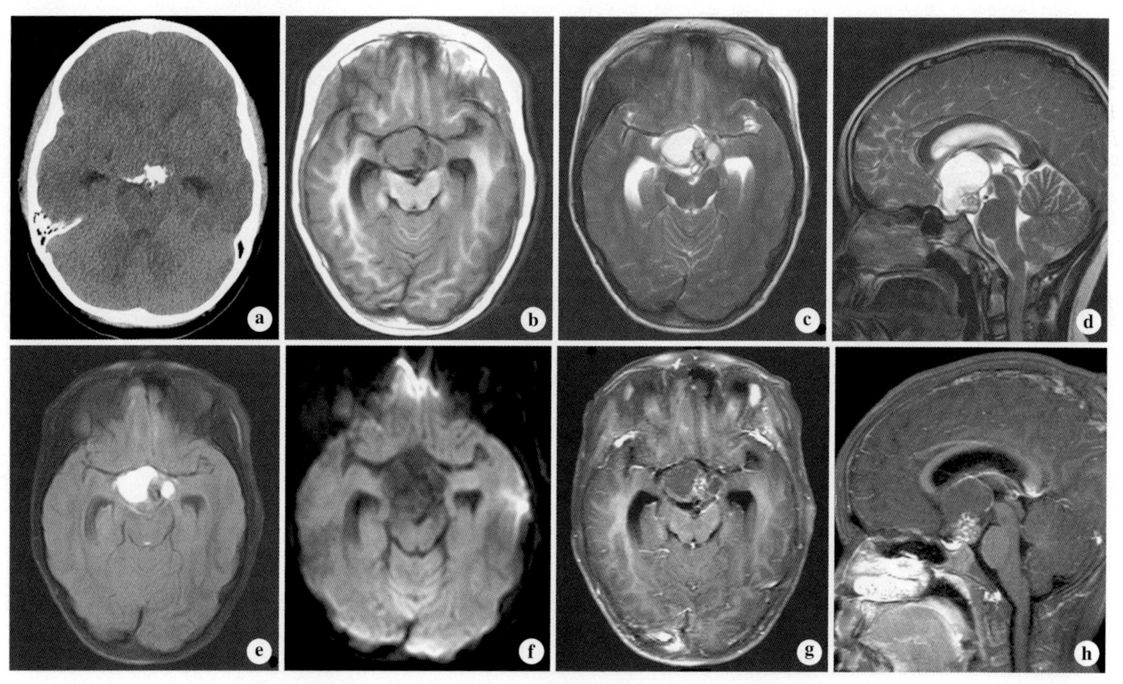

图 10-1-12-2 颅咽管瘤 CT 平扫和 MRI 平扫、DWI 及增强表现

a. 轴位 CT 平扫可见鞍区类圆形等密度肿块，左后缘可见斑块状和弧形钙化；b. MRI 表现为囊实性肿块，囊内呈 T_1WI 等信号；c、d. T_2WI 高信号；e. T_2FLAIR 高信号；f. DWI 低信号，囊壁可见实性结节，其内含低信号钙化；g、h. 增强扫描示囊壁及壁结节强化。肿块部分突入三脑室致梗阻性脑积水，视交叉、垂体及垂体柄明显受压

（四）鉴别诊断

1. 儿童鞍区囊性颅咽管瘤 需与下列疾病相鉴别。①胆脂瘤：易沿组织间隙向周围延伸，即“见缝就钻”，囊壁无钙化，增强后无明显强化；②蛛网膜囊肿：囊内均匀水样 T_1WI 低、T_2WI 高信号，囊壁薄且不强化。

2. 儿童鞍区实性颅咽管瘤　需与下列疾病相鉴别。①垂体腺瘤：儿童少见，常由鞍内向鞍外生长，可为实性或部分囊性，一般无钙化；②鞍区脑膜瘤：虽可钙化，但极少囊变，信号常均匀，增强后明显均匀强化，有脑膜尾征。

（五）治疗

颅咽管瘤的治疗方法主要为手术切除。

【案例 10-1-12-1 点评】

1. 选 C。病变位于鞍上区，呈囊性，部分囊壁钙化，有占位效应，故 A、B、D 均对。幕上脑室扩张可能为鞍上囊性占位压迫三脑室所致，属梗阻性脑积水，因此选项 C 错误。

2. 选 E。鞍上区占位性病变很容易累及垂体和视交叉，矢状位和冠状位扫描可清楚显示肿块与垂体和视交叉的解剖关系。增强扫描有助于明确肿块边界以及实性成分的强化特点。

3. 选 C。虽然 CT 于囊壁周围可见少量钙化，但该患儿 MRI 显示囊壁“壳样”低信号钙化不明显，这亦是 MRI 的不足之处，观察钙化特点常需要结合 CT 平扫。

4. 选 C。结合肿块位置、囊性为主、囊壁钙化和环形强化等影像学特点，不难选择颅咽管瘤。胆脂瘤、蛛网膜囊肿、皮样/表皮样囊肿囊壁一般无明显强化或钙化。生殖细胞瘤一般实性多见，DWI 多呈高信号，且增强后明显强化。

十三、开放性脊柱闭合不全

【案例 10-1-13-1】　患儿男性，1 个月，出生后即发现骶尾部背侧中线包块，下肢可活动，神志清楚，查体骶尾部中线区域皮下可见一 5.0cm×4.5cm 大小包块，质软，有明显波动感，无触痛，包块表面皮肤大致正常。

思考题

1. 为了解包块与脊柱骨质的关系，该患儿选择最佳的影像学检查方法为

A. 超声；B. X 线脊柱平片；C. 脊柱 CT 平扫；D. 脊柱 CT 平扫+三维重建；E. 脊柱 MRI

2. 为了解包块性质以及包块与脊髓神经的关系，该患儿应该首选的影像学检查方法是

A. 超声；B. X 线脊柱平片；C. 脊柱 CT 平扫；D. 脊柱 CT 平扫+三维重建；E. 脊柱 MRI

3. 该患者 MRI 检查结果如图 10-1-13-1（a～d）所示，下列描述不正确的是

A. 骶尾骨后部椎板缺损；B. 囊性包块内可见通过缺损椎板处膨出的脊髓；C. 包块 T_1WI 囊液呈低信号，其内脊髓组织信号较高；D. 包块 T_2WI 囊液呈高信号，其内脊髓组织信号较低；E. 可见脊髓纵裂改变

4. 依据图 10-1-13-1（a～d）影像学表现所示，该患儿最有可能的影像学诊断是

A. 脊膜膨出；B. 脊髓脊膜膨出；C. 骶管囊肿；D. 骶尾部畸胎瘤；E. 骶尾部皮下囊肿

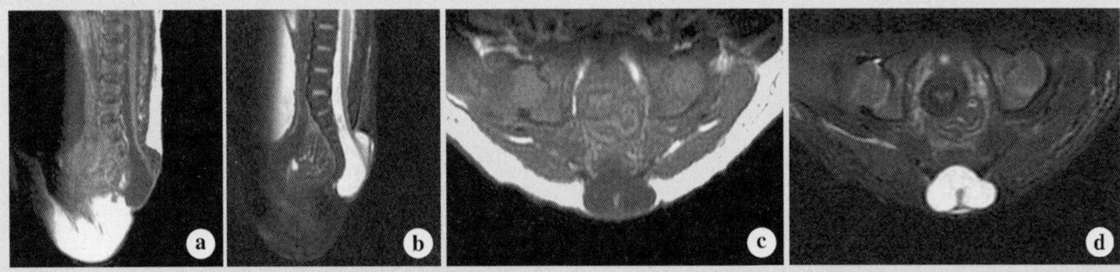

图 10-1-13-1　案例 10-1-13-1 患儿影像学检查结果

a、b. 矢状位 T_1WI、T_2WI；c、d. 轴位 T_1WI、T_2WI

开放性脊柱闭合不全（open spinal dysraphia，OSD）是指脊髓神经组织和（或）脊膜经先天性脊柱骨缺损膨出并暴露于外界环境的一种疾病。男女间发病率无明显差异。MRI 是 OSD 最重要的检查方法之一。

开放性脊柱闭合不全包括脊髓膨出、脊髓脊膜膨出、偏侧脊髓膨出、偏侧脊髓脊膜膨出，均好发于腰骶段。本部分重点介绍脊髓脊膜膨出。

（一）疾病基础

1. 病因 一般认为，脊柱闭合不全是神经管在脊髓形成的三个重要阶段（原肠胚形成期、初级神经胚形成期和次级神经胚形成期）中任一阶段发生异常所导致。

2. 临床表现 以骶尾部或腰背部中线部位软组织包块为最主要特征，可伴有皮肤异常，如血管瘤、窦道、毛发痣等，患者可有下肢无力、行走困难、皮肤感觉异常、膀胱和直肠功能障碍等脊髓栓系综合征表现。

（二）常用 MRI 序列

临床常规采用矢状位、横断位 T_1WI 和 T_2WI 脂肪抑制序列扫描。伴发感染时，可联合增强扫描。

（三）MRI 影像学诊断

MRI 诊断要点包括：椎管后部椎板骨缺损；骨缺损处囊性包块，包块与蛛网膜下腔相通，囊液与脑脊液信号相同；脊髓神经组织通过椎板骨缺损穿入囊性包块内，T_1WI 呈稍高信号，T_2WI 呈稍低信号；可合并其他畸形，如 Chiari 畸形、脊髓纵裂畸形或脑积水等。

（四）鉴别诊断

1. 脊膜膨出 脊膜膨出与该病表现大致相似，但其缺乏脊髓膨出，通过 MRI（图 10-1-13-2）了解脊髓神经组织有无穿入囊性包块可鉴别。

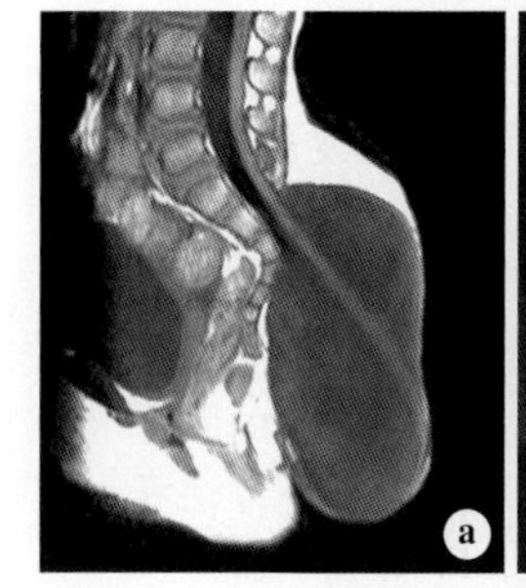

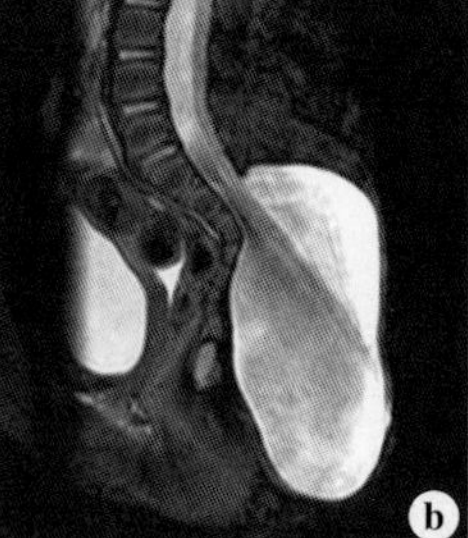

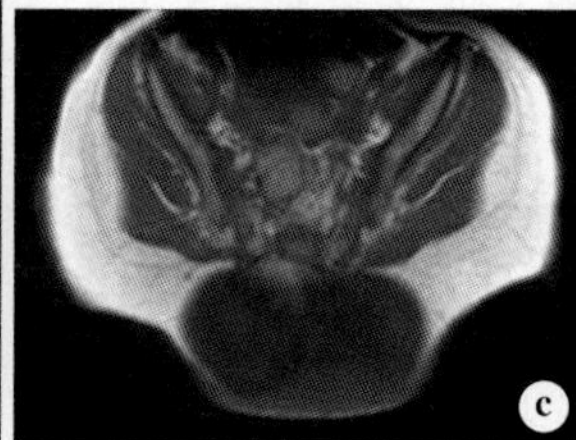

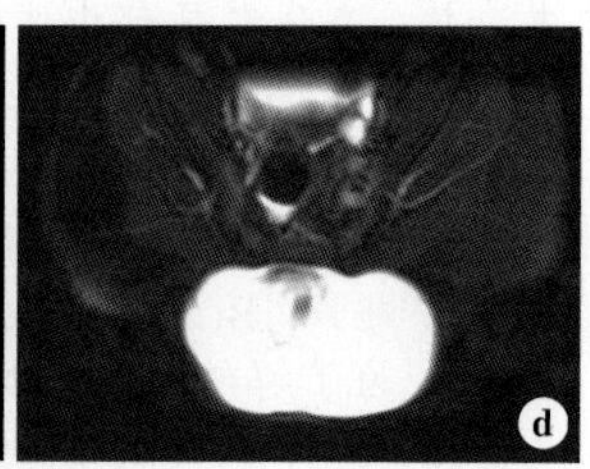

图 10-1-13-2 脊髓脊膜膨出 MRI 表现

a、b. 矢状位 T_1WI 及 T_2WI 显示骶尾部巨大囊性包块，并通过骶尾部椎板缺损与椎管内蛛网膜下腔相通，其内可见低位脊髓通过；c、d. 轴位 T_1WI 和 T_2WI 可见囊性包块呈边界清楚的水样信号，其内可见 T_1WI 稍高、T_2WI 稍低信号的脊髓

2. 骶管囊肿 骶管囊肿主要是位于骶管内的单纯囊性病变，无腰骶椎椎板骨质缺损，更重要的是无神经组织和（或）脊膜膨出。

（五）治疗

本病的治疗主张早期行脊髓脊膜膨出切除修补术。

【案例 10-1-13-1 点评】

1. 选 D。因为超声对骨质信号不敏感，脊柱平片为重叠影像，一般不选择 A、E。MRI 平扫对骨质显示较差，单纯 CT 平扫不利于整体观察，而 CT 三维重建可从多个维度显示病变与骨性脊柱的关系，故选择 D。

2. 选 E。脊髓为软组织信号，软组织分辨率高是 MRI 最重要的成像优势。为了解包块性质以及包块与脊髓神经的关系，应行 MRI 检查，故选 E。

3. 选 E。A、B、C、D 均为图像的主要影像学表现，但未见合并有脊髓纵裂畸形，故选 E。

4. 选 B。依据题 3 中 A、B、C、D 选项所描述的影像学表现，均为脊髓脊膜膨出的典型征象，故选 B。

（蔡金华）

第二节 胸部疾病

一、MRI 诊断基础

（一）常规扫描技术

胸部 MRI 扫描序列如下。①Ax FSE T_1WI 和 FRFSE T_2WI（+fs）：胸部成像的常规序列，用于显示胸廓、肋骨、胸骨、胸膜、双肺以及纵隔的解剖和病变。②T_1–心电门控，T_2–呼吸门控或心电门控＋呼吸补偿。③Sag SE T_1WI 常用于定位。④FSPGR T_1WI 和 SSFSE T_2WI：快速屏气胸部成像序列，适于呼吸、心率不规律患者。⑤Ax/Cor/Sag Double IR–FSE：主要用于显示纵隔内大血管解剖及病变。⑥Cor Triple IR-FSE/STIR：主要用于显示锁骨上下、双侧腋窝以及纵隔淋巴结转移及肿瘤侵犯情况。⑦FGRE（+C）：用于动态观察、鉴别病变与邻近胸膜或纵隔关系。⑧2D Fiesta：用于显示血管、神经的解剖细节。

受检者呼吸不稳时可采用 FLASH 序列或加呼吸门控。一般不需增强检查，在少数情况下如鉴别血管性疾病可行增强检查。

MRI 对肺部解剖形态的显示不如 CT，对胸壁、脊柱旁区域、纵隔、心血管和膈肌的显示优于 CT，以 T_2WI 和增强扫描为佳。

（二）呼吸系统、体腔、横膈的发生

除鼻腔上皮来自表面外胚层外，呼吸系统其他部分的上皮均来自原始消化管的内胚层。自胚胎第 4 周初，喉、气管、支气管和肺泡逐渐发育。第 7 个月肺泡逐渐增多，上皮出现Ⅰ、Ⅱ型细胞，至出生前数周，肺将经历一个快速成熟阶段，出生后直至幼儿期肺仍持续发育，肺泡数量不断增多。

体腔包括心包腔、胸膜腔、腹膜腔，均由早期原始体腔发育而来。胚胎第 4 周以后原始体腔逐渐分隔成心包腔、左右胸膜腔及腹膜腔。

二、先天性肺隔离症

【案例 10-2-2-1】 患儿女性，4 岁 11 个月，反复肺部感染，影像学检查结果见图 10-2-2-1。

思考题

1. 该患者病变解剖部位为

A. 左下肺；B. 左侧后胸壁；C. 左侧胸膜腔；D. 左侧后纵隔

2. 图 10-2-2-1（c）箭头提示病变表现为

A. 钙化；B. 出血；C. 流空血管影；D. 囊变

3. 该患者进行增强 MRI 检查的主要目的是

A. 了解病变解剖部位；B. 明确病变的边界；C. 显示病变与体循环的关系；D. 了解病变的内部

4. 该病变的供血动脉来源于

A. 肋间动脉；B. 腹主动脉；C. 支气管动脉；D. 肺动脉

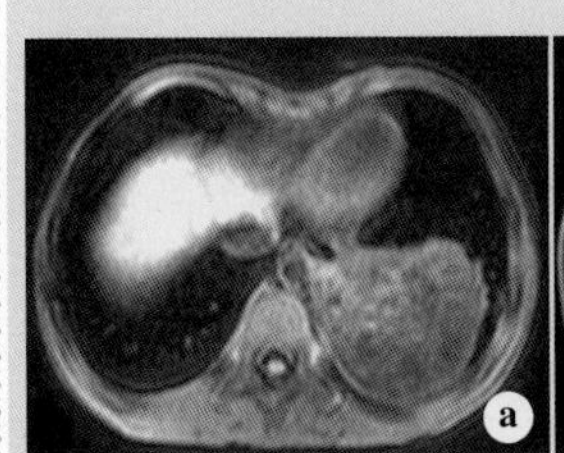

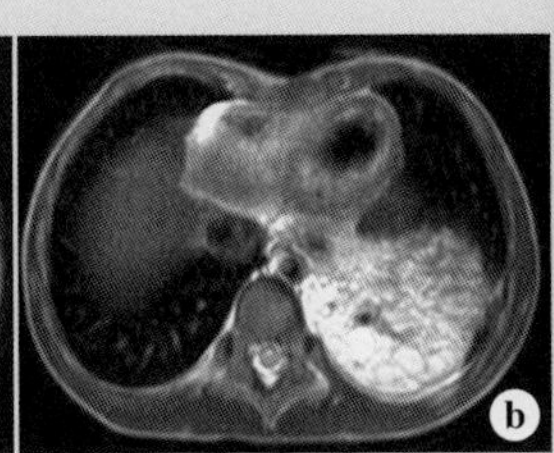

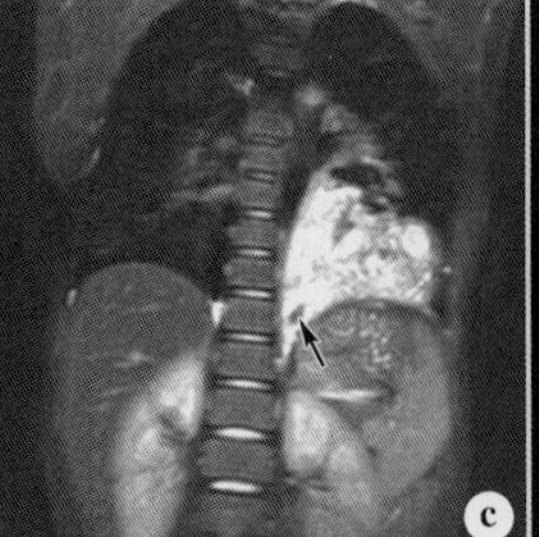

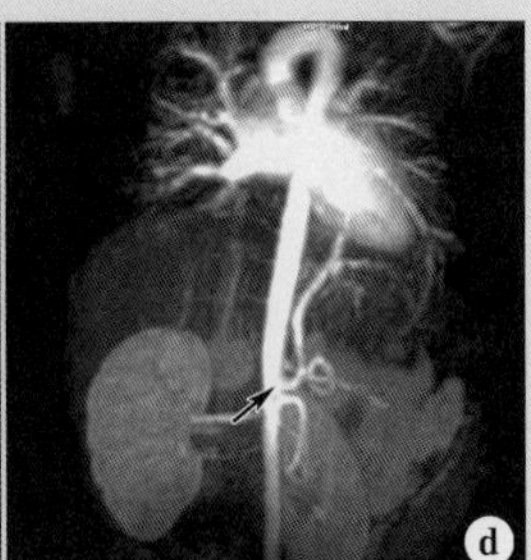

图 10-2-2-1 案例 10-2-2-1 患儿影像学检查结果

影像学检查示先天性肺隔离症。a、b. 轴位 T_1WI、T_2WI 脂肪抑制图；c. 冠状位 T_2WI-SPAIR 图；d. CE-MRA 图

先天性肺隔离症属于隔离肺族的一种，是最常见的先天性肺发育畸形之一，为发育不全无呼吸功能的肺组织，与支气管及其分支无正常交通，接受体循环异常动脉供血，体循环或肺静脉引流的一种疾病。

（一）发病机制及分型

本病发病机制尚不清楚，目前以 Pryce 牵引学说为主。

（二）病理特征

肺隔离症的病理特征为病变肺组织接受体循环动脉系统供血，由于与体循环交通，动脉压明显增高，引起肺组织囊性变。

（三）临床表现

肺隔离症主要表现为咳嗽、咳脓痰、胸痛、发热等呼吸道症状，症状的轻重与肺内囊腔大小、是否合并感染有关。男女发病率相等。左侧多于右侧，以叶内型为主，77.4%的病变位于下叶与膈肌间。

（四）常用 MRI 序列

除了常规的 T_1WI、T_2WI 外，增强的 T_1WI 及 MRA/MRV 或 CE-MRA 能够更好地显示供血动脉及引流静脉。

（五）MRI 影像学诊断

T_1WI 表现为高信号或等、低信号，T_2WI 表现为较高信号的软组织团块影，其内出现囊变时表现为 T_1WI 低信号，T_2WI 高信号。病变中常见“蜿蜒”的流空信号，提示供血血管的分布，如图 10-2-2-1（c）。传统 MRA/MRV 及 CE-MRA 均可准确显示供血动脉及引流静脉，如图 10-2-2-1（d）。MRI 对肺隔离症可进行准确定位及定性。

（六）鉴别诊断

典型的肺隔离症 MRI 易于诊断。当合并感染时需与肺脓肿相鉴别，其内无流空血管信号，周围炎性渗出及临床症状明显，治疗后复查可消失。多房性肺囊肿也需与囊肿型肺隔离症鉴别，前者一般位于正常肺组织间，增强无强化，且后者多伴发肋骨及膈肌畸形。右下肺肿块型隔离肺需与肠源性囊肿相鉴别，但后者多伴发椎体畸形。

（七）治疗

肺隔离症的治疗方法主要是手术切除病变肺组织。

【案例 10-2-2-1 点评】

1. 选 A。病变位于左下肺基底段。
2. 选 C。结合图 10-2-2-1（a）和 10-2-2-1（b）的低信号，提示 10-2-2-1（c）箭头所指为流空血管影。
3. 选 C。增强检查的主要目的显示病变是否接受体循环的异常动脉供血。
4. 选 B。增强检查显示病变的粗大供血血管起源于腹主动脉，见图 10-2-2-1（d）黑箭。

三、支气管源性囊肿

【案例 10-2-3-1】 患儿男性，4 个月，偶然发现纵隔占位。影像学检查结果见图 10-2-3-1。

思考题

1. 该患儿病变解剖部位为

A. 左上肺；B. 左侧后胸壁；C. 左侧胸膜腔；D. 左侧上纵隔

2. 病变内主要成分为

A. 钙化；B. 出血；C. 蛋白；D. 囊液

3. 该患儿进行增强 MRI 检查的主要目的是

A. 了解病变解剖部位；B. 观察病变的壁及其内容物的强化情况；C. 显示病变与体循环的关系；D. 了解病变的内部

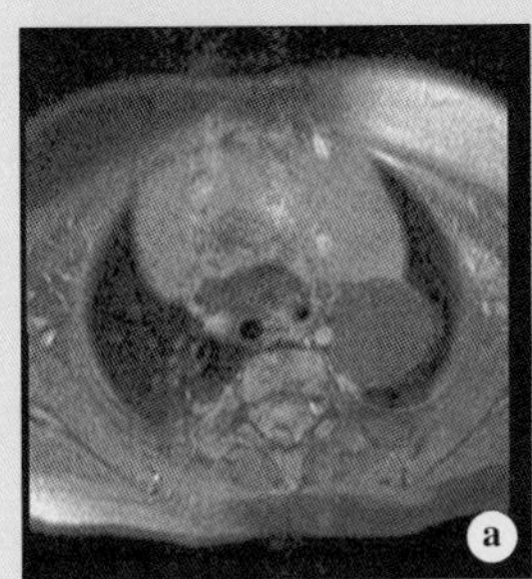

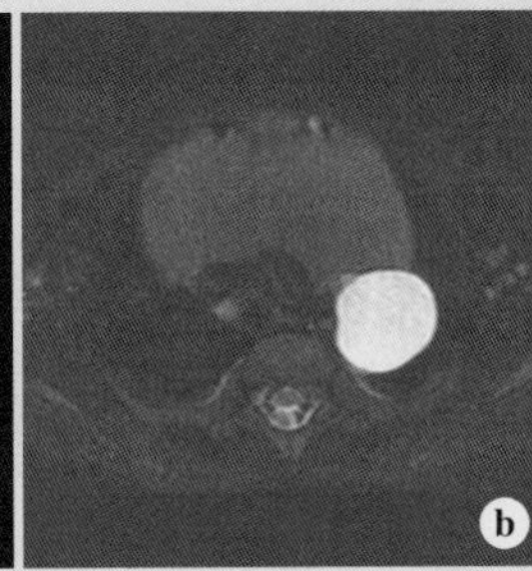

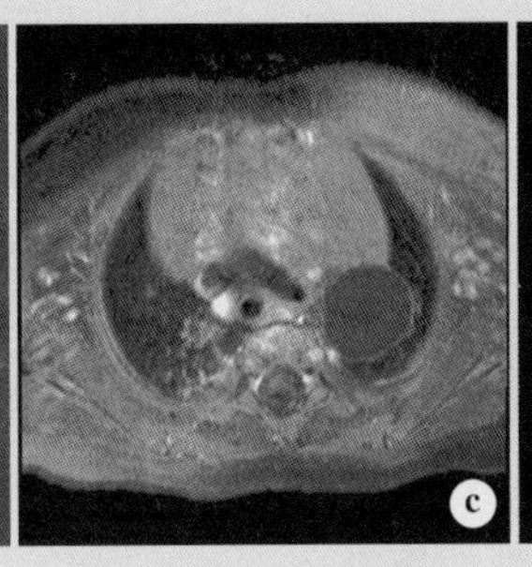

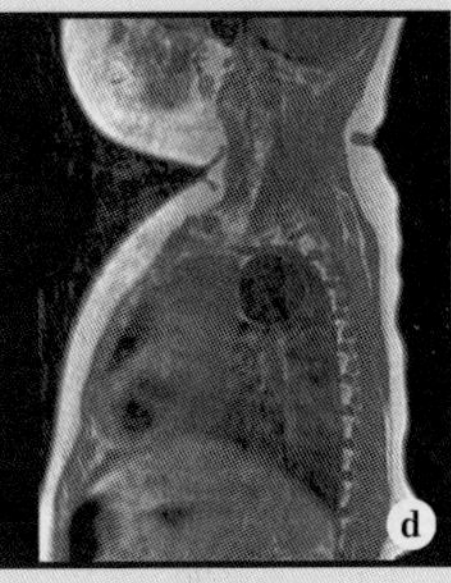

图 10-2-3-1 案例 10-2-3-1 患儿影像学检查结果

影像学检查结果示支气管源性囊肿。a、b. 轴位 T_1WI 脂肪抑制、T_2WI 脂肪抑制图；c 轴位 T_1WI 脂肪抑制增强图；d 为矢状位 T_1WI 增强图

支气管源性囊肿（bronchogenic cyst）由前肠腹侧喉气管沟处出现异常肺芽或气管、支气管异常分支发展而来，多数生长在气管、支气管旁，尤其是隆凸附近，有蒂与支气管相连或与之共壁。大多数位于中纵隔。

（一）发病机制及分型

支气管源性囊肿是妊娠 6 周时由前肠腹侧的异常胚芽或支气管憩室引起。它与正常支气管相通，逐渐形成含液囊肿，随着继续发育逐渐失去与支气管树相通，成为含气或含气液支气管囊肿。根据病变部位分为纵隔型、肺内型及异位型，其中以纵隔型占多数。

（二）病理特征

囊肿大多单发，以单房者多见。囊壁一般菲薄，具有支气管结构，包括支气管的各种成分，内衬以纤毛柱状上皮。

（三）临床表现

临床症状与囊肿部位、大小有关，也与是否与支气管相通、是否有感染有关。肺内型支气管囊肿易并发感染而表现为咳嗽、咳痰、发热、咯血。

（四）常用 MRI 序列

除了常规的 T_1WI、T_2WI、T_2WI 脂肪抑制序列外，增强的 T_1WI 能够更好地显示囊壁。

（五）MRI 影像学诊断

MRI 对支气管源性囊肿可准确定位及定性。典型表现 T_1WI 呈均匀低信号，如图 10-2-3-1（a）；T_2WI 呈均匀高信号，如图 10-2-3-1（b），也可见 T_1WI、T_2WI 均呈均匀高信号或 T_1WI、T_2WI 信号不均匀伴液平面。增强检查囊壁轻度强化，囊内无强化，如图 10-2-3-1（c、d）。

（六）鉴别诊断

与左肺动脉起源异常鉴别时可用增强或 MRA 即可分辨血管或囊肿；肠源性囊肿多位于中后纵

隔，体积较大，食管可前移。对于单纯大叶性肺气肿可以准确发现支气管腔外占位以鉴别。

（七）治疗

支气管源性囊肿的治疗方法主要是手术切除病变组织。

【案例 10-2-3-1 点评】

1. 选 D。病变位于左上纵隔。

2. 选 D。结合图像 10-2-3-1 图像，病变表现为长 T_1 长 T_2 信号，增强扫描病变薄壁边缘强化，病变内部未见强化，提示病变内容物以囊液为主。

3. 选 B。增强检查的主要目的显示病变壁的强化情况及其内容物成分。

四、神经肠源性囊肿

【案例 10-2-4-1】 患儿女性，5 个月，间断咳嗽半个月。影像学检查结果见图 10-2-4-1。

思考题

1. 该患儿病变解剖部位为

A. 左上肺；B. 左侧后胸壁；C. 左侧胸膜腔；D. 左侧后纵隔

2. MR 图像，见图 10-2-4-1（c、d）病变的强化方式为

A. 无强化；B. 薄壁环形强化；C. 厚壁环形强化；D. 均匀强化

3. 该患儿进行增强 MRI 检查的主要目的是

A. 了解病变解剖部位；B. 显示囊壁情况；C. 显示病变与体循环的关系；D. 了解病变的内部信号

4. 图 10-2-4-1（c）显示椎体畸形的部位为

A. 颈椎；B. 胸椎；C. 颈椎+上胸椎；D. 腰椎

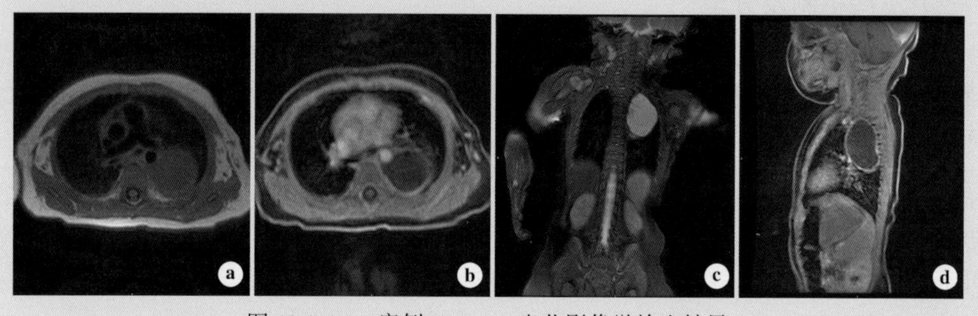

图 10-2-4-1　案例 10-2-4-1 患儿影像学检查结果

影像学检查示神经肠源性囊肿。a、b. 轴位 T_1WI、轴位增强 T_1WI 图；c. 冠状位 T_2WI-SPAIR 图；d. 矢状位 T_1WI 增强图

神经肠源性囊肿是前肠囊肿的一种，囊肿通过瘘管或纤维索和椎管连接。神经肠源性囊肿常合并有椎体畸形、脊椎纵裂以及半椎体。

（一）发病机制及分型

神经肠源性囊肿的胚胎发生并不明确，目前较公认的观点是因内胚层从脊索分离过程中出现异常而形成。

（二）病理特征

囊壁内有发育成熟的肌层和各种胚胎上皮，镜下重复畸形壁层中含有分化完全的消化道各层结构，即腔内壁内衬消化道上皮，其黏膜类型多与邻近部位消化道黏膜相同，其中黏膜层 20%～25% 有异位胃黏膜和胰腺组织异生。囊肿内可含有神经组织。

（三）临床表现

大多数患儿以呼吸道症状或脊柱侧弯就诊。单纯本病患儿多无明显体征，但如合并其他疾病或囊肿突然增大时，可出现相应的表现。

（四）常用 MRI 序列

除了常规的 T_1WI、T_2WI 外，增强 T_1WI 能够更好地显示囊壁的情况。

（五）MRI 影像学诊断

MRI 可以明确显示神经肠源性囊肿的位置、形态以及内部情况，同时可显示与周围脏器的关系、受压及椎体畸形情况。神经肠源性囊肿多位于后纵隔，MRI 表现为单房形态不一囊性包块，囊壁一般不厚，囊内呈稍长 T_1、长 T_2 信号，如图 10-2-4-1（a、c），囊内液体含蛋白成分时，可呈 T_1WI 更高信号，部分囊肿可向上伸入颈部、横跨脊柱两侧，如与胃肠道相通可见气体信号及气–液平面；瘤内合并出血者，可出现典型的“液–液平面”征象，上层 T_1WI 呈略低信号，T_2WI 呈高信号，下层 T_1WI 呈等信号，T_2WI 呈稍高信号。合并感染时囊壁可显著增厚，囊内液体信号 T_1WI 亦增高。增强扫描显示囊壁及分隔轻度强化，如图 10-2-4-1（b、d），合并感染时强化明显，囊内无强化。

（六）鉴别诊断

神经肠源性囊肿需与神经源性肿瘤、支气管囊肿、肺隔离症、膈疝、多房性脓胸、胸壁肿物、脊膜膨出、非霍奇金淋巴瘤、转移瘤等相鉴别。根据神经肠源性囊肿位于后纵隔，大且单房囊性，囊壁菲薄、轻度强化，合并椎体畸形可明确诊断，但合并感染、出血及其他器官畸形时鉴别诊断仍有一定困难。

（七）治疗

神经肠源性囊肿的治疗方法主要是手术切除病变组织。

【案例 10-2-4-1 点评】

1. 选 D。病变位于左侧后纵隔。
2. 选 B。该病变强化方式为薄壁环形强化。
3. 选 B。增强检查的主要目的显示囊壁的情况。
4. 选 C。颈椎+上胸椎，可见多发椎体畸形，包括不同程度裂椎及半椎体畸形。

五、纵隔畸胎瘤

【案例 10-2-5-1】 患儿女性，10 岁，半年前患儿因呼吸道感染在当地医院就诊时行胸片检查发现纵隔占位性病变（图 10-2-5-1）。

思考题

1. 该患者病变解剖部位为

A. 左上肺；B. 左侧胸壁；C. 左侧胸膜腔；D. 左侧上纵隔

2. 图 10-2-5-1（a、b、c）内箭头提示病变表现为

A. 钙化；B. 出血；C. 脂肪；D. 囊变

3. 图 10-2-5-1（c）检查的主要目的是

A. 了解病变解剖部位；B. 明确病变的边界；C. 明确病变内短 T_1 长 T_2 信号是否为脂肪信号；D. 明确病变内是否有出血

4. 图 10-2-5-1（c、d）内箭头显示

A. 胸腔积液；B. 肺内实变；C. 病变内液性成分；D. 病变破溃

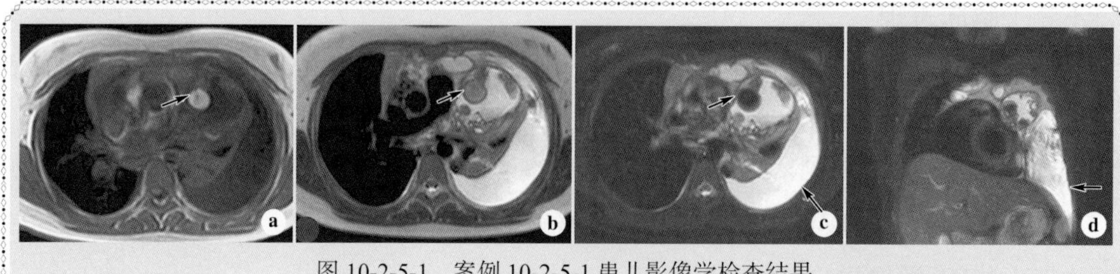

图 10-2-5-1 案例 10-2-5-1 患儿影像学检查结果

影像学检查示纵隔畸胎瘤。a～c. 轴位 T_1WI、T_2WI、T_2WI-SPAIR 图；d. 冠状位 T_2WI-SPAIR 图

纵隔畸胎瘤为胚胎性肿瘤，含有内、中、外胚层起源的组织，为小儿第二位常见的前纵隔肿瘤，可为良性或恶性，囊性、实性或囊实性。

（一）发病机制及分型

儿童纵隔畸胎瘤是在胎儿发育过程中部分生殖细胞脱落并随心血管发育携入胸腔内演变而来，故又称生殖细胞瘤，出生时即已存在，一般以良性居多，发生部位与体腔的中线前轴或中线旁区相关，典型纵隔畸胎瘤位于前纵隔，但有些来自后纵隔或源自心包膜，恶变率约占 20%。

（二）病理特征

畸胎瘤肉眼观均为单个的大囊，囊内充满皮脂样物，并混有数量不等的毛发，从囊壁上向腔内突出的实质区形成“头结节”。“头结节”单个或多个、大小不一，结节表面有毛发，切面可见皮肤和脂肪。镜下囊壁内侧被覆鳞状内皮，有皮脂腺、汗腺和毛囊。头结节内可见骨、软骨、脂肪、平滑肌和呼吸道黏膜上皮等组织。

（三）临床表现

肿瘤体积早期较小时，患者多无自觉症状，随着肿瘤逐渐长大会出现压迫症状或继发感染。常见临床表现为反复发作的肺炎、肺不张、气短、咳嗽、咳痰、喘憋、呼吸困难及发热；当肿瘤破入胸腔时，可产生胸腔积液、脓胸或血胸，继发感染可形成支气管胸膜瘘。

（四）常用 MRI 序列

除常规的 T_1WI、T_2WI 外，还需要做脂肪抑制加权成像，观察病变内是否含有脂肪成分，通常做 T_2WI 的脂肪抑制像。为了更好地观察病变的边缘、实质部分及纤维间隔，通常还需要做增强的 T_1WI。

（五）MRI 影像学诊断

纵隔畸胎瘤 MRI 表现较有特征。肿块以宽基底紧贴纵隔，瘤体呈圆形、类圆形囊实性占位，囊壁厚薄不一，信号不均，囊内容物为混杂信号，囊壁可见圆形结节，实体成分中含有脂肪高信号如图 10-2-5-1（a、b），脂肪抑制序列呈低信号改变如图 10-2-5-1（c、d），增强扫描因肿瘤实质部分及纤维间隔的强化显得边界清楚。清晰的块状骨化、牙齿样信号灶对囊性畸胎瘤具有特征性。胸部 MRI 检查还可以清晰显示肿瘤与周围脏器的关系。当肿瘤破入胸腔或心包时，亦可通过特征性成分（脂肪、骨骼）以及囊壁结节状或乳头状软组织结构、肺内空洞与单纯心包积液、胸腔积液、肺内占位鉴别。

（六）鉴别诊断

纵隔畸胎瘤需与纵隔囊实性占位鉴别，但其内含有特征性脂肪及骨化成分，故鉴别诊断相对简易。

（七）治疗

纵隔畸胎瘤的治疗方法主要是手术切除病变组织。

【案例 10-2-5-1 点评】

1. 选 D。病变位于左上纵隔。

2. 选 C。图 10-2-5-1（a）和 10-2-5-1（b）箭头指示病变为短 T_1 长 T_2 信号，图 10-2-2-1（c）箭头所指为低信号，说明脂肪抑制图像将病变高信号抑制，证实为脂肪信号。

3. 选 C。脂肪抑制图像的主要目的是显示病变内短 T_1 长 T_2 信号是否能被抑制。

4. 选 A。患者左侧有大量胸腔积液，胸腔积液为长 T_1 长 T_2 信号。

六、胸膜肺母细胞瘤

【案例 10-2-6-1】 患儿女性，4 岁 11 个月，反复肺部感染。影像学检查结果见图 10-2-6-1。

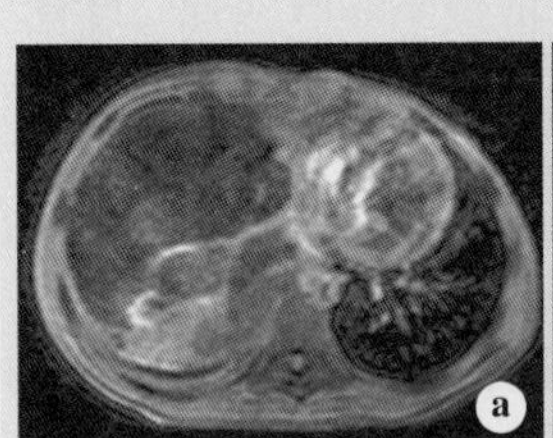

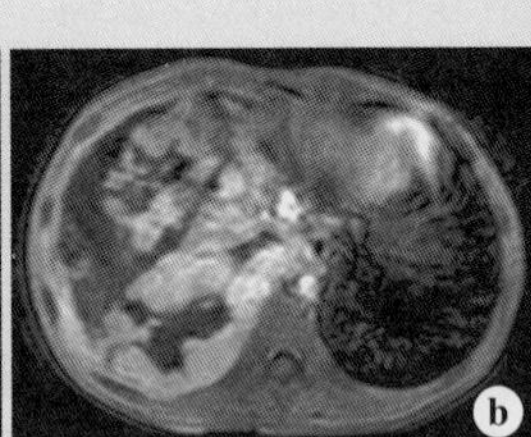

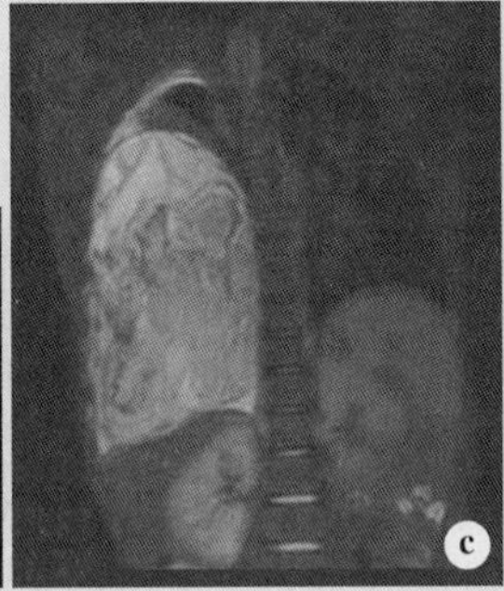

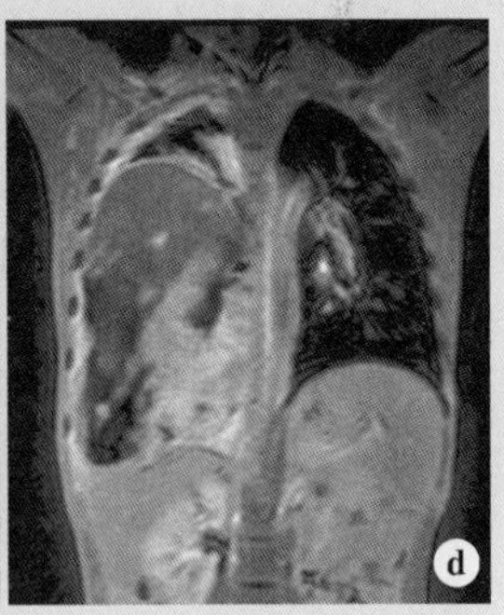

图 10-2-6-1 案例 10-2-6-1 患儿影像学检查结果

影像学检查示胸膜肺母细胞瘤。a. 轴位 T_1WI 图；b. 轴位 T_1WI 增强图；c. 冠状位 T_2WI 脂肪抑制图；d. 冠状位增强 T_1WI 图

思考题

1. 该患者病变解剖部位为

A. 右肺；B. 右侧胸壁；C. 右侧纵隔；D. 右侧胸膜

2. 病变内主要成分为

A. 钙化；B. 出血；C. 囊实性成分；D. 囊性成分

3. 该病变的鉴别诊断以下选项不用考虑的是

A. Ewing’s 肉瘤；B. 横纹肌肉瘤；C. Askin 瘤；D. 肺囊肿

4. 该病变的分型为

A. Ⅰ型；B. Ⅱ型；C. Ⅲ型；D. 其他

胸膜肺母细胞瘤（pleuropulmonary blastoma，PPB）是一种罕见的进展较快的肺内肿瘤，在儿童期常累及胸膜，故称之为胸膜肺母细胞瘤或肺胚胎性癌肉瘤，是一种与发育不良有关的儿童期罕见的恶性肿瘤。

（一）发病机制及分型

大多数学者认为，胸膜肺母细胞瘤起源于多功能分化的胚芽细胞，类似肾的发生与肾母细胞瘤之间的关系。目前将 PPB 分为三型：Ⅰ型（多囊型）、Ⅱ型（多囊伴实性结节型）和Ⅲ型（实体型）。PPB 主要发生于婴幼儿，约 93%的患儿小于 6 岁，性别上无明显差异。Ⅰ型 PPB 多局限于肺内和（或）脏层胸膜，Ⅱ型和Ⅲ型则多累及肺外，如壁层胸膜、纵隔和膈肌等。

（二）病理特征

Ⅰ型 PPB 表现为囊壁内衬以成熟的呼吸道上皮细胞，上皮下见原始间叶细胞，肿瘤细胞小而圆，可有横纹肌母细胞分化；Ⅱ型 PPB 表现为在Ⅰ型基础上出现了灶性的实性区；Ⅲ型完全由实性区构成。Ⅱ、Ⅲ型 PPB 实性区由幼稚的圆形或梭形细胞构成，可以伴有分化的和（或）间变的肉瘤样成分，包括胚胎性横纹肌肉瘤、纤维肉瘤、间变性未分化肉瘤和以上肿瘤的混合成分，并可出现幼稚的软骨样结节，还可伴有脂肪肉瘤分化。

（三）临床表现

儿童胸膜肺母细胞瘤的临床表现无特异性，其主要症状常为反复咳嗽、咳痰、胸痛和发热等，抗炎治疗无效，加之多发生在肺周边或胸膜，较晚出现呼吸困难等肿瘤压迫症状及气胸、贫血、消瘦等表现。

（四）常用 MRI 序列

除了常规的 T_1WI、T_2WI 外，增强的 T_1WI 有利于显示病变的边缘及实性成分。

（五）MRI 影像学诊断

MRI 上病变表现为囊实性混杂信号占位，如图 10-2-6-1（a、c），其内可有气体信号，T_1WI 呈等或低信号，T_2WI 呈稍高或不均匀高信号，部分肿块侵及肺部及纵隔，推移纵隔内气管、食管及大血管且与之分界不清，相邻肺叶可实变不张，增强扫描实性部分有不同程度的强化，如图 10-2-6-1（b、d），囊变区不强化，常合并胸腔积液、肺不张等。

（六）鉴别诊断

对于Ⅰ型 PPB，由于其与某些肺先天性囊性病变在影像学、大体检查方面均呈单纯囊性结构，因此只有病理组织检查才可区分，一般与肺先天性囊性腺瘤样畸形相鉴别。Ⅱ型 PPB 肿瘤组织实性区及Ⅲ型 PPB 需与以下肿瘤相鉴别。①横纹肌肉瘤：为单向性肌源性分化，无原始间叶细胞及软骨样成分，且多发生在鼻腔、泌尿道、阴道等有腔器官，很少发生于胸膜，肿瘤组织内无其他肉瘤和上皮成分。②某些恶性小圆细胞肿瘤：当 PPB 以原始间叶细胞成分为主时，需与原始神经外胚叶肿瘤/Ewing's 肉瘤、Askin 瘤及促纤维增殖性小圆细胞肿瘤、转移性肾母细胞瘤、淋巴瘤等相鉴别。此时，临床资料、免疫表型检测甚至电镜、遗传学检查有帮助。影像学一般难以鉴别。

（七）治疗

胸膜肺母细胞瘤的治疗方法主要是手术切除病变组织，并辅以放化疗。

【案例 10-2-6-1 点评】

1. 选 A。胸膜肺母细胞瘤是肺内肿瘤，在儿童期常累及胸膜。
2. 选 C。病变内主要为等长 T_1、等长 T_2 信号，增强后等明显强化，故以囊实性成分为主。
3. 选 D。病变为囊实性，不是单纯囊性结构，故不需要与 D 进行鉴别。
4. 选 B。Ⅰ型 PPB 表现为囊性病变；Ⅱ型 PPB 表现为在Ⅰ型基础上出现了灶性的实性区；Ⅲ型完全由实性区构成。

（彭　芸　陶晓娟）

第三节　腹部疾病

一、MRI 影像学诊断基础

MRI 组织分辨率高，解剖关系清晰，增强病变显示良好，MRCP 能很好地显示肝内外胆管、肝总管、胆总管及胰管情况。MRI 在儿科腹部先天性畸形及占位性病变方面有着广泛的用途。

（一）小儿肝胆系统 MRI 解剖特点

小儿肝脏大体分为肝左、右叶和尾叶。右叶所占比例较成人大。正常肝实质 MRI 信号均匀，T_1WI 较脾脏的信号强（白），T_2WI 较脾脏的信号弱（灰黑）。平扫时肝静脉和门静脉呈树枝样分布，肝内胆管不显示。小儿胆总管宽径为 7～8mm，超过 10mm 考虑有扩张。小儿胆囊壁厚 1～3mm。

（二）小儿胰腺 MRI 解剖特点

小儿胰腺的头、尾部较大，而体部小，其宽径分别为 1～2cm、0.8～1.8cm、0.4～1.0cm，正常胰腺在磁共振上信号类似肝脏，比较均匀。

（三）小儿脾脏解剖特点

小儿脾脏长度为（5.7±0.31）×年龄=厘米数。常规横断面扫中，正常长度不超过 5 个肋单元。副脾为靠近脾门的小脾，呈圆形或卵圆形。胃背侧系膜与后腹膜未融合可形成游走脾，又称异位脾。

二、胆总管囊肿

【案例 10-3-2-1】 患儿女性，8 岁，患儿家属诉 3 年前开始反复出现餐后半小时右上腹季肋区胀痛，疼痛不剧烈，空腹时可自行缓解，食用油腻食物后腹痛更明显，3 天前上午患儿食用油煎荷包蛋 2 个，半小时后明显持续性胀痛，腹痛部位扩散至脐周，伴面部大汗及呕吐腹泻数次，呕吐呈非喷射性，呕出胃内容物，无胆汁、粪便及咖啡色样物质，腹泻及呕吐后腹痛无好转。

思考题

1. 首选立位腹部平片检查，该检查的目的最有可能是

A. 了解是否有肠梗阻；B. 了解是否有肠扭转；C. 了解是否有肠穿孔；D. 了解是否有肠套叠

2. 若下一步行 MRI 扫描以明确诊断，应该首先选择的序列是

A. 常规 SE T_1WI；B. 常规 SE T_2WI；C. CE-MRI；D. MRCP

3. 该患儿立即进行 MRI 检查，结果如图 10-3-2-1（a～e）所示，下列描述不正确的是

A. 病变解剖位于胆总管；B. 还需进一步行 MRCP 检查；C. 还需进一步行 ERCP 检查；D. 病变未见明显强化

4. 若该病为先天性胆管囊肿，所分类型应为

A. Ⅰ型；B. Ⅱ型；C. Ⅲ型；D. Ⅳ型；E. Ⅴ型

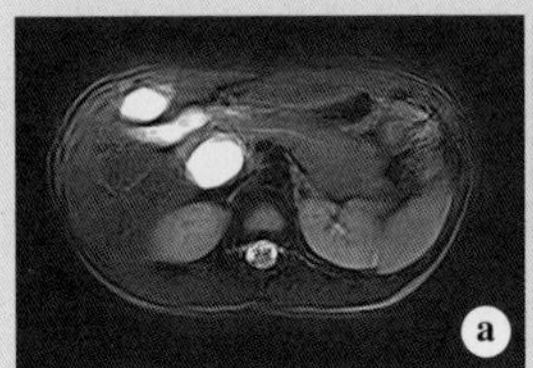
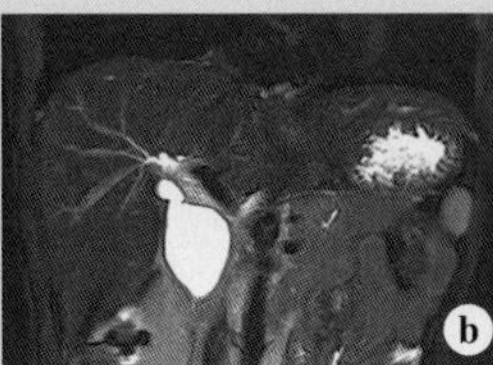
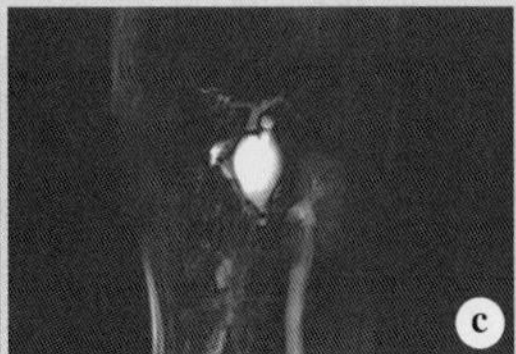
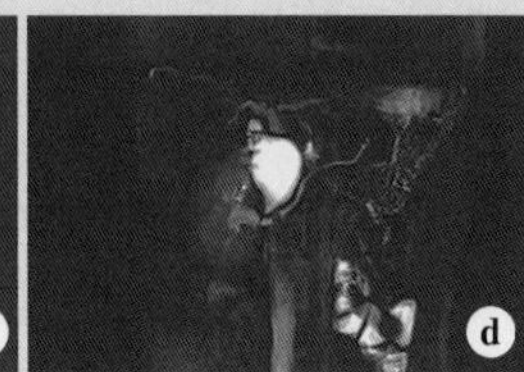

图 10-3-2-1　胆总管囊肿影像学表现

a. T_2WI 横断位；b. T_2WI 冠状位；c. MRCP 矢状位；d. MRCP 冠状位。胆总管于 T_2WI 及 MRCP 像上呈梭形囊状扩张，呈高信号，胆总管下段呈鸟嘴状，肝内胆管及胰管未见扩张

先天性胆总管囊肿（congenital choledochal cyst）为先天性胆管的一部分扩张，是临床上最常见的一种先天性胆道畸形。除了肝外胆总管的扩张外，约 1/4 的病例同时合并有肝内胆管的扩张。一般认为是由于先天性胆管壁发育不良，胆道不同程度阻塞而引起胆总管内压增高、增大，形成囊状扩张。本病常于 10 岁前儿童期发病，女性多见，以腹痛、黄疸、呕吐、发热、腹部包块为主要临床表现。

（一）病因及分型

先天性胆总管囊肿的病因可能有以下 3 种：①先天性总胆管壁薄弱，包括发育不全性憩室、先

天性张力低下、发育过程中胆管上皮增生不均匀（即 Yotsuyanagi 学说）；②胆总管远端梗阻，包括胆总管先天性狭窄、胆管上皮持续性阻塞、括约肌部位神经肌肉不协调；③胰胆管合流异常（pancreaticobiliary maljunction，PBM），胰液反流入胆总管，胰酶被胆汁激活，引起胆总管炎症和压力增高，进而引起胆总管扩张。

根据囊肿的形态、部位、范围等分为五型（图 10-3-2-2）：Ⅰ型，肝外胆管囊肿；Ⅱ型，胆总管憩室；Ⅲ型，胆总管脱垂；Ⅳ型，肝内外胆管囊肿；Ⅴ型，肝内孤立或弥漫性胆管囊肿。

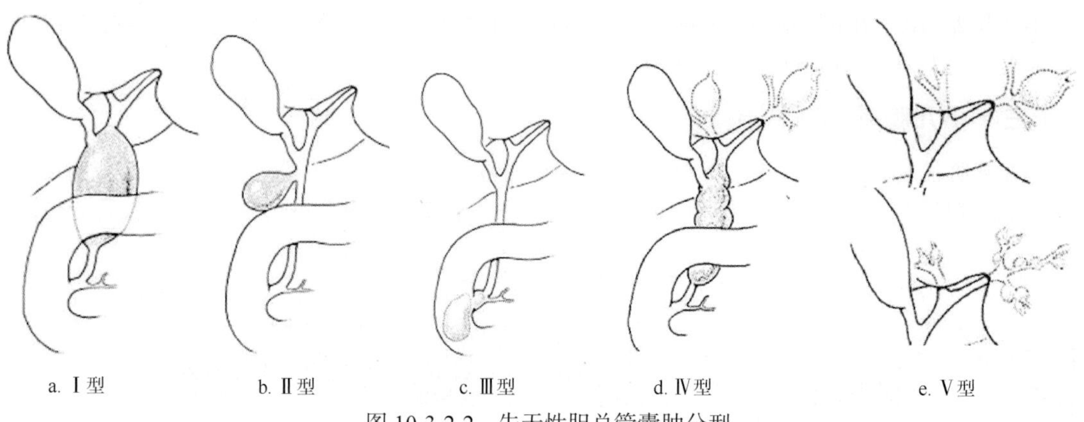

a. Ⅰ型　b. Ⅱ型　c. Ⅲ型　d. Ⅳ型　e. Ⅴ型

图 10-3-2-2　先天性胆总管囊肿分型

（二）病理改变

大体病理表现为胆总管呈球形囊肿或梭形扩张，扩张程度不等。管壁结构多不能保持胆总管的黏膜与基层组织，表现为黏膜脱落、炎症细胞浸润等变化，而基层多为变性肥大的肌纤维，夹杂大量纤维结缔组织。囊内贮存深绿色浓稠胆汁，有时有泥沙样结石。由于长期慢性胆汁梗阻，可引起不同程度的肝硬化，肝呈棕绿色，较硬。

（三）MRI 影像学诊断

MRI 序列的选择，除了常规的 T_1WI、T_2WI 以外，胆总管囊肿的诊断更多依赖于 MRCP。T_1WI、T_2WI 分别表现为均匀低信号、高信号，增强扫描无强化。MRCP 能直观显示各型胆总管囊肿的肝内外胆管、肝总管、胆总管及胆囊的情况。

（四）鉴别诊断

本病主要需要与腹膜后囊性肿物（如囊性畸胎瘤、淋巴管瘤等）相鉴别。从症状和体征来看较难与无黄疸的胆总管囊性扩张相鉴别，B 超、CT 可基本区别，行 ERCP 检查可除外胆管扩张。

（五）治疗

本病如不手术治疗，多因反复感染、胆汁性肝硬化、胆总管穿孔或癌变而死亡，因此当患儿肯定诊断后应及时手术。

【案例 10-3-2-1 点评】

1. 选 A。患者有呕吐，腹部平片的首要目的是排除肠梗阻。
2. 选 D。MRCP 可清晰地显示病变与胆总管、肝内外胆管的关系。
3. 选 C。ERCP 对诊断胆总管囊肿无意义。
4. 选 A。该病分型为Ⅰ型胆总管囊肿。

三、肝母细胞瘤

【案例 10-3-3-1】 患儿女性，11 个月，腹部可触及肿大的肝脏肿块，反复低热，肝功能正常，无皮肤及巩膜的出现。影像学检查结果见图 10-3-3-1。

思考题

1. 儿童肝脏最常见的肿瘤是

A. 肝癌；B. 肝母细胞瘤；C. 肝脏间质性错构瘤；D. 肝血管内皮细胞瘤；E. 肝脏间质性错构瘤

2. 若下一步行 CT 扫描，首要目的是

A. 了解病变内是否有钙化；B. 了解病变侵犯范围；C. 了解病变强化方式；D. 了解病变腹部转移情况

3. 该患者立即进行 MRI 检查，结果如图 10-3-3-1（a～f）所示，下列描述不正确的是

A. 病变有假包膜；B. 病变有囊变、坏死；C. 增强扫描病变不均匀强化；D. 病变侵犯门静脉

4. 若该病为肝母细胞瘤，以下描述错误的是

A. 儿童多见；B. 是儿童期最常见的肝脏恶性肿瘤；C. AFP 升高；D. 常伴有肝硬化

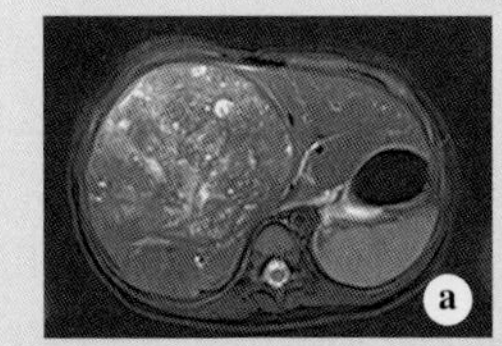

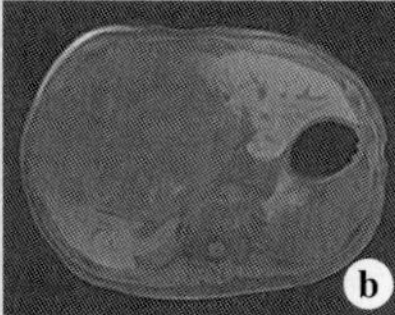

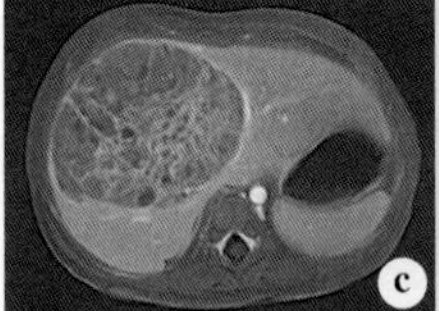

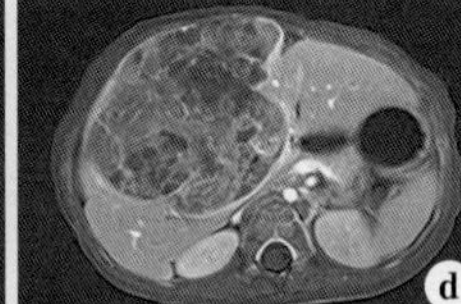

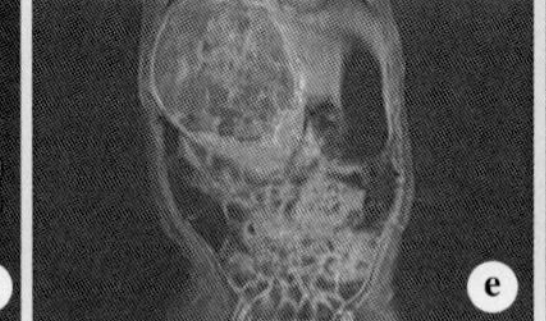

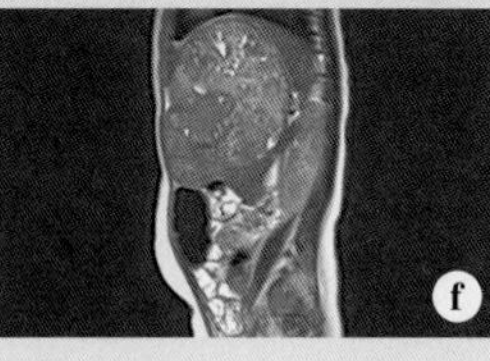

图 10-3-3-1 肝母细胞瘤 MRI 表现

a、b. T_2WI 横断位，T_1WI 横断位；c、d. 横轴为增强图像；e. 冠状位增强；f. T_2WI 矢状位

肝母细胞瘤（hepatoblastoma，HB）是儿童期最常见的肝脏恶性肿瘤，占儿童肝脏原发恶性肿瘤的 50%～60%。男女比例为（2～3）：1，最常见于 5 岁以下儿童，尤其是 3 岁以下的婴幼儿。本病临床特点多为上腹部肿块，肝功能可以正常，但甲胎蛋白（AFP）明显升高。

（一）病因及病理分型

肝母细胞瘤病因不明，但与一些基因异常、畸形综合征和家族性恶性肿瘤发生倾向等因素明显相关，如家族性腺瘤样息肉征、18-三体综合征等。

HB 是一种来源于肝脏母细胞的胚胎性肿瘤，由不同分化程度的恶性上皮组织构成，根据其所含组织成分的不同可分为上皮细胞型和混合型。上皮细胞型又可分为胎儿型（31%）、胚胎型（19%）、巨梁型（3%）和小细胞未分化型（3%）。

（二）MRI 影像学诊断

MRI 平扫表现为肝脏内实性肿块，呈圆形、椭圆形或分叶状，可见完整或不完整的假包膜结构，为正常肝组织受压所致。T_1WI 多为低、等信号，大的肿瘤因中心坏死、出血，表现为混杂信号，T_2WI 呈等、高信号，可见瘤内多个细小囊状高信号影，周围有低或等信号线样间隔。增强后包块内部不均匀强化，有时瘤体内可因血窦扩张而出现类似“石榴样”改变，40%病变可见周围呈晕环状强化，且消除迅速。肿瘤内坏死及出血灶无增强。

（三）鉴别诊断

HB 主要需与原发性肝细胞癌、肝血管内皮细胞瘤、肝脏未分化胚胎性肉瘤等相鉴别。肝母细胞瘤的影像学表现与肝细胞癌十分相似，AFP 亦可明显升高，但肝细胞癌多见于成人，在儿童非常少见，且肝细胞癌常伴有肝炎病史及肝硬化表现，肝细胞癌多无包膜，MRI 显示瘤体形态多不

规则、边界较模糊，无包膜、瘤内钙化灶少见，瘤体旁多可见子病灶播散，而 HB 有假包膜者多见，MRI 显示瘤体多呈边界清楚的圆形或类圆形肿块，或呈分叶状，与 HBV 感染及肝硬化无关。另外，肝细胞癌的门静脉侵犯及癌栓形成较肝母细胞瘤多见。血管内皮瘤大多发生于半岁以下的婴儿，一半以上合并有充血性心力衰竭、贫血和血小板减少症，小儿肝血管内皮细胞瘤多不伴有钙化，临床上多伴有充血性心力衰竭，而 HB 瘤体内多伴有钙化，婴儿血管内皮瘤动态期肿块周围密度急剧升高，边缘呈致密的结节状波浪状强化，延迟扫描肿块强化呈从周边向中央的逐渐强化，最后肿块密度与肝脏正常组织密度一致，AFP 不升高。肝脏未分化胚胎性肉瘤是一种少见的间叶来源恶性肿瘤，好发于 6～10 岁，通常发生于右叶，常表现为较大的边界清晰、长 T_1 长 T_2 信号为主的肿块，囊腔内可含间隔或呈结节状突起的实质性成分，增强后间隔和实质性成分有强化，AFP 不升高。

【案例 10-3-3-1 点评】

1. 选 B。肝母细胞瘤是儿童最常见的肝脏恶性肿瘤。
2. 选 A。CT 最主要的优势在于显示病变内有无钙化。
3. 选 D。病变未侵犯门静脉。
4. 选 D。儿童肝母细胞瘤可有 AFP 升高，但一般不伴有肝硬化。

四、胰母细胞瘤

【案例 10-3-4-1】 患儿女性，4 岁，发现腹部包块 13 天，行腹部 MRI 检查结果如图 10-3-4-1。术后病理确诊为胰母细胞瘤。

思考题

1. 关于胰母细胞瘤，描述错误的是

A. 胰腺外分泌肿瘤；B. 胰腺内分泌肿瘤；C. 是儿童最常见的胰腺肿瘤；D. 属于恶性肿瘤；E. 上皮来源肿瘤

2. 关于胰母细胞瘤的影像学表现错误的是

A. 可有钙化；B. 有囊变、坏死；C. 富血供；D. 一定有包膜；E. 可伴有胰管或胆总管扩张

胰母细胞瘤（PB）起源于胰腺外分泌腺，是儿童最常见的胰腺肿瘤，约占 10 岁以下儿童胰腺肿瘤的 25%。大部分发生在 10 岁以内，平均年龄为 4 岁。

（一）发病原因

胰母细胞瘤特征与人胚胎第 8 周的胰腺组织相似。根据其起源可分为两种亚型，一种由腹侧胰腺原基分化而来，位于胰头部，边界完整，预后较好；另一种由背侧胰腺原基分化而来，位于胰尾部，边界不清，预后较差。目前已知在 80%的胰母细胞瘤中存在 11 号染色体短臂杂合性缺失发生。

（二）临床表现

本病多起病隐匿，通常无临床症状，常为无意中发现腹部肿块，随着瘤体增大，部分病例可伴有腹痛、体重减轻、恶心及腹泻，少见病例可有黄疸、消化道出血及肠梗阻。肿块压迫症状与其生长位置关系密切。肿瘤发生转移时最常累及肝脏，其次是淋巴结和肺，骨转移少见。部分患者可有 NSE 或 AFP 升高。极少数患者合并有 Beckwith Wiedemann 综合征、库欣综合征。

（三）病理特征

大体上胰母细胞瘤通常较大，大部分呈圆形或卵圆形，可呈分叶状，边界清楚，常有纤维包膜，切面为灰黄色、浅褐色或灰白暗红色，可有钙化、出血、坏死及囊性变。镜下典型的 PB 由上皮和间叶组织两种成分组成，上皮细胞丰富，排列成巢状或腺泡状，二者之间有移行，上皮细胞大部分

呈多角形，胞核圆形或卵圆形，胞质丰富，巢状结构中可见上皮细胞逐渐过渡至梭形细胞并围绕成漩涡状结构，伴明显角化，称为鳞状小体，为胰母细胞瘤的特征性组织结构。免疫组化研究显示，胰母细胞瘤组织同时表现为腺样分化、胰管分化的特征。表达胰岛素、促胃液素、生长抑素、甲胎蛋白、α_1–抗胰蛋白酶、CEA、角蛋白等。

（四）MRI 影像学诊断

常表现为腹膜后体积较大的边界欠清楚的囊实性混杂信号分叶状肿块，可有细小的钙化，肿块内部可有囊性坏死区，增强扫描示肿瘤呈轻度不均匀强化并分隔，分隔内部有细胞巢间隙扩张的毛细血管窦，中心坏死区无强化（图 10-3-4-1）。少数患者可见肝脏转移。

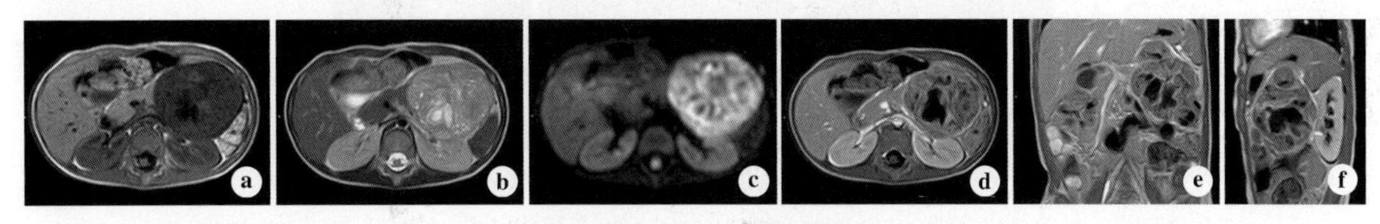

图 10-3-4-1　胰母细胞瘤 MRI

a～d. 轴位 T_1WI、T_2WI、DWI、T_1WI 增强图；e. 冠状位 T_1WI 增强图；f. 矢状位 T_1WI 增强图

（五）鉴别诊断

有时因肿块巨大，无法判断其组织来源，需与多种肿瘤相鉴别。①神经母细胞瘤：呈浸润生长，常包绕腹膜后大血管，斑点状或不规则形钙化常见，常跨越中线生长，较早发生区域淋巴结转移，增强呈不均匀强化。②肾母细胞瘤：表现为单侧腹膜后较大的软组织肿块，源于肾脏，肾周脂肪间隙模糊。肺转移较常见，增强示残存肾实质呈新月形强化。③淋巴瘤：表现为结节融合病灶，信号较均匀，增强呈轻度均匀强化，常伴其他部位淋巴结肿大。

（六）治疗

胰母细胞瘤治疗以手术切除为主。

【案例 10-3-4-1 点评】

1. 选 B。胰母细胞瘤属于外分泌肿瘤。
2. 选 D。胰母细胞瘤可有或无包膜。

五、腹膜后神经母细胞瘤

【案例 10-3-5-1】　患儿男性，10 岁 10 个月，腹腔肿块性质待查。

思考题

1. 神经母细胞瘤最好发的部位是

A. 腹膜后；B. 纵隔；C. 盆腔；D. 颈部

2. MRI 检查与 CT 相比，诊断本病不是其优势的是

A. 可显示钙化；B. 较好地显示病变对邻近结构的侵犯；C. 可显示肿块有无包膜；D. 显示强化特点

3. 该患儿立即进行 MRI 检查，结果如图 10-3-5-1 （a～h）所示，下列描述不正确的是

A. 病变起源于腹腔内；B. 病变起源于腹膜后；C. 肿块有包膜；D. 病变呈不均匀强化

4. 若该病为神经母细胞瘤，以下描述错误的是

A. 是儿童腹膜后最常见的肿瘤；B. 明显强化；C. 有包膜；D. 有囊变、坏死

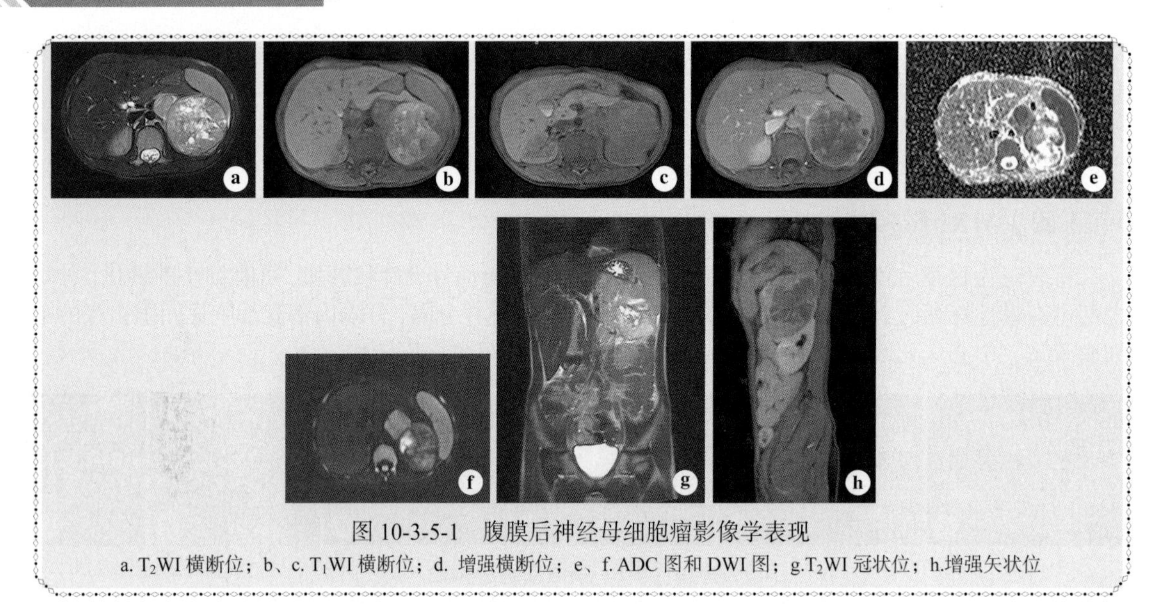

图 10-3-5-1 腹膜后神经母细胞瘤影像学表现

a. T_2WI 横断位；b、c. T_1WI 横断位；d. 增强横断位；e、f. ADC 图和 DWI 图；g. T_2WI 冠状位；h.增强矢状位

神经母细胞瘤（neuroblastoma，NB）是儿科常见的胚胎型恶性肿瘤之一，可出现于肾上腺髓质及交感神经丛分布的任何部位，以腹膜后最多见，约占 75%，其次是纵隔、盆腔、颈部，分别占 15%、5%、3%。男性发病率高于女性。发病高峰期在 3～5 岁。

（一）病理学改变

神经母细胞瘤恶性程度极高，瘤细胞大多由分化较差、大小均匀一致的小圆细胞构成，成团成巢，镜下可见典型的菊花形团样排列。大体检查，肿瘤一般质软、呈灰色至灰粉色，随着肿瘤增大，常常出现出血、坏死、囊形变及钙化。

（二）MRI 影像学诊断

腹膜后神经母细胞瘤主要影像学特征表现为：①肿瘤发生位置多位于腹膜后肾脏的前方或上方。②肿瘤的形态不规则形，无包膜。③肿瘤的体积均较大，大部分为肿瘤瘤体包埋血管，可导致邻近肾脏、肝脏、胃肠道、脾脏等脏器受到不同程度的压迫、推移或是侵犯。④肿瘤信号，MR 平扫信号常不均匀，病灶内常伴囊变、坏死，部分伴出血，增强扫描后呈均匀或不均的轻度、中度强化。⑤转移和扩散，多见于腹主动脉、膈角后、肾蒂周围的淋巴结，表现为淋巴结数量增多、变大，多数伴有融合，增强呈环形或不均匀强化。

（三）鉴别诊断

神经母细胞瘤主要需与肾母细胞瘤相鉴别。神经母细胞瘤侵犯肾脏时，会出现类似肾母细胞瘤的“残肾征”，但神经母细胞瘤与残肾交界面模糊，常见钙化及包埋血管，肾母细胞瘤与残肾交界面清晰，交界面侧缘的残肾锐利，呈“蟹脚”样，钙化及血管包埋少见。增强后，肾母细胞瘤强化程度明显较残肾低，肿瘤边缘有一层假包膜使肿瘤边界显示非常清楚，残余肾呈明显均匀强化。

【案例 10-3-5-1 点评】

1. 选 A。神经母细胞瘤最常见的发生部位是腹膜后。
2. 选 A。CT 显示钙化更佳。
3. 选 B。胰尾部向前移位，提示肿块起源于腹膜后。
4. 选 B。神经母细胞瘤表现为轻度强化。

六、腹膜后畸胎瘤

【案例 10-3-6-1】 患儿女性，11 个月，腹部可触及肿大的肝脏肿块，反复低热，肝功能正常，无皮肤及巩膜黄染。

思考题

1. 关于儿童腹膜后畸胎瘤，描述错误的是

A. 发病高峰是出生后 6 个月和少年期；B. 女性多见；C. 肿瘤含 3 个胚层组织；D. 均为良性

2. 若下一步行 CT 扫描，首要目的是

A. 了解病变内是否有钙化；B. 了解病变侵犯范围；C. 了解病变强化方式；D. 了解病变腹部转移情况

3. 该患者立即进行 MRI 检查，结果如图 10-3-6-1（a～f）所示，下列描述不正确的是

A. 病变内有脂肪；B. 病变有钙化；C. 增强扫描病变不均匀强化；D. 病变有包膜

4. 不是儿童畸胎瘤的好发部位是

A. 腹膜后；B. 纵隔；C. 骶尾部；D. 肺部

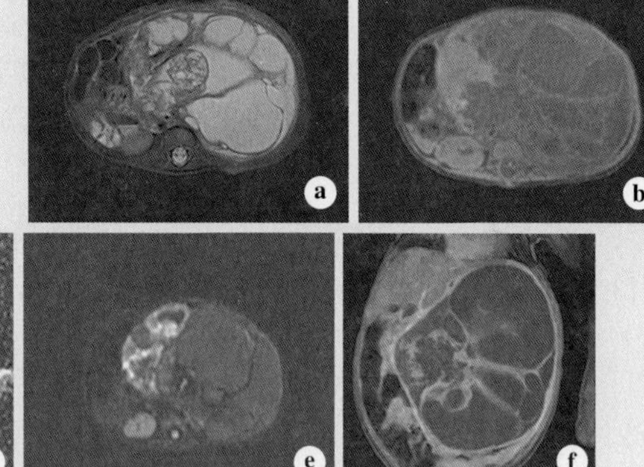

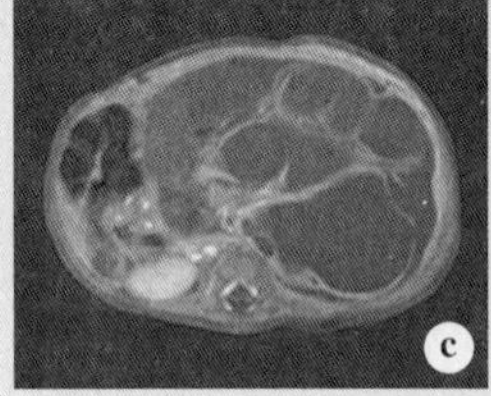

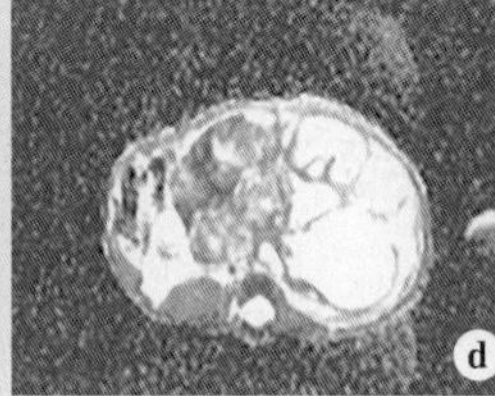

图 10-3-6-1 腹膜后畸胎瘤 MRI 表现

a～c. T_2WI 横断位、T_1WI 横断位、增强扫描横断位；d、e. ADC 图和 DWI 图；f. 增强冠状位

腹膜后畸胎瘤是儿童腹膜后常见的原发肿瘤之一，好发部位为腹膜后间隙上部、肾脏上方（脊柱旁），左侧较右侧多见。畸胎瘤起源于潜在多功能的原始胚胎细胞，是由 2 个或 3 个原始胚层组织演化而来的胚胎性肿瘤，常为良性。儿童以良性畸胎瘤常见，就诊有两个高峰期，即出生后 6 个月和少年期，男女比例约为 1∶3。

（一）临床表现

早期常无症状，直至肿瘤体积相对较大时，才出现腹部膨隆、腹部肿块及腹痛症状。

（二）病理学表现

畸胎瘤可分为良性畸胎瘤、恶性畸胎瘤。肿瘤组织由外、中、内 3 个胚层组织构成，常含有成熟或未成熟的皮肤、牙、骨、软骨、神经、肌肉、脂肪及上皮组织等。恶性畸胎瘤常由神经组织或上皮组织异常增殖形成，表现为未成熟的不易定型组织。良性畸胎瘤以囊性成分为主，有恶变的倾向，且随年龄的增长恶变率逐渐升高。

（三）MRI 影像学诊断

儿童腹膜后畸胎瘤发生率仅次于肾母细胞瘤和神经母细胞瘤。①直接征象：长 T_1 长 T_2 信号为主，含有脂肪、钙化或骨化影。良性畸胎瘤软组织成分相对恶性者含量较少，并以肿块边缘多见。分化成熟的良性畸胎瘤边界多较清楚，包膜完整，可为单囊或多囊，增强后囊壁有一定程度的强化。②间接征象：以肿块周围组织器官受压、移位为主要表现。

（四）鉴别诊断

以下来源腹膜后疾病需与良性畸胎瘤相鉴别。①残存的胚胎组织来源：主要是分化不成熟的畸

胎瘤或畸胎瘤，良、恶性的鉴别主要依靠肿瘤包膜的完整性及生长方式。②间叶组织来源：主要有淋巴管瘤、肠系膜囊肿、中肾管囊肿等。淋巴管瘤 MRI 表现为均匀一致的水样信号，不含钙化和脂肪成分，囊内多有分隔。肠系膜囊肿、中肾管囊肿一般不含有脂肪及钙化成分。③神经组织来源：主要来自脊柱旁脊神经鞘、交感神经链、嗜铬系统，靠近中线分布。儿童以神经母细胞瘤、神经节细胞瘤常见。两者内部均可见钙化成分，但以实性成分为主，增强扫描呈中等强度强化，不含脂肪或类脂质成分。

（五）治疗

手术切除是腹膜后畸胎瘤唯一有效的治疗方法。

【案例 10-3-6-1 点评】

1. 选 D。儿童腹膜后畸胎瘤分为良性和恶性。
2. 选 A。CT 最主要的优势在于显示病变内钙化。
3. 选 B。MRI 对钙化不敏感。
4. 选 D。肺部不是畸胎瘤好发的部位。

（刘　军）

第四节　泌尿疾病

一、MRI 影像诊断基础

（一）常规扫描技术

泌尿系统 MRI 扫描一般采用腹部或心脏线圈。平扫以轴位及冠状位为主，能屏气的较大儿童 T_1WI 可在屏气状态下行同反相位成像，不能屏气的儿童行脂肪抑制的 TSE（以下参数以此为例）或呼吸触发的 GRE 序列；T_2WI 以脂肪抑制的冠状位为主（可加扫轴位像）；对于 3D 重 T_2 的磁共振尿路成像（MRU），需行斜冠状位扫描。需要评估肾功能及确切显示尿路时，使用注射对比剂的动态 T_1WI 的 SPGR 序列（排泄性 MRU），3D 斜冠状位采集，脂肪抑制，每 8 秒一个动态采集，一般采集 10 分钟以上。观察血管病变时，需要三维动态增强磁共振血管成像，以清晰显示肾动脉、肾静脉、下腔静脉的形态、位置、移位及推移情况，了解周围脏器的情况以及是否存在静脉内血栓等。DWI 有助于判断肿瘤的良、恶性及恶性程度，应列为常规检查。PWI 可能有助于评估肿瘤的良、恶性及恶性程度，SWI 可帮助观察肿瘤内部及周围的血管情况、瘤内钙化及出血情况。

（二）泌尿系统正常解剖

肾实质由外部的皮质和内部的髓质组成。皮质内是肾单位。髓质由 8～13 个肾锥体组成，两个或多个肾锥体引流入同一个肾乳头，两个或多个肾乳头引流入一个肾盏。多个肾小叶融合成一个肾脏。对于新生儿和婴儿，肾髓质体积相对比以后大、而皮质体积相对较以后小。肾脏通常由来自主动脉的肾动脉供血。肾静脉位于肾动脉前方、略偏下的位置，左肾静脉比右侧长。肾脏长度与年龄、身高及体重相关，相当于腰椎 $L_{1\sim3}$ 或 $L_{1\sim4}$ 椎体的高度。左肾可能比右肾略长。肾脏宽度近似于长度的 50%，在新生儿较儿童更宽些。大多数肾脏有两个肾大盏、有 8～13 个肾盏。

输尿管连接肾和膀胱，行走于腹膜后。输尿管壁由三层肌层及厚的外膜组成，后者富含血管及淋巴管丛。

在新生儿及小儿，膀胱顶和体部主要位于腹部偏前侧。在膀胱顶可能见到脐尿管遗迹。

女性尿道解剖上对应于男性后尿道，解剖特征包括内括约肌，位于膀胱颈部，肌间有切迹，尿道膜部在泌尿生殖隔或尿道外括约肌水平，以及舟状窝。正常的男性尿道包括后尿道或尿道前列腺部、尿道膜部、尿道球部及尿道海绵体部。前列腺部的正常解剖特征包括内括约肌，肌间有切迹、精阜。尿道膜部通过泌尿生殖隔或尿道外括约肌，之后延续为尿道球部、海绵体部，继之舟状窝。

二、肾重复畸形

【案例 10-4-2-1】 患儿女性，2 岁，近期发现湿裤。

思考题

1. 该患儿湿裤，最可能的原因是

A. 膀胱输尿管囊肿；B. 重复膀胱；C. 尿道畸形；D. 重复输尿管

2. 图 10-4-2-1（a、b）显示左肾增大，提示左肾为

A. 左肾发育不良；B. 左肾肾轴旋转；C. 左肾重复畸形；D. 左肾囊变

3. 图 10-4-2-1（a、b）中的箭头所指为

A. 左侧上半肾肾盂积水；B. 左侧上半肾囊变；C. 左侧上半肾出血；D. 左侧上半肾坏死

4. 图 10-4-2-1（c、d）的成像序列是

A. T_1WI；B. T_2WI；C. PDW；D. MRU

5. 图 10-4-2-1（c、d）中的箭头提示

A. 重复膀胱；B. 膀胱输尿管囊肿；C. 膀胱憩室；D. 膀胱囊肿

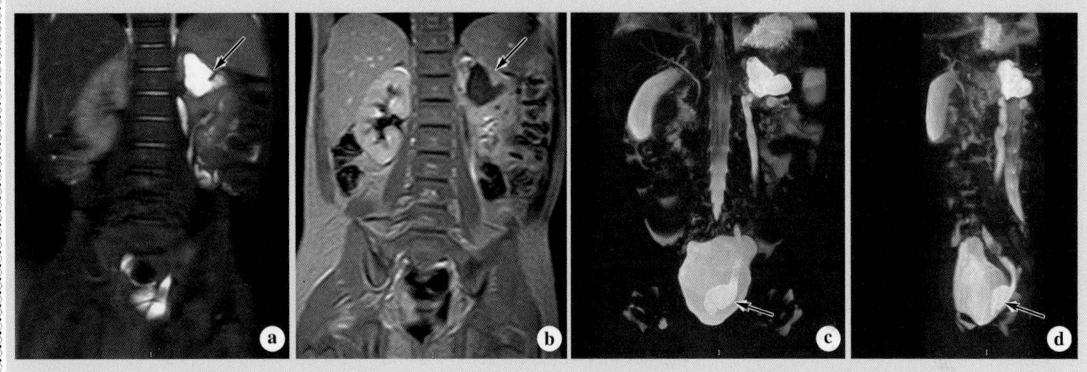

图 10-4-2-1 案例 10-4-2-1 患儿影像学检查结果

影像学检查示肾重复畸形。a、b. 冠状位 T_2WI、增强 T_1WI 图；c、d. MRU 图

肾重复畸形指正常肾区有两个肾，特指多发育的那个肾脏，为泌尿系统较常见的先天性畸形，发病率仅次于先天性肾盂积水，居第二位。有家族发病倾向，2～5 岁多见，女孩多于男孩，左侧多于右侧，双侧者占 5%。10%～42%合并有泌尿系其他畸形。

（一）发病机制及分型

肾重复畸形为胚胎期输尿管芽过度分支所致，异常形成两个输尿管芽，两个输尿管芽在人体中近端则发育形成两侧输尿管，在远端则形成双侧的重复肾，即一侧肾实质有两套肾盂、肾盏及部分或全部重复的输尿管。一型为双肾盂单输尿管和 Y 形输尿管，其为不完全型双输尿管，另一型为完全型双输尿管。

（二）病理特征

患肾较长，表现常有凹痕。通常上半肾小，可有积水和肾发育不良，其所连输尿管常有异位开口、囊肿及肾盂输尿管连接部梗阻；下半肾常并发肾盂输尿管交界处狭窄。

（三）临床表现

临床上重复肾常见的位置排列方式有三种，即上下排列、左右排列、前后排列。重复肾患者一般无明显的临床症状。

（四）常用 MRI 序列

除了常规的 T_1WI、T_2WI 序列外，为了更直观地显示肾重复畸形及输尿管膀胱的全貌，MRU 检查是必要的。

（五）MRI 影像学诊断

MRI 检查可以清楚地显示重复肾的大小、位置、形态，以及显示输尿管的形态和合并的其他畸形，如输尿管囊肿。重复肾一侧的总体积较大（图 10-4-2-1a），发育不全或发育不良的小肾位于肾的上部。上肾盂输尿管积水 MRI 显示为沿腰大肌前方外或内侧下行至膀胱外方小囊状信号影，巨大输尿管可纡曲类似肠管，但壁较薄。合并输尿管囊肿者可显示膀胱输尿管开口部小囊影突向膀胱内，形成“囊中囊”征象，如图 10-4-2-1（c、d）。MRI 冠状面扫描及 MRU，有助于显示畸形的完整形态和结构。

（六）治疗

功能正常的肾盂输尿管重复畸形临床一般不采取手术治疗。

【案例 10-4-2-1 点评】

1. 选 A。输尿管异位开口，女性多有漏尿现象，表现为湿裤。

2. 选 C。结合图 10-4-2-1（a）和 10-4-2-1（b）显示左肾增大，左肾可见上下 2 个肾盂及分别与之相连的输尿管，为左肾重复畸形。

3. 选 A。图 10-4-2-1（a）和 10-4-2-1（b）箭头所指为左侧上半肾肾盂肾盏扩张，肾小盏杯口变钝，提示为左侧上半肾肾盂积水。

4. 选 D。图 10-4-2-1（c）和 10-4-2-1（d）为重 T_2WI 加权成像，即 MRU。

5. 选 B。输尿管囊肿表示为膀胱输尿管开口部小囊影突向膀胱内，形成“囊中囊”征象。

三、肾盂积水

【案例 10-4-3-1】 患儿女性，14 岁，腹痛。

思考题

1. 图 10-4-3-1（a、b）箭头所指长 T_1 长 T_2 信号表示

A. 扩张的肾盂；B. 扩张的肾小盏；C. 扩张的输尿管近端；D. 肾内囊肿

2. 图 10-4-3-1（c）箭头表示为

A. 正常肾皮质；B. 变薄的肾皮质；C. 肾周脂肪；D. 左肾破裂

3. 图 10-4-3-1（d）为 MRU 图像，左侧输尿管未见提示

A. 左侧输尿管远端梗阻；B. 左侧输尿管高位；C. 左侧肾盂输尿管交界处梗阻；D. 左侧输尿管扩张

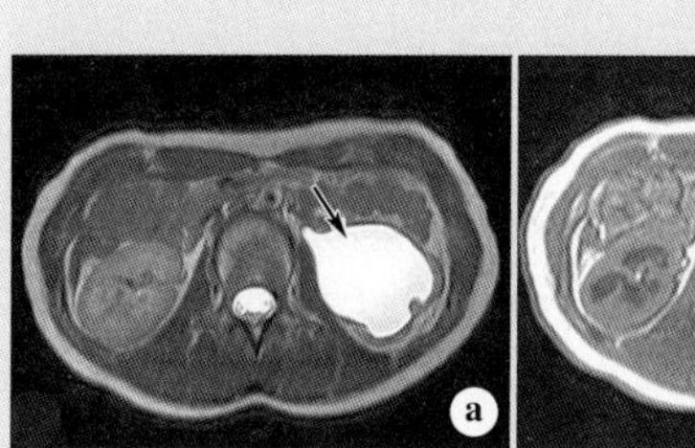

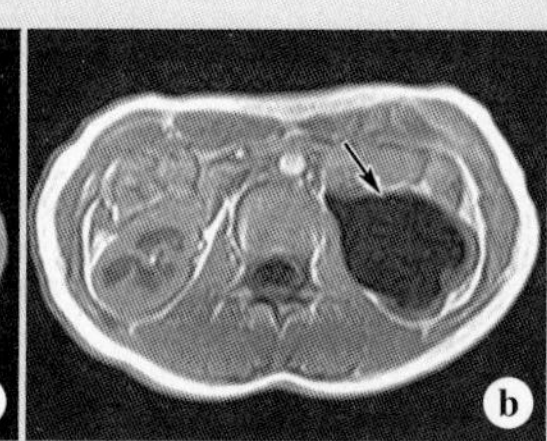

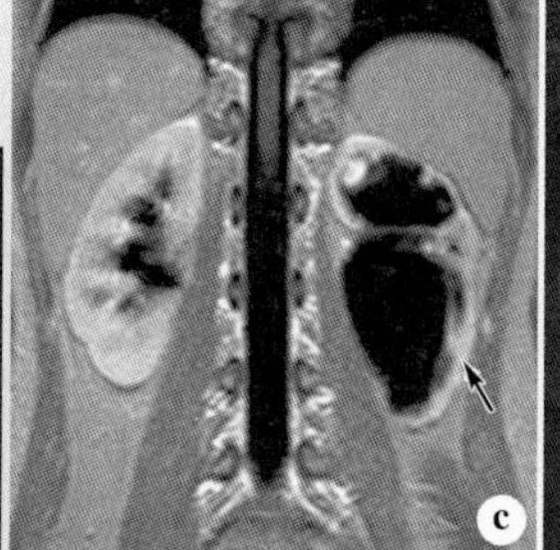

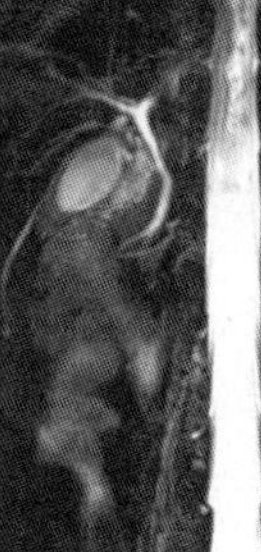
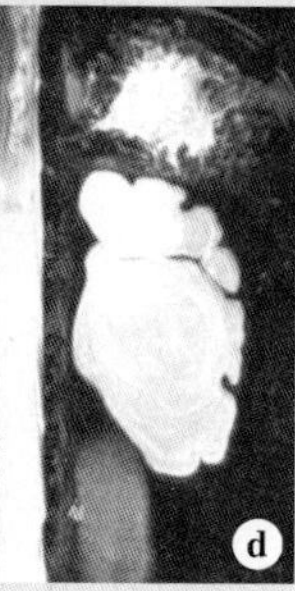

图 10-4-3-1 案例 10-4-3-1 患儿影像学检查结果

影像学检查示肾盂积水。a、b. 轴位 T_2WI、T_1WI 图；c. 冠状位 T_1WI 增强图；d. MRU 图

肾盂积水（hydronephrosis）就是肾盂扩张，肾收集系统扩张。产前超声检查可见于 1%～5%的胎儿。绝大多数轻微肾积水的胎儿是正常的。

（一）发病机制及分型

肾盂积水原因主要有梗阻性和非梗阻性的。先天性肾盂输尿管连接部梗阻（congential ureteropelvic junction obstruction，CUPJO）为小儿肾盂积水最常见的原因，且常导致严重肾积水。可单侧或双侧发病，后者占 10%～40%。梗阻性原因有局部肌纤维减少致节段性失动力，先天性管腔狭窄，局部黏膜和肌层折叠、形成瓣膜、粘连、纤维索带，或迷走血管压迫（常同时有先天性狭窄）以及继发性输尿管高位。非梗阻性原因常见于膀胱输尿管反流。

（二）病理特征

肾盂积水病理特征为肾盂肾盏不同程度扩张，肾盂往往较肾盏扩张明显，相应的肾实质受压缺血、萎缩、硬化。严重病例仅有壳状皮质残留，肾实质损坏肾内型肾盂积水较肾外型重。

（三）临床表现

本病可见于任何年龄，约 25%的患儿在 1 岁以内，男孩多见。临床主要表现为腹部逐渐胀大，一侧或双侧包块。本病可合并其他泌尿系畸形，如孤立肾、重复肾、马蹄肾等。

（四）常用 MRI 序列

除了常规的 T_1WI、T_2WI 序列外，MRU 能更直观地显示肾盂肾盏扩张，以及有无输尿管梗阻。

（五）MRI 影像学诊断

收集系统的扩张程度基于横断面成像时肾盂的前后径。其他相关成像特征包括：收集系统的形态，如肾盂肾盏不成比例的扩张，提示肾盂输尿管连接部梗阻（图 10-4-3-1）；输尿管的显示情况；肾实质的情况，如皮质的信号强度、皮质变薄等。T_1 加权像横轴位或冠状位扫描，可清楚地显示低信号巨囊状扩大的肾盂和周边肾盏，如图 10-4-3-1（a、b、c），贴近高信号脂肪囊的薄层具有等信号的肾实质。在重度病例不能分辨皮髓质结构，同时看不到扩张的输尿管，可据此确诊。MRU 冠状位扫描也可直观地显示肾盂肾盏扩张，显示输尿管梗阻部位，如图 10-4-3-1（d）。

（六）鉴别诊断

肾盂积水主要需与肾多房性囊性病变相鉴别。

（七）治疗

重度肾盂积水需要手术治疗。

【案例 10-4-3-1 点评】

1. 选 A。病变位于肾内，呈长 T_1 长 T_2 信号，为扩张的肾盂。

2. 选 B。图 10-4-3-1（c）为冠状位增强 T_1WI 图像，显示左肾皮质明显受压，不均匀变薄。

3. 选 C。结合图 10-4-3-1（a、b、c），左侧肾盂肾盏不成比例扩张，且 MRU 左侧输尿管未见显示，提示肾盂输尿管交界处梗阻。

四、常染色体隐性遗传性多囊肾病

【案例 10-4-4-1】 患儿女性，2 岁，腹痛来诊。

思考题

1. 该患儿双肾弥漫性增大，皮、髓质分界不清，图 10-4-4-1（a、b）可见双肾呈

A. 结节状长 T_1 长 T_2 信号；B. 蜂窝状长 T_1 长 T_2 信号；C. 分叶状长 T_1 长 T_2 信号；D. 环形长 T_1 长 T_2 信号

2. 图 10-4-4-1（c）箭头所指病变为

A. 肝脏格林森鞘增厚；B. 门静脉增宽；C. 胆囊增大；D. 肝内囊肿

3. 图 10-4-4-1（d）的 MRCP 图显示

A. 胆囊增大；B. 肾盂积水；C. 肝内外胆管扩张；D. 胰胆合流

4. 图 10-4-4-1（d）箭头所指为

A. 增大的胆囊；B. 十二指肠降段；C. 扩张的胆囊管；D. 扩张的胆总管

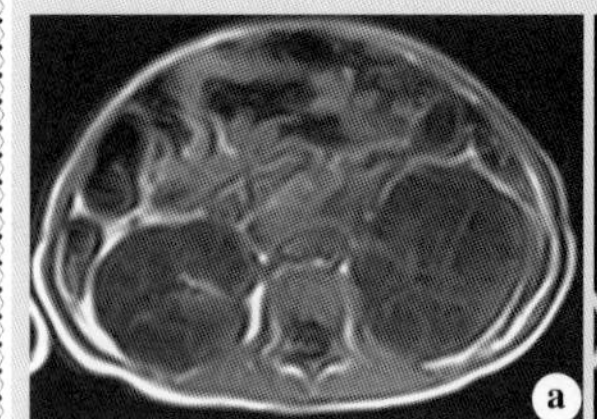

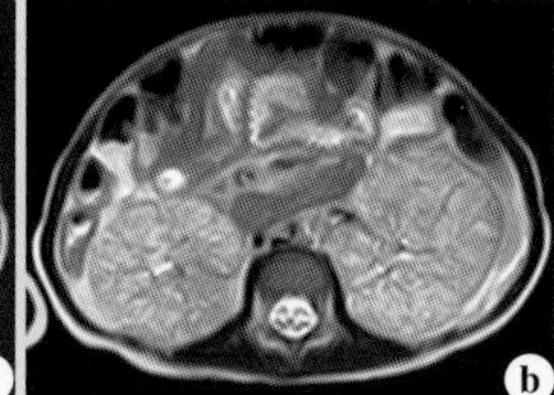

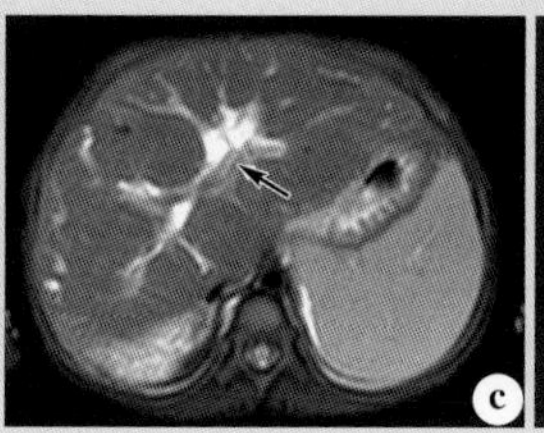

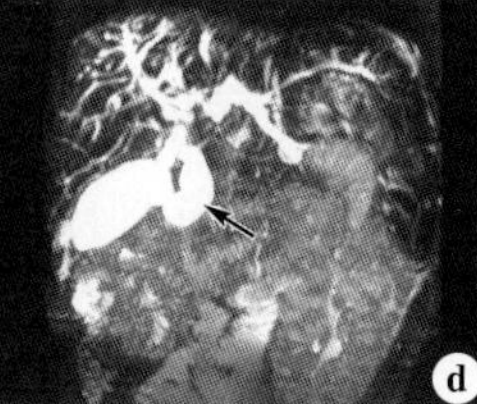

图 10-4-4-1 案例 10-4-4-1 患儿影像学检查结果

影像学检查示常染色体隐性遗传性多囊肾病。a、b. 轴位 T_1WI、T_2WI 图；c. 轴位 T_2WI-SPAIR 图；d. MRCP 图

常染色体隐性遗传性多囊肾病（autosomal-recessive polycystic kidney disease，ARPKD）是一种罕见的、累及双肾的疾病，发病率约为 1∶20 000（活产儿）。

（一）发病机制及分型

基因研究已经定位 ARPKD 的遗传在染色体 6p。*PKHD1* 基因被表达于胎儿和成人肾脏及肝脏，也是该病的主要影响部位。基于临床表现，ARPKD 被分为两个亚型：围生期型及新生儿期型，预后极差，肾功能严重不足，肝纤维化很轻，受累儿童常常很早死于该病；婴幼儿及青少年型，肾功能受损不太严重，但肝纤维化更明显。肝肾异常的程度趋向于成反比。许多 ARPKD 的儿童也有 Caroli 病。

（二）病理特征

肾脏像海绵状改变，可见无数微小的直径为 1～2mm 的囊状影，大小相对一致，为扩张延长的集合管。这些小囊起自肾门，延伸至肾脏表面，肾皮、髓质之间没有清楚的分界。肾间隙可见纤维化。ARPKD 常伴有发育中的胆道系统的胆管板畸形导致的胆道发育不良，这会导致一定程度的先天性肝纤维化以及肝内外胆管扩张，如图 10-4-4-1（d）。ARPKD 患者肝脏受累程度各异，但随着时间的推移，大多数患者出现肝大和门静脉高压。

（三）临床表现

在新生儿中，患者表现为肾脏显著增大，可因肺发育不全而出现呼吸窘迫，并可能有 Potters 综合征的临床特征（肺发育不全、位置性肢体畸形、特征面容合并羊水过少）。年龄较大的患者肾脏病变通常不太严重，但是肝脏受累更严重，从而导致门静脉高压以及发生胆管炎的风险增加。尽管 ARPKD 患者的肾脏功能各异，但大多数患者都会出现进行性肾衰竭，2/3 的患者会出现高血压。

（四）常用 MRI 序列

除常规的 T_1WI、T_2WI 序列外，还需要做增强检查。

（五）MRI 影像学诊断

MRI 可见双肾增大，皮、髓质分界不清，呈蜂窝状长 T_1、长 T_2 信号改变，如图 10-4-4-1（a、b）。增强检查肾实质延迟强化、呈条纹状改变。

（六）鉴别诊断

鉴别诊断主要包括其他肾脏囊性疾病，如常染色体显性遗传性多囊肾和双侧肾盂积水。ARPKD具有特征性肾脏和肝脏表现从而易于与其他肾脏囊性疾病相鉴别。

（七）治疗

目前没有特定的治疗来预防或延迟 ARPKD 的进展。ARPKD 的处理主要为对症支持疗法。

【案例 10-4-4-1 点评】

1. 选 B。ARPKD 的 MRI 典型表现为双肾增大，皮、髓质分界不清，呈蜂窝状长 T_1 长 T_2 信号改变。

2. 选 A。箭头所指表示肝脏格林森鞘增厚。

3. 选 C。MRCP 显示肝内外胆管扩张。

4. 选 D。箭头所指为扩张的胆总管。

五、肾母细胞瘤

【案例 10-4-5-1】 患儿女性，3 岁，左侧肾母细胞瘤术后，发现右肾占位。

思考题

1. 图 10-4-5-1（a）箭头所指为

A. 右肾占位；B. 右侧肾盏扩张；C. 右肾囊肿；D. 右肾出血

2. 图 10-4-5-1（b）箭头所指 T_2WI 低信号代表

A. 钙化；B. 出血；C. 脂肪；D. 包膜

3. 结合图 10-4-5-1（c）箭头，图 10-4-5-1（d、f）箭头所指表示

A. 右肾占位实性部分强化；B. 右肾占位内囊变；C. 右肾占位内出血；D. 右肾占位内钙化

4. 图 10-4-5-1（e）内箭头显示

A. 病变内出血；B. 病变内囊变；C. 病变内实性成分弥散受限；D. 病变破溃

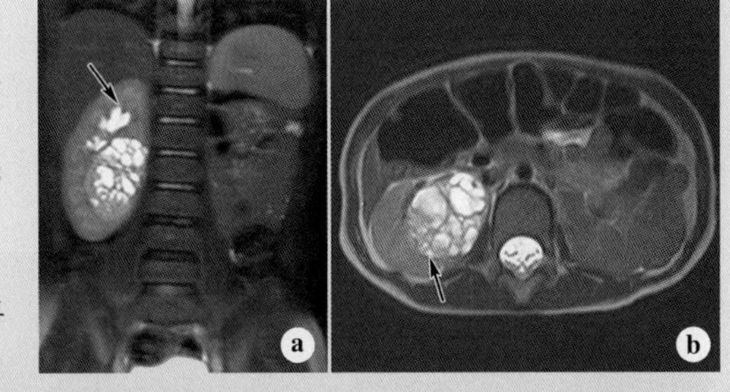

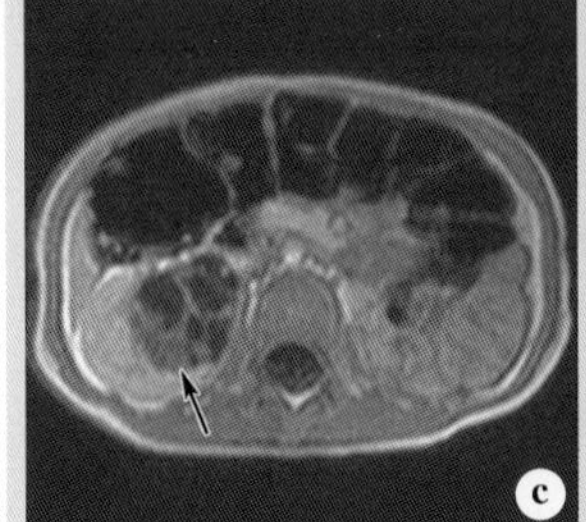

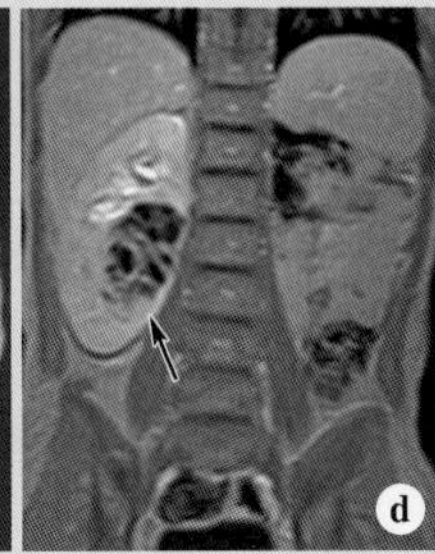

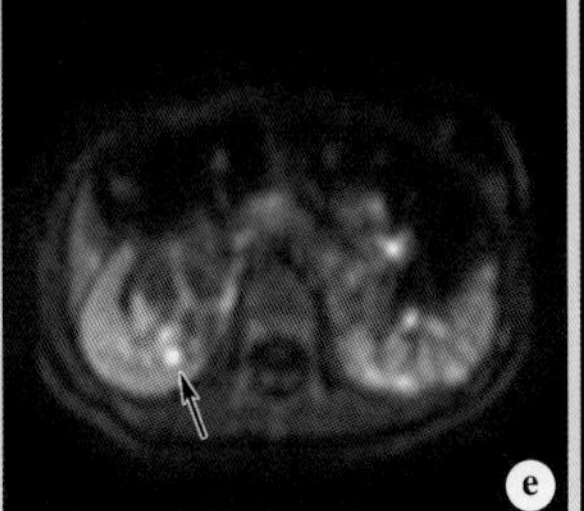

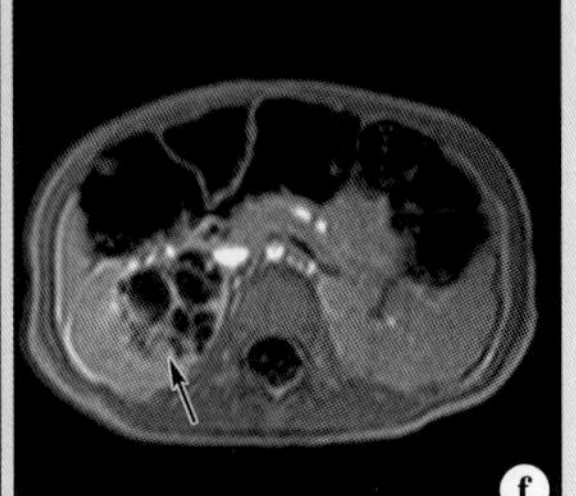

图 10-4-5-1　案例 10-4-5-1 患儿影像学检查结果

影像学检查示右侧肾母细胞瘤。a. 冠状位 T_2WI 脂肪抑制像；b、c. 轴位 T_2WI、T_1WI 图；d. 冠状位 T_1WI 增强图；e. DWI 图；f. 轴位 T_1WI 增强图

肾母细胞瘤（nephroblastoma），又称为 Wilms 瘤，系恶性胚胎性混合瘤，约占所有儿童期恶性肿瘤的 10%，是婴幼儿最常见的腹部恶性肿瘤。

（一）发病机制及分型

肾母细胞瘤系恶性胚胎性混合瘤，家族发病率约为 1%。有 15%的 Wilms 瘤的患者可合并其他

先天性异常。根据肿瘤内未分化的肾胚胎组织成分及构成比例，分为上皮型、间叶型、胚芽型、混合型或囊肿型，瘤细胞有间变者称间变型或未分化型（anaplasia）。

（二）病理特征

本病可发生于肾的任何部位，大多起自包膜下的肾皮质。肿瘤多单发，也可多中心起源，4%～10%为双侧性。双侧肿瘤可同时或先后发病，两侧同时发生者一侧肿瘤往往较小，但也可等大。肿瘤呈圆形或椭圆形，少数为分叶状。发病时肿瘤一般较大，多数直径在 4cm 以上。瘤周有纤维组织和其他肾组织构成的假包膜。切面呈鱼肉样，间有出血，坏死、囊变较常见，甚至可占瘤体的大部分。5%～15%的肿瘤内有钙化灶，多位于坏死区域或周边被膜下。肿瘤在肾实质内呈膨胀性生长，首先破坏假包膜进入肾窦，侵犯肾周围间隙和相邻器官。经淋巴系统扩散可侵及肾门、主动脉旁淋巴结。部分在肾静脉及下腔静脉内形成瘤栓，甚至进入右心房。少数肿瘤侵犯肾盂和输尿管可种植或扩散到远侧尿路。远处血行转移以肺部最常见，也可见于肝脏。

（三）临床表现

肾胚瘤发病高峰为 1～3 岁，75%见于 5 岁以下，90%发生在 7 岁之前，新生儿极为罕见。临床表现为腹胀或无痛性包块，表面光滑，肿物大小悬殊，巨大时可过中线或入盆腔并引起压迫症状。少数有轻度腹痛、血尿（30%）、高血压、贫血、发热等症状。

（四）常用 MRI 序列

除常规的 T_1WI、T_2WI 外，还需要做 DWI，判断病变有无弥散受限。为了更好地观察病变的边缘、实性成分，通常还需要做增强的 T_1WI 成像。

（五）MRI 影像学诊断

MRI 可清楚地显示出肾母细胞瘤及其肾周侵犯情况。肿瘤通常边界清楚，在 T_1WI 上为低或略低信号，在 T_2WI 上为等或稍高信号，信号常不均匀，坏死囊变为长 T_1 长 T_2 信号，如图 10-4-5-1（a、b、c），出血信号多变；当表现为短 T_2 信号容易辨认，如图 10-4-5-2（b）。肾盂肾盏受压、变形明显［图 10-4-5-1（a）箭头］。DWI 肿瘤为明显高信号，弥散受限［图 10-4-5-1（e）箭头］。注射对比剂后肿瘤实性部分强化［图 10-4-5-1（d、f）箭头］，坏死囊变不强化，能更清楚地显示肿瘤边缘，对小淋巴结转移和血管内瘤栓检出敏感。瘤栓在 MRI 平扫与增强扫描时信号与瘤体类似。

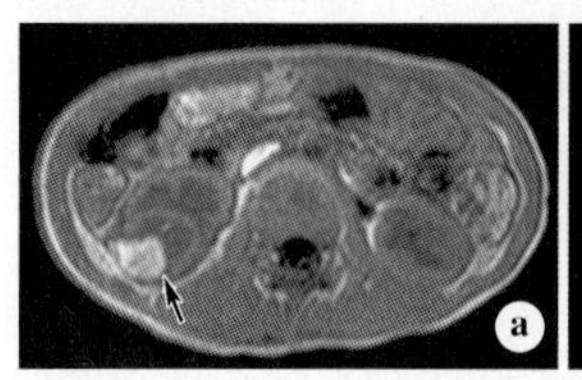

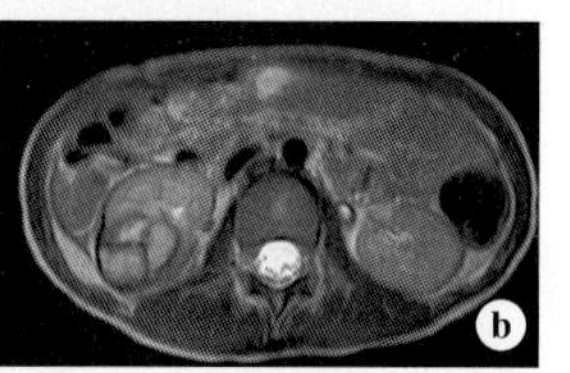

图 10-4-5-2 MRI 显示肾母细胞瘤并出血

患儿女性，7 岁，发现右腹部包块。a. 轴位 T_1WI 显示右肾占位内片状短 T_1 信号；b. 轴位 T_2WI 为长 T_2 信号，边缘为短 T_2 信号，提示右肾占位内有片状出血

（六）鉴别诊断

肾母细胞瘤主要需与神经母细胞瘤及其他肾脏肿瘤相鉴别。神经母细胞瘤为肾外肿物，对肾脏以压迫移位为主，肾盂肾盏受压变形较轻；神经母细胞瘤外形不规则，界限不清，钙化常见，包绕腹部大血管，跨越脊柱前常常越中线生长。肾母细胞增生症多见于 2 岁以下，多为双侧性斑块状、结节状影，不强化。先天性中胚叶肾瘤，发病年龄偏小，多在 1 岁以下。恶性杆状细胞瘤，恶性度高、发展迅速，可并发颅内第二肿瘤。透明细胞肉瘤，血供相对丰富，易发生骨转移。

（七）治疗

肾母细胞瘤的治疗主要为手术结合放化疗。

【案例 10-4-5-1 点评】

1. 选 B。箭头所指为由于受压造成的扩张的肾盏。

2. 选 D。箭头所指为病变的包膜。

3. 选 A。图 10-4-5-1（c、d、f）箭头所指为等 T_1 信号，增强后轻度强化，为肾母内实性成分。

4. 选 C。箭头所指病变 DWI 为高信号，结合图 10-4-5-1（c、d、f），提示病变内实性成分弥散受限。

六、融 合 肾

【案例 10-4-6-1】 患儿男性，3 岁，发现左肾积水。

思考题

1. 图 10-4-6-1（a）箭头所指解剖部位为

A. 峡部；B. 肾上极；C. 肾下极；D. 肾门

2. 图 10-4-6-1（b）箭头提示

A. 左侧肾囊肿；B. 左侧肾盂积水；C. 左侧肾出血；D. 左侧肾脓肿

3. 该病变的诊断为

A. 乙状肾；B. L 形肾；C. 盘状肾；D. 马蹄肾

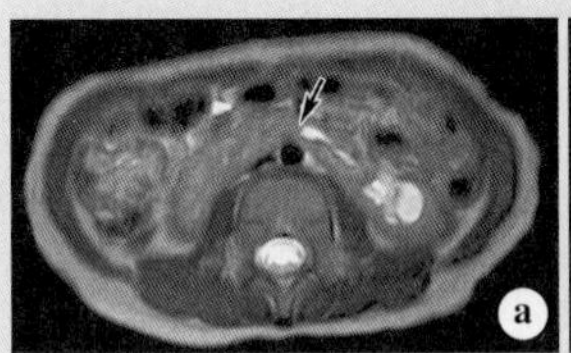

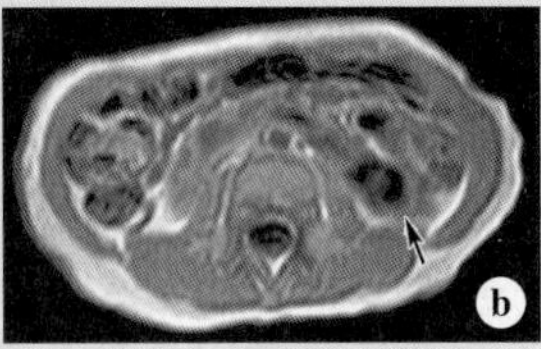

图 10-4-6-1 案例 10-4-6-1 患儿影像学检查结果

影像学检查示马蹄肾。a. 轴位 T_2WI 图；b. 轴位 T_1WI 图

融合肾（fused kidney）是指一侧肾脏的一部分与另一侧肾脏相融合，最常见的融合异常为马蹄肾。

（一）发病机制及分型

融合肾系胚胎早期，肾胚上升时发生融合，常并发旋转异位或交叉异位融合肾。交叉融合肾分型为：①单侧融合肾合并上肾异位；②乙状肾；③块状肾；④L 形肾；⑤盘状肾；⑥单侧融合肾合并下肾异位。马蹄肾亦称“蹄铁形肾”，在融合肾中此型最常见，发生率约为 1∶400，男多于女，可见于任何年龄，约 1/3 的病例合并多系统畸形。

（二）病理特征

本病病理特征为一侧肾脏的一部分与另一侧肾脏相融合。最常见的融合异常为马蹄肾，两肾的下极或上极在脊柱大血管前方相互融合，致融合肾状似马蹄，融合的部分为肾实质或结缔组织。90%为两肾下极横过中线，少数为上极融合。

（三）临床表现

儿童通常无症状，也可因神经丛或输尿管受压迫，出现脐周痛或胃肠道症状。

（四）常用 MRI 序列

除常规的 T_1WI、T_2WI 序列外，为了评价融合肾的功能，还需要做动态增强检查。

（五）MRI 影像学诊断

MRI 多平面成像可显示肾脏融合的部位、形态，同时还可以较好地显示融合肾合并的多种畸形，动态增强扫描能间接评估融合肾的功能。轴位和冠状面上均可见显示双肾下极处见不同信号的肾组织之峡部，位于主动脉和下腔静脉的前方，呈带状横过中线（图 10-4-6-1），峡部厚薄差别较大，薄者仅呈线状。其内可见双侧靠近拉长的下肾盏结构，并可合并肾积水（图 10-4-6-1）。融合肾可有多支血供，起源于主动脉较低水平及其分支。马蹄肾经常合并结石、炎症、囊肿。异位融合肾 MRI 冠状位扫描显示较好。乙状肾，交叉异位的肾位于对侧肾的下面，两肾的凸缘相接，形成 S 形。异位肾的输尿管进入原侧膀胱。L 形肾，交叉异位的肾横卧于正常侧肾的下极，居中线或对侧中线旁，下腰椎的前方，肾长轴常有旋转，双侧输尿管进入各自侧的膀胱。盘状肾，为两肾内缘相对的上、下极发生融合，外侧缘形态正常，肾盂位于前方，输尿管无交叉。块状肾少见，两肾广泛融合成一不规则形肿块，通常位于骶岬水平。两肾盂各自引流同侧肾实质，输尿管无交叉。值得注意的是，各种融合肾不仅有异常供血的血管，有时只有单一集合系统或共同肾盂双输尿管畸形。

（六）鉴别诊断

MRI 多平面成像能清楚地显示肾脏融合畸形和其他合并畸形，一般不难诊断。

（七）治疗

无症状者不需要治疗。

【案例 10-4-6-1 点评】

1. 选 A。图 10-4-6-1（a）箭头所指处为双肾下极融合处，位于主动脉和下腔静脉的前方，呈带状横过中线，为峡部。

2. 选 B。左侧肾盂扩张，呈长 T_1 长 T_2 信号，为左侧肾盂积水。

3. 选 D。两肾下极在脊柱大血管前方相互融合，形状似马蹄，故为马蹄肾。

七、横纹肌肉瘤

【案例 10-4-7-1】 患儿男性，5 岁，排尿困难，见图 10-4-7-1。

思考题

1. 该患者病变发生的解剖部位是

A. 尿道；B. 膀胱三角区及尿道内口；C. 直肠；D. 盆腔

2. 病变信号特点为

A. 等 T_1 稍长 T_2 信号；B. 等 T_1 短 T_2 信号；C. 短 T_1 短 T_2 信号；D. 短 T_1 长 T_2 信号

3. 该病变的形态特点为

A. 息肉状；B. 卵圆形；C. 片状；D. 结节状

4. 该病变的强化特点为

A. 斑片状强化；B. 不均匀强化；C. 均匀强化；D. 环形强化

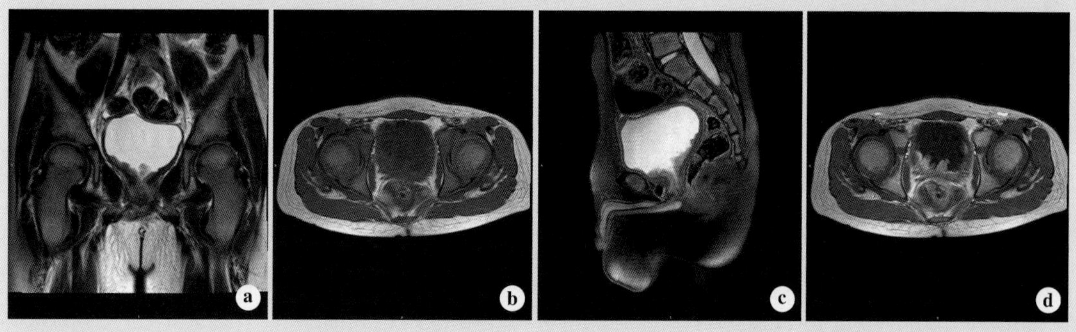

图 10-4-7-1 案例 10-4-7-1 患儿影像学检查结果

影像学检查示膀胱横纹肌肉瘤。a. 冠状位 T_2WI 图；b. 轴位 T_1WI 图；c. 矢状位 T_2WI 脂肪抑制图；d. 轴位 T_1WI 增强图

横纹肌肉瘤（rhabdomyosarcoma，RMS）是儿童下泌尿生殖系最常见的肿瘤，占儿童 RMS 的 20%。RMS 是儿童最常见的膀胱肿瘤，典型发病年龄为 2～6 岁和 15～19 岁。男孩超过一半的病例起自前列腺，女孩 RMS 起自阴道和子宫颈。

（一）发病机制及分型

目前关于儿童泌尿生殖系统 RMS 的发病机制仍不清楚。RMS 来自中胚层，起源于横纹肌细胞或向横纹肌分化的间叶细胞，由多种不同分化程度的横纹肌母细胞组成。

（二）病理特征

组织学上，肿瘤分为三种亚型：胚胎型、腺泡型及多形型。胚胎型进一步被分为三类：经典的胚胎型、葡萄状、梭形细胞型。到目前为止，胚胎型是最常见的 RMS，占 RMS 的 90%。葡萄状胚胎亚型占 1/4，呈分叶状、息肉状表现。RMS 经膀胱、前列腺及阴道的局部侵犯可传播到局部及腹膜后淋巴结和肌肉。淋巴结转移或肿瘤的远处转移在最初诊断时就见于 10%～20%的患者。虽然 RMS 几乎可转移到任何地方，但最常见于肺、骨皮质及淋巴结，也可见于骨髓质及肝脏。RMS 钙化罕见。

（三）临床表现

血尿、排尿困难、尿频、尿潴留及梗阻是最常见的临床表现。有时可触及腹部包块。发生在女性患儿阴道的肿瘤可表现为阴道口一个脱垂的肿块。

（四）常用 MRI 序列

除常规的 T_1WI、T_2WI 外，为了更好地观察病变的边缘、实性成分、强化程度，通常还需要做增强的 T_1WI 成像。

（五）MRI 影像学诊断

MRI 上 RMS 的信号没有特异性，T_1WI 上呈等信号，T_2WI 上呈稍高信号，典型者增强扫描呈不均匀强化。膀胱或前列腺的肿瘤表现为一个体积较大的肿块，可能侵犯尿道周围、膀胱周围组织，可能延伸进入坐骨直肠窝。膀胱 RMS 约 65%发生于膀胱三角区和尿道内口。阴道肿瘤常常起自阴道穹窿前上部，可能难以与原发性膀胱肿瘤区分。

（六）鉴别诊断

膀胱内 RMS 需要与膀胱乳头状癌及乳头状瘤相鉴别，后两者常为单个充盈缺损，且发病率极低。前列腺 RMS 需要与前列腺癌相鉴别，前列腺癌好发于老年人，儿童罕见。

（七）治疗

治疗包括尽可能切除多的肿瘤组织、化疗及放疗。组织学为葡萄状分型的预后最好。

【案例 10-4-7-1 点评】

1. 选 B。膀胱 RMS 约 65%发生于膀胱三角区和尿道内口。
2. 选 A。病变为等 T_1 稍长 T_2 信号。
3. 选 A。病变呈息肉状。
4. 选 B。病变不均匀强化，符合 RMS 强化特点。

（彭　芸　陶晓娟）

第五节　骨骼和软组织疾病

一、MRI 影像学诊断基础

常规扫描技术

骨骼和软组织 MRI 扫描序列及参数有如下几种。

（1）T_1WI：是骨骼和软组织 MRI 扫描的基本序列。脂肪、顺磁物质表现为高信号，肌肉和大多数病变为等信号，骨皮质和钙化为低信号。

（2）PDWI：与脂肪抑制技术合用可很好地显示骨髓、软骨及软组织病变。

（3）快速自旋回波序列：T_2WI 是描述病理变化的最重要序列，脂肪和肌肉信号强度较 T_1WI 减弱，液体和大多数病变呈高信号。

（4）梯度回波序列（GRE）：利用短 TR、短 TE 和中间翻转角，结合脂肪抑制观察软骨形态，关节软骨信号较高，易于观察软骨损伤或软骨退变，以及含铁血黄素和高流速血管。

（5）脂肪抑制序列：抑制病变周围富含脂肪的正常骨髓信号，有利于清楚地显示骨髓病变，对检查轻微的骨和软组织损伤、炎症和肿块很有价值，尤其是评价皮下肿块或累及皮下的深部包块。主要的脂肪抑制序列如下。①Dixon 法：该序列可用于脂肪和水的定量评估骨髓异常。②化学位移或频率选择饱和法：脂质子在回波成像序列前，通过频率选择饱和脉冲予以饱和，其后的序列信号不再含有任何脂质子成分。该脉冲可同任何序列结合。③短 TI 翻转恢复（STIR）：该序列可使 T_1 信号类似脂肪的组织也被抑制，尤其是被 Gd 增强的组织结构，因而该序列不适用于 Gd 对比增强的检查。

（6）对比增强和动态增强成像：在肌肉骨骼系统通常与脂肪抑制技术合用。Gd 对比增强可用于鉴别慢性炎症、液体和实性成分、原发性或继发性骨肿瘤、骨髓水肿和浸润，显示滑膜血管翳，评估治疗反应和发现局部复发。动态 Gd-DTPA 增强结合快速 GRE 成像，可帮助鉴别恶性和良性肿瘤。

MRI 在评价软组织肿块累及程度，评价神经血管束及相邻的关节或骨骼的受累情况最有价值。这些信息对于分期和手术方案十分关键。

二、正常骨髓及骨髓转化

【案例 10-5-2-1】 正常儿童股骨远端 MRI 表现。

思考题

1. 图 10-5-2-1 为 3 名不同年龄正常儿童的股骨远端 MRI，其中年龄最小的是

A. 图 10-5-2-1（a、b）；B. 图 10-5-2-1（c、d）；C. 图 10-5-2-1（e、f）

2. 图 10-5-2-1 为 3 名不同年龄正常儿童的股骨远端 MRI，其中年龄最大的是

A. 图 10-5-2-1（a、b）；B. 图 10-5-2-1（c、d）；C. 图 10-5-2-1（e、f）

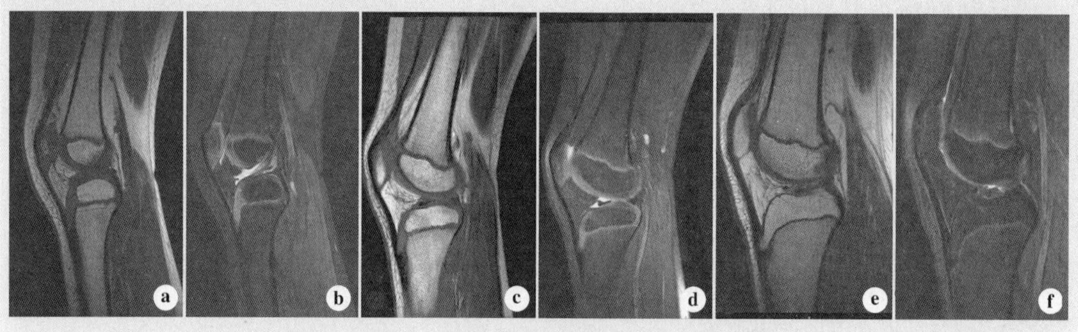

图 10-5-2-1 正常儿童股骨远端 MRI 检查结果

a、c、e. 矢状位 T_1WI 图；b、d、f. 矢状位 T_2WI 脂肪抑制图。图 a、b，c、d，e、f 分别为 6 岁、9 岁、12 岁的 3 名正常儿童

骨髓主要化学成分是水和脂肪组织。正常骨髓由骨小梁、纤维组织网、骨髓细胞及其间充填的脂肪组织组成。根据所含成分的不同，将骨髓分为黄骨髓和红骨髓。红骨髓中 60%为造血细胞，40%为脂肪细胞。其化学组成中，脂肪占 40%～60%，水占 30%～40%，蛋白质占 10%～20%。黄骨髓 95%左右为脂肪细胞，化学组成中，脂肪占 80%，水占 15%，蛋白质占 5%。红骨髓和黄骨髓因所含水和脂肪比例不同而表现为不同信号。在 T_1WI 上，黄骨髓为高信号，类似皮下脂肪，红骨髓为中等到轻度增高信号，信号强度介于肌肉与皮下脂肪之间。在 STIR 序列中红骨髓呈等、偏高信号，信号强度略低于肌肉。

出生时，所有骨骼骨髓均为红骨髓。随着年龄增长，骨髓中脂肪细胞增多，红骨髓逐渐被黄骨髓取代。红骨髓逐渐向黄骨髓转化，转化顺序是从周围骨呈对称性、向心性指向中轴骨。按骨骺、骨干、远侧干骺端、近侧干骺端顺序进行。在出生后的前 10 年，骨髓的转化主要在长骨，自骨干向干骺端推进。在第 2 个 10 年，除了近侧干骺端有少量红骨髓外，长骨骨髓几乎全部为黄骨髓取代。在 20 岁以后，骨髓的分布已达到成年状态，红骨髓只存在于中轴骨和肱骨、股骨近侧干骺端。以股骨为例，6～10 岁是股骨干中下段骨髓脂肪含量变化最明显的时期，亦即是红骨髓向黄骨髓转换速率最快的时期。股骨干中下段 15 岁以前随着年龄增长，骨髓内脂肪含量逐渐增加，T_1WI 信号强度逐渐增加，两者呈明显正相关，如图 10-5-2-1（a、c、e），15 岁以后骨髓脂肪含量趋于稳定。11～15 岁是股骨远侧干骺端骨髓转换最明显的时期。15 岁以前随着年龄增长，股骨远侧干骺端骨髓脂肪含量逐渐增加，T_1WI 信号强度与年龄呈明显正相关，达 15 岁骨髓转换趋于稳定，即 15 岁以后远侧干骺端骨髓生理转换基本完成。

【案例 10-5-2-1 点评】

1. 选 A。股骨干中下段 15 岁以前随着年龄增长，骨髓内脂肪含量逐渐增加，T_1WI 信号强度逐渐增加，两者呈明显正相关。图 10-5-2-1（a、c、e）的信号强度比较 a 是最低的，且信号不均匀。

2. 选 C。图 10-5-2-1（a、c、e）的信号强度比较，图 e 是最高的。图 10-5-2-1（a、b）为 6 岁男孩，图 10-5-2-1（c、d）为 9 岁女孩，图 10-5-2-1（e、f）为 12 岁男孩。

三、幼年型类风湿关节炎

【案例 10-5-3-1】 患儿女性，13 岁，间断发热 9 年，关节肿痛 5 年。

思考题

1. 该患者膝关节腔积液内条状结节状等 T_1 等 T_2 信号提示是

A. 滑膜；B. 出血；C. 钙化；D. 脂肪

2. 如果想更好地显示上述病变需要加做的检查是

A. 梯度回波；B. 增强检查；C. 脂肪抑制；D. CT 检查

3. 该病变图 10-5-3-1（a、d）的箭头提示

A. 关节面下的软骨和骨的破坏；B. 钙化；C. 出血；D. 积液

4. 检查时做图 10-5-3-1（d）的目的是

A. 观察关节软骨；B. 观察出血；C. 观察钙化；D. 观察骨髓水肿

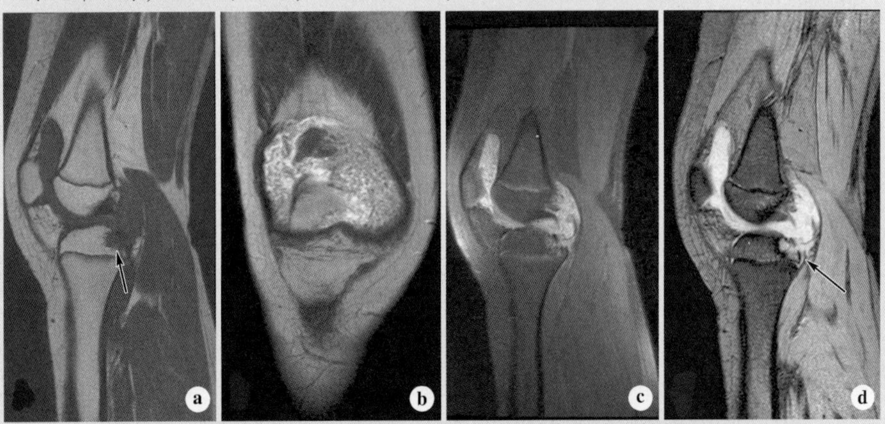

图 10-5-3-1 案例 10-5-3-1 患儿影像学检查结果

影像学检查示幼年型类风湿关节炎。a. 矢状位 T_1WI 图；b. 冠状位 T_2WI 图；c. 矢状位 T_2WI 脂肪抑制图；d. 矢状位梯度回波图。图 a、b、c 显示患儿膝关节腔积液内含有大量条状、结节状等 T_1 等 T_2 信号；图像 a、d 显示胫骨近端关节面软骨变薄不连续，关节面下骨质破坏（箭）

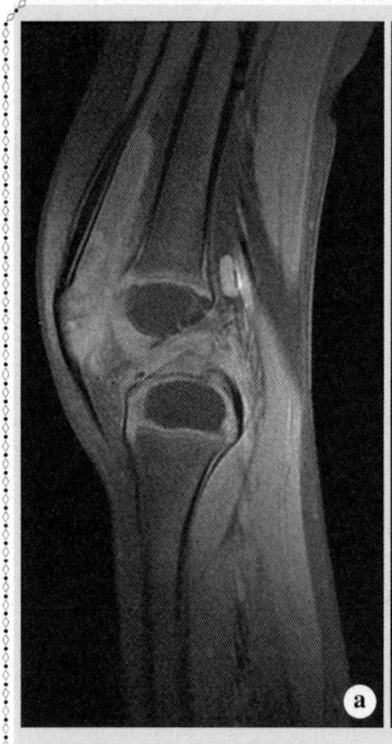
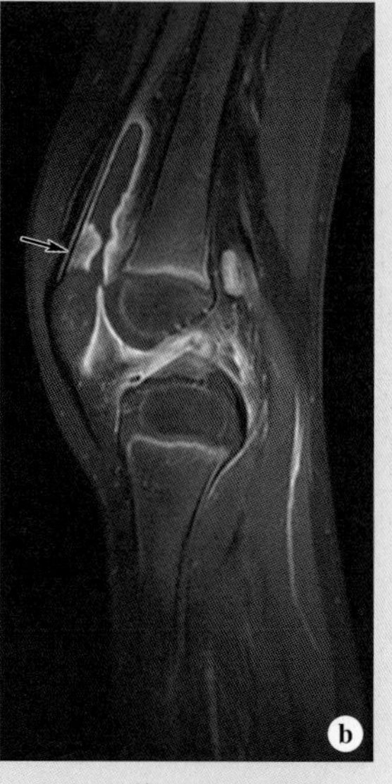

图 10-5-3-2 案例 10-5-3-2 患儿影像学检查结果

MRI 示关节腔积液、滑膜增厚。a. 矢状位 T_1WI 脂肪抑制图；b. 矢状位 T_1WI 脂肪抑制增强图。a 显示患儿膝关节腔积液，可见条状、结节状等信号；b 增强后等信号影明显强化（箭）

【案例 10-5-3-2】 患儿男性，3 岁，左膝关节肿胀 1 个月余（图 10-5-3-2）。

思考题

该患者膝关节腔内线样结节状强化影提示病变部位为

A. 滑膜；B. 出血；C. 钙化；D. 脂肪

幼年型类风湿关节炎（juvenile rheumatoid arthritis，JRA）为小儿常见的结缔组织病。定义为年龄小于 16 岁，一个或多个关节有炎症表现，如肿胀或积液，并伴有 2 项下列体征：活动受限、触痛、活动时疼痛及局部温度增高，病程 6 周以上。

（一）发病机制及分型

本病病因不明，可能与感染、免疫、遗传、气候影响有关。根据病程最初 6 个月的发病方式，分三型。①全身型：弛张型高热、皮疹及肝、脾淋巴结肿大为主要表现；关节痛症状轻微。②多关节炎型：受累关节≥5 个。侵犯膝、踝、腕、肘、手、足各关节；对称发生；关节症状明显，关节肿胀，发热，变形，强直；肌肉萎缩；全身性症状轻微。③少关节炎型：受累关节≤4 个。膝、踝、肘大关节为好发部位，非对称性发生。

（二）病理特征

滑膜血管翳增生是关节病变的基本病理改变。早期由于炎症细胞浸润、滑膜增殖、滑膜液增多，逐渐出现滑膜增厚、血管翳形成，可向关节腔内软骨面生长并释放水解酶，对软骨、韧带、肌腱产生侵蚀作用，炎症长期存在，邻近骨皮质、骨髓受累，甚至出现关节纤维化、强直、脱位或骨性融合。

（三）临床表现

女性多见，病变主要侵犯四肢关节，如手、腕，而骶髂关节病变轻，脊柱病变主要见于颈椎椎弓及椎体，以 C_2、C_3 最多见。早期临床表现为发热、肿痛、活动受限。

（四）常用 MRI 序列

除常规的 T_1WI、T_2WI、T_2WI 脂肪抑制序列外，还有梯度回波序列、增强 T_1WI。梯度回波序列用于观察软骨，增强的 T_1WI 常常用于显示滑膜血管翳。

（五）MRI 影像学诊断

本病主要表现包括滑膜增生、血管翳形成、关节腔积液、骨髓水肿、关节软骨破坏、椎小关节面的破坏及脱位等。

1. 滑膜增生与血管翳形成 正常滑膜光滑，厚度可达 2 mm，有轻微强化；滑膜炎时表现为不规则增厚，在 T_1WI 上表现为等信号或低信号，如图 10-5-3-1（a），在 T_2WI 上表现为等信号或稍高信号，如图 10-5-3-1（b）。增强后，滑膜血管翳明显强化，滑膜血管翳、渗出和关节软骨分界清楚（图 10-5-3-2）。在急性和（或）活动性滑膜炎时，滑膜弥漫均匀强化；无活动性的纤维变性的滑膜炎，增强后表现为轻度、斑片状强化。滑膜体积大小可提示炎症的严重程度，测量滑膜厚度是判断炎症程度的一种简单有效的指标。

2. 关节腔积液 关节囊膨大，内部信号均匀，T_1WI 呈低信号，T_2WI 呈高信号，T_2WI 脂肪抑制序列亦呈高信号。

3. 关节软骨、骨、骨髓病变 关节面下的软骨和骨的破坏，常见于病变后期，多发生在肌腱韧带附着处、滑膜病变处，如图 10-5-3-1（a、d）。软骨破坏表现为 T_2WI 呈小的高信号，软骨面毛糙，形成裂隙或完全剥脱。骨的改变可表现为骨质疏松、血管翳侵入骨质、骨内囊性变、骨髓水肿等。骨髓水肿提示关节病变活动期，主要表现为 T_1WI 呈稍低信号、T_2WI 呈稍高接近骨髓脂肪信号的模糊片状影。水肿在骨骺、干骺端皆可见到，其中干骺端以骺软骨为基底部的背向关节腔“火焰”样骨髓水肿甚为典型。骨和软骨病变提示病变后期、不可逆。

4. 肌腱、韧带、周围肌肉软组织病变 相邻肌腱、韧带可不规则，变细、增粗或撕裂，T_1WI 为低信号，T_2WI 为高信号。周围肌肉软组织肿胀。

5. 半月板异常 滑膜增生覆盖半月板，半月板撕裂、变薄，T_1WI 和 PDWI 显示清晰，低信号半月板内见线样或不规则高信号影。

6. 关节脱位 腕关节、寰枢关节多见。

（六）鉴别诊断

幼年强直性脊柱炎：与 JRA 极易混淆，需密切结合临床、实验室结果分析。JAS 以男孩多见，主要以骶髂关节及脊柱关节受累为著，而四肢关节、手、腕关节病变轻。其他原因特别是化脓性关节炎，关节炎改变与 JRA 相似，鉴别需进行关节腔穿刺、病理活检。

（七）治疗

一般采用非甾体抗炎药，病情严重需要加用免疫抑制剂或肾上腺皮质激素。

【案例 10-5-3-1 点评】

1. 选 A。滑膜炎时表现为滑膜不规则增厚，在 T_1WI 上表现为等信号或低信号，在 T_2WI 上表现为等信号或稍高信号。

2. 选 B。增强后滑膜血管翳明显强化，能与关节腔内渗出和关节软骨分界清楚。

3. 选 A。关节面下的软骨和骨的破坏，常见于病变后期，多发生在肌腱韧带附着处、滑膜病变处。

4. 选 A。图 10-5-3-1（d）为梯度回波，在此病例中主要用于观察关节软骨。

【案例 10-5-3-2 点评】

选 A。滑膜炎时表现为滑膜不规则增厚，在 T_1WI 上表现为等信号或低信号，增强后明显强化。

四、幼年性强直性脊柱炎

【案例 10-5-4-1】 患儿男性，13 岁，双膝、右侧髋关节疼痛 2 个月余。

思考题

1. 该患者图 10-5-4-1（a、c）箭头所指病变部位是

A. 关节软骨；B. 骶骨关节面；C. 髂骨关节面；D. 骶孔

2. 图 10-5-4-1（c、d）内箭头提示病变为

A. 钙化；B. 出血；C. 关节面下骨质破坏；D. 囊变

3. 该患者双侧骶骨髂骨小片状长 T_1、T_2WI-SPAIR 图高信号表示

A. 钙化；B. 囊变；C. 骨髓水肿；D. 骨质破坏

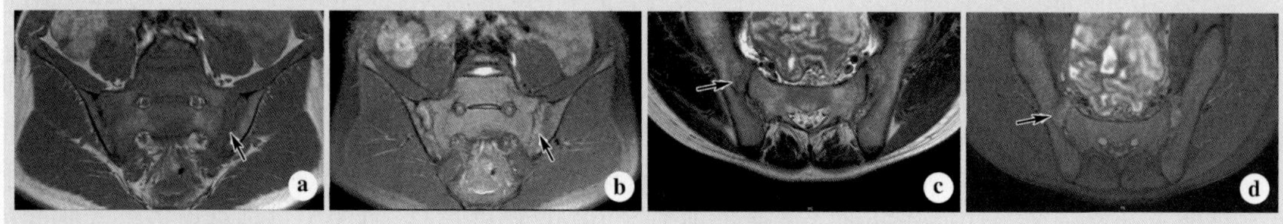

图 10-5-4-1 案例 10-5-4-1 患儿影像学检查结果

影像学检查示幼年性强直性脊柱炎。a、b. 冠状位 T_1WI、T_2WI-SPAIR 图；c、d. 轴位 T_2WI、T_2WI-SPAIR 图。患者血清 HLA-B27 阳性

幼年性强直性脊柱炎（juvenile ankylosing spondylitis，JAS）是发生在 16 岁以下，以骶髂、脊柱关节的慢性炎症为特征的结缔组织病，主要侵犯中轴关节，四肢小关节极少侵犯。

（一）发病机制及分型

幼年性强直性脊柱炎的发病机制尚未明确，通常认为与遗传、感染及创伤有关。

（二）病理特征

幼年性强直性脊柱炎的病理改变主要是滑膜血管翳侵入关节软骨和软骨下骨质，造成骨破坏，并为纤维组织取代，可见于软骨区，亦可仅见于关节旁骨质（髓）。少动关节、脊柱、耻骨联合病变则为软骨邻近的骨炎，炎症波及周围软组织，引起软骨骨端破坏。

（三）临床表现

临床男性多见，常以四肢关节炎为首发症状，尤以下肢关节（如髋、膝关节）炎症多见。骶髂关节及腰椎病变可于起病时发生或于病后数月至数年出现，表现为下腰、髋部疼痛，可放射至膝部，由间歇性变为持续性，逐渐腰部活动受限。波及胸颈部脊椎时，使整个脊柱呈强直状态，并影响胸廓扩展。此外，还可发生自限性虹膜睫状体炎、足跟疼痛等。患儿可有低热、乏力、消瘦、发育障碍等全身性症状。血沉增快，90%以上血清 HLA-B27 呈阳性，对诊断有重要意义。

（四）常用 MRI 序列

除常规的 T_1WI、T_2WI 外，还需要做 T_2WI 脂肪抑制像。观察骶髂关节炎症活动程度时需要做增强检查。

（五）MRI 影像学诊断

1. 骶髂关节炎 全部 JAS 患儿均有双侧骶髂关节炎，但双侧病变轻重不同，可先后出现。骶髂关节炎包括关节软骨异常、骨髓水肿、骨质侵蚀、骨质硬化和脂肪沉积。骶髂关节炎的 MRI 表现如下。①关节区表现：关节软骨和骨质破坏而失去正常连续、均匀的三层线状结构，关节软骨异常发生率最高，T_1WI 呈等信号的软骨层被各种不同的混杂信号取代，线状结构增粗、扭曲、中断、

缺失，如图 10-5-4-1（a）。骨质破坏时，原为低信号的关节两侧皮质信号增强，骨皮质粗细不均、中断、凹凸不平，侵蚀常在髂骨侧的前下方较为明显，导致关节间隙假性增宽。②关节旁骨质（髓）表现：骨髓水肿及骨质硬化均为髂侧先于骶侧，骨髓水肿 T_2WI 脂肪抑制序列信号不同程度增高，骨质硬化在 T_1WI 和 T_2WI 上均呈低信号，如图 10-5-4-1（a、c）。大片状脂肪沉积，T_1WI 呈高信号，T_2WI 脂肪抑制像呈低信号。骶髂关节动态增强与其炎症活动程度相一致。软骨异常及关节旁骨髓水肿被认为是最早期的改变之一。

2. 脊柱改变 脊柱病变多自骶髂关节上行性进展。表现为 Romanus 病灶、Anderson 病灶、滑膜关节炎、肌腱韧带附着部炎、韧带骨赘、骨性强直及不全性骨折。Romanus 病灶为发生于椎体前后缘的椎体骨炎，急性期表现为椎体前后缘上下角 T_1WI 呈低信号，T_2WI 脂肪抑制序列信号增高，代表骨髓水肿，椎体前缘多见。受侵蚀的椎体前面的凹面变平直，甚至凸起，形成“方形”。胸、腰椎受累多见。慢性期由于病变区脂肪沉积，T_1WI 和 T_2WI 信号均增高。Anderson 病灶即相邻椎体终板不规则侵蚀硬化，表现为受累椎间盘上方或下方相对应的椎体信号异常，可继发椎体的不全性骨折。滑膜关节炎包括椎小关节、肋椎关节、肋横突关节的炎症，表现为受累关节间隙模糊及信号异常。因韧带骨赘与骨性强直发生较晚，儿童罕见。

3. 四肢关节改变 一半以上患者可累及外周关节，最常累及髋、膝、踝等下肢大关节。MR 可显示关节积液及关节软骨、软骨下骨质的侵蚀情况，同一般 JRA 所见。

（六）鉴别诊断

1. 类风湿关节炎 类风湿关节累及骶髂关节时与 JAS 不易区分，但类风湿关节累及骶髂关节常发生于晚期，以女性多见，多伴有广泛骨质疏松，骨质硬化较少，很少双侧同时受累。而且同时伴有手、足小关节改变，滑膜炎、滑膜增厚表现较重。脊柱病变主要见于颈椎椎弓及椎体，以 C_2、C_3 最多见。

2. 反应性关节炎 多为 HLA-B27 阳性的男孩，继发于身体其他部位感染的急性非化脓性关节炎，主要侵犯下肢大关节，多有肠道或泌尿生殖道的前驱感染史，可查及相应感染的证据。

3. 骶髂关节结核 常单侧发生，主要表现关节面囊性骨质破坏，软骨下骨质硬化不明显，可伴有骶髂关节前脓肿形成。

（七）治疗

治疗目的在于控制炎症，减轻或缓解症状，防止畸形。

【案例 10-5-4-1 点评】

1. 选 A。病变所指部位为关节软骨，关节软骨线状结构扭曲、中断，信号混杂。

2. 选 C。图 10-5-4-1（c）和 10-5-4-1（d）箭头指示病变为稍长 T_1 稍短 T_2 信号，T_2WI-SPAIR 图呈高信号，为关节面下骨质破坏。

3. 选 C。双侧骶骨髂骨小片状长 T_1、T_2WI-SPAIR 图高信号表示骨髓水肿。MRI 上骨髓信号异常的参照标准为骶骨孔之间的骨髓信号。

五、血友病性骨关节病

【案例 10-5-5-1】 患儿男性，8 岁，右踝关节反复出血。

思考题

1. 该患儿图 10-5-5-1（a、b、c）箭头所指代表关节腔内出现

A. 新鲜出血；B. 含铁血黄素沉着；C. 钙化；D. 积液

2. 该患儿图 10-5-5-1（d、e）内箭头提示病变为

A. 钙化；B. 出血；C. 关节面下骨质破坏；D. 囊变

3. 该患者图 10-5-5-1（c、f）燕尾箭所指病变为

A. 关节软骨破坏；B. 囊变；C. 骨髓水肿；D. 关节积液

4. 该患者做图 10-5-5-1（c）检查的主要目的是

A. 显示关节软骨情况；B. 了解有无骨髓水肿；C. 了解病变有无钙化；D. 了解病变有无滑膜增生

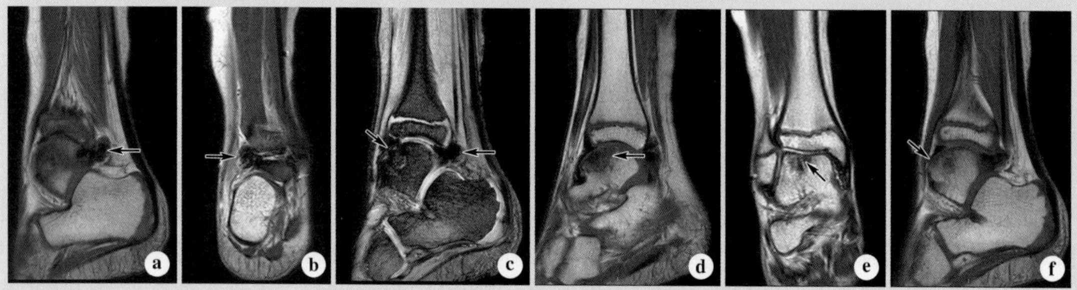

图 10-5-5-1　案例 10-5-5-1 患儿影像学检查结果

影像学检查示血友病性骨关节病。a、d、f. 矢状位 T_1WI 图；b、e. 冠状位 T_2WI 图；c. FFE 图

血友病（hemophilia）为一组遗传性凝血功能障碍的出血性疾病。关节出血是血友病的特征之一，反复出血可导致关节滑膜、骨软骨病变，严重者发生关节强直、畸形，称为血友病性骨关节病。

（一）发病机制及分型

血友病是一种性染色体连锁隐性遗传的出血性疾病，按缺乏因子的不同，分为血友病 A（第Ⅷ因子缺乏）、血友病 B（第Ⅸ因子缺乏）两型。根据Ⅷ因子和Ⅸ因子的水平分为：重型（＜1%）、中型（1%～5%）、轻型（5%～25%）和亚临床型（25%～45%）。

（二）病理特征

关节出血是血友病性骨关节病的特征之一，反复出血可导致关节滑膜、骨软骨病变，严重者发生关节强直、畸形。

（三）临床表现

主要临床表现是关节出血，关节出血易发生于活动度大及承受重力的关节，依次为膝、肘、踝、髋，随年龄增长肩关节可见受累。

（四）常用 MRI 序列

除常规的 T_1WI、T_2WI 外，还需要做脂肪抑制加权成像，为了更好地观察软骨改变，通常还需要做 FFE 序列。

（五）MRI 影像学诊断

关节出血因出血时间不同而信号各异。早期出血在 T_1WI、T_2WI 上表现为高信号，晚期血肿液化，以长 T_1 长 T_2 信号为主；沉积在滑膜表面的含铁血黄素在各个序列为低信号，如图 10-5-5-1（a、b、c）。关节积液的 MR 信号与水相同，即 T_1WI 为低信号，T_2WI 为高信号。增厚的滑膜为线状、条状及结节状增厚的稍长/等 T_1、稍短 T_2 信号。FFE 序列可显示软骨高信号变薄及软骨缺失[图 10-5-5-1（c）燕尾箭]。骨质破坏表现为关节面骨质毛糙及锯齿状改变，关节面下囊性变为囊状长 T_1、长 T_2 信号。

（六）鉴别诊断

儿童血友病性骨关节病主要需与类风湿关节炎相鉴别。类风湿关节炎软组织肿胀、积液及关节

面骨质破坏及囊性改变与血友病性骨关节病类似，但类风湿关节炎无出血改变，缺乏含铁血黄素沉积征象。

（七）治疗

目前主要应用因子Ⅷ、Ⅸ浓缩剂替代疗法治疗血友病。

【案例 10-5-5-1 点评】

1. 选 B。箭头所指病变在 T_1WI、T_2WI 及 FFE 序列均为低信号，故表示腔内出现含铁血黄素沉着。

2. 选 C。箭头所指病变位于距骨关节面下，呈长 T_1、短 T_2 信号，表示关节面下骨质破坏。

3. 选 A。图 10-5-5-1c、f 燕尾箭显示距骨前缘软骨高信号变薄、不连续，局部缺损。

4. 选 A。FFE 序列主要用于观察软骨情况，在 FFE 序列软骨为高信号消失。

六、朗格汉斯细胞组织细胞增生症

【案例 10-5-6-1】 患儿男性，6 岁，左下肢近端疼痛、多饮多尿 10 个月余。

思考题

1. 该患者左侧股骨颈及股骨近端异常信号提示

A. 骨髓水肿；B. 出血；C. 钙化；D. 囊变

2. 患者左侧股骨颈及股骨近端病变需与下列病变相鉴别的是

A. 肿瘤性病变；B. 炎性病变；C. 创伤骨折；D. 转移性病变

3. 该患者左侧股骨颈及股骨近端病变与恶性骨肿瘤的主要鉴别点为

A. 没有明显骨膜反应及软组织包块；B. 病变边界不清；C. 病变信号不均匀；D. 周围软组织肿胀

4. 该患者有多饮多尿，需进一步做的影像学检查为

A. 肾脏 MRI 检查；B. 垂体 MRI 检查；C. 头颅 CT 检查；D. 垂体 CT 检查

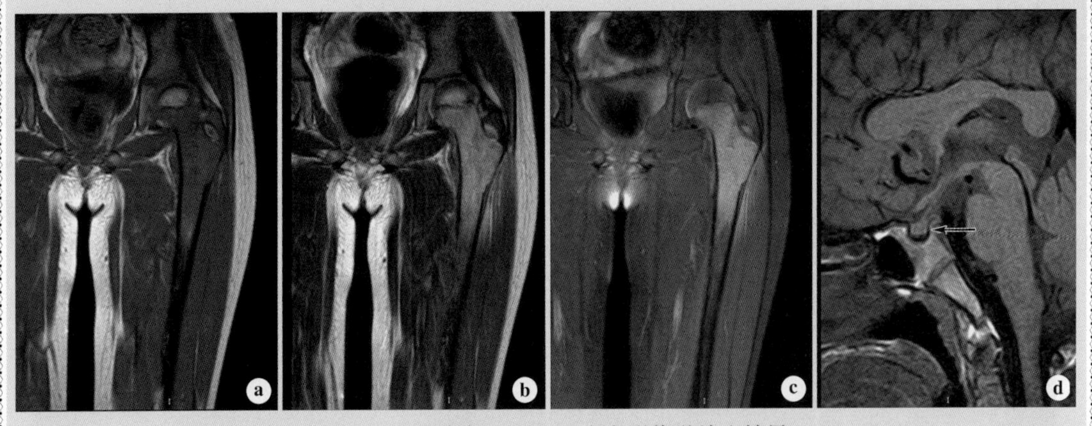

图 10-5-6-1 案例 10-5-6-1 患者影像学检查结果

影像学检查示朗格汉斯细胞组织细胞增生症累及股骨及垂体。a～c. 左侧大腿冠状位 T_1WI、T_2WI、T_2WI-SPAIR 图；d. 垂体矢状位 T_1WI 图

朗格汉斯细胞组织细胞增生症（Langerhans cell histiocytosis，LCH）是一种罕见的由于朗格汉斯细胞异常增生而导致多器官受累的疾病。

（一）发病机制及分型

朗格汉斯细胞组织细胞增生症病因及发病机制至今未明，可能与机体免疫功能失调、细胞因子升高、酶代谢功能失调、人疱疹病毒感染等因素相关。包括三种疾病类型，依次为嗜酸性肉芽肿、

韩-雪-柯病和勒-雪病。现在认为三者是同一种基础疾病的三种不同表现形式，有各自的好发年龄、临床经过和预后特点。

（二）病理特征

朗格汉斯细胞组织细胞增生症的病理特征为单核巨噬细胞系统的朗格汉斯细胞在一个或多个器官或组织中克隆性增生，周围有不等量的嗜酸性粒细胞浸润，电镜下可见胞质内特征性的 Birbeck 小体。

（三）临床表现

本病主要好发于儿童及成人，临床表现多样，骨骼、肺、下丘脑、垂体后叶、皮肤、淋巴结、肝脏及多种软组织均可受累。嗜酸性肉芽肿最多见，主要好发于 15 岁以下儿童，临床多无症状，或仅有局部肿痛表现。所有骨骼均可受累，但以颅骨、下颌骨、肋骨及骨盆骨等扁骨最为常见，表现为溶骨性骨质破坏，并可侵及周围软组织。韩-雪-柯病好发于 10 岁以下儿童，除多发溶骨性骨质破坏及软组织病变外，50%的患者出现颅底及垂体后叶受累，1/3 的患者可出现尿崩症。勒-雪病最为罕见，多见于 2 岁以下儿童，主要表现为皮肤损害及广泛骨髓受累所致的各种并发症。

（四）常用 MRI 序列

除常规的 T_1WI、T_2WI 外，为了观察骨髓及软组织水肿，通常做 T_2WI 的脂肪抑制像。为了更好地明确病变性质，通常还需要做增强 T_1WI 成像。

（五）MRI 影像学诊断

MRI 可敏感发现急性期骨髓及软组织水肿，但特异性不高。病变在 T_1WI 上多呈等或低信号，均匀或不均匀，T_2WI 多呈均匀的高或稍高信号（图 10-5-6-1 及 10-5-6-2），增强扫描呈中等或明显不均匀强化。治疗后可表现为 T_2WI 信号减低。垂体后叶受累，表现为垂体后叶 T_1WI 高信号消失[图 10-5-6-1（d）]。

（六）鉴别诊断

发生于中轴骨等多部位的 LCH 需与转移瘤相鉴别。儿童多见神经母细胞瘤骨转移，影像上与 LCH 难以区分，但 90%的神经母细胞瘤患者血液或尿液中儿茶酚胺及其代谢产物含量明显升高，结合临床表现及实验室检查可协助诊断。发生于椎体的 LCH 应与结核相鉴别。LCH 一般不累及椎间盘，椎间隙无狭窄，结核可累及椎间盘出现信号改变，椎间隙变窄甚至融合（图 10-5-6-2）。发生于长骨干骺端和近骨干部位及不规则骨的 LCH 需与尤文肉瘤相鉴别。LCH 多呈膨胀性骨质改变，少见骨膜反应及反应性骨质硬化（图 10-5-6-1），尤文肉瘤骨皮质改变十分显著，常见骨膜反应和骨质硬化。

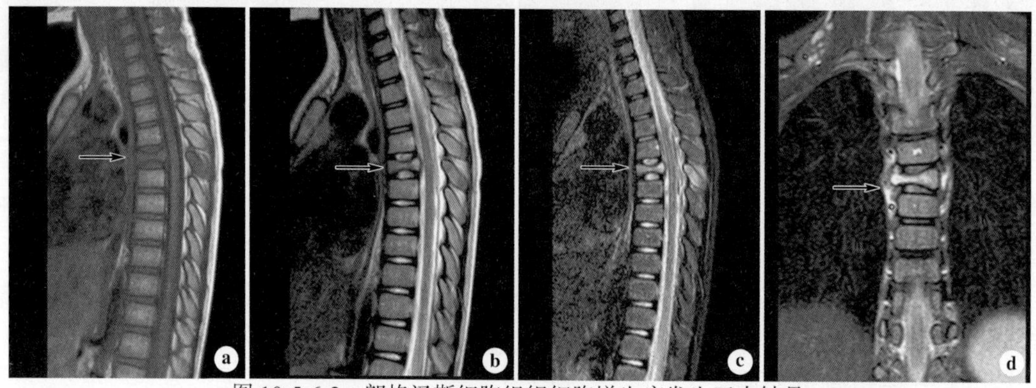

图 10-5-6-2　朗格汉斯细胞组织细胞增生症发生于中轴骨

a～c. 矢状位 T_1WI、T_2WI、T_2WI-SPAIR 图；d. 冠状位 T_2WI-SPAIR 图。患儿女性，5 岁，发现腰背部疼痛一个半月余。患儿胸 5 椎体明显变扁（箭头），胸 5 椎体及附件呈稍长 T_1 信号（a）、稍长 T_2 信号（b）、脂肪抑制像为高信号（c、d），椎旁软组织增厚。椎间隙未见变窄

（七）治疗

目前 LCH 的治疗方法主要是化疗辅助免疫调节治疗。

【案例 10-5-6-1 点评】

1. 选 A。左侧股骨颈及股骨近端病变呈不均匀 T_1WI 低信号、T_2WI 高信号，脂肪抑制像为高信号，符合骨髓水肿信号特点。

2. 选 ABCD。左侧股骨颈及股骨近端异常信号不具有特异性，肿瘤性病变、炎性病变、创伤所致、转移性病变都需考虑。

3. 选 A。病变呈膨胀性骨质改变，没有明显骨膜反应，没有软组织包块，而恶性骨肿瘤通常有明显的骨膜反应及软组织包块。

4. 选 B。因患者有多饮、多尿，需观察垂体柄及神经垂体是否受累，故应做垂体 MRI 检查。该患者神经垂体 T_1WI 高信号消失［图 10-5-6-1（d）箭头］。

七、卡波西型血管内皮细胞瘤

【案例 10-5-7-1】 患儿女性，1 个月，生后右颈部紫红色肿物。

思考题

1. 该患者病变受累部位是

A. 右侧颈部、枕部脂肪层；B. 右侧颈部、枕部脂肪层+肌肉层；C. 右侧颈部、枕部脂肪层+肌肉层+颅骨；D. 右侧颈部、枕部肌肉层

2. 图 10-5-7-1（a）内箭头所指脂肪层内条状 T_1WI 低信号为

A. 钙化；B. 出血；C. 流空血管影；D. 囊变

3. 该患者进行增强 MRI 检查的主要目的是

A. 了解病变解剖部位；B. 病变边缘、病变强化程度及病变内血管成分；C. 显示病变与体循环的关系；D. 了解病变对周围组织的浸润

4. 该病变首先需要与下列病变相鉴别的是

A. 血管瘤；B. 海绵状血管瘤；C. 感染；D. 横纹肌肉瘤

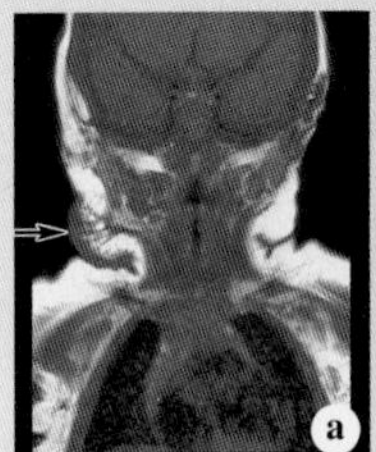

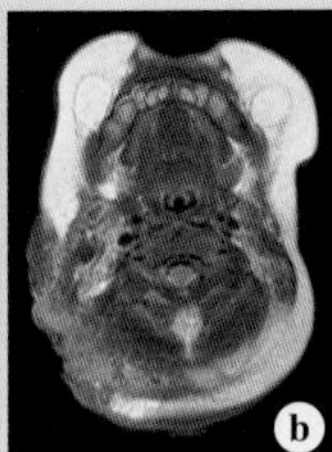

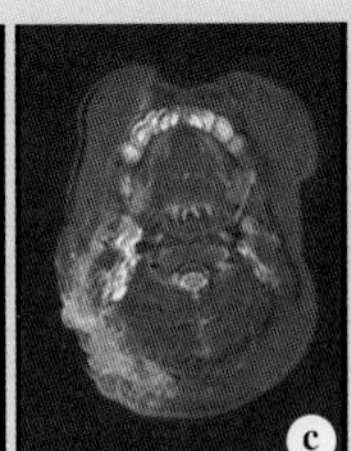

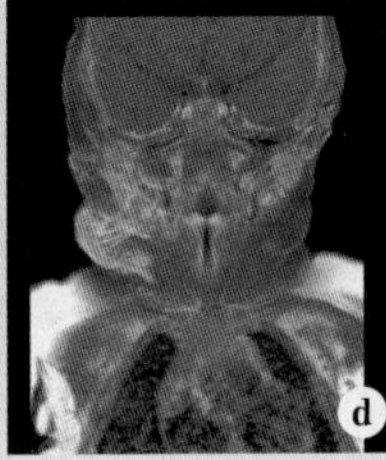

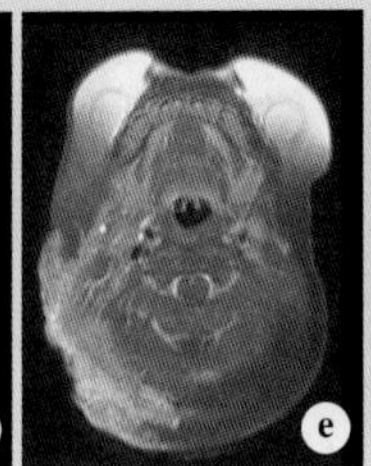

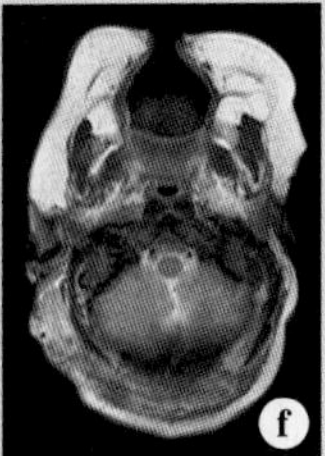

图 10-5-7-1 案例 10-5-7-1 患儿影像学检查结果

影像学检查示卡波西型血管内皮瘤。a. 冠状位 T_1WI 图；b、c. 轴位 T_2WI、T_2WI-SPAIR 图；d. 冠状位 T_1WI 增强图；e. 轴位 T_1WI 增强图；f. 轴位 T_2WI 图

卡波西型血管内皮瘤不同于婴儿常见的血管瘤，是一种血管肿瘤，呈浸润性生长。

（一）发病机制及分型

卡波西型血管内皮瘤具有血管瘤和卡波西肉瘤双重特征，有局部侵袭行为。

（二）病理特征

卡波西型血管内皮瘤肿瘤成分包括内皮结构、微血栓、含铁血黄素和淋巴管畸形，具有表达抗体 D2-40 的平足蛋白，这种生物标志并不在其他血管瘤出现。

（三）临床表现

卡波西型血管内皮瘤往往出现于1岁以内，一半病例出生即发现，最常见于四肢末端，也可在头部和颈部、躯干以及其他部位。出生时局部皮肤呈红或棕色改变，随后快速生长，表现为瘀斑性、粉红或青紫的膨出肿块，颜色呈离心性变化，越往边缘越淡。多数单发，大多直径大于5cm，皮温略高，有时皮肤呈皮革硬结化。多数有疼痛和侵袭性浸润，可有溃疡和感染。最常见的伴发症状（>50%）是卡-梅综合征（KMS），即由严重的血小板减少导致的凝血功能障碍。90%的卡-梅综合征病例继发于卡波西型血管内皮瘤。

（四）常用 MRI 序列

除了常规的 T_1WI、T_2WI 外，还需要做 T_2WI 脂肪抑制加权成像，能更好地观察皮下脂肪层内病变，如图 10-5-7-1（c）。为了更好地观察病变的边缘、病变强化程度及病变内血管成分，通常还需要做增强的 T_1WI 成像。

（五）MRI 影像学诊断

卡波西型血管内皮瘤 MRI 表现：病变边界不清，累及多层组织，包括皮肤增厚和皮下脂肪层条纹，含铁血黄素沉积，浅表血管不明显，邻近骨质的破坏，如图 10-5-7-1（f）或重塑，增强扫描明显强化，如图 10-5-7-1（d、e）。

（六）鉴别诊断

本病需要与婴幼儿血管瘤相鉴别。卡波西型血管内皮瘤通常有较多细小血管影，如图 10-5-7-1（a），累及多层组织，且与周围组织分界不清。

（七）治疗

能手术切除的首选手术切除，对于病变范围大或伴发卡–梅综合征的患者，辅助使用放疗、皮质激素、干扰素及化疗药。

【案例 10-5-7-1 点评】

1. 选 C。右侧颈部、枕部皮下脂肪层、肌肉层及相邻的颅骨增厚 T_2WI 信号不均匀增高，明显强化。
2. 选 A。为病变内条状 T_1WI 低信号，增强后强化，为流空血管影。
3. 选 B。为了更好地观察病变的边缘、病变强化程度及病变内血管成分，通常还需要做增强 T_1WI 成像。
4. 选 A。病变主要位于软组织内且明显强化，首先需要与血管瘤相鉴别。

八、淋巴管瘤

【案例 10-5-8-1】 患儿女性，18个月，发现颈部包块1周。

思考题

1. 该患儿病变在 T_1WI 及 T_2WI 上的信号特点是

A. 长 T_1 长 T_2 信号为主；B. 长 T_1 短 T_2 信号为主；C. 短 T_1 长 T_2 信号为主；D. 短 T_1 短 T_2 信号为主

2. 图 10-5-8-1（b）及（d）病变内环状、线状低信号影为

A. 钙化；B. 出血；C. 分隔；D. 囊变

3. 该患儿进行增强 MRI 检查的主要目的是

A. 了解病变解剖部位；B. 明确病变的边界及其内的分隔；C. 显示病变与体循环的关系；D. 了解病变的内部

4. 该病变的强化特点是

A. 明显强化；B. 不强化；C. 薄壁分隔强化；D. 均匀强化

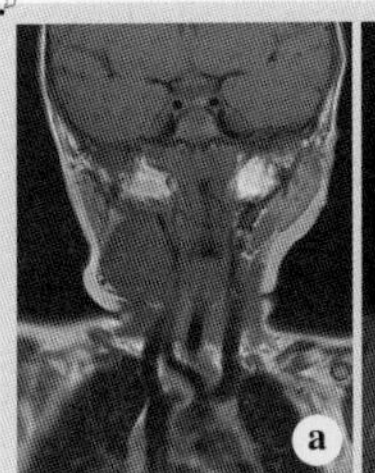
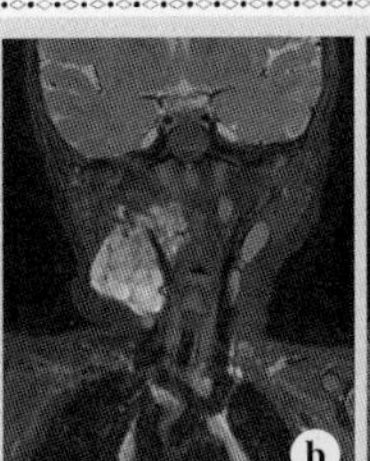
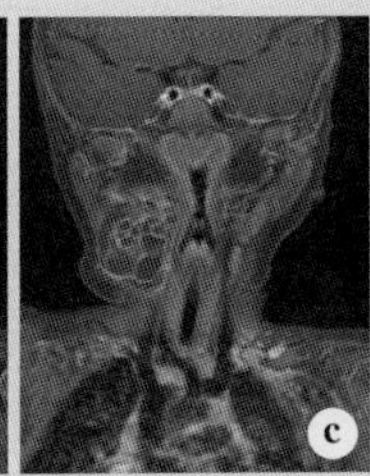
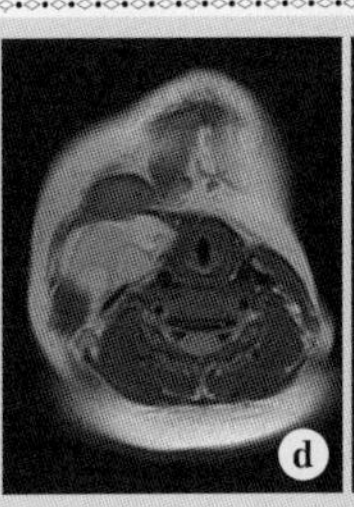
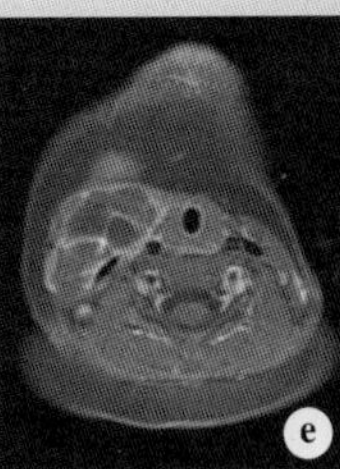
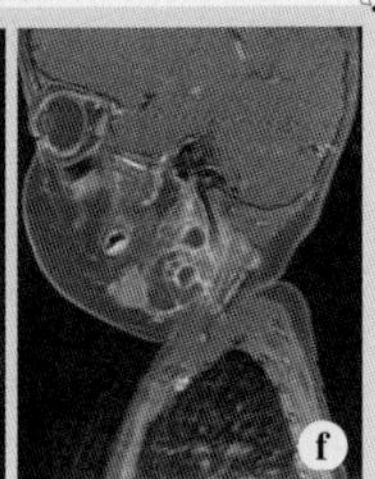

图 10-5-8-1 案例 10-5-8-1 患儿影像学检查结果

影像学检查示淋巴管瘤。a～c. 冠状位 T_1WI、T_2WI-SPAIR、T_1WI 增强图；d. 轴位 T_2WI 图；e. 轴位 T_1WI 增强图；f. 矢状位 T_1WI 增强图

淋巴管瘤是淋巴管源性的良性病变，可见于任何年龄和身体内几乎任何存在淋巴组织的部位。

（一）发病机制及分型

淋巴管瘤目前病因不明，多数学者认为是由于淋巴管的先天发育异常，使正常淋巴不能经静脉引流，淋巴结构异常或淋巴管增生扩大所致。根据病变内所含淋巴管扩张程度的不同，组织学将其分为三型，即单纯型淋巴管瘤、海绵状淋巴管瘤和囊性淋巴管瘤。

（二）病理特征

单纯型淋巴管瘤由细小淋巴管构成，多发生于皮肤及黏膜；海绵状淋巴管瘤由许多纡曲扩张的较大淋巴管构成，聚集而呈蜂窝状结构；囊性淋巴管瘤最多见，由明显扩张的淋巴管形成，囊壁菲薄，囊内多为淋巴液，少数为乳糜液，伴有胶原和平滑肌。

（三）临床表现

淋巴管瘤约 75%位于头部和颈部。病变范围大小均可，在儿童期可与其他血管畸形一样生长缓慢，但可能由于出血或感染出现急性增大并出现症状。淋巴管瘤常合并其他血管畸形。

（四）常用 MRI 序列

除常规的 T_1WI、T_2WI 外，为将病变边缘显示更清楚，还需要做 T_2WI 的脂肪抑制像。为了更好地观察病变的边缘、囊内分隔，通常还需要做增强 T_1WI 成像。

（五）MRI 影像学诊断

磁共振成像显示淋巴管瘤为多分隔囊性肿块，可浸润周围组织。有时出现受累部位的肥大。囊肿通常呈 T_1WI 低信号，如图 10-5-8-1（a）和 T_2WI 高信号，如图 10-5-8-1（b、d）。当囊肿内含蛋白质或出血时，MRI 信号变化较多。典型囊肿不强化，但囊内分隔血管化，可出现强化，如图 10-5-8-1（c、e、f）。当合并静脉畸形时也可出现强化。在微囊性病变中，囊性成分可能不明显，因此病变可能因分隔摄取对比剂而表现为轻度强化。总之，淋巴管瘤是一种良性病变，囊性、薄壁、形态各异、塑型生长是其主要特点。

（六）鉴别诊断

淋巴管瘤通常需要与单纯囊肿、皮样囊肿相鉴别。单纯囊肿信号均匀，没有分隔，不强化。皮样囊肿没有分隔，且没有塑型生长的特点。

（七）治疗

淋巴管瘤的治疗方法主要是手术切除病变组织。

【案例 10-5-8-1 点评】

1. 选 A。病变主要为长 T_1 长 T_2 信号。

2. 选 C。图中 T_2WI 及 T_2WI 脂肪抑制像内低信号为分隔。

3. 选 B。增强检查能了解病变的边界、壁及囊内分隔是否强化，因囊内分隔血管化，故通常强化。

4. 选 C。患者病变薄壁强化，分隔强化。

九、脂肪母细胞瘤

【案例 10-5-9-1】 患儿男性，6 个月，发现背部肿物 3 个月，双下肢活动减弱 2 个月。影像学检查结果见图 10-5-9-1。

思考题

1. 该病变的信号特点是

A. 长 T_1 长 T_2 信号为主；B. 短 T_1 长 T_2 信号为主；C. 长 T_1 短 T_2 信号为主；D. 短 T_1 短 T_2 信号为主

2. 图 10-5-9-1（e）为脂肪抑制序列，病变信号降低，说明病变主要成分为

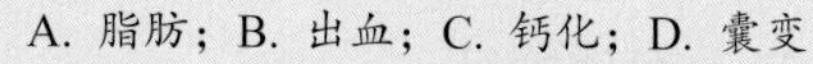
A. 脂肪；B. 出血；C. 钙化；D. 囊变

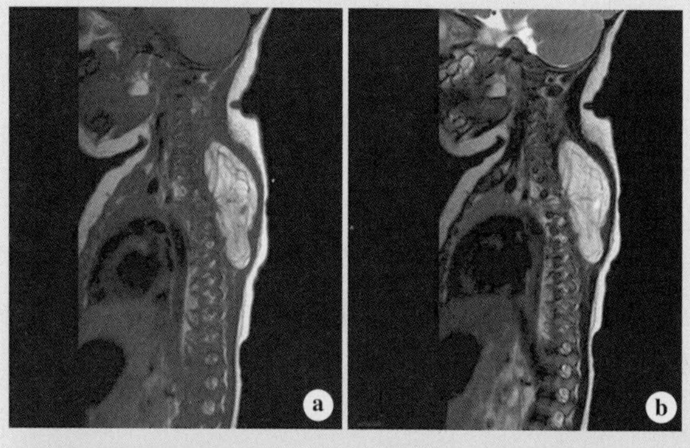

3. 图 10-5-9-1（d）中的箭头所指 T_2WI 低信号，代表

A. 出血；B. 钙化；C. 纤维间隔；D. 骨质

4. 该患者增强检查的主要目的是

A. 观察病变中软组织及间隔情况；B. 观察病变边界；C. 观察病变有无周围组织浸润；D. 观察病变有无转移

5. 该病变不需与下列病变相鉴别的是

A. 畸胎瘤；B. 骨软骨瘤；C. 脂肪瘤；D. 纤维脂肪瘤

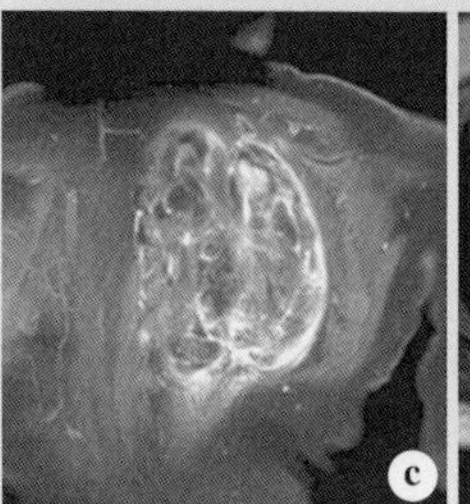
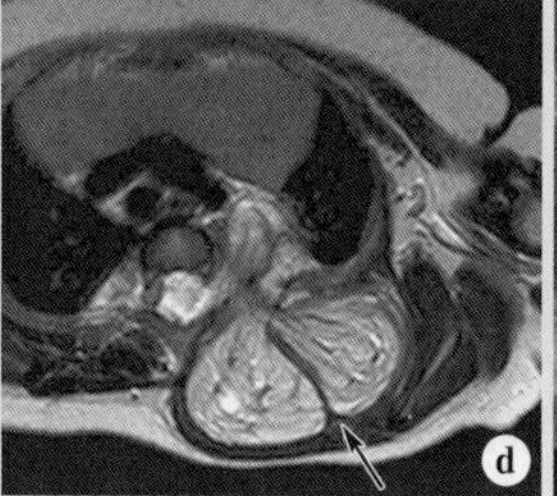
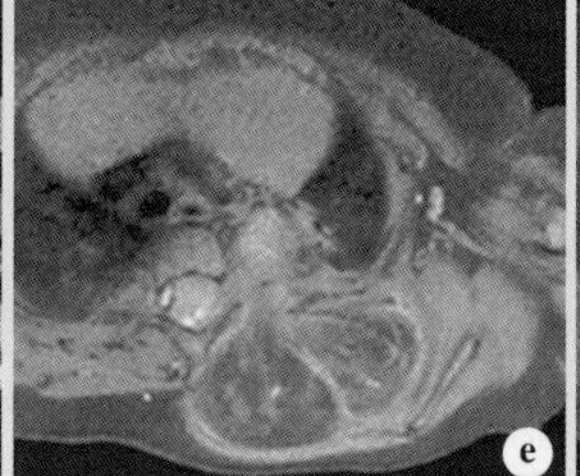
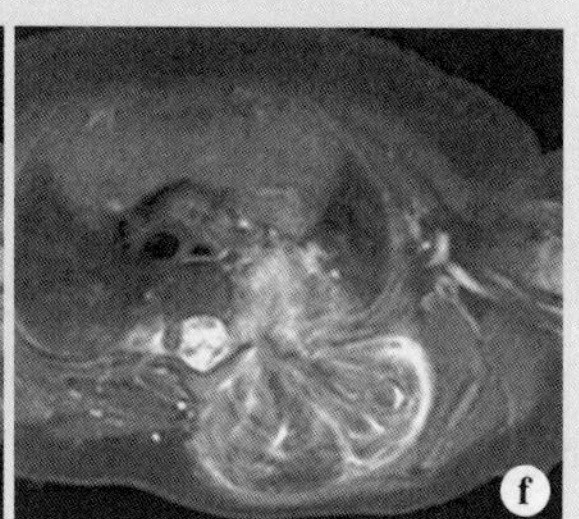

图 10-5-9-1 案例 10-5-9-1 患儿影像学检查结果

MRI 检查示脂肪母细胞瘤。a、b. 矢状位 T_1WI、T_2WI 图；c. 冠状位 T_1WI 脂肪抑制增强图；d、e. 轴位 T_2WI、T_1WI 脂肪抑制图；f. 轴位 T_1WI 脂肪抑制增强图

脂肪母细胞瘤是一种比较罕见的良性间叶组织肿瘤，于婴儿期和幼儿期迅速生长，来源于胚胎脂肪组织，占儿童脂肪细胞肿瘤的 30%。它是一种良性赘生物，能够侵入周围的软组织，但不发生转移。

（一）发病机制及分型

脂肪母细胞瘤与 8 号染色体的异常相关，可分为两个亚型，即脂肪母细胞瘤和脂母细胞增生症。脂肪母细胞瘤一般表现为表浅部位有包膜的病变，而脂母细胞增生症是用来描述一种弥漫生长无明显包膜、位于深部肌肉组织内并可能累及邻近肌肉组织的病变。

（二）病理特征

大体病理上脂肪母细胞瘤呈淡黄色或黄色的分叶状肿块，有纤维组织分隔，其间可见不同成熟程度的脂肪组织及丰富的黏液样基质、小血管丛成分，部分可向周围结构浸润生长。镜下脂肪细胞从原始小的梭形、星形到多泡性脂肪母细胞、印戒细胞，直至大的成熟脂肪细胞均可见到，多无核分裂象。

（三）临床表现

脂肪母细胞瘤多见于男孩，通常在 3 岁以内。只有少数儿童病例年龄超过 8 岁。脂肪母细胞瘤往往见于四肢皮下组织，包括手、足、躯干，但也可以见于其他含有原始脂肪组织的位置，如头部、颈部、纵隔、肠系膜及腹膜后。

（四）常用 MRI 序列

除常规的 T_1WI、T_2WI 外，因含有脂肪成分，故还需要做脂肪抑制加权成像，观察病变内是否含有脂肪成分。为了更好地观察病变的软组织成分及间隔，还需要做增强的 T_1WI 脂肪抑制像。

（五）MRI 影像学诊断

脂肪母细胞瘤呈典型分叶状，一部分纤维分隔明显者病灶内部也可呈多分叶样。由于肿瘤内脂肪组织成熟程度的差异以及纤维间隔、黏液基质、小血管丛等间质成分，使病变信号不均匀。在脂肪成分占优势的病变中，MR 信号多为 T_1WI 和 T_2WI 高信号，如图 10-5-9-1（a、d），脂肪抑制序列信号降低，如图 10-5-9-1（e），纤维间隔为低信号如图 10-5-9-1（d）箭头，明显的黏液囊变 T_1WI 呈稍低信号，T_2WI 呈高信号。在一些病例中基质成分占优势。脂肪母细胞瘤根据其中脂肪含量的多少，在增强扫描时病灶可以表现为无明显强化或不均匀强化，这种强化主要体现在其中软组织成分及间隔的强化，而脂肪成分无强化，如图 10-5-9-1（c、f）。

（六）鉴别诊断

脂肪母细胞瘤主要需与其他含脂肪成分的软组织肿块相鉴别，如脂肪瘤、纤维脂肪瘤、脂肪肉瘤及畸胎瘤。脂肪瘤与纤维脂肪瘤中均为成熟的脂肪细胞，而无脂肪母细胞，脂肪母细胞瘤的分叶结构，病变中明显较厚的分隔及结节样软组织成分，增强扫描呈轻度不均匀强化的特征均与前两者不同，另外纤维脂肪瘤多见于成人。脂肪肉瘤与弥漫型浸润生长的脂肪母细胞瘤在影像上较难鉴别，而脂肪肉瘤在 10 岁以下儿童罕见，因此发病年龄为二者鉴别的关键。畸胎瘤在婴幼儿中比较常见，有钙化和骨化有利于与脂肪母细胞瘤的鉴别。

（七）治疗

脂肪母细胞瘤手术完整切除是最佳治疗方法。

【案例 10-5-9-1 点评】

1. 选 B。病变 T_1WI 和 T_2WI 都以高信号为主，混杂有条状、线状低信号。

2. 选 A。病变 T_1WI 和 T_2WI 呈高信号，脂肪抑制序列为低信号，说明脂肪抑制序列将病变高信号抑制，证实为脂肪信号。

3. 选 C。纤维间隔为低信号。

4. 选 A。脂肪母细胞瘤中的软组织成分及间隔，增强后可强化，而脂肪成分无强化。

5. 选 B。主要需与其他含脂肪成分的软组织肿块相鉴别，如脂肪瘤、纤维脂肪瘤、脂肪肉瘤及畸胎瘤等。

（彭　芸　陶晓娟）

参考文献

敖亚雯，陈军，桑菲，等. 2017. 扩散加权成像在眼眶肿瘤性病变鉴别诊断中的研究进展[J]. 放射学实践, 32(1)：89-91.
贝旭雯，葛宇曦，徐雷鸣. 2017. 腱鞘纤维瘤和腱鞘巨细胞瘤的 MRI 特征分析及鉴别诊断[J]. 中华放射学杂志, 51(8)：602-605.
陈灏珠. 2015. 实用心脏病学[M]. 上海：上海科学技术出版社.
陈雁，欧阳汉，张洵. 2017. 肾上腺嗜铬细胞瘤与病理学表现的相关性[J]. 中国医学影像技术, (3)：39-41.
丁爽，陈宏，王金英，等. 2018. 脑实质结核与转移瘤的常规及 DCE-MRI 鉴别分析[J]. 临床放射学杂志, (1)：22-26.
董怿，周兵，王成硕，等. 2013. CT 与 MRI 检查对单侧上颌窦病变的诊断价值[J]. 中华耳鼻咽喉头颈外科杂志, 48(11)：895-900。
葛雅婷，熊祖应. 2016. 染色体显性多囊肾病的研究进展[J]. 临床肾脏病杂志, 16(03)：184-187.
国云波，荣阳. 2017. 磁共振胰胆管成像在胆系结石诊断中的价值与影像学研究[J]. 中国医药指南，15(5)：62-63.
胡军，赵宇红，胡凯，等. 2014. 鼻窦真菌球的 CT 及磁共振成像表现[J]. 实用医学影像杂志, (2)：92-94.
姬文莉，岳娜，陈海霞，等. 2016. 肾嗜酸细胞腺瘤侵袭性的病理特征分析[J]. 临床与实验病理学杂志, 32(6)：648-651.
李舒曼，王可颜，程敬亮. 2016. 烟雾病的磁共振成像研究进展[J]. 中国介入影像与治疗学, 13(09)：580-588.
廖懿，蔡金华，郑鹤琳. 2015. 新生儿苍白球磁共振成像 T_1WI 信号升高的原因分析[J]. 第三军医大学学报, 37(21)：2199-2202.
刘冬梅，生玉俊，黄彩虹. 2017. 肾上腺皮质腺癌 3 例临床病理观察[J]. 诊断病理学杂志, 24(03)：174-177.
牛婕，席庆春. 2000. 原发性眼眶内脑膜瘤的临床及病理[J], 免疫组化观察[J]. 临床眼科杂志, 8(2)：107-109.
石士奎，张平，程敬亮, 2018. 脑膜瘤发病机制与 MRI 诊断研究进展[J]. 国际医学放射学杂志, (3)：308-312.
王滨，周纯武，许乙凯. 2018. 乳腺与生殖系统放射诊断学[M]. 北京：人民卫生出版社.
王磊，谢进东，苏劲，等. 2010. 膀胱良性肿瘤 30 例的诊断及治疗[J]. 医学信息, 23(9)：3477-3478.
王振常，鲜军舫. 2013. 头颈部影像学——耳鼻咽喉头颈外科卷[M]. 北京：人民卫生出版社：489-559.
王振常. 2011. 中华影像医学——头颈部卷[M]. 北京：人民卫生出版社：36-38.
王振常. 2012. 医学影像学[M]. 北京：人民卫生出版社：91-99.
夏艺，范丽，管宇，等. 2018. 肺癌 MR 功能成像的研究进展[J]. 国际医学放射学杂志, (4)：422-426.
徐树明，白娟，蔡金华. 2018. 儿童纵隔节细胞神经瘤的 MRI 诊断[J]. 中国实用医刊, 45(16)：15-18.
许汝娟. 2016. 螺旋 CT 与 MRCP 在慢性胆囊炎临床诊断中的应用价值[J]. 中国 CT 和 MRI 杂志, 14(8)：43-45.
杨文圣，季天海, 2018. 胶质瘤的组织形态学及分子特征[J]. 诊断病理学杂志, 25(1)：1-6.
杨正汉，冯逢，王霄英. 2007. 磁共振成像技术指南[M]. 北京：人民军医出版社.
杨正汉，冯逢，王霄英. 2010. 磁共振成像技术指南——检查规范、临床策略及新技术(修订版)[J]. 中国医学影像学杂志, (4).
张满，张景峰. 2017. 磁共振尿路造影 (MRU)对重复肾输尿管畸形的诊断应用价值研究[J]. 中国 CT 和 MRI 杂志, 15(3)：91-93.
张瑛，管阳太. 2016. 2015 年视神经脊髓炎谱系疾病诊断标准国际共识解读[J]. 神经病学与神经康复学杂志, (1)：12-16.
张治军，魏富鑫，刘少喻，等. 椎管内髓外肿瘤 168 例诊疗体会[J]. 中国矫形外科杂志, 2013, 21(5), 430-433.
赵世华. 2011. 心血管病磁共振诊断学[M]. 北京：人民军医出版社.
郑传彬. 2018. 脾脏肿瘤的 CT 和 MR 表现及鉴别诊断[J]. 医学影像学杂志, 28(3)：440-443.
郑冠，夏虹. 脊髓空洞症的发病机制及手术治疗研究进展[J]. 中华脊柱脊髓杂志, 2015, 25(4)：374-378
郑穗生，刘斌. 2014. MRI 诊断与临床：中枢神经、头颈及骨骼肌肉[M]. 合肥：安徽科技出版社, 317-419.
中国多发性硬化影像诊断协作组. 2017. 多发性硬化影像诊断标准：中国专家共识[J]. 中华放射学杂志, 51(2)：

81-85.
中国免疫学会神经免疫学分会. 2016, 中国视神经脊髓炎谱系疾病诊断与治疗指南[J]. 中国神经免疫学和神经病学杂志, 23(3)：155-166.
中华医学会影像技术分会, 中华医学会放射学分会, 2016. MRI检查技术专家共识[J]. 中华放射学杂志, 50(10)：724-739.
周纯武, 赵心明. 2018. 肿瘤影像诊断图谱[M]. 2 版. 北京：人民卫生出版社：625-659.
Al-Mallah M H, Almasoudi F, Ebid M, et al. 2017. Multimodality imaging of pericardial diseases[J]. Curr Treat Options Cardiovasc Med, 19(12)：89.
Andrzej C, Antonina L, Marta D, et al. 2016. MR imaging of pulmonary nodules：detection rate and accuracy of size estimation in comparison to computed tomography：[J]. Plos One, 11(6)：e0156272.
Ansari S A, Mafee M F. 2005. Orbital cavernous hemangioma：role of imaging[J]. Neuroimaging Clin N Am, 15(1)：137-158.
Ariaelena O, Heidinger B H, Elisa F, et al. 2015. Imaging the posterior mediastinum：a multimodality approach[J]. Diagnostic and Interventional Radiology, 21(4)：293-306.
Aribandi M, Mccoy V A. 2007. Imaging features of invasive and noninvasive fungal sinusitis：a review[J]. Radiographics, 27(5)：1283-1296.
Azahraa Haddad F, Qaisi I, Joudeh N, et al. 2018. The newer classifications of the chiari malformations with clarifications：An anatomical review[J]. Clinical Anatomy, 31(3)：314.
Bernardini F P, Devoto M H, Croxatto J O. 2008. Epithelial tumors of the lacrimal gland：an update[J]. Current opinion in ophthalmology, 19(5)：409-413.
Chen L, Liu D, Zhang J, et al. 2018. Free-breathing dynamic contrast-enhanced MRI for assessment of pulmonary lesions using golden-angle radial sparse parallel imaging[J]. Journal of Magnetic Resonance Imaging Jmri, 48(2)：459-468.
Chowdhury M M, Chakraborty S. 2015. Imaging of congenital lung malformations[J]. Semin Pediatr Surg, 24(4)：168-175.
Ciliberto M, Kishida Y, Seki S, et al. 2018. Update of MR imaging for evaluation of lung cancer[J]. Radiol Clin North Am, 56(3)：437-469.
Coulden R, Sonnex E. 2014. Inter-observer variation in LV analysis in a dedicated CMR unit：the impact of audit and consensus guideline on reproducibility[J]. Journal of Cardiovascular Magnetic Resonance, 16(1)：1-2.
David M, Ornitz1, Laurence Legeai-Mallet. 2017. Achondroplasia：Development, Pathogenesis, and Therapy[J]. Dev Dyn, 246(4)：291-309.
Devine C, Viswanathan C, Faria S, et al. 2019. Imaging and staging of cervical cancer[J]. Semin Ultrasound CT MR, 40(4)：280-286.
Dutra B G, Da R A, Nunes R H, et al. 2018. Neuromyelitis optica spectrum disorders：spectrum of MR imaging findings and their differential diagnosis[J]. Radiographics, 38(1)：169-193.
Emma M M, Niloufar Z, Karen A M, et al. 2018. Diffusion-weighted MRI and intravoxel incoherent motion model for diagnosis of pediatric solid abdominal tumors[J]. J Magn Reson Imaging, 47(6)：1475-1486.
Engel L C, Landmesser U, Gigengack K, et al. 2018. Novel approach for invivo detection of vulnerable coronary plaques using molecular 3-T CMR imaging with an albumin-binding probe[J]. Jacc Cardiovascular Imaging, 12(2)：297-306.
Faria S C, Devine C E, Rao B, et al. 2019. Imaging and staging of endometrial cancer[J]. Semin Ultrasound CT MR, 40(4)：287-294.
Filippi M, Rocca M A, Ciccarelli O. et al. 2016. MRI criteria for the diagnosis of multiple sclerosis：MAGNIMS consensus guidline[J]. Lancet neurol, 15：292-303.
Fletcher C D M, Bridge J A, Hogendoorn P C W, et al. 2013. WHO classification of tumors of soft tissue and bone[M]. Lyon：IARC Press, 239-394.
Gupta M, Gabriel H, Miller F H. 2018. Role of imaging in surveillance and diagnosis of hepatocellular carcinoma[J]. Gastroenterol Clin North Am, 47(3)：585-602.
Haas R J D, Bonenkamp J J, Flucke U E, et al. 2015. Synovial sarcoma of the abdominal wall：imaging findings and review of the literature[J]. Journal of Radiology Case Reports, 9(2)：24-30.
Halefoglu A M, Yousem D M. 2018. Susceptibility weighted imaging：Clinical applications and future directions[J]. World Journal of Radiology, 10(4)：30-45.

Hayeri M R, Ziai P, Shehata M L, et al. 2016. Soft-Tissue Infections and Their Imaging Mimics：From Cellulitis to Necrotizing Fasciitis[J]. Radiographics, 36(6)：1888-1910.

Hendel R C, Friedrich M G, Schulz-Menger J, et al. 2016. CMR first-pass perfusion for suspected inducible myocardial ischemia[J]. JACC：Cardiovascular imaging, 9(11)：1338-1348.

Horvat N, Carlos Tavares Rocha C, Clemente Oliveira B, et al. 2019. MRI of Rectal Cancer：Tumor Staging, Imaging Techniques, and Management[J]. Radiographics, 39(2)：367-387.

Inchingolo R, Faletti R, Grazioli L, et al. 2018. MR with Gd-EOB-DTPA in assessment of liver nodules in cirrhotic patients[J]. World J Hepatol, 10(7)：462-473.

Jayaraman, Kalaivani, Rangasami, et al. 2018. Magnetic resonance imaging findings in viral encephalitis：A pictorial essay[J]. Journal of Neurosciences in Rural Practice, 9(4)：556-560.

Jiang W, Ong F, Johnson K M, et al. 2017. Motion robust high resolution 3D free-breathing pulmonary MRI using dynamic 3D image self-navigator[J]. Magnetic Resonance in Medicine, 79(6)：2954-2967.

Joshi V M, Sansi R. 2015. Imaging in Sinonasal Inflammatory Disease[J]. Neuroimaging Clinics of North America, 25(4)：549.

Kakuya K, Wook C B, Chan C, et al. 2010. ASCI 2010 appropriateness criteria for cardiac magnetic resonance imaging：a report of the Asian Society of Cardiovascular Imaging cardiac computed tomography and cardiac magnetic resonance imaging guideline working group[J]. International Journal of Cardiovascular Imaging, 26(1)：1-15.

Kamisawa T, Takuma K, Egawa N, et al. 2010. Autoimmune pancreatitis and IgG4-related sclerosing disease[J]. Nature Reviews Gastroenterology & Hepatology, 7(7)：401-409.

Khan SN, Sepahdari AR. 2012. Orbital masses：CT and MRI of common vascular lesions, benign tumors, and malignancies[J]. Saudi J Ophthalmol, 26(4)：373-83.

Kim Y Y, Park S Y, Oh Y T, et al. 2015. Adrenal tuberculosis mimicking a malignancy by direct hepatic invasion：emphasis on adrenohepatic fusion as the potential route [J]. Clin Imaging, 39(5)：911-913.

Koch, Hamilton, Hudgins. 2016. Diagnostic Imaging：Head and neck, Third edition[M]. UT：Elsevier, Inc. , 458-752.

Krista A. Geister, Sally A. Camper. 2015. Advances in Skeletal Dysplasia Genetics[J]. Annu. Rev. Genomics Hum. Genet, 16：199-227.

Kwon M, Moon H, Nam S Y, et al. 2016. Clinical significance of three-dimensional measurement of tumour thickness on magnetic resonance imaging in patients with oral tongue squamous cell carcinoma[J]. European Radiology, 26(3)：858-65.

Leypold B G, Flanders A E, Burns A S. The early evolution of spinal cord lesions on MR imaging following traumatic spinal cord injury[J]. AJNR Am J Neuroradiol, 2008, 29(5)：1012-1016

Louis D N, Perry A, Reifenberger G, et al, 2016. The 2016 World Health Organization classification of tumors of the central nervous system：a summary[J]. Acta Neuropathol, 131：803-820.

Luisa Bonafe, Valerie Cormier-Daire, Christine Hall, et al. 2015. Nosology and Classification of Genetic Skeletal Disorders：2015 Revision[J]. American Journal of Medical Genetics, 2015：2869-2892.

Malattia C, Rinaldi M, Martini A. 2018. The role of imaging in juvenile idiopathic arthritis[J]. Expert Rev Clin Immunol, 14(8)：681-694.

Mario Ricciardi, Angela Campanella, Gloria Grieco, et al. 2018. Usefulness of spinal unenhanced computed tomography and CT-myelography in the age of multidetector CT technology and magnetic resonance imaging - Preliminary considerations[J]. Open Vet J, 8(3)：265–281.

McCarville M B, Chen J Y, Coleman J L, et al. 2015. Distinguishing Osteomyelitis From Ewing Sarcoma on Radiography and MRI[J]. AJR Am J Roentgenol, 205(3)：640-650.

Michael J Callahan, Robert D MacDougall, Sarah D Bixby, et al. 2018 Ionizing radiation from computed tomography versus anesthesia for magnetic resonance imaging in infants and children：patient safety considerations[J]. Pediatr Radiol, 48(1)：21-30.

Nörenberg D, Ebersberger H U, Walter T, et al. 2015. Diagnosis of Calcific Tendonitis of the Rotator Cuff by Using Susceptibility-weighted MR Imaging[J]. Radiology, 278(2)：475-484.

Oconnor R M, Vasey M, Smith J C. 2010. Diffuse large B-cell lymphoma of the maxillarysinus[J]. Ear Nose Throat J, 89(6)：E8-10.

Ohno Y, Kauczor H U, Hatabu H, et al. 2018. MRI for solitary pulmonary nodule and mass assessment：Current state of the art[J]. Journal of Magnetic Resonance Imaging, 47(Suppl 2)：1437-1458.

Rusbridge C, Stringer F, Knowler SP. Clinical Application of Diagnostic Imaging of Chiari-Like Malformation and

Syringomyelia[J]. Front Vet Sci, 2018, 5：280

Samet J, Weinstein J, Fayad L M. 2016. MRI and clinical features of Langerhans cell histiocytosis (LCH) in the pelvis and extremities：can LCH really look like anything[J]. Skeletal Radiol, 45(5)：607-613.

Shields JA, Shields CL, Scartozzi R. 2004. Survey of 1264 patients with orbital tumors and simulating lesions：the 2002 Montgomery Lecture, part 1[J]. Ophthalmology, 111(5)：997-1008.

Sommerer C, Zeier M. 2016. Clinical Manifestation and Management of ADPKD in Western Countries[J]. Kidney Dis(Basel), 2(3)：120-127.

Stephan D Voss. 2018. Staging and following common pediatric malignancies：MRI versus CT versus functional imaging[J]. Pediatr Radiol, 48(9)：1324-1336.

Stephen S. Humble, Laura D. Wilson, Li Wang, et al. 2018. Prognosis of Diffuse Axonal Injury with Traumatic Brain Injury[J]. J Trauma Acute Care Surg, 85(1)：155-159.

Tailor T D, Gupta D, Dalley R W, et al. 2013. Orbital neoplasms in adults：clinical, radiologic, and pathologic review. [J]. Radiographics, 33(6)：1739-1758.

Vincenti G, Masci P G, Monney P, et al. 2017. Stress perfusion CMR in patients with known and suspected CAD：prognostic value and optimal ischemic threshold for revascularization[J]. JACC：Cardiovascular Imaging, 10(5)：526-537.

WielpuTz M O, Lee H Y, Koyama H, et al. 2018. Morphological Characterization of Pulmonary Nodules With Ultrashort TE MRI at 3T[J]. Ajr Am J Roentgenol, 210(6)：1-10.

Young JJ, Pahwa A, Patel M, et al. 2019. Ligaments and Lymphatic Pathways in Gastric Adenocarcinoma[J]. Radiographics, 39(3)：668-689.

Yuan M, Zhang Y D, Zhu C, et al. 2016. Comparison of intravoxel incoherent motion diffusion-weighted MR imaging with dynamic contrast-enhanced MRI for differentiating lung cancer from benign solitary pulmonary lesions. Journal of magnetic resonance imaging [J]. JMRI, 43(3)：669-679.

Zarifi M, Tzika A A. 2016. Proton MRS imaging in pediatric brain tumors[J]. Pediatr Radiol, 46(7)：952-962.

Zhang F, Zhou Z, Tang D. 2018. Diffusion-weighted MRI in solitary pulmonary lesions：associations between apparent diffusion coefficient and multiple histopathological parameters[J]. Scientific Reports, 8(1)：224.